GUIA DE
MEDICINA DE
URGÊNCIA

GUIA DE MEDICINA DE URGÊNCIA

EDITORES
Elisa Mieko Suemitsu Higa
Antonio Tonete Bafi
Leonardo de Lucca Schiavon
Frederico José Neves Mancuso

4ª EDIÇÃO

© Editora Manole Ltda., 2021, por meio de contrato com os editores.

EDITOR GESTOR Walter Luiz Coutinho
EDITORA RESPONSÁVEL Sônia Midori Fujiyoshi
PROJETO GRÁFICO Departamento Editorial da Editora Manole
CAPA Ricardo Yoshiaki Nitta Rodrigues
IMAGEM DA CAPA iStock
ILUSTRAÇÕES HiDesign e Luargraf

CIP-BRASIL. CATALOGAÇÃO NA PUBLICAÇÃO
SINDICATO NACIONAL DOS EDITORES DE LIVROS, RJ

G971
4. ed.

Guia de medicina de urgência / editores Elisa Mieko Suemitsu Higa ...
[et al.] – 4. ed. – Barueri, SP: Manole, 2021.

Inclui bibliografia e índice
ISBN 978-65-5576-068-2

1. Medicina de emergência. 2. Emergências médicas. I. Higa, Elisa Mieko
Suemitsu.

20-66747

CDU: 616.025

CDU: 616-083.98

Meri Gleice Rodrigues de Souza – Bibliotecária – CRB-7/6439

Todos os direitos reservados. Nenhuma parte deste livro poderá ser
reproduzida, por qualquer processo, sem a permissão expressa dos editores. É
proibida a reprodução por fotocópia.

A Editora Manole é filiada à ABDR – Associação Brasileira de Direitos
Reprográficos.

1ª edição – 2004 – 1ª reimpressão – 2004/2ª reimpressão – 2005
2ª edição – 2008/1ª reimpressão – 2009
3ª edição – 2013; 4ª edição – 2021

Editora Manole Ltda.
Av. Ceci, 672 – Tamboré
06460-120 – Barueri – SP – Brasil
Fone: (11) 4196-6000
www.manole.com.br | http://atendimento.manole.com.br/

Impresso no Brasil
Printed in Brazil

Editores

Elisa Mieko Suemitsu Higa
Professora Titular do Departamento de Medicina da Escola Paulista de Medicina da Universidade Federal de São Paulo (EPM/Unifesp). Especialista em Nefrologia pela Sociedade Brasileira de Nefrologia e em Terapia Intensiva pela Associação de Medicina Intensiva Brasileira. Chefe do Laboratório de Óxido Nítrico e Estresse Oxidativo, Disciplina de Nefrologia – EPM/Unifesp. Fundadora e preceptora da Liga de Medicina de Urgência – EPM/Unifesp.

Antonio Tonete Bafi
Médico formado pela Faculdade de Medicina de Catanduva – SP. Residência Médica em Clínica Médica pelo Hospital do Servidor Público Municipal. Residência Médica em Medicina Intensiva pela Universidade Federal de São Paulo (Unifesp). Especialista em Medicina Intensiva pela Associação de Medicina Intensiva Brasileira (Amib). Especialização em Tecnologia em Saúde pela Unifesp. Doutorando em Medicina Translacional pela Unifesp.

Leonardo de Lucca Schiavon
Especialista em Gastroenterologia pela Escola Paulista de Medicina da Universidade Federal de São Paulo (EPM/Unifesp) e pela Federação Brasileira de Gastroenterologia (FBG). Hepatologista pela Sociedade Brasileira de Hepatologia (SBH). Doutor em

Ciências (Gastroenterologia) pela EPM/Unifesp. Professor de Gastroenterologia do Departamento de Clínica Médica da Universidade Federal de Santa Catarina (UFSC). Coordenador do Serviço de Gastroenterologia e Hepatologia do Hospital Universitário da UFSC.

Frederico José Neves Mancuso
Pós-Doutorado em Cardiologia pela Escola Paulista de Medicina da Universidade Federal de São Paulo (EPM/Unifesp). Doutor em Cardiologia pela EPM/Unifesp. Médico Assistente da EPM/Unifesp. Coordenador do Pronto-Socorro de Clínica Médica do Hospital São Paulo da EPM/Unifesp.

Autores

Adrialdo José Santos
Médico pela Universidade de Campinas (Unicamp), Residência Médica em Neurologia pela Escola Paulista de Medicina da Universidade Federal de São Paulo (EPM/Unifesp), chefe do Setor de Neuro-Oncologia da EPM/Unifesp.

Alcindo Pissaia Júnior
Mestre em Biologia Celular – Universidade de Paris VII. Especialista em Gastroenterologia – Federação Brasileira de Gastroenterologia. Professor adjunto da disciplina de Gastroenterologia da Escola de Medicina da Pontifícia Universidade Católica do Paraná. Médico do Serviço de Gastroenterologia, Hepatologia e Transplante Hepático do Hospital Nossa Senhora das Graças.

Alessandra Cristina Marques dos Santos
Pós-graduada em pneumologia pela Universidade Federal de São Paulo (Unifesp), Mestranda em Ciências do Envelhecimento pela USJT, professora de pós-graduação INSPIRAR e IMPARARE, supervisora de estágio na Universidade Paulista (Unip), fisioterapeuta intensivista – Beneficência Portuguesa de São Paulo – BP, preceptora na Unifesp, sócia-proprietária da empresa de consultoria e treinamento cardioPed.

Alexandre Wagner Silva de Souza
Professor afiliado da Disciplina de Reumatologia da Escola
Paulista de Medicina da Universidade Federal de São Paulo
(EPM/Unifesp), reumatologista e pós-doutorado em vasculites.

Ana Cristina de Castro Amaral
Doutora em Ciências pela Escola Paulista de Medicina da Universidade Federal de São Paulo (EPM/Unifesp). Médica Assistente da Disciplina de Gastroenterologia da EPM/Unifesp.

Ana Luisa Godoy Fernandes
Professora Titular de Pneumologia do Departamento de Medi-
cina da Escola Paulista de Medicina da Universidade Federal de
São Paulo (EPM/Unifesp). Membro da Comissão de Asma da
Sociedade Brasileira de Pneumologia e Tisiologia (SBPT).

Anarégia de Pontes Ferreira
Médica broncoscopista do Hospital São Paulo da Escola Paulista de Medicina da Universidade Federal de São Paulo (EPM/
Unifesp) e do Incor/Hospital das Clínicas da Faculdade de Medicina da Universidade de São Paulo (HCFMUSP). Especialista
em endoscopia respiratória (especialização Incor/HCFMUSP).

André Miotto
Mestre em Tecnologias em Saúde pela Escola Paulista de Medi-
cina da Universidade Federal de São Paulo (EPM/Unifesp).
Especialista em Cirurgia Torácica pela EPM/Unifesp. Membro
Titular da Sociedade Brasileira de Cirurgia Torácica do Colégio
Brasileiro de Cirurgiões e da European Respiratory Society.
Diretor do Departamento de Cirurgia Torácica da Sociedade
Paulista de Pneumologia e Tisiologia.

Anna Larissa Faria Janes Potratz
Doutoranda da Escola Paulista de Medicina da Universidade
Federal de São Paulo (EPM/Unifesp). Mestrado pela EPM/Uni-

fesp. Reumatologista titulada pela Sociedade Brasileira de Reumatologia.

Antonio Tonete Bafi
Médico formado pela Faculdade de Medicina de Catanduva – SP. Residência Médica em Clínica Médica pelo Hospital do Servidor Público Municipal. Residência Médica em Medicina Intensiva pela Universidade Federal de São Paulo (Unifesp). Especialista em Medicina Intensiva pela Associação de Medicina Intensiva Brasileira (Amib). Especialização em Tecnologia em Saúde pela Unifesp. Doutorando em Medicina Translacional pela Unifesp.

Bruno Nogueira César
Médico pós-graduando do Ambulatório de Onconefrologia da Escola Paulista de Medicina da Universidade Federal de São Paulo (EPM/Unifesp). Mestrando da Disciplina de Nefrologia da EPM/Unifesp.

Camila Yokoyama da Silva
Especialista em Cardiologia e em Ecocardiografia pela Universidade Federal de São Paulo (Unifesp) e pela Sociedade Brasileira de Cardiologia (SBC).

Carlos Henrique Teixeira Cordeiro
Gastroenterologista pelo Hospital Universitário – Faculdade de Medicina da Universidade Federal de Juiz de Fora.

Carolini Cristina Valle
Médica residente de Infectologia no Hospital São Paulo da Escola Paulista de Medicina da Universidade Federal de São Paulo (EPM/Unifesp).

Cinara Barbosa Vianna Prado
Especialista em Clínica Médica pelo Instituto de Assistência Médica ao Servidor Público Estadual de São Paulo (Iamspe),

especialista em Cardiologia e Ecocardiografia pela Escola Paulista de Medicina da Universidade Federal de São Paulo (EPM/Unifesp).

Cláudia Alexandra Pontes Ivantes
Mestre em Medicina Interna pela Universidade Federal do Paraná (UFPR). Especialista em Gastroenterologia pela UFPR. Título de Área de Atuação em Hepatologia pela Sociedade Brasileira de Hepatologia. Doutora em Medicina Interna pela UFPR.

Claudio Henrique Fischer
Doutor em Cardiologia pela Escola Paulista de Medicina da Universidade Federal de São Paulo (EPM/Unifesp). Médico Assistente da EPM/Unifesp. Chefe do Setor de Ecocardiografia da EPM/Unifesp.

Cléber P. Camacho
Professor do programa de pós-graduação de Medicina da Universidade Nove de Julho (Uninove). Médico Assistente Doutor da Disciplina de Endocrinologia da Universidade Federal de São Paulo (Unifesp). Doutorado em Endocrinologia Clínica pela Unifesp.

Clystenes Odyr Soares Silva
Especialista em Pneumologia pela Sociedade Brasileira de Pneumologia e Tisiologia/Associação Médica Brasileira (SBPT/AMB). Doutor em Pneumologia pela Disciplina de Pneumologia pela Escola Paulista de Medicina da Universidade Federal de São Paulo (EPM/Unifesp). Professor Adjunto em Pneumologia do Departamento de Clínica Médica da EPM/Unifesp.

Cristina Flores
Coordenadora do Centro de Referência de Doenças Inflamatórias Intestinais do Hospital de Clínicas de Porto Alegre e do Instituto do Aparelho Digestivo do Rio Grande do Sul.

Daniel Almeida Schettini
Mestrado profissional em Tecnologias e Atenção à Saúde pela Universidade Federal de São Paulo (Unifesp). MBA executivo em Gestão de Clínicas, Hospitais e Indústrias da Saúde. Especialista em Medicina Intensiva pela Unifesp.

Daniel Garoni Peternelli
Especialista em Cardiologia e Ecocardiografia pela Universidade Federal de São Paulo (Unifesp).

Danielle Silva de Almeida Philipp
Médica Assistente do Setor de Endoscopia Respiratória do Hospital São Paulo da Escola Paulista de Medicina da Universidade Federal de São Paulo (EPM/Unifesp).

Daniere Yurie Vieira Tomotani
Mestrado Profissional em Tecnologias e Atenção à Saúde pela Universidade Federal de São Paulo (Unifesp). Especialista em Medicina Intensiva pela Unifesp. Especialista em Neurointensivismo e em Cuidados Paliativos pelo Instituto Sírio-Libanês de Ensino e Pesquisa.

Davi Jing Jue Liu
Oncologista Clínico. Médico assistente do ambulatório de Câncer de Mama da Escola Paulista de Medicina da Universidade Federal de São Paulo (EPM/Unifesp). Médico assistente do setor de Urgências e Emergências da EPM/Unifesp.

David Szpilman
Diretor Médico da Sociedade Brasileira de Salvamento Aquático (Sobrasa). Ten. Cel. BM Médico RR – Corpo de Bombeiros Militar do Rio de Janeiro. Médico do Município do Rio de Janeiro. Membro Fundador da International Drowning Research Alliance (IDRA). Membro da Comissão de Prevenção e Médica da International Lifesaving Federation (ILS).

Edgard Torres dos Reis Neto
Professor Adjunto da Disciplina de Reumatologia da Escola Paulista de Medicina da Universidade Federal de São Paulo (EPM/Unifesp). Responsável pelo Ambulatório de Lúpus Eritematoso Sistêmico e pelo Serviço de Enfermaria e Interconsulta da Disciplina de Reumatologia da EPM/Unifesp.

Eliane Machado Dutra
Neurologista no Hospital Municipal São José de Joinville/SC. Residência Médica em Neurologia pelo Hospital Municipal São José (Joinville/SC) e *fellow* em Neuro-oncologia pela Universidade Federal de São Paulo (Unifesp).

Elisa Mieko Suemitsu Higa
Professora Titular do Departamento de Medicina da Escola Paulista de Medicina da Universidade Federal de São Paulo (EPM/Unifesp). Especialista em Nefrologia pela Sociedade Brasileira de Nefrologia e em Terapia Intensiva pela Associação de Medicina Intensiva Brasileira. Chefe do Laboratório de Óxido Nítrico e Estresse Oxidativo, Disciplina de Nefrologia – EPM/Unifesp. Fundadora e preceptora da Liga de Medicina de Urgência – EPM/Unifesp.

Emília Inoue Sato
Professora Titular da Disciplina de Reumatologia da Escola Paulista de Medicina da Universidade Federal de São Paulo (EPM/Unifesp).

Fabiana Stanzani
Médica Pneumologista da Universidade Federal de São Paulo (Unifesp).

Felipe Branco Arcadepani
Médico pela Faculdade de Medicina de Catanduva. Residente de Psiquiatria da Universidade Federal de São Paulo.

Felipe Mateus Teixeira Bezerra
Especialista em Clínica Médica com Residência Médica pela Escola Paulista de Medicina da Universidade Federal de São Paulo (EPM/Unifesp). Residente de Cardiologia no Instituto do Coração do Hospital das Clínicas da Faculdade de Medicina da Universidade de São Paulo (Incor/HCFMUSP). Plantonista do Setor de Emergência do Hospital Israelita Albert Einstein.

Felipe Santos Cavatoni Serra
Coordenador da UTI Anestesiologia do Hospital São Paulo. Preceptor acadêmico da Residência de Medicina Intensiva da Universidade Federal de São Paulo (Unifesp). Especialista em Medicina Intensiva pela Unifesp.

Fernanda Ferreira Bigeli
Médica Pneumologista pela Universidade Federal de São Paulo.

Fernanda Prata B. M. Martins
Doutora em medicina pela Universidade Federal de São Paulo (Unifesp). Médica endoscopista do Hospital Israelita Albert Einstein. Médica endoscopista da Unidade Itaim do Hospital Sírio-Libanês.

Flávia de Oliveira Naddeo
Médica residente do programa de Infectologia do Hospital São Paulo da Escola Paulista de Medicina da Universidade Federal de São Paulo (EPM/Unifesp). Graduada pela EPM/Unifesp.

Flávio Ferlin Arbex
Professor de Pneumologia da Universidade de Araraquara (Uniara). Médico pesquisador da Escola Paulista de Medicina da Universidade Federal de São Paulo (EPM/Unifesp). Doutor em Pneumologia pela EPM/Unifesp.

Frederico José Neves Mancuso
Pós-Doutorado em Cardiologia pela Escola Paulista de Medicina da Universidade Federal de São Paulo (EPM/Unifesp). Doutor em Cardiologia pela EPM/Unifesp. Médico Assistente da EPM/Unifesp. Coordenador do Pronto-Socorro de Clínica Médica do Hospital São Paulo da EPM/Unifesp.

Gabriel Lopardi Passos
Graduando da Faculdade de Medicina da Universidade Federal de Juiz de Fora.

Gabriel Novaes de Rezende Batistella
Neurologista pela Escola Paulista de Medicina da Universidade Federal de São Paulo (EPM/Unifesp), especialista em Neuro-Oncologia Clínica pela EPM/Unifesp. Médico Assistente do Setor de Neuro-Oncologia Clínica da EPM/Unifesp.

Helen Carolina Perussolo Alberton
Médica do Serviço de Gastroenterologia, Hepatologia e Transplante Hepático do Hospital Nossa Senhora das Graças, Curitiba/PR.

Ilka Lopes Santoro
Professora Afiliada da Disciplina de Pneumologia do Departamento de Medicina da Universidade Federal de São Paulo.

Ivens Stuart Lima Leite
Nefrologia no Hospital das Clínicas da Faculdade de Medicina da Universidade de São Paulo (HCFMUSP).

Janaína Luz Narciso Schiavon
Especialista em Gastroenterologia pela Escola Paulista de Medicina da Universidade Federal de São Paulo (EPM/Unifesp) e pela Federação Brasileira de Gastroenterologia (FBG). Hepatologista pela Sociedade Brasileira de Hepatologia (SBH). Doutora em Ciências (Gastroenterologia) pela EPM/Unifesp. Profes-

sora de Gastroenterologia do Departamento de Clínica Médica da Universidade Federal de Santa Catarina (UFSC). Médica Gastroenterologista do Hospital Universitário da UFSC.

Jaquelina Sonoe Ota Arakaki
Professora Adjunta. Coordenadora do Setor de Doenças da Circulação Pulmonar. Chefe da Disciplina de Pneumologia da Escola Paulista de Medicina da Universidade Federal de São Paulo (EPM/Unifesp).

Jean Rodrigo Tafarel
Especialista em Gastroenterologia (Residência Médica pela Universidade Federal de São Paulo – Unifesp – e titulação pela Federação Brasileira de Gastroenterologia – FBG) e Hepatologia (titulação pela Sociedade Brasileira de Hepatologia). *Fellow* pela American College of Physicians (ACP) e membro internacional da American Association for the Study of Liver Diseases (AASLD). Doutor em Ciências pelo Programa de Gastroenterologia pela Escola Paulista de Medicina da Universidade Federal de São Paulo (EPM/Unifesp). Professor Adjunto da disciplina de Gastroenterologia da Pontifícia Universidade Católica do Paraná (PUC/PR) e de Medicina Interna do Departamento de Clínica Médica da Universidade Federal do Paraná (UFPR).

Jéssica Ribeiro Zanotti
Médica residente de Clínica Médica pela Universidade Federal de São Paulo (Unifesp).

João Antonio Gonçalves Garreta Prats
Infectologista e consultor de doenças infecciosas em Onco-Hematologia da Beneficência Portuguesa de São Paulo. Membro do grupo de Micologia Clínica da Escola Paulista de Medicina da Universidade Federal de São Paulo (EPM/Unifesp). Médico assistente do Pronto-Socorro de Clínica Médica do Hospital São Paulo da EPM/Unifesp.

João Roberto de Sá
Endocrinologista. Coordenador do ambulatório de Diabetes e Transplante e médico assistente da Disciplina de Endocrinologia da Escola Paulista de Medicina da Universidade Federal de São Paulo (EPM/Unifesp). Mestre em Endocrinologia e Doutor em Medicina pela EPM/Unifesp.

Jordan Monteiro Pinheiro
Residente de infectologia pela Escola Paulista de Medicina da Universidade Federal de São Paulo (EPM/Unifesp).

Juliane Agustini Orati
Especialista em Cardiologia/Ecocardiografia pela Universidade Federal de São Paulo (Unifesp).

Júlio Maria Fonseca Chebli
Doutor em Gastroenterologia pela Universidade Federal de São Paulo (Unifesp). Professor Titular da disciplina de Gastroenterologia do Departamento de Clínica Médica da Faculdade de Medicina da Universidade Federal de Juiz de Fora.

Keydson Agustine Sousa Santos
Especialista em Clínica Médica pelo Hospital Regional de Taguatinga e Pneumologia pela Universidade Federal de São Paulo (Unifesp).

Klinger Soares Faíco-Filho
Médico Residente em Infectologia pela Universidade Federal de São Paulo (Unifesp). Graduação em Medicina pela Universidade Federal de Ouro Preto (UFOP).

Leonardo de Lucca Schiavon
Especialista em Gastroenterologia pela Escola Paulista de Medicina da Universidade Federal de São Paulo (EPM/Unifesp) e pela Federação Brasileira de Gastroenterologia (FBG). Hepatologista

pela Sociedade Brasileira de Hepatologia (SBH). Doutor em Ciências (Gastroenterologia) pela EPM/Unifesp. Professor de Gastroenterologia do Departamento de Clínica Médica da Universidade Federal de Santa Catarina (UFSC). Coordenador do Serviço de Gastroenterologia e Hepatologia do Hospital Universitário da UFSC.

Leonardo de Souza Vidal
Médico residente de Clínica Médica da Escola Paulista de Medicina da Universidade Federal de São Paulo (EPM/Unifesp). Médico pela Universidade Federal do Rio Grande do Norte (UFRN).

Ligia Henriques Coronatto
Neurologista pelo Hospital do Servidor Público Estadual do Instituto de Assistência Médica ao Servidor Público Estadual de São Paulo (Iamspe) e *Fellow* em neuro-oncologia da Universidade Federal de São Paulo (Unifesp).

Lilian Serrasqueiro Ballini Caetano
Médica Assistente da Disciplina de Pneumologia da Escola Paulista de Medicina da Universidade Federal de São Paulo (EPM/Unifesp). Coordenadora do Ambulatório de Asma da EPM/Unifesp. Doutora em Medicina pela Disciplina de Pneumologia da EPM/Unifesp.

Lucas Leite Cunha
Médico assistente da disciplina de Medicina de Urgência, Emergência e Medicina Baseada em Evidências. Mestrado em Clínica Médica e Doutorado em Clínica Médica.

Lúcia da Conceição Andrade
Professora-associada da Disciplina de Nefrologia da Faculdade de Medicina da Universidade de São Paulo (FMUSP).

Luciano Henrique Lenz Tolentino
Doutor em Gastroenterologia pela Universidade Federal de São Paulo (Unifesp). Médico Assistente do Instituto do Câncer (Icesp). Médico Endoscopista do Fleury Medicina e Saúde.

Luiz Augusto Cardoso Lacombe
Médico assistente do Serviço de Gastroenterologia do Hospital Universitário Professor Polydoro Ernani de São Thiago da Universidade Federal de Santa Catarina (UFSC). Médico especialista em Gastroenterologista e Endoscopia Digestiva pela Escola Paulista de Medicina da Universidade Federal de São Paulo (EPM/Unifesp). Título de especialista pela Federação Brasileira de Gastroenterologia (FBG) e pela Sociedade Brasileira de Endoscopia Digestiva (SOBED).

Luiz Eduardo Nery
Professor Titular da Disciplina de Pneumologia do Departamento de Medicina da Escola Paulista de Medicina da Universidade Federal de São Paulo (EPM/Unifesp).

Luiza Helena Degani Costa
Pneumologista e Doutora em Ciências pela Escola Paulista de Medicina da Universidade Federal de São Paulo (EPM/Unifesp). Preceptora da Clínica Médica da Faculdade Israelita de Ciências de Saúde Albert Einstein. Preceptora da Residência de Clínica Médica do Hospital Israelita Albert Einstein.

Marcella Marson Musumeci Fagundes de Almeida
Vice-coordenadora da residência multiprofissional em pneumologia da Universidade Federal de São Paulo (Unifesp). Fisioterapeuta do Hospital Villa Nova Star – Rede D'Or. Mestre em Fisioterapia pela Universidade da Cidade de São Paulo (Unicid). Doutorando em Pneumologia pela Unifesp.

Marcelo Alves Alvarenga

Médico especialista em Clínica Médica, Endocrinologia e Diabetologia no Hospital Sírio-Libanês. Coordenador da Pós-Graduação *Lato Sensu* em Experiência do Paciente e Cuidado Centrado na Pessoa, parceria entre Hospital Sírio-Libanês e The Beryl Institute. CEO & Sócio Fundador da ConectaExp | Consultoria, Gestão em Saúde e Desenvolvimento de Pessoas. Mestrado em Endocrinologia Clínica pela Universidade Federal de São Paulo (Unifesp). Certified Patient Experience Professional (Profissional Certificado em Experiência do Paciente) pelo Patient Experience Institute.

Marcus Melo Martins dos Santos

Médico Endoscopista do Hospital Cardiopulmonar e Hospital Geral Roberto Santos. Preceptor da Residência em Endoscopia do Serviço de Endoscopia Digestiva e Centro de Hemorragia Digestiva do Hospital Geral Roberto Santos (SED-CHD/HGRS). Doutor em Ciências Médicas pela Escola Paulista de Medicina da Universidade Federal de São Paulo (EPM/Unifesp).

Mariana Freitas de Aguiar

Mestrado Profissional em Reumatologia pela Universidade Federal de São Paulo (Unifesp). Especialista em Reumatologia pela Unifesp. Membro Sócio da Sociedade Brasileira de Reumatologia. Doutoranda no Programa de Pós-Graduação em Ciências da Saúde Aplicadas a Reumatologia da Unifesp.

Mariane de Lima Bigotto

Médica residente de Clínica Médica no Hospital Beneficência Portuguesa de São Paulo.

Mateus Fonseca de Gouvêa Franco

Médico residente do programa de Clínica Médica da Universidade Federal de São Paulo (Unifesp). Graduação em medicina pela Unifesp.

Matheus Alves da Silva
Residente de Neurologia no Hospital Beneficência Portuguesa de São Paulo. Graduação em Medicina pela Universidade Municipal de São Caetano do Sul.

Meliane de Oliveira Daud
Especialista em Pneumologia pela Universidade Federal de Mato Grosso do Sul (UFMS). Médica Preceptora do Serviço de Clínica Médica do Hospital Universitário Maria Pedrossiam da UFMS. Doutoranda no Serviço de Circulação Pulmonar da Escola Paulista de Medicina da Universidade Federal de São Paulo (EPM/Unifesp).

Miguel Angelo de Góes Junior
Professor Adjunto da Disciplina de Nefrologia da Escola Paulista de Medicina da Universidade Federal de São Paulo (EPM/Unifesp). Professor da pós-Graduação em Urgência e Emergência.

Natália Silva Fernandes
Médica pelo Instituto Metropolitano de Ensino Superior. Neurologista pelo Hospital Madre Tereza (BH). *Fellow* em Neuro-oncologia na Escola Paulista de Medicina da Universidade Federal de São Paulo (EPM/Unifesp).

Nathaly Fonseca Nunes
Mestre em Tecnologias e Atenção à Saúde pela Universidade Federal de São Paulo (Unifesp). Especialista em Medicina Intensiva pela Unifesp.

Nayana Amália de Oliveira Souza
Médica Colaboradora da Universidade Federal de São Paulo (Unifesp). Doutoranda da Unifesp.

Pedro Augusto Antunes Honda
Cirurgião Torácico nos Hospitais Sancta Maggiore e no Instituto do Câncer Dr. Arnaldo Vieira de Carvalho. Graduação

pela Universidade Estadual de Londrina (UEL). Residência em Cirurgia Geral pela UEL. Residência em Cirurgia Torácica pela Escola Paulista de Medicina da Universidade Federal de São Paulo (EPM/Unifesp). *Fellow* em Cirurgia Torácica Oncológica.

Pedro Duarte Gaburri
Especialização em Gastroenterologia pela Universidade Federal do Rio de Janeiro (UFRJ), Escola de Pós-Graduação Médica Carlos Chagas. Professor convidado da disciplina de Gastroenterologia do Departamento de Clínica Médica da Faculdade de Medicina da Universidade Federal de Juiz de Fora (UFJF). Membro titular da Federação Brasileira de Gastroenterologia e do Grupo de Estudos da Doença Inflamatória Intestinal do Brasil (GEDIIB). Membro titular da Academia Mineira de Medicina. Membro da Comissão de Ética da Sociedade de Gastroenterologia e Nutrição de Minas Gerais.

Rafael Scotini Viana Alves
Especialista em Medicina Intensiva com Residência Médica pela Universidade Federal de São Paulo (Unifesp) e especialista em Medicina Intensiva pela Associação de Medicina Intensiva Brasileira (Amib). Preceptor do programa de residência médica de Medicina Intensiva da Unifesp e Hospital São Paulo. Médico das UTI do Setor de Terapia Intensiva da Disciplina de Anestesiologia, Dor e Medicina Intensiva da Unifesp e Hospital São Paulo.

Regina do Carmo Silva
Médica Assistente da Disciplina de Endocrinologia da Escola Paulista de Medicina da Universidade Federal de São Paulo (EPM/Unifesp). Mestre em Endocrinologia, Doutora em Medicina e Pós-doutora em Medicina pela Unifesp.

Roberto José de Carvalho Filho
Professor Adjunto da Disciplina de Gastroenterologia da Escola Paulista de Medicina da Universidade Federal de São Paulo

(EPM/Unifesp). Pós-doutorado em Hepatologia pela Université Denis Diderot-Paris 7.

Roberto Stefanelli
Cirurgião plástico da Sociedade Brasileira de Cirurgia Plástica (SBCP). Titular do Colégio Brasileiro de Cirurgiões. Diretor do GRAU – RESGATE/SP (1996-2000). Médico do GRAU – RESGATE/SP, desde 1992. Professor convidado do Departamento de Emergência da Santa Casa de São Paulo.

Rodrigo Cruvinel Figueiredo
Médico especialista em Terapia Intensiva. Professor da graduação do curso de medicina do Centro Universitário do Espírito Santo (Unesc).

Rosali Teixeira da Rocha
Médica assistente da Disciplina de Pneumologia da Escola Paulista de Medicina da Universidade Federal de São Paulo (EPM/ Unifesp). Doutora em Pneumologia pela EPM/Unifesp.

Samirah Abreu Gomes
Médica Nefrologista e Pesquisadora do Laboratório de Nefrologia Celular, Genética e Molecular da Faculdade de Medicina da Universidade de São Paulo (FMUSP). Coordenadora do Ambulatório de Litíase Renal do Hospital das Clínicas de São Paulo. Mestrado e Doutorado em Nefrologia pela Universidade Federal de São Paulo (Unifesp). Pós-doutorado no Interdisciplinary Stem Cell Institute – University of Miami.

Sérgio Atala Dib
Endocrinologista. Professor titular da Disciplina de Endocrinologia da Escola Paulista de Medicina da Universidade Federal de São Paulo (EPM/Unifesp). Mestre em Endocrinologia e Doutor em Ciências pela EPM/Unifesp.

Sergio Jamnik
Mestre em Pneumologia da Universidade Federal de São Paulo (Unifesp). Especialista em Pneumologia pela Unifesp. Doutor em Pneumologia pela Unifesp. Médico do Ambulatório de Oncopneumologia do Hospital São Paulo e Unifesp.

Silvia Mansur Reimão Seleti
Doutora em medicina pela Universidade de São Paulo (USP). Médica endoscopista do Hospital Israelita Albert Einstein. Médica endoscopista da Unidade Itaim do Hospital Sírio-Libanês.

Susan Chow Lindsey
Professora Adjunta da Disciplina de Endocrinologia da Escola Paulista de Medicina da Universidade Federal de São Paulo (EPM/Unifesp). Responsável pelo Ambulatório de Carcinoma Medular da Tiroide e Coordenadora do programa de Residência Médica em Endocrinologia da EPM/Unifesp. Doutora em Medicina pela EPM/Unifesp.

Thiago de Magalhães Lopes
Pneumologista pela Universidade Federal de São Paulo (Unifesp). Médico da UTI Respiratória/Pneumologia do Hospital São Paulo.

Thiago Marques Fidalgo
Doutor em Psiquiatria pela Universidade Federal de São Paulo (Unifesp). Professor Adjunto da Disciplina de Álcool, Drogas e Políticas Públicas do Departamento de Psiquiatria da Unifesp.

Tiago Aparecido Silva
Preceptor da Residência Médica de Urologia na Escola Paulista de Medicina da Universidade Federal de São Paulo (EPM/Unifesp). Membro do grupo de Uro-Oncologia da EPM/Unifesp. Doutorando em Urologia pela EPM/Unifesp.

Tiago Gomes de Paula
Médico pela Universidade federal de São Paulo (Unifesp), Residência Médica em Neurologia pela Escola Paulista de Medicina da Universidade Federal de São Paulo (EPM/Unifesp), especialização em Neuro-oncologia pela EPM/Unifesp.

Tiago Munhoz Vidotto
Endocrinologista. Médico assistente da Disciplina de Medicina Preventiva da Escola Paulista de Medicina da Universidade Federal de São Paulo (EPM/Unifesp).

Valdir Ambrósio Moises
Professor adjunto e livre-docente da Disciplina de Cardiologia da Escola Paulista de Medicina da Universidade Federal de São Paulo (EPM/Unifesp)

Vera Adorinda Pinto Arantes
Médica formada pela Santa Casa de Misericórdia de São Paulo. Residência em Pediatria. Geriatria no HC e Adolescência no Hospital Menino Jesus. Foi coordenadora da residência médica pediátrica do Hospital Mandaqui, pronto-socorrista do mesmo hospital e responsável pela retaguarda deste hospital durante 13 anos. Trabalhou no Instituto Pasteur por 10 anos. Auditora do Antigo Hospital Brigadeiro por 5 anos. Responsável pela Vigilância epidemiológica dos acidentes por animais peçonhentos no MSP desde 2007 até os dias de hoje.

Vicente Nicoliello de Siqueira
Médico assistente da disciplina de cardiologia e preceptor do programa de residência médica em ecocardiografia pela Escola Paulista de Medicina da Universidade Federal de São Paulo (EPM/Unifesp). Doutor em ciências pela EPM/Unifesp.

Victor Cabelho Passarelli
Médico Residente em Infectologia pela Escola Paulista de Medicina da Universidade Federal de São Paulo (EPM/Unifesp). Médico da EPM/Unifesp.

Vitória Annoni Lange
Médica residente do programa de Infectologia do Hospital São Paulo da Universidade Federal de São Paulo (Unifesp). Graduada pela Pontifícia Universidade Católica de São Paulo (PUC/SP).

Waldemar Silva Almeida
Mestre em Nefrologia pela Escola Paulista de Medicina da Universidade Federal de São Paulo (EPM/Unifesp). Especialista em Nefrologia e Medicina Intensiva pela EPM/Unifesp. Doutor em Nefrologia pela EPM/Unifesp. Médico e Pesquisador da Disciplina de Nefrologia do Departamento de Medicina da EPM/Unifesp.

William Dunke de Lima
Médico Residente Infectologia no Hospital São Paulo da Escola Paulista de Medicina da Universidade Federal de São Paulo (EPM/Unifesp).

Sumário

Editores V
Autores VII
Agradecimentos XXXVII
Prefácio XXXIX

PARTE I: ALGORITMOS DO SUPORTE AVANÇADO DE VIDA 1
Coordenação: Frederico José Neves Mancuso

1. Algoritmo para atendimento da parada cardiorrespiratória . . 3
Frederico José Neves Mancuso

PARTE II: TEMAS GERAIS 7
Coordenação: Antonio Tonete Bafi

2. Acidentes por animais peçonhentos 9
Vera Adorinda Pinto Arantes

3. Afogamento 23
David Szpilman

4. Anafilaxia 44
Daniel Almeida Schettini, Daniere Yurie Vieira Tomotani

5. Atendimento hospitalar a múltiplas vítimas 52
Daniere Yurie Vieira Tomotani, Daniel Almeida Schettini

XXVIII GUIA DE MEDICINA DE URGÊNCIA

6. Choque 57
Nathaly Fonseca Nunes, Antonio Tonete Bafi

7. Ecografia na emergência 63
Rafael Scotini Viana Alves, Felipe Santos Cavatoni Serra

8. Intoxicações exógenas 72
Lucas Leite Cunha, Leonardo de Souza Vidal

9. Queimaduras 91
Roberto Stefanelli

10. Sedação, analgesia e *delirium*...................... 100
Rodrigo Cruvinel Figueiredo

11. Ventilação mecânica: conceitos e ajustes básicos....... 113
*Marcella Marson Musumeci Fagundes de Almeida,
Alessandra Cristina Marques dos Santos*

PARTE III: CARDIOLOGIA 125
Coordenação: Frederico José Neves Mancuso

12. Arritmias cardíacas................................. 127
Frederico José Neves Mancuso

13. Crise hipertensiva 149
Daniel Garoni Peternelli

14. Ecocardiograma na sala de emergência 156
Frederico José Neves Mancuso, Vicente Nicoliello de Siqueira

15. Endocardite infecciosa e emergências valvares......... 164
Camila Yokoyama da Silva, Valdir Ambrósio Moises

16. Insuficiência cardíaca.............................. 181
Frederico José Neves Mancuso

17. Pericardite e tamponamento cardíaco 193
Frederico José Neves Mancuso

18. Propedêutica cardiológica e eletrocardiograma 199
Frederico José Neves Mancuso

19. Síncope 217
Frederico José Neves Mancuso

20. Síndrome aórtica aguda 223
Cinara Barbosa Vianna Prado, Claudio Henrique Fischer

21. Síndrome coronariana aguda 236
Juliane Agustini Orati, Frederico José Neves Mancuso

PARTE IV: ENDOCRINOLOGIA 257
Coordenação: Tiago Munhoz Vidotto

22. Coma mixedematoso 259
Cléber P. Camacho, Susan Chow Lindsey

23. Complicações hiperglicêmicas 268
*Tiago Munhoz Vidotto, Sérgio Atala Dib, Marcelo Alves Alvarenga,
João Roberto de Sá*

24. Crise tireotóxica 284
Tiago Munhoz Vidotto, Susan Chow Lindsey

25. Insuficiência suprarrenal aguda 296
Regina do Carmo Silva

PARTE V: GASTROENTEROLOGIA 303
Coordenação: Leonardo de Lucca Schiavon

26. Abdome agudo 305
Luiz Augusto Cardoso Lacombe, Tiago Aparecido Silva

XXX GUIA DE MEDICINA DE URGÊNCIA

27. Abordagem do paciente ictérico. 315
Alcindo Pissaia Júnior, Cláudia Alexandra Pontes Ivantes, Helen Carolina Perussolo Alberton

28. Ascite 325
Leonardo de Lucca Schiavon, Janaína Luz Narciso Schiavon

29. Diarreia aguda 335
Jean Rodrigo Tafarel

30. Doenças inflamatórias intestinais – formas graves 342
Júlio Maria Fonseca Chebli, Pedro Duarte Gaburri, Cristina Flores

31. Encefalopatia hepática 348
Leonardo de Lucca Schiavon, Janaína Luz Narciso Schiavon

32. Hemorragia digestiva alta não varicosa 358
Marcus Melo Martins dos Santos, Luciano Henrique Lenz Tolentino

33. Hemorragia digestiva alta varicosa 368
Silvia Mansur Reimão Seleti, Fernanda Prata B. M. Martins

34. Hemorragia digestiva baixa aguda 380
Luciano Henrique Lenz Tolentino, Marcus Melo Martins dos Santos

35. Hepatite aguda e insuficiência hepática aguda. 387
Ana Cristina de Castro Amaral, Roberto José de Carvalho Filho

36. Hepatite alcoólica 410
Roberto José de Carvalho Filho, Ana Cristina de Castro Amaral

37. Insuficiência hepática crônica agudizada 422
Leonardo de Lucca Schiavon, Janaína Luz Narciso Schiavon

38. Lesão renal aguda na cirrose e síndrome hepatorrenal . . 433
Leonardo de Lucca Schiavon, Janaína Luz Narciso Schiavon

39. Pancreatite aguda 442
Júlio Maria Fonseca Chebli, Carlos Henrique Teixeira Cordeiro,
Gabriel Lopardi Passos

40. Peritonite bacteriana espontânea e infecções bacterianas
na cirrose 450
Roberto José de Carvalho Filho, Ana Cristina de Castro Amaral

PARTE VI: HEMATOLOGIA 465
Coordenação: Davi Jing Jue Liu

41. Emergências hematológicas 467
Jéssica Ribeiro Zanotti, Mateus Fonseca de Gouvêa Franco,
Davi Jing Jue Liu, Frederico José Neves Mancuso

PARTE VII: INFECTOLOGIA 483
Coordenação: João Antonio Gonçalves Garreta Prats

42. Febres hemorrágicas 485
Flávia de Oliveira Naddeo, Vitória Annoni Lange, Victor Cabelho
Passarelli, João Antonio Gonçalves Garreta Prats

43. Imunizações e profilaxias em serviços de emergência . . . 500
William Dunke de Lima, Carolini Cristina Valle, João Antonio
Gonçalves Garreta Prats

44. Infecção pelo coronavírus (SARS-Cuv-2) 512
Frederico José Neves Mancuso

45. Infecções bacterianas de pele e partes moles 518
Klinger Soares Faico-Filho, Jordan Monteiro Pinheiro, João Anto-
nio Gonçalves Garreta Prats

46. Manual de antibioticoterapia 522
Mariane de Lima Bigotto, Matheus Alves da Silva, João Antonio Gonçalves Garreta Prats

47. Raiva humana 547
Jordan Monteiro Pinheiro, Klinger Soares Faíco-Filho, João Antonio Gonçalves Garreta Prats

48. Sepse 557
Daniere Yurie Vieira Tomotani, Antonio Tonete Bafi

49. Tétano 566
Carolini Cristina Valle, William Dunke de Lima, João Antonio Gonçalves Garreta Prats

50. Urgências e emergências em HIV/aids: aspectos gerais. . 572
Victor Cabelho Passarelli, João Antonio Gonçalves Garreta Prats

PARTE VIII: NEFROLOGIA. 581
Coordenação: Elisa Mieko Suemitsu Higa

51. Distúrbios do metabolismo da água 583
Miguel Angelo de Góes Junior, Elisa Mieko Suemitsu Higa

52. Distúrbios do equilíbrio ácido-base 595
Miguel Angelo de Góes Junior, Elisa Mieko Suemitsu Higa

53. Distúrbios do metabolismo do cálcio 616
Waldemar Silva Almeida

54. Distúrbios do metabolismo do potássio 621
Miguel Angelo de Góes Junior, Elisa Mieko Suemitsu Higa

55. Hipofosfatemia e hipomagnesemia 627
Waldemar Silva Almeida

56. Infecções do trato urinário na emergência 633
Ivens Stuart Lima Leite, Samirah Abreu Gomes

57. Injúria renal aguda 644
Lúcia da Conceição Andrade, Elisa Mieko Suemitsu Higa

PARTE IX: NEUROLOGIA 659
Coordenação: Adrialdo José Santos

58. Abordagem do coma no pronto atendimento –
   Morte encefálica 661
Ligia Henriques Coronatto, Adrialdo José Santos

59. Acidente vascular cerebral 674
Eliane Machado Dutra, Adrialdo José Santos

60. Cefaleia no pronto atendimento 686
Tiago Gomes de Paula, Adrialdo José Santos

61. Epilepsia no pronto atendimento 697
Tiago Gomes de Paula, Adrialdo José Santos

62. Esclerose múltipla no pronto atendimento 704
Natália Silva Fernandes

63. Meningite bacteriana 711
Eliane Machado Dutra

64. Miastenia *gravis* no pronto atendimento 716
Natália Silva Fernandes

65. Propedêutica neurológica na urgência 725
Tiago Gomes de Paula, Adrialdo José Santos

66. Síndrome de Guillain-Barré no pronto atendimento 733
Natália Silva Fernandes

XXXIV   GUIA DE MEDICINA DE URGÊNCIA

PARTE X: EMERGÊNCIAS ONCOLÓGICAS **741**
Coordenação: Davi Jing Jue Liu

67. Compressão medular neoplásica 743
Gabriel Novaes de Rezende Batistella

68. Neutropenia febril 749
Tiago Gomes de Paula

69. Síndrome de lise tumoral 757
Bruno Nogueira César, Davi Jing Jue Liu

70. Síndrome de veia cava superior 764
Felipe Mateus Teixeira Bezerra, Davi Jing Jue Liu

PARTE XI: PNEUMOLOGIA **769**
Coordenação: Flávio Ferlin Arbex

71. Crise de asma 771
Ana Luisa Godoy Fernandes, Lilian Serrasqueiro Ballini Caetano

72. Derrame pleural na emergência 784
Ilka Lopes Santoro, Sergio Jamnik

73. Doença pulmonar obstrutiva crônica – exacerbação 789
*Nayana Amália de Oliveira Souza, Luiza Helena Degani Costa,
Flávio Ferlin Arbex, Luiz Eduardo Nery*

74. Hemoptise 803
Anarégia de Pontes Ferreira, Danielle Silva de Almeida Philipp

75. Insuficiência respiratória aguda 810
Thiago de Magalhães Lopes, Fernanda Ferreira Bigeli

76. Pneumonia adquirida na comunidade 821
Clystenes Odyr Soares Silva, Rosali Teixeira da Rocha

77. Pneumonia nosocomial 833
Keydson Agustine Sousa Santos, Fabiana Stanzani

78. Pneumotórax espontâneo 839
André Miotto, Pedro Augusto Antunes Honda

79. Tromboembolia pulmonar aguda 852
Meliane de Oliveira Daud, Jaquelina Sonoe Ota Arakaki

PARTE XII: PSIQUIATRIA 869
Coordenação: Felipe Branco Arcadepani, Thiago Marques Fidalgo

80. Emergências psiquiátricas na prática clínica 871
Felipe Branco Arcadepani, Thiago Marques Fidalgo

PARTE XIII: REUMATOLOGIA 897
Coordenação: Alexandre Wagner Silva de Souza

81. Exacerbações no lúpus eritematoso sistêmico 899
Edgard Torres dos Reis Neto, Emília Inoue Sato

82. Monoartrite aguda 914
Anna Larissa Faria Janes Potratz, Alexandre Wagner Silva de Souza

83. O paciente com vasculite na sala de emergência 919
Alexandre Wagner Silva de Souza, Mariana Freitas de Aguiar

Índice remissivo..................................... 929

A Medicina é uma área do conhecimento em constante evolução. Os protocolos de segurança devem ser seguidos, porém novas pesquisas e testes clínicos podem merecer análises e revisões, inclusive de regulação, normas técnicas e regras do órgão de classe, como códigos de ética, aplicáveis à matéria. Alterações em tratamentos medicamentosos ou decorrentes de procedimentos tornam-se necessárias e adequadas. Os leitores, profissionais da saúde que se sirvam desta obra como apoio ao conhecimento, são aconselhados a conferir as informações fornecidas pelo fabricante de cada medicamento a ser administrado, verificando as condições clínicas e de saúde do paciente, dose recomendada, o modo e a duração da administração, bem como as contraindicações e os efeitos adversos. Da mesma forma, são aconselhados a verificar também as informações fornecidas sobre a utilização de equipamentos médicos e/ou a interpretação de seus resultados em respectivos manuais do fabricante. É responsabilidade do médico, com base na sua experiência e na avaliação clínica do paciente e de suas condições de saúde e de eventuais comorbidades, determinar as dosagens e o melhor tratamento aplicável a cada situação. As linhas de pesquisa ou de argumentação do autor, assim como suas opiniões, não são necessariamente as da Editora.

Esta obra serve apenas de apoio complementar a estudantes e à prática médica, mas não substitui a avaliação clínica e de saúde de pacientes, sendo do leitor – estudante ou profissional da saúde – a responsabilidade pelo uso da obra como instrumento complementar à sua experiência e ao seu conhecimento próprio e individual.

Do mesmo modo, foram empregados todos os esforços para garantir a proteção dos direitos de autor envolvidos na obra, inclusive quanto às obras de terceiros e imagens e ilustrações aqui reproduzidas. Caso algum autor se sinta prejudicado, favor entrar em contato com a Editora.

Finalmente, cabe orientar o leitor que a citação de passagens desta obra com o objetivo de debate ou exemplificação ou ainda a reprodução de pequenos trechos desta obra para uso privado, sem intuito comercial e desde que não prejudique a normal exploração da obra, são, por um lado, permitidas pela Lei de Direitos Autorais, art. 46, incisos II e III. Por outro, a mesma Lei de Direitos Autorais, no art. 29, incisos I, VI e VII, proíbe a reprodução parcial ou integral desta obra, sem prévia autorização, para uso coletivo, bem como o compartilhamento indiscriminado de cópias não autorizadas, inclusive em grupos de grande audiência em redes sociais e aplicativos de mensagens instantâneas. Essa prática prejudica a normal exploração da obra pelo seu autor, ameaçando a edição técnica e universitária de livros científicos e didáticos e a produção de novas obras de qualquer autor.

Agradecimento

Nossos sinceros agradecimentos:

Ao Professor Dr. Nestor Schor (*in memoriam*), que iniciou a Série de *Guias de Medicina Ambulatorial e Hospitalar* da EPM--Unifesp, na qual foi incluído nosso Guia, no ano de 2004.

À Editora Manole, na pessoa de Daniela Manole e sua equipe, em especial à Cassia Pizani e Sônia Midori Fujiyoshi, que tiveram papel fundamental na finalização desta edição.

Aos coordenadores de cada parte:

- Adrialdo José Santos: Parte IX – Neurologia.
- Alexandre Wagner Silva de Souza: Parte XIII – Reumatologia.
- Antonio Tonete Bafi: Parte II – Temas Gerais.
- Davi Jing Jue Liu: Parte VI – Hematologia e Parte X – Emergências Oncológicas.
- Elisa Mieko Suemitsu Higa: Parte VIII – Nefrologia.
- Felipe Branco Arcadepani e Thiago Fidalgo: Parte XII – Psiquiatria.
- Flávio Ferlin Arbex: Parte XI – Pneumologia.
- Frederico José Neves Mancuso: Parte I – Algoritmos do suporte avançado de vida e Parte III – Cardiologia
- João Antonio Gonçalves Garreta Prats: Parte VII – Infectologia.
- Leonardo de Lucca Schiavon: Parte V – Gastroenterologia.
- Tiago Munhoz Vidotto: Parte IV – Endocrinologia.

A todos os autores dos capítulos.

Os Editores

Prefácio

Enfim chegamos à 4ª edição do *Guia de Medicina de Urgência* da Editora Manole.

Esta conquista foi alcançada no meio de uma pandemia que nos atingiu, mas não conseguiu nos derrubar, não só graças ao esforço conjunto de nós, os editores, mas também dos coordenadores de cada parte e, obviamente, dos nossos colaboradores, os autores dos capítulos, nos apoiando mútua e constantemente para não desanimarmos. Mas devemos muito também à seriedade e ao compromisso da Editora Manole, Daniela Manole e sua equipe, com sua incansável tarefa de coordenar todo este trabalho.

A presente edição foi inteiramente revisada e atualizada por especialistas de cada tema, tendo sido dividida em partes (especialidades) e supervisionada pelos coordenadores de cada parte. Foi adicionado um capítulo sobre a infecção pelo Sars-CoV-2, pelo Dr. Frederico Mancuso, que assumiu a coordenação do setor responsável pelo atendimento a esses pacientes no Pronto-Socorro do Hospital São Paulo/Escola Paulista de Medicina.

Deste modo, esperamos que esta nova edição possa continuar atendendo a esses colegas maravilhosos que atuam na linha de frente dos hospitais, compreendendo os prontos-socorros e as unidades de pronto atendimento, e também aos colegas das unidades de terapia intensiva.

Os Editores: Elisa Mieko Suemitsu Higa, Antonio Tonete Bafi,
Leonardo de Lucca Schiavon, Frederico José Neves Mancuso

PARTE I

ALGORITMOS DO SUPORTE AVANÇADO DE VIDA

coordenação: Frederico José Neves Mancuso

CAPÍTULO **1**

Algoritmo para atendimento da parada cardiorrespiratória

Frederico José Neves Mancuso

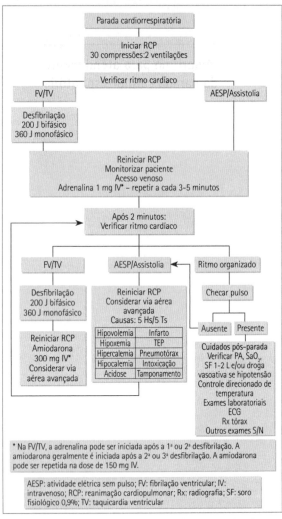

▷ **FIGURA 1** Algoritmo para atendimento da parada cardiorrespiratória.

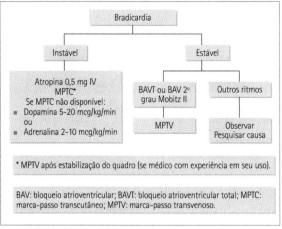

▷ **FIGURA 2** Algoritmo de bradicardia.

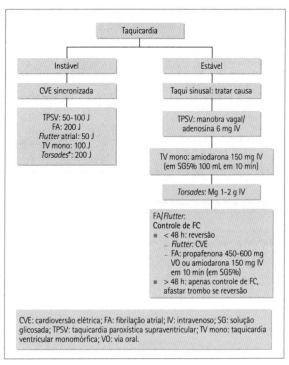

▷ **FIGURA 3** Algoritmo para atendimento das taquicardias.

BIBLIOGRAFIA

1. American Heart Association Guidelines for CPR and ECC. Web-based Integrated 2015 & 2018. Part 7: Adult Advanced Cardiovascular Life Support. Disponível em: https://eccguidelines.heart.org/index.php/circulation/cpr-ecc-guidelines-2/part-7-adult-advanced-cardiovascular-life-support/. Acessado: mar 2019.
2. Gonzalez MM, Timerman S, Gianotto-Oliveira R, Polastri TF, Canesin MF, Lage SG, et al. Sociedade Brasileira de Cardiologia. I Diretriz de Ressuscitação Cardiopulmonar e Cuidados Cardiovasculares de Emergência da Sociedade Brasileira de Cardiologia. Arq Bras Cardiol. 2013;101(2Supl.3):1-221.

PARTE II

TEMAS GERAIS

coordenação: Antonio Tonete Bafi

CAPÍTULO **2**

Acidentes por animais peçonhentos

Vera Adorinda Pinto Arantes

INTRODUÇÃO

Acidentes com animais peçonhentos são uma emergência clínica frequente em vários países tropicais, principalmente nos campos e áreas rurais, constituindo um problema de saúde pública. Desde 2010 o acidente por animal peçonhento é de notificação compulsória.

Animais peçonhentos são aqueles que produzem veneno por um grupo de células ou órgão secretor (glândula) e possuem uma ferramenta capaz de injetá-lo. Essa ferramenta pode ser dentes modificados, aguilhão, ferrão, quelíceras (pinças), pelos ou cerdas urticantes, espinhos, entre outros.

Já os animais venenosos produzem veneno mas não possuem um aparelho inoculador, e o envenenamento ocorre por contato ou compressão. Um exemplo de animal venenoso e não peçonhento é o peixe baiacu, que possui toxinas que podem envenenar quando ingerido. Muitos sapos, rãs e pererecas são venenosos e quanto mais coloridos, mais venenosos. Muitas salamandras e lagartos também são venenosos.

O número de ocorrências por animal peçonhento no Brasil teve um crescimento de 114,5%, nos últimos 10 anos, segundo dados do Ministério da Saúde. Os principais animais peçonhentos que causam acidentes no país são serpentes, escorpiões, aranhas, lagartas, lepidópteros (mariposas e suas larvas), himenópteros (abelhas, formigas, marimbondos e vespas), coleópteros (besouros), quilópodes (lacraias), peixes, cnidários (águas-vivas e caravelas), entre outros.

Os acidentes por serpentes são os que apresentam a maior mortalidade (119 óbitos/ano) e letalidade (0,45 a 2%) no Brasil, com 23.000 acidentes/ano. Por outro lado, os escorpiões são os principais causadores de acidentes, com aproximadamente 90.000 acidentes/ano. As aranhas são a segunda causa de acidentes. As serpentes são a terceira causa de acidentes, porém no município de São Paulo a abelha está em 3º lugar.

PREVENÇÃO

São considerados grupos de risco trabalhadores da construção civil (principalmente pedreiros e encanadores), coletores de lixo, agricultores, hortifrutigranjeiros, feirantes, empacotadores de frutas e legumes, jardineiros, madeireiros, transportadores de carga, biólogos, veterinários, cozinheiros e faxineiros. Também apresentam maior risco praticantes de ecoturismo, moradores de comunidades que sofreram enchentes ou próximas a lixões e crianças menores de 7 anos.

A adoção de alguns hábitos ajuda na prevenção de acidentes.

Proteção individual

- No amanhecer e no entardecer, evitar aproximar-se de vegetação rasteira, gramados ou até mesmo jardins, pois é nesses momentos que serpentes estão em maior atividade.
- Não mexer em colmeias e vespeiros.
- Inspecionar calçados, roupas, toalhas de banho e de rosto, roupas de cama, panos de chão e tapetes antes de usá-los.
- Afastar camas e berços das paredes e evitar pendurar roupas fora de armários.
- Se encontrar um animal peçonhento, afastar-se com cuidado e evitar assustá-lo ou tocá-lo, mesmo que pareça morto, e procurar a autoridade de saúde local para orientações.

Proteção da população

- Não depositar ou acumular lixo, entulho e materiais de construção próximo às habitações.
- Evitar que plantas trepadeiras se encostem às casas e que folhagens entrem pelo telhado ou pelo forro.
- Evitar piquenique às margens de rios, lagos ou lagoas e evitar encostar-se a barrancos durante pescarias ou outras atividades.
- Limpar regularmente móveis, cortinas, quadros, cantos de parede e terrenos baldios.
- Vedar frestas e buracos em paredes, assoalhos, forros e rodapés.
- Utilizar telas, vedantes ou sacos de areia em portas, janelas e ralos.
- Manter limpos os locais próximos das residências, jardins, quintais, paióis e celeiros.
- Controlar roedores existentes na área e combater insetos, principalmente baratas (pois são alimentos para escorpiões e aranhas).

Orientação ao trabalhador

- Usar luvas de raspa de couro e calçados fechados, entre outros equipamentos de proteção individual (EPI), durante o manuseio de materiais de construção (tijolos, pedras, madeiras e sacos de cimento), transporte de lenha, movimentação de móveis, atividades rurais, limpeza de jardins, quintais e terrenos baldios, entre outras atividades.
- Olhar sempre com atenção o local de trabalho e os caminhos a percorrer.
- Não colocar as mãos em tocas ou buracos na terra, ocos de árvores, cupinzeiros, entre espaços situados em montes de lenha ou entre pedras. Caso seja necessário mexer nesses lugares, usar um pedaço de madeira, enxada ou foice.

PRIMEIRO ATENDIMENTO APÓS ACIDENTE COM ANIMAL PEÇONHENTO

- Deve-se obter o maior número possível de dados sobre as características do animal, como: tipo, cor e tamanho.
- Lavar o local da picada com água e sabão (exceto em acidentes por águas-vivas ou caravelas).
- Manter a vítima em repouso com o membro acometido elevado.
- Em acidentes nas extremidades do corpo, retirar acessórios, como anéis, fitas amarradas, torniquetes e calçados apertados.
- Proceder com analgesia e hidratação, mantendo uma via de acesso venoso.
- Especificamente em casos de acidentes com águas-vivas e caravelas, usar compressas geladas de água (ou pacotes fechados de gelo envoltos em panos) para alívio da dor. A remoção dos tentáculos aderidos à pele deve ser realizada de forma cuidadosa, preferencialmente com uso de pinça ou lâmina.
- No caso de abelha, tirar o ferrão com lâmina, raspando o local; não utilizar pinça.
- Encaminhar e/ou ligar para assistência médica especializada para realização de tratamento complementar e soroterapia.
- Usar antibiótico para evitar abscessos em casos de picada por serpentes.
- Aplicar vacina antitetânica caso o paciente não tenha comprovação vacinal.

SERPENTES

O único tratamento eficaz para o envenenamento por serpente é o soro antiofídico, específico para cada tipo (gênero) de serpente. Quanto mais rapidamente for feita a soroterapia, menor será a chance de haver complicações. Porém, não é possível estabelecer um tempo limite para a aplicação do soro.

A escolha do soro e a quantidade dependem do diagnóstico que deve ser feito para cada tipo de acidente. Há muito mais serpentes não peçonhentas na natureza e, para essas, não há necessidade de tratamento específico.

A administração do soro é por via intravenosa e deve ser feita em ambiente hospitalar, pois pode provocar reações alérgicas potencialmente graves, com necessidade de tratamento imediato.

Existem quatro gêneros de serpentes peçonhentas cujas mordidas dão manifestações graves e serão vistas a seguir.

Acidente por botrópico (gênero *Bothrops*)

É o tipo de acidente mais comum (90%). Essas serpentes são conhecidas popularmente como jararaca, jararacuçu, urutu-cruzeiro, caiçaca, jararaca-do-norte, entre outras. Seu veneno libera mediador de resposta inflamatória, ativa fatores de coagulação e de plaquetas e causa lesão na membrana capilar. O quadro clínico inclui dor, edema e bolhas, podendo causar equimoses e, mais tardiamente, necroses. As alterações sistêmicas incluem náuseas, sudorese, hipotensão e hemorragias a distância.

Classificação (Tabela 1)

▷ **TABELA 1**   Classificação do acidente por botrópico

Leve	A vítima afirma ter sido mordida e/ou traz o animal. Manifestação apenas no local picado, podendo não apresentar nenhum sintoma ou marcas de presas na pele
Moderado	Dor e edema que ultrapassa o local picado
Grave	Manifestação sistêmica, pode ou não ter manifestação local

O tempo de coagulação pode estar alterado, independentemente da gravidade.

Tratamento geral
- Limpeza do local da lesão.
- Manter o local da picada elevado.
- Analgesia local e sistêmica.
- Antibiótico.
- Hidratação para prevenção de insuficiência renal.

Tratamento específico

- Soro antibotrópico intravenoso ou em associação a SAB crotálico ou SAB laquético o mais precocemente possível.
- Após a soroterapia, observação por, pelo menos, 24 horas em ambiente hospitalar e acompanhar com tempo de coagulação.

Complicações

As possíveis complicações locais são abscesso, necrose e síndrome compartimental. As complicações sistêmicas incluem choque por coagulação intravascular disseminada e insuficiência renal. A mortalidade é de 0,4%, porém podem ficar com sequelas funcionais e/ou anatômicas, como amputação do membro.

Acidente por cascavel (gênero *Crotalus*)

É o segundo mais comum. O veneno tem ação neuromiotóxica, causando bloqueio neuromuscular e liberação de mioglobina.

O acidente crotálico pode provocar fraqueza, turvação visual, ptose palpebral, mialgia, dificuldade de deglutição e paralisia de músculos da face após algumas horas da picada. A urina pode ficar escurecida em decorrência da excreção da mioglobina, evidenciando necrose da fibra muscular e causando lesão renal. Habitualmente não há alterações importantes no local da picada, apenas inchaço e formigamento discreto, sem dor.

Classificação (Tabela 2)

▷ **TABELA 2** Classificação do acidente por cascavel

Leve	Sintomas discretos e de aparecimento tardio
Moderado	Sintomas discretos, porém com surgimento precoce
Grave	Sintomas evidentes e intensos

Tratamento geral

Hidratação intravenosa.

Tratamento específico
SA crotálico ou SA botrópico crotálico (intravenoso).

Prognóstico

É o acidente com maior mortalidade, porém, se o paciente for atendido nas primeiras 6 horas, o prognóstico é bom.

Complicações

Parestesias, que podem durar semanas, e insuficiência renal.

Acidente por surucucu ou surucucu-pico-de-jaca – laquético (gênero *Lachesis*)

Ocorre somente na Amazônia e na Mata Atlântica e é raro (1,5%). Há sintomas no local da picada, como dor, edema e equimose, e podem surgir bolhas, infecção e necrose. As manifestações sistêmicas são semelhantes aos acidentes com botrópicos, e pode ocorrer síndrome vagal. Em razão do potencial de gravidade, com risco de insuficiência respiratória, todos os casos são considerados clinicamente moderados ou graves.

Imunodiagnóstico pela técnica de ELISA para detecção do antígeno do veneno às vezes é necessário para diferenciar do acidente por botrópico.

Tratamento geral
As mesmas medidas do botrópico.

Tratamento específico
Aplicar SA laquético ou SABL (intravenoso). O SAB não neutraliza o veneno de forma eficaz.

Acidente por coral – elapídico (gênero *Micrurus*)

São os menos frequentes, porém todos devem ser considerados graves. O veneno é tóxico para os nervos e músculos, semelhante ao curare. Os sintomas aparecem rapidamente, menos de uma hora após a picada e podem surgir novos sinais/sintomas durante as 24 horas posteriores.

Causa vômitos e fraqueza muscular progressiva, turvação visual, ptose palpebral e pode evoluir com insuficiência respiratória. Não há manifestações locais importantes.

Tratamento geral
Suporte ventilatório. Anticolinérgico: neostigmina ou tensilon.

Tratamento específico
SA elapídico (intravenoso).

ARANHAS

Produzem continuamente veneno, que fica nas quilíceras (antenas na cabeça). A maioria das aranhas que habitam o interior das casas não tem importância médica, e a picada pode causar apenas um quadro alérgico, com vermelhidão e prurido no local da picada. Os acidentes de importância médica são causados por 3 tipos de aranhas: *Loxosceles* (aranha marrom), *Phoneutria* (armadeira) e *Latrodectus* (viúva-negra).

Os acidentes causados por *Lycosa* (aranha-da-grama), que são bastante frequentes, pelas *Megalomorphae* (caranguejeiras), que são muito temidas, e pela *Therididae* (aranha de banheiro) são destituídos de maior importância médica.

Aranha marrom ou *Loxosceles*

Com 3 a 4 cm de comprimento, constroem teias irregulares, semelhantes a chumaço de algodão. Os acidentes acontecem principalmente quando as pessoas estão se vestindo ou dormindo.

É o acidente mais grave por aranhas. Seu veneno desencadeia a cascata do sistema complemento da coagulação e causa alterações plaquetárias, levando a hemorragia, necrose e hemólise intravascular.

A picada pode não ser percebida ou ocorrer leve dor e, após algumas horas, o local pode ficar hiperemiado. Após 12 a 72 horas, a região torna-se arroxeada e esbranquiçada, evoluindo nos dias seguintes para necrose e ulceração. É comum, nos primeiros dias depois da picada, aparecer vermelhidão pelo corpo, febre, mal-estar, náuseas, vômitos, exantema, prurido, mialgia e, mais raramente, anemia e urina escura.

Classificação (Tabela 3)

▷ **TABELA 3** Classificação do acidente por aranhas

Leve	Lesão não característica e sem sintomas gerais
Moderado	Lesão sugestiva ou característica com sintomas gerais
Grave	Lesão característica com sintomas gerais e hemólise

Tratamento geral
- Limpeza local.
- Analgésico.
- Compressas frias.
- Observação por 72 horas, mesmo nos casos leves.
- Antibiótico e corticoide sistêmico, se caso moderado e grave.
- Remoção de escaras.

Tratamento específico
Soro antiloxosceles (intravenoso).

Aranha armadeira ou foneutra

São os acidentes mais frequentes por aranha. São chamadas assim porque, para se defender, se erguem (chegam a ficar com 15 cm de envergadura) e podem saltar até 30 cm. Não constrói teia. Ocorre quando as pessoas estão calçando sapato, fazendo limpeza em jardim, mexendo com legumes e frutas (especialmente a banana), manuseando material de construção, entulhos e lenha.

O veneno leva à despolarização das fibras musculares e das terminações nervosas sensitivas, liberando acetilcolina e catecolaminas.

Após a picada, há dor intensa no local, edema, vermelhidão, parestesia e, às vezes, sudorese. Raramente o acidente é grave, com exceção em crianças, que apresentam sialorreia, vômitos, sudorese, alteração da pressão arterial, priapismo e choque.

Quando não há história de picada e/ou identificação do agente causal, o diagnóstico diferencial deve ser feito com acidente por escorpião, que apresenta quadro local e sistêmico semelhante.

Tratamento geral

- Uso de compressas quentes.
- Infiltração anestésica local sem vasoconstritor.
- Analgésicos.
- Crianças e idosos devem ser mantidos em observação por 6 horas, mesmo com sinais/sintomas leves.

Tratamento específico

Nos casos moderados e graves, administrar soro antiaracnídeo (intravenoso).

Viúva-negra (*Latrodectus*)

Raros no Brasil. Após a picada pode haver dor e vermelhidão local. Mais raramente ocorrem sudorese, tremores, ansiedade e contraturas musculares, pois o veneno age no sistema nervoso autônomo.

Tratamento geral

Analgésico e sedativos.

Tratamento específico

SAL intramuscular.

ESCORPIÕES

Todos os escorpiões são peçonhentos. Possuem hábitos noturnos, e sua população vem aumentando nos últimos anos; sua adaptação ao meio urbano tornou os casos de acidente com escorpião um grande problema. Os acidentes são mais frequentes em meses quentes e chuvosos.

Os escorpiões têm 2 glândulas de veneno que ficam no final da cauda e têm produção contínua. O veneno tem efeito neurotóxico, atuando nos canais de sódio e despolarizando as terminações nervosas dos sistemas simpático, parassimpático e da adrenal, desencadeando liberação de adrenalina, noradrenalina e acetilcolina.

O quadro clínico dependerá da predominância dos efeitos colinérgicos ou adrenérgicos. A picada causa dor forte e imediata. O ponto de inoculação do veneno pode não ser visível, entretanto podem ser encontrados halo eritematoso e edema discretos, sudorese, piloereção e, mais raramente, alterações sistêmicas como vômitos, sudorese, salivação excessiva, hipertensão, hipotensão e alteração nos batimentos cardíacos. O encontro de sinais e sintomas mencionados impõe a suspeita de escorpionismo mesmo na ausência de história de picada e independentemente do encontro do escorpião.

O eletrocardiograma pode mostrar alteração de repolarização, extrassístoles e onda U. Essas alterações geralmente desaparecem 3 a 10 dias após a soroterapia.

Classificação (Tabela 4)

▷ **TABELA 4**   Classificação do acidente por escorpiões

Leve	Apenas dor local e, às vezes, parestesia
Moderado	Dor intensa com náuseas e vômitos
Grave	Alterações locais e sistêmicas

Tratamento geral

- Analgésico: infiltração local e sistêmico.
- Manter local da picada elevado.
- Correção dos possíveis distúrbios hidroeletrolíticos e acidobásicos.

Tratamento específico

SA escorpionismo ou SA aracnídeo.

ABELHAS E OUTROS HIMENÓPTEROS

Os himenópteros incluem abelhas, mangavas, formigas, vespas e marimbondos. Entre 2000 e 2010, houve 47.000 acidentes/ano no Brasil, com 150 óbitos por ano.

A incidência de hipersensibilidade ao veneno é estimada em até 25% da população mundial e destes 10 a 15% têm choque anafilático. Dos nossos acidentes por himenópteros, quase 20% apresentam quadro alérgico, sendo 68% por abelha e 32% por vespa.

O veneno é liberado em 20 segundos, mas em até 48 horas ainda há veneno circulante, que é uma mistura complexa de substâncias: fosfolipase A2 é o principal alérgeno e a melitina representa 75% da toxicidade do veneno. Também contém agentes bloqueadores neuromusculares, como a apamina. O peptídeo MCD é degranulador de mastócito, liberando histamina.

No ataque é utilizado um ferrão ligado a uma bolsa de veneno, que se localiza na extremidade do abdome. Após a picada, o ferrão fica preso à pele e a bolsa de veneno permanece pulsando durante alguns minutos, injetando veneno.

As manifestações locais incluem dor aguda (nos primeiros 2 a 3 minutos), edema, vermelhidão e prurido local ou generalizado (nas pessoas alérgicas). A reação alérgica local é extensa quando é maior que 10 cm, dura mais que 48 horas e tem IgE + circulante.

São manifestações sistêmicas: aumento da temperatura corporal, principalmente no local da picada, tontura, dificuldade de respirar, cianose labial (em casos de alergia) e síncope. Pode ocorrer reação alérgica sistêmica, com choque anafilático e edema de glote. São possíveis complicações: desmielinização do SNC, hemólise e insuficiência renal aguda.

Tratamento

- O ferrão deve ser retirado, o mais rápido possível, de baixo para cima, sem que a bolsa de veneno seja pressionada. Pode-se raspar o local com a borda de um cartão de crédito ou com a unha. Não puxar o ferrão com o dedo ou com pinças. Ele deverá ser retirado raspando suavemente a superfície cutânea até o fazer sair, mas nunca puxando por ele nem torcendo-o, visto que se poderá introduzir ainda mais veneno no corpo. Não apertar o ferrão, pois ele contém veneno e se há risco de se picar.
- Lavar a região da picada com água e sabão.
- Colocar compressa fria/gelada por 15 a 20 minutos, fazendo pressão no local, para o veneno sair.
- Manter a região da picada abaixo do nível do coração.
- Analgesia.
- Administrar corticosteroide e anti-histamínico.
- Epper: injeção de adrenalina (usada por quem já teve anafilaxia) através da roupa mesmo.
- Observação hospitalar por 6 a 24 horas.

BIBLIOGRAFIA

1. Agência USP de Notícias. 3º Prêmio Tese Destaque da USP 2014. Ciências. Universidade de São Paulo, Instituto de Ciências Biomédicas.
2. Candido D. Curso de atualizações de acidentes por animais peçonhentos. Palestra no Instituto Butantan. 2017.
3. Divisão de Desenvolvimento Cultural do Instituto Butantan HVB: Dra. Fan Hui Wen, Dra. Celia Santana, Ana Malaque, Dra. Marilia Miranda Franco.
4. Goldani PA. Aracnídeos de importância na saúde. Palestra no Instituto Butantan. 2016.
5. Ministério da Saúde, Fundação Nacional de Saúde. Manual de diagnóstico e tratamento de acidentes por animais peçonhentos. 2.ed. Brasília, 2001.
6. Ministério da Saúde. Situação epidemiológica – acidentes por escorpiões. 29/03/2018.

7. Morena DDS. Espinhos repletos de veneno. Pesquisa Fapesp. 2017:254. Disponível em: https://revistapesquisa.fapesp.br/espinhos-repletos-de-veneno/.
8. Revista Ciência e Saúde 2014. Reunião Anual da Federação de Sociedades de Biologia Experimental; 2013.
9. Secretaria de Saúde do Paraná. 27/12/ 2011. Hyselia.
10. Silva AM, Bernarde PS, Abreu LC. Acidentes com animais peçonhentos no Brasil. Rev Bras Crescimento Desenvolv Hum. 2015;25(1).
11. Urgências e emergências dermatológicas e toxicológicas. Simpósio: Medicina, Ribeirão Preto. abr./dez. 2003. Capítulo V.

CAPÍTULO **3**

Afogamento

David Szpilman

INTRODUÇÃO

Entre todas as possibilidades de trauma, o afogamento é, sem dúvida, a de maior impacto familiar, social e econômico, tendo um risco de óbito 200 vezes maior quando comparado aos eventos de trânsito. A ferramenta de maior eficácia na luta contra os afogamentos é a prevenção. Em um dia de trabalho na praia com guarda-vidas, as ações de prevenção perfazem 99,8% das intervenções, restando 0,1% a resgates e 0,02% a primeiros socorros.

A tragédia do afogamento está presente em nosso dia a dia com 16 mortes diárias (ano 2018). Incidente silencioso, cercado de mistérios e frequentemente atribuído a uma fatalidade inevitável do destino, ocorre no ambiente extra-hospitalar e em sua ampla maioria envolve principalmente a assistência pré-hospitalar prestada por leigos, guarda-vidas, socorristas e profissionais de saúde. Portanto, é essencial que profissionais de saúde tenham conhecimento da cadeia de sobrevivência no afogamento, que inclui desde a assistência proativa de prevenção praticada em ambientes de saúde, a identificação de comportamentos e situações de risco iminente no ambiente aquático, passando pela assistência pré-hospitalar de atender uma ocorrência em seu ambiente familiar, até finalmente a internação hospitalar se necessária.

No afogamento, o resgate é um dos componentes vitais para salvar o paciente, e a avaliação e os primeiros cuidados são fornecidos em um ambiente altamente hostil – a água.

DADOS SOBRE AFOGAMENTO

- Afogamento é a 2ª causa de óbito de 1 a 9 anos, 3ª causa de 10 a 19 anos e 4ª causa de 20 a 25.
- A cada 91 minutos um brasileiro morre afogado – 5.730 todos os anos.
- Homens morrem 6 vezes mais.
- Adolescentes têm o maior risco de morte.
- O Norte do Brasil tem a maior mortalidade.
- 51% de todos os óbitos ocorrem até os 29 anos.
- 75% dos óbitos ocorrem em rios e represas.
- 51% das mortes na faixa de 1 a 9 anos de idade ocorrem em piscinas e residências.
- Crianças > 10 anos e adultos se afogam mais em águas naturais (rios, represas e praias).
- Crianças de 4 a 12 anos que sabem nadar se afogam mais pela sucção da bomba em piscina.
- 44% ocorrem entre novembro e fevereiro.
- Cada óbito por afogamento custa R$ 210.000,00 ao Brasil.

DEFINIÇÃO E TERMINOLOGIA

- **Afogamento:** aspiração de líquido não corporal por submersão ou imersão.
- **Resgate:** pessoa socorrida da água, sem sinais de aspiração de líquido.
- **Cadáver por afogamento:** morte sem chances de iniciar reanimação, comprovada por tempo de submersão maior que 1 hora ou sinais evidentes de morte há mais de 1 hora, como rigidez cadavérica, livores ou decomposição corporal.

O afogamento ocorre em qualquer situação em que o líquido entrar em contato com as vias aéreas da pessoa em imersão (água na face) ou por submersão (abaixo da superfície do líquido). Se a pessoa for resgatada, o processo de afogamento é interrompido, o que é denominado um afogamento não fatal. Se a pessoa morrer como resultado de afogamento, caracteriza-se como afogamento fatal. Qualquer incidente de submersão ou imersão sem evidência de aspiração deve ser considerado um resgate na água, e não um afogamento.

CADEIA DE SOBREVIVÊNCIA DO AFOGAMENTO – DA PREVENÇÃO AO HOSPITAL (FIGURA 1)

Prevenção

Apesar da ênfase no resgate e no tratamento, a prevenção é a mais poderosa intervenção e a de menor custo, podendo evitar mais de 99% dos casos de afogamento. Campanhas de educação na prevenção de afogamentos podem ser visualizadas em www.sobrasa.org. A Tabela 1 mostra as principais medidas gerais em afogamento em áreas remotas.

▷ **TABELA 1** Medidas de prevenção em afogamento em áreas remotas

Medidas gerais
1. Manter 100% da atenção nas crianças, à distância de um braço mesmo na presença de guarda-vidas
2. Restrinja acesso à área aquática com uso de grades ou cercas transparentes (altura que impeça crianças de entrar no recinto sem um adulto, com portões de abertura para fora da área aquática com trancas autotravantes)
3. Nade sempre perto de um posto de guarda-vidas e pergunte qual o local mais seguro para o banho
4. Guarda-vidas sempre presente em áreas aquáticas coletivas – com materiais e equipamentos apropriados
5. Nade sempre acompanhado
6. Boias não são equipamentos de segurança confiáveis – cuidado!
7. Nunca tente salvar na água se não tiver confiança em fazê-lo, em vez disso, avise o socorro profissional (193) e jogue algum material flutuante
8. Evite ingerir bebidas alcoólicas e alimentos pesados antes do lazer na água
9. Encoraje todos, especialmente crianças, a aprender natação (aprenda a nadar a partir dos 2 anos) e medidas de prevenção em afogamento
10. Tome conhecimento e obedeça as sinalizações. Conheça as condições do banho e do tempo antes de entrar na água
11. Não superestime sua capacidade de nadar, tenha cuidado! 46,6% dos afogados acham que sabem nadar

(continua)

GUIA DE MEDICINA DE URGÊNCIA

▷ **TABELA 1** Medidas de prevenção em afogamento em áreas remotas (*continuação*)

Medidas gerais

12. Não pratique hiperventilação para aumentar o fôlego
13. Em água rasa, escura ou desconhecida, entre sempre com os pés primeiro
14. Pratique a pescaria embarcado ou em áreas de risco com o colete salva-vidas

Praias

1. Nade sempre perto de um posto de guarda-vidas
2. Pergunte ao guarda-vidas qual é o melhor local para o banho
3. Não superestime sua capacidade de nadar – 46,6% dos afogados acham que sabem nadar
4. Nade longe de pedras, estacas ou píeres
5. Mais de 85% dos afogamentos ocorrem em correntes de retorno:
- Este é o local de maior correnteza, que aparenta uma falsa calmaria e pode levá-lo para o alto-mar
- Se entrar em uma corrente, tenha calma, nade transversalmente a ela até conseguir escapar ou peça imediatamente socorro
6. Não tente ajudar alguém entrando na água. Muitas pessoas morrem dessa forma
7. Ao pescar em pedras, observe antes se a onda pode alcançá-lo
8. Antes de mergulhar, certifique-se da profundidade
9. Tome conhecimento e obedeça as sinalizações de perigo na praia

Lagos, rios e represas

1. Em rios, sempre use um colete salva-vidas. Isso não é mico nenhum, lembre-se que todos os profissionais de resgate aquático do corpo de bombeiros usam um colete diariamente durante todo o serviço. Mico é não voltar para casa
2. Cuidado com buracos e fundos de lodo, você pode afundar rapidamente. Mantenha sempre a água no máximo na altura do umbigo
3. Se for praticar esportes de aventura (canoagem, boia-*cross*, *rafting* ou rapel na cachoeira), use sempre colete salva-vidas e capacete
4. Cuidado com o limo nas pedras e o barro liso nos barrancos, eles podem fazer você escorregar e cair na água
5. Se você cair no rio, não lute contra a correnteza, guarde suas forças para flutuar e acene por socorro imediatamente. Coloque os pés à frente e a barriga para cima e direcione o braço de forma a usá-lo como um leme, dessa forma a própria correnteza o levará para a margem
6. Se você for socorrer alguém em um rio, jogue uma corda com algum objeto de flutuação na ponta, se possível, amarre a outra extremidade e mantenha firme após a vítima se agarrar na corda, e a correnteza levará a vítima mais adiante em sua própria margem

AFOGAMENTO 27

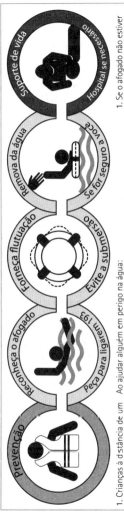

△ FIGURA 1 Cadeia de sobrevivência do afogamento.

Prevenção
1. Crianças à distância de um braço, mesmo que saibam nadar.
2. Nade onde exista a segurança de um guarda-vidas.
3. Restrinja o acesso a piscinas e tanques com uso de cercas.
4. Sempre utilize colete salva-vidas em botes e esportes com pranchas.
5. Aprenda na ação, medidas de segurança na água e primeiros socorros.

Reconheça o afogado / Forneça flutuação / Evite a submersão / Remova da água / Peça para ligarem 193 / Se for seguro a você

Ao ajudar alguém em perigo na água:
1. Reconheça o afogamento – banhista incapaz de deslocar-se ou em posição vertical na água com natação errática.
2. Peça a alguém que chame por socorro (193).
3. Pare o afogamento – forneça um flutuador.
4. Tente ajudar sem entrar na água – mantenha sua segurança.
5. Use uma vara ou corda para alcançar o afogado.
6. Só entre na água para socorrer se for seguro a você, use algum material flutuante.

Para sua própria ajuda:
7. Se você estiver se afogando, não entre em pânico, acene por socorro e flute.

Suporte de vida / Hospital se necessário
1. Se o afogado não estiver respirando, inicie a ressuscitação cardiopulmonar com ventilação imediatamente.
2. Se houver respiração, permaneça junto ao afogado até a ambulância chegar.
3. Procure hospital se houver qualquer sintoma.

Reconheça o afogamento e peça para ligarem 193

Qualquer atitude de ajuda deve ser precedida pelo reconhecimento de que alguém está se afogando. Ao contrário da crença popular, o banhista em apuros não acena com a mão e tampouco chama por ajuda; isso acontece principalmente no sexo masculino, no qual os casos de afogamento são mais frequentes. O banhista encontra-se tipicamente em posição vertical, com os braços estendidos lateralmente, batendo ou movendo-os na água.

> Indivíduos próximos da vítima podem achar que ele está apenas brincando na água. A vítima pode submergir e emergir sua cabeça diversas vezes, enquanto está lutando para se manter acima da superfície.

As crianças geralmente resistem de 10 a 20 segundos em tal luta, enquanto os adultos resistem por até 60 segundos, antes da submersão. Como a respiração instintivamente tem prioridade, a vítima de afogamento geralmente é incapaz de gritar por socorro. Ao reconhecer que uma vítima esta se afogando, a prioridade inicial é dar o alarme de que um incidente está em curso. Peça que alguém ligue 193 (Corpo de Bombeiros) ou 192 (Samu) e avise o que está acontecendo, onde é o incidente, quantas pessoas estão envolvidas e o que já fez ou pretende fazer. Se não houver acesso ao 192/193, avise sempre um amigo ao lado o que pretende fazer. Só então o socorrista deverá partir para ajudar a realizar o resgate.

Forneça flutuação – evite a submersão

Depois de reconhecer que uma vítima está em perigo e pedir a alguém para chamar por ajuda, a próxima prioridade é interromper o processo de afogamento fornecendo flutuação para a vítima.

> Fornecer flutuação é uma estratégia muito importante, mas não muito utilizada, apesar de ganhar tempo valioso para o serviço de emergência chegar, ou para aqueles que estão ajudando na cena planejarem os esforços necessários ao resgate.

A maioria das ações de resgate por leigos tende a concentrar-se no objetivo estratégico de conseguir retirar a vítima da água, mesmo que para isso exista um alto risco de vida ao socorrista. Dispositivos de segurança, como boias salva-vidas, foram propositadamente concebidos para proporcionar flutuação. No entanto, eles nem sempre estão disponíveis na cena de um incidente de afogamento. Portanto, improvisar na flutuação é fundamental na hora de ajudar. Objetos como garrafas de plástico vazias, pranchas de surfe, geladeira ou outros materiais em isopor, espumas diversas e madeiras devem ser usados. É fundamental que leigos tomem precauções para não se tornarem uma segunda vítima na hora de ajudar. Levando-se em consideração o número de leigos que se afogam e por vezes morrem nessa tentativa de salvar outros, a prioridade é ajudar jogando o material de flutuação, sem entrar na água, se possível.

Remova da água – só se for seguro

Após prover flutuação e parar o processo de submersão, retirar a vítima da água é essencial, a fim de proporcionar um tratamento definitivo ao processo de afogamento. Várias estratégias para essa retirada podem ser usadas. Ajudar a vítima a sair da água, apontando direções e locais mais próximos e mais seguro para sair. Sempre que possível tentar ajudar a retirar a vítima sem entrar totalmente na água, utilizando técnicas de salvamento, tais como: jogar algum equipamento do tipo corda, vara, galho de árvore e outros. Se tudo mais falhar, o socorrista leigo pode então considerar sua entrada na água sabendo que a entrada de uma pessoa inexperiente na água, para salvar alguém é extremamente perigosa e não recomendada. A fim de mitigar o risco durante um socorro dessa natureza, deve-

-se trazer sempre um objeto de flutuação para ajudar a vítima e reduzir o risco ao leigo/socorrista de ser afogado junto.

A decisão de realizar o suporte básico de vida ainda dentro da água baseia-se no nível de consciência do afogado e no nível de experiência do socorrista.

- **Afogado consciente** (99,5% das ocorrências): resgatar a pessoa até a terra sem demais cuidados médicos. Porém tenha cuidado: um banhista apavorado pode ser muito perigoso para o socorrista. Por essa razão, é mais prudente se aproximar utilizando um objeto de flutuação intermediário (bola, garrafa Pet de 2 litros, isopor) e nunca se aproximar demasiadamente da vítima.
- **Afogado inconsciente** (0,5% das ocorrências): a medida mais importante é a instituição imediata de ventilação ainda dentro da água. A hipóxia causada por afogamento resulta primeiramente em apneia, ocasionando parada cardíaca em um intervalo de tempo variável, porém curto, caso não seja revertida. A ressuscitação ainda dentro da água (ventilação apenas) proporciona à vítima uma chance 4 vezes maior de sobrevivência sem sequelas. O socorrista que encontra uma vítima inconsciente deve iniciar a respiração boca a boca ainda na água. Infelizmente, compressões cardíacas externas não podem ser realizadas de maneira efetiva na água; logo, só devem ser realizadas fora da água.

> Considerando a baixa incidência de TRM nos salvamentos aquáticos e a possibilidade de desperdício de precioso tempo para iniciar a ventilação e a oxigenação, a imobilização de rotina da coluna cervical durante o resgate aquático em vítimas de afogamento sem sinais de trauma não é recomendada.

SUPORTE DE VIDA NO HOSPITAL

O transporte da vítima para fora da água deve ser realizado de acordo com o nível de consciência, mas preferencialmente na posição vertical, para evitar vômitos e demais complicações de vias aéreas. Em caso de vítima exausta, confusa ou inconsciente, transporte em posição mais próxima possível da vertical, mantendo a cabeça acima do nível do corpo sem obstruir as vias aéreas, que devem permanecer, sempre que possível, abertas.

O posicionamento da vítima para o primeiro atendimento em área seca deve ser paralelo ao do espelho d'água, o mais horizontal possível, deitada em decúbito dorsal, distante o suficiente da água a fim de evitar as ondas. Se estiver consciente, coloque o afogado em decúbito dorsal a 30°. Se estiver ventilando, porém inconsciente, coloque a vítima em posição lateral de segurança (decúbito lateral sobre o lado direito).

> As tentativas de drenagem da água aspirada são extremamente nocivas e devem ser evitadas. A manobra de compressão abdominal (Heimlich) nunca deve ser realizada como meio para eliminar água dos pulmões, ela é ineficaz e gera riscos significativos de vômitos com aumento da aspiração. Durante a ressuscitação, tentativas de drenar água ativamente, colocando a vítima com a cabeça abaixo do nível do corpo, aumentam o risco de vômito em mais de cinco vezes, levando a um aumento de 19% na mortalidade.

Em um estudo australiano, constatou-se que o vômito ocorre em mais de 65% das vítimas que necessitam de ventilação de urgência e em 86% dos que necessitam de respiração assistida ou ressuscitação cardiopulmonar (RCP). Mesmo naqueles que não necessitam de intervenção após o resgate, o vômito ocorre em 50%.

A presença de vômito nas vias aéreas pode acarretar maior broncoaspiração e obstrução, impedindo a oxigenação, além de poder desencorajar o socorrista a realizar a respiração boca a boca. Em caso de vômitos, vire a cabeça da vítima lateralmente e remova o vômito com o dedo indicador usando um lenço ou aspiração e continue prestando assistência ventilatória.

Uma das decisões mais difíceis é como tratar uma vítima de afogamento corretamente. Baseado nessa necessidade, um sistema de classificação foi desenvolvido no Rio de Janeiro em 1972, revisto em 1997 e revalidado em 2001, para orientar guarda-vidas, socorristas e profissionais de saúde em geral, no tratamento dos afogados. Esse sistema foi baseado na análise de 41.279 casos de afogamento resgatados, dos quais 5,5% necessitaram de cuidados médicos. Essa classificação engloba todo o suporte desde o local do acidente até o hospital, recomenda o tratamento e revela o prognóstico. É baseado na gravidade das lesões identificadas na cena do acidente utilizando apenas variáveis clínicas. Veja a Figura 2.

CLASSIFICAÇÃO DA GRAVIDADE DO AFOGAMENTO E SEU TRATAMENTO BÁSICO (FIGURA 2)

- **Cadáver:** vítima com tempo de submersão acima de 1 hora ou com sinais físicos óbvios de morte (*rigor mortis*, livores e/ou decomposição corporal). *Não* iniciar ressuscitação e encaminhar o corpo ao IML.
- **Grau 6:** parada cardiorrespiratória (no afogamento seguimos a sequência ABC). A International Liaison Committe for Resuscitation – ILCOR (2010 e 2015) adota em suas diretrizes "para vítimas de afogamento utilizar o tradicional ABC, devido à natureza da hipóxia".

1. Ao chegar à areia, ou à borda da piscina, coloque o afogado em posição paralela à água, de forma que o socorrista fique com suas costas voltadas para o mar, e a vítima com a cabeça do seu lado esquerdo.
   - A cabeça e o tronco devem ficar na mesma linha horizontal.
   - A água que foi aspirada durante o afogamento não deve ser retirada, pois esta tentativa prejudica e retarda o início da ventilação e oxigenação do paciente, além de facilitar a ocorrência de vômitos.
   - Cheque a resposta da vítima perguntando, "Você está me ouvindo?".
2. Se houver resposta da vítima, ela está viva e indica ser um caso de resgate ou grau 1, 2, 3 ou 4. Coloque-a em posição lateral de segurança (preferencialmente sobre o lado direito) e aplique o tratamento apropriado para o grau de afogamento (veja na Figura 2). Avalie então se há necessidade de chamar o socorro

avançado (ambulância), aguardar o socorro chegar ou fazer a própria remoção ao hospital.

> Se não houver resposta da vítima (inconsciente) e se for possível, ligue 193/192 ou peça a alguém para chamar a ambulância ou o guarda-vidas.

3. Abra as vias aéreas, colocando dois dedos da mão direita no queixo e a mão esquerda na testa, e estenda o pescoço.
4. Cheque se existe respiração – ver, ouvir e sentir: ouça e sinta a respiração e veja se o tórax se movimenta. Se houver respiração é um caso de resgate ou grau 1, 2, 3 ou 4. Coloque em posição lateral de segurança e aplique o tratamento apropriado para grau (veja Figura 2).
5. Se não houver respiração – inicie a ventilação boca a boca: obstrua o nariz utilizando a mão (esquerda) na testa, e com os dois dedos da outra mão (direita) abra a boca e realize 5 ventilações boca a boca iniciais, observando um intervalo entre cada uma que possibilite a elevação do tórax e, logo em seguida, o seu esvaziamento. É recomendável a utilização de barreira de proteção (máscara).
6. Cheque sinais de circulação (movimentos ou reação à ventilação realizada): simplesmente observe movimentos na vítima ou reação à ventilação feita.
7. Se houver sinais de circulação, é uma parada respiratória isolada – grau 5: mantenha somente a ventilação com 10 vezes por minuto até o retorno espontâneo da respiração (usualmente isso acontece antes de terminar as 10 ventilações). Se não houver sinal de circulação, retire os dois dedos do queixo e passe-os pelo abdome localizando o encontro das duas últimas costelas, marque dois dedos, retire a mão da testa e coloque-a no tórax e a outra mão por cima da primeira e inicie 30 compressões cardíacas externas em caso de um socorrista. Sempre inicie todo o processo com apenas um socorrista, para então, após um ciclo completo de RCP, iniciar a alternância com dois

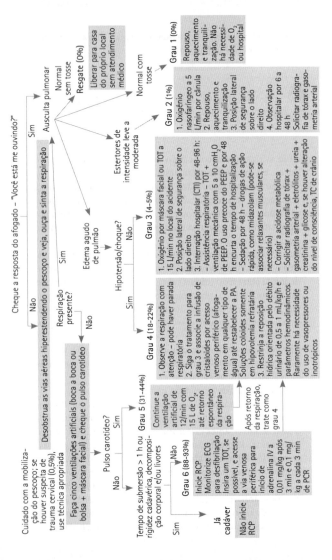

▷ **FIGURA 2** Suporte cardíaco avançado de vida – Afogamento. 1º) Não desperdice tempo tentando retirar água dos pulmões – isto só provocará vômitos e maiores complicações – e não aspire o TOT em demasia, pois pode prejudicar a ventilação. 2º) Não utilize diuréticos ou restrição hídrica para reduzir o edema pulmonar. 3º) Não utilize antibióticos antes de 48 h, exceto se o afogamento tiver ocorrido em água com alta colonização bacteriana. 4º) Não utilize corticosteroides, exceto em casos de broncoespasmos refratários. 5º) Trate sempre a hipotermia. Não pare a RCP até que a temperatura corporal seja > 34ºC. 6º) Não há diferença terapêutica entre água-doce e salgada. Ao lado do grau, a mortalidade geral em percentual %).

PA: pressão arterial; PCR: parada cardiopulmonar; PEEP: pressão positiva expiratória final RCP: ressuscitação cardiopulmonar; TC: tomografia computadorizada; TOT: tubo orotraqueal. Fonte: Szpilman, 2012.

socorristas. Após o primeiro ciclo, poderá passar a 15 compressões para 2 ventilações em caso de dois socorristas (somente em casos de afogamento). A velocidade (frequência) dessas compressões deve ser de 100 a 120 vezes em 60 segundos (classe IIa, LOE C-LD). Em crianças de 1 a 9 anos, utilize apenas uma mão para as compressões. Mantenha alternando 2 ventilações e 30 compressões ou 2×15 com dois socorristas (RCP em afogamento com dois socorristas) e não pare até que:

- Haja resposta e retorne a respiração e os batimentos cardíacos. Coloque então a vítima de lado e aguarde o socorro médico solicitado.
- O afogado seja entregue a uma equipe médica.
- Haja exaustão do socorrista.

Existem casos descritos de sucesso na reanimação de afogados após 2 horas de manobras e casos de recuperação sem danos ao cérebro até 1 hora de submersão.

O DEA não tem utilidade em casos de afogamento primário, pois a parada cardiorrespiratória (PCR) é de causa respiratória e, portanto, ocorre em assistolia em quase 100% dos casos em que não há indicação de desfibrilação. No entanto, o DEA é útil em situações de praias e balneários, locais de grande ocorrência de parada cardíaca em fibrilação ventricular (FV), por pessoas de idade em prática de diversas atividades e assim expostas ao risco de PCR por FV, quando seu uso pode determinar o sucesso da ressuscitação. Pode ser necessária ainda em casos de afogamento secundário a ocorrência de um IAM. Cada serviço de saúde e salvamento aquático deverá avaliar os benefícios de possuir um DEA disponível para uso imediato nesses locais.

> A RCP deve ser realizada no local, pois é onde a vítima terá a maior chance de sucesso. Nos casos do retorno da função cardíaca e respiratória, acompanhe a vítima com muita atenção, durante os primeiros 30 minutos, pelo risco de outra PCR, até a chegada da equipe médica, pois há risco de uma nova PCR.

QUANDO VALE A PENA TENTAR A RESSUSCITAÇÃO CARDIOPULMONAR EM AFOGADOS?

O tempo é fator fundamental para um bom resultado na RCP, e os casos de afogamento apresentam uma grande tolerância à falta de oxigênio, o que nos estimula a tentar a RCP além do limite estabelecido para outras patologias. Inicie a RCP em:

1. Todos os afogados em PCR com um tempo de submersão inferior a 1 hora: três fatos juntos ou isolados explicam o maior sucesso na RCP de afogados – o "reflexo de mergulho", a continuação da troca gasosa de O_2-CO_2 após a submersão e a hipotermia. O Centro de Recuperação de Afogados (CRA) tem registrado 13 casos de PCR com submersão maior do que 7 minutos, sendo 8 com mais de 14 minutos ressuscitados com sucesso (2003).
2. Todos os casos de PCR que não apresentem 1 ou mais dos sinais a seguir:
   - Rigidez cadavérica.
   - Decomposição corporal.
   - Presença de livores.

QUANDO PARAR AS MANOBRAS DE RESSUSCITAÇÃO CARDIOPULMONAR EM AFOGADOS?

1. Se houver resposta e retornar à função respiratória e os batimentos cardíacos.
2. Em caso de exaustão dos socorristas.
3. Ao entregar o afogado a uma equipe médica.

Assim, durante a RCP, fique atento e verifique periodicamente se o afogado está ou não respondendo, o que será importante na decisão de parar ou prossegui-las. Existem casos descritos de sucesso na reanimação de afogados após 2 horas de manobras.

Para a equipe médica, a ressuscitação deve ser encerrada apenas quando a vítima estiver com temperatura corporal acima de 34ºC e mantiver-se com ritmo em assistolia. Caso contrário a ressuscitação deverá ser mantida.

SUPORTE AVANÇADO DE VIDA NO LOCAL

Ao contrário de opiniões passadas, levar o equipamento médico à vítima, em vez de levá-la ao hospital, poupa um tempo precioso aos casos de afogamento. O tratamento médico avançado é instituído de acordo com a classificação do afogamento e de preferência no local do incidente onde todo o atendimento inicial básico e avançado será realizado. Dessa forma, em situações críticas de atendimento avançado a casos de afogamento, prepare-se para ficar ao menos 15 a 30 minutos no local do incidente.

Grau 6 – Parada cardiorrespiratória

A ressuscitação iniciada por leigos ou guarda-vidas na cena deve ser mantida por pessoal médico especializado até que seja bem-sucedida ou caso a vítima necessite de aquecimento por meios sofisticados, situação que só o hospital poderá fornecer.

Neste último caso, e como única exceção, a vítima deve ser transportada ao hospital enquanto recebe ressuscitação. O pessoal médico deve continuar com as compressões cardíacas e manter a ventilação artificial com máscara de ressuscitação e suplemento de oxigênio até que uma bolsa autoinflável e oxigênio a 15 L/min estejam disponíveis e possíveis (necessita-se usualmente de dois socorristas para manusear uma boa ventilação com a bolsa), e então, assim que seja possível, realizar a intubação orotraqueal. A aspiração das vias aéreas antes da intubação é geralmente necessária, mas não deve ser excessiva a ponto de prejudicar a própria ventilação. Uma vez intubada, a vítima pode ser ventilada e oxigenada adequadamente, mesmo na presença de edema pulmonar.

A aspiração de vias aéreas ou do tubo orotraqueal (TOT) somente deve ser realizada quando a quantidade de fluido presente em seu interior interferir positivamente com a ventilação, caso contrário, a aspiração excessiva produz mais hipóxia.

É recomendada na RCP dos afogados uma relação de 2 ventilações para 30 compressões antes da inserção do TOT com um socorrista ou 2 × 15 com dois socorristas.

Desfibriladores externos podem ser utilizados para monitorar o ritmo cardíaco ainda na cena do incidente, porém o ritmo mais comum nesses casos é a assistolia.

Em vítimas hipotérmicas (< 34ºC) e sem pulso, a RCP deve ser mantida. A PCR em afogamentos ocorre 100% em assistolia quando não existem comorbidades ou fatores precipitantes ao afogamento. A fibrilação ventricular pode estar presente em adultos com doença coronariana ou como consequência da terapia de suporte avançado de vida, com o uso de drogas pró-arritmogênicas (adrenalina). O acesso venoso periférico é a via preferencial para administrar drogas.

Embora algumas medicações possam ser administradas por via traqueal, mesmo na vigência de edema agudo de pulmão, a absorção é incerta e deverá ser feita em último caso.

A dose de adrenalina a ser utilizada ainda é um ponto de controvérsia, principalmente no afogamento, no qual o intervalo de tempo da PCR até o início da ressuscitação e o resultado desta pode variar muito, em comparação a outras causas. Uma dose inicial alta ou progressiva de adrenalina aumenta as chances de recuperação da circulação. Porém, altas doses de adrenalina não parecem melhorar a sobrevida nem o prognóstico neurológico em paradas por outras causas, quando utilizada como terapia inicial. Tampouco ficaram demonstradas que altas doses de adrenalina são prejudiciais. Portanto, dose alta de adrenalina não é recomendada como rotina, mas pode ser considerada, no afogamento, caso a dose de 1 mg não tenha o efeito esperado (classe indeterminada – aceitável, mas não recomendável). Nossa recomendação é que se utilize uma dose inicial de 0,01 mg/kg EV após 3 minutos de RCP e, caso não haja resposta, aumentar para 0,1 mg/kg infundida a cada 3 a 5 minutos de RCP.

Grau 5 – Parada respiratória

A vítima em parada respiratória exige ventilação artificial imediata. Esses são casos mais presenciados pelo socorrista no local do ocorrido. Os protocolos de ventilação e oxigenação, que são os mesmos do grau 6, devem ser seguidos até que a respiração espontânea seja restaurada, o que usualmente ocorre após poucas ventilações, e, então, seguir os protocolos para o grau 4.

Grau 4 – Edema agudo de pulmão com hipotensão arterial

Fornecer oxigênio com suporte de ventilação mecânica é a terapia de primeira linha. Inicialmente o oxigênio deve ser fornecido por máscara facial a 15 L/min até que o tubo orotraqueal possa ser introduzido.

O afogado grau 4 necessita de intubação orotraqueal em 100% dos casos em razão da necessidade de ventilação com pressão positiva. A ventilação mecânica é indicada, pois o paciente neste grau 4 apresenta SaO_{2p} menor que 92% e frequência respiratória alta e grande esforço respiratório. Os pacientes nessa situação devem permanecer relaxados com drogas (sedativos, analgésicos e bloqueadores neuromusculares), se necessário, para tolerarem a intubação e a ventilação mecânica, que deve fornecer um volume corrente de pelo menos 5 mL/kg de peso.

A fração de oxigênio inspirada (FiO_2) pode ser 100% inicialmente, mas deve, assim que possível, ser reduzida para 45% ou menos. Uma pressão expiratória final positiva (PEEP) é indicada inicialmente, com valor de 5 cmH_2O, e aumentada em 2-3 cmH_2O até que atinja um *shunt* intrapulmonar (QS:QT) de 20% ou menos ou uma PaO_2/FiO_2 (P/F) de 250 ou mais.

Caso a hipotensão arterial não seja corrigida com oxigênio, uma infusão rápida de cristaloide (independentemente do tipo de água responsável pelo afogamento) deve ser tentado primeiro, antes de reduzir temporariamente a PEEP ou dar início a terapia com drogas vasoativas.

Grau 3 – Edema agudo de pulmão sem hipotensão arterial

Vítimas com SaO_{2p} > 90% em uso de oxigênio a 15 L/min via máscara facial conseguem permanecer sem TOT e ventilação mecânica em apenas 27,6% dos casos. A maioria dos casos (72,4%) necessita de intubação e ventilação mecânica, observando-se os mesmos protocolos para os afogados grau 4.

Grau 2 – Ausculta pulmonar com estertores

Das vítimas, 93,2% com esse quadro clínico necessitam apenas de 5 L/min de oxigênio via cânula nasofaríngea e têm uma recuperação satisfatória em 6 a 24 horas com observação hospitalar.

Grau 1 – Tosse com ausculta pulmonar normal

Esses pacientes não necessitam de oxigênio ou suporte ventilatório e podem ser liberados a suas residências caso não existam comorbidades ou doença associada.

Resgate – Ausência de tosse ou dificuldade respiratória

Avaliar e liberar o local do acidente sem necessidade de cuidados médicos, caso não apresente nenhuma comorbidade ou doença associada.

ABORDAGEM HOSPITALAR

A maioria dos casos de afogamentos aspira apenas pequenas quantidades de água e irá recuperar-se espontaneamente. Menos de 6% de todas as pessoas que são resgatadas por guarda-vidas precisam de atenção médica em um hospital.

Indicações de internação

Cuidados hospitalares são indicados para afogados de graus 2 a 6. O atendimento hospitalar de casos graves (graus 4 a 6) só é possível se os cuidados pré-hospitalares de suporte básico e avançado tiverem sido fornecidos de maneira eficiente e rápida. Caso isso não tenha ocorrido, siga o protocolo da Figura 2 na emergência.

A decisão de internar o paciente em um leito de CTI ou de enfermaria *versus* mantê-lo em observação na sala de emergência ou dar alta ao paciente deve levar em consideração fatores como anamnese completa, história patológica pregressa, exame físico detalhado e alguns exames complementares como telerradiografia de tórax e, principalmente, uma gasometria arterial. Um hemograma e dosagem de eletrólitos, ureia e creatinina também devem ser solicitados, embora alterações nesses exames sejam incomuns.

Pacientes com boa oxigenação arterial sem terapia adjuvante e que não tenham doenças ou comorbidade associadas podem ter alta (resgate e grau 1). A hospitalização é recomendada para todos os pacientes com um grau de afogamento de 2 a 6.

Os casos de grau 2 são resolvidos com oxigênio não invasivo no prazo de 6 a 24 horas e podem, então, ser liberados para casa. Pacientes grau 2 com deterioração do quadro clínico serão internados em unidade de cuidados intermediários para a observação prolongada. Pacientes graus 3 a 6 geralmente precisam de intubação e ventilação mecânica e devem ser internados em unidade de terapia intensiva.

BIBLIOGRAFIA

1. Beck EF, Branche CM, Szpilman D, Modell JH, Birens JJLM. A new definition of drowning: towards documentation and prevention of a global health problem. Bull World Health Organ. 2005;83(11):853-6.
2. Szpilman D. Near-drowning and drowning classification: A proposal to stratify mortality based on the analysis of 1,831 cases. Chest. 2009;112(3)660-5.
3. Szpilman D, Bierens JJLM, Handley AJ, Orlowski JP. Drowning: Current Concepts. N Engl J Med. 2012;366:2102-10.
4. Szpilman D, Diretoria Sobrasa 2018-22. Afogamento – Boletim epidemiológico no Brasil 2019. Sociedade Brasileira de Salvamento Aquático SOBRASA. Disponível em: https://www.sobrasa.org/afogamento-boletim-epidemiologico-no-brasil-ano-2019-a-no-base-de-dados-2017-e-outros/. Acesso em: ago 2020.
5. Szpilman D, Oliveira RB, Mocellin O, Webber J. Is drowning a mere mater of resuscitation? Resuscitation. 2018;129:103-6.
6. Szpilman D, Webber J, Quan L, Bierens J, Morizot-Leite L, Langendorfer SJ, et al. Creating a drowning chain of survival. Resuscitation. 2014;85(9):1149-52.

VÍDEOS DE PREVENÇÃO RECOMENDADOS

Video sobre prevenção em afogamento de praias: http://www.youtube.com/watch?v=RIHEI-jQIlq0.

Video sobre prevenção em afogamento em água-doce (piscinas, rios e lagos): http://www.youtube.com/watch?v=fFv1NsbooPc&feature=youtu.be. Acesso em ago. 2020.

Video sobre prevenção em afogamento em inundações: http://youtu.be/VKrxfPeWMol?list=UUJuK-3lp1pMza4SHj-VhKUQ. Acesso em ago. 2020.

CAPÍTULO **4**

Anafilaxia

Daniel Almeida Schettini
Daniere Yurie Vieira Tomotani

INTRODUÇÃO

Anafilaxia é definida como uma reação de hipersensibilidade sistêmica grave, de início súbito e potencialmente fatal, resultante da liberação de mediadores após ativação de mastócitos e basófilos. É caracterizada por sua imprevisibilidade e potencial risco de disfunções respiratória e circulatória, geralmente associadas a alterações de pele, mucosas e trato gastrointestinal. Por esse motivo, a familiarização dos profissionais de saúde com seus aspectos para o reconhecimento precoce e o correto manejo é essencial.

CAUSAS E MECANISMOS

Os principais agentes desencadeantes envolvidos nos fenômenos imunológicos ou não imunológicos que culminam na degranulação de mastócitos e/ou basófilos estão listados na Tabela 1.

> ▷ TABELA 1 Principais agentes causais de anafilaxia e seus mecanismos

Mecanismos	Agentes causais
Imunológico IgE-dependente	▪ Alimentos, especialmente nozes, amendoim, crustáceos, peixes, leite de vaca, ovo e sementes ▪ Aditivos alimentares, incluindo especiarias, corantes derivados de insetos (p. ex., carmim) e gomas vegetais ▪ Picadas de insetos, mais comumente vespas, marimbondos, abelhas e formigas ▪ Antibióticos, especialmente betalactâmicos; anti-inflamatórios não esteroidais ▪ Materiais biológicos, anticorpos monoclonais, quimioterápicos e vacinas ▪ Látex (grupo de risco: profissionais de saúde) ▪ Inalantes, como pelo de animais e pólen ▪ Líquido seminal humano (causa rara de anafilaxia em mulheres)
Imunológico não IgE-dependente	▪ IgG-dependente (raro), como dextrano de alto peso molecular e infliximabe
Não imunológica (ativação direta de mastócitos e basófilos)	▪ Frio, calor e exercícios físicos (principalmente em associação a alguns alimentos) ▪ Contrastes radiológicos ▪ Medicações, como opioides e vancomicina ▪ Etanol
Idiopático	▪ Considerar síndrome de ativação de mastócitos/ mastocitose sistêmica

Adaptada de Bernd et al., 2012; Johansson, et al., 2004; e Simons, 2010.

MANIFESTAÇÕES CLÍNICAS E DIAGNÓSTICO

As manifestações clínicas são variáveis, e a chave para o diagnóstico é uma anamnese minuciosa, com o reconhecimento da evolução e a associação clínica padrão. Habitualmente, um início súbito de sinais e sintomas característicos é observado (Tabela 2), frequentemente seguido por progressão desses ao longo de poucas horas. Em uma série de casos, o tempo médio para as manifestações cardíacas ou respiratórias foi de 5, 15 e 30 minutos, respectivamente, para reações a medicamentos, venenos de insetos e alimentos.

> É importante ressaltar que em aproximadamente 20% dos casos o curso pode ser bifásico com recrudescimento dos sintomas cerca de 8 a 72 horas após a resolução do quadro inicial.

▷ **TABELA 2**   Frequência dos principais sinais e sintomas na anafilaxia

Sinais e sintomas	Frequência (%)
Cutâneos	> 90
Urticária e angioedema (mais comumente em lábios e olhos)	85-90
Erupção cutânea (*rash*, eritema)	45-55
Prurido sem *rash*	2-5
Respiratórios	40-60
Dispneia, sibilos, tosse	45-50
Edema de laringe (edema de glote)	50-60
Espirros, coriza, obstrução, prurido nasal e/ou ocular acompanhados ou não de hiperemia conjuntival e lacrimejamento	15-20
Cardiovascular	30-35
Taquicardia, tontura, síncope, dor precordial, hipotensão arterial e choque	
Digestórios	25-30
Náuseas, vômitos, diarreia e cólicas	
Miscelânea	
Cefaleia	5-8
Convulsão	1-2

Adaptada de Sampson et al., 2006; Lockey et al., 2013.

As circunstâncias do episódio devem ser esmiuçadas para a identificação dos potenciais desencadeantes, com questionamentos sobre o local do início do quadro, ingestão de alimentos, uso de medicações, exercício físico, picadas de insetos e contato com materiais ou produtos de borracha nas últimas 24 horas. Antecedentes de atopia, asma, doença pulmonar obstrutiva crônica, cardiopatias, uso de betabloqueadores, inibidores da enzima conversora da angiotensina e idade avançada podem indicar pior evolução.

São utilizados alguns critérios pela maioria dos autores e diretrizes para facilitar e dar maior agilidade à definição clínica, conforme demonstrado na Tabela 3. Exames laboratoriais, como níveis séricos de triptase, histamina e imunoglobulina E, se disponíveis, também podem auxiliar na confirmação da doença.

▷ **TABELA 3** Critérios diagnósticos para a anafilaxia

A anafilaxia é altamente provável quando qualquer um dos três critérios a seguir for preenchido
1) Doença de início agudo (minutos a várias horas) com envolvimento da pele, tecido mucoso ou ambos (p. ex., urticária generalizada, prurido ou rubor facial, edema de lábios, língua e úvula) e pelo menos um dos seguintes: a) Comprometimento respiratório (p. ex., dispneia, sibilância, broncoespasmo, estridor, redução do pico de fluxo expiratório [PFE] e hipoxemia)   b) Redução da pressão arterial ou sintomas de disfunção terminal de órgão associados (p. ex., hipotonia [colapso], síncope, incontinência)
2) Dois ou mais dos seguintes que ocorrem rapidamente após a exposição ao provável alérgeno (minutos ou várias horas):   a) Envolvimento de pele e mucosa (urticária generalizada, prurido e rubor, edema de lábio, língua e úvula)   b) Comprometimento respiratório (dispneia, sibilância/broncoespasmo, estridor, redução do PFE e hipoxemia)   c) Redução da pressão arterial ou sintomas associados (p. ex., hipotonia [colapso], síncope, incontinência)   d) Sintomas gastrointestinais persistentes (p. ex., cólicas abdominais e vômitos)
3) Redução da pressão arterial após exposição ao alérgeno conhecido para determinado paciente (minutos ou várias horas):   a) Lactentes e crianças: hipotensão sistólica (idade específica)* ou queda na pressão sistólica > 30%   b) Adultos: pressão sistólica < 90 mmHg ou queda > 30% do seu basal

* Na criança, a hipotensão arterial sistólica é definida como < 70 mmHg para a idade de 1 mês a 1 ano, < 70 mmHg + [2 × idade] para as de 1 a 10 anos e < 90 mmHg para as idades entre 11 e 17 anos.

Adaptada de Sampson et al., 2006; Simons et al., 2011.

DIAGNÓSTICOS DIFERENCIAIS

Os distúrbios mais comuns que podem se assemelhar ao quadro de anafilaxia estão listados a seguir de acordo com os sinais ou sistemas acometidos:

- Sistema cardiovascular: hipovolemia, síndrome coronariana aguda, choque cardiogênico, choque obstrutivo (tromboembolismo pulmonar, tamponamento cardíaco, pneumotórax), choque distributivo (sepse, choque neurogênico) e síncope vasovagal.
- Sistema respiratório: crise asmática e aspiração de corpo estranho.
- Sistema nervoso central: convulsões, acidente vascular encefálico e ataques de pânico.
- Rubor cutâneo: síndrome carcinoide, síndrome do "homem vermelho" (vancomicina), carcinoma medular de tireoide e climatério.
- Síndromes pós-prandiais: intoxicação escombroide, anisaquíase e síndrome da alergia oral.
- Outros: feocromocitoma, síndrome de ativação dos mastócitos, angioedema não alérgico, cisto hidático e leucemia basofílica.

TRATAMENTO

Manejo inicial

A anafilaxia é uma emergência médica, e o pronto reconhecimento e manejo são essenciais para a melhora dos desfechos. As medidas iniciais recomendadas devem ser realizadas de forma simultânea e estão descritas a seguir:

- Checar A (vias aéreas), B (respiração), C (circulação) e D (nível de consciência).
- Remoção de potenciais desencadeantes.
- Administração imediata de adrenalina por via intramuscular (IM) no vasto lateral da coxa. A droga é recomendada em função de sua ampla ação sobre os mecanismos fisiopatológicos

da doença (Tabela 4). Não existem contraindicações absolutas a sua administração nesta situação.

- Aporte de oxigênio via cateter nasal ou máscara, conforme a necessidade.
- Efetuar intubação orotraqueal imediata ou cricotirotomia, se houver desconforto respiratório importante ou sinais de obstrução de vias aéreas. O procedimento deverá ser realizado preferencialmente pelo médico mais experiente da unidade.
- Posicionar o paciente em decúbito dorsal com membros inferiores elevados, se não houver contraindicação, com o objetivo de otimizar o retorno venoso.
- Garantir, pelo menos, dois acessos venosos calibrosos periféricos. Infundir rapidamente solução salina a 0,9% se hipotensão ou sinais de hipoperfusão.

Tratamento medicamentoso (Tabela 4)

▷ TABELA 4 Agentes terapêuticos e doses recomendadas para adultos na anafilaxia

Agente	Dose e via de administração	Comentários
	Tratamento de primeira linha	
Adrenalina 1:1.000 (1 mg/mL)	**Preferencial:** 0,2 a 0,5 mg IM no vasto lateral da coxa **Alternativa:** via IV com diluição 1:10.000, administração lenta	Aplicar imediatamente e repetir a cada 5 a 15 min, se necessário Monitorar reações adversas, como arritmias, angina, edema pulmonar ou hemorragia intracraniana
Expansão volêmica Solução salina a 0,9% ou Ringer com lactato	Administrar 1 a 2 L IV em infusão rápida e repetir de acordo com a necessidade	Em casos de hipotensão e má perfusão Atenção aos sinais de sobrecarga volêmica

(continua)

50 GUIA DE MEDICINA DE URGÊNCIA

▷ **TABELA 4** Agentes terapêuticos e doses recomendadas para adultos na anafilaxia (*continuação*)

Agente	Dose e via de administração	Comentários
Beta-2-agonista inalatório (salbutamol)	**Aerossol (100 mcg/jato):** 4-8 jatos inalatórios a cada 20 min por até 4 h **Solução (5 mg/mL):** 2,5 a 5 mg a cada 20 min até 3 doses	Em casos de broncoespasmo grave Manter dose de manutenção a cada 1 a 4 h, se necessário
Terapia adjuvante		
Anti-histamínicos H1 (difenidramina)	25 a 50 mg IV	Benefício no controle de prurido e urticária
Anti-histamínico H2 (ranitidina)	50 mg IV	Possível benefício na associação aos bloqueadores H1
Glicocorticoides (metilprednisolona)	1-2 mg/kg/dia IV	Não há benefício bem estabelecido
Tratamento de sinais e sintomas refratários		
Vasopressores (adrenalina IV)	Iniciar infusão contínua em 0,1 mcg/kg/min, aumentar 0,05 mcg/kg/min a cada 5 min, se necessário	Diluir em SG 5% Usar preferencialmente em acesso venoso central Outros vasopressores podem ser associados
Glucagon	1 a 5 mg IV por 5 min, seguido por infusão de 5-15 mg/min titulados para o efeito desejável	Indicado em pacientes com uso prévio de betabloqueadores se refratários à adrenalina

IM: intramuscular; IV: intravenoso; SG: solução glicosada.
Adaptada de Simons, 2010; Lockey et al., 2013; Simons et al., 2010.

É necessária a monitorização eletrocardiográfica, de pressão arterial e de oximetria de forma contínua. Os casos graves devem ser mantidos em observação hospitalar até a estabilização das funções orgânicas e a minimização do risco de recorrência (pelo menos 24 a 48 horas). Os pacientes refratários à terapêutica inicial devem ser encaminhados para a unidade de terapia intensiva.

No momento da alta hospitalar, o paciente e seus familiares deverão ser orientados quanto às medicações receitadas e à conduta necessária frente ao reaparecimento dos sintomas, com maior vigilância nas primeiras 72 horas e nos casos de anafilaxia idiopática. Todos os pacientes precisam ser encaminhados para investigação e acompanhamento com um especialista em alergia e imunologia.

BIBLIOGRAFIA

1. Bernd LAG, de Sá AB, Watanabe AS, Castro APM, Solé D, Castro FM, et al. Practical guide to the management of anaphylaxis. Rev Bras Alerg Imunopatol. 2012;35(2):53-70.
2. Johansson SG, Bieber T, Dahl R, Friedmann PS, Lanier BQ, Lockey RF, et al. Revised nomenclature for allergy for global use: Report of the nomenclature review committee of the World Allergy Organization, October 2003. J Allergy Clin Immunol. 2004;113:832-6.
3. Lee S, Bellolio MF, Hess EP, Erwin P, Murad MH, Campbell RL. Time of onset and predictors of biphasic anaphylactic reactions: a systematic review and meta-analysis. J Allergy Clin Immunol Pract. 2015;3(3):408-16.
4. Lockey RF, Kemp SF, Lieberman PL, Sheikh A. Anaphylaxis. In: Pawankar R, Canonica GW, Holgate S, Lockey R, Blaiss M (eds). World Allergy Organization (WAO) White Book on Allergy. Update 2013. Milwaukee: WAO; 2013. p. 48-53.
5. Muraro A, Roberts G, Worm M, Bilò MB, Brockow K, Fernández Rivas M. Anaphylaxis: Guidelines from the European Academy of Allergy and Clinical Immunology. Allergy. 2014;69(8):1026-45.
6. Pumphrey RS. Lessons for management of anaphylaxis from a study of fatal reactions. Clin Exp Allergy. 2000;30(8):1144.
7. Sampson HA, Muñoz-Furlong A, Campbell RL, Adkinson NF Jr, Bock SA, Branum A, et al. Second symposium on the definition and management of anaphylaxis: summary report – Second National Institute of Allergy and Infectious Disease/Food Allergy and Anaphylaxis Network symposium. J Allergy Clin Immunol. 2006;117(2):391.
8. Simons FE. Anaphylaxis. J Allergy Clin Immunol. 2010;125:S161.
9. Simons FE, Ardusso LR, Bilò MB, El-Gamal YM, Ledford DK, Ring J, et al. World allergy organization guidelines for the assessment and management of anaphylaxis. World Allergy Organ J. 2011;4(2):13-37.
10. Simons KJ, Simons FE. Epinephrine and its use in anaphylaxis: current issues. Curr Opin Allergy Clin Immunol. 2010;10(4):354.

CAPÍTULO **5**

Atendimento hospitalar a múltiplas vítimas

Daniere Yurie Vieira Tomotani
Daniel Almeida Schettini

Nos cenários de incidentes com múltiplas vítimas (IMV) em que exista um desequilíbrio entre a necessidade e a capacidade dos recursos disponíveis, o objetivo será fazer o melhor para o maior número de pessoas. É essencial o atendimento pré-hospitalar de triagem, estabilização e transporte das vítimas, e os hospitais devem possuir protocolos e estar preparados para atender esta demanda.

ATENDIMENTO PRÉ-HOSPITALAR

Segundo o American College of Surgeons (2018) O atendimento pré-hospitalar é dividido em triagem de campo, tratamento e transporte/evacuação.

- Primeiramente é preciso garantir a segurança dos profissionais envolvidos no resgate. As equipes devem considerar a possibilidade de ataques secundários, como nos atentados com homens-bomba ou com atiradores. O uso de equipamento de proteção individual é obrigatório nos atendimentos envolvendo agentes químicos, biológicos, radiológicos ou nucleares.
- A triagem das vítimas é fundamental e tem o objetivo de hierarquizar atendimento, tratamento e transporte de acordo com a gravidade e com a expectativa de sobrevida. É um processo dinâmico e que necessita de reavaliações.
- Existem vários métodos de triagem. Entre eles, o START (do inglês *simple triage and rapid treatment,* ou triagem simples e tratamento rápido) tem fácil aplicabilidade e é muito utiliza-

do no Brasil. A ferramenta classifica os pacientes em quatro níveis de prioridade por cores, segundo a avaliação de deambulação, respiração, perfusão e nível de consciência (Figura 1), conforme descrito a seguir.

- – Vermelho: lesões graves, com risco iminente de morte e que exigem atendimento imediato.
- – Amarelo: lesões graves, mas sem risco iminente de morte.
- – Preto: óbito ou risco iminente de morte independentemente dos cuidados.
- – Verde: ferimento leve e/ou pacientes com crises de ansiedade.
- O atendimento inicial deverá seguir o X-ABCDE – do inglês *eXsanguinating hemorrhage, airway, breathing, circulation, disability, and expose/environment* – conforme as recomendações do *Prehospital Trauma Life Support* (PHTLS). Dessa forma, inicialmente os socorristas devem controlar hemorragias externas graves, como no uso de torniquetes em pacientes com sangramento arterial de extremidade. Na sequência, aplicar o consagrado ABCDE do trauma, com a avaliação da via aérea (gerenciamento de vias aéreas e estabilização da coluna cervical), da respiração (garantir ventilação e oxigenação), da circulação (otimizar perfusão e controle de outras hemorragias), da incapacidade (avaliação do nível de consciência) e a exposição/ambiente (remover roupas em busca de lesões/prevenção de hipotermia). A administração de antídotos pode ser necessária em alguns casos.
- O transporte para os hospitais deverá ocorrer o mais rápidamente possível após a estabilização inicial. A evacuação levará em consideração a gravidade da lesão, a probabilidade de sobrevivência e os recursos disponíveis.

ATENDIMENTO HOSPITALAR

- A partir do momento em que o hospital é notificado pela central de regulação de vagas sobre o incidente, o plano de contingência da instituição para o atendimento a múltiplas vítimas deve ser acionado.

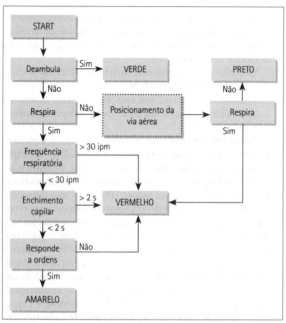

▷ **FIGURA 1** Método START de triagem.

- Informações como descrição do evento, horário, local, estimativa do número de vítimas, nível de criticidade e tempo estimado de chegada do primeiro paciente são importantes para o planejamento adequado.
- Convocar equipes médicas, multiprofissionais e de apoio técnico (p. ex., laboratório, farmácia, higienização), conforme o protocolo.
- Definir profissionais mais experientes para o cargo de coordenação (médicos e enfermeiros). Estes serão a referência para organizar os setores e distribuir as tarefas. Todos os membros

da equipe deverão ser devidamente identificados com crachás ou coletes, conforme sua área de responsabilidade.

- Os pacientes em bom estado clínico que estiverem no pronto-socorro e nas enfermarias deverão receber alta hospitalar, enquanto os estáveis internados em unidades de terapia intensiva (UTI) deverão ser transferidos para as enfermarias. Todos os procedimentos eletivos, como exames e procedimentos cirúrgicos, devem ser cancelados ou adiados e, quando possível, esses pacientes precisarão ser evacuados do hospital.
- Reorganizar os espaços e adaptar as instalações hospitalares conforme as necessidades, de tal forma que quartos individuais possam ser adaptados para acomodar mais pacientes, corredores possam ser transformados em alas de internação e unidades de cuidado especializado, como salas de endoscopia e unidades de observação da hemodinâmica, possam se tornar UTI temporárias.
- Definir áreas para descontaminação, triagem e tratamento. Neste último, áreas como a sala de emergência cirúrgica, a sala de observação, os ambulatórios e o necrotério poderiam ser usados, respectivamente, como áreas vermelha, amarela, verde e preta.
- Alertar setores vitais, como o banco de sangue. Verificar a disponibilidade de suprimentos e outros materiais essenciais para manter as operações do hospital, como medicações, alimentos e água, de preferência por um período mínimo de 72 horas.
- A triagem deverá ser refeita assim que as vítimas chegarem ao hospital, e reavaliações frequentes são necessárias. O médico com mais experiência no manejo dos tipos de lesão (p. ex., cirurgião do trauma) deverá ser designado para este papel.
- Priorizar as situações e lesões que coloquem em risco a vida do paciente. Ferimentos menores deverão ser apenas protegidos e manejados *a posteriori*. Decidir o melhor momento para as abordagens cirúrgicas e, sempre que possível, preferir cirurgias para controles de danos.
- Assim que possível e após a estabilização inicial, contrarreferenciar os pacientes.

- O número de vítimas que o hospital receberá pode ser estimado de acordo com o tipo de incidente envolvido (p. ex., explosão, ataque com atirador, acidente de ônibus). É esperado que muitas pessoas saudáveis se encaminhem ao hospital na procura de familiares e amigos que possam estar envolvidos no incidente. É importante que o hospital se antecipe e reserve um lugar amplo que sirva de centro de informações para atender essa demanda.
- Atenção à possibilidade de ataques secundários ou presença de pacientes hostis. A segurança de todos é primordial, e o perímetro hospitalar precisa ser protegido por autoridades locais, estaduais ou federais.

BIBLIOGRAFIA

1. Alpert EA, Kohn MD. EMS, mass casualty response. In: StatPearls. Treasure Island (FL): StatPearls; 2018. Disponível em: https://www.ncbi.nlm.nih.gov/books/NBK536972/. Acesso em: ago. 2020.
2. Committee on Trauma, American College of Surgeons. Statement on disaster and mass casualty management. J Am Coll Surg. 2003;197(5):855-6.
3. Disaster preparedness and response. In: American College of Surgeons. Committee on Trauma. Advanced Trauma Life Support: ATLS Student Course Manual. 10.ed. Chicago: American College of Surgeons; 2018. p. 289-300.
4. Mosesso V, Holtz M. Patients assessment and management. In: National Association of Emergency Medical. PHTLS: Prehospital Trauma Life Support. 9. ed. Burlington: Jones & Bartlett; 2018. p. 167-98.
5. Porcides AJ. Manual do atendimento pré-hospitalar do corpo de bombeiros do Paraná. Curitiba: Corpo de Bombeiros do Paraná – SIATE; 2006. p. 354-63.
6. VandenBerg SL, Davidson SB. Preparation for mass casualty incidents. Crit Care Nurs Clin North Am. 2015;27(2):157-66.

CAPÍTULO **6**

Choque

Nathaly Fonseca Nunes
Antonio Tonete Bafi

INTRODUÇÃO

Choque é a expressão clínica da falência circulatória, sendo causa frequente de admissão na UTI, atingindo cerca de 30% dos pacientes internados nesta unidade.

Independentemente da causa, o tratamento precoce, com pronto restabelecimento da homeostase hemodinâmica, interrompe o processo de disfunção orgânica e morte.

DEFINIÇÃO

Quando há uma oferta de oxigênio insuficiente para atender a demanda tecidual, estamos diante de uma situação de choque. Clinicamente essa situação é marcada por sinais de hipoperfusão (Tabela 1) associados a marcadores de alteração do consumo celular de oxigênio, como aumento do lactato. Hipotensão pode estar presente e muita vezes é descrita como sinônimo de choque, porém, o choque pode estar presente mesmo com parâmetros normais de pressão arterial, principalmente em fases precoces, em que sinais de instabilidade podem não ser tão evidentes.

CLASSIFICAÇÃO

As situações de choque são divididas em dois grandes grupos, hipodinâmicos e hiperdinâmicos. Essa classificação ocorre de

58 GUIA DE MEDICINA DE URGÊNCIA

▷ **TABELA 1** Sinais clínicos de hipoperfusão

Pele fria e pegajosa, aspecto marmóreo (*mottled skin*): mais comum nos choques hipodinâmicos
Alteração do estado mental: confusão, desorientação, epilepsia, coma
Oligúria: débito urinário < 0,5 mL/kg/h

acordo com o débito cardíaco, já que este é o principal determinante da oferta tecidual de oxigênio (DO_2), em condições normais de saturação arterial de oxigênio e hemoglobina.

A monitorização do débito cardíaco não é obrigatória para esta classificação, a história clínica e o exame fisco podem ajudar nesta definição.

Choques hipodinâmicos

Representados por situações com baixo débito cardíaco (DC). Em resposta à queda do DC ocorrerá aumento da resistência vascular sistêmica (RVS) como tentativa de normalizar a pressão arterial média (PAM). A seguir estão descritas as principais formas deste choque.

Choque hipovolêmico

É a causa mais comum de choque nos casos de trauma. Ocorre por perda externa ou interna de fluido, levando a à redução da pré-carga e, portanto, do débito cardíaco.

Choque cardiogênico

Causado por falência ventricular, esta pode ser resultado de diferentes patologias, como infarto agudo do miocárdio, estágio final de cardiomiopatias, arritmias, doenças valvares, miocardites, entre outras. Nesse tipo de choque, o DC é baixo por comprometimento da contratilidade.

Choque obstrutivo

O choque obstrutivo resulta de uma obstrução ao fluxo no circuito cardiovascular e é menos frequente que os outros tipos de choque. Ocorre no tamponamento pericárdico e na pericardite constritiva; nessas situações há restrição ao enchimento diastólico do ventrículo direito. Tromboembolismo pulmonar também é causa de choque obstrutivo, pois a obstrução da artéria pulmonar causa aumento da pós-carga do ventrículo direito.

Choques hiperdinâmicos

São marcados por débito cardíaco elevado; nesses casos o gerador do desequilíbrio entre oferta e consumo de oxigênio está na distribuição inadequada do fluxo, há vasodilatação com queda da RVS e alterações da microcirculação que dificultam a extração de oxigênio pelas células. Além disso, nota-se alterações da permeabilidade capilar com consequente extravasamento de líquido para o interstício e redução da pré-carga. A reposição de volume corrige a pré-carga e produz o padrão usual do choque hiperdinâmico com débito cardíaco normal ou elevado.

Este é o tipo mais comum de choque nos pacientes de UTI e é representado principalmente pelo choque séptico. A sepse é uma doença prevalente e ainda com alta mortalidade no nosso meio, tem fisiopatologia complexa e não totalmente esclarecida; o desequilíbrio entre oferta e consumo de oxigênio pode envolver alterações mitocondriais, culminando com disfunção celular irreversível, mesmo após a otimização hemodinâmica.

Além da sepse, o choque distributivo pode também ser secundário à liberação de citocinas inflamatórias, como ocorre na anafilaxia, e à perda do tônus simpático, como ocorre no choque neurogênico secundário às lesões medulares.

DIAGNÓSTICO

O reconhecimento precoce é peça fundamental para garantir tratamento adequado, objetivando restaurar a hemodinâmica e prevenir disfunções orgânicas irreversíveis.

Avaliação clínica com história detalhada e exame físico podem levantar as primeiras hipóteses sobre o tipo de choque. Antecedentes de coronariopatia podem apontar para choque cardiogênico; febre associada a novas disfunções orgânicas pode representar um quadro séptico.

Laboratorialmente deve-se buscar marcadores de metabolismo anaeróbio, como o lactato. Este, além de ser um marcador de hipoperfusão, também tem relação com prognóstico, podendo ser usado como ferramenta na reavaliação da resposta às intervenções terapêuticas.

> É mportante salientar que os vários tipos de choque podem ocorrer simultaneamente, por exemplo, um politraumatizado pode apresentar choque hipovolêmico por perda sanguínea, associado a um choque distributivo por trauma raquimedular. O choque séptico pode cursar com disfunção miocárdica secundária, em uma patologia descrita como miocardiopatia séptica.

Atualmente uma ferramenta cada vez mais utilizada pelos intensivistas e emergencistas no diagnóstico diferencial do choque é o ecocardiograma transtorácico. Trata-se de exame que pode ser realizado à beira-leito e que, nesse contexto, tem apenas o objetivo de realizar uma avaliação global da contratilidade e do tamanho das câmaras.

Nos choques hiperdinâmicos, o ecocardiograma em geral demonstra um coração hipercinético com aumento da contratilidade e com câmaras de tamanhos normais, quando não há miocardiopatia associada.

Nos choques hipodinâmicos, os achados variam dependendo da etiologia, nos hipovolêmicos as câmaras são de menor volume e a contratilidade é normal a alta.

Alterações da contratilidade de forma difusa ou segmentar são vistas nos choques cardiogênicos, e, nos choques obstrutivos como tamponamento cardíaco, o ecocardiograma evidencia líquido pericárdico com compressões de câmaras direitas; no tromboembolismo pulmonar pode ser vista dilatação do ventrículo direito com desvio paradoxal do septo interventricular para a esquerda.

TRATAMENTO

O manejo de qualquer tipo de choque envolve dois pilares: otimização da DO_2 e reversão da causa base.

A oferta tecidual de oxigênio, DO_2, é produto do débito cardíaco e conteúdo arterial de oxigênio. Este último é representado pela saturação arterial de oxigênio, hemoglobina e em menor proporção a pressão arterial de oxigênio. O débito cardíaco é o principal componente da DO_2, dessa forma, a otimização da oferta baseia-se em ajustes da pré-carga, da contratilidade e da pós-carga.

PONTOS-CHAVE

- Choque é um desequilíbrio entre oferta e demanda tecidual de oxigênio que pode culminar com diversos graus de disfunções orgânicas.
- Pode ser classificado em hipodinâmicos (hipovolêmico, cardiogênico e obstrutivo) ou hiperdinâmicos (distributivo), de acordo com o débito cardíaco. A monitorização do débito cardíaco não é obrigatória para essa classificação, a história clínica e o exame físico podem ajudar nessa definição.
- Hipotensão é um sinal clínico comum de choque, porém pode estar ausente nas fases iniciais.
- Ecocardiograma transtorácico é útil para diagnóstico diferencial do tipo de choque.
- O lactato é um marcador de hipoperfusão tecidual e pode ser útil como ferramenta de reavaliação durante o tratamento.
- O tratamento deve ser precoce, objetivando otimizar a oferta tecidual de oxigênio e reverter a causa base.

BIBLIOGRAFIA

1. Cecconi M, De Backer D, Antonelli M, Beale R, Bakker J, Hofer C, et al. Consensus on circulatory shock and hemodynamic monitoring. Task force of the European Society of Intensive Care Medicine. Intensive Care Med. 2014;40:1795-815.
2. De Backer D, Cholley B, Slama M, Vieillard-Baron A, Vignon P. Hemodynamic monitoring using echocardiography in the critically ill. Berlin/Heidelberg: Springer-Verlag; 2011.

3. Hari M, Annane D, Bauer M, Bellomo R, Bernard GR, Chiche JD, et al. The third international consensus definitions for sepsis and septic shock (Sepsis-3). JAMA. 2016;315:801-10.
4. Martin L, Derwall M, Thiemermann C, Schürholz T. Heart in sepsis: molecular mechanisms, diagnosis and therapy of septic cardiomyopathy. Anaesthesist. 2017;66(7):479-90.
5. Moranville MP, Mieure KD, Santayana EM. Evaluation and management of shock States: hypovolemic, distributive, and cardiogenic shock. J Pharm Pract. 2011;24(1):44-60.
6. Pinsky MR, Teboul JL, Vincent JL. Hemodynamic monitoring. Eur Soc Intens Care Med. 2019.
7. Schumacker PT, CainSM. The concept of a critical oxygen delivery. Intensive Care Med. 1987;13:223-9.
8. Van Diepen S, Katz JN, Albert NM, Henry TD, Jacobs AK, Kapur NK, et al. American Heart Association Council on Clinical Cardiology; Council on Cardiovascular and Stroke Nursing; Council on Quality of Care and Outcomes Research; and Mission: Lifeline. Contemporary management of cardiogenic shock: a scientific statement from the American Heart Association. Circulation. 2017;136:e232-68.
9. Vincent JL. Sepsis occurrence in acutely ill patients I. Sepsis in European intensive care units: results of the SOAP study. Crit Care Med. 2006;34:344-53.
10. Vincent JL, De Backer D. Circulatory shock. N Engl J Med. 2013;369:1726-34.
11. Vincent JL, Dufaye P, Berre J, Leeman M, Degaute JP, Kahn RJ. Serial lactate determinations during circulatory shock. Crit Care Med. 1983;11:449-51.
12. Vincent JL, Van der Linden P. Septic shock: particular type of acute circulatory failure. Crit Care Med. 1990;18:S70-4.

CAPÍTULO **7**

Ecografia na emergência

Rafael Scotini Viana Alves
Felipe Santos Cavatoni Serra

INTRODUÇÃO

O diagnóstico e o tratamento do paciente em estado de choque circulatório são desafiadores, pois estes devem ser realizados de forma precoce, rápida e efetiva. Nesse cenário, a ecografia se torna essencial e com muitas vantagens, pois é uma ferramenta não invasiva, sem efeitos colaterais, reprodutível, rápida e considerada de fácil aprendizado.

JANELAS BÁSICAS

Para a avaliação ecocardiográfica na emergência do paciente em estado de choque, são necessárias as realizações das janelas ultrassonográficas. Considerando a execução de um exame rápido e objetivo, sugere-se a aquisição apenas das janelas básicas, no entanto, suficientes para obtenção dos dados necessários. Seguem, na tabela a seguir, as janelas básicas e como obtê-las (Tabela 1, Figuras 1 e 2).

▷ **TABELA 1** Janelas ecocardiográficas básicas, localização do probe e orientação do *index*

Janela	Local do probe	Direção do *index*
Paraesternal eixo longo	3º ou 4º EIC na borda esternal esquerda	Ombro direito do paciente
Paraesternal eixo curto	3º ou 4º EIC na borda esternal esquerda	Ombro esquerdo do paciente
Apical 4 câmaras	4º ou 5º EIC no *ictus* cardíaco	Para a esquerda e para baixo
Subcostal	Região subxifoide	Para a esquerda (3 horas)

EIC: espaço intercostal.

AVALIAÇÃO SUBJETIVA DA FUNÇÃO DO VENTRÍCULO ESQUERDO

No contexto do paciente crítico, muitas vezes as janelas são limitadas para a realização de cálculos refinados. Sendo assim, a

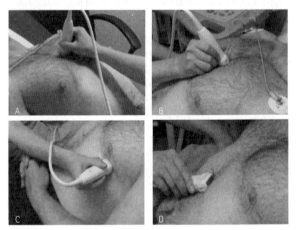

▷ **FIGURA 1** Posição do probe. A: paraesternal eixo longo; B: paesternal eixo curto; C: apical 4 câmaras; D: subcostal.

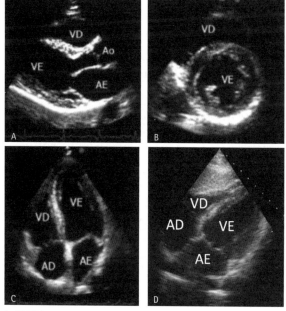

▷ **FIGURA 2** Imagens ecocargiográficas. A: paraesternal eixo longo; B: paraesternal eixo curto; C: apical 4 câmaras; D: subcostal.

análise subjetiva da função cardíaca contribui para o diagnóstico do componente do choque e a resposta evolutiva com o tratamento. Tal medida possui boa correlação entre examinadores, baixa margem de erro, além de ser rápida e simples. A função deve ser classificada entre hiperdinâmico, normal, disfunção leve, disfunção moderada ou disfunção importante. Quando o achado for um padrão hiperdinâmico, uma etiologia de choque distributivo ou hipovolêmico é sugerida. Em contrapartida, quando há uma imagem hipodinâmica com disfunção de ventrículo esquerdo (VE), a causa do choque deve ser cardiogênica.

AVALIAÇÃO OBJETIVA DA FUNÇÃO DO VENTRÍCULO ESQUERDO

Abaixo há parâmetros objetivos e seus respectivos valores de referência para avaliação objetiva do VE (Tabela 2). A maneira de se obter tais medidas e suas limitações fogem dos objetivos deste capítulo e podem ser encontradas em livros específicos de ecocardiografia.

▷ **TABELA 2** Parâmetros para análise objetiva do ventrículo esquerdo (VE)

Parâmetro	Valor de referência	Observação
Distância E-septo	< 7 mm	> 10 mm indicam baixa fração de ejeção
Fração de encurtamento (delta D)	Entre 25 e 45%	Limitado em alterações segmentares
Onda S' do Doppler tecidual no anel mitral	> 9 cm/s	Avalia apenas um segmento do VE
Fração de ejeção (Teichholz)	≥ 52% para homens e 54% para mulheres	Limitado em alterações segmentares
Fração de ejeção (Simpson)	≥ 52% para homens e 54% para mulheres	Indicado em alterações segmentares ou da geometria ventricular
DC	Depende da demanda metabólica do paciente	DC = VS × FC VS = AVSVE × VTI

AVSVE: área da via de saída do ventrículo esquerdo; DC: débito cardíaco; FC: frequência cardíaca; VS: volume sistólico; VTI: integral da velocidade pelo tempo.

AVALIAÇÃO DO VENTRÍCULO DIREITO

Quando a alteração encontrada em um paciente com choque for uma disfunção de ventrículo direito (VD), sem outras alterações nas demais avaliações, a hipótese de choque obstrutivo por tromboembolismo pulmonar (TEP) é a mais provável. Também é possível afirmar que um paciente em choque, sem causa conhecida, com ventrículo direito de dimensões e função normais, a hipótese de TEP pode ser descartada como a causa do choque.

Na Tabela 3, seguem os índices de avaliação do VD e seus valores normais. Valores alterados indicam hipertensão pulmonar por várias causas.

▷ **TABELA 3** Parâmetros para análise do ventrículo direito (VD)

Parâmetro	Valor de referência	Observação
Diâmetro basal do VD	< 43 mm	Janela apical 4 câmaras
Relação VD/VE	< 0,6	> 1 demonstra dilatação importante
TAPSE	< 16 mm	Avalia apenas um segmento do VD
Índice de excentricidade	≤ 1,0	Sinal do D
PSAP	< 40 mmHg	Depende de regurgitação tricúspide
Sinal de McConnell*	Ausente	Baixa sensibilidade e alta especificidade

* Contratilidade aumentada do ápice associado à hipocinesia da parede livre do VD.
PSAP: pressão sistólica da artéria pulmonar; TAPSE: excursão sistólica do plano do anel da tricúspide; VE: ventrículo esquerdo.

Derrame pericárdico e tamponamento cardíaco

O ecocardiograma é o exame de escolha para a avaliação do derrame pericárdico. Revela informações da sua localização, dimensão e repercussão nas câmaras cardíacas (Figura 4). O diagnóstico diferencial entre o derrame e o tamponamento é essencialmente clínico. Só há tamponamento com repercussão hemodinâmica e choque. Os sinais ecocardiográficos encontrados no choque obstrutivo por tamponamento cardíaco são:

- Colapso diastólico do átrio direito.
- Colapso diastólico do ventrículo direito.
- Dilatação da veia cava inferior.
- *Swinging heart.*

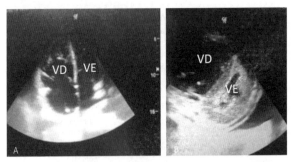

▷ **FIGURA 3** Ventrículo direito de dimensões aumentadas. A: relação VD/VE > 1. B: sinal do D.

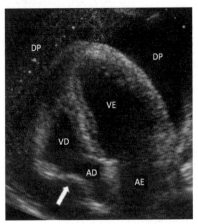

▷ **FIGURA 4** Derrame pericárdico levando ao colapso diastólico do átrio direito (seta). DP: derrame pericárdico.

Sinais de hipovolemia

Sinal do beijo ou *kissing wall* é a aproximação quase total das paredes do ventrículo esquerdo ao final da sístole. Esse sinal foi descrito, inicialmente, na janela paraesternal do eixo curto, no entanto, pode ser identificada em outras janelas. Esse sinal também pode estar presente, além da hipovolemia ou choque hipovolêmico, em estados hiperdinâmicos (choque séptico na fase inicial) e casos de cardiomiopatia hipertrófica.

Ultrassonografia pulmonar para o diagnóstico de pneumotórax

É útil para o diagnóstico de choque de etiologia obstrutiva por pneumotórax. Na realização do ultrassom de pulmão, coloca-se o transdutor em posição perpendicular ao espaço intercostal e visualiza-se duas imagens hipoecoicas, as quais representam as duas costelas que delimitarão um espaço intercostal. Abaixo deste espaço, será visualizada uma linha hiper-refringente que é a linha pleural (interposição entre as pleuras parietal e visceral). No US normal de pulmão, há o deslizamento pleural, ou seja, o movimento da pleura visceral sob a parietal. Esse sinal exclui pneumotórax neste segmento do tórax. Também são encontradas as chamadas linhas A. Tais linhas são o resultado do reflexo da linha pleural abaixo dela mesma, formando linhas equidistantes horizontais e paralelas à pleural inicial, evidenciando superfície pulmonar normalmente aerada. Outro achado importante são as linhas B, que possuem as características de se originarem na pleura, terem boa definição na imagem (como a cauda de um cometa), apagarem as linhas A no seu trajeto, movimentarem-se com a respiração e propagarem-se até o final da tela do ultrassom. Até duas linhas B por espaço intercostal podem ser consideradas normais. Um valor maior é resultado de edema/congestão pulmonar.

- Sinal da areia da praia: com o modo M, na região examinada, ou seja, no referido espaço intercostal, a ausência de pneumotórax cria a imagem de linhas paralelas sobre a linha pleural com a imagem do parênquima pulmonar se movimentando abaixo. Essa imagem do parênquima pulmonar tem o aspecto de uma superfície rugosa ou semelhante à areia de praia (Figura 5A).
- Sinal da estratosfera: na presença de pneumotórax, como há ar entre as pleuras, a imagem do parênquima pulmonar abaixo

não pode ser alcançada pelo feixe de ultrassom. Assim, na tela existe apenas o reflexo sucessivo das linhas paralelas da região acima da linha pleural (Figura 5B).

Diagnóstico diferencial dos tipos de choque

Classicamente, o choque é dividido em quatro categorias: distributivo, cardiogênico, hipovolêmico e obstrutivo. A seguir, é

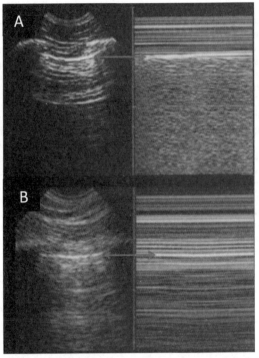

▷ **FIGURA 5** Ultrassonografia pulmonar. A: sinal da areia da praia; B: sinal da estratosfera. Setas: linha pleural.

proposta uma abordagem com extrema simplificação para auxiliar no diagnóstico diferencial. Para tal, segundo Perera et al. (2010), dois sítios devem ser avaliados: o coração e os pulmões (Tabela 4).

▷ TABELA 4   Abordagem simplificada para diagnóstico diferencial dos tipos de choque

Tipo de choque	Coração	Pulmões
Cardiogênico (p. ex., IAM)	Disfunção de VE*	–
Obstrutivo (TEP)	Disfunção de VD*	–
Obstrutivo (tamponamento)	Sinais de tamponamento*	–
Obstrutivo (pneumotórax)	–	Sinal da estratosfera*
Hipovolêmico (p. ex., hemorragia)	*Kissing wall*	–
Distributivo (p. ex., sepse)	Hiperdinâmico*	–

* Ver descrição no texto. IAM: infarto agudo do miocárdio; TEP: tromboembolismo pulmonar; VD: ventrículo direito; VE: ventrículo esquerdo.

BIBLIOGRAFIA

1. Barros DS, Bravim BA (eds.). Ecografia em terapia intensiva e na medicina de urgência. São Paulo: Atheneu, 2019.
2. Lang RM, Badano LP, Mor-Avi V, Afilalo J, Armstrong A, Ernande L, et al. Recommendations for Cardiac Chamber Quantification by echocardiography in adults: an update from the American Society of Echocardiography and the European Association of Cardiovascular Imaging. J Am Soc Echocardiogr. 2015;28(1):1-39.
3. Lichtenstein DA. Lung ultrasound in the critically ill. Springer; 2016.
4. Perera P, Mailhot T, Riley D, Mandavia D. The RUSH Exam: Rapid Ultrasound in SHock in the evaluation of the critically ill. Emerg Med Clin N Am. 2010;28(1):29-56.
5. Rudski LG, Lai WW, Afilalo J, Hua L, Handschumacher MD, Chandrasekaran K, et al. Guidelines for the echocardiographic assessment of the right heart in adults: a report from the American Society of Echocardiography. J Am Soc Echocardiogr. 2010;23(7):685-713.
6. Vieillard-Baron A, Naeije R, Haddad F, Bogaard HJ, Bull TM, Fletcher N, et al. Diagnostic workup, etiologies and management of acute right ventricle failure: a state-of-the-art paper. Intensive Care Med. 2018;44(6):774-90.

CAPÍTULO **8**

Intoxicações exógenas

Lucas Leite Cunha
Leonardo de Souza Vidal

INTRODUÇÃO

Intoxicações exógenas, de origem acidental ou intencional, constituem uma das principais causas de admissão no departamento de emergência, sendo causa de grande morbidade e mortalidade, principalmente entre adultos jovens.

MANEJO INICIAL

O manejo do paciente suspeito de síndrome tóxica deve ser feito inicialmente em sala de emergência. Esses pacientes devem ser submetidos ao escrutínio rápido pelo médico internista, que se encarregará de executar anamnese e exame físico direcionados. Todos os pacientes devem ser monitorizados e os sinais vitais devem ser rapidamente aferidos. É importante que todos os pacientes tenham acesso venoso calibroso, tendo em mente que muitos deles necessitam de expansão volêmica rápida e eficiente.

A histórica clínica deve ser direcionada para a tentativa de dedução do agente toxicológico causador da síndrome. O médico deve perguntar ao paciente ou aos familiares sobre medicamentos usados, cartelas vazias, comprimidos soltos ao chão, substâncias achadas na cena, garrafas, continentes ou líquidos que possam levantar alguma suspeita. Comorbidades clínicas e psiquiátricas podem ajudar a inferir agentes causais típicos, como na intoxicação cumarínica e intoxicação digitálica. A descrição da cena pode ser útil na inferência da etiologia. Assim, é importante saber como o paciente foi encontrado, em que posição estava, se apresentava consciência preservada no momento do achado ou como estava o discurso no ato da intoxicação. O horário da ingestão tóxica é de fundamental importância, embora nem sempre seja possível chegar a essa conclusão. No nosso meio, a ingestão com finalidade de autoextermínio é frequente e sempre deve ser indagada aos pacientes e familiares.

Os sinais vitais são de suma importância no manejo inicial do paciente com síndrome tóxica. Eles podem sugerir síndromes específicas e até mesmo quais os agentes tóxicos. Com base na história clínica e nos achados de exame físico, o primeiro passo deve ser tentar fazer hipóteses diagnósticas de grandes síndromes toxicológicas, como síndrome colinérgica, síndrome anticolinérgica, síndrome adrenérgica etc. Com base nas síndromes mais prováveis, o clínico deve direcionar a solicitação de exames laboratoriais que refutem ou comprovem a síndrome, bem como exames toxicológicos ou exames que sirvam como prognosticadores destes pacientes. O eletrocardiograma é um exame complementar barato e de fácil acesso que pode indicar quais as síndromes tóxicas mais prováveis. A gasometria arterial pode detectar a presença de acidose, que direciona o diagnóstico para síndromes específicas, como intoxicação por álcool, metanol, etilenoglicol, salicilatos, ácido valproico, metformina entre outros. A aferição de eletrólitos pode tanto sugerir síndromes tóxicas como guardar relações prognósticas em pacientes com intoxicação digitálica. Exames gerais para disfunção orgânica podem ajudar a inferir o agente causador, como lesão hepática em intoxicação por paracetamol e lesão renal em intoxicação por etilenoglicol. Exames de imagem podem ser úteis no diagnóstico diferencial, bem como ajudar a estabelecer desencadeantes.

Uma vez garantida a estabilidade clínica, os centros toxicológicos de referência devem ser informados. Esses centros são órgãos médicos capacitados a auxiliar o clínico na condução do paciente com síndrome tóxica e, em algumas situações, podem dispor de antídotos específicos para cada intoxicação.

Todos os pacientes intoxicados devem ser submetidos a protocolos de descontinuação do processo tóxico. Isso inclui a retirada de roupas contaminadas, lavagem exaustiva da superfície exposta ao agente tóxico e retirada de resíduos de intoxicação. Medidas iniciais comuns a muitas intoxicações incluem lavagem gástrica, administração de carvão ativado e alcalinização urinária.

A lavagem gástrica tem o intuito de eliminar resíduos do agente tóxico que estejam presentes na mucosa gástrica do indivíduo. Está indicada em pacientes que se apresentam na primeira hora de intoxicação, perdendo muito de sua eficácia após este intervalo. O paciente deve ser colocado em decúbito lateral esquerdo e deve ser passada uma sonda orogástrica de grosso calibre. Uma vez locada no estômago, deve ser infundido cerca de 200 mL de soro fisiológico e a sonda deve permitir a saída de conteúdo estomacal. Em geral, deixamos a sonda aberta e em altura inferior à boca do paciente para que o conteúdo saia por gravidade. A lavagem deve ser repetida até que o conteúdo exteriorizado seja apenas conteúdo gástrico fisiológico. Embora simples, este procedimento não é isento de complicações, que incluem broncoaspiração, laringoespasmo, lesões gástricas e esofágicas.

> Vale lembrar que a lavagem gástrica está contraindicada em pacientes que apresentem rebaixamento do nível de consciência, intoxicação por substâncias corrosivas ou hemorragia digestiva

O carvão ativado é uma substância que tem a função de adsorver os agentes tóxicos, prevenindo sua absorção sistêmica. Está indicado na primeira hora da intoxicação da maioria dos agentes. Recomenda-se a dosagem de 1 g/kg de peso do paciente, diluindo-se em 10 mL de manitol e administrado via sonda orogástrica. Pacientes podem apresentar náuseas, vômitos e até broncoaspiração. As contraindicações ao uso do carvão ativado são as mesmas que as da lavagem gástrica, devendo ser adicionadas a ingestão de hidrocarbonetos e a obstrução gastrointestinal. Deve-se lembrar que algumas substâncias não são adsorvidas pelo carvão ativado, como lítio, metanol, etanol, etilenoglicol, cianeto, metais pesados e flúor.

A alcalinização da urina deve ser indicada quando a intoxicação suspeita for de ácidos fracos como salicilatos ou fenobarbital, clorpropamida, metotrexato e sulfonamidas. Deve ser feita com solução bicarbonatada, uma vez que essa diluição não imprime alta concentração de sódio. O pH urinário deve ser mantido acima de 7,5 para que haja efetividade no tratamento.

CARACTERÍSTICAS CLÍNICAS E MANEJO ESPECÍFICO

Intoxicação por etanol

As manifestações clínicas da intoxicação com etanol variam conforme quantidade ingerida, velocidade de ingestão, sexo e ingestão concomitante de alimento ou outras drogas. Há correlação entre o nível sérico de álcool e os sintomas apresentados pelo paciente, com sintomatologia leve em valores próximos a 50 mg/dL e letalidade com valores acima de 500 mg/dL. Inicialmente, o paciente apresenta desinibição, alteração de comportamento, alteração da percepção do meio ambiente, ataxia de marcha, fala arrastada, nistagmo, hiper-reflexia e aumento do tipo de reação. Com a evolução do quadro e aumento dos níveis séricos de etanol o paciente pode apresentar diplopia, disartria, hipotermia, náusea e vômitos, taquicardia, depressão respiratória, coma, podendo evoluir a óbito. Uma complicação da intoxicação aguda por etanol é o desenvolvimento de taquiarritmias, mais comumente fibrilação atrial, conhecido como *Holiday Heart Syndrome*.

O diagnóstico da intoxicação por etanol é iminentemente clínico. Deve ser investigado para todo paciente admitido no pronto-socorro a quantidade de álcool, o tipo e o tempo de ingestão, assim como avaliar hidratação e sinais de uso crônico de etanol, como a presença de telangectasias, circulação colateral e eritema palmar. Eletrólitos, glicemia, gasometria arterial, função hepática e um eletrocardiograma (ECG) devem ser obtidos na chegada. As principais alterações encontradas são hipoglicemia, hipocalemia, hipomagnesemia, hipocalcemia, hipofosfatemia, acidose metabólica.

Em caso de alteração do ECG, o exame deve ser seriado e as alterações tendem a se resolver com a melhora dos sintomas relacionados ao álcool. A dosagem sérica dos níveis de etanol tem papel na avaliação do nível de intoxicação do paciente, podendo-se correlacionar com a sintomatologia apresentada, mas pode haver variações importantes a depender do paciente.

O manejo da intoxicação por etanol é primariamente suporte. O paciente deve ser estabilizado clinicamente, sendo avaliado quanto a hemodinâmica, nível de consciência e proteção da via aérea; procedendo, caso necessário, com intubação orotraqueal. Deve ser realizada correção de hipoglicemia, se presente, com solução de glicose 50% e reposição de tiamina na dose de 100 mg, intravenoso, como profilaxia de encefalopatia de Wernicke. Alguns pacientes podem se apresentar agitados e poucos colaborativos durante a admissão, sendo necessário uso de sedativos. Nesse caso, dá-se preferência ao uso de benzodiazepínicos como diazepam na dose de 5 a 10 mg, intravenoso, ou haloperidol, intramuscular, na dose de 2,5 a 5 mg. Em pacientes com sinais de hipotensão ou desidratação, deve ser realizado hidratação com salina isotônica.

Intoxicação por metanol

O metanol é um álcool utilizado na indústria como matéria--prima para solventes, limpadores de para-brisas, fluido anticongelante, combustível e, em algumas situações, em substituição ao etanol em produtos adulterados. A intoxicação por esse álcool geralmente está associada a ingestão acidental ou tentativas de autoextermínio, com aparecimento de sintomas com ingestão de doses que variam entre 15 e 500 mL.

Apresenta pico de concentração sanguínea entre 60-90 minutos após ingestão. É rapidamente absorvido no trato gastrointestinal e metabolização primariamente hepática. Sua toxicidade se deve a metabolização do metanol através da enzima álcool-desidrogenase em formaldeído e, posteriormente, em ácido fórmico, compostos esses responsáveis pelas manifestações clínicas.

Os sintomas costumam iniciar de 6 a 24 horas após a ingestão de metanol, podendo esse tempo se estender por até 72 horas se houver ingestão concomitante de etanol. Inicialmente, há acometimento do sistema nervoso central com o surgimento de ataxia, sedação e desinibição, simulando a intoxicação por etanol. O quadro evolui com o surgimento de dor abdominal, náuseas e vômitos, além do surgimento de alterações visuais que se apresentam desde borramento visual, fotofobia e alterações nos campos visuais até cegueira. Um marcador importante da intoxicação por metanol é a presença de acidose metabólica grave. Outras alterações que podem ser observadas são confusão, estupor, convulsão, coma, taquipneia, respiração de Kusmaul, hipotensão. Ao exame são descritos os achados de defeito pupilar aferente relativo (DPAR), hiperemia de disco óptico e papiledema.

Uma complicação rara que pode ser encontrada em alguns pacientes é a necrose putaminal bilateral. Sua apresentação inicial é rigidez, tremor, fácies inexpressiva, discurso monótono e costuma ter curso reversível.

As principais alterações laboratoriais encontradas em pacientes com intoxicação por metanol são aumento da osmolaridade sérica, presente de forma pronunciada logo após a ingestão do álcool. O cálculo do Gap osmolar nessa fase pode ajudar no diagnóstico da intoxicação, quando se apresenta caracteristicamente elevado, geralmente com valores acima de 20 mOsm/L. Com a evolução do quadro surge a acidose metabólica com ânion gap aumentado. Em intoxicações graves, o bicarbonato sérico pode atingir valores bastante reduzidos.

O diagnóstico deve ser suspeitado em todo paciente com história de ingestão de produtos de risco associado ao quadro clínico compatível, principalmente na presença da tríade dor abdominal, alterações visuais e acidose metabólica. Pode ser realizada a dosagem sérica de metanol para conformação diagnóstica, contudo a maioria dos serviços não dispõe de laboratórios que realizem a mensuração desse álcool, sendo necessário o envio do material para um serviço externo, tendo, portanto, pouca valia no manejo inicial desses pacientes.

O manejo inicial do paciente tem como objetivo primário a estabilização clínica. Deve-se realizar monitorização do paciente, avaliar proteção de via aérea e *status* hemodinâmico. Atualmente, os antídotos disponíveis para o tratamento da intoxicação por metanol são o etanol e o fomepizol, este último não disponível no Brasil. Tais antídotos tem como base a saturação da enzima álcool desidrogenase, reduzindo a formação de formaldeído e ácido fórmico. São indicados de acordo com os seguintes critérios:

- Concentração plasmática de metanol maior que 20 mg/dL.
- História recente de ingestão de metanol e gap osmolar sérico maior que 10 mOsm/L.
- Forte suspeição clínica de intoxicação por metanol associado a pelo menos dois dos seguintes:
  - pH arterial menor que 7,3.
  - Bicarbonato sérico menor que 20 mEq/L.
  - Gap osmolar sérico maior que 20 mOsm/L.

O etanol deve ser administrado em uma solução a 10% com soro glicosado a 5%. Administra-se uma dose de ataque inicial de 10 mL/kg (800 mg/kg de etanol absoluto), em 60 minutos, seguidos de uma dose de manutenção de 1 mL/kg/h da solução, visando uma concentração sérica de 100 mg/dL de etanol. A dose deve ser ajustada em pacientes etilistas crônicos e em diálise. O tratamento deve ser realizado em unidade de terapia intensiva para vigilância hemodinâmica e respiratória do paciente. A infusão pode ser interrompida quando a concentração sérica de metanol estiver indetectável ou menor que 20 mg/dL, com paciente assintomático e pH dentro da faixa de normalidade. Já o fomepizol tem dose de ataque recomendada de 15 mg/kg, seguida de dose de manutenção de 10 mg/kg, a cada 12 horas, por 48 horas. Recomenda-se ainda a administração concomitante de ácido fólico na dose de 50 mg, intravenoso, a cada 6 horas, tendo em vista sua função no metabolismo do metanol, aumentando a transformação do ácido fórmico em gás carbônico e água. Reposição de bicarbonato está indicada para todo paciente com pH menor que 7,3 na dose de 1 a 2 mEq/kg.

A hemodiálise tem papel importante nos pacientes que não respondem às medidas iniciais. Suas principais indicações são acidose metabólica com pH menor que 7,15 ou persistente, distúrbios visuais, convulsão, coma, insuficiência renal aguda, ânion gap maior que 24 e concentração sérica de metanol maior que 50 mg/dL.

A realização de lavagem gástrica e o uso de carvão ativado tem pouca ou nenhuma utilidade, não sendo indicados rotineiramente.

Intoxicação por cocaína

O início de ação da cocaína varia de acordo com a via de administração, sendo mais precoce quando consumida por via fumo e intravenosa e mais tardia quando por via inalatória e tópica. Tal efeito se deve a vasoconstrição induzido pela cocaína nas mucosas, reduzindo sua absorção e, com isso, seu início de ação. Sua metabolização ocorre a nível hepático e plasmático pela enzima colinesterase, sendo excretados por via urinária e podendo ser detectados dentro de 24 a 36 horas após consumida. Apresenta meia-vida curta de cerca de 1 hora.

O mecanismo de ação da cocaína é multifatorial. Ocorre bloqueio dos canais de sódio dependentes de voltagem e dos canais de potássio, levando ao efeito anestésico local da droga, além de aumento no intervalo QT e QRS, predispondo assim ao surgimento de arritmias. Há ainda ação simpaticomimética com inibição, tanto central como periférica, da receptação de noradrenalina, serotonina e dopamina, levando ao aumento da frequência cardíaca, pressão sanguínea e vasoconstricção periférica. O estímulo dopaminérgico central, associado ao aumento da concentração de glutamato e aspartato, potentes neurotransmissores excitatórios, tem importante papel no surgimento de euforia, autoconfiança e agitação, característicos do uso dessa droga. Por fim, a cocaína promove o estímulo dos receptores alfa e beta-adrenérgicos, o que promove intensa vasoconstrição periférica, aumento do consumo cardíaco de oxigênio e lesão endotelial.

As manifestações clínicas presentes na intoxicação por cocaína decorrem da intensa ativação do sistema adrenérgico e estão resumidas na Tabela 1.

À admissão, o paciente com intoxicação aguda por cocaína pode se apresentar em três estágios dependendo do grau de intoxicação. O primeiro estágio caracteriza-se pela presença de agita-

80 GUIA DE MEDICINA DE URGÊNCIA

▷ **TABELA 1** Manifestações clínicas da intoxicação por cocaína

Sistema	Manifestações clínicas
Sistema nervoso central	Agitação, cefaleia, convulsão, acidente vascular cerebral isquêmico e hemorrágico, hemorragia subaracnoide, hipertermia
Cardiovascular	Dor torácica, síndrome coronariana aguda, taquicardia sinusal, fibrilação atrial, taquicardia ventricular, fibrilação ventricular, hipertensão, dissecção de aorta, edema agudo de pulmão
Respiratório	Angioedema, queimadura de faringe, broncoespasmo, hemoptise, hemorragia alveolar, infarto pulmonar, pneumotórax, pneumopericárdio e pneumomediastino relacionados a barotrauma
Gastrointestinal	Dor abdominal, diarreia sanguinolenta, isquemia mesentérica, infarto intestinal, perfuração intestinal e úlcera péptica
Genitourinário	Trombose de veia renal, rabdomiólise, microangiopatia trombótica, nefrite intersticial, glomerulonefrite e infarto renal
Oftalmológico	Midríase bilateral, glaucoma agudo de ângulo fechado, amaurose uni ou bilateral

ção, confusão, midríase bilateral, paranoia, hipertensão, taquicardia, taquipneia e hipertermia. No estágio dois há a presença de encefalopatia, convulsões, aumento dos reflexos tendíneos profundos, arritmias, respiração irregular associado a períodos de apneia e cianose periférica. Por fim, no estágio três, o paciente evolui com arreflexia, coma, pupilas dilatadas e fixas, hipotensão, fibrilação ventricular, insuficiência respiratória e parada cardiorrespiratória.

O diagnóstico deve ser suspeitado em todo paciente com história de uso de drogas e quadro sugestivo de intoxicação. Rastreio inicial deve ser realizado com hemograma, eletrólitos, função renal, creatinofosfoquinase, troponina, eletrocardiograma e radiografia de tórax, permitindo investigação inicial de possíveis complicações relacionadas ao abuso de cocaína, como síndrome coronária aguda, aumento no intervalo QT e QRS, arritmias e complicações pulmonares pneumotórax/pneumomediastino e edema pulmonar.

A análise da urina também tem importante papel no diagnóstico da intoxicação, tanto no rastreio de rabdomiólise como na pesquisa toxicológica. A cocaína apresenta curta meia-vida, não sendo detectada na circulação sanguínea após poucas horas. Já seu metabólito, a benzoilecgonina, permanece detectável no exame de urina por semanas, podendo auxiliar no diagnóstico. Em pacientes que evoluem com convulsões e rebaixamento do nível de consciência, tomografia de crânio deve ser solicitada.

O manejo inicial do paciente admitido por intoxicação por cocaína deve objetivar a estabilização clínica. Oxigênio suplementar deve ser oferecido se necessário e, em caso de evolução para intubação orotraqueal por sequência rápida, deve-se dar preferência por rocurônio no lugar da succinilcolina, tendo em vista que a última é degradada pela mesma enzima responsável pela metabolização da cocaína – colinesterase plasmática – prolongando assim o efeito de ambas as drogas. A indução pode ser realizada por benzodiazepínicos, propofol ou etomidato.

Os benzodiazepínicos constituem o pilar do tratamento da intoxicação por cocaína, sendo importante no controle dos sintomas relacionados à hiperativação central e periférica do sistema simpático. Em pacientes que evoluem com agitação, o controle pode ser realizado com a administração de diazepam 5 a 10 mg, intravenoso, podendo ser repetido a cada 3 a 5 minutos, até controle de sintomas. Outras opções são lorazepam (2 mg, IV ou IM) e midazolam (5 mg, IM), podendo ser utilizados por via intramuscular em caso de dificuldade de acesso periférico. Haloperidol deve ser evitado, pois apresenta potencial de reduzir o limiar convulsivo, predispondo a convulsões relacionadas ao uso de cocaína. Episódios convulsivos costumam ser autolimitados e sua manutenção deve ser manejada com benzodiazepínicos. Em caso de *status* epiléptico, o manejo deve ser realizado conforme protocolo padrão.

O controle pressórico deve ser realizado com benzodiazepínicos. O controle da hiperativação simpática costuma ser suficiente para redução dos sintomas cardiovasculares relacionados ao uso da cocaína. Em casos refratários, pode-se associar vasodilatadores como nitroglicerina e nitroprussiato. O uso de betabloqueadores, incluindo labetalol, deve ser evitado pelo potencial de piora da vasoconstrição e hipertensão. Pacientes que desenvolvem síndrome coronariana aguda devem ser manejados de maneira rotineira associados ao uso de benzodiazepínicos. Em casos de infarto agudo do miocárdio com supradesnivelamento de seguimento ST, deve-se priorizar a realização de angioplastia primária. Alterações no QRS e taquiarritmias devem ser manejadas com bicarbonato de sódio na dose de 1 a 2 mEq/kg.

Intoxicação por tricíclicos

A intoxicação pode ocorrer de forma acidental, relacionados tanto à baixa metabolização constitucional do indivíduo quanto por uso concomitante de drogas que reduzem a metabolização do fármaco, e de forma intencional. A maioria dos casos de intoxicação está relacionada à ingestão de 10 mg/kg, com letalidade com doses acima de 1.000 mg, contudo há descrição de toxicidade e morte com doses de até 500 mg.

As manifestações clínicas da intoxicação por tricíclicos varia de acordo com o tempo de ingestão e dose ingerida da droga e estão resumidas na Tabela 2.

Na primeira hora após a ingestão, o paciente pode se apresentar ao pronto-socorro oligo/assintomático, devendo ser monitorado para o desenvolvimento de sintomas.

O diagnóstico de intoxicação por tricíclicos deve ser suspeitado em todo paciente com história de uso crônico da medicação, como pacientes psiquiátricos ou em manejo de dor crônica, associados a manifestações clínicas sugestivas da intoxicação. O eletrocardiograma (ECG) apresenta grande valia na avaliação inicial desses pacientes. Algumas das alterações que podem ser encontradas são o aumento da duração do complexo QRS acima de 100 ms, razão entre ondas R/S em aVR superior a 0,7, onda R em aVR superior à 3 mm, ondas S profundas em DI e aVL e onda R alta em aVR. É descrita correlação entre o desenvolvimento de convulsões e arritmias e duração do complexo QRS acima de 100 ms. O ECG deve ser seriado nesses pacientes até resolução de sintomas. Triagem toxicológica urinária e sérica tem pouca valia no manejo

INTOXICAÇÕES EXÓGENAS 83

▷ **TABELA 2** Manifestações clínicas da intoxicação por tricíclicos

Sistema	Manifestações
Cardiovascular	Taquicardia sinusal, prolongamento do intervalo PR e QT, prolongamento do QRS, bradiarritmias, vasodilatação, hipotensão, taquicardia ventricular, fibrilação ventricular, choque cardiogênico
Sistema nervoso central	Sonolência, letargia, coma, convulsão, rigidez, *delirium*, depressão respiratória, oftalmoplegia, sintoma piramidais, agitação alucinações
Efeitos anticolinérgicos	Boca seca, borramento visual, rubor facial, midríase pouco responsiva a luz, retenção urinária, constipação intestinal, hipertermia, mioclonias

agudo desses pacientes, estando indicada para investigação de outras intoxicações concomitantes.

O manejo inicial do paciente com intoxicação por tricíclico deve priorizar a estabilização clínica, com manejo hemodinâmico e proteção de via aérea, se necessário. A hipotensão, se presente, deve ser corrigida com *bolus* de salina isotônica associado ao uso de vasopressores em caso de não resposta.

O uso de bicarbonato de sódio está indicado tanto para o manejo da hipotensão quanto de arritmias. Está indicado na presença de QRS com duração maior que 100 ms, presença de arritmias, hipotensão e pH inferior a 7,1. Deve ser administrado na dose de 1 a 2 mEq/kg, podendo ser repetido após 5 minutos em caso de não correção das alterações eletrocardiográfica. Após *bolus* inicial, deve ser mantido em infusão contínua em solução bicarbonatada (150 mL de bicarbonato de sódio + 850 mL de soro glicosado 5%) a uma velocidade de 250 mL/h. O objetivo é manter o pH sérico entre 7,45-7,55.

Em caso de arritmias refratárias ao tratamento inicial com bicarbonato de sódio, recomenda-se o uso de sulfato de magnésio na dose de 1 a 2 mg em 15 minutos ou lidocaína (*bolus* de 1 a 1,5 mg/kg seguido de infusão contínua de 1 a 4 mg/min). O uso de agentes antiarrítmicos (quinidina, procainamida), betabloqueadores e bloqueadores de canal de cálcio devem ser evitados.

Convulsões tem como primeira linha de tratamento os benzo-diazepínicos. São opções de tratamento o diazepam na dose de 5 mg, intravenoso, ou lorezepam na dose de 2 mg, intravenoso. Em caso de não resposta, deve-se considerar o uso de barbitúricos e propofol. Não se recomenda o uso de fenitoína em decorrência da pouca resposta desses fármacos no manejo de convulsões secun-dárias ao uso de tricíclicos.

O uso de carvão ativado está indicado no manejo inicial desses pacientes tendo em vista sua ligação com os tricíclicos no trato gastrointestinal. Recomenda-se a dose de 1 g/kg (máximo de 50 g). Seu uso deve ser avaliado em pacientes com rebaixamento de nível de consciência ou incapacidade de proteção de via aérea pelo risco de broncoaspiração. Lavagem gástrica pode ser realizada em pacientes com até uma hora de ingestão do fármaco, apesar de pouca evidência na literatura sustentando seu uso em relação ao carvão ativado.

O uso de fisostigmina é contraindicado em pacientes com intoxicação por tricíclico tendo em vista a associação de seu uso com parada cardiorrespiratória.

Intoxicação por organofosforados e carbamatos

Os agentes organofosforados, bem como os carbamatos, são substâncias químicas que agem inibindo a ação da enzima acetil-colinaesterase. Os organofosforados ligam-se irreversivelmente à acetilcolinesterase e são produtos frequentemente usados como agrotóxicos na lavoura (malathion, parathion e gás sarin). Os carbamatos são inibidores reversíveis da acetilcolinesterase e são usados como pesticida (chumbinho). Tanto organofosforados quanto carbamatos levam ao aumento da acetilcolina e despola-rização sustentada em fibras pós-ganglionares. Conforme a Figu-ra 1, as manifestações clínicas decorrentes dessa intoxicação de-correm dos efeitos da acetilcolina em receptores nicotínicos (efeitos nicotínicos) e muscarínicos (efeitos muscarínicos).

A intoxicação pode ocorrer pela via cutânea ou pela via oral. Os efeitos nicotínicos são mais evanescentes e incluem agitação psicomotora, rebaixamento do nível de consciência, taquicardia, hipertensão e fasciculações. Já os efeitos muscarínicos são mais perenes e incluem náuseas, vômitos, broncoconstrição, sialorreia, broncorreia, sudorese profusa, incontinência vesical e fecal, além de problemas visuais. Este conjunto de sinais e sintomas compõe a síndrome colinérgica e deve ser prontamente reconhecido pelo médico no departamento de emergência.

Os organofosforados, por se ligarem irreversivelmente à acetilcolinesterase, produzem manifestações clínicas prolongadas, podendo chegar até semanas após o evento da intoxicação. Já as manifestações clínicas dos carbamatos são mais fugazes e dificil-

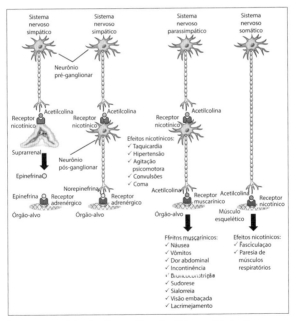

▷ **FIGURA 1** Fisiopalotogia e manifestações clínicas nas intoxicação por organofosforados.

mente ultrapassam três dias. O diagnóstico laboratorial da intoxicação é realizado por meio da aferição da atividade sérica da acetilcolinesterase plasmática. Entretanto, frequentemente essa aferição não é amplamente disponível.

Uma vez suspeitado de síndrome colinérgica e intoxicação por organofosforados ou carbamatos, o paciente deve ser conduzido em sala de emergência, monitorizado e com acesso venoso prontamente disponível. Está indicada a lavagem gástrica e carvão ativado em intoxicações de até uma hora. Os principais antídotos são atropina e pralidoxima. A atropina é um antagonista dos receptores muscarínicos da acetilcolina. A dose utilizada pode variar de 1 a 5 mg, intravenoso, em pacientes mais graves. Este antídoto deve ser indicado a partir da reavaliação constante do paciente e, se necessário, novamente indicado até que a estabilidade clínica seja alcançada. É muito comum a dúvida de indicar ou não a atropina em paciente com taquicardia. Entretanto, deve-se lembrar que a taquicardia pode representar um rebote da hipoxemia da síndrome colinérgica e não contraindica o uso de atropina. Já a pralidoxima é uma droga que age regenerando a acetilcolinesterase. Portanto, está indicada em intoxicações mais graves, não responsivos à atropina. Pacientes com intoxicação por organofosforados devem receber pralidoxima, uma vez que esta pode inibir os efeitos nicotínicos da síndrome colinérgica.

Intoxicação por neurolépticos (antipsicóticos) e síndrome neuroléptica maligna

A síndrome que caracteriza a intoxicação por antipsicóticos pode se apresentar com sintomas motores, rebaixamento do nível de consciência ou mesmo sintomas anticolinérgicos. Os efeitos extrapiramidais decorrem da inibição dos receptores de dopamina no trato nigroestriatal e incluem distonias (contrações sustentadas da musculatura, levando a posturas distorcidas), sintomas similares ao do parkinsonismo, acatisia motora (movimentos compulsivos sem descanso) e discinesia tardia (movimentos involuntários da musculatura facial, pescoço, tronco e membros).

Em geral, pacientes referem este conjunto de achados quando apresentam intoxicação crônica por antipsicóticos. Esses pacientes podem responder a agentes antimuscarínicos como difenidramina ou benzotropina.

Pacientes intoxicados por antipsicóticos podem apresentar sintomas anticolinérgicos, sobretudo quando a intoxicação se dá por tioridazina, clorpromazina, clozapina e olanzapina. Eles podem apresentar baixa acuidade visual, confusão mental, retenção urinária, diminuição dos ruídos hidroaéreos abdominais, constipação, pele e boca secas.

Um extremo da intoxicação por antipsicóticos e que apresenta enorme gravidade é a síndrome neuroléptica maligna. Esta síndrome pode ser fatal e é caracterizada por rigidez muscular, hipertermia, rebaixamento do nível de consciência e disautonomia (labilidade pressórica, taquicardia, taquipneia, sudorese). Quando elevamos passivamente os membros superiores desses pacientes, é comum que eles se apresentem rígidos e paralisados como cera. Laboratorialmente vemos aumento da creatina quinase sérica. Outros achados laboratoriais incluem leucocitose, elevação de desidrogenase lática, distúrbios hidroeletrolíticos, mioglobinúria e diminuição do ferro sérico.

Em geral, a síndrome neuroléptica maligna ocorre nas primeiras duas semanas de tratamento, embora seja descrito na literatura que pode ocorrer em qualquer momento do uso de antipsicóticos. Não apresenta efeito dose-resposta, muito embora o que vemos na prática é que aqueles pacientes que fazem uso de doses mais altas estão sob maior risco de desenvolver a doença.

É interessante notar que a síndrome neuroléptica maligna também pode acontecer em pacientes em tratamento de condições parkinsonianas e que são submetidos à diminuição súbita de antiparkinsonianos ou mesmo a suspensão dessas drogas. Esses pacientes apresentam um quadro clínico semelhante, muito embora a denominação, a rigor, não devesse ser a mesma, uma vez que não estamos tratando da introdução de neurolépticos mas sim da retirada de antiparkinsonianos.

Diagnósticos diferenciais de síndrome neuroléptica maligna incuem:

- Crise convulsiva: apresenta instalação que independe do uso de antipsicóticos e movimentos mais estereotipados que respondem a benzodiazepínicos.
- Síndrome serotoninérgica: neste caso, vemos mais comumente hipertermia, mioclonias e hiper-reflexia, enquanto a síndrome neuroléptica maligna apresenta mais hipertermia, rigidez e hiporreflexia. A síndrome serotoninérgica costuma ser mais amena que a síndrome neuroléptica maligna. Frequentemente a síndrome serotoninérgica apresenta náuseas, vômitos e diarreia, que são achados pouco prevalentes na síndrome neuroléptica maligna.
- Catatonia maligna: usualmente apresenta instalação mais insidiosa, com pródromos comportamentais. Os movimentos tendem a ser mais em postura distônica e com movimentos repetitivos. Em geral, pacientes com catatonia maligna não apresentam elevação marcante de creatinoquinase.
- Hipertermia maligna: é uma doença que ocorre quando da exposição a anestésicos halogenados de alta potência e succinilcolina. Tem natureza genética e alta letalidade. É mais aguda que a síndrome neuroléptica maligna e, por vezes, de difícil distinção. O tratamento deve ser instituído com dantrolene.

O tratamento da síndrome neuroléptica maligna deve ser a descontinuação da droga antipsicótica e o tratamento de suporte clínico. Antídotos são tratamentos possíveis, embora o nível de evidência para esses fármacos sejam baixos. Os antídotos incluem dantroleno (1 a 2,5 mg/kg, IV, repetidos até uma dose de 10 mg/kg/dia), bromocriptina (2,5 mg, via sonda nasoenteral, a cada 6 ou 8 horas, podendo chegar a 40 mg/dia) e amantadina (100 a 200 mg, via sonda nasoenteral, a cada 12 horas). Alguns autores sugerem que casos mais graves devem ser tratados com adjuvância de benzodiazepínicos, como lorazepam ou diazepam.

Intoxicação por benzodiazepínicos

A intoxicação por benzodiazepínicos produz uma síndrome depressora do sistema nervoso central caracterizada por fala empastada, ataxia e rebaixamento do nível de consciência. As formulações de benzodiazepínicos orais raramente levam a uma síndrome tóxica quando ingeridos sozinhos. Diversos fatores parecem influenciar na toxicidade de uma mesma dosagem, como tolerância, peso, idade e fatores genéticos. Entretanto, infelizmente é comum que pacientes tentem suicídio com uma composição de drogas que incluem benzodiazepínicos, álcool e opioides. Nesses casos, os pacientes desenvolvem uma síndrome mista que apresenta elementos tanto da síndrome tóxica depressora quanto da síndrome narcótica. No contexto de intoxicação mista, a depressão respiratória torna-se uma preocupação relevante e deve estar sempre nas prioridades do médico clínico.

O diagnóstico diferencial das intoxicações por benzodiazepínicos é amplo e inclui síndromes que explicam o rebaixamento do nível de consciência e coma. Todos esses pacientes devem ser admitidos em sala de emergência e os sinais vitais monitorizados. A glicemia capilar deve ser prontamente aferida, uma vez que a hipoglicemia é achado frequente de rebaixamento do nível de consciência. Outras síndromes tóxicas diferenciais incluem a intoxicação por etanol, intoxicação barbitúrica, intoxicação por monóxido de carbono e a síndrome narcótica.

O manejo desses pacientes deve primeiramente incluir a estabilização clínica. A intubação orotraqueal não deve ser postergada em situações que ameacem a vida. Entretanto, casos limítrofes em que seja seguro o tempo para diagnóstico diferencial, deve-se aventar a hipótese de intoxicação por múltiplos agentes. Em caso de síndrome narcótica possível, pode-se indicar a naloxona como antídoto dos opioides, uma vez que este fármaco é seguro de se administrar na sala de emergência.

O antídoto clássico para intoxicações por benzodiazepínicos é o flumazenil. Entretanto, sua indicação é um ponto de debate na literatura. O flumazenil é um antagonista dos receptores GABAérgicos do sistema nervoso central. Age como reversor da síndrome tóxica dos benzodiazepínicos. O cuidado na sua indicação decorre do fato de que o flumazenil pode precipitar crises convulsivas sobretudo em pacientes usuários crônicos de benzodiazepínicos, pacientes com síndromes epilépticas e aqueles que fizeram abuso de tricíclicos. Assim, como é difícil ter certeza da segurança da sua indicação, bem como pelo fato do abuso de benzodiazepínicos ser rotineiramente de baixa letalidade, raramente indicamos flumazenil em nosso serviço. De fato, o flumazenil parece ser mais seguramente indicado em pacientes cuja administração do benzodiazepínicos se deu em um contexto iatrogênico como na sedação para procedimentos em pacientes que não fazem uso crônico da droga. A dose usualmente indicada é 0,2 mg, IV, administrada em meio minuto. As doses podem ser repetidas até uma dose de, no máximo, 1 mg. Em crianças, a indicação do flumazenil parece ser mais segura.

BIBLIOGRAFIA

1. Angraal S, Nuti SV, Masoudi FA, et al. Digoxin use and associated adverse events among older adults. Am J Med. 2019;132:1191.
2. Deaton JG, Nappe TM. Warfarin Toxicity. In. StatPearls [Internet]. Treasure Island (FL): StatPearls Publishing; 2020. .Available: https://www.ncbi.nlm.nih.gov/books/NBK431112/
3. Eddleston M, Phillips MR. Self poisoning with pesticides. BMJ. 2004;328:42.
4. Gallagher N, Edwards FJ. The diagnosis and management of toxic alcohol poisoning in the emergency department: a review article. Adv J Emerg Med. 2019;3(3):e28.
5. Glauser J. Tricyclic antidepressant poisoning. Cleve Clin J Med. 2000;67(10):704-19.
6. Greenblatt DJ, Shader RI, Divoll M, Harmatz JS. Benzodiazepines: a summary of pharmacokinetic properties. Br J Clin Pharmacol. 1981;11(1):11S.
7. Gummin DD, Mowry JB, Spyker DA, et al. 2018 Annual Report of the American Association of Poison Control Centers' National Poison Data System (NPDS): 36th Annual Report. Clin Toxicol (Phila). 2019;57:1220.
8. Hauptman PJ, Kelly RA. Digitalis. Circulation. 1999;99:1265.
9. Kerr GW, McGuffie AC, Wilkie S. Tricyclic antidepressant overdose: a review. Emerg Med J. 2001;18:236-41.
10. Kim ST, Park T. Acute and chronic effects of cocaine on cardiovascular health. Int J Mol Sci. 2019;20(3):584.
11. Kraut JA, Kurtz I. Toxic alcohol ingestions: clinical features, diagnosis, and management. Clin J Am Soc Nephrol. 2008;3(1):208-25.
12. LaHood AJ, Kok SJ. Ethanol Toxicity. In. StatPearls. Treasure Island (FL): StatPearls; 2020. Available: https://www.ncbi.nlm.nih.gov/books/NBK557381/
13. Levine AM, Pizon AF, Padilla-Jones A, Ruha AM. Warfarin overdose: a 25-year experience. J Med Toxicol. 2014;10(2):156-64.
14. Vonghia L, Leggio L, Ferrulli A, et al. Acute alcohol intoxication. Eur J Intern Med. 2008;19(8):561-7.
15. Watson WA, Litovitz TL, Rodgers GC Jr, et al. 2002 Annual Report of the American Association of Poison Control Centers Toxic Exposure Surveillance System. Am J Emerg Med. 2003;21:353.
16. Zimmerman JL. Cocaine intoxication. Crit Care Clin. 2012;28(4):517-26.

CAPÍTULO 9

Queimaduras

Roberto Stefanelli

TRATAMENTO PRÉ-HOSPITALAR

Segurança

A segurança é primordial no início do atendimento.

O primeiro passo no atendimento pré-hospitalar é a avaliação da segurança do local. Não se deve iniciar atendimento em locais que ofereçam risco. Para isso é importante observar os seguintes aspectos:

1. Se há a presença de fogo, extinguir ou controlá-lo antes de entrar no local, o que deve ser realizado com roupas próprias e equipamentos de proteção respiratória.
2. Observar objetos ou construções desabando.
3. Observar presença de elementos químicos (controle ambiental, roupas próprias, órgão competente no local), energia elétrica (desligar a rede elétrica da área, equipamentos isolantes) ou radiação (roupas próprias, órgão especializado no local).

O controle da segurança deve ser realizado pelos órgãos competentes. Como referência, há o Corpo de Bombeiros, a Polícia Militar, a Comissão Nacional de Energia Nuclear (CNEN) e as distribuidoras locais de energia elétrica (p. ex., a Enel para São Paulo).

Cena e situação

A avaliação da cena inclui a análise do que ocorreu e sua quantificação; já a situação é o estudo do mecanismo que provocou a queimadura. Isso é muito importante, pois auxilia na preparação do atendimento (material, auxílio, transporte e hospital). Antes de iniciar o atendimento, deve-se fornecer informes novamente, porém com mais precisão, ao serviço de socorro que está chegando.

Fogo

Quando houver fogo no corpo da vítima, deve-se extingui-lo e em seguida resfriar a área queimada. Esse procedimento deve ser reservado para profissionais treinados e experientes no assunto – os bombeiros. O objetivo dessa manobra é limitar a extensão e a profundidade da queimadura.

A B C D E

Deve-se sempre ter em mente que todo queimado é um politraumatizado e deve ser tratado como tal.

A: Abertura das vias aéreas (VA) e controle da coluna cervical

- O paciente queimado deve ser constantemente monitorado com relação à permeabilidade de sua via aérea, pois podem ocorrer rapidamente edema e obstrução.
- Deve-se garantir uma via aérea definitiva assim que houver suspeita de lesão, pois, com o edema já instalado, é mais difícil consegui-la.
- Queimaduras > 40 a 50% da superfície corpórea, queimadura facial extensa (70% dos pacientes com queimadura de via aérea têm queimaduras de face, mas 70% dos pacientes com queimadura de face NÃO têm queimadura de VA), disfagia, rouquidão, queimadura da mucosa oral, vibrices e sonolência são sinais de alerta.
- A imobilização da coluna cervical deve ser realizada em todo paciente queimado, protegendo-se o local, na medida do possível, se este estiver queimado.

B: *Breathing* – Ventilação

- O uso do oxigênio deve ser iniciado com urgência, assim que as condições de segurança permitirem, em uma porcentagem mais próxima possível dos 100% (lembrar que se trata de um ambiente pré-hospitalar, com fogo, faísca elétrica etc.).

- O paciente queimado pode apresentar dificuldade respiratória por vários fatores. Por exemplo, a fumaça pode conter vários elementos letais para o ser humano (monóxido de carbono, dióxido de carbono, enxofre etc.) que, ao caírem na circulação, dificultam a chegada do oxigênio, gerando hipóxia. Muitas vezes pode até ser necessário o uso de câmaras hiperbáricas para o tratamento de intoxicação por CO.
- É possível também a presença de pneumotórax: em explosões, a onda de deslocamento de ar pode atingir o tórax e comprimir o pulmão cheio de ar contra as paredes, com a glote fechada (saco de papel); deve ser puncionado e/ou drenado.
- A passagem de corrente elétrica pelo corpo pode provocar uma contração muscular extrema seguida de relaxamento da musculatura; se isso ocorrer na musculatura respiratória, ocorre também uma parada respiratória que, se não tratada rapidamente, pode resultar em parada cardíaca e morte.
- As queimaduras de terceiro grau circulares ao redor do tórax ou abdome podem provocar restrição respiratória e agravar o quadro de hipóxia; nesses casos a escarotomia deve ser realizada para permitir a expansão pulmonar.

C: Circulação e controle das grandes hemorragias

- Inclui a avaliação dos dados habituais: frequência cardíaca, pressão de pulso, ritmo, local, perfusão periférica, cor e umidade da pele.
- Deve-se sempre lembrar que no paciente queimado pode ocorrer intoxicação por CO, arritmias cardíacas (principalmente em queimaduras elétricas) e ausência de pulso (eletrocoagulação).
- Sintomas de choque podem ser encontrados em pacientes vítimas de queimaduras, mas é importante lembrar sempre que, na fase inicial, a causa do choque geralmente é em razão da perda sanguínea, e não diretamente à queimadura; esta poderá provocar sinais de choque, em geral, em fases mais tardias.

D: *Disability* – Incapacidades

- A avaliação neurológica deve ser feita principalmente em pacientes vítimas de descargas elétricas; as vítimas podem apresentar convulsões ou alterações do nível de consciência.

E: Exposição e controle da perda de calor

- Neste item, a preocupação maior é com a retirada somente das roupas que estiverem soltas da pele queimada (recortar ao redor de roupas coladas na pele queimada). Não se deve retirar roupas ou outros objetos colados à pele queimada nem romper bolhas, pois isso aumenta a área exposta favorecendo infecção, dor e perdas volêmicas.
- Jamais esquecer de proteger o paciente contra a perda de calor, lembrando que ele recebeu água para apagar o fogo, resfriar a área atingida e lavar a queimadura. Isso deixa o paciente molhado, o que facilita a perda de calor, podendo inclusive chegar à hipotermia.

Tratamento específico

Após certificar-se de que as afecções que provocam risco imediato à vida do paciente estão controladas, pode-se iniciar o tratamento específico da área queimada. Após a extinção do fogo ou do afastamento do fator de queimadura, o resfriamento da área queimada (evitando a lesão dos tecidos ao redor pela condução do calor, impedindo a expansão e o aprofundamento da queimadura), a avaliação primária e o tratamento das alterações encontradas, a preocupação específica é a área queimada. É necessário secar o corpo do paciente, retirar as roupas soltas e os materiais molhados que estiverem em contato com o corpo do paciente (evitando a perda de calor) e proteger a área queimada com plástico estéril ou compressas secas. É preciso cuidado para não utilizar tecidos que soltem partículas, deixando-as na ferida.

Curativos compressivos só serão realizados quando houver sangramento importante pela ferida. Não romper as bolhas, pois isso provoca mais dor e aumenta a área de contaminação.

Transporte

Como todo queimado é um politraumatizado, o transporte deve ser realizado com o paciente imobilizado em decúbito dorsal para um Centro de Queimados quando as queimaduras forem extensas ou específicas (químicas, elétricas ou radiação). Caso contrário, um Centro de Atendimento de Trauma conseguirá tratar a fase inicial com tranquilidade e encaminhar para tratamento específico após esse atendimento.

> A comunicação com uma central de regulação é fundamental, pois o médico dessa central é quem detém o conhecimento da situação do sistema de saúde como um todo para poder indicar o hospital capaz para atender naquele momento.

Transmissão de dados

Chegando ao hospital, deve-se transmitir imediatamente todas as informações ao colega que receber o paciente: desde as informações sobre o local (segurança, cena e situação), as quais darão o subsídio necessário para o estudo da mecânica do trauma e auxiliará o colega do hospital a realizar o mesmo raciocínio que norteou o atendimento pré-hospitalar (predizendo também 90% das lesões do paciente), até as informações sobre as condições clínicas em que o paciente foi encontrado, o que foi realizado terapeuticamente, como o paciente se comportou durante o transporte, se houve mudança de conduta durante o transporte e como ele chegou ao hospital.

Deve-se calcular e informar a duração do atendimento, incluindo ocorrência, acionamento, chegada ao local, saída do local e chegada ao hospital.

> A troca do material instalado no paciente é muito importante; o hospital deve ter material para devolução imediata à equipe pré-hospitalar, pois esta precisa estar em condições de realizar novo atendimento, com todo o equipamento, assim que sair do hospital.

A lesão inalatória é a principal causa de óbito inicial no paciente queimado, 33% das queimaduras extensas cursam com lesão inalatória, 80% dos óbitos em incêndio ocorrem por inalação de CO (monóxido de carbono), a queima incompleta de produtos orgânicos libera CO, CO_2 (dióxido de carbono), enxofre e cianetos, que são os causadores de hipóxia e morte celular, isso, associado à presença de partículas, leva à morte do paciente.

A intoxicação por cianeto pode levar à morte do paciente, o diagnóstico laboratorial leva muito tempo para ser realizado, logo o tratamento é baseado em dados do mecanismo de trauma e sintomatologia do paciente.

O cianeto é um gás incolor, menos denso que o ar, dispersível e de absorção rápida, um asfixiante químico potente que inibe a citocromo oxidase, levando à hipóxia celular, bloqueia a cadeia transportadora de elétrons, diminui a foforilação oxidativa e provoca metabolismo anaeróbio e acidose lática.

Início dos sintomas rápidos e PCR em minutos ocorrem em 2/3 dos intoxicados.

O tratamento é realizado à base de oxigenação e hidroxicobalamina, frasco com 5 g (adultos – diluir em 200 mL de solução salina e crianças – 70 mg/kg).

TRATAMENTO HOSPITALAR

Segurança + recepção de dados

Quando há a informação (vinda do médico da central de controle do pré-hospitalar) de que um paciente queimado chegará ao serviço de urgência, deve-se:

- Acionar toda a equipe necessária para esse atendimento (médicos, enfermeiros, laboratório, material etc.).
- Solicitar as informações que foram transmitidas pelo pessoal que está no local do acidente, com relação ao mecanismo do trauma, número e condições das vítimas e tempo de deslocamento até o hospital.
- Receber a equipe e solicitar as informações da mecânica do trauma e os dados do atendimento.

- Em algumas situações, principalmente nas queimaduras químicas e com radiação, os socorristas ou a própria vítima podem ainda estar contaminados e provocar contaminação da equipe hospitalar, do próprio hospital ou de outros pacientes que estiverem na área de atendimento. Isso é mais comum quando o hospital se encontra próximo à área do acidente e as vítimas são trazidas pela população do local.
- Solicitar sempre da equipe de atendimento pré-hospitalar todos os dados (segurança, mecânica, avaliações da vítima e tempos), anotar e iniciar sua avaliação.

Tratamento clínico

Resfriamento

Algumas vezes o paciente chega ao hospital com a pele ainda quente. Deve-se realizar o resfriamento antes da avaliação primária, com o uso de soro em temperatura ambiente, e depois secar a vítima para que não ocorra hipotermia.

Debridamento

Após as fases descritas anteriormente, deve-se iniciar o debridamento das flictenas para poder limitar a área de lesão e sua profundidade.

Tratamento da área queimada

Após o debridamento, iniciar o tratamento da área queimada.

Lesões de primeiro grau

Resfriar a lesão e apenas hidratar a região. Na fase aguda, o uso de vaselina líquida é o mais habitual nos hospitais. Orientar sobre o uso de hidratantes comerciais para o uso residencial. Dar alta orientando a ingestão hídrica abundante (líquidos em geral ou bebidas isotônicas) e o uso de analgésicos não hormonais e antitérmicos, caso haja necessidade.

Lesões de segundo ou terceiro grau

Presença de flictenas ou escaras. Após o debridamento, realizar curativos com o uso de pomadas que contenham debridantes químicos, embebidas em um tecido que não cole à região queimada. Habitualmente usa-se raión ou morim, que não aderem à queimadura e permitem a passagem dos líquidos pelo trançado de suas fibras. Sobre essa camada usamos gazes secas e estéreis, que têm como função absorver os líquidos que forem liberados pela área queimada. Sobre essas camadas, coloca-se algodão e enfaixa-se toda a área. O algodão serve para homogeneizar a pressão realizada pelo enfaixamento. Esse curativo deve ser trocado a cada 24 horas, pelo menos, ou quando houver necessidade.

Analgesia

A dor no paciente queimado depende muito da profundidade da lesão. Lesões de segundo grau profundo e terceiro grau geralmente não causam dor ou causam pouca dor, mas sabe-se que a maior parte da agitação do paciente se deve à ansiedade, ao medo do desconhecido e à hipóxia; logo, nunca esquecer que, além de medicações específicas, deve-se conversar com o paciente orientando-o quanto ao acontecido e à evolução de seu caso, e oxigená-lo agressivamente.

Para pacientes adultos, usa-se a dolantina na dose-limite de 1 mg/kg de peso e para pacientes infantis, dipirona na dose de 10 mg/kg de peso. A cetamina é uma excelente escolhe para os pacientes queimados.

Reposição volêmica

O uso de líquidos no paciente queimado deve ser realizado para manter as necessidades básicas e para repor o volume perdido pela área queimada. Existem inúmeras fórmulas na literatura, usando apenas cristaloides ou juntamente com coloides.

O que se usa com maior frequência é a seguinte reposição nas queimaduras de segundo e terceiro graus:

- Volume: (2 mL de Ringer lactato/kg de peso) × (% de área queimada), nas 24 horas – a nova edição do ATLS define os 2 mL como valor para os pacientes queimados e indica o controle de diurese de 0,5 mL/kg/h.

- Modo de infusão: 1/2 nas primeiras 8 horas e o restante nas 16 horas seguintes.

Outros tratamentos

- Antibióticos: não estão indicados no atendimento inicial ao paciente queimado.
- Exames laboratoriais: devem ser colhidos para avaliar as condições hematimétricas e proteicas e para o controle renal e hepático do paciente na entrada (parâmetro inicial).
- Hidroterapia: é um bom procedimento para o tratamento do paciente queimado como procedimento coadjuvante aos curativos.
- Oxigenoterapia hiperbárica: é uma excelente terapêutica no tratamento das queimaduras. Habitualmente realizam-se sessões de 2 horas diárias por um período mínimo de 10 sessões ou a critério médico.
  - 80% dos pacientes morrem por inalação de CO. O oxímetro de pulso não nos dá uma avaliação correta, nesses casos, a gasometria nos guia nesse momento – meia-vida da carboxiemoglobina em ar ambiente é de 320 minutos, com O_2 a 100% é de 80 minutos.
  - SO_2–NO_2 – Processo inflamatório agudo:
    - Aumenta a permeabilidade capilar.
    - Aumenta o fluxo linfático.
    - Diminui o clareamento do muco ciliar.
    - Auxilia na síndrome do desconforto respiratório e infecções secundárias.

BIBLIOGRAFIA

1. ATLS. 10. ed.
2. Froutan R, Khankeh HR, Fallahi M, Ahmadi F, Norouzi K. Pre-hospital burn mission as a unique experience: a qualitative study. Burns. 2014;40(8):1805-12.
3. Nguyen NL, Gun RT, Sparnon AL, Ryan P. The importance of immediate cooling – a case series of childhood burns in Vietnam. Burns. 2002;28(2):173-6.
4. PHTLS, 9.ed
5. Singer AJ, Freidman B, Modi P, Soroff HH. The effect of a commercially available burn-cooling blanket on core body temperatures in volunteers. Acad Emerg Med. 2006;13(6):686-90.
6. Yoshimura CA. A importância do atendimento pré-hospitalar nas queimaduras químicas no Brasil. Rev Bras Queimaduras. 2012;11(4):259-62.

CAPÍTULO **10**

Sedação, analgesia e *delirium*

Rodrigo Cruvinel Figueiredo

INTRODUÇÃO

Ansiedade, angústia e dor se manifestam geralmente como agitação nos pacientes críticos internados em unidade de terapia intensiva (UTI). A agitação predispõe a danos, como perda de dispositivos invasivos, dificuldade na administração de medicamentos e aumento do tempo de ventilação mecânica, e interfere na qualidade e na quantidade do trabalho da equipe assistencial. Além disso, quadros de agitação persistente e recorrentes aumentam o tônus simpático, interferindo de forma negativa nos diversos sistemas orgânicos. O controle e o tratamento da agitação devem ser realizados de forma criteriosa, pois o uso indiscriminado das medicações sedativas pode levar a eventos adversos graves a médio e longo prazos, como aumento do tempo de ventilação mecânica, aumento do tempo de internação hospitalar, predisposição a infecções hospitalares relacionadas à assistência a saúde, ao aumento dos custos hospitalares e a déficits cognitivos futuros pós-alta.

Portanto, é imperativo que a administração das drogas sedativas seja precedida do controle e tratamento das situações causadoras de estresse, como a dor, a ansiedade, a dispneia (hipoxemia), o *delirium* e as assincronias ventilatórias. Na grande maioria dos casos, a prevenção e o tratamento das situações citadas tornam desnecessário o uso de fármacos sedativos que minimizem os efeitos adversos – exceto nas situações em que o coma profundo e a sedação sejam obrigatórios, como no uso de bloqueadores neuromusculares, nos quadros de hipertensão intracraniana e durante a necessidade de parâmetros ventilatórios elevados, por exemplo na síndrome do desconforto respiratório agudo.

Neste capítulo, serão abordadas as várias estratégias farmacológicas e não farmacológicas do manejo da sedação, da analgesia e do *delirium* nos pacientes críticos internados em terapia intensiva, assim como a demonstração das principais ferramentas de quantificação e diagnóstico de dor, nível de sedação e *delirium*.

ESTRATÉGIAS NÃO FARMACOLÓGICAS

A exploração de estratégias multicomponentes não farmacológicas é fundamental para o bom controle analgésico, sedativo e de prevenção do *delirium*. Dentre as ferramentas não farmacológicas, destacam-se o estímulo à reabilitação e à mobilização precoce, o preparo do ambiente de terapia intensiva de maneira a permitir o engajamento e a presença dos familiares, a musicoterapia individualizada aos pacientes, a redução das deficiências auditivas e visuais (pela permissão do uso de aparelhos auditivos e óculos), a melhora do sono (diminuição de ruídos, iluminação e intervenções desnecessárias no período noturno e estímulo do uso de abafadores de ruído e máscaras oculares pelos pacientes) e medidas que mantêm a orientação, como uso de calendários e relógios atualizados no leito (Tabela 1).

▷ TABELA 1   Estratégias não farmacológicas para controle da sedoanalgesia e prevenção de *delirium* em terapia intensiva

- Estimular o engajamento dos familiares nos cuidados
- Permitir a presença dos familiares por períodos mais prolongados
- Prover musicoterapia individualizada
- Reduzir deficiências auditivas e visuais (pelo uso de aparelhos auditivos e óculos)
- Melhorar o sono (diminuir ruídos, evitar intervenções desnecessárias e minimizar a luz)

(continua)

▷ **TABELA 1** Estratégias não farmacológicas para controle da sedoanalgesia e prevenção de *delirium* em terapia intensiva (*continuação*)

- Retirar drenos, cateteres e sondas o mais precocemente possível
- Garantir medidas que mantenham a orientação (acesso a calendários e relógios)
- Prover reabilitação e mobilização precoce
- Oferecer técnicas de relaxamento (p. ex., massagem, acupuntura, terapia com animais)
- Evitar contenção física do paciente no leito

As medidas não farmacológicas, em sua maioria, dependem de mudança comportamental e amadurecimento de toda a equipe multidisciplinar que trabalha na UTI. A presença de medidas não farmacológicas no *checklist* diário durante a reunião multidisciplinar ajuda nessa conscientização. Além disso, documentar em protocolos as regras individuais de cada serviço relativas às medidas não farmacológicas permite a manutenção da organização e a prevenção de conflitos no ambiente de terapia intensiva.

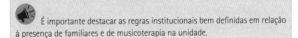

É importante destacar as regras institucionais bem definidas em relação à presença de familiares e de musicoterapia na unidade.

ESTRATÉGIAS FARMACOLÓGICAS

Analgesia

Todos os pacientes em estado crítico merecem medidas intensivas que quantifiquem e amenizem a dor durante a internação. O controle é complexo, e cada indivíduo apresenta um padrão de percepção e tolerabilidade. A característica temporal também influencia na prevenção e no tratamento da dor, já que ela pode ser em repouso ou intermitente (p. ex., durante procedimentos invasivos ou na retirada de drenos).

A maneira mais apropriada para avaliação da dor é o autorrelato do paciente que pode se comunicar de forma confiável. Nesta situação, a graduação da dor pode ser representada verbalmente ou visualmente por intermédio da escala visual analógica de dor (Figura 1). No caso de pacientes incapazes de se comunicar ou que não possuem comunicação confiável, recomenda-se a ferramenta de observação da dor em cuidado crítico (CPOT). Esta escala de mensuração da dor considera a tensão muscular, os movimentos do corpo e as expressões faciais do paciente, como demonstrado na Tabela 2.

> É sempre importante aplicar a graduação da dor após as medidas terapêuticas instituídas, de forma que o processo de controle álgico seja em alça fechada.

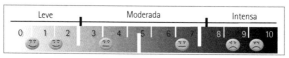

▷ **FIGURA 1** Escala visual analógica de dor (EVA).

▷ **TABELA 2** Ferramenta de observação da dor em cuidado crítico

Indicador	Descrição	Pontuação	
Expressão facial	Nenhuma tensão muscular observada	Relaxado, neutro	0
	Franzir da testa e contração de pálpebras	Tenso	1
	Todos os movimentos faciais acima mais pálpebras bem fechadas	Caretas	2

(continua)

104   GUIA DE MEDICINA DE URGÊNCIA

▷ **TABELA 2**   Ferramenta de observação da dor em cuidado crítico
(*continuação*)

Indicador	Descrição	Pontuação	
Movimentos corporais	Sem movimentos (não significa necessariamente ausência de dor)	Ausência de movimentos	0
	Movimentos lentos e cautelosos, tocando ou esfregando o local da dor, buscando atenção por meio de movimentos	Proteção	1
	Puxando tubo, tentando sentar-se, movendo membros/batendo, não seguindo comandos, golpeando os funcionários, tentando sair da cama	Inquietação	2
Tensão muscular	Nenhuma resistência aos movimentos passivos	Relaxado	0
	Resistência aos movimentos passivos	Tenso, rígido	1
	Forte resistência aos movimentos passivos, incapacidade de completá-los	Muito rígido	2
Conformidade com o ventilador (pacientes entubados)	Alarmes não ativados, ventilação fácil	Tolerando ventilador	0
	Os alarmes param espontaneamente	Tossindo, mas tolerando	1
	Assincronia: ventilação de bloqueio, alarmes frequentemente ativados	Assincronia grave	2
Total			8

O opioide ainda é o principal fármaco no controle da dor do paciente crítico. Porém seus efeitos colaterais (constipação, íleo, depressão respiratória, prurido e até sedação), fazem com que as diretrizes recomendem ações multimodais no controle da dor. Dentre as ações, destaca-se o uso de fármacos analgésicos não opioides associados a medidas não farmacológicas (p. ex., musicoterapia, técnicas de relaxamento, massagem e crioterapia).

Acetominofeno, quetamina e dipirona – esta última mais frequente no Brasil – são medicações recomendadas para associação aos opioides como parte da terapia multimodal. São todas medicações que podem ser utilizadas com segurança no pós-operatório de cirurgia de grande porte em associação aos opioides. A quetamina também tem sua indicação clássica nas síndromes de descolamento cutâneo (p. ex., epidermólise bolhosa e síndrome de Stevens-Johnson) em que a dor é de forte intensidade e de caráter prolongado. Não se recomenda a administração de anti-inflamatório não esteroidal para controle de dor no paciente crítico.

Em situações especiais, como a dor neuropática, é recomendado lançar mão da associação com fármacos específicos, por exemplo, a carbamazepina, a gabapentina e a pregabalina em associação ou não aos opioides.

Por fim, durante procedimentos invasivos ou na retirada de drenos, pode ser necessário o uso de analgésicos potentes, como opioides, para o tratamento da dor de forma preemptiva. É importante reforçar que a administração do fármaco deve ser feita no momento apropriado para que o seu pico de ação coincida com o procedimento (Tabela 3).

▷ TABELA 3 Características e doses dos opioides mais comuns usados em terapia intensiva

	Morfina	Fentanila
Tempo de pico de ação	15-20 min	1-2 min
Meia-vida	3-5 h	30 min a 6 h (dependente da dose)
Dose em *bolus*	2-10 mg	1-2 mcg/kg
Dose de manutenção	2-30 mg/h	0,7-10 mcg/kg/h

Sedação

Estratégias de sedação que têm como pilar a sedoanalgesia, ou seja, o uso isolado de fármaco analgésico com algum efeito sedativo, oferecem melhor conforto aos pacientes e, possivelmente, estão relacionados a menor tempo de ventilação mecânica e incidência de *delirium*. A maioria dos pacientes em uso de ventilação mecânica invasiva permanece confortável e adaptada ao aparelho de ventilação mecânica apenas sob o uso contínuo ou intermitente de opioides ou drogas com efeitos sedativos e analgésicos simultâneos, como a dexmedetomidina. Essa estratégia permite o despertar fácil, mantém a interação do paciente com a equipe assistencial e, ao mesmo tempo, minimiza os efeitos colaterais causados pelas drogas hipnóticas. É claro que existem situações em que a associação de fármacos hipnóticos se torna obrigatória, como na manutenção do coma profundo durante o tratamento de hipertensão intracraniana, na síndrome do desconforto respiratório agudo durante sua fase crítica, que requer parâmetros ventilatórios elevados, e nas situações que exigem o uso de drogas bloqueadoras neuromusculares.

> O controle do nível de sedação é muito importante, mesmo quando se utiliza a sedoanalgesia de forma isolada. Para evitar excessos e malefícios gerados pela sedação (*delirium*, aumento do tempo de ventilação mecânica e crises de abstinência), é imprescindível sua mensuração de maneira objetiva e de fácil aplicação à beira do leito.

A escala de sedação RASS (*Richmond agitation and sedation scale*) é a ferramenta mais atual, com validação comprovada internacionalmente e com capacidade reprodutiva mais eficaz em relação a outras escalas de quantificação de sedação (Tabela 4). Nas situações em que o coma profundo é imprescindível ou há necessidade do uso de bloqueadores neuromusculares, a titulação da sedação deve ser de forma mais objetiva com o auxílio do monitoramento do índice bispectral (BIS).

Preconizar o uso de sedação leve (RASS 0 a -1), estimular o despertar diário (interrupção diária da sedação) e evitar o uso de benzodiazepínicos formam os pilares da prática de sedação adequada naqueles casos em que a sedação profunda não é necessária. O uso da interrupção diária da sedação permite o ajuste do nível de sedação pela equipe assistencial e está associado a menor tempo de ventilação mecânica.

▷ TABELA 4 Richmond agitation and sedation scale (RASS)

Escore	Termos	Descrição
+4	Combativo	Francamente combativo, violento, levando a perigo imediato da equipe de saúde
+3	Muito agitado	Agressivo, pode puxar tubos e cateteres
+2	Agitado	Movimentos não intencionais frequentes, briga com o respirador
+1	Inquieto	Ansioso, inquieto, mas não agressivo
0	Alerta e calmo	
-1	Torporoso	Parcialmente alerta, mantém olhos abertos e contato ocular ao estímulo verbal
-2	Sedado leve	Acorda rapidamente e mantém contato ocular ao estímulo verbal por < 10 s
-3	Sedado moderado	Movimento ou abertura dos olhos, mas sem contato ocular com o examinador
-4	Sedado profundamente	Sem resposta ao estimulo verbal, tem movimentos ou abertura ocular ao estimulo tátil
-5	Coma	Sem resposta aos estímulos verbais ou ao exame físico

Quando houver a necessidade do uso de drogas hipnóticas para sedação contínua em pacientes críticos sob ventilação mecânica invasiva, recomenda-se o uso do propofol ou a dexmedetomidina em detrimento dos benzodiazepínicos (midazolam). Tais medicações estão associadas a menor tempo de ventilação mecânica, despertar precoce, menor incidência de *delirium* e maior tempo de interação do paciente com a equipe assistencial (Tabela 5).

Quanto ao uso dos bloqueadores neuromusculares, estes, cada vez menos, são utilizados nos pacientes críticos em terapia intensiva. Salvo nos casos de entubação orotraqueal em sequência rápida, na síndrome do desconforto respiratório agudo e na obstrução grave de vias aéreas (broncoespasmo grave). Os bloqueadores neuromusculares na forma contínua estão em desuso, e a administração intermitente em *bolus* vem ganhando espaço com a presença de fármacos mais modernos e seguros (Tabela 6).

▷ **TABELA 5** Características e doses dos sedativos hipnóticos mais usados em terapia intensiva

	Midazolam	Propofol	Dexmedetomidina
Tempo de pico de ação	1-3 min	30-50 s	60 s
Meia-vida	1-4 h	3-10 min	6 min
Dose em *bolus*	0,01-0,05 mg/kg	1 mg/kg	Não recomendada
Dose de manutenção	0,02-0,1 mg/kg/h	5-50 mcg/kg/min	0,2-0,7 mcg/kg/h

▷ **TABELA 6** Bloqueadores neuromusculares

	Rocurônio	Atracúrio	Cisatracúrio
Dose em *bolus*	1,2 mg/kg	0,5 mg/kg	0,2 mg/kg
Dose de manutenção	0,06-0,1 mg/kg/h	0,2-0,7 mg/kg/h	0,15-0,30 mg/kg/h
Meia-vida	30 min	40-60 min	90 min

Delirium

O *delirium* é considerado uma síndrome de início agudo, de curso flutuante e características marcantes, como desatenção, alteração da cognição e diminuição da consciência. Alguns pacientes podem apresentar sonolência excessiva, enquanto outros manifestam agitação e agressividade com a equipe assistencial. É uma situação perturbadora para os pacientes e seus familiares. Está relacionada a piores desfechos clínicos, maiores custos e tempo de internação hospitalar.

O diagnóstico de *delirium* é clínico e pode fazer parte das disfunções orgânicas presentes nos pacientes em estado grave. Trata-se de entidade que deve ser triada de rotina pela equipe assistencial, principalmente naqueles pacientes com fatores de risco predisponentes (Tabela 7).

SEDAÇÃO, ANALGESIA E *DELIRIUM* 109

▷ **TABELA 7** Fatores de risco para *delirium* nos pacientes críticos

- Uso de benzodiazepínicos
- Transfusões sanguíneas
- Idade avançada
- Demência
- Coma anterior
- Cirurgia de emergência ou trauma
- Escore de gravidade elevado (APACHE, SAPS)
- Infecção

A ferramenta mais utilizada e validada para triagem de *delirium* no paciente crítico é o fluxograma *Confusion Assessment Method in Intensive Care Unit (CAM-ICU)*, conforme mostra a Figura 2.

O CAM-ICU permite a determinação de *delirium* de forma rápida, fácil e reprodutível, abordando seus principais critérios diagnósticos: quadro agudo, desatenção, alteração do nível de consciência e/ou pensamento desorganizado. É uma propedêutica que pode ser aplicada por todos os profissionais da equipe multidisciplinar quando devidamente treinados.

O sucesso do tratamento do *delirium* depende do diagnóstico precoce e da implementação de medidas não farmacológicas de prevenção (p. ex., promoção de ambiente calmo com o mínimo de ruídos, manutenção do paciente orientado em tempo e espaço com auxílio de calendários e relógios, mobilização precoce, presença e engajamento dos familiares, preocupação com o uso de próteses auditivas e óculos etc.).

Em pacientes em ventilação mecânica nos quais o *delirium* esteja impedindo o desmame ventilatório, a medida farmacológica recomendada de primeira escolha é a dexmedetomidina. Atualmente, não é encorajado o uso rotineiro de antipsicóticos típicos (haloperidol), atípicos (quetiapina, risperidona) ou estatinas para a prevenção do *delirium*. Somente nos casos de sofrimento significativo gerados pelo *delirium* (p. ex., crises de ansiedade, medo, alucinações ou atitudes que podem ser fisicamente prejudiciais ao paciente), o uso dos antipsicóticos, no curto prazo até a resolução

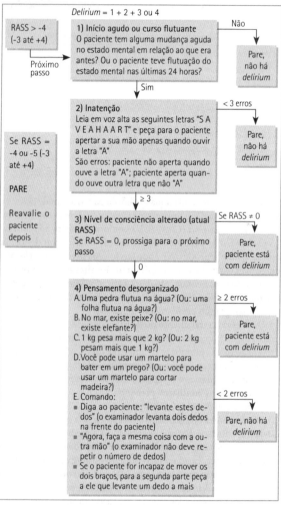

▷ **FIGURA 2** Método de avaliação da confusão mental na unidade de terapia intensiva (*Confusion Assessment Method in Intensive Care Unit – CAM-ICU*).
RASS: *Richmond agitation and sedation scale*.

dos sintomas, pode ter algum benefício (Tabela 8). Os prejuízos desencadeados pelo uso continuado dos antipsicóticos superam os benefícios.

▷ **TABELA 8** Medicações para tratamento do *delirium*

	Dose	Efeitos colaterais	Observações
Dexmedetomidina	0,2-1,4 mcg/kg/h	Bradicardia e hipotensão	Medicação de primeira escolha no *delirium*
Haloperidol	2,5 mg, podendo repetir a cada 15 min (máximo de 15 mg)	Diminuição do limiar convulsivo, síndrome parkinsoniana e aumento do intervalo QT	Administração preferencial-mente intramuscular
Quetiapina	25-400 mg/dia divididos em 1-4 vezes	Aumento intervalo QT e *torsades de pointes*	Aumentar as doses de forma progressiva até o efeito desejado
Risperidona	1-6 mg/dia doses divididas 2 x/dia	Diminuição do limiar convulsivo, síndrome parkinsoniana e aumento do intervalo QT	Aumentar as doses de forma progressiva até o efeito desejado

CONSIDERAÇÕES FINAIS

O manejo e o controle da sedação, da analgesia e do *delirium* no paciente crítico é multidisciplinar. O seu sucesso depende do engajamento de toda a equipe assistencial, do controle e do preparo do ambiente, além do apoio familiar na UTI.

A sedação baseada na analgesia apresenta melhores resultados e conforto ao paciente. Nos casos específicos em que a hipnose seja necessária, sua quantificação deve ser monitorada e ajustada de forma intensiva diariamente. Nessa situação, deve-se evitar o uso dos benzodiazepínicos em detrimento da utilização de drogas como o propofol e a dexmedetomidina.

A abordagem criteriosa e racional em relação a sedação e analgesia nos pacientes críticos determina diminuição do tempo de internação na UTI, diminuição do tempo de ventilação mecânica, diminuição da incidência de infecções relacionadas à assistência à saúde, menores taxas de *delirium*, além de minimizar a realização de exames desnecessários, como tomografia computadorizada de crânio e eletroencefalograma.

BIBLIOGRAFIA

1. Devlin JW, Skrobik Y, Gélinas C, Needham DM, Slooter AJC, Pandharipande PP, et al. Clinical practice guidelines for the prevention and management of pain, agitation/sedation, delirium, immobility, and sleep disruption in adult patients in the ICU. Crit Care Med. 2018;46(9):e825-73.
2. Mehta S, Spies C, Shehabi Y. Ten tips for ICU sedation. Intensive Care Med. 2018;44(7):1141-3.
3. Olsen HT, Nedergaard HK, Strøm T, Oxlund J, Wian KA, Ytrebø LM, et al. Nonsedation or light sedation in critically ill, mechanically ventilated patients. N Engl J Med. 2020;382(12):1103-11.

CAPÍTULO 11

Ventilação mecânica: conceitos e ajustes básicos

Marcella Marson Musumeci Fagundes de Almeida
Alessandra Cristina Marques dos Santos

VENTILAÇÃO MECÂNICA NÃO INVASIVA

Introdução

A ventilação não invasiva (VNI) começou a ser usada nos hospitais com o intuito de terapia ventilatória nas insuficiências respiratórias diversas, principalmente as de origem cardiovascular ou provenientes de doenças pulmonares obstrutivas. Vários trabalhos vem sendo feitos e têm mostrado que a ventilação não invasiva pode evitar a intubação e, consequentemente, as complicações relacionadas à ventilação mecânica e o tempo de permanência hospitalar.

A ventilação não invasiva é definida como uma técnica de ventilação mecânica na qual nenhum dispositivo invasivo é usado como tubo orotraqueal, nasotraqueal, ou cânula de traqueostomia. A ventilação é feita por meio da adaptação do paciente em máscara facial conectada por um circuito ao ventilador. Através deste sistema, as diversas modalidades ventilatórias podem ser aplicadas para ventilar o paciente e impedir a evolução para a forma invasiva de ventilação.

Ventiladores e modos

Ventilação espontânea é a mais utilizada e consiste no paciente iniciar e finalizar a ventilação.

Ventiladores específicos para ventilação não invasiva

Aparelhos de ventilação não invasiva

1. Aparelhos específicos para VNI com circuito único e válvula exalatória. Estes podem ser subdivididos em bilevel e CPAP.

- **Bilevel:** dois níveis de pressão (pressão inspiratória positiva na via aérea [IPAP] e pressão expiratória positiva na via aérea [EPAP]), ou seja, suporte pressórico a cada inspiração associado a nível de pressão positiva no final da expiração (PEEP). Os aparelhos de bilevel são ciclados a fluxo e muitos possuem frequência de respaldo. É indicado para doenças obstrutivas, hipercapnia aguda, descanso da musculatura respiratória.
- **Pressão contínua na via aérea (CPAP):** único nível de pressão, EPAP. Pode ser aplicado por meio de geradores de fluxo ou aparelhos específicos. Indicado para congestão pulmonar e apneia periférica do sono.

2. Geradores de fluxo com circuito único e adaptação de válvula de PEEP.
3. Aparelhos de ventilação invasiva com circuito duplo e adapta do às máscaras faciais sem vazamentos. O modo colocado deve ser o de pressão de suporte.

Preferencialmente, os aparelhos utilizados devem ser os de ventilação não invasiva; mas os de ventilação invasiva também podem ser usados. Quando utilizando aparelhos convencionais o modo preferencial é o de pressão de suporte (ver Ventilação invasiva à frente).

A PEEP está presente tanto no modo ventilatório mandatório como no espontâneo devido aos seus efeitos na melhora da troca gasosa (melhor oxigenação), redistribuição de líquidos intersticial e combate ao *shunt*. A VNI vem sendo usada como terapia reexpansiva pulmonar nos casos em que não necessariamente a insuficiência respiratória esteja presente. Trata-se de reexpandir áreas hipoventiladas do pulmão quer seja por atelectasias, restrições cirúrgicas abdominais ou cardíacas.

Indicações de ventilação não invasiva

A VNI está indicada para os pacientes em insuficiência respiratória cujos sinais e sintomas clínicos estejam presentes, como taquipneia, dispneia, dessaturação, hipoxemia, retenção de dióxido de carbono, aumento de trabalho muscular respiratório e diminuição do volume corrente. Importante atentar para a ausência de contraindicações (Tabela 1).

▷ **TABELA 1** Contraindicações

Relativas
■ Glasgow < 12
■ Ausência de proteção das VAS, tosse ineficaz, obstrução das VAS
■ Arritmias complexas, instabilidade hemodinâmica
■ Pneumotórax não drenado, fístula broncopleural
■ Cirurgia esofágica, trauma ou cirurgia recente na face ou na via aérea
■ Sangramento digestivo alto
Absoluta
■ Parada cardiorrespiratória

VAS: vias aéreas superiores.

Interfaces

Considerando pacientes em insuficiência respiratória, duas interfaces são mais indicadas:
- **Facial:** tem como vantagem menor vazamento e permite maiores fluxos de pressão; como desvantagem, há maior chance de úlcera de pressão nasal ou nos pontos de apoio e maior risco de aspiração em caso de êmese.
- **Total face:** maior conforto para uso prolongado, menor risco de lesão cutânea e mínimo vazamento. Porém, como desvantagens, apresenta maior espaço morto e risco de broncoaspiração.

- O oxigênio deve ser ofertado nos aparelhos citados.
- É importante selecionar a interface que melhor se acople ao paciente, proporcionando conforto e otimizando a ventilação. A boca, durante a ventilação, deve estar fechada para não provocar aerofagia; e se a máscara nasal for a opção, isto é obrigatório.
- Os aparelhos específicos de VNI compensam as fugas aéreas.
- A adaptação da máscara na face é feita por meio de fixadores cefálicos.

Como iniciar e adaptar a ventilação não invasiva

A seguir, descreveremos como iniciar a ventilação não invasiva em pacientes com insuficiência respiratória. O modo demostrado será o bilevel, no qual o paciente ventila espontaneamente sob dois níveis de pressão, ou seja, um nível inspiratório (IPAP) e o outro expiratório (EPAP).

1. Escolha da interface. Atenção ao tamanho da máscara em relação ao nariz e à extensão da face. Quanto mais confortável a adaptação da máscara, melhor será a tolerância do paciente.
2. Adaptação do sistema/circuito do aparelho à máscara e esta ao paciente através do fixador cefálico.
3. Geralmente nos aparelhos de VNI específico é necessário colocar um escape de ar que pode ser ajustado por meio de uma válvula expiratória.
4. O filtro de barreira deve ser colocado entre o aparelho e o circuito, para evitar contaminações.
5. Se o aparelho não possuir sistema próprio de oxigênio (*blender*), um dispositivo para oferta de oxigênio deve ser adaptado ao sistema.
6. Após o sistema montado e a máscara escolhida, recomenda-se ajuste dos parâmetros iniciais: IPAP é indicada para promover ventilação alveolar, alcançar um volume corrente adequado e que minimize o trabalho da musculatura respiratória; EPAP para expansão pulmonar, proporcionando uma boa saturação

VENTILAÇÃO MECÂNICA: CONCEITOS E AJUSTES BÁSICOS   117

▷ **TABELA 2**   Indicações específicas de acordo com as patologias

VNI na DPOC (Recomendação A)

- PSV/PEEP OU bilevel (o CPAP pode ser utilizado na ausência de aparelho com 2 níveis de pressão)
- PSV fornecendo VC 6 a 8 mL/kg
- PEEP inicial 6 cmH$_2$O

Atenção a:
- Retentor ou não de CO$_2$
- Nível de consciência
- Oxigenação (manter menor O$_2$ possível) SatO$_2 \geq 88\%$

VNI no edema agudo pulmonar (Recomendação A)

- Parâmetros CPAP = 10 cmH$_2$O
- PSV/PEEP PSV = VC 6 a 8 mL/kg PEEP até 10 cmH$_2$O
- Realizar VNI o mais precoce possível

VNI no paciente imunossuprimido (Recomendação A)

- PSV/PEEP ou CPAP
- VC 7 a 10 mL/kg
- PEEP 2 a 10 cmH$_2$O

VNI na hipoxemia (Recomendação B)

- PSV/PEEP ou CPAP ™PSV = VC 6 a 8 mL/kg
- PEEP $\geq$ 8 cmH$_2$O
- Máscara facial ou facial total. Utilização bastante criteriosa, fazer gasometria após 20 min. Se PaO$_2 < 60$ mmHg = entubar

VNI na asma (Recomendação B)

- VNI com 2 níveis de pressão ou CPAP
- PEEP = 10 cmH$_2$O
- IPAP 8 e EPAP 5 cmH$_2$O
- Tolerar até 2 horas

VNI no paciente paliativo (Recomendação B)

- Alívio de dispneia
- Níveis ajustados pelo conforto e tolerância do paciente

CPAP: pressão positiva contínua nas vias aéreas; DPCO: doença pulmonar obstrutiva crônica; PEEP; pressão positiva expiratória final; PSV: ventilação com suporte pressórico; VC: volume corrente; VNI: ventilação não invasiva.

(> 90%) de oxigênio com o mínimo de oxigênio ofertado. Atenção para a PA, visto que a EPAP diminui o retorno venoso.
7. Lembre-se de que a ajuda ventilatória será maior quanto maior for a IPAP.
8. O paciente estará respondendo bem à VNI se o trabalho muscular respiratório e a saturação de oxigênio estiverem melhores, o que pode ser verificado pela gasometria arterial.

Quando descontinuar?

O uso da VNI deve ser monitorado à beira do leito por 30 minutos a 2 horas, para considerar sucesso devemos observar melhora dos parâmetros de indicação, melhora do conforto, melhora da saturação e valores gasométricos. Espera-se resposta positiva em 75% dos pacientes hipercapnicos e 50% dos hipoxêmicos. Em caso de insucesso, recomendam-se imediatamente a intubação orotraqueal e a ventilação invasiva.

VENTILAÇÃO MECÂNICA INVASIVA BÁSICA

Introdução

A ventilação mecânica invasiva (VMI) é um método de suporte para o tratamento de pacientes com insuficiência respiratória aguda ou crônica agudizada, indicada em casos de reanimação cardiopulmonar, hipoventilação e/ou apneia, insuficiência respiratória secundária a fraqueza muscular ou alterações no comando respiratório, prevenção de complicações respiratórias, tórax instável ou para preparo cirúrgico. O objetivo da VMI é proteger vias aéreas, auxiliar troca gasosa, descanso muscular, permitir procedimentos e aspiração de secreções.

A ventilação mecânica é entregue ao paciente por meio da intubação orotraqueal ou cânula de traqueostomia. Uma vez que a traqueia foi acessada com sucesso e a posição da cânula checada por meios clínicos e futuramente radiológicos, os parâmetros do ventilador devem ser ajustados. O ventilador mecânico é um dispositivo que integra tempo, fluxo, volume corrente e pressão para entregar inspiração por meio de pressão positiva. O primeiro passo a ser escolhido pelo operador é o modo ventilatório. O modo determina como a inspiração será entregue e quando será interrompida. Apesar dos inúmeros modos avançados disponíveis atualmente, os modos assisto-controlados e o modo espontâneo de pressão de suporte são os mais comuns e serão citados neste capítulo.

Modo ventilatório

Atualmente já não existem modos puramente controlados nos quais o paciente não pode ter interação com o ventilador, por isso o termo assisto-controlado. O que diferencia um modo assisto-controlado de um modo assistido é que no primeiro existem dois tipos de disparo: controlado (disparado pelo ventilador) e assistido (disparado pelo paciente).

O disparo é o início do ciclo respiratório, marcado pelo início da fase inspiratória (Figura 1). Os disparos realizados pelo ventilador são a tempo, por exemplo: programa-se uma frequência respiratória de 15 inspirações por minuto (ipm) e o ventilador iniciará um ciclo a cada 4 s. Já os disparos iniciados pelo paciente depende do desejo do paciente de respirar, o ventilador detecta esse desejo por meio do *trigger* de sensibilidade, que pode ser a fluxo (detecta alterações na velocidade do ar dentro do circuito)

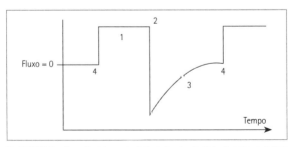

▷ **FIGURA 1**   Fases do ciclo respiratório: 1. fase inspiratória; 2. ciclagem; 3. fase expiratória; 4. disparo.

ou a pressão (detecta que a pressão se torna mais negativa dentro do circuito). O modo assistido só tem disparo a *trigger*.

Modo assisto-controlado: volume ou pressão?

Não existe evidência que comprove a superioridade de um modo pelo outro. O melhor modo ventilatório é aquele que o operador tem maior familiaridade e o paciente fica mais sincrônico.

Independentemente de como o ciclo foi iniciado – por tempo ou *trigger* – haverá a entrega de um fluxo inspiratório. Em modo de pressão controlada (PCV) o fluxo é entregue até que a pressão controlada ajustada seja atingida, e o volume corrente gerado é consequência, esse modo é limitado a pressão. Em modo de volume controlado (VCV) o fluxo é entregue até que o volume corrente determinado seja atingido e a pressão varie, esse modo é limitado a volume. O volume e a pressão gerados são consequências da complacência e da resistência do sistema respiratório.

- **PCV:** em modo de pressão, ajusta-se o suporte pressórico que deverá ser suficiente para atingir o volume corrente pretendido*. Neste modo, ajustamos também o tempo inspiratório.
- **VCV:** em modo de volume, ajusta-se diretamente o volume corrente pretendido* e, a depender do modo do ventilador mecânico, em vez do tempo inspiratório, ajustamos o fluxo.

O modo PSV é um modo assistido no qual o *trigger* é acionado exclusivamente pela sensibilidade e não se determina a frequência respiratória nem o volume corrente. Fornece-se um suporte pressórico durante a inspiração (pressão de suporte) e o restante é consequência do *drive* respiratório, força muscular e da mecânica pulmonar do paciente. O final do disparo se dá pelo ajuste da porcentagem de ciclagem (p. ex., ajusta a abertura da válvula exalatória quando o pico de fluxo inspiratório cai 25%, ou seja, quanto maior o ajuste menor o tempo inspiratório). Neste modo também se ajusta a PEEP e a fração inspirada de oxigênio (FiO_2) fornecida.

Parâmetros ventilatórios

- **Pressão:** ajustada em modo assisto-controlado ou suporte. Nos ventiladores a pressão que ajustamos é somada acima da PEEP, de acordo com a mecânica pulmonar do indivíduo, a pressão ajustada irá promover uma pressão de pico ao final da inspiração (deve ser < 40 mmHg) e uma pressão de platô quando usamos pausa inspiratória (deve ser < 35 mmHg) (Figura 2). É por meio dessas pressões que se torna possível o cálculo da complacência e resistência.
- **Volume corrente (VC):** o volume corrente recomendado é de 6 mL/kg de peso predito, mas pode variar de 4 a 8 mL/kg a depender da patologia e da necessidade gasométrica. A fórmula para determinar o peso predito é: homens (kg) = 50 + 2,3 × {(altura [cm] × 0,394) – 60}; mulheres (kg) = 45,5 + 2,3 × {(altura [cm] × 0,394) – 60}.
- **Tempo inspiratório (Tinsp):** o Tinsp determina o final da inspiração e a abertura da válvula exalatória/início da expiração, momento conhecido como ciclagem. Esse ajuste é feito em

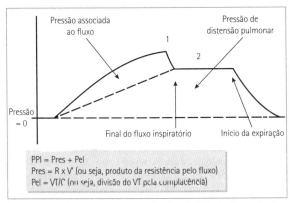

▷ **FIGURA 2** Componentes da pressão inspiratória. PPI: pico de pressão; Pres: pressão resistiva; R: resistência; (Ppico – PPlat) × V: fluxo/Pel (pressão elástica) = VT (volume corrente); C: complacência (Pplat – PEEP).

modo PCV, e por meio do Tinsp com a frequência respiratória é possível determinar a relação inspiração:expiração (Rel I:E). O Tinsp normal varia de 0,8 a 1,2 s.

- **Fluxo:** o fluxo é ajustado em modo VCV e indiretamente determina o Tinsp, quanto mais rápido é entregue o fluxo menor o Tinsp. O fluxo normal varia de 40 a 60 L/min. A curva de fluxo é ajustada em modo VCV, podendo ser quadrada ou descendente – a descendente é mais fisiológica, enquanto a quadrada permite melhor monitorização da mecânica pulmonar.
- **Frequência respiratória (fr):** a frequência normal varia de 12 a 20 ipm, quanto maior a fr maior a lavagem de CO_2. A fr com o Tinsp influencia a Rel I:E; e com o VC influencia diretamente o volume minuto.
- **Relação inspiração:expiração (Rel I:E):** a relação normal varia de 1:2 a 1:3, que significa 1 parte de inspiração para 2 partes de expiração. Ajustando as fr mais altas, a relação ficará mais estreita, ou seja, próxima de 1:1. Se reduzirmos o Tinsp ou a fr teremos relações mais alargadas. As relações mais estreitas são recomendas para pacientes restritivos, mas podem resultar em hipercapnia permissiva, enquanto relações mais alargadas até 1:4, 1:5 são recomendadas para pacientes obstrutivos permitindo tempo para exalação.
- **Volume minuto (Ve):** o volume minuto será produto da fr × VC e representa a ventilação alveolar. Por exemplo, paciente com hipercapnia, aumentamos a fr para lavar CO_2, podemos estar lavando somente o espaço morto das vias aéreas, enquanto garantindo o aumento do Ve temos a certeza da lavagem de conteúdo alveolar. O volume minuto normal é de 4 a 10 L/min.
- **Pressão expiratória final (PEEP):** a PEEP é a pressão que se mantém no pulmão ao final da expiração, resultando em aumento do volume residual e da capacidade residual funcional. A PEEP fisiológica é em torno de 3 cmH_2O. É interessante a utilização da PEEP em pacientes obstrutivos para manter vias aéreas abertas permitindo exalação e em lesões pulmonares ou tórax instável para garantir estabilidade alveolar. É contraindicada em pacientes com insuficiência cardíaca direita.

- **Fração inspirada de oxigênio (FiO$_2$):** a FiO$_2$ fisiológica é de 21%, na ventilação mecânica o oxigênio é misturado ao ar comprimido e deve ser fornecido de maneira que a saturação periférica e arterial se mantenha acima de 92%; em pacientes hipoxêmicos crônicos, 88%.

Monitorização e cuidados

O ajuste da ventilação mecânica deve ser individualizado considerando o perfil do indivíduo, a patologia e as comorbidades associadas.

Após o ajuste da ventilação mecânica não se pode esquecer a checagem dos alarmes da ventilação, limites inferior e superior dos parâmetros ajustados, ventilação de respaldo no caso de apneia em PSV e o volume do alarme.

É também de suma importância a avaliação das medidas de mecânica pulmonar (pressão de pico, pressão de platô, complacência, resistência e *driving pressure*) para garantir uma ventilação segura e não lesiva. Após cerca de 30 minutos dos ajustes, recomenda-se uma gasometria arterial para avaliar possíveis ajustes.

BIBLIOGRAFIA

1. Barbas CS, Matos GF, Amato MB, Carvalho CRR. Goal-oriented respiratory management for critically ill patients with acute respiratory distress syndrome. Crit Care Res Pract. 2012;2012:952168.
2. Boissier F, Katsahian S, Razazi K, Thille AW, Roche-Campo F, Leon R, et al. Prevalence and prognosis of cor pulmonale during protective ventilation for acute respiratory distress syndrome. Intensive Care Med. 2013;39(10):1725-33.
3. Carvalho CRR, Toufen Jr C; Franca SA. Ventilação mecânica: princípios, análise gráfica e modalidades ventilatórias. J Bras Pneumol. 2007;33(2):54-70.
4. Diretrizes Brasileiras de Ventilação Mecânica. SBPT e AMIB; 2013.
5. Goligher EC, Ferguson ND, Brochard LI. Clinical challenges in mechanical ventilation. Lancet. 2016;387(10030):1856-66.
6. Guérin C, Reignier J, Richard JC, Beuret P, Gacouin A, Boulain T, et al. Prone positioning in severe acute respiratory distress syndrome. N Engl J Med. 2013;368(23):2159-68.
7. Grossbach I, Chlan L, Tracy MF. Ventilator-related responses overview of mechanical ventilatory support and management of patient. Crit Care Nurse. 2011;31:30-44.

8. Matos GFJ, Stanzani F, Passos RH, et al. How large is the lung recruitability in early acute respiratory distress syndrome: a prospective case series of patients monitored by computed tomography. Crit Care. 2012;16(1).

9. Ferguson N, Cook DJ, Guyatt GH, Mehta S, Hand L, Austin P, et al. High-frequency oscillation in early acute respiratory distress syndrome. N Engl J Med. 2013;368(9):795-805.

10. Singer BD, Corbridge TC. Basic invasive mechanical ventilation. South Med J. 2009;102(12):1238-45.

11. Walter JM, Corbridge TC, Singer BD. Invasive mechanical ventilation. South Med J. 2018;111(12):746-53.

PARTE III

CARDIOLOGIA

coordenação: Frederico José Neves Mancuso

CAPÍTULO **12**

Arritmias cardíacas

Frederico José Neves Mancuso

INTRODUÇÃO

Arritmias cardíacas são causas frequentes de procura por serviços de urgência/emergência e também podem surgir durante o atendimento de outras emergências médicas, sendo potencialmente fatais em alguns casos.

Na abordagem dos pacientes com alterações do ritmo cardíaco, são necessários avaliação clínica completa, entendimento dos mecanismos arritmogênicos, procura por causas e avaliação do comprometimento hemodinâmico causado pela arritmia.

 Resumindo, três mecanismos básicos constituem a gênese das arritmias cardíacas: reentrada, atividade deflagrada e automatismo.

O mecanismo de reentrada costuma ter início e término súbitos, que são consequentes à existência de circuitos anatômicos ou funcionais, os quais são passíveis de mapeamento por meio de estudo eletrofisiológico e ablação com cateter.

As arritmias por automatismo resultam de distúrbios secundários, sobretudo com alterações no tônus adrenérgico. Por esse motivo não são passíveis de indução mediante estudo eletrofisiológico.

128 GUIA DE MEDICINA DE URGÊNCIA

Já a atividade deflagrada, resulta de pós-potenciais precoces ou tardios e tem baixa especificidade eletrocardiográfica de reconhecimento.

O conhecimento dos princípios básicos de eletrocardiograma (ECG) é fundamental na avaliação das arritmias (Tabela 1). Sempre que necessário deve-se obter traçados mais longos (em 1 ou mais derivações) do que o obtido com o ECG convencional para estabelecer o diagnóstico correto da arritmia.

▷ **TABELA 1** Eletrocardiograma (ECG)

A velocidade do papel que registra o traçado habitualmente é de 25 mm/s, assim:
- 1 quadrado pequeno = 1 mm = 0,04 s
- 1 quadrado grande = 5 mm = 0,20 s

Eixo elétrico

Eixo normal do QRS: entre +90° e –30°

Intervalos e durações

Onda P: duração 60 a 110 ms, mais bem obtida em um traçado longo de D2; amplitude até 2,5 mm
Intervalo PR: 120 a 200 ms
Complexo QRS: < 120 ms, com morfologia variável
Intervalo QT corrigido (QTc): < 450 ms em homens e 470 em mulheres
(QTc = QT/raiz quadrada do intervalo RR)

Frequência cardíaca

Normal: 50 a 100 batimentos cardíacos por minuto (bpm)
Em situações patológicas, outras áreas do coração podem assumir o controle e, nesse caso, encontram-se as seguintes frequências: nó atrioventricular = 40 a 60 bpm; ventrículo = 30 a 40 bpm

TAQUIARRITMIAS

A assistência inicial ao paciente na emergência requer história e exames físicos direcionados, monitoração eletrocardiográfica, oximetria de pulso e medida da pressão arterial.

É fundamental a avaliação precoce da condição clínica e hemodinâmica do paciente e a relação dessas situações com a presença de arritmia. Caso haja estabilidade hemodinâmica, o passo seguinte é o registro do ECG de 12 derivações, com avaliação clínica completa e terapêutica específica para o subtipo em questão.

A presença de angina, hipotensão arterial, insuficiência respiratória ou alteração do nível de consciência, causados pela taquiarritmia, caracteriza um quadro instável hemodinamicamente. Nesses casos, indica-se a cardioversão elétrica sincronizada (CVE) o mais breve possível.

> Antes da CVE, deve-se realizar sedação (propofol [iniciar com 0,05 mg/kg], midazolam [iniciar com 2 mg e aumentar de 1 em 1 mg] ou etomidato [iniciar com 2 mg e aumentar de 1 a 2 mg a cada vez]) e analgesia (fentanila [iniciar com 0,5 a 1 mL] ou morfina [iniciar com 2 mg]) com baixas doses, para oferecer conforto e evitar depressão respiratória.

A classificação de acordo com sua sede de origem e mecanismo fisiopatológico é importante do ponto de vista terapêutico. A avaliação inicial do ECG inclui caracterizar a duração do QRS.

As taquiarritmias com QRS estreito englobam quase que exclusivamente as taquiarritmias supraventriculares, cuja origem pode estar nos átrios, na junção atrioventricular ou em uma via acessória.

Diante da identificação de uma taquiarritmia com QRS largo, em análise inicial no setor de emergência, deve-se ter como diagnóstico taquicardia ventricular (TV), até prova em contrário. Esse é o diagnóstico mais comum em pacientes com taquicardia com QRS largo, e, a menos que o diagnóstico de taquicardia supraventricular com condução aberrante seja absolutamente seguro, deve-se assumir a arritmia como TV em razão de seu pior prognóstico.

Para diferenciar TV de taquicardia supraventricular com condução aberrante foram propostos os critérios de Brugada (Tabela 2). A aplicação dos critérios de Brugada pode ser complicada para médicos sem experiência com esses critérios, assim, em caso de dúvida, deve-se assumir uma taquiarritmia com QRS largo como TV, assim como devem ser considerados parâmetros epidemiológicos e clínicos para a diferenciação entre TV e taquicardia supraventricular com aberrância.

▷ **TABELA 2** Critérios de Brugada: a presença de um deles indica taquicardia ventricular

Ausência de complexos RS de V1-V6
Intervalo RS > 100 ms em qualquer derivação precordial
Dissociação atrioventricular
Morfologia de bloqueio de ramo direito com R ou qR em V1 ou rS ou Qs em V6
Morfologia de bloqueio de ramo esquerdo com entalhe de S ou onda R > 30 ms ou > 60 ms até nadir do S ou presença de Q, QR ou QS em V6

TAQUICARDIA PAROXÍSTICA SUPRAVENTRICULAR (TPSV)

Pode ocorrer em corações normais ou em portadores de cardiopatias.

É mais frequente em adultos jovens e do sexo feminino.

A maioria dos casos cursa com palpitações e estabilidade hemodinâmica, sendo infrequentes os casos que evoluem com instabilidade pela arritmia.

Eletrocardiograma (Figura 1)

- Frequência: entre 160 e 220 bpm.
- Ritmo: regular.
- Ondas P: ausentes.
- QRS: estreito (pode estar alargado no caso de condução aberrante).

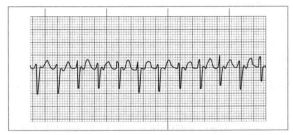

▷ **FIGURA 1** Taquicardia paroxística supraventricular (TPSV).

Tratamento

Instabilidade hemodinâmica

Em casos nos quais há instabilidade hemodinâmica, deve-se optar por cardioversão elétrica sincronizada imediata (iniciar com 50 J).

Estabilidade hemodinâmica

- Manobra vagal: massagem de seio carotídeo (movimentos circulares com dois dedos em seio carotídeo unilateral por 5-10 s, com o paciente deitado e monitorizado). Não realizar na suspeita de doença aterosclerótica em carótidas. Auscultar carótidas antes.
- Adenosina: 6 mg (infusão intravenosa rápida, em *bolus*, seguida de 20 mL de solução salina); se insucesso, repetir com 12 mg. Importante orientar o paciente quanto à sensação de mal-estar transitório. É fundamental a infusão rápida do fármaco.
- Alternativa: verapamil 5 mg (infusão lenta, em 10 minutos; podendo diluir em 50), pode ser repetido com 10 mg; diltiazem 15-20 mg (0,25 mg/kg) intravenoso, podendo repetir com 20-25 mg (0,35 mg/kg) (em 10 minutos). Evitar o uso de verapamil e/ou diltiazem em pacientes com déficit sistólico ventricular esquerdo; amiodarona 150 mg (em 10 minutos, diluído em SG 5% 100 mL, podendo repetir a dose).
- Tratamento profilático: o uso de profiláticos depende da frequência, da repercussão hemodinâmica e da duração das crises. Podem ser utilizados betabloqueadores, verapamil, diltiazem ou digoxina como drogas profiláticas e, em casos selecionados, pode ser realizada ablação.

FIBRILAÇÃO ATRIAL (FA)

É a arritmia crônica mais comum, porém pode se apresentar em eventos paroxísticos. Existem várias classificações propostas para FA, sendo que a relacionada ao padrão temporal parece ser a mais adequada e com implicações terapêuticas bem estabelecidas (Figura 2).

> FA com mais de 48 horas de duração, seja de forma contínua ou intermitente, pode se associar com a formação de trombos em átrio e/ou apêndice atrial esquerdos. Assim, esses pacientes não devem ter a arritmia revertida se não houver risco iminente à vida ou o trombo ter sido descartado por ecocardiografia transesofágica ou anticoagulação por 3 ou mais semanas. A reversão da FA em pacientes com trombo intracavitário pode causar fenômeno tromboembólico, como acidente vascular cerebral.

Na prática clínica, a definição sobre a duração exata da FA nem sempre é simples, na dúvida é melhor considerar a duração superior a 48 horas. A presença de cardiopatias, a dilatação do átrio esquerdo e a idade avançada também são fatores que podem indicar arritmia com maior tempo de duração e maior probabilidade de trombos intracavitários.

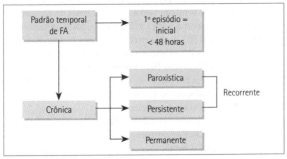

▷ **FIGURA 2** Classificação temporal da fibrilação atrial (FA).

Eletrocardiograma (Figura 3)

- Ritmo: irregular.
- Ondas P: ausentes.
- QRS: estreito ou alargado (bloqueio de ramo).
- Presença de ondas fibrilatórias (atividade atrial caótica), com frequência de 400 a 600 bpm.

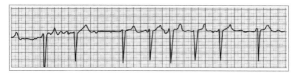

▷ **FIGURA 3** Fibrilação atrial.

Tratamento

Em casos de instabilidade hemodinâmica causada por FA de alta resposta, deve-se proceder a CVE sincronizada imediata, com 200 J.

Nos casos com estabilidade hemodinâmica, a terapêutica não invasiva inclui o controle de frequência, a decisão sobre a restauração do ritmo sinusal, a prevenção das recorrências e a anticoagulação.

Conforme previamente referido, de acordo com a classificação temporal da FA, institui-se a terapêutica específica, conforme detalhado a seguir. A Figura 4 ilustra a abordagem da FA estável.

Tratamento da FA com menos de 48 horas de duração

1. Deve-se optar pela reversão da arritmia, por meio da cardioversão farmacológica ou elétrica (nos casos em que há instabilidade hemodinâmica o tratamento de escolha é a cardioversão elétrica):
   - Propafenona: 450 a 600 mg em dose única por via oral ou 2 mg/kg por via intravenosa.
   - Amiodarona: ataque de 150 mg em 10 minutos, por via intravenosa, diluída em SG 5% 100 mL (podendo repetir ataque), seguido de infusão contínua de 1 mg/min nas primeiras 6 horas após a reversão e 0,5 mg/min por mais 18 horas (diluída em SG 5% 250 mL). A dose de manutenção pode ser aumentada para até 1.800 a 2.200 mg em 24 horas.
   - Cardioversão elétrica sincronizada: 200 J.
2. Prevenção de recorrências: indicada nos indivíduos com episódios recorrentes ou naqueles revertidos de um episódio crônico, sem causa reversível. Os fármacos mais utilizados são:

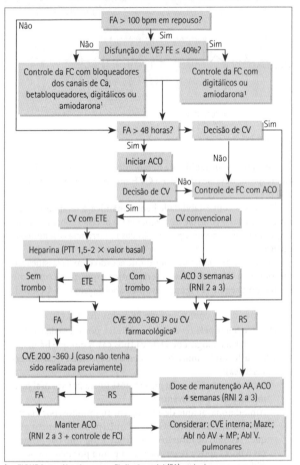

▷ **FIGURA 4** Abordagem na fibrilação atrial (FA) estável.
AA: antiarrítmicos; Abl: ablação por cateter; ACO: anticoagulação oral; CV: cardioversão; CVE: cardioversão elétrica; ETE: ecocardiograma transesofágico; FC: frequência cardíaca; MP: marca-passo; RS: ritmo sinusal; VE: ventrículo esquerdo. [1]Cautela na utilização de fármacos para cardioversão em pacientes com disfunção de VE, síndrome Bradi-Taqui e idosos. [2]Choque bifásico reduz em 30 a 50% a energia e o número de tentativas. [3]Drogas administrativas IV ou VO, ou associações, se necessário; cautela no uso de bloqueadores dos canais de Ca e betabloqueadores nos idosos; cautela na administração sob suspeita de síndrome Bradi-Taqui.

- Amiodarona: impregnação (800 mg a 1.200 mg/dia até dose total cumulativa de 7 a 10 g) e, após, manutenção com 100 a 400 mg/dia.
- Sotalol: 80 a 160 mg, 2 ou 3 vezes/dia (dose máxima de 320 mg/dia).

Tratamento da FA com mais de 48 horas de duração

1. Controle da frequência cardíaca:
   - Betabloqueador (cautela nos pacientes idosos ou com sinais de insuficiência cardíaca; contraindicado se broncoespasmo ou hipotensão):
     - Metoprolol 5 mg infundido em 5 minutos – pode repetir mais 2 vezes, com intervalo de 5 minutos entre as doses.
     - Esmolol 2 a 4 mg em um minuto, seguido de 6 a 8 mg em 4 minutos.
   - Verapamil (5 mg, pode repetir 5 mg e mais uma vez com 10 mg) ou diltiazem (0,25 mg/kg; pode repetir com 0,35 mg/kg), ambas em infusão lenta (10 minutos) e com cautela nos pacientes idosos; contraindicado se hipotensão ou insuficiência cardíaca.
   - Deslanosídeo (cedilanide) – 0,4 mg (1 ampola). Evitar ou usar dose menor se insuficiência renal.
2. Reversão da arritmia: pode-se optar pela cardioversão elétrica (CVE) ou farmacológica. A CVE é considerada o método de escolha na reversão de FA para ritmo sinusal nos idosos e/ou nas seguintes situações específicas: instabilidade hemodinâmica, disfunção ventricular grave e FA de longa duração. Pode ser realizada duas abordagens:
   - CVE após anticoagulação eficaz por 3 semanas; anticoagulação deve ser mantida por mais 4 semanas após a reversão.
   - Realizar ecocardiograma transesofágico; na ausência de trombos, realizar CVE e, após, manter anticoagulação oral por 4 semanas. Se houver presença de trombo, seguir esquema da primeira abordagem.

FLUTTER ATRIAL

O *flutter* atrial é uma arritmia atrial por macroreentrada. Deve ter a mesma abordagem da FA em relação ao tempo da arritmia:
- < 48 horas: pode-se optar por reversão do ritmo.
- > 48 horas: reverter apenas se instabilidade ou tendo sido descartada a presença de trombos intracavitários.

Eletrocardiograma (Figura 5)

- Ondas F (*flutter*) com frequência atrial entre 250 e 350 bpm. Cada onda F pode conduzir um QRS (condução 1:1) ou um QRS a cada 2 ondas F (condução 2:1) e assim por diante; ainda pode haver variação da condução a cada batimento.
- Geralmente é um ritmo regular, com exceção dos casos com condução atrioventricular variável.
- Ondas P ausentes: presença de ondas F, em dente de serra, com morfologia mais característica nas derivações D2, D3 e aVF.
- QRS: normalmente estreito (pode ser alargado, nos casos com bloqueio de ramo).

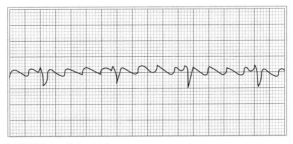

▷ FIGURA 5 *Flutter* atrial.

Tratamento

Segue o mesmo princípio da fibrilação atrial. Em casos com menos de 48 horas de duração, considera-se realizar reversão imediata. Casos com mais de 48 horas, deve-se optar por controle da frequência cardíaca e realizar cardioversão apenas após ecocardiograma transesofágico, excluindo a presença de trombos ou após 3 semanas de anticoagulação.

Caso o tratamento seja a cardioversão, essa deve ser elétrica sincronizada (iniciar com 50 J), pois as drogas antiarrítmicas são pouco eficazes na reversão do *flutter*.

As mesmas drogas usadas para controle de frequência da FA podem ser utilizadas para controle da frequência cardíaca do *flutter* atrial.

TAQUICARDIA ATRIAL (TA)

A taquicardia atrial não é frequente, sendo mais comum em pacientes pneumopatas.

Eletrocardiograma

- Ondas P: não sinusais. Considera-se multifocal quando há três ou mais morfologias diferentes de onda P.
- QRS: estreito (pode ser alargado, nos casos com bloqueio de ramo).

Tratamento

Não há tratamento específico para a taquicardia atrial. O objetivo é o controle da frequência cardíaca com bloqueadores de canais de cálcio, betabloqueadores (contraindicado se broncoespasmo), digital ou, excepcionalmente, amiodarona. O tratamento adequado da pneumopatia também pode ajudar no controle da FC.

TAQUICARDIA VENTRICULAR MONOMÓRFICA (TV)

Definida como a presença de 3 ou mais batimentos ventriculares consecutivos, com frequência maior que 100 bpm; é chamada de taquicardia ventricular sustentada (TVS) quando sua duração é maior que 30 segundos ou quando ocorre instabilidade hemodinâmica.

Ocorre mais frequentemente em pacientes com doença cardíaca estrutural e tem como principais causas:
- Isquemia miocárdica.
- Miocardiopatias.
- Intoxicação digitálica.
- Distúrbios eletrolíticos, principalmente hipercalemia.
- Hipoxemia.

Eletrocardiograma (Figura 6)

- Frequência: variável (> 100 bpm).
- Ritmo: regular.
- Ondas P: geralmente não identificadas e, quando visualizadas, sem relação com o QRS (dissociação atrioventricular).
- QRS: alargado.
- Os critérios já apresentados na Tabela 2 favorecem o diagnóstico de TV.

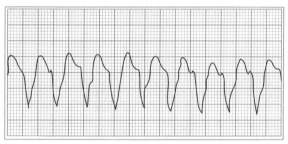

▷ FIGURA 6   Taquicardia ventricular.

Tratamento

- TV sem pulso: seguir tratamento de parada cardiorrespiratória (fibrilação ventricular).

- TV com pulso e instabilidade hemodinâmica: cardioversão elétrica sincronizada (iniciar com 100 J e aumentar se a repetição for necessária).
- TV com pulso e paciente estável: pode-se optar por cardioversão farmacológica ou elétrica:
  - Amiodarona 150 mg EV (em 10 minutos, diluída em SG 5%, podendo repetir a dose). Após infusão contínua de 1 mg/min durante 6 horas e 0,5 mg/min durante 18 horas, podendo ser aumentada para até 2.200 mg/dia, se necessário.
  - Alternativas: procainamida em infusão contínua de 20 mg/min até suprimir a arritmia (dose máxima de 17 mg/kg) com dose de manutenção, se necessária, de 1 a 4 mg/min (diluir em SF 0,9%); sotalol 1 a 1,5 mg/kg em infusão de 10 mg/min.

TORSADES DE POINTES

É uma taquicardia ventricular polimórfica com inversão progressiva da polaridade do QRS e prolongamento do intervalo QT, o que dá um aspecto eletrocardiográfico típico (Figura 7).

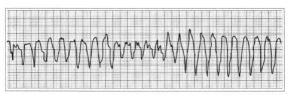

▷ FIGURA 7   *Torsades de pointes.*

Tem duração variável, podendo ser autolimitada ou evoluir para fibrilação ventricular.

Pode-se originar de síndrome congênita (síndrome do QT longo) ou ser induzida por fármacos (antiarrítmicos dos grupos IA, IC e III, antidepressivos tricíclicos, anticonvulsivantes, terfenadina, neurolépticos, eritromicina, entre outros), alterações eletrolíticas, hipotireoidismo, acidentes cerebrovasculares, jejum prolongado, miocardite, isquemia miocárdica e insuficiência cardíaca.

Tratamento

- Em caso de instabilidade: desfibrilação (200 J se monofásico e 360 J se bifásico).
- Sulfato de magnésio: 1 a 2 g (diluir em solução glicosada) em 5 a 20 minutos (dose máxima de 2 a 4 g).

EXTRASSÍSTOLES VENTRICULARES E SUPRAVENTRICULARES

Extrassístoles isoladas geralmente são assintomáticas, porém em algumas situações, especialmente quando frequentes ou em episódios pareados, podem causar palpitações.

Episódios assintomático de extrassístoles isoladas não requerem tratamento, podendo ser realizada avaliação ambulatorial posterior. Os casos sintomáticos podem necessitar de tratamento para alívio sintomático, o que é realizado com betabloqueadores por via oral (propranolol, atenolol, metoprolol, entre outros), com exceção dos casos em que há contraindicação a esses fármacos. Nessas situações, outros fármacos, como amiodarona ou sotalol, podem ser eventualmente utilizados, sendo ideal a avaliação por especialista.

RITMO IDIOVENTRICULAR ACELERADO

- Comum durante a reperfusão miocárdica na fase aguda do IAM ou na intoxicação por fármacos (intoxicação digitálica).
- Os QRS são alargados e a frequência ventricular varia de 60 a 110 bpm.
- O tratamento raramente é necessário.
- Deve ser diferenciado do ritmo de escape que surge nos casos de bloqueio atrioventricular total (BAVT).

SÍNDROME WOLFF-PARKINSON-WHITE

- ECG: intervalo PR curto com presença de ondas delta.
- Predispõe à ocorrência de TV e fibrilação ventricular.
- Evitar uso de betabloqueadores, bloqueadores do canal de cálcio e digitálicos.

Tratamento

Na vigência de taquiarritmia, especialmente fibrilação atrial, com pré-excitação, deve-se utilizar amiodarona para reversão da arritmia.

O tratamento definitivo, fora do contexto da urgência, é a ablação do feixe anômalo.

BRADICARDIAS

Bradicardia é definida por frequência cardíaca (FC) abaixo de 50 bpm.

> Deve-se atentar para situações com bradicardias relativas, quando a FC for inferior à esperada para situação clínica presente (p. ex., FC de 60 bpm em paciente com choque hipovolêmico).

Os pacientes devem receber avaliação clínica completa, com atenção às medicações em uso, antecedentes pessoais e familiares e sintomas associados no momento.

As bradicardias sintomáticas requerem atendimento médico imediato, com fármacos intravenosos ou marca-passo provisório (transcutâneo/transvenoso). O quadro clínico indicativo de instabilidade inclui: hipotensão arterial, alteração do nível de consciência, angina e/ou insuficiência respiratória.

Tratamento na emergência

Sintomática

- Atropina: 0,5 mg, EV. Repetir a cada 3 a 5 minutos até a dose máxima de 3 mg.
- Dopamina: 5 a 20 mcg/kg/min. Iniciar com 5 mcg/kg/min e aumentar progressivamente se houver hipotensão associada.
- Adrenalina: 2 a 10 mcg/min. Alternativa se houver grave instabilidade hemodinâmica. Nessa situação, não usar dopamina.
- Marca-passo transcutâneo: deve ser usado sempre que houver instabilidade hemodinâmica, falta de resposta ao tratamento farmacológico ou nos bloqueios atrioventriculares de BAV de 2º grau Mobitz II ou 3º grau (total).
- Considerar implante de marca-passo transvenoso provisório.

Assintomática

Por meio do ECG de 12 derivações, é possível a identificação e a terapêutica adequada, conforme orientações a seguir.

BRADICARDIA SINUSAL

- FC < 50 bpm.
- Onda P com morfologia e intervalo normal.
- Para cada onda P há um complexo QRS.
- Principais causas: aumento do tônus vagal ou redução do tônus simpático; efeito de fármacos; doença do nó sinusal.
- Situações clínicas mais frequentemente associadas: cirurgia ocular, cineangiocoronariografia, aumento da pressão intracraniana, hipoxemia, doença de Chagas, mixedema, hipotermia, síncope vasovagal, infarto agudo do miocárdio.
- Fármacos associados: agentes parassimpaticomiméticos, lítio, amiodarona, betabloqueadores, clonidina, antagonistas de canais de cálcio.

Tratamento

Em casos com sintomatologia grave, considerar as medidas previamente descritas. Pacientes que mantêm sintomatologia leve merecem investigação e, na manutenção de sinais e sintomas de insuficiência cardíaca ou baixo débito, deve-se considerar implante de marca-passo definitivo.

BLOQUEIO ATRIOVENTRICULAR (BAV) DE 1º GRAU

- Intervalo PR > 0,20 s com todas as ondas P seguidas por QRS (Figura 8).
- Não causa bradicardia obrigatoriamente.
- Em geral, assintomático.

Tratamento

- Não requer tratamento específico.
- Sempre que possível, suspender os agentes que possam ter ação sobre a condução atrioventricular.
- Alguns pacientes selecionados, com BAV de 1º grau e bloqueio de ramo esquerdo, podem necessitar de implante de marca-passo definitivo.

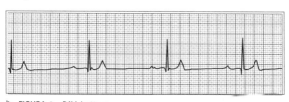

▷ FIGURA 8   BAV de 1º grau.

BLOQUEIO ATRIOVENTRICULAR (BAV) DE 2º GRAU

No BAV de 2º grau, alguns estímulos atriais não são conduzidos aos ventrículos. Algumas ondas P são bloqueadas e não atingem os ventrículos. Classificam-se dois subtipos principais: Mobitz tipos I e II.

MOBITZ TIPO I (FENÔMENO DE WENCKEBACH)

Características clínicas e eletrocardiograma

- Aumento progressivo do intervalo PR, até bloqueio de onda P, que não é seguido por um QRS (Figura 9).
- Geralmente ocorre por retardo na condução do nó AV, independentemente da duração do QRS.
- Acompanha alguns casos de infarto agudo do miocárdio de parede inferior.

Tratamento

- Geralmente é transitório e não requer o implante de marca-passo definitivo.
- Em casos com instabilidade hemodinâmica, considerar as medidas previamente citadas.

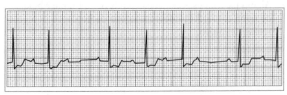

▷ FIGURA 9   BAV de 2° grau: Mobitz tipo I.

MOBITZ TIPO II

Características clínicas e eletrocardiograma

- Bloqueio ocasional de uma onda P com intervalo constante nos batimentos conduzidos. Os intervalos PR são obrigatoriamente idênticos antes e após o batimento atrial bloqueado (Figura 10).

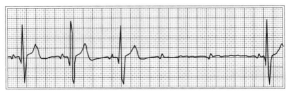

▷ FIGURA 10 BAV de 2º grau: Mobitz tipo II.

- Pode apresentar sintomas clínicos com quadros de síncope, progressão para BAV total e óbito.

Tratamento

- Deve-se utilizar marca-passo provisório (transcutâneo/transvenoso), associado a outras medidas.
- Consulta precoce com especialista para avaliação do implante de marca-passo definitivo.

BAV DE 3º GRAU (TOTAL)

Características clínicas e eletrocardiograma

- Ondas P totalmente dissociadas dos complexos QRS (podem ser estreitos ou largos e apresentam, geralmente, frequência entre 30 e 40 bpm) (Figura 11).

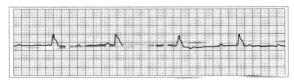

▷ FIGURA 11 BAV de 3º grau.

- A causa mais comum é a degenerativa, associada à idade. Algumas situações clínicas podem se associar ao bloqueio AV total, como doença arterial coronariana, doença valvar, *status* pós-cirúrgico, radioterapia torácica, endocardite infecciosa, colagenoses, doenças infiltrativas e fármacos.

Tratamento

- Requer implante de marca-passo transvenoso/transvenoso provisório.
- Avaliação por especialista para indicação de marca-passo definitivo, se causa não reversível.

MARCA-PASSO TRANSCUTÂNEO E TRANSVENOSO

O marca-passo transcutâneo é aplicado diretamente sobre a superfície do tórax utilizando-se pulsos elétricos de grande amplitude e longa duração, que geram contração, também, da musculatura torácica. Esta forma de estimulação artificial tem a desvantagem de ser desconfortável e dolorosa, o que justifica a necessidade de administração de sedação e analgesia leves durante o procedimento; a despeito disso, trata-se da forma mais rápida e simples de estimulação cardíaca temporária.

Para que não ocorram falhas de comando, os eletrodos devem ser firmemente aderidos ao tórax, um na região precordial e outro no dorso à esquerda da coluna; alguns modelos utilizam o posicionamento semelhante ao das pás do desfibrilador (infraclavicular direita, ao lado do esterno, e no ápice, à esquerda do mamilo, na linha axilar).

Deve-se iniciar a estimulação com correntes baixas, que serão aumentadas até ocorrer a captura mecânica, em que toda a espícula de marca-passo seguida por QRS gera um pulso, sentido em carótidas ou femorais.

O marca-passo transcutâneo é um tratamento provisório e, assim que possível, deve ser substituído pelo marca-passo transvenoso ou definitivo, conforme a indicação e a disponibilidade.

MARCA-PASSO CARDÍACO TRANSVENOSO

O marca-passo transvenoso também pode ser instalado à beira do leito, embora seja mais fácil a implantação sob radioscopia. É necessário obter acesso venoso (jugular ou subclávia, excepcionalmente femoral) onde será posicionado introdutor pela técnica de Seldinger. É um procedimento estéril. O eletrodo, então, é inserido pelo introdutor até ser impactado no ventrículo direito. O sistema deve ser protegido com plástico estéril para evitar contaminação. Geralmente inicia-se com corrente alta até termos toda espícula seguida de QRS e pulso sentido. Então, é feita a redução da corrente até a menor que gere QRSs. Deixando 1-2 mA acima do limiar de captura.

> Em situações de urgência, com instabilidade clínica, deve-se primeiro colocar o marca-passo transcutâneo para estabilizar o paciente e permitir que o marca-passo transvenoso seja implantado tranquilamente.

O marca-passo transvenoso também é uma forma de estimulação artificial provisória, que tem como objetivo manter a estabilidade clínica do paciente até que a situação clínica que levou à condição de bradiarritmia seja revertida ou seja implantado o marca-passo definitivo nos casos em que não se espera reversão da bradiarritmia.

BIBLIOGRAFIA

1. American Heart Association Guidelines for CPR and ECC. Web-based Integrated 2015 & 2018. Part 7: Adult Advanced Cardiovascular Life Support. Disponível em: https://eccguidelines.heart.org/index.php/circulation/cpr-ecc-guidelines-2/part-7-adult-advanced-cardiovascular-life-support/. Acesso em set. 2020.
2. January CT, Wann LS, Alpert JS, Calkins H, Cigarroa JE, Cleveland JC Jr, et al. 2014 AHA/ACC/ HRS guideline for the management of patients with atrial fibrillation: a report of the American College of Cardiology/American Heart Association Task Force on Practice Guidelines and the Heart Rhythm Society. J Am Coll Cardiol. 2014;64:e1-76.

3. Magalhães LP, Figueiredo MJO, Cintra FD, Saad EB, Kuniyishi RR, Teixeira RA, et al. II Diretrizes Brasileiras de Fibrilação Atrial. Arq Bras Cardiol. 2016;106(4Supl.2):1-22.
4. Prystowsky EN, Halperin J, Kowey P. Atrial fibrillation, atrial flutter and atrial tachycardia. In: Hurst's the Heart. 14.ed. New York: McGraw-Hill; 2018. p. 1.594-620.
5. Wann LS, et al. 2011 ACCF/AHA/HRS Focused Update on the Management of Patients with Atrial Fibrillation (Updating the 2006 Guidelines). A Report of the American College of Cardiology Foundation/American Heart Association Task Force on Practice Guidelines. Circulation. 2011;123:104-23.

CAPÍTULO 13

Crise hipertensiva

Daniel Garoni Peternelli

INTRODUÇÃO

A crise hipertensiva geralmente é caracterizada por elevação abrupta da pressão arterial (PA) com potencial risco ao dano de órgãos-alvo. Baseado na ausência ou presença de lesão de órgãos, as crises hipertensivas são classificadas em urgências hipertensivas e as emergências hipertensivas, respectivamente.

As urgências hipertensivas são caracterizadas pela necessidade de redução dos níveis pressóricos em algumas horas para evitar consequências. Consiste na elevação da PA (PAS > 180 mmHg e/ou PAD > 120 mmHg) persistente após período de observação sem evidências clínicas ou laboratoriais de lesão de órgãos-alvo.

As emergências hipertensivas são caracterizadas por elevação da PA (PAS > 180 mmHg e/ou PAD > 120 mmHg) associadas a danos cerebrovasculares, cardiocirculatórios, renais, entre outros e há necessidade de redução rápida da pressão arterial para evitar óbito ou morbidade grave. São exemplos:

A. Encefalopatia hipertensiva (confusão, irritabilidade e cefaleia).
B. Nefropatia hipertensiva (hematúria e perda rápida da função renal).
C. Hemorragia intracraniana.
D. Dissecção de aorta.
E. Pré-eclâmpsia/eclâmpsia.
F. Edema agudo de pulmão.
G. Síndrome coronariana aguda.

Deve-se ainda lembrar da hipertensão maligna, que é caracterizada por nefropatia ou encefalopatia e edema de papila. Ocorre perda da função renal se o tratamento não for iniciado rapidamente.

MECANISMO DE INJÚRIA VASCULAR

Os mecanismos de injúria vascular, especificamente nas emergências hipertensivas, consistem na falência de processos autorregulatórios vasculares que, diante de níveis tensionais elevados, inicialmente tendem a ocasionar vasoconstrição. Esse processo autorregulatório mantém a perfusão tecidual em níveis relativamente constantes e previne que esses aumentos pressóricos sejam transmitidos para as artérias menores e mais distais. Esses mecanismos podem falhar, propiciando o aparecimento de lesões na parede vascular que se iniciam no endotélio vascular, permitindo que material fibrinoide, entre outros, penetre na parede vascular, levando o lúmen vascular ao estreitamento ou obliteração.

O quadro clínico, particularmente nas emergências hipertensivas, geralmente está associado a níveis tensionais elevados em pacientes que podem ser hipertensos severos de difícil controle pressórico.

PRINCÍPIOS PARA O TRATAMENTO DAS CRISES HIPERTENSIVAS

1. Nas urgências hipertensivas, a pressão arterial deve ser reduzida em algumas horas.
2. Em pacientes assintomáticos e sem lesão de órgão-alvo, raramente há necessidade de tratamento rápido. Deve-se iniciar medicação via oral e observação do paciente.
3. Nas emergências hipertensivas, sem sinais de dissecção de aorta, pré-eclâmpsia/eclâmpsia ou feocromocitoma, é mandatório a redução da PA inicial em 25% na 1ª hora, por via endovenosa, em razão do alto risco de óbito/morbidade desses pacientes, até gradualmente atingir o nível de 160/100 mmHg por 2 a 6 horas e após normalizar valores em até 24 a 48 horas. Se houver dissecção de aorta deve-se atingir PAS < 120 mmHg na 1ª hora e em situações como pré-eclâmpsia/eclâmpsia ou

feocromocitoma, alcançar PAS < 140 mmHg na 1ª hora (acompanhar Figura 1).

– Peculiaridades da emergência hipertensiva no acidente vascular cerebral isquêmico (AVCI):
  - Se elegível a trombólise, reduzir PAS < 185 mmHg e PAD < 110 mmHg antes do trombolítico e manter PAS < 185 mmHg e PAD < 105 mmHg por, pelo menos, 24 horas após medicação.
  - Caso não elegível a trombólise, < 72 horas do início dos sintomas e PA > 220/110 mmHg, reduzir PA em 15% do valor inicial nas primeira 24 horas.

– Peculiaridades da emergência hipertensiva no acidente vascular cerebral hemorrágico (AVCH):
  - Se dentro de 6 horas do início do quadro e PAS entre 150 e 220 mmHg, evitar reduções abruptas e queda < 140 mmHg para evitar danos.
  - Se PAS > 220 mmHg, iniciar anti-hipertensivo por infusão contínua e monitorada.

4. Não se deve usar nifedipina sublingual pelo risco de redução abrupta da pressão arterial e consequente taquicardia, baixo fluxo sanguíneo cerebral e coronariano.

TRATAMENTO DAS URGÊNCIAS HIPERTENSIVAS

Nas urgências hipertensivas, pode-se iniciar o tratamento com medicações por via oral, reintroduzir medicações ou até mesmo acrescentar ao esquema terapêutico de uso prévio. Essas medicações devem ser de ação curta e administradas em tantas doses quanto necessárias (Tabela 1).

> Deve-se, porém, atentar para a possibilidade de desenvolvimento de hipotensão secundária ao uso excessivo das medicações. É aconselhável solicitar ao paciente que retorne no dia seguinte para averiguação da PA.

▷ **TABELA 1** Drogas mais comumente usadas no tratamento das urgências hipertensivas (via oral)

Droga	Dose inicial (mg)	"Período de espera" (min)
Captopril	25	20 a 30
Clonidina	0,1	20 a 30
Propranolol	40	20 a 40
Anlodipino	5	20 a 30

Mais raramente podem ser usadas drogas como minoxidil, hidralazina, nitroglicerina e prazosina.

TRATAMENTO DAS EMERGÊNCIAS HIPERTENSIVAS

As drogas anti-hipertensivas mais usadas para o tratamento das emergências hipertensivas estão discriminadas na Tabela 2.

Em geral, a droga de escolha para o tratamento das emergências hipertensivas é o nitroprussiato de sódio, que é potente e de ação rápida; ele começa a agir em segundos e é metabolizado em 2 a 5 minutos. Em todas as situações descritas, após a estabilização do paciente, deve-se introduzir a medicação por via oral.

CONCLUSÕES EM RELAÇÃO ÀS CRISES HIPERTENSIVAS

- Deve-se realizar uma história clínica apurada (início da hipertensão arterial sistêmica).
- A detecção e avaliação da lesão de órgão-alvo são de suma importância.
- A redução pressórica deve ser cuidadosa para urgências (horas/dias) e emergências (minutos/horas).

O acompanhamento clínico deve objetivar estudos diagnósticos quanto à etiologia da hipertensão arterial e a adesão do paciente ao tratamento medicamentoso proposto.

▷ **TABELA 2** Drogas anti-hipertensivas mais usadas para tratamento das emergências hipertensivas

Medicamentos	Modo de administração e dosagem	Início	Duração	Indicações	Eventos adversos e precauções
NPS (vasodilatador arterial e venoso, estimula a formação de GMPc)	Infusão contínua IV 0,25-10 mg/kg/min	Imediato	1-2 min	Maioria das emergências hipertensivas	Intoxicação por cianeto, hipotensão grave, náuseas, vômitos. Cuidado na insuficiência renal e hepática e pressão intracraniana alta. Proteger da luz
Nitroglicerina (vasodilatador arterial e venoso, doador de óxido nítrico)	Infusão contínua IV 5-15 mg/kg/min	2-5 min	3-5 min	Insuficiência coronariana, insuficiência ventricular esquerda com EAP	Cefaleia, taquicardia reflexa, taquifilaxia, *flushing*, metaemoglobinemia
Metoprolol (BB seletivo)	5 mg, IV (repetir 10/10 min, se necessário até 20 mg)	5-10 min	3-4 h	Insuficiência coronariana, dissecção aguda de aorta (em combinação com NPS)	Bradicardia, bloqueio atrioventricular avançado, IC, broncoespasmo
Esmolol (BB seletivo de ação ultrarrápida)	Ataque: 500 mcg/kg Infusão intermitente 25-50 mcg/kg/min Aumentar 25 mcg/kg/min a cada 10-20 min (máx. 300 mcg/kg/min)	1-2 min	1-20 min	Dissecção aguda de aorta (em combinação com NPS), hipertensão pós-operatória grave	Náuseas, vômitos, bloqueio atrioventricular de 1° grau, broncoespasmo, hipotensão
Hidralazina (vasodilatador de ação direta)	10-20 mg, IV, ou 10-40 mg, IM, 6/6 h	10-30 min	3-12 h	Eclâmpsia	Taquicardia, cefaleia, vômito. Piora da angina e do infarto. Cuidado com pressão intracraniana elevada

BB: betabloqueador; IC: insuficiência cardíaca; IV: via intravenosa.

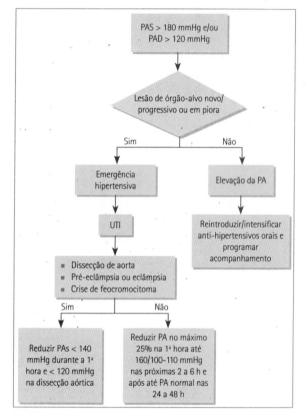

▷ FIGURA 1

PA: pressão arterial; PAD: pressão arterial diastólica; PAS: pressão arterial sistólica; UTI: unidade de terapia intensiva.

BIBLIOGRAFIA

1. Aronow WS. Treatment of hypertensive emergencies. Ann Transl Med. 2017;5:S5.
2. Mako K, Ureche C, Jeremias Z. An updated review of hypertensive emergencies and urgencies. J Cardiovasc Emerg. 2018;4(2):73-83.
3. Malachias MVB, Souza WKSB, Plavnik FL, Rodrigues CIS, Brandão AA, Neves MFT, et al. 7ª Diretriz Brasileira de Hipertensão Arterial. Arq Bras Cardiol. 2016;107(3Supl.3):1-83.
4. Papadopoulos DP, Sanidas EA, Viniou NA, Genimmata V. Cardiovascular hypertensive emergencies. Curr Hypertens Rep. 2015;17(2):5.
5. Patel KK, Young L, Howell EH, Hu B, Rutecki G, Thomas G, et al. Characteristics and outcomes of patients presenting with hypertensive urgency in the office setting. JAMA Intern Med. 2016;176(7):981-8.
6. Rodriguez MA, Kumar SK, De Caro M. Hypertensive crisis. Cardiol Rev. 2010;18(2):102-7.
7. Whelton PK, Carey RM, Aronow WS, Casey DE Jr, Collins KJ, Dennison Himmelfarb C, et al. 2017 ACC/AHA/AAPA/ABC/ACPM/ AGS/APhA/ASH/ ASPC/NMA/PCNA guideline for the prevention, detection, evaluation, and management of high blood pressure in adults. Hypertension. 2018;71:1269-324.
8. Willians B, Mancia G, Spiering W, Agabiti RE, Azizi M, Burnier M, et al. 2018 ESC/ESH guidelines for management of arterial hypertension. Eur Heart J. 2018;39(33):3021-104.
9. Yang J, Chiu S, Krouss M. Overtreatment of asymptomatic hypertension – Urgency is not emergency a teachable moment. JAMA Intern Med. 2018;178(5):704-5.

CAPÍTULO **14**

Ecocardiograma na sala de emergência

Frederico José Neves Mancuso
Vicente Nicoliello de Siqueira

O termo ultrassonografia cardíaca, que até alguns anos atrás era sinônimo de ecocardiografia, passou a ser utilizado para denominar o exame cardíaco direcionado realizado à beira do leito por não ecocardiografista com o objetivo de responder a uma perguntar clínica, sendo em geral realizado com equipamentos portáteis de ultrassonografia com boa resolução de imagem, e que tem permitido o aumento da acurácia diagnóstica à beira do leito. Por essa razão, a avaliação ultrassonográfica cardíaca deve ser parte da formação profissional do emergencista. Neste capítulo, serão abordadas as indicações e informações fornecidas pelo exame ultrassonográfico do coração no atendimento ao paciente no setor de emergências.

ECOCARDIOGRAMA *VERSUS* ULTRASSONOGRAFIA CARDÍACA DIRECIONADA

O ecocardiograma é o exame realizado por ecocardiografista certificado, utilizando equipamento completo, de acordo com diretrizes específicas e com a elaboração de um laudo. É o exame de imagem cardíaca mais solicitado, e sua utilização na sala de emergência está bem estabelecida. Exames ultrassonográficos do coração que não preencham a esses critérios são chamados de ultrassonografia cardíaca direcionada (UCD).

No atendimento de urgência a UCD está indicado em pacientes sintomáticos, com suspeita clínica ou laboratorial de acometimento cardiovascular ou para ajudar na avaliação da volemia.

O UCD pode ser realizado pelo emergencista de forma sequencial ao exame físico, juntamente com o eletrocardiograma, radiografia e outros exames, para confirmar ou afastar uma hipótese diagnóstica. Normalmente utiliza-se equipamento portátil, e o exame geralmente é limitado a imagens bidimensionais e Doppler colorido; por vezes associa-se o Doppler espectral para a avaliação de volume sistólico/débito cardíaco.

Por meio das janelas acústicas paraesternais, apicais e subcostais, é possível avaliar dimensões das câmaras cardíacas, contratilidade ventricular, anatomia, abertura valvar e reflexo significativo, aorta proximal, pericárdio e *status* volêmico, com a avaliação da veia cava inferior e/ou do volume sistólico/débito cardíaco. O exame direcionado permite iniciar o tratamento mais precocemente, aumentando as chances de desfechos favoráveis.

As recomendações para o treinamento incluem a capacidade de adquirir e interpretar imagens das diversas possibilidades diagnósticas no atendimento de urgência e manutenção de qualidade e competência. Existem diversos protocolos de treinamento, na EPM-Unifesp, utiliza-se um programa de 26 horas de treinamento teórico-prático, que preenche os critérios preconizados pela Sociedade Americana de Ecocardiografia e permitiu a médicos residentes em cardiologia boa acurácia na avaliação de diversos diagnósticos cardiovasculares em diferentes cenários.

O ecocardiograma deve ser realizado nos casos de alterações identificadas pelo UCD, limitações do exame ou em casos em que haja necessidade de maior acurácia diagnóstica. A ecocardiografia acrescenta o Doppler pulsátil, contínuo e tecidual, maior número de janelas acústicas, análise volumétrica, de fluxos e da mecânica ventricular. Também pode ser realizado estudo transesofágico ou sob estresse. Além disso, a maior experiência dos operadores permite maior número de diagnósticos não suspeitados após a avaliação inicial.

ULTRASSONOGRAFIA CARDÍACA EM SITUAÇÕES DE EMERGÊNCIA

Investigação de dispneia

Os pacientes com dispneia e insuficiência respiratória podem representar um desafio ao emergencista, uma vez que a existência de fatores de riscos comuns, além de um exame físico muitas vezes limitado, e eletrocardiograma inespecífico podem dificultar a diferenciação entre uma causa pulmonar ou cardíaca. A UCD permite avaliar dilatações de câmaras cardíacas, função ventricular esquerda e direita, sinais de congestão pulmonar, aumento de líquido pericárdico e a possibilidade de valvopatia ou doença de aorta de forma a auxiliar nessa investigação e também no esclarecimento de uma etiologia.

A dilatação de câmaras esquerdas com disfunção ventricular e o aumento das linhas B pulmonares sugerem insuficiência cardíaca congestiva, enquanto um ventrículo esquerdo hiperdinâmico com dilatação de câmaras direitas e disfunção de ventrículo direito sugerem aumento da pressão em artéria pulmonar, que pode estar relacionado a doenças pulmonares, como o tromboembolismo pulmonar. Normalmente o estudo ecocardiográfico completo está indicado para confirmação e complementação do diagnóstico com a quantificação da função ventricular, avaliação da função diastólica, repercussão de lesões valvares, estimativa de gradientes, áreas valvares e pressão pulmonar ou aumento do líquido pericárdico com repercussão hemodinâmica.

Avaliação do paciente hipotenso

O ultrassom cardíaco auxilia no diagnóstico das causas de hipotensão ao avaliar a função cardíaca, o estado volêmico e a presença de derrame pericárdico significativo.

O UCD pode avaliar a função contrátil dos ventrículos esquerdo e direito de forma qualitativa, afastando ou sugerindo a etiologia cardiogênica. A volemia pode ser estimada pelo diâmetro e distensibilidade da veia cava inferior.

O ecocardiograma permite a quantificação da função cardíaca, do volume sistólico, do débito e índice cardíacos, além da melhor avaliação do comprometimento da contratilidade segmentar.

Responsividade à expansão volêmica

O diâmetro da veia cava inferior (CVI) e sua variação respiratória são avaliados pela janela subcostal, a 2 cm da desembocadura da VCI no átrio direito. Em condições normais e ventilação espontânea, a VCI sofre redução ≥ 50% do diâmetro durante a inspiração.

Em indivíduos com hipovolemia, observam-se redução do diâmetro da VCI e/ou seu colabamento, além de maior redução de seu diâmetro à inspiração. Em geral, VCI com diâmetro < 1 cm está associada à hipovolemia, enquanto diâmetro ≥ 3 cm geralmente se associa à não resposta à expansão volêmica.

Em pacientes sob ventilação mecânica, pode-se utilizar o índice de distensibilidade da VCI:

(diâmetro inspiratório máximo – diâmetro expiratório mínimo) × 100/(diâmetro expiratório mínimo).
Índice ≥ 18% sugere responsividade à expansão volêmica.

A variação do débito cardíaco (DC) tem sido valorizada na avaliação da responsividade à expansão volêmica. O DC é calculado pela fórmula:

(diâmetro da via de saída do ventrículo esquerdo/2)² × π × VTI na via de saída do ventrículo esquerdo (obtida pelo Doppler pulsado em janela apical 5-câmara).

O DC é avaliado em decúbito dorsal e, após, os membros inferiores são posicionados a 45° de inclinação e realizada nova medida. O aumento do DC sugere responsabilidade à expansão volêmica. Para minimizar erros na medida do DC, sugere-se utilizar apenas a medida da VTI, em decúbito dorsal e com a elevação passiva dos membros inferiores. Aumento da VTI ≥ 12% indica responsabilidade à expansão volêmica.

Dor torácica

A UCD pode auxiliar no diagnóstico diferencial entre as causas de dor torácica e na avaliação da isquemia coronariana, sendo utilizado para quantificação da função cardíaca, análise segmentar e complicações mecânicas.

Além disso, a suspeita de dissecção de aorta na presença de dilatações de raiz e aorta ascendente ou linha de dissecção (*flap*), de tromboembolismo pulmonar, nos casos com dilatação e disfunção de ventrículo direito com ventrículo esquerdo hiperdinâmico, ou de pericardite na presença de aumento do líquido pericárdico e espessamento dos folhetos pericárdicos.

Tamponamento cardíaco

Em pacientes com suspeita de tamponamento cardíaco, a UCD pode mostrar aumento importante da qualidade de líquido pericárdico (derrame pericárdico), por vezes mostrando o sinal do *swinging heart* em que o coração parece estar "balançando" dentro do derrame pericárdico. Sinais de restrição ao enchimento cardíaco incluem dilatação da VCI e perda de sua variabilidade respiratória (sinal inespecífico), compressão da parede do átrio direito no final da diástole e colapso do ventrículo direito no início da diástole. Exame com o uso do Doppler pulsado pode ainda revelar redução ≥ 40% da velocidade da onda E tricúspide ou aumento ≥ 25% da velocidade da onda E mitral durante a inspiração.

Trauma

A UCD está incorporada ao FAST (*Focused Assessment with Sonography in Trauma*), baseando-se na detecção de líquido pericárdico. Essa abordagem tem melhorado o desfecho no atendimento ao trauma por maior rapidez diagnóstica, permitindo intervenções mais rápidas.

O ecocardiograma permite avaliação de disfunções segmentares, repercussão hemodinâmica e, em conjunto com a abordagem esofágica, da aorta torácica.

Parada cardíaca

A UCD tem como principal indicação a diferenciação entre verdadeira e pseudo-AESP (atividade elétrica sem pulso). A presença de contratilidade sugere pseudo-AESP, que tem prognóstico mais favorável que a AESP verdadeira, na qual não há atividade contrátil organizada. Também pode sugerir hipovolemia grave e identificar derrame pericárdico significativo. O exame deve ser realizado sem interferir nas manobras de ressuscitação, geralmente sendo realizado pela janela subcostal e durante as verificações de ritmo cardíaco.

O ecocardiograma completo normalmente é realizado após a estabilização do paciente e pode auxiliar na avaliação da função ventricular e de possíveis causas do evento, como síndrome coronariana aguda, miocardiopatia dilatada, hipertrófica ou arritmogênica do ventrículo direito e embolia pulmonar grave. O exame esofágico, por não interferir na massagem cardíaca, pode ser uma opção na avaliação durante a parada cardíaca.

162 GUIA DE MEDICINA DE URGÊNCIA

▷ **TABELA 1** Comparação entre os parâmetros avaliados pela ultrassonografia cardíaca direcionada (UCD) e ecocardiograma

Parâmetro	UCD	Ecocardiograma
Dimensões cardíacas	Qualitativa	Quantitativa: diâmetros, volumes Qualitativa
Função ventricular	VE: Qualitativa VD: Qualitativa	VE: ■ Quantitativa: FEVE, *strain*, VS, DC ■ Qualitativa VD: ■ Quantitativa: FAC, TAPSE ■ Qualitativa
Congestão pulmonar	Linhas B pulmonares	Linhas B pulmonares
Derrame pericárdico	Qualitativa Repercussão hemodinâmica: ■ Parâmetros clínicos ■ Diástole VD/AD ■ VCI	Qualitativa Semiquantitativa: ■ Discreto: < 10 mm ■ Moderado: entre 10 e 20 mm ■ Importante: > 20 mm Repercussão hemodinâmica: ■ Parâmetros ecocardiográficos ■ VCI ■ Doppler
Hipovolemia	VE hiperdinâmico VCI colapsada	VE hiperdinâmico (FEVE > 0,75) VS normal ou diminuído VCI colapsada
Hipertensão pulmonar	Qualitativa: ■ Dilatação VD ■ Disfunção VD ■ VE hiperdinâmico ■ VCI dilatada	Quantitativa: ■ Dimensões do VD ■ Função VD ■ Função VE ■ Pressões pulmonares ■ VCI dilatada/pouco distensível
Trauma	■ Derrame pericárdico	■ Derrame pericárdico ■ Complicações mecânicas ■ Aorta
Parada cardíaca	■ Contratilidade VE ■ Derrame pericárdico	■ Função ventricular global e segmentar ■ Alterações estruturais

AD: átrio direito; DC: débito cardíaco; FAC: variação fracional da área; FEVE: fração de ejeção do ventrículo esquerdo; VCI: veia cava inferior; VD: ventrículo direito; VE: ventrículo esquerdo; VS: volume sistólico.

BIBLIOGRAFIA

1. Labovitz AJ, Noble VE, Bierig M, Goldstein SA, Jones R, Kort S, et al. Focused cardiac ultrasound in the emergent setting: a consensus statement of the American Society of Echocardiography and American College of Emergency Physicians. J Am Soc Echocardiogr. 2010;23(12):1225-30.

2. Long B, Alerhand S, Maliel K, Koyfman A. Echocardiography in cardiac arrest: An emergency medicine review. Am J Emerg Med. 2018;36(3):488-93.

3. Mancuso FJN, Hotta VT, Campos Filho O, Carvalho ACC. Ecocardiografia na terapia intensiva e na emergência. Barueri: Manole; 2014.

4. Mancuso FJ, Siqueira VN, Moisés VA, Gois AF, Paola AA, Carvalho AC, et al. Focused cardiac ultrasound using a pocket-size device in the emergency room. Arq Bras Cardiol. 2014;103(6):530-7.

5. Mitchell C, Rahko PS, Blauwet LA, Canaday B, Finstuen JA, Foster MC, et al. Guidelines for Performing a Comprehensive Transthoracic Echocardiographic Examination in Adults: Recommendations from the American Society of Echocardiography. J Am Soc Echocardiogr. 2018; pii: S0894-7317(18)30318-3.

6. Pivetta E, Goffi A, Lupia E, Tizzani M, Porrino G, Ferreri E, et al.; SIMEU Group for Lung Ultrasound in the Emergency Department in Piedmont. Lung Ultrasound-Implemented Diagnosis of Acute Decompensated Heart Failure in the ED: A SIMEU Multicenter Study. Chest. 2015;148(1):202-10.

7. Ryan T, Armstrong WF, Khandheria BK; American Society of Echocardiography. Task force 4: training in echocardiography endorsed by the American Society of Echocardiography. J Am Coll Cardiol. 2008;51(3):361-7.

8. Siqueira VN, Mancuso FJ, Campos O, De Paola AA, Carvalho AC, Moises VA. Training Program for Cardiology Residents to Perform Focused Cardiac Ultrasound Examination with Portable Device. Echocardiography. 2015;32(10):1455-62.

9. Spencer KT, Kimura BJ, Korcarz CE, Pellikka PA, Rahko PS, Siegel RJ. Focused cardiac ultrasound: recommendations from the American Society of Echocardiography. J Am Soc Echocardiogr. 2013;26(6):567-81.

CAPÍTULO **15**

Endocardite infecciosa e emergências valvares

Camila Yokoyama da Silva
Valdir Ambrósio Moises

ENDOCARDITE INFECCIOSA

Apesar de pouco frequente, a endocardite infecciosa é uma doença com complicações graves e de alta mortalidade. Pode ser definida como a infecção da superfície endocárdica do coração e grandes vasos, podendo ocorrer também em tubos ou valvas protéticas. Os pacientes de maior risco são aqueles com próteses valvares ou homoenxerto, pacientes com endocardite infecciosa prévia, doença cardíaca congênita cianogênica não tratada ou com lesão residual, condutos ou prótese, doença valvar degenerativa, valvopatia reumática, prolapso de valva mitral com regurgitação e uso de cateter venoso central. Acomete mais homens que mulheres e, mais frequentemente, as valvas aórtica e mitral. A localização mais comum das vegetações é a linha de fechamento da superfície valvar, principalmente na face atrial das valvas atrioventriculares e na face ventricular das valvas semilunares.

Do ponto de vista clínico, apresenta-se como subaguda ou aguda. O paciente com infecção subaguda tem febre por vários dias e sintomas gerais não específicos, como fadiga, inapetência, perda de peso, dores articulares e taxas baixas de complicações cardíacas ou sistêmicas. A forma aguda se caracteriza por febre recente, mais complicações como embolia sistêmica, coronariana ou cerebral, disfunção valvar aguda e quadro séptico intenso. A embolia séptica pode ocorrer nos pulmões (endocardite de valva tricúspide), cérebro, baço, rins, circulação periférica e até coronariana. Nos pacientes usuários de drogas intravenosas, a endocardite infecciosa ocorre mais do lado direito do coração e os sintomas podem ser menos evidentes.

Ao exame físico, há sinais periféricos que sugerem endocardite infecciosa como petéquias conjuntivais e subungueais, nódulos de Osler (nódulos dolorosos nas pontas dos dedos das mãos e/ou dos pés) e manchas de Janeway (placas ou máculas eritematosas planas e indolores). A ausculta de sopro pode representar a doença de base ou uma complicação da endocardite, em geral, sopro de insuficiência valvar. O exame do fundo de olho pode mostrar as manchas de Roth que são ovaladas e avermelhadas com alo central mais claro.

A endocardite infecciosa deve sempre ser suspeitada nos pacientes com história de febre, ausculta de "sopro novo" e com fatores de risco predisponentes, lembrando que a febre pode estar ausente nos idosos, pacientes imunossuprimidos e naqueles com uso prévio de antibiótico.

Além disso, novos distúrbios de condução, abscesso de órgãos periféricos e déficits neurológicos focais e não específicos também devem levantar a suspeita de endocardite. Havendo a suspeita clínica, deve-se realizar um rastreio infeccioso com coleta de hemograma, provas inflamatórias (proteína C-reativa, velocidade de hemossedimentação) que são inespecíficas e podem estar elevadas em um paciente com outras comorbidades, mas auxiliam no diagnóstico.

A urina I pode mostrar hematúria, e a radiografia de tórax focos de pneumonia que sugerem endocardite infecciosa. O eletrocardiograma pode mostrar sinais de repercussão da doença cardíaca de base e, se surgir bloqueio atrioventricular, pode indicar envolvimento do feixe de condição atrioventricular.

É essencial realizar a coleta de três pares de hemoculturas (em meio aeróbio e anaeróbio, com pelo menos 10 mL de sangue em cada frasco) com intervalo mínimo de 30 minutos em punções venosas periféricas independentes, preferencialmente antes do início da terapia antibiótica.

Ecocardiograma transtorácico deve ser realizado para detectar os sinais de endocardite infecciosa. O achado mais frequente é a vegetação, mas pode detectar fístulas, abscessos, perfurações valvares, rotura de valvas e deiscência de prótese. Ecocardiograma transesofágico deve ser realizado se o ecocardiograma transtorácico não tiver boa qualidade de imagem ou for negativo em pacientes com suspeita clínica alta. Também deve ser realizado na suspeita de complicações, em paciente com diagnóstico de endocardite infecciosa já estabelecido. O ecocardiograma deve ser repetido após 5-7 dias se o exame inicial for negativo e a suspeita clínica continuar elevada.

Os critérios de Duke modificados têm sido usados como um guia para o diagnóstico. Com estes critérios, o diagnóstico é realizado se houver 2 critérios maiores ou 1 critério maior e 3 menores ou, ainda, se houver 5 critérios menores. O diagnóstico é possível se houver 1 maior e 1 menor ou 3 menores. O diagnóstico é considerado rejeitado se surgir uma outra causa que justifique o quadro ou os sintomas se resolvem em menos de 4 dias.

A tomografia computadorizada pode ser utilizada para detecção de abscesso ou pseudoaneurisma. É ainda uma alternativa na detecção de lesões cerebrais quando a ressonância magnética não estiver disponível. A angiotomografia permite a identificação e seguimento de complicações vasculares periféricas. A tomografia por emissão de prótons (PET-TC) é também útil nos pacientes com suspeita da doença, porém com dificuldade diagnóstica como nos casos de ecocardiograma negativo e persistência dos sintomas, ou na endocardite em eletrodos de marca-passo ou desfibriladores. O exame anatomopatológico de tecido valvar ressecado ou da vegetação ou de fragmentos embólicos continua sendo o padrão-ouro para o diagnóstico.

O perfil epidemiológico mudou, e o *Staphylococcus aureus* é atualmente o principal agente, provavelmente pelo aumento no número de dispositivos cardíacos implantáveis, dispositivos intravasculares, pacientes em hemodiálise e pacientes com *diabetes mellitus*. É seguido pelos estreptococos do grupo *viridans*, sendo o *S. bovis* o representante não *viridans* mais comum. Em seguida, tem-se os enterococos, os estafilococos coagulase-negativa e, mais raramente, as bactérias Gram-negativas do grupo HACEK (*Haemophillus, Actinobacillus, Cardiobacterium, Eikenella* e *Kingella*). Têm sido descritas também infecções por outras bactérias Gram-negativas, como a *Escherichia coli* e *Pseudomonas aeruginosa*.

Endocardite de prótese valvar que ocorre nos primeiros 12 meses após sua implantação geralmente é causada pelos estafilococos coagulase-negativa e *S. aureus*, enquanto nos casos após o 1º ano, a etiologia apresenta o mesmo padrão das infecções das valvas nativas. Endocardite por *Candida* spp tem maior mortalidade; os fatores de risco desta condição são uso de heroína, imunossupressão, próteses valvares e cirurgia cardíaca recente.

O tratamento é realizado com antibióticos, geralmente de forma empírica, com base nos dados clínicos e epidemiológicos do paciente, devendo ser guiado após os resultados de hemoculturas. É recomendável que se inicie a contagem da duração de antibioticoterapia a partir do 1º dia de hemocultura negativa, nos casos em que se tem hemocultura inicial positiva. Por isso, recomenda-se a coleta de hemoculturas a cada 24-48 horas até a sua negativação.

O tratamento com antibióticos deve ser individualizado, em geral, com duração prolongada (2 a 6 semanas) na endocardite infecciosa de valva nativa e maior na endocardite de prótese valvar (em geral 6 semanas) e por via parenteral. A endocardite infecciosa com hemocultura negativa pode ocorrer em até 31% dos casos e geralmente ocorre por uso prévio de antibiótico, infecções causadas por fungos ou bactérias intracelulares de crescimento lento, em que é necessário um meio de cultura específico para o seu crescimento. Neste último caso, podem ser efetuados testes sorológicos para *Coxiella burnetii, Bartonella* spp., *Aspergillus* spp., *Mycoplasma pneumonia, Brucella* spp. e *Legionella pneumophila*, seguido por teste de reação em cadeia da polimerase (PCR) para *Tropheryma whipplei, Bartonella* spp. e fungos (*Candida* spp., *Aspergillus* spp.).

A terapia combinada com penicilina ou ceftriaxona por 4 semanas, associada a um aminoglicosídco nas primeiras 2 semanas, tem alta efetividade contra o grupo dos *Streptococcus viridans* nos casos não complicados. Para os pacientes que não toleram a penicilina ou ceftriaxona, pode ser utilizada vancomicina. Em razão da complexidade da infecção por *S. pneumoniae* e *Streptococcus* beta-hemolíticos, um especialista deve ser consultado para guiar a antibioticoterapia. A oxacilina pode ser utilizada nos casos de infecção de valva nativa por estafilococos sensível. Na endocardite de prótese valvar por estafilococo, deve-se associar rifampicina ao esquema antibiótico.

A indicação do tratamento cirúrgico é complexa e deve ser considerada idealmente após avaliação de um time de especialistas (cardiologista, de imagem, cirurgião cardíaco/torácico, infectologista) e é recomendado se:

- Insuficiência cardíaca congestiva refratária ao tratamento.
- Infecção persistente com abscesso, insuficiência ou perfuração valvar ou formação de fístula.
- Infecção sistêmica não controlada com persistência de febre e bacteremia (> 5-7 dias).
- Infecção por fungos ou infecção causada por microrganismos multirresistentes.
- Bloqueio atrioventricular.
- Embolia recorrente ou persistente.
- Vegetações grandes (> 10 mm) ou em crescimento apesar da terapia antibiótica.

Nos pacientes com infecção do lado direito do coração podem também ter indicação cirúrgica em algumas situações: insuficiência cardíaca direita decorrente de regurgitação tricúspide importante apesar de terapia otimizada, infecção persistente causada por microrganismos resistentes apesar da terapia antibiótica ou baixa resposta à terapia, vegetação tricúspide ≥ 20 mm de diâmetro e embolia pulmonar recorrente apesar da antibioticoterapia.

EMERGÊNCIAS VALVARES

As principais emergências das doenças valvares podem ocorrer em valvas nativas ou nas próteses valvares. As ocorrências em valvas nativas se apresentam em geral com insuficiência, enquanto as das valvas protéticas podem se apresentar como insuficiência, estenose ou dupla disfunção. A endocardite infecciosa é uma cau-

ENDOCARDITE INFECCIOSA E EMERGÊNCIAS VALVARES

▷ **TABELA 1** Critérios maiores e menores utilizados para o diagnóstico de endocardite infecciosa

Critérios maiores

Microbiológicos

- Duas hemoculturas separadas positivas para microrganismos típicos (*S. viridans*, *S. bovis*, *S. aureus*, bactérias grupo Hacek, enterococo de origem comunitária na ausência de foco primário)
- Bacteremia persistente definida como duas hemoculturas colhidas com intervalo > 12 h, ou positiva em 3 de 3 hemoculturas ou a maioria de 4 ou mais hemoculturas, com intervalo > 1 h entre elas
- Uma única hemocultura positiva para *Coxiella burnetii* ou sorologia positiva com títulos antifase I > 1/800

Evidência de envolvimento endocárdico

- Nova regurgitação valvar
- Ecocardiograma positivo: massa oscilante intracardíaca aderida à valva, ao trajeto de jatos de regurgitação, a material implantável na ausência de outra explicação anatômica ou abscesso ou deiscência nova de prótese valvar

Critérios menores

- Uso de droga endovenosa ou cardiopatia predisponente
- Temperatura > 38°C
- Fenômenos vasculares: embolia arterial, infartos pulmonares sépticos, aneurismas micóticos, hemorragia intracraniana, hemorragia conjuntival, lesões de Janeway
- Fenômenos imunológicos: glomerulonefrite, nódulos de Osler, manchas de Roth ou fator reumatoide positivo
- Evidência microbiológica: hemocultura positiva, sem preenchimento dos critérios maiores (excluindo estafilococo coagulase negativo em apenas uma hemocultura) ou evidência sorológica de infecção ativa por microrganismos consistentes com endocardite infecciosa

sa importante de disfunção valvar aguda e deve sempre ser lembrada. O reconhecimento precoce das emergências cardíacas valvares é importante para instituição da terapêutica apropriada em razão de sua alta morbidade e mortalidade.

INSUFICIÊNCIA AÓRTICA AGUDA

Tem como principais causas a dissecção aórtica, o trauma fechado de tórax e a endocardite infecciosa. Com menor frequência destacam-se a ruptura espontânea ou o prolapso das cúspides secundário à doença degenerativa, deiscência súbita parcial ou total do anel de prótese aórtica, além de doenças inflamatórias do tecido conjuntivo envolvendo a valva aórtica. Pode ocorrer também por complicações de procedimentos percutâneos, como dilatação valvar aórtica por balão ou implante de bioprótese aórtica transcateter (TAVI). O aparecimento de insuficiência aórtica aguda significativa induz ao aumento da pressão diastólica do ventrículo esquerdo e redução do débito cardíaco em grau importante.

Sintomas

- Dispneia de aparecimento rápido, podendo ocorrer edema agudo de pulmão.
- A pressão arterial pode estar reduzida evoluir para choque cardiogênico.

Exame físico

- Sopro diastólico: baixa intensidade e curta duração em razão da pressão diastólica do ventrículo esquerdo elevada; em alguns casos, pode-se auscultar sopro diastólico apical tardio em ruflar (sopro de Austin-Flint).
- Hiperfonese da segunda bulha (B2), causada pelo componente pulmonar, secundário ao aumento da pressão pulmonar.
- Terceira bulha (B3) em razão da descompensação ventricular esquerda.

Eletrocardiograma

Taquicardia sinusal, sem grandes variações do traçado, exceto se houver doença cardíaca prévia.

Radiografia de tórax

Sinais de congestão pulmonar, em geral sem cardiomegalia.

Ecocardiograma

O ecocardiograma transtorácico é o exame de escolha para a confirmação diagnóstica. Permite identificar a causa ou os mecanismos, quantificar o grau da regurgitação, avaliar as dimensões e função do ventrículo esquerdo.

Se a imagem no ecocardiograma transtorácico não é adequada, recomenda-se o ecocardiograma transesofágico que é essencial na suspeita clínica de dissecção aórtica, complicações de endocardite ou disfunção de prótese valvar.

Outros métodos de imagem podem complementar o diagnóstico, como o ecocardiograma em três dimensões, tomografia computadorizada e ressonância magnética, porém raramente são necessários, com exceção no caso de suspeita de dissecção aórtica.

Tratamento

- Os pacientes com insuficiência aórtica aguda devem iniciar rapidamente o tratamento clínico intensivo com vasodilatadores, diuréticos e, se necessário, inotrópicos.
- A cirurgia deve ser recomendada em caráter de urgência em razão da alta mortalidade com substituição da valva aórtica por prótese; o tempo até a cirurgia está relacionado com o prognóstico.
- Betabloqueadores estão indicados nos casos de dissecção de aorta.
- Balão intra-aórtico é contraindicado.

Os pacientes com insuficiência aórtica crônica moderada ou importante podem também sofrer complicações como endocardite infecciosa ou dissecção da aorta e desenvolver insuficiência cardíaca descompensada; o mesmo pode ocorrer nas fases mais avançadas de insuficiência aórtica importante. Nessas situações, muitas vezes é possível o tratamento clínico com indicação de cirurgia breve.

ESTENOSE AÓRTICA

Geralmente é causada por calcificação ou degeneração de valva aórtica trivalvular nos pacientes idosos ou de valva bivalvular (malformação congênita), ou em decorrência da doença cardíaca reumática. Em geral, as manifestações clínicas são tardias, mas podem se apresentar com descompensação aguda.

Sintomas

- Angina, síncope e/ou dispneia indicam sobrevida de 2 a 5 anos com risco maior de morte súbita. Não é incomum os pacientes procurarem serviços de urgência por esses sintomas.
- Embora os sintomas de dispneia possam ocorrer aos esforços inicialmente por disfunção diastólica, o aparecimento de insuficiência cardíaca, por vezes associada a hipotensão, em geral, associa-se com disfunção sistólica do ventrículo esquerdo secundária e estenose importante.

Exame físico

- Pulso é *parvus et tardus* (pulso com menor amplitude e tardio no ciclo).
- Sopro sistólico ejetivo com pico telessistólico.
- Hipofonese da segunda bulha (B2).
- Fenômeno de Gallavardin: sopro de caráter agudo na região do foco mitral pode ocorrer.

Eletrocardiograma

Pode mostrar sobrecarga ventricular esquerda.

Radiografia de tórax

Congestão pulmonar com índice cardiotorácico normal ou aumentado nos casos avançados com disfunção ventricular esquerda.

Ecocardiograma transtorácico

Fundamental para confirmar o diagnóstico, avaliar o grau da estenose e a função ventricular com identificação de lesões associadas.

Tratamento

O tratamento de escolha é a troca valvar para os pacientes de baixo risco e risco intermediário. O implante de bioprótese aórtica transcateter tornou-se uma opção à troca valvar cirúrgica aos pacientes com risco cirúrgico alto ou proibitivo, ou com contraindicações à cirurgia convencional; atualmente a indicação é também aceita para os pacientes com risco cirúrgico intermediário.

> Vale lembrar que em situações de urgência ou emergência a valvoplastia aórtica por cateter-balão é a opção para estabilização clínica e hemodinâmica ou como "ponte terapêutica" para procedimentos definitivos ou como terapêutica paliativa nos casos em que a cirurgia convencional ou implante percutâneo tiver contraindicações definitivas.

Enquanto o paciente aguarda cirurgia, o tratamento clínico deve ser instituído; os vasodilatadores devem ser usados com cautela para evitar hipotensão. Diuréticos e inotrópicos podem também ser usados, porém, deve-se evitar taquicardia para reduzir risco de isquemia miocárdica e manter o ritmo sinusal. Balão intra-aórtico pode ser utilizado como adjunto para estabilidade hemodinâmica.

INSUFICIÊNCIA MITRAL AGUDA

As principais causas são: isquêmica por ruptura ou disfunção do músculo papilar após infarto do miocárdio, ruptura de cordas, endocardite infecciosa, trauma torácico fechado, doença valvar degenerativa e procedimentos intracardíacos. Pacientes com insuficiência mitral (IM) crônica importante podem se apresentar com insuficiência cardíaca em razão da disfunção ventricular esquerda ou taquiarritmias; mais frequente é a fibrilação atrial.

A insuficiência mitral aguda causa sobrecarga aguda de volume no átrio e ventrículo esquerdos, o que leva à congestão pulmonar e até queda no débito cardíaco e hipotensão.

Sintomas

- Dispneia é o sintoma mais frequente e pode evoluir rapidamente para edema agudo de pulmão.
- Sintomas associados ao quadro clínico da condição clínica que causou a insuficiência mitral aguda.

Exame físico

- Sopro sistólico em foco mitral de baixa intensidade, algumas vezes algo rude.
- Taquicardia.
- Estertores pulmonares.
- Sinais de insuficiência cardíaca direita, em razão da hipertensão pulmonar secundária, podem estar presentes: estase jugular, hepatomegalia e edema de membros inferiores.

Eletrocardiograma

Em geral não apresenta alterações significativas nos quadros agudos, exceto alterações de isquemia aguda nos casos de infarto do miocárdio; nos casos crônicos com piora, pode haver sobrecarga de câmaras esquerdas.

Radiografia de tórax

A radiografia de tórax em geral mostra grande congestão pulmonar com área cardíaca normal. O ecocardiograma transtorácico e, se necessário, o transesofágico confirmam o diagnóstico e auxiliam na identificação do mecanismo da insuficiência.

Tratamento

O tratamento clínico inicial deve ser feito com inotrópicos, vasodilatadores, diuréticos e dispositivos de suporte mecânico para estabilização do paciente e preparo para a cirurgia o mais breve possível. Os betabloqueadores não são recomendados, exceto se houver fibrilação de alta resposta ventricular para controle de frequência cardíaca.

Se a causa for ruptura do músculo papilar, recomenda-se o tratamento cirúrgico de urgência em razão da alta taxa de mortalidade. Nos demais casos, o tratamento cirúrgico frequentemente é necessário, tendo-se como opções a plástica da valva mitral, troca valvar ou a clipagem percutânea da valva mitral (MitraClip®) em alguns casos selecionados.

ESTENOSE MITRAL

As principais causas são a febre reumática e a degenerativa nos pacientes idosos. Outras causas incluem origem congênita, endocardite infecciosa, doenças reumatológicas, síndrome carcinoide, lesão actínica após radioterapia e outras. O aparecimento de sintomas agudos ou piora de sintomas prévios com procura do serviço de urgência ou emergência em geral se deve a fatores como anemia, infecção, gravidez e arritmias, a mais frequente fibrilação atrial. Fibrilação atrial em pacientes com estenose mitral é uma associação com alto potencial tromboembólico e pode ser a causa de acidente vascular cerebral em jovens.

Sintoma

- Dispneia.

Exame físico

- Ausculta: primeira bulha (B1) hiperfonética, estalido de abertura e ruflar diastólico; reforço pré-sistólico pode ser audível nos pacientes em ritmo sinusal. A ausculta de estenose mitral pode estar prejudicada pela taquicardia ou taquiarritmia.

- Estertores pulmonares.
- Sinais de insuficiência cardíaca direita podem estar presentes: estase jugular, hepatomegalia e edema de membros inferiores.

Eletrocardiograma

O exame pode mostrar sobrecarga de átrio esquerdo, se ritmo sinusal, e sobrecarga de câmaras direitas, que indicam aumento da pressão pulmonar.

Radiografia de tórax

O exame pode mostrar sinais de aumento do átrio esquerdo (duplo contorno e quarto arco) e sinais de congestão pulmonar.

Ecocardiograma transtorácico

Confirma o diagnóstico, quantifica o grau de estenose e orienta a terapêutica.

Tratamento

O tratamento inicial deve ser medicamentoso com uso de diuréticos e betabloqueadores para redução da volemia e controle da frequência cardíaca; inibidores da aldosterona e outros medicamentos para controle da frequência cardíaca como digital e bloqueadores dos canais de cálcio podem ser considerados.

Se houver fibrilação atrial ou trombo em átrio ou apêndice atrial esquerdos, recomenda-se anticoagulação que, dependendo da situação clínica, pode ser com heparina inicialmente e depois com varfarina. No momento, não há evidências consistentes para uso dos novos anticoagulantes orais em pacientes com estenose mitral reumática.

Em geral, os pacientes sintomáticos têm estenose importante. Se confirmada, e a causa for doença reumática, a primeira opção para aumentar a área valvar é a valvotomia mitral percutânea com cateter-balão. Está indicada se escore de Wilkins-Block (analisado ao ecocardiograma) ≤ 8; gestantes e pacientes de alto risco cirúrgico com instabilidade hemodinâmica e escore de Wilkins-Block entre 9 e 10 são também candidatos ao procedimento. As contraindicações ao procedimento são trombo em átrio ou apêndice atrial esquerdos ou fenômeno embólico recente (considerar uso do ecocardiograma transesofágico) e insuficiência mitral maior do que discreta.

Caso não seja possível o tratamento percutâneo, recomenda-se a cirurgia que pode ser a comissurotomia ou a troca valvar por prótese. A opção de implante valvar mitral transcateter está em desenvolvimento e poderá ser considerada para as estenoses de causa degenerativa em idosos de difícil controle clínico.

EMERGÊNCIAS RELACIONADAS ÀS PRÓTESES VALVARES

As próteses valvares biológicas e as mecânicas estão sujeitas a complicações, qualquer que seja a sua localização; o tipo de prótese e o tempo de implantação são os principais fatores determinantes das complicações. As próteses mecânicas e biológicas têm risco de endocardite infecciosa, trombose, formação de *pannus* e embolia. As próteses biológicas podem sofrer degeneração, usualmente progressiva, com calcificação, retração e redução da mobilidade, além de ruptura espontânea e súbita de um dos folhetos. As principais urgências ou emergências são a trombose, a ruptura e as complicações de endocardite infecciosa.

Todo paciente com prótese valvar que começa a apresentar sintomas ou tem piora de sintomas prévios deve-se suspeitar inicialmente de disfunção de prótese; caso não seja, deve-se considerar as outras condições como disfunção dos ventrículos direito ou esquerdo, hipertensão pulmonar e arritmias.

Anemia hemolítica pode ocorrer nos casos de regurgitação importante de prótese valvar, principalmente paravalvar, e há também o risco de anemia por sangramento nos pacientes em anticoagulação. A apresentação clínica depende do tipo e causa da disfunção e o ritmo de sua instalação; embora alguns pacientes possam ser assintomáticos no início, o quadro pode evoluir usualmente com dispneia, instabilidade hemodinâmica ou mesmo choque. O aparecimento de sopro cardíaco novo pode ser um indicador importante.

A trombose de prótese é uma complicação incomum, porém com alta morbidade e mortalidade, e ocorre com maior frequência nas próteses mecânicas, especialmente nas que estão em posição mitral e os pacientes em ritmo de fibrilação atrial; a tendência é de ocorrer em pacientes sem uso de anticoagulante oral ou com níveis da relação normatizada internacional (INR) abaixo do recomendado. A trombose pode resultar em estenose da prótese valvar, regurgitação ou ambos. Além dos sinais sintomas de insuficiência cardíaca, o paciente pode apresentar eventos embólicos. A dor precordial pode ser indicativa de embolia coronariana. A ausculta cardíaca pode mostrar abafamento das bulhas ou do *click* metálico nos casos de prótese mecânica, e um sopro compatível com estenose ou regurgitação.

O eletrocardiograma usualmente não mostra alterações agudas, e a radiografia de tórax pode evidenciar sinais de congestão. O ecocardiograma transtorácico pode detectar a disfunção (estenose e/ou insuficiência), avaliar a mobilidade dos elementos da prótese e detectar/medir o tamanho do trombo. Para essas análises, muitas vezes o ecocardiograma transesofágico é superior ao exame transtorácico. A fluoroscopia pode ser indicada para avaliação da mobilidade dos folhetos das próteses mecânicas. Outras análises devem ser feitas em busca da causa da trombose da prótese.

O tratamento visa controlar o estado hemodinâmico ou a insuficiência cardíaca e restabelecer o funcionamento adequado da prótese. Esse pode ser feito por trombólise ou cirurgia. A cirurgia é recomendada aos pacientes com trombos em próteses em posição mitral ou aórtica móveis ou grandes ($> 0,8$ cm^2) e que tenham repercussão clínica expressiva e alto risco de sangramento pela trombólise. A trombólise é recomendada aos pacientes com trombos pequenos ($0,8$ cm^2) e risco baixo de sangramento e pode ser feita por trombólise com alteplase 10 mg em *bolus*, seguido por 90 mg em 2 horas ou estreptoquinase 500.000 UI em 20 minutos, seguido de 1.500.000 UI em 10 horas.

As próteses biológicas podem sofrer degeneração com calcificação dos folhetos e consequente disfunção progressiva com estenose, insuficiência ou dupla disfunção e ser responsáveis pela ida do paciente à sala de emergência por insuficiência cardíaca. A ruptura de folheto pode ocorrer em próteses biológicas sem ou com degeneração e causar insuficiência de grau variável. Nos casos mais graves, pode desencadear quadro de insuficiência cardíaca aguda que necessita de tratamento imediato. Nessas situações, o tratamento inicial é com diuréticos e se necessários vasodilatadores e inotrópicos. A correção da disfunção pode ser feita com cirurgia e troca valvar ou com implante percutâneo de prótese biológica, conhecido como procedimento *valve-in-valve*. Este último é reservado aos pacientes de maior risco cirúrgico ou inoperáveis. O eletrocardiograma não deve mostrar alterações expressivas em relação ao traçado de base, exceto por frequência cardíaca mais elevada, e a radiografia de tórax mostra congestão pulmonar. O ecocardiograma transtorácico auxilia na confirmação do tipo de disfunção, pelo aspecto degenerativo, sinais de ruptura ou restrição da mobilidade dos folhetos, determinar a área efetiva da prótese, o gradiente de pressão transvalvar e o grau do refluxo. O ecocardiograma transesofágico é necessário nos casos de limitação da janela acústica.

A endocardite infecciosa em próteses valvares pode causar disfunção por ruptura dos folhetos; nas biológicas, formação de abscesso com deiscência e refluxo paravalvar; estas duas últimas podem ocorrer nos dois tipos de próteses. Nessa situação, o quadro clínico infeccioso é predominante e o quadro hemodinâmico é decorrente da gravidade da insuficiência aguda e sua repercussão. Da mesma forma que em outras condições, o ecocardiograma transtorácico é auxiliar importante e o ecocardiograma por via transesofágica muitas vezes necessário e elucidativo. Além do tratamento medicamentoso da endocardite e da insuficiência cardíaca em geral presente, a cirurgia deve ser considerada, mesmo durante o tratamento clínico da endocardite.

BIBLIOGRAFIA

1. Baddour LM, Wilson WR, Bayer AS, Fowler VG Jr, Tleyjeh IM, Rybak MJ, et al.; on behalf of the American Heart Association Committee on Rheumatic Fever, Endocarditis, and Kawasaki Disease of the Council on Cardiovascular Disease in the Young, Council on Clinical Cardiology, Council on Cardiovascular Surgery and Anesthesia, and Stroke Council. Infective endocarditis in adults: diagnosis, antimicrobial therapy, and management of complications: a scientific statement for healthcare professionals from the American Heart Association. Circulation. 2015;132:1435-86.

2. Baumgartner H, Falk V, Bax JJ, De Bonis M, Hamm C, Holm PJ, et al. 2017 ESC/EACTS guidelines for the management of valvular heart disease. Eur Heart J. 2017;38:2739-91.

3. Chen RS, Bivens MJ, Grossman SA. Diagnosis and management of valvular heart disease in emergency medicine. Emerg Med Clin North Am. 2011;29:801-10.

4. Flato UAP, Guimarães HP, Lopes RD, Flato ES, Moraes Jr R. Emergências em doenças das valvas cardíacas. Rev Bras Clin Med. 2009;7:15-20.

5. Habib G, Lancellotti P, Antunes MJ, Bongiorni MG, Casalta JP, Del Zotti F, et al.; ESC Scientific Document Group; 2015 ESC Guidelines for the management of infective endocarditis: The Task Force for the Management of Infective Endocarditis of the European Society of Cardiology (ESC) Endorsed by: European Association for Cardio-Thoracic Surgery (EACTS), the European Association of Nuclear Medicine (EANM). Eur Heart J. 2015;36(44):3075-128.

6. Gottlieb M, Long B, Koyfman A. Evaluation and management of aortic stenosis for the emergency clinician: an evidence-based review of the literature. J Emerg Med. 2018;55:34-41.

7. Htwe TH, Khardori NM. Cardiac emergencies. Infective endocarditis, pericarditis, and myocarditis. Med Clin N Am. 2012:96(6):1149-69.

8. Lorusso R, Gelsomino S, De Cicco G, Beghi C, Russo C, De Bonis M, et al. Mitral valve surgery in emergency for severe acute regurgitation: analysis of postoperative results from a multicentre study. Eur J Cardiothorac Surg. 2008;33:573-82.

9. MacDonald JR. Acute infective endocarditis. Infect Dis Clin North Am. 2009;23(3):643-64.

10. McClung JA. Native and prosthetic valve emergencies. Cardiol Rev. 2016:24(1)14-8.

11. Nishimura RA, Otto CM, Bonow RO, Carabello BA, Erwin JP 3rd, Fleisher LA, et al. 2017 AHA/ACC focused update of the 2014 AHA/ACC guideline for the management of patients with valvular heart disease: a report of the American College of Cardiology/American Heart Association Task Force on Clinical Practice Guidelines. Circulation. 2017;135:e1159-95.

12. Tarasoutchi F, Montera MW, Grinberg M, Barbosa MR, Piñeiro DJ, Sánchez CRM, et al. Diretriz Brasileira de Valvopatias – SBC 2011/I Diretriz Interamericana de Valvopatias – SIAC 2011. Arq Bras Cardiol. 2011;97(5 supl. 1):1-67.

13. Tarasoutchi F, Montera MW, Ramos AIO, Sampaio RO, Rosa VEE, Accorsi TAD, et al. Atualização das diretrizes brasileiras de valvopatias: abordagem das lesões anatomicamente importantes. Arq Bras Cardiol. 2017;109(6Supl.2):1-34.

CAPÍTULO **16**

Insuficiência cardíaca

Frederico José Neves Mancuso

INTRODUÇÃO

Insuficiência cardíaca (IC) é uma síndrome clínica que resulta na incapacidade do coração de se encher e/ou ejetar o sangue. Possui alta prevalência e incidência em praticamente todo o mundo. As causas mais frequentes são isquemia miocárdica e hipertensão arterial. Em nosso meio, a doença de Chagas ainda é uma causa importante.

A insuficiência cardíaca descompensada (ICD) é causa importante de hospitalização, já sendo a terceira causa em nosso meio e de procura por serviços de emergência, tendo aumentado progressivamente, além de ainda estar associada a elevada mortalidade, especialmente nos casos em classe funcional mais avançada.

CLASSIFICAÇÃO

A IC pode ser classificada em 4 estágios principais, descritos na Tabela 1.

▷ **TABELA 1** Estagios da insuficiência cardíaca (IC)

Estágio	Descrição
A	Pacientes com alto risco para desenvolver IC (DM, HAS, doença aterosclerótica, síndrome metabólica, utilização de drogas cardiotóxicas)

(continua)

182 GUIA DE MEDICINA DE URGÊNCIA

▷ **TABELA 1** Estágios da insuficiência cardíaca (IC) (*continuação*)

Estágio	Descrição
B	Disfunção ventricular assintomática (p. ex., IAM prévio, doença valvar assintomática, hipertrofia ventricular esquerda)
C	IC sintomática ou assintomática sob tratamento
D	IC refratária

DM: *diabetes mellitus*; HAS: hipertensão arterial sistêmica; IAM: infarto agudo do miocárdio.

Para fins práticos de avaliação, tratamento e prognóstico, é utilizada a classificação de acordo com a limitação funcional da NYHA (Tabela 2).

▷ **TABELA 2** Classificação funcional da insuficiência cardíaca congestiva (ICC) da NYHA

Classe	Sintomas
I	Assintomáticos. Limitação ao esforço semelhante à da população normal
II	Sintomáticos para atividades cotidianas. Limitação leve
III	Sintomáticos para atividades menores que as cotidianas. Limitação aos pequenos esforços
IV	Sintomático em repouso

A ICD apresenta-se basicamente sob as formas clínicas descritas na Tabela 3.

▷ **TABELA 3** Formas clínicas de apresentação da insuficiência cardíaca descompensada (ICD)

Congestão pulmonar e/ou sistêmica ("úmido")
Síndrome de baixo débito cardíaco ("frio")
Quadros mistos

INSUFICIÊNCIA CARDÍACA 183

DIAGNÓSTICO

Na urgência, o diagnóstico é realizado com base na história clínica e no exame físico. A radiografia de tórax auxilia a evidenciar congestão pulmonar e o ECG é importante na avaliação do ritmo e para descartar isquemia miocárdica. A dosagem laboratorial do BNP e a realização de ecocardiografia ajudam a confirmar o diagnóstico (Tabela 4).

> É importante a pesquisa de fatores desencadeantes da descompensação: aumento da ingestão de líquidos ou sal, falta de adesão medicamentosa, infecções, uso de álcool/drogas, uso de AINE, fármacos cardiotóxicos.

▷ TABELA 4   Diagnóstico da insuficiência cardíaca (IC)

Estratégia	Observações
Anamnese	Congestão ("úmido"): ▪ Dispneia aos esforços ▪ Dispneia em repouso ▪ Ortopneia ▪ Dispneia paroxística noturna ▪ Tosse seca ▪ Aumento do volume abdominal e/ou do escroto ▪ Edema MMII
	Baixo débito cardíaco ("frio"): ▪ Sintomas inespecíficos, como fadiga, mal-estar, tontura, síncope e sonolência
Exame físico	Taquicardia e taquipneia
	Congestão ("úmido"): ▪ Estertores pulmonares ▪ Sibilos pulmonares ▪ Redução do murmúrio vesicular em bases (derrame pleural) ▪ Estase jugular ▪ Hepatomegalia ▪ Ascite ▪ Edema MMII

(continua)

▷ TABELA 4 Diagnóstico da insuficiência cardíaca (IC)

Estratégia	Observações
Exame físico	Baixo débito cardíaco ("frio"): ■ Extremidades frias ■ Enchimento capilar lento ■ Pulsos filiformes ■ Palidez ■ Hipotensão
Radiografia de tórax	Aumento da área cardíaca, principalmente na IC sistólica (índice cardiotorácico > 0,5) Congestão pulmonar Cefalização da trama pulmonar Derrame pleural Abaulamento do tronco pulmonar
BNP	A dosagem do peptídeo natriurético do tipo B auxilia no diagnóstico diferencial da dispneia Valores de BNP < 100 ng/mL ou NT-proBNP < 300 ng/mL afastam o diagnóstico de IC Valores de BNP > 500 ng/mL ou NT-proBNP > 900 ng/mL indicam fortemente o diagnóstico de IC Valores intermediários são inconclusivos
ECG	Não existe alteração característica de IC, porém é importante para avaliação de cardiopatias subjacentes, como isquemia, arritmias (principalmente fibrilação atrial) e sobrecargas de cavidades. É incomum o achado de ECG normal em pacientes com IC
Exames laboratoriais	Hemograma, glicemia, funções renal e hepática, eletrólitos, TSH, T4 livre, urina I e marcadores de necrose miocárdica (em caso de suspeita de isquemia aguda)
Ecocardiograma	Exame de escolha para avaliação da função sistólica ventricular Avalia também função diastólica Pressão sistólica em artéria pulmonar, que está elevada na IC descompensada em congestão Avalia veia cava inferior, que está dilatada e com perda da variação respiratória na IC descompensada em congestão

ECG: eletrocardiograma; MMII: membros inferiores

TRATAMENTO DA INSUFICIÊNCIA CARDÍACA DESCOMPENSADA (TABELA 5)

1. Identificar e atuar sobre os fatores desencadeantes da IC descompensada, se presentes, como ingestão excessiva de água e sal, falta de adesão ao tratamento, bradiarritmias ou taquiarritmias, hipertensão arterial não controlada, isquemia miocárdica, infecções, insuficiência renal, alterações tireoidianas, tromboembolismo pulmonar, entre outros.
2. Posicionar o paciente em decúbito elevado, se houver congestão pulmonar (na ausência de sinais de baixo débito cardíaco).
3. Oxigenoterapia com o objetivo de manter a saturação > 90%. Se houver congestão pulmonar significativa, utilizar ventilação não invasiva com pressão positiva (CPAP/BiPAP).
4. Tratamento farmacológico, orientando-se pelo quadro clínico e causas precipitantes da IC, com o objetivo de reduzir a sobrecarga hídrica (uso de diurético, especialmente a furosemida), aumento do débito cardíaco (com inotrópicos positivos) e redução da pré e pós-carga (vasodilatadores). Dependendo do grau da descompensação, deve-se tentar manter o uso de betabloqueadores ou reduzir a dose pela metade, porém, deve-se evitar seu início de uso na fase aguda da descompensação. Os fármacos e suas doses encontram-se nas Tabelas 1 a 9.
5. O tratamento deve ser individualizado e baseado no perfil de apresentação do paciente (presença de congestão e/ou sinais de baixo débito cardíaco).

▷ TABELA 5   Medidas gerais para tratamento da insuficiência cardíaca (IC)

Medidas	Observações
Dieta	Manter estado nutricional adequado, tratar dislipidemia
Ingestão de sal (sódio)	Dieta hipossódica, em geral restrita a 2 g/dia
Ingestão hídrica	Restrição hídrica de 800-1.200 mL/dia, se congestão
Ventilação	Oxigênio suplementar para manter SatO$_2$ > 90% Ventilação com pressão positiva, preferencialmente não invasiva (CPAP/BiPAP), se congestão pulmonar

Pacientes com congestão sem sinais de baixo débito cardíaco ("quente e seco")

Furosemida:
- Iniciar com 0,5-1,0 mg/kg de peso, via endovenosa (EV).
- Após: 20-40 mg a cada 6-8 horas.
- Pacientes usuários de furosemida podem necessitar de doses mais altas da medicação.
- Em casos refratários, pode ser associada hidroclorotiazida (12,5-25 mg a cada 24-48 h).

Vasodilatador – se pressão arterial sistólica (PAS) > 110 mmHg:
- Iniciar tratamento por via oral com captopril 25 mg.
- Se não houver resposta suficiente, iniciar tratamento EV com nitroprussiato de sódio: 0,1-5,0 mcg/kg/min ou nitroglicerina: 10-20 mcg/min, sendo este último de escolha nos casos associados à isquemia miocárdica.

O edema agudo de pulmão é a forma mais grave desta apresentação, muitas vezes de instalação rápida e súbita, principalmente nos casos hipertensivos. O paciente geralmente está agitado, com intolerância ao decúbito, sudorese, hipoxemia e estertores pulmonares difusos. O tratamento deve ser agressivo com furosemida, vasodilatador (geralmente o nitroprussiato de sódio) e ventilação não invasiva (BiPAP, CPAP). Morfina 2 mg, intravenosa pode ser utilizada.

Pacientes com congestão e sinais de baixo débito cardíaco ("frio e úmido")

Furosemida:
- Iniciar com 0,5-1,0 mg/kg de peso, EV.
- Após: 20-40 mg a cada 6-8 horas.
- Pacientes usuários de furosemida podem necessitar de doses mais altas da medicação.
- Em casos refratários, pode ser associada hidroclorotiazida (12,5-25 mg a cada 24-48 h).

Uso de inotrópicos via intravenosa:

- Dobutamina 2,5-20 mcg/kg/min.
- Levosimendana (dose de ataque: 12-24 mcg/kg em 10 minutos; após: 0,1-0,2 mcg/kg/min; usar apenas se PAS > 90 mmHg).
- Milrinona (50 mcg/kg em 10 minutos; após: 0,375 mcg/kg/min; apenas se PAS > 110 mmHg).

Baixo débito cardíaco sem congestão ("frio e seco")

Expansão volêmica parcimoniosa: 250 mL SF 0,9% lento, com avaliação repetida da presença de congestão pulmonar. Repetir se necessário.

Uso de inotrópicos via intravenosa:

- Dobutamina 2,5-20 mcg/kg/min.
- Levosimendana (dose de ataque: 12-24 mcg/kg em 10 minutos; após: 0,1-0,2 mcg/kg/min; usar apenas se PAS > 90 mmHg).
- Milrinona (50 mcg/kg em 10 minutos; após: 0,375 mcg/kg/min; apenas se PAS > 110 mmHg).

Síndrome cardiorrenal

A síndrome cardiorrenal ocorre quando há piora da função renal secundária à IC. Nesse processo, em geral ocorre nos rins situação semelhante à dos demais sistemas do organismo.

Assim, se o paciente se apresentar congesto, muito provavelmente os rins também sofrem o mesmo processo, sendo o tratamento realizado com diurético e vasodilatador, como descrito anteriormente.

Nos casos em que o paciente está clinicamente em baixo débito cardíaco, mal perfundido, os rins também estarão mal perfundidos. Assim, deve-se tratar com hidratação parcimoniosa (na ausência de congestão) e suporte inotrópico, como descrito.

A seguir, seguem tabelas com as doses das principais medicações utilizadas para o tratamento da IC.

Tratamento farmacológico

Inibidores da enzima conversora da angiotensina (IECA) (Tabela 6)

▷ **TABELA 6** Inibidores da enzima conversora da angiotensina (IECA)

Droga	Apresentação e dose	Mecanismo de ação	Efeitos colaterais
Captopril	VO, 12,5-50 mg, 3 x/dia	Inibe a ação da enzima conversora da angiotensina I para II	O efeito colateral mais comum é a tosse, indicando, então, os antagonistas dos receptores da angiotensina II. Podem ocorrer: angioedema, alterações hematológicas (neutropenia) e anormalidades do colágeno. Não usar em caso de gravidez ou estenose de artéria renal. Devem ser iniciados em baixas doses, com aumento progressivo até a dose-alvo ou dose máxima tolerada
Enalapril	VO, 2,5-20 mg, 2 x/dia		
Lisinopril	VO, 2,5-40 mg/dia		
Ramipril	VO, 2,5-10 mg/dia		

Os IECA são indicados a todas as classes de insuficiência cardíaca. Seu uso deve ser suspenso apenas em caso de efeitos colaterais limitantes ou contraindicações. VO: via oral.

Bloqueadores dos receptores da angiotensina II (BRA) (Tabela 7)

Os BRA são indicados na IC quando há intolerância aos IECA. Excepcionalmente podem ser utilizados em associação ao IECA nos casos de IC refratária.

▷ **TABELA 7** Antagonistas dos receptores da angiotensina II

Droga	Apresentação e dose	Mecanismo de ação
Losartana	VO, 25-150 mg/dia	Inibidores dos receptores de angiotensina II
Valsartana	VO, 40-320 mg/dia	

Diuréticos (Tabela 8)

Os diuréticos são indicados nos casos de IC classes II a IV.

▷ **TABELA 8**   Diuréticos

Droga	Apresentação e dose	Mecanismo de ação
Furosemida	Comprimidos de 40 mg Ampolas de 20 mg 40-480 mg/dia	Diurético de alça Bloqueio da absorção de cloro, água e sódio na alça de Henle
Hidroclorotiazida	VO, 12,5-25 mg a cada 24-48 h	Interfere no transporte de sódio no túbulo distal
Espironolactona	VO, 25 mg, 1 x/dia	Antagonista da aldosterona; indicado para pacientes em CF III e IV

Digitálicos (Tabela 9)

É indicado na IC apenas para pacientes sintomáticos, especialmente quando associada à fibrilação atrial para auxiliar no controle da frequência cardíaca quando este controle não é atingido com betabloqueadores; não reduz mortalidade. Melhora a tolerância ao esforço e reduz hospitalizações. O lanatosídeo C (Cedilanide*) pode ser utilizado nos casos de insuficiência cardíaca descompensada, especialmente se associada à fibrilação atrial com alta resposta ventricular.

▷ **TABELA 9**   Digitálicos

Droga	Apresentação e dose	Mecanismo de ação
Digoxina	VO, 0,25-0,5 mg/dia, de acordo com a função renal e idade e níveis séricos	Aumento do período refratário do NAV secundário a aumento do tônus vagal
Lanatosídeo C	EV, 0,4 mg/dia (1 ampola)	

Betabloqueadores (Tabela 10)

Os betabloqueadores são indicados para todos os pacientes com IC. Na IC descompensada, a princípio, a medicação não deve ser suspensa. A dose pode ser reduzida pela metade em caso de baixo débito cardíaco com necessidade de dobutamina EV.

190 GUIA DE MEDICINA DE URGÊNCIA

▷ **TABELA 10** Betabloqueadores

Droga	Apresentação e dose	Mecanismo de ação
Bisoprolol	VO, 1,25-10 mg/dia	Metoprolol e bisoprolol são bloqueadores beta-1 seletivos. Outros bloqueadores não estão indicados na insuficiência cardíaca
Metoprolol	VO, 25-100 mg/dia, 2 x/dia	
Carvedilol	VO, 3,125-25 mg, 2 x/dia	

Vasodilatadores diretos (Tabela 11)

A hidralazina é indicada para IC nos pacientes com contraindicação ao uso de IECA e BRA; deve ser associada a nitratos. Seu efeito é mecânico, com redução da pré e pós-carga, e consequente aumento do débito cardíaco.

▷ **TABELA 11** Vasodilatadores diretos

Droga	Apresentação e dose	Mecanismo de ação
Hidralazina	VO, 25-100 mg, 3 x/dia	Vasodilatador direto arteriolar pelo relaxamento da musculatura lisa
Nitroprussiato de sódio	IV, 0,3-10 mcg/kg/min	Vasodilatador direto pela liberação de grupo nitroso na transformação da estrutura nitrocianida. Efeito venoso e arteriolar balanceado

Nitratos (Tabela 12)

Os nitratos são utilizados na IC em associação à hidralazina nos pacientes com contraindicação ao uso de IECA e BRA.

▷ TABELA 12 — Nitratos

Droga	Apresentação e dose	Mecanismo de ação
Mononitrato de isossorbida	VO, 20-40 mg, 2-4 x/dia	A biotransformação dos nitratos libera óxido nítrico, causando vasodilatação via AMPc Predomínio venodilatador
Dinitrato de isossorbida	VO, 5 mg, 3 x/dia até 40 mg/dose	
Propatilnitrato	VO, 10 mg, 3 x/dia	
Nitroglicerina	IV, 5-100 mcg/min Iniciar uso EV: 5-10 mcg/min e aumentar 5 mcg/min a cada 5 ou 10 minutos até a resposta terapêutica desejada ou efeito adverso	

IV: intravenosa; VO: via oral

Drogas vasoativas (Tabela 13)

▷ TABELA 13 — Drogas vasoativas

Droga	Apresentação e dose	Mecanismo de ação
Milrinona	Inicial: 0,375 mcg/kg/min, ajustar conforme resposta, até a dose máxima de 0,75 mcg/kg/min	Inibidor da fosfodiesterase, com aumento do AMPc intracelular, que aumenta a contratilidade, embora tenha efeito vasodilatador, causador de hipotensão
Dobutamina	EV, 2,5-20 mcg/kg/min	Beta-agonista relativamente seletivo inotrópico positivo e ação vasodilatadora
Levosimendana	EV, iniciar com infusão de 12-24 mcg/kg durante 10 minutos e, após, manutenção com 0,1 mcg/kg/min por 24 h. Deve ser diluído em SG 5%, geralmente em 500 mL	Sensibilizador da troponina-C ao cálcio intracelular com consequente aumento da contratilidade. Por sensibilizar os canais K_{-}ATP dependentes, também tem ação vasodilatadora

Outras medidas

A terapia de ressincronização ventricular com marca-passo biventricular é indicada para pacientes com CF III a IV, tratamento clínico otimizado, fração de ejeção do ventrículo esquerdo < 35% e QRS > 150 ms.

O cardiodesfibrilador implantável é indicado em pacientes com FEVE < 0,35 e que apresentaram taquicardia ventricular ou fibrilação ventricular ou taquicardia ventricular.

Cirurgia de plastia da valva mitral pode trazer melhora sintomática em pacientes refratários ao tratamento clínico e insuficiência mitral funcional importante.

Pacientes com IC refratária ao tratamento clínico otimizado ou dependentes de drogas intravenosas podem ser candidatos a transplante cardíaco.

BIBLIOGRAFIA

1. 2017 ACC/AHA/HFSA Focused Update of the 2013 ACCF/AHA Guideline for the Management of Heart Failure: A Report of the American College of Cardiology/ American Heart Association Task Force on Clinical Practice Guidelines and the Heart Failure Society of America. Circulation. 2017;136(6):e137-61.
2. Comitê Coordenador da Diretriz de Insuficiência Cardíaca. Diretriz Brasileira de Insuficiência Cardíaca Crônica e Aguda. Arq Bras Cardiol. 2018;111(3):436-539.

CAPÍTULO **17**

Pericardite e tamponamento cardíaco

Frederico José Neves Mancuso

PERICARDITE AGUDA

A pericardite é uma síndrome inflamatória do pericárdio, com ou sem derrame pericárdico associado, que pode ter causas infecciosas ou não infecciosas.

Anamnese

- Dor torácica cortante, ventilatório-dependente, de início súbito, que pode ter irradiação para ombros ou pescoço.
- A dor geralmente piora com o decúbito e melhora ao se sentar, especialmente com o corpo inclinado para a frente.
- A dor frequentemente é precedida em dias por quadro febril e/ou sintomas de infecção de vias aéreas superiores.

Exame físico

- Atrito pericárdico é o achado característico da pericardite, porém está presente em apenas um terço dos casos.
- O atrito pericárdico é um som de "arranhão" ou "rangido" que é mais bem auscultado com o diafragma do estetoscópio, com o paciente sentado e inclinado para a frente. Ele pode estar presente em diferentes fases do ciclo cardíaco e frequentemente é transitório.
- Febre pode estar presente.

Exames complementares

- Eletrocardiograma (ECG): é anormal em 90% dos casos e existem quatro estágios de alterações. O estágio I ocorre nos primeiros dias de inflamação pericárdica e caracteriza-se por supradesnivelamento côncavo do segmento ST que ocorre em todas as derivações, com exceção de aVR e V1 e pode durar até 2 semanas. Também pode ocorrer infradesnivelamento do segmento PR. No estágio II, há retorno do segmento ST ao basal e achatamento das ondas T, que pode durar dias ou semanas. O estágio III, que pode durar muitas semanas, começa no final da 2ª ou 3ª semana e caracteriza-se por inversão das ondas T em direção oposta ao segmento ST. O estágio IV representa a resolução gradual das alterações de ondas T e pode durar até 3 meses. Uma alteração muito específica é a depressão do segmento PRi, ou onda Ta de repolarização atrial, vista mais frequentemente na derivação D2. As alterações no ECG da pericardite fazem diagnóstico diferencial com síndromes coronarianas agudas. A elevação do segmento ST na pericardite aguda é usualmente côncava (na síndrome coronariana é usualmente convexa) e não corresponde a um território arterial específico.
- Radiografia de tórax: é inespecífica, e a área cardíaca é normal na ausência de derrame pericárdico significativo.
- Exames laboratoriais: aumento de provas inflamatórias, como VHS e PCR é frequente, mas níveis normais não afastam o diagnóstico. Também pode ocorrer leucocitose.
- Marcadores de necrose cardíaca: em geral são normais, porém nos casos com miocardite associada ou nas pericardites extensas pode ocorrer aumento dos níveis de troponina e CKMB.
- Ecocardiograma: é o exame não invasivo indicado para o diagnóstico de pericardite. Os achados mais frequentes são espessamento dos folhetos pericárdicos e/ou derrame pericárdico, em geral discreto. Exame normal não afasta a possibilidade diagnóstica.
- Ressonância magnética cardíaca: indicada quando houver alta suspeita clínica e o ecocardiograma for normal. Tem melhor resolução para avaliar o espessamento dos folhetos pericárdicos.

Na maioria dos pacientes com pericardite aguda, a etiologia é viral (ecovírus, vírus coxsackie, enterovírus, herpes simples, Epstein-Barr são os mais comuns) ou idiopática. Outras causas incluem: infecções bacterianas, fúngicas e parasitárias, tuberculose, radiação, neoplasias, pós-infarto agudo do miocárdio, trauma, autoimunidade (LES, artrite reumatoide, esclerodermia, vasculites etc.), drogas (procainamida, isoniazida, hidralazina etc.), hipotireoidismo e uremia.

Quando não há causa aparente, a avaliação inicial deve incluir ECG, radiografia de tórax, ecodopplercardiograma, FAN, PPD, sorologia para HIV e, se o paciente estiver febril, culturas de sangue. Nos casos de suspeita de tuberculose, a dosagem da atividade da deaminase adenosina (ADA) no líquido pericárdico tem sido sugerida como teste específico, principalmente quando os valores forem superiores a 30 U/L. Em casos selecionados, também deve ser realizada pesquisa de neoplasia. Em pacientes cuja etiologia esteja incerta, a punção do derrame pericárdico, quando significativo, e a biópsia pericárdica podem auxiliar na definição etiológica.

Tratamento

A terapia visa aliviar os sintomas e tratar a causa de base.

- Pericardite viral e idiopática: AINE (AAS 500-750 mg a cada 6 ou 8 horas OU ibuprofeno 400 a 800 mg a cada 6 ou 8 horas OU indometacina 25 a 50 mg a cada 8 horas). O tempo de tratamento geralmente é de 14 dias, com retirada gradual dos AINE. O tempo de tratamento pode ser guiado pelos níveis de PCR. Colchicina pode ser utilizada nos casos resistentes ou recorrentes, na dose de 0,5 mg a cada 12-24 horas por 3 a 6 meses. Todos os pacientes devem utilizar inibidores de bomba protônica concomitante para proteção gástrica.

Tratamento da doença de base

- Casos com derrame pericárdico significativo podem ser selecionados para drenagem cirúrgica e biópsia pericárdica.
- Pacientes que apresentam febre, derrame pericárdico moderado ou importante, tamponamento cardíaco, miocardite asso-

TAMPONAMENTO CARDÍACO

ciada, imunossupressão, trauma ou falta de resposta ao tratamento inicial com AINE devem ser hospitalizados.

TAMPONAMENTO CARDÍACO

O tamponamento cardíaco ocorre por um desequilíbrio hemodinâmico em que há aumento da pressão intrapericárdica, causado pelo acúmulo importante e/ou rápido de líquido no espaço pericárdico (derrame pericárdico) e comprometimento do enchimento cardíaco, que pode levar ao óbito. O volume de líquido necessário para produzir tamponamento é variável e depende da velocidade de acúmulo e da capacidade de distensão do saco pericárdico.

> Potencialmente, toda doença que afeta o pericárdio pode levar ao tamponamento cardíaco, sendo mais comumente causado por neoplasia, tuberculose, uremia e pericardite aguda. Deve-se atentar para o tamponamento causado por dissecção aórtica e ruptura de parede livre do ventrículo esquerdo no infarto agudo do miocárdio, condições em que a evolução para óbito é muito rápida.

Sintomas

- Os sintomas são inespecíficos e podem variar conforme a causa do tamponamento cardíaco.
- O sintoma mais frequente é a dispneia. Tosse seca, dor ventilatório-dependente, palpitações, síncope e outros podem estar presentes.

Exame físico

- Taquicardia e taquipneia, por vezes má perfusão periférica.
- Estase jugular, bulhas cardíacas abafadas e hipotensão arterial compõem a tríade de Beck, porém os três sinais estão presentes em apenas metade dos casos.

Pulso paradoxal: redução ≥ 10 mmHg da pressão arterial sistólica com a inspiração. Pode estar ausente em pacientes muito hipotensos.

Exames complementares

- ECG: redução dos complexos QRS e alternância elétrica do QRS.
- Radiografia de tórax: aumento da área cardíaca e "coração em moringa".
- Ecocardiografia: é o exame de escolha para a confirmação diagnóstica, mostrando o derrame pericárdico e a restrição ao enchimento das cavidades cardíacas. São achados:
  - Dilatação da veia cava inferior (sensível, porém pouco específico).
  - Colabamento diastólico do átrio direito.
  - Colabamento diastólico do ventrículo direito.
  - Aumento ≥ 40% da velocidade da onda E tricúspide com a inspiração.
  - Redução < 25% da velocidade da onda E mitral com a inspiração.
  - *Swinging heart*: nos derrames muito volumosos, em que o coração fica "balançando" dentro do derrame pericárdico.

Tratamento

O tamponamento cardíaco é uma emergência médica e deve ser tratado o mais rapidamente possível. O tratamento é a retirada de líquido pericárdico, por punção "às cegas", a janela pericárdica. Enquanto não realizada, deve-se evitar a hipovolemia do paciente, toracoscopia ou, até, cirurgia aberta. A decisão sobre qual modalidade será utilizada depende da disponibilidade, da experiência da equipe e da causa.

A punção pericárdica deve ser realizada preferencialmente guiada por ecocardiografia ou radioscopia. A punção deve ser realizada abaixo do esterno, entre o apêndice xifoide e a costela esquerda, com um *jelco* 16 ou 18. A agulha deve entrar em ângulo de 15° em direção ao ombro esquerdo. Se possível, deve-se deixar um cateter tipo *pigtail* para evitar novos acúmulos de líquido.

O líquido retirado deve ser encaminhado para análise laboratorial e deve-se instituir tratamento para a causa do derrame pericárdico.

BIBLIOGRAFIA

1. Le Winter MM, Tischler MD. Pericardial effusion and tamponade. In: Bonow RO (ed.). Braunwald's heart disease. 9.ed. Philadelphia: Elsevier; 2012. p. 1655-61.
2. Miranda WR, Imazio M, Greason KL, Stulak JM, Oh JK. Pericardial diseases. In: Hurst's the heart. 14.ed. New York: McGraw-Hill; 2018. p. 1594-620.
3. Spodick DH. Acute cardiac tamponade. N Engl J Med. 2003;349:684-90.

CAPÍTULO **18**

Propedêutica cardiológica e eletrocardiograma

Frederico José Neves Mancuso

ANAMNESE

Dor torácica

A dor torácica é uma das principais causas de procura por atendimento de urgência e pode estar associada a doenças potencialmente fatais, como síndrome coronariana aguda (SCA), dissecção aórtica, tromboembolismo pulmonar, pericardite, pneumonia, derrame pleural ou pericárdica, entre outras. Por outro lado, não é infrequente a dor torácica ser causada por causas "mais benignas", como dispepsia, dor de origem muscular e ansiedade. O atendimento desses pacientes deve ser rápido e objetivo, porém obtendo todas as características da dor.

A dor é um sintoma subjetivo, de forma que as características podem variar entre os pacientes. A seguir são listadas as características mais comuns em algumas situações, porém sempre deve-se considerar essa variação individual, e a dor pode não ser típica para a doença presente em alguns pacientes, sendo o exemplo mais frequente a apresentação da SCA em diabéticos e idosos, que podem não ter sintomas típicos.

- Na síndrome coronariana aguda, a dor típica apresenta as seguintes características:
  - Caráter de aperto, peso, pressão ou "desconforto".

- Localização em região retroesternal ou precordial, também pode ocorrer em epigástrio (dificilmente o paciente conseguirá apontar com um dedo só o "ponto exato" da dor).
- Intensidade variável.
- Possibilidade de irradiação para membro superior esquerdo, região cervical, mandíbula, epigástrio e costas.
- Duração variável. Nos episódios SCA sem supradesnivelamento do segmento ST, a dor geralmente tem duração de 5 a 30 minutos e habitualmente é recorrente. Na SCA com supradesnivelamento do segmento ST, a dor tem duração prolongada, de 12-24 horas contínuas. Dor contínua por mais de 24 horas, sem variação de sua intensidade, tem pouca probabilidade de ter origem coronariana.
- Sudorese, palpitações, náuseas e vômitos e dispneia podem acompanhar o quadro, especialmente na SCA com supradesnivelamento do segmento ST.
- Pode apresentar piora com esforços e melhora com repouso.
- Características da dor na dissecção aórtica:
  - Caráter de facada ou corte ("sentindo como se estivesse sendo rasgado por dentro").
  - Forte intensidade.
  - Início súbito.
  - Geralmente início em dorso.
  - Dor contínua desde seu início.
- Pericardite: dor cortante ou lancinante que melhora com a posição sentada com o tórax inclinado para a frente. Pode haver piora com inspiração ou tosse.
- Doenças pulmonares: a dor geralmente piora com a inspiração ou tosse e tem caráter cortante ou lancinante. Geralmente está associada a sintomas respiratórios, como tosse ou dispneia, e pode estar acompanhada de febre nos quadros infecciosos.
- Dispepsia: dor geralmente em queimação, porém também pode ser em aperto, geralmente acompanhada de pirose, regurgitação e sensação de empachamento. Pode haver piora pós-prandial.

Dispneia

Dispneia é uma sensação subjetiva de falta de ar e uma queixa comum em diferentes doenças cardiológicas e respiratórias. Assim como a dor torácica, a queixa é variável entre os pacientes, sendo sempre importante associar com outros sintomas e exame físico para a hipótese diagnóstica.

- Dispneia de início súbito: ocorre no tromboembolismo pulmonar, edema agudo de pulmão e pneumotórax. Também pode estar presente na SCA.
- Dispneia aos esforços: dispneia que se inicia com grandes esforços e progride, geralmente de forma lenta, até se manifestar a pequenos esforços e/ou ao repouso, é característica da insuficiência cardíaca e valvopatias, mas também pode estar presente nas doenças pulmonares, como na doença pulmonar obstrutiva crônica e doenças intersticiais.
- Ortopneia: dispneia que ocorre com o decúbito dorsal. É característica da insuficiência cardíaca, porém pode estar presente em algumas doenças pulmonares.
- Dispneia paroxística noturna: falta de ar que surge subitamente durante o sono e que faz com que o paciente se levante e, geralmente, procure espaços abertos. É quase patognomônico de insuficiência cardíaca.
- Platipneia: dispneia que ocorre com a posição sentada ou em pé e melhora com o decúbito. Acompanhada de ortodexia, que é a queda da saturação de oxigênio na posição sentada ou em pé. Geralmente está presente nos *shunts* intracardíacos ou vasculares pulmonares ou *mismatch* ventilação.

Palpitações

Geralmente presente nas arritmias, mas também pode aparecer na taquicardia sinusal causada por fatores extracardíacos. É importante obter dados de antecedentes pessoais e familiares para o diagnóstico/exclusão de causas potencialmente fatais que necessitam de investigação adicional.

Antecedentes pessoais e familiares

Obter os antecedentes pessoais e familiares é importante em todos os pacientes, pois possibilita aumentar ou diminuir a suspeita clínica de diferentes doenças. Os antecedentes têm importância ainda maior na suspeita de SCA, ao obter os fatores de risco para doença coronariana. São eles:

- Sexo masculino.
- Idade > 45 anos nos homens e > 55 anos nas mulheres.
- Tabagismo.
- *Diabetes mellitus*.
- Hipertensão arterial.
- Dislipidemia.
- Sedentarismo.
- Doença arterial periférica ou carotídea.
- Doença coronariana prévia: em pacientes com SCA prévia, é fundamental saber como foi a dor no evento anterior. Dor de características semelhantes a evento prévio praticamente confirma novo evento atual.
- Uso de cocaína/*crack* ou anfetaminas.
- História familiar de doença coronariana, principalmente em parentes de primeiro grau e em idades mais jovens, assim como história familiar de morte súbita.

Outros antecedentes podem aumentar a suspeita diagnóstica de outras doenças, como síndrome de Marfan e Ehlers-Danlos na dissecção aórtica, paciente acamado ou com neoplasia maligna na suspeita de tromboembolismo venoso, lúpus, outras colagenoses e doença renal crônica na suspeita de pericardite/tamponamento cardíaco.

EXAME FÍSICO

O exame físico é fundamental para o diagnóstico/exclusão de doenças cardiovasculares e deve ser completo, incluindo sinais vitais (frequência cardíaca e respiratória, pressão arterial e oximetria de pulso).

Alguns achados ao exame físico relacionados a doenças cardiovasculares no atendimento de urgência/emergência:

- Sudorese: SCA (geralmente com supra), insuficiência cardíaca (IC) descompensada em baixo débito cardíaco.
- Turgência jugular: ingurgitamento persistente das veias jugulares com o tronco a 45°. Indica congestão sistêmica na IC descompensada.
- Atrito pericárdico: sensação de atrito ao palpar o precórdio.
- Frêmito precordial: sensação de vibrações, geralmente segue o ciclo cardíaco, estando presente na sístole e/ou diástole. Presente nas valvopatias graves.
- Sopros cardíacos: presentes nas valvopatias e em cardiopatias congênitas. Também pode ocorrer na cardiomiopatia hipertrófica obstrutiva e em situações de alto débito (doença renal crônica em hemodiálise, anemia grave). Sopros sistólicos geralmente indicam estenose aórtica, insuficiência mitral ou tricúspide, comunicação interventricular, situações de alto débito ou cardiomiopatia hipertrófica obstrutiva, entre outras. Sopros diastólicos estão presentes na insuficiência aórtica ou estenose mitral.
- Ausculta de terceira bulha (B3): característica de IC descompensada. A ausculta lembra o galope de um cavalo, sendo frequentemente denominado "ritmo de galope".
- Desdobramento amplo de B2: pode indicar hipertensão pulmonar/tromboembolismo pulmonar. Também ocorre na comunicação interatrial.
- Bulhas abafadas: derrame pericárdico volumoso. Pode estar presente na obesidade, doença pulmonar obstrutiva crônica.
- Estertores pulmonares: quando bilaterais, podem indicar congestão pulmonar na IC descompensada.
- Sibilos pulmonares: embora mais frequente no broncoespasmo por doenças pulmonares, pode estar presente na IC descompensada.
- Redução do murmúrio vesicular pulmonar: com redução do frêmito toracovocal e percussão maciça, indica derrame pleural. Na IC descompensada, geralmente o achado se restringe às bases (e/ou terços médios) bilateralmente ou à direita. Se re-

dução do murmúrio unilateral e com som timpânico à percussão, indica pneumotórax. Redução difusa e bilateral geralmente indica doença pulmonar obstrutiva crônica.

- Hepatomegalia: palpação de fígado aumentado. Pode ser doloroso. Presente em situações de congestão sistêmica, como na IC descompensada.
- Ascite: também pode estar presente na IC descompensada.
- Edema de membros inferiores: IC descompensada, geralmente bilateral e simétrico. Edema unilateral pode indicar trombose venosa profunda.
- Pulsos arteriais: devem ser palpados todos os pulsos periféricos. Assimetria de pulsos (e pressão arterial) entre direita e esquerda está presente em aproximadamente 30% dos pacientes com dissecção aórtica. Assimetria de pulsos (e pressão arterial) entre membros superiores e inferiores pode indicar coarctação da aorta.
- Fenótipo de síndrome de Marfan: envergadura/altura maior que a esperada, deformidade torácica (*pectus escavatum* ou *carinatum*; depressão ou protrusão do tórax), hiperflexibilidade articular, aracnodactilia (dedos anormalmente longos).
- Lesões dermatológicas/mucosas: petéquias conjuntivais e subungueais, nódulos de Osler (nódulos dolorosos nas pontas dos dedos das mãos e/ou dos pés) e manchas de Janeway (placas ou máculas eritematosas planas e indolores) podem indicar endocardite infecciosa.

ELETROCARDIOGRAMA (ECG) – CONSULTA RÁPIDA

- Padrão velocidade do papel – 25 mm/s.
  - Quadrados grandes – 5 mm – 0,2 s.
  - Quadrados pequenos – 1 mm – 0,04 s.
- **Derivações precordiais:** posicionamento dos eletrodos (Figura 1, 2 e 3).

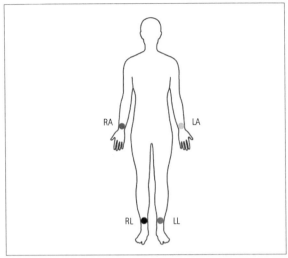

▷ **FIGURA 1** Posicionamento dos eletrodos periféricos.

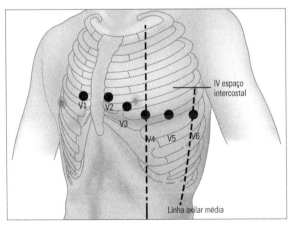

▷ **FIGURA 2** Posicionamento dos eletrodos precordiais.

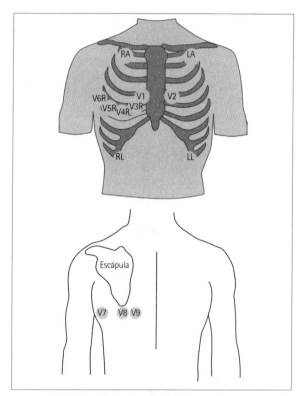

▷ **FIGURA 3** Posicionamento dos eletrodos direitos (V3R, V4R, V5R, V6R e dos posteriores (V7, V8, V9).

PROPEDÊUTICA CARDIOLÓGICA E ELETROCARDIOGRAMA

▷ **TABELA 1** Derivações precordiais

Derivações	Relações anatômicas no coração
D2, D3, aVF	Parede inferior
V1 a V4	Parede anterior
D1, aVL, V5 e V6	Parede lateral
V3R a V6R	Ventrículo direito
V7 a V9	Parede posterior de ventrículo direito

▷ **TABELA 2**

Taquicardia	FC >100 bpm
Bradicardia	FC < 50 bpm

FC: frequência cardíaca.

- **Cálculo da frequência cardíaca:** padrão – velocidade do papel 25 mm/s e 25 cm de tamanho.
  - Se ritmo regular: 1.500/número de quadradinhos entre duas ondas R.
  - Se ritmo irregular: contar os intervalos entre os complexos QRS em 10 s e multiplicar por 6.
- **Cálculo do ritmo sinusal:** P positiva em D1 e D2 e aVF sempre seguida de QRS
- **Eixo:** existem vários métodos de determinação do eixo cardíaco (Tabela 3).

▷ **TABELA 3** Regra prática para determinar desvio de eixo

D1 positivo, aVF positivo	Eixo normal
D1 positivo, aVF negativo	Desvio do eixo para a direita
D1 negativo, aVF positivo	Se D2 positivo: eixo normal
	Se D2 negativo: desvio para a esquerda
D1 negativo, aVF negativo	Eixo indeterminado

Onda P – despolarização atrial	Positiva em D1, D2 e aVF Melhor visualizada em II e V1 Pode ser bifásica em V1 Normal: duração < 120 ms (3 quadradinhos) – se maior: sobrecarga atrial esquerda Amplitude: < 0,25 mV (2,5 quadradinhos) – se maior: sobrecarga atrial direita
PR – condução do impulso pelo nó atrioventricular (NAV)/sistema His-Purkinje	Duração de 120 a 150 ms (3-5 quadradinhos)
Complexo QRS Medir duração no complexo mais largo – < 120 ms (3 quadradinhos) Se maior: bloqueio de ramo **Baixa voltagem** – enfisema, derrame pericárdico, obesidade, hipotireoidismo **< 5 mm nas derivações periféricas ou < 10 mm nas precordiais**	Onda Q – deflexão negativa inicial Onda R – primeira deflexão positiva Onda S – qualquer negativa após a onda R
Onda Q – despolarização do septo ventricular	Mais vistas nas derivações laterais I, avL, V5 e V6 Não patológicas < 2 quadradinhos em profundidade, < 80 ms (2 quadradinhos) na duração e < 25% da onda R correspondente
Onda R	Aumenta progressivamente nas precordiais, alcança 27 mm em V5 e V6
Onda S	Mais profunda nas precordiais direitas, vai diminuindo no precórdio e pode estar ausente em V5 e V6. Deve ser < 30 mm

Segmento ST

Término QRS (ponto J) até início da onda T – fim da despolarização ventricular e início da repolarização

- Deve estar no mesmo nível que segmento PR precedente
- Elevações ou depressões de ST devem ser examinadas com cuidado – podem ser indícios de isquemia: supradesnivelamento e infradesnivelamento do segmento ST

▷ **TABELA 4** Alterações patológicas do segmento ST

- Sobrecarga ventricular esquerdo – Figura 4
- Bloqueio de ramo esquerdo – Figura 5
- Pericardite aguda – supra ST difuso
- Hipercalemia
- Aneurisma do ventrículo esquerdo
- Isquemia miocárdica

- Isquemia miocárdica no ECG e artéria culpada.

▷ **TABELA 5**

Alteração ST	Sugestivo de doença na artéria
Anterosseptal – V1-4	Descendente anterior
Lateral – D1, aVL, V5 e 6	Circunflexa proximal
Inferior – D2, D3 e avF	Coronária direita ou circunflexa distal

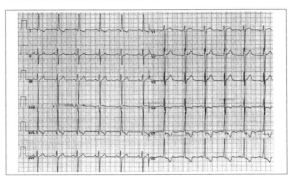

▷ **FIGURA 4** Sobrecarga de ventrículo esquerdo.

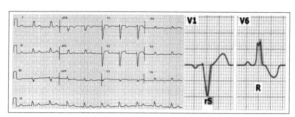

▷ FIGURA 5   Bloqueio de ramo esquerdo.

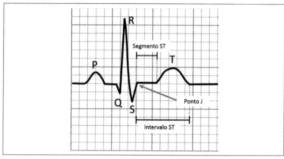

▷ FIGURA 6   Segmento ST e ponto J.

▷ TABELA 6

Infarto de ventrículo do direito: eletrocardiograma de 12 derivações não é sensível. Geralmente oclusão da artéria coronária direita. Pode também ocorrer com obstrução da circunflexa	Associado em 40% dos infartos inferiores. Fazer derivações direitas. V4R é a mais útil – Figura 1
Infarto de parede posterior de ventrículo esquerdo	V1-3: R dominantes, infradesnivelamento de ST e ondas T positivas. fazer derivações posteriores – Figura 2

▷ **TABELA 7**

Onda T – repolarização ventricular Amplitude é proporcional ao QRS correspondente. Deve ser menor que 2/3 da onda R correspondente Normalmente é assimétrica: início mais lento e final mais rápido	■ Orientação corresponde a do QRS ■ Comum inversão em V1-V2 ■ Se invertida, simétrica e com amplitude aumentada, pode indicar isquemia miocárdica (ondas T hiperagudas) ■ Ondas T apiculadas – pensar em hipercalemia

Preferir utilizar o intervalo QT corrigido (QTc):
QTc = QT/raiz quadrada de R-R (segundos): valor normal ≤ 450 ms em homens e 470 ms em mulheres

▷ **TABELA 8**

Onda U – pequena deflexão após a onda T	Mais proeminente em V2 a V4 ■ Achado normal quando a onda for pequena ■ Ondas U proeminentes podem ter associação com hipocalemia, hipercalemia, sobrecarga ventricular esquerda, bradicardia sinusal ■ Ondas U invertidas podem indicar isquemia miocárdica

▷ **TABELA 9**   Bloqueio de ramo direito (BRD)

Condições associadas: ■ Doença de Chagas ■ Doença reumática ■ Sobrecarga de ventrículo direito ■ Miocardite ou cardiomiopatia ■ Doença arterial coronariana ■ Doença degenerativa do sistema de condução ■ Embolia pulmonar ■ Doenças congênitas Pode ser encontrado em indivíduos sem doença cardíaca estrutural	**Critérios diagnósticos:** ■ QRS ≥ 0,12 s ■ R linha em V1 e V2 ■ S alargada em DI, aVL, V5 e V6 **Achados associados:** ■ Depressão ST e inversão de T nas precordiais

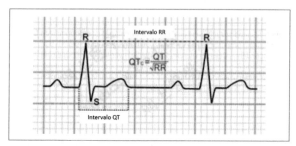

▷ **FIGURA 7** Intervalo QT e QT corrigido (QTc).

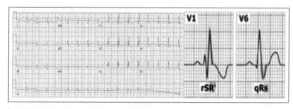

▷ **FIGURA 8** Bloqueio de ramo direito.

▷ **TABELA 10** Bloqueio de ramo esquerdo (BRE)

Condições associadas:	Critérios diagnósticos:
■ Doença arterial coronariana ■ Cardiomiopatia hipertensiva ■ Cardiomiopatia dilatada Pode ser encontrado em indivíduos sem doença cardíaca estrutural	■ QRS ≥ 0,12s ■ R larga e com entalhe (monofásica) em DI, aVL, V5 e V6 ■ Ausência de Q em V5 e V6 Achados associados: ■ QRS e T em direções opostas ■ Progressão "lenta" das ondas R nas precordiais

- Presença de BRE e isquemia miocárdica:
  - "Concordância inapropriada" – elevação de ST com QRS positivo ou depressão ST em V1-3 – é forte indicador de isquemia. Especificidade alta: supradesnivelamento de ST > 5 mm em V1 e V2 – pode ser falso-positivo.

– Observação: presença de BRE torna o diagnóstico de IAM mais difícil, sendo que o BRE pode mascarar ou até simular as alterações sugestivas de isquemia/IAM. Assim, dor sugestiva de isquemia miocárdica associada a BRE novo indica IAM.

▷ **TABELA 11**   Sobrecargas atriais e ventriculares

Sobrecarga atrial direita DPOC, hipertensão pulmonar, doenças congênitas	P > 2,5 mm em D2 (D3 e aVF) – P *pulmonale* Eixo da onda P > +75°
Sobrecarga ventricular direita Hipertensão pulmonar, estenose mitral, estenose pulmonar, doenças congênitas	Critérios diagnósticos: ■ Desvio do eixo (> 90°) ■ R dominante em V1 (> 7 mm) Fatores associados: ■ Depressão de ST e inversão de T de V1 a V4 ■ S profundas V5, V6, DI e aVL
Sobrecarga atrial esquerda HAS, estenose aórtica, insuficiência mitral, cardiomiopatia hipertrófica	P com área negativa > área positiva em V1 Índice de Morris em V1 > 0,04 ms (o índice de Morris é obtido pela multiplicação da duração do QRS × amplitude) (Figura 9) P com duração > 120 ms em D2 P com entalhe > 40 ms

Sobrecarga ventricular esquerda (SVE)
HAS
Estenose aórtica
Coarctação da aorta
	Sistema de pontuação – SVE se ≥ 5
	■ Amplitude (um dos seguintes): 3 pontos
	  Maior R ou S nas derivações dos membros ≥ 20 mm
	  S em V1 ou V2 ≥ 30 mm
	  R em V5 ou V6 ≥ 30 mm
	■ Alterações ST-T sugestivas (ver Figura 10) sem uso de digital: 3 pontos (se uso de digital: 1 ponto)
	■ Sobrecarga atrial E: 3 pontos
	■ Desvio eixo E (≤ 30°): 2 pontos
	■ QRS > 0,09 s: 1 ponto
	■ Tempo de ativação ventricular em V5 e V6 ≥ 0,05 s: 1 ponto

DPOC: doença pulmonar obstrutiva crônica; HAS: hipertensão arterial sistêmica.

▷ **TABELA 12** Supradesnivelamento do segmento ST

- Infarto agudo do miocárdio é a causa mais frequente
Outras situações:
- Pericardite (com concavidade superior; pode associar depressão do segmento PR)
- Repolarização precoce
- Infarto agudo do miocárdio antigo com área discinética (aneurismática) no ventrículo esquerdo

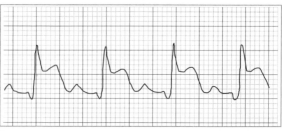

▷ **FIGURA 9** Supradesnivelamento do segmento ST no infarto agudo do miocárdio.

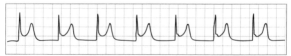

▷ **FIGURA 10** Supradesnivelamento do segmento ST na pericardite.

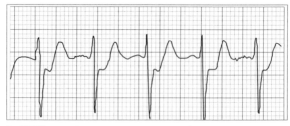

▷ **FIGURA 11** Infradesnivelamento do segmento ST na isquemia miocárdica.

▷ **TABELA 13** Alterações eletrolíticas

Hipercalemia	As alterações ocorrem de forma sequencial. Qualquer alteração indica risco de parada cardiovascular e necessidade de tratamento imediato: ■ Ondas T apiculadas (grande amplitude e simétricas) ■ Redução do intervalo QTc ■ Alargamento do QRS ■ Diminuição da amplitude da onda P (pode desaparecer)
Hipocalemia	■ Aumento da amplitude da onda U ■ Depressão do segmento ST e da onda T ■ Aumento do intervalo QTc
Hipercalcemia	■ Encurtamento e eventual desaparecimento do segmento ST
Hipocalcemia	■ Retificação e aumento da duração do segmento ST ■ Aumento do intervalo QTc

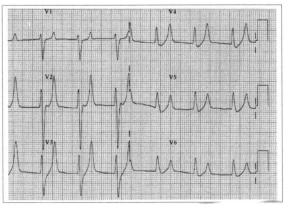

▷ **FIGURA 12** Ondas T apiculadas indicando hipercalemia.

- Taquiarritmias e bloqueios atrioventriculares: ver capítulo 12 "Arritmias cardíacas".

BIBLIOGRAFIA

1. Fang JC, O'Gara PT. The history and physical examination: an evidence-based approach. In: Bonow RO (ed.). Braunwald's heart disease, 10.ed. Elsevier; 2015. p. 95-113.
2. Miranda WR, Nishimura RA. The history, physical examination, and cardiac auscultation. In: Hurst's the heart. 14.ed. McGraw-Hill; 2018. p. 225-51.
3. Pastore CA, Pinho JA, Pinho C, Samesima N, Pereira-Filho HG, Kruse JCL, et al. III Diretrizes da Sociedade Brasileira de Cardiologia sobre Análise e Emissão de Laudos Eletrocardiográficos. Arq Bras Cardiol. 2016;106(4Supl.1):1-23.

CAPÍTULO **19**

Síncope

Frederico José Neves Mancuso

INTRODUÇÃO

Síncope é uma perda transitória do nível de consciência causada por hipoperfusão cerebral. Caracteristicamente tem início rápido, curta duração (segundos ou minutos) e recuperação completa espontânea. Pode ser precedida por sintomas prodrômicos ou ocorrer subitamente.

Síncope é uma queixa comum de procura por atendimento em serviços de urgência/emergência e representa um desafio para o médico, já que, embora em sua maioria dos casos trate-se de um episódio benigno, algumas condições potencialmente fatais podem se apresentar como síncope. Dessa forma, recomenda-se ter sempre cautela, realizar anamnese detalhada, exame físico cuidadoso e avaliação complementar criteriosa e atentar-se para o diagnóstico diferencial, especialmente com convulsão.

CLASSIFICAÇÃO

De forma simplificada, a síncope pode ser classificada em 5 tipos conforme o mecanismo ou o fator desencadeador (Tabela 1).

ANAMNESE

A anamnese deve ser detalhada, incluindo:

- Sintomas prodrômicos (tontura, náuseas, vômitos, sudorese, aura, palpitações, febre).
- Circunstância em que ocorreu o evento:
  - Posição (ortostática, supina).
  - O que estava fazendo (repouso, atividade, estresse, medo, tosse, evacuação).
  - Ocorrência de trauma antes, especialmente traumatismo cranioencefálico.
  - Local (ambientes fechados, cheios de gente, quente, cheiro intenso).
- Evento propriamente dito:
  - Duração.
  - Abalos motores.

▷ **TABELA 1** Classificação da síncope

Classificação	Definição	Causas
Neurocardio-gênica	Vasodilatação inapropriada e/ou bradicardia inapropriada	Situacional (ficar em posição ortostática por longos períodos) Aumento do tônus vagal (micção, evacuação, tosse) Estimulação do nervo vagal (gravata apertada etc.)
Ortostática	Hipotensão ortostática	Redução da pressão arterial sistólica ≥ 20 mmHg Pode ocorrer por hipovolemia, disfunção do sistema autonômico e fármacos
Cardíaca	Causas potencialmente fatais Frequentemente não apresenta sintomas prodrômicos	Taquiarritmias Bradiarritmias Infarto agudo do miocárdio Tamponamento cardíaco Valvopatias (p. ex., estenose aórtica)
Neurológica	Forma menos frequente, retorno à condição basal sem déficits neurológicos após o evento	Ataque isquêmico transitório Convulsão Migrânea Síndrome do roubo da subclávia
Desconhecida	Não foi possível definir causa após avaliação criteriosa	É fundamental afastar causas potencialmente fatais

- Sintomas após o evento (náuseas, vômitos, sudorese, dor torácica, febre, sonolência, déficits neurológicos).
- Antecedentes pessoais:
  - Álcool e drogas ilícitas.
  - Fármacos.
  - Doenças cardíacas ou neurológicas.
  - Outras doenças.
- Antecedentes familiares, especialmente história de morte súbita.

EXAME FÍSICO

O exame físico deve ser completo e detalhado, incluindo exame neurológico. Deve sempre ser realizada glicemia capilar.

É fundamental a pesquisa de hipotensão ortostática:
- Medir pressão arterial (PA) em posição supina.
- Realizar novas medidas da PA em posição ortostática com 1 e 3 minutos.
- Hipotensão ortostática: redução ≥ 20 mmHg da pressão arterial sistólica ou ≥ 10 mmHg da pressão arterial diastólica.

EXAMES COMPLEMENTARES

- Eletrocardiograma (ECG): deve ser realizado em todos os casos. Pode identificar alterações do ritmo, isquemia miocárdica ou sinais indiretos de cardiopatias, como sobrecargas atriais e/ou ventriculares e bloqueios de ramo. Um ECG normal não afasta causa cardíaca da síncope, mas reduz sua probabilidade.
- Exames adicionais devem ser realizados conforme suspeita clínica identificada em anamnese/exame físico, incluindo:
  - Tomografia computadorizada de crânio: se trauma, suspeita de convulsão.
  - Ecocardiograma: se suspeita de doença cardíaca, como valvopatias, miocardiopatias, tamponamento cardíaco.
  - Outros exames: avaliação laboratorial, Holter, líquor, eletroencefalograma etc. Apenas em situações específicas e em

pacientes com alta suspeita diagnóstica, em que o exame pode ser decisivo para o tratamento imediato.

ESTRATIFICAÇÃO DE RISCO

No serviço de emergência, é fundamental diferenciar os pacientes que apresentam risco de óbito e que precisam ser avaliados durante internação hospitalar daqueles que podem ser liberados para investigação e conduta ambulatorial.

A Tabela 2 lista fatores que indicam baixo ou alto risco do evento e que auxiliam nesta decisão. A presença de fatores de alto risco indicam necessidade de internação hospitalar e investigação e tratamento adicionais.

▷ TABELA 2 Fatores de risco de síncope

	Baixo risco	Alto risco
História clínica	■ Pródromo típico de síncope reflexa (neurocardiogênica, tontura, sudorese, náuseas, sensação de calor) ■ Após exposição a fator estressante: lugares cheios ou quentes, cheiro forte, dor intensa ■ Durante refeição ou pós-prandial ■ Desencadeada por tosse, evacuação ou micção ■ Com pressão sobre o seio carotídeo ou rotação da cabeça (gravata apertada) ■ Ao se levantar	■ Dor torácica ■ Dispneia ■ Dor abdominal ■ Cefaleia ■ Durante exercício ■ Em posição supina ■ Palpitação súbita e rapidamente seguida de síncope ■ Ausência de pródromo

(continua)

SÍNCOPE   221

▷ **TABELA 2**   Fatores de risco de síncope (*continuação*)

	Baixo risco	Alto risco
Antecedentes pessoais e familiares	▪ História longa de síncopes recorrentes com características de baixo risco e semelhantes ao episódio atual ▪ Ausência de doenças cardíacas	▪ Doença cardíaca estrutural
Exame físico	▪ Normal ▪ Hipotensão ortostática	▪ Pressão arterial sistólica < 90 mmHg ▪ Suspeita de sangramento (especialmente gastrointestinal) ▪ Sopro cardíaco ▪ Déficit neurológico
Eletrocardiograma	▪ Normal	Qualquer alteração do eletrocardiograma deve levantar suspeita de risco elevado, especialmente: ▪ Sinais de isquemia ▪ Bloqueio atrioventricular de 2º grau (Mobitz II) ou 3º grau (total) ▪ Bradicardia < 40 bpm ▪ Taquicardia ventricular sustentada ou não sustentada ▪ Padrão de síndrome de Brugada ▪ Intervalo QTc prolongado ▪ Fibrilação atrial (*flutter*) de alta resposta ventricular ▪ Wolff-Parkinson-White ▪ Taquicardia supraventricular

TRATAMENTO

O tratamento deve ser voltado à causa da síncope.

No caso de suspeita de síncope neurocardiogênica, os pacientes devem ser orientados a evitar os fatores desencadeadores (lugares cheios, quentes etc.), manterem-se sempre bem hidratados e procurarem deitar-se (ou sentar-se) ao iniciar sintomas prodrômicos.

Na hipotensão ortostática, os pacientes devem ser orientados a se manterem sempre bem hidratados (se não houver contraindicação, como na insuficiência cardíaca) e deve ser feita avaliação dos fármacos utilizados quanto ao seu risco-benefício e possibilidade de substituição daqueles mais implicados na hipotensão ortostática.

BIBLIOGRAFIA

1. Brignole M, Moya A, Lange FJ, Deharo JC, Elliott PM, Fanciulli A, et al.; ESC Scientific Document Group. 2018 ESC Guidelines for the diagnosis and management of syncope. Eur Heart J. 2018;39:21:1883-948.
2. Patel PR, Quinn JV. Syncope: a review of emergency department management and disposition. Clin Exp Emerg Med. 2015;2(2):67-74.
3. Shen W-K, Sheldon RS, Benditt DG, Cohen MI, Forman DE, Goldberger ZD, et al. 2017 ACC/AHA/HRS guideline for the evaluation and management of patients with syncope: a report of the American College of Cardiology/American Heart Association Task Force on Clinical Practice Guidelines and the Heart Rhythm Society. Heart Rhythm. 2017;14:e155-e217.

CAPÍTULO **20**

Síndrome aórtica aguda

Cinara Barbosa Vianna Prado
Claudio Henrique Fischer

INTRODUÇÃO

O termo síndrome aórtica aguda (SAA) refere-se a um grupo de patologias da aorta que tem potencial risco de morte e necessita de diagnóstico correto e precoce. Incluem-se nesse grupo a dissecção aórtica (DAo) clássica e suas variantes, como o hematoma intramural (HIM), a úlcera aterosclerótica penetrante (UAP) e o aneurisma verdadeiro roto. As características comuns a essas patologias incluem o acometimento da parede aórtica e o potencial de ruptura da parede.

MORFOLOGIA E PATOLOGIA

Dissecção de aorta

A DAo é causada pela ruptura da camada íntima. Uma vez que o sangue penetra na camada média, ocorre uma clivagem entre as camadas média e íntima, o que permite rápida e extensa delaminação, geralmente com progressão distal, mas com possibilidade de dissecção retrógrada, secundária ao fluxo pulsátil aórtico, que propaga o processo de dissecção e forma a falsa luz. Os locais de origem mais frequentes são a parede lateral da aorta ascendente e abaixo do ligamento arterial, na aorta descendente. Raramente a DAo origina-se na aorta torácica descendente distal ou na aorta abdominal. A DAo pode redirecionar-se rumo à íntima, formando orifícios de reentrada para a luz verdadeira, ou rumo à adventícia, levando à ruptura externa e ocasionando hemorragias fatais e/ou tamponamento. Ao longo do seu trajeto pode ocorrer comprometimento em graus variáveis dos ramos da aorta, por compressão pela luz falsa ou por dissecção desses ramos, determinando isquemia dos territórios correspondentes. Também pode ocorrer compressão da verdadeira luz pela falsa, em geral na transição toracoabdominal, quando não há orifício comunicante distal, levando à isquemia de amplo território infradiafragmático. Em alguns casos ocorre trombose na luz falsa, parcial ou mesmo total, com estabilização da dissecção, o que permite a sobrevida do paciente por períodos variáveis de tempo.

A DAo é mais comum em homens a partir da 6ª década de vida. Trata-se de uma doença com alta mortalidade, chegando a 75% nos casos não tratados. A DAo com orifício de entrada na aorta ascendente apresenta risco de ruptura de 1% por hora nas primeiras 24 horas.

Inúmeros fatores predispõem ao desenvolvimento da DAo, os principais são:

- Hipertensão arterial sistêmica, presente em 80% desses pacientes, responsável pelo aumento da energia cinética em pontos críticos da aorta, predispondo à laceração intimal.
- Degeneração da camada média (necrose média cística), encontrada em 20% dos pacientes.
- Síndrome de Marfan – defeito na síntese de fibrilina-1 (FBN-1), importante componente glicoproteico do tecido elástico da camada média da aorta – com desenvolvimento de DAo aguda (sua maior causa de óbito) em 20 a 40% dos pacientes.
- Síndrome de Ehlers-Danlos e valva aórtica bivalvular – distúrbios genéticos associados à DAo.
- Gestação cujas alterações hormonais alteram a composição e a textura da aorta, produzindo edema de suas paredes e fragilidade da íntima, podendo predispor a DAo.
- Ectasia da aorta ascendente, aterosclerose, coarctação da aorta, trauma torácico fechado, cateterismo cardíaco, canulação e pinçamento da aorta durante cirurgias cardíacas são, também, fatores predisponentes.

Hematoma intramural

Acredita-se que o HIM se origine da ruptura dos *vasa vasorum* dentro da camada média da artéria, levando à formação de um hematoma local, em formato de semilua, porém mantendo a integridade da camada íntima. Casos agudos podem evoluir para dissecção e ruptura da aorta, porém casos crônicos podem regredir e até desaparecer. Estima-se que sejam responsáveis por 10 a 25% dos casos de SAA.

Úlcera aterosclerótica penetrante

Considera-se UAP quando a ulceração da placa aterosclerótica atinge a lâmina elástica interna na camada média da aorta. Este processo de erosão pode levar à ruptura dos *vasa vasorum* e formação de hematoma mural, que em geral é localizado e pode ser confundido com HIM, mas pode romper para a luz da aorta, levando à dissecção ou formando um pseudoaneurisma e até romper a aorta, em razão do enfraquecimento da parede, contida apenas pela adventícia.

Acomete mais frequentemente as porções média e distal da aorta torácica descendente, e não é comum na aorta ascendente, no arco e na aorta abdominal. Em alguns casos, é multifocal e é mais frequente em pacientes com doença aterosclerótica grave.

CLASSIFICAÇÃO

Tempo (Tabela 1)

▷ **TABELA 1** Tempo de evolução da dissecção aórtica

Classificação	Tempo
Aguda	< 2 semanas
Subaguda	Entre 2 semanas e 2 meses
Crônica	> 2 meses

Localização

As dissecções são, também, classificadas de acordo com a porção da aorta acometida. Esta característica tem implicância direta no prognóstico e no tratamento do paciente. As classificações mais utilizadas são descritas nas Tabelas 2 e 3.

▷ **TABELA 2** Classificação DeBakey

I	Ruptura da íntima na aorta ascendente, mas envolvendo também a aorta descendente
II	Dissecção limitada à aorta ascendente
III	Ruptura da íntima na aorta descendente com propagação distal da dissecção

▷ **TABELA 3** Classificação Stanford

A	Qualquer dissecção com envolvimento da aorta ascendente
B	Dissecção limitada à aorta descendente

QUADRO CLÍNICO

O quadro clínico é variável, dependendo da extensão e evolução da dissecção. A maioria dos pacientes apresenta as seguintes características:

- Dor súbita, muito intensa, associada à sudorese, na parte anterior ou posterior do tórax.
- Irradiação para região interescapular e, eventualmente, abdominal, podendo migrar acompanhando a progressão da dissecção.
- Caráter cortante ou em facada persistente.

A dor pode ser precordial, com irradiação cervical ou para membros superiores, simulando síndrome coronariana aguda. Apenas 6% dos pacientes não apresentam quadro clínico de dor, segundo dados do International Registry of Aortic Dissection (IRAD).

O exame físico é variável na dissecção de aorta e depende da porção aórtica e dos ramos aórticos acometidos, podendo ter poucas alterações ou ser exuberante. A insuficiência aórtica ocorre em > 50% dos casos de DA proximal, secundária à dilatação da raiz aórtica, ao envolvimento de um ou mais folhetos pela falsa luz ou à invaginação da membrana dissecante através da valva aórtica. A progressão da dissecção pode gerar oclusão de grandes artérias ou compressão de estruturas adjacentes pela dilatação aneurismática, levando a uma gama de sinais e sintomas. A seguir relacionamos os principais achados:

- Síncope.
- Dispneia.
- Hipertensão arterial.
- Hipotensão arterial.
- Assimetria de pulsos periféricos (presente em aproximadamente 30%).
- Sopro diastólico aórtico.
- Pulsos céleres.
- Pressão de pulso ampla.
- Edema pulmonar.
- Paraplegia (isquemia da medula espinhal).
- Hemiplegia/hemiparesia (em caso de obstrução da artéria carótida).
- Isquemia intestinal/membros inferiores.
- Infarto agudo do miocárdio.
- Bulhas hipofonéticas e pulso paradoxal (tamponamento cardíaco).
- Hemopericárdio.
- Compressão de estruturas adjacentes – esôfago, brônquios, veia cava superior.

EXAMES COMPLEMENTARES

Eletrocardiograma (ECG)

O ECG é importante para o diagnóstico diferencial com infarto agudo do miocárdio (IAM). O ECG pode ser normal ou apresentar alterações inespecíficas (sobrecarga ventricular, extrassístoles etc.).

> Na presença de alterações isquêmicas, especialmente da parede inferior, é importante lembrar que 2 a 3% das dissecções proximais podem desencadear isquemia miocárdica por dissecção do óstio da coronária, tornando difícil o diagnóstico diferencial.

Radiografia de tórax (RX de tórax)

Nas dissecções envolvendo a aorta torácica, o RX de tórax pode revelar alargamento do mediastino ou da área aórtica entre 80 e 90% dos casos. Eventualmente pode ser observada cardiomegalia secundária a derrame pericárdico, ou derrame pleural, particularmente à esquerda. Deslocamento da traqueia pode estar presente. O RX de tórax pode ser normal em 20% dos casos.

Ecocardiograma (Eco)

O Eco é um método importante para o diagnóstico da SAA, sendo um exame amplamente disponível, seguro, rápido e que pode ser realizado à beira do leito.

Os achados da DA ao Eco incluem presença de duas luzes, verdadeira (VL) e falsa (FL), com lâmina de dissecção, que as separam e tem movimentação independente, não seguindo o movimento habitual da aorta dilatada. A FL frequentemente é maior que a VL e apresenta enchimento sistólico lento, observado pelo método Doppler. Esse fluxo lento pode levar à formação de trombos e à presença de contraste espontâneo, sobretudo quando não há orifício comunicante distal. O sentido do fluxo diastólico pela falsa luz pode ser anterógrado ou retrógrado, indicando orifício comunicante distal ou proximal, respectivamente. A VL usualmente apresenta menor diâmetro e expansão sistólica habitual, rápida, mas pode sofrer compressão pela FL durante a diástole. A insuficiência aórtica (IAo) ocorre em aproximadamente 50% dos casos de DAo tipo A.

> A definição de sua gravidade e o mecanismo ao Eco são essenciais na decisão terapêutica cirúrgica, de preservação ou troca valvar. O derrame pericárdico, quando presente, pode indicar a ruptura da falsa luz para o pericárdio, implicando pior prognostico. O Eco é instrumento importante para determinar as consequências hemodinâmicas deste derrame, como sinais de possível tamponamento.

Ecocardiograma transtorácico (ETT)

O ETT apresenta sensibilidade de até 85% para DA proximal, podendo ser utilizado como forma de rastreio na sala de emergência, além de fornecer informações adicionais, como a função ventricular, alterações segmentares, presença de derrame pericárdico, dilatação da aorta, insuficiência aórtica e seu mecanismo. Pode também auxiliar no diagnóstico diferencial de infarto agudo do miocárdico e tromboembolismo pulmonar. Entretanto, em razão de sua limitação em visualizar alguns segmentos aórticos, resultados negativos não excluem a doença e estes pacientes devem ser submetidos a outros exames diagnósticos.

Ecocardiograma transesofágico (ETE)

O ETE apresenta alta acurácia para o diagnóstico de DAo tipos A e B, com sensibilidade próxima a 100%. Atenção especial deve ser dada à geração de artefatos na aorta ascendente e consequente risco de resultado falso-positivo. O exame é seguro e pode ser realizado à beira do leito, com uso de sedação, assim como no intraoperatório. O ETE é capaz de determinar o comprometimento das coronárias, em razão da obstrução do óstio coronariano pela lâmina de dissecção ou da sua extensão para dentro da coronária. Nesses casos pode haver alteração segmentar e disfunção ventricular associada à isquemia, sendo imperativa sua diferenciação da síndrome coronariana aguda clássica. O ETE permite ainda determinar o orifício de entrada, ponto inicial da laceração que iniciou a DAo, assim como de outros eventuais orifícios comunicantes, e entender o mecanismo de expansão e manutenção da FL, o que tem implicação terapêutica.

Ao ETE, o HIM é visibilizado com um espessamento circunferencial, em semilua, da parede da artéria, enquanto a UAP é caracterizada por uma invaginação ou "divertículo" da parede da artéria com bordos irregulares, em uma artéria com doença ateromatosa extensa.

Angiotomografia computadorizada (ângioTC)

Por se tratar de exame amplamente disponível e com duração relativamente rápida, a ângioTC é o exame mais utilizado para o diagnóstico da DAo aguda e suas variantes, tendo excelente acurácia diagnóstica (98 a 100%). Os protocolos em geral incluem uma fase pré-contraste que pode diagnosticar HIM (espessamento da parede com integridade da íntima) e uma fase de contraste que avalia tanto a aorta torácica como a abdominal e a pelve, permitindo determinar a extensão da dissecção e os sinais de isquemia em alguns órgãos. Este método ainda é capaz de fornecer informações sobre os diâmetros aórticos, os pontos de comunicação da falsa luz com a verdadeira, a extensão da lâmina para o óstio coronariano e a presença de derrame pericárdico. O hematoma periaórtico e o derrame pleural podem sem mais bem detectados com a ângioTC do que pelo Eco, o qual apresenta vantagem na avaliação hemodinâmica e do grau e mecanismo da insuficiência aórtica. A combinação desses dois exames, quando possível, representa a forma mais completa e adequada de investigação da DAo. Ainda como desvantagem da ângioTC inclui-se a necessidade de contraste iodado e radiação ionizante.

Ressonância magnética (RM)

A RM é capaz de diagnosticar DAo com grande sensibilidade (97 a 100%) e especificidade (94 a 100%), sendo ainda possível determinar a presença de insuficiência aórtica e identificar o sítio inicial da dissecção e trombo na falsa luz. Como desvantagem, apresenta longa duração do exame, disponibilidade reduzida do equipamento e dificuldade de monitorização do paciente durante sua realização, impossibilitada em pacientes hemodinamicamente instáveis.

Aortografia

A aortografia atualmente é pouco utilizada em razão da alta acurácia dos métodos não invasivos disponíveis. Permite avaliar a lâmina de dissecção, o orifício comunicante, além da origem das artérias coronárias, tronco braquiocefálico, carótidas, artérias renais e ramos viscerais, assim como a presença de insuficiência aórtica. Deve ser indicada quando exames não invasivos não permitirem o diagnóstico preciso e com intuito terapêutico em casos selecionados, especialmente sem envolvimento da aorta ascendente. As desvantagens desse exame estão relacionadas ao uso do contraste e ao caráter invasivo.

TRATAMENTO

Pacientes com DAo necessitam de pronto tratamento a fim de evitar extensão da dissecção e deterioração clínica.

Medidas gerais

- Monitoração: pressão arterial, saturação de oxigênio, ritmo cardíaco.
- Jejum até definição terapêutica.
- Exames laboratoriais: hemograma, coagulograma, eletrólitos, função renal e hepática.
- Transferência para UTI.
- Avaliação cirúrgica de urgência.

Tratamento farmacológico

O tratamento farmacológico inicial visa à redução da progressão da DAo. A analgesia e o controle da frequência cardíaca (FC) e da pressão arterial (PA) são a base da terapêutica. A primeira medicação a ser introduzida para controle do duplo produto é o betabloqueador (BB) intravenoso, com objetivo de manter a FC em torno de 60 bpm. Somente após a introdução deste fármaco, deve ser iniciado o vasodilatador (nitroprussiato) a fim de manter a pressão arterial sistólica (PAS) em valores ≤ 120 mmHg. Não se deve iniciar vasodilatador antes da introdução do BB, pois o primeiro pode aumentar o estresse de parede aórtica em razão do aumento da pressão de pulso e induzir a taquicardia reflexa, o que poderia levar ao aumento da dissecção existente. Nos casos em que há contraindicação ao uso de BB ou impossibilidade do uso de nitroprussiato, os antagonistas de canal de cálcio não diidropiridínicos (verapamil e diltiazem) intravenosos podem ser utilizados.

- Analgesia:
  - Morfina e seus derivados são as medicações de escolha.
  - Morfina 2 a 5 mg, EV. As doses podem ser repetidas a cada 10 minutos.
- Betabloqueadores: não existe dose máxima de BB; a medicação deve ser feita até atingir o objetivo de FC de 60 bpm.
  - Metoprolol 5 mg, EV, a cada 5 minutos.
  - Propranolol 1 mg, EV, a cada 5 minutos.
  - Esmolol. Dose de ataque: 0,5 a 1 mg/kg em 1 minuto. Manutenção: 50 a 300 mcg/kg/min – titular a dose conforme resposta.
- Antagonistas de canal de cálcio não diidropiridínicos (utilizados quando os BB estão contraindicados):
  - Verapamil dose de ataque 0,075-0,15 mg/kg em 2 minutos.
  - Diltiazem dose de ataque de 0,25 mg/kg em 2 minutos e dose de manutenção de 5 mg/h em infusão contínua.
- Vasodilatador:
  - Nitroprussiato de sódio: dose inicial de 0,3 a 1 mcg/kg/min. Aumentar progressivamente até controle pressórico, com objetivo de PAS < 120 mmHg.

Nos pacientes que evoluem com hipotensão, deve-se suspeitar de ruptura aórtica ou tamponamento. Expansão volêmica com cristaloides deve ser iniciada imediatamente, e cirurgia cardíaca de urgência deve ser acionada. Se necessário, usar vasopressores (noradrenalina). Deve-se atentar para a possibilidade de pseudo--hipotensão, pois a perfusão de determinado membro pode estar localmente comprometida e fornecer informação inadequada sobre a pressão sistêmica. Por isso, a pressão arterial deve ser checada em, pelo menos, dois membros sendo pelo menos um deles superior, visando evitar dados incorretos da hemodinâmica do paciente e conduta inapropriada. A terapêutica, especialmente o controle pressórico, deve ser baseada na pressão arterial mais alta.

Tratamento específico

Dissecções tipo A

A cirurgia de urgência é o tratamento de escolha na dissecção tipo A e no hematoma intramural acometendo a aorta ascendente. A mortalidade operatória da DA tipo A pode chegar a 26%, enquanto pacientes que não são submetidos a cirurgia apresentam taxa de 58% de óbito.

O procedimento cirúrgico consiste em obliterar a falsa luz e implantar um enxerto na aorta ascendente. Nos casos de acometimento da valva aórtica, em que não seja possível o reparo ou quando há perda da sustentação de algum dos folhetos, a troca valvar aórtica deve ser realizada com implante de tubo valvado.

Dissecções tipo B

A correção cirúrgica da dissecção de aorta tipo B é indicada em casos de dissecção complicada, em que há comprometimento de ramos aórticos principais, ruptura iminente ou propagação contínua da dissecção, que em geral é acompanhada de dor contínua. A colocação de enxerto com *stents* endoluminais, por via femoral ou por acesso cirúrgico, vem tomando o lugar do procedimento cirúrgico clássico, em virtude de sua menor morbidade e mortalidade. Nos casos de dissecção de aorta tipo B não complicadas e hematoma intramural tipo B, o tratamento de escolha é clínico. A mortalidade estimada no grupo de indivíduos submetidos ao tratamento clínico é de aproximadamente 10,7%. Esse valor aumenta quando a cirurgia é realizada (dissecção complicada), chegando a aproximadamente 31,4%.

Acompanhamento

Em todos os casos de dissecção, após a alta hospitalar, os fatores de risco devem ser controlados, principalmente a HAS, e os pacientes devem ser acompanhados regularmente com avaliação clínica e exames periódicos.

BIBLIOGRAFIA

1. Albuquerque LC, Braile DM, Palma JH, Saadi EK. Guidelines for surgery of aortic diseases from Brazilian society of cardiovascular surgery. Braz J Cardiovasc Surg. 2006;21(1):1-23.
2. Amaral LCF, Salgado GD. Dissecção aórtica aguda. Revista Hospital Universitário Pedro Ernesto. 2009;8(2):88-93.
3. Baliga RR, Nienaber CA, Bossone E, Oh JK, Isselbacher EM, Sechtem U, et al. The role of imaging in aortic dissection and related syndromes. JACC Cardiovasc Imaging. 2014;7(4):406-24.
4. Bossone E, LaBounty TM, Eagle KA. Acute aortic syndromes: diagnosis and management, an update. Eur Heart J. 2018;39(9):739-49.
5. Buffolo E, da Fonseca JF, de Souza JA, Alves CM. Revolutionary treatment of aneurysms and dissections of descending aorta: the endovascular approach. Ann Thorac Surg. 2002;74(5):S1815-7.
6. Estrera AL, Miller CC 3rd, Safi HJ, Goodrick JS, Keyhani A, Porat EE, et al. Outcomes of medical management of acute type B aortic dissection. Circulation. 2006;4;114(suppl 1):1384-9.
7. Goldstein SA, Evangelista A, Abbara S, Arai A, Asch FM, Badano LP, et al. Multimodality imaging of diseases of the thoracic aorta in adults: from the American Society of Echocardiography and the European Association of Cardiovascular Imaging. J Am Soc Echocardiogr. 2015;28(Issue 2):19-182.
8. Hagan PG, Nienaber CA, Isselbacher EM, Bruckman D, Karavite DJ, Russman PL, et al. The International Registry of Acute Aortic Dissection (IRAD): new insights into an old disease. JAMA. 2000;283(7):897-903.
9. Hayter RG, Rhea JT, Small A, Tafazoli FS, Novelline RA. Suspected aortic dissection and other aortic disorders: multi-detector row CT in 373 cases in the emergency setting. Radiology. 2006;238(3):841-52.
10. Hiratzka LF, Bakris GL, Beckman JA, Bersin RM, Carr VF, Casey DE Jr, et al. Guidelines for the Diagnosis and Management of Patients with Thoracic Aortic Disease: Executive Summary. J Am Coll Cardiol. 2010;55:1509-44.
11. Isselbacher EM. Aortic dissection. In: Libby P, Bonow RO, Mann DL (eds.). Braunwald's heart disease: a textbook of cardiovascular medicine. 8.ed. Philadelphia: Elsevier; 2007 [versão eletrônica].

12. Jamerson JL, Fauci AS, Kasper DL, Hauser SL, Longo DL, Loscalzo J (eds.). Medicina interna de Harrison. 18.ed. v.2. Porto Alegre: Artmed; 2013. p.2.063-4.
13. Meredith EL, Masani ND. Echocardiography in the emergency assessment of acute aortic syndromes. Eur J Echocardiogr. 2009;10:i31-9.
14. Ramanath VS, Oh JK, Sundt III TM, Eagle KA. Acute aortic syndromes and thoracic aortic aneurysm. Mayo Clin Proc. 2009;84(5):465-81.
15. Shiga T, Wajima Z, Apfel C, Inoue T, Ohe Y. Diagnostic accuracy of transoesophageal echocardiography, helical computed tomography, and magnetic resonance imaging for suspected thoracic aortic dissection: systematic review and meta-analysis. Arch Int Med. 2006;166:1350-6.
16. Trimarchi S, Nienaber CA, Rampoldi V, Myrmel T, Suzuki T, Mehta RH, Bossone E, et al. Contemporary results of surgery in acute type A dissection: The International Registry of Acute Aortic Dissection experiance. J Thorac Cardiovasc Surg. 2005;129(1):112-22.

CAPÍTULO **21**

Síndrome coronariana aguda

Juliane Agustini Orati
Frederico José Neves Mancuso

INTRODUÇÃO

A síndrome coronariana aguda (SCA) envolve diversas condições clínicas caracterizadas por instabilização de uma placa aterosclerótica, incluindo angina instável e infarto agudo do miocárdio (IAM) com ou sem supradesnivelamento do segmento ST.

APRESENTAÇÃO CLÍNICA E LABORATORIAL

História

- Anamnese direcionada e objetiva é fundamental para o diagnóstico da SCA.
- Dor torácica: presente na maioria dos pacientes com SCA, geralmente é em "aperto", "sufocamento", "peso" ou "queimação", localizada em região retroesternal ou precordial. Dor epigástrica pode estar presente, simulando quadros abdominais. A dor pode irradiar para ombros, pescoço, mandíbula e braço esquerdo. A duração é muito variável, conforme a apresentação da SCA. Em pacientes com IAM, especialmente com supradesnivelamento do segmento ST ao ECG, a dor pode estar presente há algumas horas. Nos demais pacientes, é comum a dor ter caráter intermitente, com duração de 10-30 minutos cada episódio.

- Sintomas associados: podem estar presentes sudorese, náuseas e vômitos, dispneia e sensação de morte iminente.
- Alguns pacientes com SCA apresentam sintomas atípicos, sendo essa ocorrência mais comum nos idosos, nos quais é frequente a apresentação com dispneia, e em diabéticos e mulheres.
- Questionar sintomas prévios, especialmente nos pacientes com eventos coronarianos já diagnosticados em outras ocasiões, é importante para o diagnóstico. Em geral, os sintomas de infarto anterior são semelhantes aos de futuros novos eventos coronarianos.
- Avaliação dos fatores de risco para doença coronariana é fundamental para definir a probabilidade de doença em um paciente específico (Tabela 1). Deve-se também questionar o paciente sobre uso de cocaína e/ou *crack*.

▷ **TABELA 1** Fatores de risco para doença arterial coronariana (DAC)

Hipertensão arterial
Diabetes mellitus
Tabagismo
Dislipidemia
Idade: homens > 45 anos; mulheres > 55 anos
História familiar de doença arterial coronariana (parentes de 1º grau): homens < 55 anos; mulheres < 65 anos
Obesidade
Sedentarismo

Exame físico

- Não existem alterações específicas de SCA, no entanto, o exame físico deve ser detalhado, pois ajuda na determinação da gravidade do quadro e no diagnóstico diferencial com outras causas de dor torácica (Tabela 2).

238 GUIA DE MEDICINA DE URGÊNCIA

▷ **TABELA 2** Principais diagnósticos diferenciais das síndromes coronarianas agudas (SCA)

Dissecção aguda de aorta
Pericardite
Miocardite
Pneumotórax espontâneo
Tromboembolismo pulmonar
Dor musculoesquelética
Doenças gastrointestinais
Causas emocionais

- Alteração do nível de consciência, perfusão periférica diminuída, estertores pulmonares, estase jugular, hipotensão, presença de B3 ou B4 podem indicar lesão miocárdica extensa; sopro cardíaco pode indicar insuficiência mitral por disfunção ou ruptura de músculo papilar (sopro sistólico em foco mitral) ou comunicação interventricular (sopro sistólico em borda externa esquerda).
- Em 1967, Killip e Kimball propuseram uma classificação clínica para o IAM com supradesnivelamento do segmento ST, que é de fácil utilização e tem valor prognóstico (Tabela 3).

▷ **TABELA 3** Classificação clínica do infarto do miocárdio (Killip)

Classe	Características clínicas	Mortalidade (7 dias)
I	Sem sinais de congestão	3%
II	B3 e/ou estertores basais	12%
III	Estertores em toda a extensão do pulmão	20%
IV	Choque cardiogênico	60%

Eletrocardiograma (ECG)

É o exame mais importante para avaliação de pacientes com suspeita ou diagnóstico de SCA. Deve ser realizado em até 10 minutos da chegada do paciente ao serviço de emergência. O primeiro ECG deve ser classificado em uma das seguintes categorias:

1. Supradesnivelamento do segmento ST ou bloqueio de ramo esquerdo (BRE) novo ou presumivelmente novo.
2. Alterações isquêmicas (sem supra ST): infradesnivelamento do segmento ST ou ondas T invertidas, simétricas e profundas.
3. Sem alterações sugestivas de isquemia.

De acordo com os achados eletrocardiográficos, os pacientes devem ser divididos em:

- SCA com supradesnivelamento do segmento ST (incluindo os pacientes com BRE novo).
- SCA sem supradesnivelamento do segmento ST.

Esta divisão é importante, pois a identificação de supradesnivelamento do segmento ST impõe a realização de estratégias de reperfusão, como trombólise ou angioplastia primária, o mais rapidamente possível.

Em pacientes cujo ECG inicial não apresenta alterações sugestivas de isquemia, devem ser realizados ECG seriados, a cada 15-30 minutos, já que alterações eletrocardiográficas podem ser dinâmicas e não flagradas em apenas um ECG isolado.

Em pacientes que apresentam alterações em parede inferior (D3, D3 e aVF), é importante realizar as derivações direitas (V3R e V4R) e da parede posterior (V7, V8) para verificar o acometimento do ventrículo direito e da parede posterior, respectivamente.

O ECG pode sugerir informações sobre o possível acometimento da anatomia coronariana e suas particularidades, conforme a Tabela 4.

240 GUIA DE MEDICINA DE URGÊNCIA

▷ **TABELA 4** Correlação entre alterações eletrocardiográficas e parede cardíaca acometida no infarto agudo do miocárdio (IAM)

Derivações	Parede	Artéria
V1-V2	Septo	ADA
V3-V4	Anterior do VE	ADA
V5-V6 (D1-aVL)	Lateral do VE	ACx
D2-D3-aVF	Inferior do VE	ACD/ACx
V7-V8 ou infradesnivelamento de ST em V1-V2	Parede posterior do VE	ACx/ACD
V3R-V4R	Ventrículo direito	ACD

ACD: artéria coronária direita; ACx: artéria circunflexa; ADA: artéria descendente anterior; VE: ventrículo esquerdo.

A Figura 1 ilustra a avaliação e estratificação inicial, a partir do ECG, com as principais medidas terapêuticas e diagnósticas, de acordo com a síndrome em questão.

Marcadores de necrose miocárdica

Para o diagnóstico de IAM, em evolução ou recente, deve ser documentada a liberação de marcadores de necrose miocárdica. Atualmente, deve-se preferir a dosagem da CK-MB e da troponina.

Os marcadores são particularmente úteis no manejo da SCA sem supra de ST, já que níveis elevados implicam situações de maior risco. Na angina instável, a intensidade e a duração do processo agudo de isquemia não são suficientes para produzir necrose miocárdica. Já no IAM sem supradesnivelamento do segmento ST há necrose miocárdica, sendo a elevação dos marcadores a característica de diferenciação entre essas entidades.

A troponina ultrassensível tem elevada sensibilidade para o diagnóstico de IAM, com valores normais praticamente afastando esse diagnóstico. No entanto, ela não é específica para IAM causado por obstrução coronariana, podendo estar alterado em outras situações que possam causar lesão cardíaca, como taquiarritmias,

SÍNDROME CORONARIANA AGUDA 241

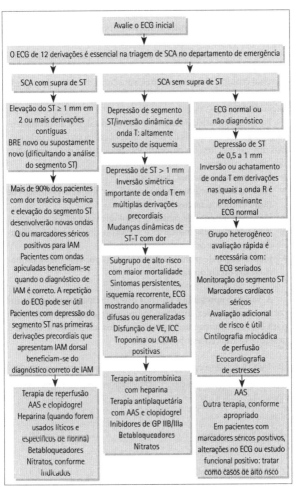

▷ **FIGURA 1** Avaliação e estratificação inicial da SCA.
AAS: ácido acetilsalicílico; BRE: bloqueio de ramo esquerdo; ECG: eletrocardiograma; GP: glicoproteína; IAM: infarto agudo do miocárdio; SCA: síndrome coronariana aguda; VE: ventrículo esquerdo.

insuficiência cardíaca, miocardite, tromboembolismo pulmonar, sepse, acidente vascular cerebral, entre outras.

Outro ponto importante é em pacientes que apresentam elevação basal dos níveis de troponina, como indivíduos com doença renal crônica. Nesses pacientes a ausência de ascensão e queda acima de 20% dos níveis de troponina ("curva"), praticamente exclui IAM.

Para o diagnóstico de infarto é essencial a detecção do aumento e/ou queda dos níveis de marcadores cardíacos (com pelo menos um valor acima do percentil 99) associado a pelo menos um dos cinco critérios:

- Sintomas de isquemia miocárdica.
- Alterações do segmento ST/onda T ou bloqueio completo de ramo esquerdo novos.
- Desenvolvimento de ondas Q patológicas no ECG.
- Perda de músculo miocárdico viável ou alteração de motilidade segmentar por exame de imagem.
- Identificação de trombo intracoronário por cineangiocoronariografia ou autópsia.

A Tabela 5 apresenta a cinética dos principais marcadores incorporados à prática atual, sendo importante esse conhecimento para correta interpretação dos resultados, enquanto a Tabela 6 descreve os diferentes tipos de IAM.

▷ **TABELA 5** Cinética dos principais marcadores de necrose miocárdica

Marcador	Detecção inicial	Atividade máxima	Normalização
Mioglobina	1 a 3 h	6 a 9 h	36 horas
Troponina T	2 a 4 h	12 h	10 a 14 dias
Troponina I	4 a 6 h	12 h	7 a 10 dias
CK-MB	3 a 5 h	24 h	2 a 4 dias
CPK	4 a 8 h	12 a 24 h	3 a 4 dias

SÍNDROME CORONARIANA AGUDA 243

▷ **TABELA 6** Classificação dos tipos de infarto

Tipo 1	Complicação de placa aterosclerótica (ruptura de placa, erosão ou dissecção)
Tipo 2	Infarto do miocárdio secundário por desequilíbrio isquêmico (espasmo, embolia, taquiarritmia, hipertensão e anemia)
Tipo 3	Infarto do miocárdio resultando em morte, sem biomarcadores coletados
Tipo 4a	Infarto do miocárdio relacionado à intervenção coronariana percutânea
Tipo 4b	Infarto do miocárdio relacionado com a trombose de *stent*
Tipo 5	Infarto do miocárdio relacionado com a cirurgia de revascularização miocárdica

MANEJO DA SÍNDROME CORONARIANA AGUDA

Os pacientes com dor torácica ou suspeita de SCA devem ser avaliados em sala de emergência com monitoração, cateter de oxigênio (se saturação < 94%) e acesso venoso. A história clínica e o exame físico devem ser completos, porém objetivos, e o ECG deve ser realizado em até 10 minutos da chegada do paciente ao serviço.

O diagnóstico de SCA é clínico, baseado em história clínica e exame físico. O ECG e os marcadores de necrose cardíaca são importantes para complementação diagnóstico, estratificação de risco e decisão terapêutica.

Pacientes cuja avaliação inicial não é capaz de confirmar o diagnóstico ou excluir com segurança o diagnóstico de SCA devem permanecer em observação no serviço de emergência ou em unidades de dor torácica para observação monitorizada de sintomas e realização de ECG seriados e dosagem de marcadores por um período, em geral, de 12-24 horas. A Tabela 7 ajuda a definir a probabilidade dos sintomas serem decorrentes de doença coronária.

▷ TABELA 7 Probabilidade de dor torácica de origem coronariana

	Alta	Intermediária	Baixa
Anamnese	Dor típica anginosa História de cardiopatia isquêmica conhecida	Dor típica anginosa Idade > 70 anos Sexo masculino *Diabetes mellitus*	História duvidosa Ausência dos demais fatores
Exame físico	Sopro novo de insuficiência mitral Hipotensão Congestão pulmonar	Doença vascular do SNC ou periférica	Dor de característica osteomuscular
ECG	Infra ST-0,05 mV ou inversão T-0,2 mV, na vigência de sintomas	Ondas Q patológicas Anormalidades de repolarização antiga	ECG normal Alterações inespecíficas
Marcadores de necrose	Troponina ou CK-MB elevadas	Normais	Normais

ECG: eletrocardiograma; SNC: sistema nervoso central.

O tratamento e a abordagem dos pacientes dependem da presença ou não de supradesnivelamento do segmento ST e será detalhado a seguir.

SÍNDROME CORONARIANA AGUDA SEM SUPRADESNIVELAMENTO DO SEGMENTO ST (SCASSST)

Estratificação de risco

Após realizado o diagnóstico de SCASSST, o paciente deve ser estratificado quanto ao seu risco de óbito ou evolução para IAM com supradesnivelamento do segmento ST. Existem diversas tabelas e propostas para essa classificação, sendo as mais utilizadas o escore de risco TIMI (Tabela 8) e a classificação de risco do American College of Cardiology (Tabela 9).

SÍNDROME CORONARIANA AGUDA 245

▷ **TABELA 8** Escore de risco TIMI para SCASSST

	Pontos
Idade ≥ 65 anos	1
Três ou mais fatores de risco para doença coronariana	1
Estenose coronariana prévia ≥ 50%	1
Dois ou mais episódios de angina nas últimas 24 horas	1
Uso de ácido acetilsalicílico (AAS)	1
Desvio do segmento ST ao eletrocardiograma	1
Marcadores de necrose miocárdica aumentados	1

1 a 2 pontos: baixo risco; 3 a 4 pontos: risco intermediário; 5 a 7: pontos: alto risco.

▷ **TABELA 9** Risco de morte ou infarto não fatal em pacientes com angina instável

	Alto risco	Risco intermediário	Baixo risco
História	Intensificação dos sintomas nas últimas 48 h Idade > 75 anos	Infarto prévio, doença isquêmica extracardíaca, revascularização miocárdica prévia, uso de AAS	
Caráter da dor	Dor prolongada (> 20 min) ou em repouso, sem alívio com nitratos	Dor prolongada, resolvida espontaneamente ou com nitratos	Angina de recente começo, classes III ou IV, sem dor em repouso prolongado
Achados clínicos	Edema pulmonar Sopro novo de regurgitação mitral ou congestão pulmonar Arritmias cardíacas Hipotensão Idade > 75 anos	Idade > 70 anos	

(continua)

246 GUIA DE MEDICINA DE URGÊNCIA

▷ **TABELA 9** Risco de morte ou infarto não fatal em pacientes com angina instável (*continuação*)

	Alto risco	Risco intermediário	Baixo risco
ECG	Angina em repouso com desvio do segmento ST	Inversão de ondas T Ondas Q patológicas	Normal ou inalterado
Marcadores cardíacos	Troponina elevada (> 0,1 ng/mL)	Elevação discreta de troponina (entre 0,01 e 0,1 ng/mL)	Normais

Basta a presença de apenas um fator descrito para classificar o paciente no maior risco presente. AAS: ácido acetilsalicílico; ECG: eletrocardiograma.

Tratamento

Os pacientes com risco intermediário ou alto devem ser internados em unidades de terapia intensiva cardiológica (unidade coronária). Além das medidas gerais de repouso, monitoração contínua e suporte complementar de oxigênio (manter $SatO_2$ > 94%), a terapêutica farmacológica baseia-se em instituir terapia anti-isquêmica, anticoagulação, terapia antiplaquetária e outras medidas adjuvantes adequadas (Tabela 10).

▷ **TABELA 10** Características dos principais fármacos no tratamento da síndrome coronariana aguda (SCA)

Ácido acetilsalicílico (AAS)
Dose: 300 mg, VO, 1x/dia. Na chegada, mastigar e engolir o comprimido
Indicação: deve ser introduzido imediatamente em todos os casos suspeitos
Contraindicação: apenas quando há antecedentes de alergia aos salicilatos
Clopidogrel
Dose: ataque 300 mg, VO. Se ≥ 75 anos: 75 mg Manutenção: 75 mg/dia
Indicação: todos os pacientes com SCA Observações: efeito antiplaquetário por inibição dos receptores ADP Contraindicação: cirurgia de revascularização miocárdica programada para até 7 dias. História de sangramento ou coagulopatia

(continua)

SÍNDROME CORONARIANA AGUDA   247

▷ **TABELA 10**   Características dos principais fármacos no tratamento da síndrome coronariana aguda (SCA) (*continuação*)

Ticagrelor

Dose: ataque 180 mg, VO
Manutenção: 90 mg, a cada 12 h

Indicação: opção ao clopidogrel em pacientes submetidos à angioplastia primária
Contraindicação: pacientes submetidos à terapia trombolítica

Prasugrel

Dose: ataque 60 mg, VO
Manutenção: 10 mg/dia

Indicação: opção ao clopidogrel em pacientes com anatomia coronária conhecida, submetidos à angioplastia primária
Contraindicação: AVC/AIT, peso < 60 kg ou idade ≥ 75 anos, pacientes submetidos à terapia trombolítica

Nitratos

Dinitrato de isossorbida: 5 mg, via sublingual (até 3 doses com intervalos de 3 a 5 minutos, até que a dor seja aliviada ou ocorra hipotensão)
Indicação: presença de dor torácica ou sinais de congestão pulmonar
Nitrato EV (nitroglicerina): iniciar com 10 a 20 mcg/min, com incrementos de 5 mcg até alívio da dor ou hipotensão (em bomba de infusão, diluída em SG 5% 250 mL)
Indicação: dor persistente e controle da hipertensão

Observações: eficaz e de escolha para controle inicial da dor isquêmica e/ou hipertensão

Contraindicações: pacientes com hipotensão (pressão arterial sistólica < 90 mmHg ou queda > 30 mmHg do basal); uso de inibidores de fosfodiesterase (sildenafila e outros) nas últimas 48 horas; suspeita de IAM de ventrículo direito

Morfina

Dose: 1 a 3 mg, EV, a cada 5 minutos
Indicação: dor refratária às medidas iniciais

Observações: analgésico de escolha para dor refratária. Pode cursar com hipotensão, náuseas e depressão respiratória

Contraindicações: hipotensão, bradicardia

Antagonista: naloxona (dose de 0,4 a 2 mg)

(continua)

GUIA DE MEDICINA DE URGÊNCIA

▷ **TABELA 10** Características dos principais fármacos no tratamento da síndrome coronariana aguda (SCA) (*continuação*)

Betabloqueadores

Propranolol 40 mg (a cada 6-8 h) ou atenolol 50 mg (a cada 12-24 h)
Em pacientes selecionados pode ser utilizado por via endovenosa – metoprolol 5 mg (pode ser repetido a cada 5 minutos – dose máxima: 15 mg)
Indicação: todos os pacientes que não apresentam contraindicação

Contraindicações: broncoespasmo, insuficiência cardíaca descompensada, bloqueio atrioventricular, PAS < 90 mmHg, frequência cardíaca < 60 bpm. Em pacientes com taquicardia, devem ser usados com cautela, pois a taquicardia pode ser um primeiro sinal de evolução para choque cardiogênico

Alternativa terapêutica em pacientes com broncoespasmo: antagonistas dos canais de cálcio não diidropiridínicos: diltiazem 30-60 mg a cada 8 horas

Heparina

Indicação: deve ser usada em todos os pacientes. A heparina de escolha é a enoxaparina, uma heparina de baixo peso molecular

Enoxaparina

Dose: *bolus* 30 mg, EV. Após: 1 mg/kg por via subcutânea a cada 12 h. Não utilizar doses acima de 100 mg
Pacientes > 75 anos: não fazer *bolus* e dose de 0,75 mg/kg, SC, a cada 12 h
Em pacientes com insuficiência renal e *clearance* de creatinina < 30 mL/kg/h, a dose indicada é de: 1 mg/kg (máximo 100 mg) a cada 24 h

Heparina não fracionada

Dose: *bolus* de 60 U/kg EV (máximo de 4.000 U)

Manutenção: 12 a 15 U/kg/h, EV, em bomba de infusão contínua; titular a infusão para manter o TTPA entre 50 e 70 s. Monitorar TTPA a cada 6 h para ajuste da dose

Observações:
Deve-se manter a anticoagulação por 48-72 h, ou até o momento da revascularização (percutânea ou cirúrgica)
Evitar trocar o tipo de heparina utilizada
Contraindicações: sangramento ativo, cirurgia intracraniana, espinhal ou ocular recente, plaquetopenia, coagulopatia

(continua)

SÍNDROME CORONARIANA AGUDA 249

▷ **TABELA 10** Características dos principais fármacos no tratamento da síndrome coronariana aguda (SCA) (*continuação*)

Inibidores da glicoproteína IIb/IIIa
Indicação: trata-se de medicação de exceção no tratamento da SCA. Podem ser usados em pacientes selecionados, de alto risco, principalmente se ainda estiverem sintomáticos apesar da terapêutica descrita. Em pacientes que não serão encaminhados precocemente para intervenção, deve-se optar pela tirofibana, caso contrário, pelo abciximabe. Também podem ser utilizados em pacientes de alto risco que não receberem clopidogrel, ticagrelor ou prasugrel Abciximabe: dose inicial de 0,25 mg/kg, EV, em 10 minutos, com manutenção de 0,125 mcg/kg/min por 12 a 24 h Tirofibana: dose inicial 0,4 mcg/kg/min durante 30 minutos, com manutenção de 0,1 mcg/kg/min por até 96 h

Estratégia invasiva precoce

A estratégia invasiva precoce consiste na realização de cineangiocoronariografia nas primeiras 24 a 48 horas após admissão.

- Pacientes de alto risco devem realizar a cinecoronariografia idealmente nas primeiras 24 horas.
- Pacientes com angina refratária, instabilidade hemodinâmica, arritmias potencialmente fatais ou sinais de insuficiência cardíaca devem ser submetidos à cinecoronariografia imediatamente.
- Pacientes de risco intermediário podem realizar a cineangiocoronariografia em até 72 horas.
- Pacientes de baixo risco podem ser tratados de forma conservadora e serem avaliados por exame de imagem não invasivo (cintilografia miocárdica, ecocardiografia sob estresse farmacológico ou angiotomografia de artérias coronárias). Aqueles com alteração no exame não invasivo devem ser submetidos à cinecoronariografia.

O tratamento subsequente deve ser individualizado de acordo com os achados da cinecoronariografia ou exame de imagem e devem incluir, além das drogas citadas, também medicamentos como estatinas e inibidores da ECA ou bloqueadores dos receptores de angiotensina II.

SÍNDROME CORONARIANA AGUDA COM SUPRADESNIVELAMENTO DO SEGMENTO ST (SCACSST)

Todos os pacientes que apresentam supradesnivelamento do segmento ST ou BRE novo, conforme previamente discutido, têm como prioridade a reperfusão da artéria, seja mecânica, por angioplastia primária, ou farmacológica, por terapia trombolítica.

As medidas iniciais incluem os mesmos princípios de monitorização, com oferta de oxigênio suplementar e uso de medicações adjuvantes à terapia de reperfusão. Uma avaliação criteriosa para exclusão dos diagnósticos diferenciais é fundamental nesta etapa.

As medidas a serem precocemente realizadas na sala de emergência encontram-se na Tabela 11. As doses e a forma de uso dos fármacos estão na Tabela 10.

▷ **TABELA 11** Medidas iniciais em caso de síndrome coronariana aguda com supradesnivelamento do segmento ST

Medidas gerais: repouso, oxigênio, monitoração, acesso venoso, coleta de exames gerais e marcadores de necrose miocárdica, radiografia de tórax
Ácido acetilsalicílico (AAS)
Clopidogrel, prasugrel ou ticagrelor
Nitratos
Morfina (se necessário)
Betabloqueador via oral, se baixo risco de choque cardiogênico
Reperfusão coronariana: ■ Angioplastia primária ou ■ Trombolítico [estreptoquinase, alteplase (tPA), reteplase (rtPA) ou tenecteplase (TNK-tPA)]

Escolha da melhor terapia de reperfusão coronariana: fibrinolíticos *versus* angioplastia primária

> Alguns fatores devem ser levados em consideração na seleção da melhor estratégia de reperfusão, sendo o mais importante o tempo até o início do tratamento. É fundamental que o trombolítico seja iniciado em até 30 minutos da chegada do paciente (intervalo porta-agulha), enquanto a angioplastia primária deve ser realizada em até 90 minutos da chegada (intervalo porta-balão). A angioplastia primária depende da disponibilidade de centro de hemodinâmica com equipe experiente em procedimentos.

Em termos de mortalidade, não há diferença entre os dois tratamentos quando realizados até 3 horas após o início dos sintomas. Após esse tempo, a angioplastia primária é superior.

Apesar de serem iguais em termos de mortalidade, mesmo nos pacientes que se apresentam com menos de 3 horas do início dos sintomas, acredita-se ser melhor realizar a angioplastia primária sempre que disponível, pois no mesmo procedimento já é possível saber, com certeza, o resultado em termos de patência da artéria e é estudada a anatomia coronária do paciente, podendo já ser programado o tratamento futuro.

Em pacientes com contraindicação aos fibrinolíticos ou em choque cardiogênico, a angioplastia primária é o tratamento de escolha, sendo, nesses casos, indicada a transferência para serviço com hemodinâmica disponível quando o local de atendimento não possuir.

As contraindicações aos trombolíticos estão listadas na Tabela 12 e os principais trombolíticos, suas doses e características estão listadas na Tabela 13. Após o uso de fibrinolítico deve-se iniciar heparina não fracionada ou enoxaparina em dose plena por 48 horas.

▷ **TABELA 12**   Contraindicações ao uso de fibrinolíticos no infarto agudo do miocárdio com supradesnivelamento do segmento de ST

Contraindicações absolutas
Acidente vascular cerebral (AVC) hemorrágico prévio em qualquer época
Lesão estrutural cerebral conhecida
Neoplasia intracraniana conhecida
AVC isquêmico nos últimos três meses
Sangramento interno ativo
Diátese hemorrágica conhecida
Suspeita de dissecção de aorta
Traumatismo cranioencefálico grave nos últimos 3 meses

Contraindicações relativas
HAS grave e não controlada na apresentação (PA > 180 × 110 mmHg)
Antecedentes de AVC isquêmico há mais de 3 meses ou outra doença intracraniana não incluída previamente
Sangramento interno recente (últimas 2 a 4 semanas)
Punções vasculares não compressíveis
Gravidez
Úlcera péptica ativa
RCP prolongada e potencialmente traumática (> 10 min)
Cirurgia de grande porte nas últimas 3 semanas
Uso atual de anticoagulantes orais
Para estreptoquinase: uso prévio ou antecedentes de reação alérgica a esse agente

▷ TABELA 13 Trombolíticos

Agentes	Doses	Observações
Estreptoquinase	1.500.000 unidades em 60 minutos	Pode apresentar problemas durante a infusão: vômitos, hipotensão, reações alérgicas leves, edema de glote e choque anafilático. Se hipotensão, reduzir a velocidade de infusão e realizar administração de volume e avaliar a possibilidade de continuidade da terapia
Alteplase (t-PA)	15 mg em *bolus*, seguidos por 0,75 mg/kg (máx. de 50 mg) por 30 minutos, seguidos por 0,5 mg/kg (máx. de 35 mg) por 60 minutos	Menor incidência de efeitos colaterais durante a infusão; custo mais elevado
Reteplase (rt-PA)	10 unidades em *bolus* por 2× com intervalos de 30 minutos	Maior facilidade de administração
Tenecteplase (TNK-tPA)	30 a 50 mg em *bolus* conforme o peso	Maior facilidade de administração

Após a terapia trombolítica é importante a avaliação dos critérios de reperfusão coronariana (Tabela 14).

Os pacientes sem evidência de reperfusão, com má evolução (dor recorrente, choque cardiogênico, instabilidade elétrica), devem ser encaminhados à angioplastia de resgate.

▷ TABELA 14 Critérios de reperfusão pós-trombólise

Eletrocardiograma com redução de mais de 50% do supradesnivelamento do segmento ST após 60 a 90 minutos do início da trombólise
Alívio da dor torácica
Pico precoce dos marcadores enzimáticos

REINFARTO

As novas diretrizes não recomendam o uso de CKMB para este cenário, apenas as troponinas. Fazer medidas seriadas da troponina (no início dos sintomas e com 3 a 6 horas após), sendo o reinfarto diagnosticado quando aumento de 20% entre as medidas.

COMPLICAÇÕES DO INFARTO AGUDO DO MIOCÁRDIO (IAM)

As principais complicações do IAM incluem:
- Arritmias: devem ser tratadas conforme a arritmia específica. Arritmias não sustentadas (extrassístoles) não necessitam de tratamento. As arritmias sustentadas na fase aguda do IAM devem ser tratadas rapidamente, inclusive com cardioversão elétrica quando necessária, para evitar deterioração hemodinâmica.
- Pericardite: em geral aparece após 24 horas do início do quadro. O tratamento é com AAS 500 mg 4/4 horas.
- Pericardite tardia (síndrome de Dressler): surge 2-12 semanas após o IAM. O tratamento também é com AAS como descrito anteriormente. Alguns casos podem necessitar do uso de corticosteroide.
- Complicações mecânicas:
  - Ruptura do septo interventricular: em geral surge entre o 3º e 5º dia pós-IAM; nos pacientes que receberam terapia trombolítica, pode aparecer nas primeiras 24 horas. Tratamento cirúrgico.
  - Ruptura do músculo papilar: evolui com insuficiência mitral. O tratamento é cirúrgico quando houver repercussão hemodinâmica.
  - Ruptura de parede livre: tratamento cirúrgico.
- Infarto de ventrículo direito: pode ocorrer nos pacientes com IAM de parede inferior. Deve ser abordado inicialmente com expansão volêmica vigorosa.
- Choque cardiogênico:
  - Angioplastia de resgate, se o tratamento inicial não tiver sido angioplastia primária.
  - Balão intra-aórtico.

- Drogas vasoativas: noradrenalina e dobutamina.
- Em casos selecionados, pode ser utilizado o cateter de artéria pulmonar (Swan-Ganz) para ajudar a definir os componentes do choque e auxiliar na terapia.

Em pacientes com choque, deve-se estar atento para evitar a hipovolemia e para identificar pacientes com síndrome da resposta inflamatória e vasodilatação associadas.

BIBLIOGRAFIA

1. Amsterdam EA, Wenger NK, Brindis RG, Casey Jr DE, Ganiats TG, Holmes Jr DR, et al. 2014 AHA/ACC Guideline for the Management of Patients With Non–ST-Elevation Acute Coronary Syndromes. A Report of the American College of Cardiology/American Heart Association Task Force on Practice Guidelines. J Am Coll Cardiol. 2014;64(24):2713-4.
2. Ibanez B, James S, Agewall S, Antunes MJ, Bucciarelli-Ducci C, Bueno H, et al. 2017 ESC Guidelines for the management of acute myocardial infarction in patients presenting with ST-segment elevation: The Task Force for the management of acute myocardial infarction in patients presenting with ST-segment elevation of the European Society of Cardiology (ESC). Eur Heart J. 2018;39(2):119-77.
3. Nicolau JC, Timerman A, Marin-Neto JA, Piegas LS, Barbosa CJDG, Franci A, et al. Sociedade Brasileira de Cardiologia. Diretrizes da Sociedade Brasileira de Cardiologia sobre Angina Instável e Infarto Agudo do Miocárdio sem Supradesnível do Segmento ST. Arq Bras Cardiol. 2014;102(3 Supl.1):1-61.
4. Piegas LS, Timerman A, Feitosa GS, Nicolau JC, Mattos LAP, Andrade MD, et al. Diretriz da Sociedade Brasileira de Cardiologia sobre Tratamento do Infarto Agudo do Miocárdio com Supradesnível do Segmento ST. Arq Bras Cardiol. 2015;105(2 supl.1):e1-81.
5. Roffi M, Patrono C, Collet JP, Mueller C, Valgimigli M, Andreotti F, et al. Guidelines for the management of acute coronary syndromes in patients presenting without persistent ST-segment elevation: Task Force for the Management of Acute Coronary Syndromes in Patients Presenting without Persistent ST-Segment Elevation of the European Society of Cardiology (ESC). Eur Heart J. 2016;37(3):267-315.
6. Valgimigli M, Bueno H, Byrne RA, Collet JP, Costa F, Jeppsson A, et al. ESC focused update on dual antiplatelet therapy in patients with coronary artery disease developed in collaboration with EACTS: The Task Force for dual antiplatelet therapy in coronary artery disease of the European Society of Cardiology (ESC) and of the European Association for Cardio-Thoracic Surgery (EACTS). Eur Heart J. 2018;39(3):213-60.
7. Thygesen K, Alpert JS, Jaffe AS, Chaitman BR, Bax JJ, Morrow DA, White HD; Executive Group on behalf of the Joint European Society of Cardiology (ESC)/American College of Cardiology (ACC)/American Heart Association (AHA)/World Heart Federation (WHF) Task Force for the Universal Definition of Myocardial Infarction. Fourth Universal Definition of Myocardial Infarction (2018). Circulation. 2018;138(20):e618-51.

PARTE **IV**

ENDOCRINOLOGIA

coordenação: Tiago Munhoz Vidotto

CAPÍTULO **22**

Coma mixedematoso

Cléber P. Camacho
Susan Chow Lindsey

INTRODUÇÃO

O coma mixedematoso (CM) é uma complicação grave e potencialmente letal que pode ocorrer em pacientes com hipotireoidismo. O paciente comumente apresenta história de doença tireoidiana primária, mas o CM pode ocorrer em situações especiais, como em indivíduos com hipotireoidismo central, hipotireoidismo induzido por amiodarona ou mesmo em indivíduos sem história de doença tireoidiana. Nesta última condição, a presença de um quadro clínico característico, somado às alterações laboratoriais dos hormônios tireoidianos com ou sem a presença de um fator desencadeante, pode levantar a suspeita diagnóstica de CM.

Como a prevalência de hipotireoidismo é maior entre os indivíduos adultos, a maioria dos pacientes que apresentam CM é adulto ou idoso. No entanto, essa complicação também pode ser encontrada em crianças com hipotireoidismo congênito.

Apesar de o hipotireoidismo ter prevalência elevada, essa complicação aguda é uma ocorrência rara, mas que, por outro lado, apresenta taxa de mortalidade de 30 a 50%. Na Europa, a incidência foi estimada em 0,22 caso por 1.000.000 de habitantes por ano, de acordo com Galofre et al

FATORES DESENCADEANTES

Diversas condições podem agir como fatores precipitantes do CM e estão listadas na Tabela 1.

▷ **TABELA 1** Fatores desencadeantes para o quadro de coma mixedematoso (CM) e comentários sobre cada um dos fatores

Categoria	Comentários
Infecção	Quadros infecciosos de qualquer natureza e em graus variados podem favorecer o aparecimento do CM. Chiong e cols. reportaram 3 em 10 pacientes com CM, tendo como evento a presença de infecções do trato urinário. Pneumonia comunitária e quadros de infecção por influenza também podem ser eventos precipitantes
Uso irregular da levotiroxina	O CM é improvável em um paciente adequadamente tratado com levotiroxina
Medicações e drogas ilícitas	A lista é extensa, mas destacam-se anestésicos, sedativos, drogas narcóticas, amiodarona, lítio, betabloqueadores, diuréticos, fenotiazinas, fenitoína e rifampicina
Exposição ao frio	O frio pode ser considerado um evento precipitante para o quadro
Hipoglicemia	A hipoglicemia faz parte do quadro do CM, mas pode funcionar como evento precipitante, especialmente em indivíduos com fatores de risco para sua ocorrência (p. ex., aqueles em tratamento com insulina)
Trauma, queimaduras ou sangramentos gastrointestinais	Os quadros de desidratação ou sangramento são eventos que podem precipitar o CM. O hipotireoidismo grave também aumenta o risco de sangramento
Insuficiência cardíaca congestiva e outros eventos cardiovasculares	Eventos cardiovasculares como insuficiência cardíaca descompensada ou infarto agudo do miocárdio podem atuar como eventos precipitantes
Hipercapnia	A hipercapnia faz parte do quadro do CM, mas também pode ser o evento precipitante
Eventos cerebrovasculares	O acidente vascular cerebral ou outros eventos vasculares semelhantes são capazes de precipitar o CM

MANIFESTAÇÕES CLÍNICAS

As manifestações clínicas são inespecíficas e praticamente todos os sintomas e sinais presentes no hipotireoidismo podem estar presentes no paciente com CM, mas, em razão da intensidade e da combinação desses sintomas no CM, o diagnóstico é normalmente suspeitado. As principais características do CM são alteração do nível de consciência, que pode variar de letargia até coma, e hipotermia, cuja ausência não exclui o diagnóstico.

Ao exame clínico, alguns sinais nos conduzirão ao diagnóstico de hipotireoidismo grave e, com isso, também haverá a suspeita de CM, como a fácies mixedematosa, a presença de macroglossia, a perda de pelos e, ocasionalmente, a presença de uma cicatriz cirúrgica no pescoço, indicando tireoidectomia prévia. O ganho de peso, relacionado com a produção de glicosaminoglicanos e com a retenção hídrica, e a pele e o cabelo ressecados podem ser vistos tanto no hipotireoidismo grave como no CM. A alteração do estado mental é uma grande pista para o diagnóstico do CM, e os sintomas e sinais neurológicos podem ser encontrados em graus variados. A fraqueza e a lentificação dos reflexos podem ser percebidas no paciente hipotireoideo de forma geral, mas o mioedema costuma estar presente apenas nas apresentações mais graves da doença. Já a bradicardia com ou sem derrame pericárdico pode ser observada nos quadros de hipotireoidismo grave, enquanto sinais de insuficiência cardíaca ou cardiomegalia denotam gravidade maior ainda e são importantes para a suspeita do CM.

DIAGNÓSTICO

O diagnóstico do quadro de hipotireoidismo grave, habitualmente, não é tão desafiador, já que a pele ressecada e amarelada, o mixedema generalizado, a bradicardia e a alteração dos reflexos profundos estão comumente presentes. No entanto, diferenciar o quadro de hipotireoidismo grave daquele definido como coma mixedematoso pode muitas vezes ser um desafio para o clínico.

Como nenhum dos sinais mencionados previamente é capaz de isoladamente fornecer o diagnóstico de CM, Popoveniuc e colaboradores propuseram um escore clínico que combina os grandes indicadores para a definição diagnóstica e, embora ainda não seja extensamente validado, apresenta utilidade na prática clínica. Nesse escore, detalhado na Tabela 2, são atribuídos pontos para a presença de cada um dos sinais comuns ao hipotireoidismo grave e ao CM. Se a soma dos pontos resultar em um valor elevado, o diagnóstico de CM será mais provável.

> É importante sempre considerar outras situações clínicas que podem cursar com estes sinais e sintomas e, por outro lado, qual condição pode ter agido como evento desencadeante do CM.

Chiong e colaboradores publicaram uma ferramenta para rastreamento de CM que utiliza:
- A escala de coma de Glasgow:
  - 0-10: 4 pontos.
  - 11-13: 3 pontos.
  - 14: 2 pontos.
  - 15: 0 ponto.
- O TSH:
  - > 30 mU/L: 2 pontos.
  - entre 15 e 30 mU/L: 1 ponto.
- O T4 livre: 1 ponto se estiver abaixo da referência.
- A hipotermia: 1 ponto.
- A bradicardia: 1 ponto.
- A presença de um evento precipitante: 1 ponto.

Os autores sugerem que valores:
- Abaixo de 5 pontos: diagnóstico de CM improvável.
- Entre 5 e 7: diagnóstico provável, o paciente deverá ser tratado como CM se não houver outra causa provável para o quadro.
- Acima de 8: diagnóstico muito provável, o tratamento para CM deve ser instituído.

COMA MIXEDEMATOSO

▷ **TABELA 2** Escore diagnóstico para coma mixedematoso (CM) proposto por Popoveniuc e colaboradores[a]

Disfunção termorregulatória (temperatura, °C)		Disfunção cardiovascular	
> 35	0	Bradicardia (frequência cardíaca em bpm)	
32-35	10	Ausente	0
< 32	20	50-59	10
Efeitos sobre o sistema nervoso central		40-49	20
Ausentes	0	< 40	30
Sonolência/letargia	10	Outras alterações eletrocardiográficas[b]	10
Obnubilação	15	Derrame pericárdico/pleural	10
Estupor	20	Edema pulmonar	15
Coma/convulsões	30	Cardiomegalia	15
Achados gastrointestinais		Hipotensão	20
Anorexia/dor abdominal/ constipação	5	**Distúrbios metabólicos**	
Redução da motilidade intestinal	15	Hiponatremia	10
Íleo paralítico	20	Hipoglicemia	10
Evento precipitante		Hipoxemia	10
Ausente	0	Hipercapnia	10
Presente	10	Redução da taxa de filtração glomerular	10

[a] Escore ≥ 60 é altamente sugestivo de coma mixedematoso; escore de 25 a 59 sugere risco de coma mixedematoso; escore < 25 é pouco indicativo de CM. [b] Outras alterações eletrocardiográficas: prolongamento do intervalo QT ou complexos de baixa voltagem ou bloqueios de ramo ou alterações inespecíficas de ST-T ou bloqueios cardíacos.

Este escore apresentou sensibilidade e especificidade próximos de 80%, mas, assim como o primeiro escore, apresenta limitação por ter sido estabelecido com base em um pequeno número de casos.

Situações especiais como o hipotireoidismo por lesão hipotalâmica ou associados com a doença renal crônica podem ser um desafio para o clínico. Na doença renal crônica com ou sem tratamento dialítico, o diagnóstico deverá ser suspeitado nos indivíduos em coma, sendo o tratamento iniciado mesmo na ausência de hipotensão, hipotermia, hiponatremia ou hipoxemia.

EXAMES COMPLEMENTARES

Os exames complementares fundamentais para a definição diagnóstica e para a instituição do tratamento são:

- TSH, T4 livre: não aguardar o resultado e instituir o tratamento conforme necessário.
- Cortisol.
- Glicose: a hipoglicemia é um achado comum.
- Sódio: hiponatremia.
- Creatinina: pode haver redução da taxa de filtração glomerular.
- Gasometria arterial: em razão da hipoxemia e da hipercapnia que ocasionalmente estão presentes.

Ainda, exames subsidiários para pesquisa do fator desencadeante devem ser realizados conforme o quadro e a suspeita clínica.

TRATAMENTO

O tratamento do CM combina a terapia de reposição hormonal (hormônios tireoidianos e corticosteroides) e a instituição de terapia de suporte intensivo.

A reposição de hidrocortisona é realizada habitualmente na dose de 50-100 mg por via endovenosa a cada 8 horas, até que o diagnóstico de insuficiência adrenal seja excluído. Deve ser instituída antes do início da reposição do hormônio tireoidiano, pois o tratamento do hipotireoidismo pode acelerar o metabolismo do cortisol e precipitar crise adrenal. Além da produção de cortisol poder estar diminuída no hipotireoidismo grave, pacientes com hipotireoidismo central podem também cursar com hipopituitarismo e insuficiência adrenal central, enquanto pacientes com hipotireoidismo por tireoidite crônica autoimune apresentam risco aumentado para insuficiência adrenal primária autoimune.

A hipotermia terá uma melhora progressiva durante a reposição dos hormônios tireoidianos, mas o reaquecimento passivo pelo uso de cobertores pode ser utilizado até que os níveis hormonais estejam adequados. Não devem ser utilizados cobertores elétricos ou outras estratégias agressivas para aumento da temperatura, pois existe o risco de vasodilatação, hipotensão e choque.

Existe ainda controvérsia sobre o tratamento com hormônios tireoidianos, principalmente por se tratar de condição bastante rara, o que dificulta a realização de estudos prospectivos comparando as diferentes estratégias de tratamento. Como não existem condutas bem estabelecidas, as estratégias terapêuticas podem variar entre os diferentes serviços. A reposição de levotiroxina pode ser realizada por via endovenosa ou oral e combinada ou não com a liotironina (T3). Em nosso país, existe a dificuldade para acesso às formulações endovenosas e mesmo à LT3, seja oral seja endovenosa. O tratamento é realizado habitualmente com levotiroxina, sendo a via endovenosa a mais indicada, já que a absorção intestinal pode estar prejudicada. O tratamento deve ser iniciado com uma dose de ataque de levotiroxina entre 200 e 400 mcg (endovenosa ou oral), sendo seguida de doses menores de manutenção (1,6 mcg/kg de peso corporal, reduzindo a 75% se administrada por via endovenosa, geralmente 50 a 100 mcg/dia). A dose inicial pode ser individualizada dependendo das outras condições clínicas, assim como a dose de manutenção também deve ser individualizada, especialmente se a dose for oral, tendo como variável importante a absorção intestinal. Quando desejado, a dose de T3 também pode ser realizada por uma dose de ataque (5-20 mcg), seguida de uma dose de manutenção (2,5-10 mcg a cada 8 horas) nos primeiros dias até a melhora dos parâmetros clínicos, com doses mais baixas para pacientes idosos ou com história de doença coronariana ou arritmia.

É recomendável que os pacientes sejam monitorados rigorosamente durante a terapia com hormônio tireoidiano, pela medida de TSH, T4 livre ou T4 e T3. Os níveis de T4 e T3 podem ser avaliados dentro de alguns dias após o início do tratamento, para certificar que a terapia esteja funcionando e também para evitar altos níveis de T3. No entanto, os parâmetros clínicos são os mais importantes. Se não houver melhora clínica após o tratamento inicial, a dose de LT4 pode ser aumentada e/ou a LT3 pode ser adicionada, caso não esteja sendo administrada ainda, mas sempre atentando para a segurança e o risco de taquicardia, arritmia e infarto do miocárdio.

Investigação ativa deve ser feita para identificar o fator precipitante, e, como pacientes com hipotireoidismo podem não manifestar os sintomas comumente associados a infecção, como febre e taquicardia, está indicada antibioticoterapia empírica até que seja afastada a presença de infecção.

Mesmo com a instituição do tratamento médico adequado, o coma mixedematoso ainda apresenta mortalidade elevada. Dessa forma, o reconhecimento dessa condição deve ser precoce e o tratamento deve ser instituído o quanto antes, por meio da reposição hormonal e de medidas amplas de suporte intensivo.

BIBLIOGRAFIA

1. Chiong YV, Bammerlin E, Mariash CN. Development of an objective tool for the diagnosis of myxedema coma. Transl Res. 2015;166 (3):233-43.
2. Dubbs SB, Spangler R. Hypothyroidism: causes, killers, and life-saving treatments. Emerg Med Clin North Am. 2014;32(2):303-17.
3. Dutta P, Bhansali A, Masoodi SR, Bhadada S, Sharma N, Rajput R. Predictors of outcome in myxoedema coma: a study from a tertiary care centre. Crit Care. 2008;12 (1):R1.
4. Galofre J, García-Mayor R. Densidad de incidencia del coma mixedematosos. Endocrinología y Nutrición. 1997;44:2.
5. Hawatmeh A, Thawabi M, Abuarqoub A, Shamoon F. Amiodarone induced myxedema coma: Two case reports and literature review. Heart Lung. 2018;47(4):429-31.
6. Jonklaas J, Bianco AC, Bauer AJ, Burman KD, Cappola AR, Celi FS, et al. Guidelines for the treatment of hypothyroidism: prepared by the american thyroid association task force on thyroid hormone replacement. Thyroid. 2014;24(12):1670-751.
7. Klubo-Gwiezdzinska J, Wartofsky L. Thyroid emergencies. Med Clin North Am. 2012;96(2):385-403.

8. Kumar A, Agarwal A, Sharma A, Agarwal D, Jain N, Gupta P. Myxoedema coma following commencement of anti-TNF therapy and tuberculosis prophylaxis in a patient with RA and latent tuberculosis infection. Postgrad Med J. 2019;95(1123):281.

9. Ono Y, Ono S, Yasunaga H, Matsui H, Fushimi K, Tanaka Y. Clinical characteristics and outcomes of myxedema coma: Analysis of a national inpatient database in Japan. J Epidemiol. 2017;27(3):117.

10. Park E, Abraham MK. Altered mental status and endocrine diseases. Emerg Med Clin North Am. 2014;32(2):367-78.

11. Popoveniuc G, Chandra T, Sud A, Sharma M, Blackman MR, Burman KD, et al. A diagnostic scoring system for myxedema coma. Endocr Pract. 2014;20(8):808-17.

12. Takamura A, Sangen R, Furumura Y, Usuda D, Kasamaki Y, Kanda T. Diagnosis of myxedema coma complicated by renal failure: a case report. Clin Case Rep. 2017;5(4):399-402.

13. Thompson MD, Henry RK. Myxedema coma secondary to central hypothyroidism: a rare but real cause of altered mental status in pediatrics. Horm Res Paediatr. 2017;87(5):350-3.

14. Wankanit S, Mahachoklertwattana P, Anantasit N, Katanyuwong P, Poomthavorn P. Myxoedema coma in a 2-year-old girl with untreated congenital hypothyroidism: Case report and literature review. J Paediatr Child Health. 2019;55(6):707-10.

CAPÍTULO 23

Complicações hiperglicêmicas

Tiago Munhoz Vidotto
Sérgio Atala Dib
Marcelo Alves Alvarenga
João Roberto de Sá

A cetoacidose diabética (CAD) e o estado hiperglicêmico hiperosmolar (EHH) são as principais complicações metabólicas agudas graves no paciente com diabetes *mellitus* (DM) e são responsáveis por grande parte do número de internações, pelo aumento da morbidade e mortalidade e pelos custos com o tratamento. A maioria dos casos de CAD ocorre entre 18 e 44 anos (56%), sendo 18% antes dos 20 anos e cerca de 24% dos 45 aos 65 anos. A frequência é semelhante entre homens e mulheres. Até 1/3 dos casos ocorrem em DM tipo 2 (DM2), e a mortalidade para cetoacidose em geral é inferior a 1%. O EHH é mais frequente em idosos com DM tipo 2 (DM2), e a mortalidade é mais elevada, entre 5 e 20%, em razão principalmente da faixa etária e comorbidades. Em ambas, o prognóstico é pior nos extremos etários, na presença de alteração do nível de consciência, instabilidade hemodinâmica e de acordo com a gravidade do fator desencadeante.

A CAD é caracterizada por hiperglicemia, acidose metabólica e aumento na concentração de corpos cetônicos, ao passo que o EHH se caracteriza por hiperglicemia grave, hiperosmolalidade e desidratação, na ausência de acidose significativa, este último fator em razão da insulinopenia relativa no EHH. NA CAD, a deficiência é absoluta, permitindo a elevação dos hormônios contrarreguladores (glucagon, catecolaminas, cortisol e hormônio do crescimento), sendo a teoria mais aceita a bi hormonal, ou seja, déficit de insulina associada ao aumento do glucagon. Esse desequilíbrio provoca hiperglicemia, lipólise e cetogênese. A primeira decorre do aumento da glicogenólise hepática e da gliconeogênese principalmente hepática e, em menor grau a renal (até 25%), aumento da resistência insulínica, redução da captação periférica de glicose (muscular e tecido adiposo) e é agravada pela desidratação oriunda da diurese osmótica, iniciada após a glicemia elevar-se acima de 180 a 200 mg/dL. Há perda de água livre e espoliação de eletrólitos (sódio, potássio, fósforo e magnésio). A lipólise é realizada pela ação da lipase tecidual e leva ao aumento da liberação de ácidos graxos livres que sofrem oxidação hepática, culminando na acidose decorrente da síntese de corpos cetônicos (acetona, ácido acético e ácido beta-hidroxibutírico). Essa é uma via alternativa de produção de energia quando a utilização de glicose está reduzida, semelhante ao jejum prolongado, mas extremamente mais intensa. A proteólise fornece aminoácidos para a gliconeogênese, assim como a lipólise fornece o glicerol.

O EHH não tem patogênese tão bem compreendida quanto à CAD. De modo simplista, há um déficit relativo de insulina, suficiente para evitar lipólise e cetogênese, mas insuficiente para manter o controle glicêmico e evitar hiperglicemia. A concentração de insulina necessária para suprimir lipólise e cetogênese parece ser 1:10 da concentração necessária para o controle glicêmico. Ver Figura 1 sobre a fisiopatogênese.

São emergências médicas em geral causadas pela omissão ou pela redução da dose de insulina, infecções, principalmente do trato respiratório ou urinário, ou doenças agudas mais graves, como infarto agudo do miocárdio (IAM), AVE, septicemia ou qualquer outra doença que provoque déficit relativo de insulina. Não é possível o reconhecimento da causa da CAD em cerca de 40% dos casos. O período de duração dos sintomas que precedem a CAD (ou o coma diabético) pode ser muito variável, desde horas (como nos casos de DM1) até dias (como no DM2).

São fatores precipitantes ou de risco para CAD e EHH:

- Os mais frequentes são os infecciosos, principalmente de vias urinárias e de vias aéreas.
- Estresse agudo como no AVE, IAM, pancreatite, cirurgias, entre outros.
- Uso de medicamentos, principalmente corticosteroides.

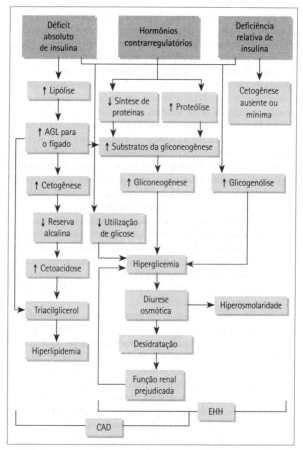

▷ **FIGURA 1** Fisiopatogênese da cetoacidose diabética (CAD) e do estado hiperglicêmico hiperosmolar (EHH).
AGL: ácidos graxos livres.

- Problemas com bomba de infusão subcutânea (SC) contínua de insulina, gerando interrupção da infusão.
- Pacientes idosos, sobretudo os institucionalizados, restritos ao leito, com problemas neurológicos, com ou sem diagnóstico prévio de DM, sem condições de ingerir líquidos para correção da desidratação. Esses principalmente no EHH.

Mais recentemente, estão sendo descritos casos de CAD em portadores de DM2, com baixa secreção endógena de insulina em uso de inibidores de SGLT2. O motivo parece ser a capacidade de aumentar a secreção de glucagon com esta classe de medicamentos. O quadro caracteriza-se por CAD com discreto aumento da glicemia, ao redor de 200 a 250 mg/dL, conhecida na literatura médica como cetoacidose euglicêmica. Em DM do tipo 1, esses casos também estão sendo descritos, mas deve-se ressaltar que a prescrição de inibidores do SGLT2 para estes pacientes é *off label* em nosso país.

QUADRO CLÍNICO

Em geral, a CAD instala-se rapidamente, em horas, ao passo que o EHH é mais insidioso. Ambas são frequentemente precedidas de sintomas decorrentes da hiperglicemia como a poliúria, a desidratação e o aumento da sede. Podem ainda acontecer perda de peso e fraqueza em razão do estado catabólico. Sinais de desidratação estão presentes em graus variados, como mucosas secas, perda de turgor da pele, taquicardia e em casos mais graves, hipotensão. Na CAD, náuseas, vômitos e dor abdominal são frequentes, configurando diagnóstico diferencial com abdome agudo. É preciso lembrar que alguns quadros abdominais, como pancreatite e apendicite, podem ser os fatores desencadeantes. A acidose leva à respiração de Kussmaul ("fome de ar", ou seja, rápida e profunda) na tentativa de compensar a acidose metabólica. É comum o hálito cetônico em razão da presença das cetonas voláteis. Os sintomas neurológicos em geral são mais tardios e associam-se a maior gravidade ao quadro. Podem estar presentes a alteração do nível de consciência, sinais neurológicos focais, convulsão, distúrbios do movimento (p. ex., coreia). Nível de consciência alterado é um importante sinal de gravidade tanto na CAD como no EHH, além de ser um dos critérios diagnósticos de EHH. Tem como causa principalmente do grau de acidose, de osmolaridade e de desidratação (inclusive do SNC) ou pode ser devido ao fator desencadeante ou sua gravidade.

A temperatura corporal pode estar normal ou baixa por causa de vasodilatação periférica, mesmo se um quadro infeccioso for o fator precipitante. A hipertermia sugere fortemente infecção.

DIAGNÓSTICO

Na CAD a glicemia em geral está acima de 250 mg/dL. Em razão da síntese metabólica de corpos cetônicos, os quais são ácidos (ácido acético e ácido beta-hidroxibutírico), há redução do pH, consumo de bicarbonato com o tamponamento e formação de cetoânions. Portanto, para o diagnóstico de CAD é necessário: glicemia ≥ 250 mg/dL (exceto em situações mencionadas anteriormente), pH < 7,3, bicarbonato < 18 mEq/L e de moderada a importante cetonemia (preferência) ou cetonúria. O ânion *gap* (AG) eleva-se acima de 7 a 9 mEq/L pela formação de ânions não calculados (cetoânions).

Os critérios diagnósticos do EHH são: glicemia ≥ 600 mg/dL, pH > 7,3, BIC > 18 mEq/L, Osm ≥ 320 mOsm/kg e ausência ou mínima cetonemia e/ou cetonúria.

Sempre há aumento da osmolaridade sérica e um ponto importante é que, na prática clínica, esses critérios não devem ser observados rigidamente para instituir o tratamento ou nortear condutas, pois alguns pacientes podem apresentar quadros incompletos, como cetonemia e apenas discreta acidose metabólica sem hiperglicemia muito elevada. Em relação ao diagnóstico diferencial (quando a história clínica é fundamental), é preciso lembrar-se da cetoacidose alcoólica, cujos níveis de glicose podem estar baixos (geralmente < 250 mg/dL), em um indivíduo com história de ingestão alcoólica. Outra causa de acidose que deve ser citada é a láctica, em que o lactato sérico está, em geral, acima de 5 mmol/L. Ainda, deve-se lembrar da cetoacidose secundária à inanição (ou privação alimentar), quando a concentração de bicarbonato sérico raramente é menor do que 18 mEq/L, caracterizando acidose leve com glicose normal.

A CAD pode ser classificada em grave, moderada ou leve, e os parâmetros utilizados estão na Tabela 1.

▷ TABELA 1

	CAD			EHH
	Leve	Moderada	Grave	
Glicemia (mg/dL)	> 250	> 250	> 250	> 600
pH arterial (mmHg)	7,25-7,3	7,0 a < 7,25	< 7,0	> 7,3
Bicarbonato (mEq/L)	15-18	10 a < 15	< 10	> 18
Cetonúria	Positiva	Positiva	Positiva	Ausente ou fracamente positiva
Cetonemia	Positiva	Positiva	Positiva	Ausente ou fracamente positiva
Osmolalidade efetiva (mOsm/kg)	Variável	Variável	Variável	> 320
Ânion *gap* (mEq/L)	> 10	> 12	> 12	Variável
Nível de consciência	Alerta	Alerta/ sonolência	Estupor/ coma	Estupor/coma

▷ TABELA 2 Achados laboratoriais na cetoacidose diabética (CAD) e no estado hiperglicêmico hiperosmolar (EHH)

	CAD	EHH
Glicemia (mg/dL)	Geralmente ≥ 250 mg/dL e < 800 mg/dL Causas de CAD com glicemia < 250 mg/dL: gestação, desnutrição, etilismo, aplicação de insulina no transporte até o hospital e uso de inibidores da SGLT-2	≥ 600 mg/dL e frequentemente > 1.000 mg/dL. Maior concentração na doença renal com importante redução da taxa de filtração glomerular
Hemograma	Leucocitose 10.000-15.000/mm³ em razão do estresse físico, cortisol e catecolaminas. Se > 25.000/mm³ ou desvio à esquerda, sugere infecção	Variável, dependendo do fator desencadeante (infecção), grau de desidratação e osmolaridade
Sódio (mEq/L)	Geralmente baixo (pseudo-hiponatremia) por causa de hiperglicemia e hipertrigliceridemia. Valores normais ou elevados associados à hiperglicemia indicam desidratação importante (diurese osmótica), elevação da osmolaridade e predisposição a sintomas neurológicos Na corrigido = Na + 0,016 × (glicemia – 100)	Mais comumente, apresenta Na normal ou elevado em razão da acentuada diurese osmótica e menor efeito de lipídeos
Potássio (mEq/L)	Geralmente está normal. Em 1/3 pode estar elevado (deficiência insulínica, osmolaridade e acidose). Cuidado se valores baixos ou no limite inferior em razão de risco de arritmias	Normal ou elevado por causa principalmente da hiperosmolaridade, apesar de déficit corporal
Fósforo (mg/dL)	Assim como o potássio, apesar de um déficit corporal, encontra-se geralmente normal ou elevado	Semelhante à CAD
Osmolaridade efetiva (mOsm/kg)	Osm efetiva: 2 × (Na + K) + glicemia/18 Em 1/3 ocorre sobreposição com estado hiperosmolar e indica maior gravidade	Associação direta com alteração do nível de consciência e gravidade. Procurar outras causas se Osm < 320 mOsm/kg na presença de sintomas

(continua)

COMPLICAÇÕES HIPERGLICÊMICAS 275

▷ **TABELA 2** Achados laboratoriais na cetoacidose diabética (CAD) e no estado hiperglicêmico hiperosmolar (EHH) (*continuação*)

	CAD	EHH
Amilase e lipase	Aumento da amilase em 21-79% (maior parte, amilase salivar e, em menor grau, a pancreática). Lipase (origem desconhecida), embora mais específica, também pode estar elevada. A ausência de melhora dos sintomas com o tratamento necessita de avaliação adicional	Podem estar elevadas em razão do aumento da osmolaridade
Creatinina e ureia	Geralmente elevadas em razão da desidratação (pré-renal). Também dependem do tempo de diagnóstico e do controle glicêmico prévio	Geralmente elevadas devido à desidratação grave e a uma maior probabilidade de comorbidades
Ânion *gap* – AG (mEq/L)	Elevado (> 10-12) em razão do acúmulo de cetoânions. Correlaciona-se com a gravidade da acidose. Cálculo de ânion *gap*: AG = Na – (Cl + BIC)	Normal (< 10)
Cetonúria	Moderada a fortemente positiva (método semiquantitativo). Geralmente são utilizadas fitas reagentes à base de nitroprussiato que reage com acetoacetato e acetona, mas não com beta-hidroxibutirato (principal cetoácido formado), podendo subestimar a intensidade da cetoacidose ou fornecer resultado falso-negativo. Podem ainda surgir resultados falso-positivos em razão da reação do nitroprussiato com medicamentos (p. ex., captopril)	Negativa ou minimamente positiva
Cetonemia	Moderada a fortemente positiva. Também comumente utiliza o nitroprussiato como reagente. O ácido beta-hidroxibutírico pode ser dosado no plasma ou à beira-leito por meio da cetonemia capilar, porém ainda pouco disponíveis	Negativa ou minimamente positiva

TRATAMENTO

Tanto a CAD como o EHH são tratadas da mesma forma, com exceção da acidose na CAD e do alvo glicêmico inicial.

Como toda emergência médica, a avaliação inicial segue o ABC (avaliar via aérea, respiração e circulação), o paciente deve permanecer monitorizado e devem ser avaliados o *status* volêmico, a procura e o tratamento do potencial fator precipitante.

Coleta de glicemia capilar a cada hora (1/1 h). Eletrólitos, gasometria venosa, osmolalidade e função renal a cada 2 a 4 horas, dependendo da gravidade e da resposta clínica. Gasometria arterial (GA) repetida é geralmente desnecessária, dolorosa e traz risco de complicações. Exceção nos casos de sepse grave, choque séptico, quadros respiratórios e/ou alterações hemodinâmicas.

Reposição volêmica

Expansão do volume intravascular e restauração da perfusão renal. Reduz a glicemia em até 25% por diluição, aumento da excreção renal de glicose e por melhorar a sensibilidade à insulina.

A solução inicial de escolha deve ser solução fisiológica (SF) 0,9%. A velocidade de infusão depende do *status* volêmico, da presença de comorbidades (insuficiência cardíaca – IC, doença renal) e da idade do paciente. Na doença renal avançada, dependendo da quantidade de diurese residual, pode não ser necessária a reposição de volume e a insulinoterapia endovenosa (EV) prescrita em soluções mais concentradas. Na ausência de contraindicações, infundir 15 a 20 mL/kg/h durante a primeira hora, em geral 1 a 1,5 L. Para reduzir o risco de edema encefálico, não ultrapassar 50 mL/kg nas primeiras 4 horas.

A fase de manutenção inicia-se geralmente após restauração da perfusão e do débito urinário (> 0,5-1 mL/kg/h). Calcula-se o sódio corrigido Na corrigido = Na medido + 0,016 $\times$ (glicose medida – 100). Se normal ou elevado, indica hiperosmolaridade, infunde-se SF ao meio (NaCl 0,45%), 4 a 14 mL/kg/h, para reposição de água livre eliminada pela diurese osmótica. Se sódio baixo, utiliza-se SF 0,9% na mesma velocidade. O déficit estimado de volume deve ser corrigido dentro de 24 horas. Estima-se um déficit de água livre de 10 L no EHH, *versus* 6 L da CAD.

Após a glicemia atingir 200 mg/dL na CAD e 250 a 300 mg/dL no EHH, deve ser iniciada a infusão de glicose, que pode ser adicionada à SF.

Insulina

A insulina apresenta papel central no tratamento da crise hiperglicêmica. Ela reduz a glicemia por meio da supressão da síntese hepática de glicose e, em menor grau, pelo aumento da captação periférica. Também inibe a cetogênese por bloquear a lipólise e suprimir o glucagon, além de aumentar a utilização e a metabolização das cetonas. A dose de insulina necessária para reduzir a lipólise, e a cetogênese é menor do que a dose para o controle glicêmico. Deve-se utilizar preferencialmente a insulina regular por via EV, pois apresenta meia-vida curta (cerca de 3-5 minutos) e fácil titulação em relação ao seu uso subcutâneo (SC). Apesar de não existir diferença no tratamento da CAD com insulina regular, ou análogos EV de ação ultrarrápida, a insulina regular é preferível em razão do menor custo.

>  **Atenção!**
> Antes do início da insulinoterapia, deve-se checar a concentração de potássio e se o paciente foi hidratado adequadamente.

Se hipocalemia, a insulinoterapia deve ser adiada até a normalização da concentração do potássio (ver reposição de potássio a seguir). É preferível infundir a insulina em concentração mais diluída, 0,2 UI/mL, ou seja, 50 UI de insulina regular em 250 mL de SF 0,9%, para evitar queda rápida da glicemia e/ou da osmolaridade. Muitos serviços utilizam a insulina na concentração 1 UI/mL em razão da facilidade de titulação. Deve-se monitorar a glicemia de uma em uma hora por meio da glicemia capilar.

Aplica-se *bolus* de 0,1 a 0,15 UI/kg/h e inicia-se a infusão EV contínua, em geral, de 0,1 UI/kg/h. Espera-se obter redução da glicemia entre 50 e 70 mg/dL/h. Se a redução > 70 mg/dL, reduzir a infusão (geralmente reduz-se pela metade). Se < 50 mg/dL, deve ser checado a hidratação, o acesso venoso e a bomba de infusão. Se essas condições estiverem adequadas, em geral, dobra-se a velocidade de infusão. Quando a glicemia estiver próxima de 200 mg/dL na CAD e de 250 a 300 mg/dL no EHH, deve-se reduzir a infusão para 0,05 a 0,02 U/kg/h e adicionar glicose ao SF.

Em casos de CAD leve a moderada e na ausência de doença crítica ou comorbidades graves, a insulinoterapia pode ser realizada via SC com análogos de ação ultrarrápida (lispro, asparte ou glulisina). Apresenta efetividade e segurança semelhante ao tratamento com insulina regular EV. Pode ser aplicada a cada 1 ou 2 horas dependendo do protocolo utilizado e fora de ambiente de terapia intensiva, desde que seja realizado por equipe treinada.

Esquema de tratamento da CAD leve a moderada com análogos da ação ultrarrápida via SC:

- *Bolus* de 0,3 UI/kg e, a seguir, 0,1 UI/kg a cada hora. A mudança de dose ocorrerá de acordo com os valores glicêmicos obtidos a cada uma hora. Quando glicemia atingir 200 mg/dL, reduzir a dose pra 0,05 UI/kg/h, iniciar infusão de glicose até a resolução da CAD.
- *Bolus* de 0,3 UI/kg e, após 1 h, 0,2 UI/kg a cada 2 horas. A mudança de dose ocorrerá de acordo com os valores glicêmicos obtidos a cada uma hora. Quando glicemia atingir 200 mg/dL, reduzir a dose pra 0,05 UI/kg/h, iniciar infusão de glicose até a resolução da CAD.

Potássio

A quantidade corporal total desse eletrólito encontra-se reduzida, apesar de concentração sérica geralmente poder estar normal ou elevada.

Durante o tratamento da crise hiperglicêmica, o K sérico sofre redução adicional, podendo acarretar hipocalemia e arritmias. O objetivo terapêutico é manter sua concentração na faixa normal. A reposição de potássio dependerá da sua concentração sérica:

- Se potássio acima do limite superior da normalidade, não repor. Iniciar insulinoterapia e aguardar novos exames a cada 2 a 4 horas.
- Se abaixo da normal, iniciar reposição. Não iniciar insulinoterapia e aguardar novos exames a cada 2 a 4 horas.
- Se dentro da faixa normal, iniciar reposição. A insulinoterapia em geral é iniciada simultaneamente à reposição de potássio. Solicitar exames a cada 2 a 4 horas.

Bicarbonato

Deve ser reposto somente na acidose grave (pH < 6,9) por causa dos riscos de eventos adversos (piora da contratilidade cardíaca, fraqueza da musculatura respiratória, choque, vasodilatação cerebral, coma e complicações gastrointestinais). Parece não haver benefícios quando pH > 6,9, além de potenciais riscos com a reposição, entre eles, hipocalemia, queda na taxa de extração periférica de O_2, edema cerebral, acidose paradoxal central, atraso na resolução da CAD, alcalose após tratamento da CAD.

Para sua reposição, adicionam-se 100 mL de bicarbonato de sódio 8,4% com 400 mL de água destilada e 20 mEq de KCl 19,1% (cerca de 7 mL), EV, infundido em 2 horas com o objetivo de atingir pH > 7. Repetir reposição, se necessário. Muitos especialistas preferem iniciar a reposição quando pH < 7. Nesse caso (pH entre 6,9-7,0), infunde-se metade da solução anterior (200 mL) em 1 hora.

Fosfato

Apresenta-se em concentração sérica normal ou elevada, apesar de déficit corporal. A insulinoterapia na CAD geralmente leva à hipofosfatemia assintomática. A deficiência grave de fósforo pode provocar insuficiência muscular esquelética e cardíaca, insuficiência respiratória (IRpA) e hemólise. Deve ser reposto na presença destes sinais ou quando sua concentração for < 1 mg/dL. Não há

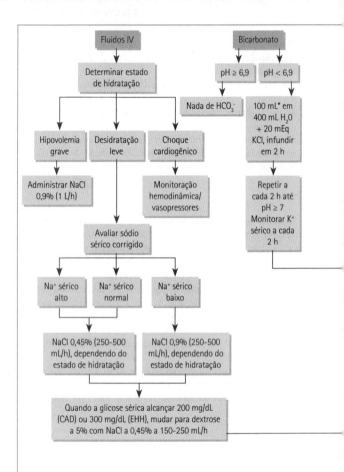

*Bicarbonato de sódio 8,4%. 1 mL equivale a 1 mEq.
CAD: cetoacidose diabética; EHH: estado hiperglicêmico hiperosmolar; IV: intravenoso; SC: subcutâneo.

▷ **FIGURA 2** Tratamento reposição volêmica, insulina, potássio e bicarbonato.

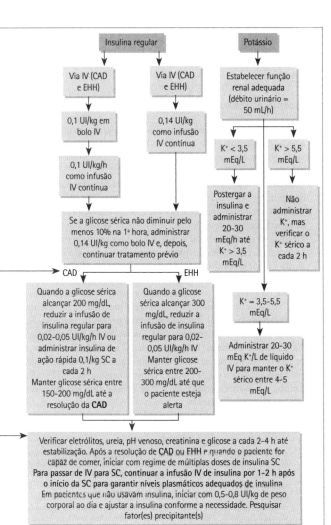

evidências de benefícios com a reposição rotineira. Geralmente são repostos 20 a 30 mEq, sendo 3 mEq/h (cerca de uma ampola em 6 horas).

Critérios de resolução

Na CAD, são necessários glicemia < 200 mg/dL e mais dois dos seguintes critérios: pH > 7,3, BIC ≥ 15 e AG ≤ 9.

No EHH, é necessária a normalização do estado mental e da osmolaridade e glicemia < 250 a 300 mg/dL.

Após a resolução da CAD ou do EHH, pode-se iniciar a insulina por via SC. Durante essa transição, a insulina EV deve ser mantida por 1 a 2 horas após início da SC, para evitar recorrência de hiperglicemia e cetoacidose. Se o paciente estiver um jejum ou for incapaz de se alimentar por VO, pode ser mantido em insulinoterapia e reposição de fluidos com glicose por via EV. Pode ainda iniciar a insulina SC, desde que o aporte glicêmico seja mantido por via EV. Se o paciente estiver alerta, é liberada a alimentação e iniciada a insulinoterapia subcutânea basal/*bolus*, sendo o *bolus* de acordo com a dieta a ser ingerida. Se o paciente for diabético, pode ser iniciado esquema prévio de insulina. Se virgem de tratamento com insulina, iniciar com 0,5 a 0,8 UI/kg/dia, dividida entre basal/ *bolus*. Cerca de 1/2 a 2/3 é utilizado como basal, e o restante, como *bolus*. A insulina NPH pode ser dividida em 3 tomadas para o DM1 e em 2 para o portador de DM2 (café, almoço e ao deitar), sendo que a dose *bolus* é aplicada antes do café, do almoço e do jantar.

BIBLIOGRAFIA

1. Arora S, Henderson SO, Long T, Menchine M. Diagnostic accuracy of point-of-care testing for diabetic ketoacidosis at emergency-department triage: beta-hydroxybutyrate versus the urine dipstick. Diabetes Care. 2011;34(4):852-4.
2. Kitabchi AE, Umpierrez GE, Fisher JN, Murphy MB, Stentz FB. Thirty years of personal experience in hyperglycemic crises: diabetic ketoacidosis and hyperglycemic hyperosmolar state. J Clin Endocrinol Metab. 2008;93(5):1541-52.Modi A, Agrawal A, Morgan F. Euglycemic diabetic ketoacidosis. Curr Diabetes Rev. 2017;13(3):315-21.
3. Kitabchi AE, Umpierrez GE, Miles JM, Fisher JN. Hyperglycemic crises in adult patients with diabetes. Diabetes Care. 2009;32(7):1335-43.

4. Pasquel FJ, Umpierrez GE. Hyperosmolar hyperglycemic state: a historic review of the clinical presentation, diagnosis, and treatment. Diabetes Care. 2014;37(11):3124-31.
5. Umpierrez GE, Cuervo R, Karabell A, Latif K, Freire AX, Kitabchi AE. Treatment of diabetic ketoacidosis with subcutaneous insulin aspart. Diabetes Care. 2004;27(8):1873-8.
6. Umpierrez G, Korytkowski M. Diabetic emergencies: ketoacidosis, hyperglycaemic hyperosmolar state and hypoglycaemia. Nat Rev Endocrinol. 2016;12(4):222-32.

CAPÍTULO **24**

Crise tireotóxica

Tiago Munhoz Vidotto
Susan Chow Lindsey

INTRODUÇÃO

Também conhecida como tempestade tireoidiana, a crise tireotóxica (CT) é uma condição clínica rara e constitui uma emergência endocrinológica com envolvimento multissistêmico e alta taxa de mortalidade (até 25%). Portanto, o diagnóstico deve ser precoce, e o tratamento, imediato. Comumente surge em um indivíduo sob tireotoxicose submetido a um estresse físico, como infecção, cirurgia, trauma e outros.

A crise tireotóxica ocorre mais frequentemente em mulheres entre 30 e 60 anos e parece corresponder a até 16% das admissões hospitalares por tireotoxicose. Sua frequência tem sido reduzida em razão da melhora no diagnóstico, dos cuidados pré e pós-operatórios e do tratamento das condições etiológicas.

ETIOPATOGENIA

A causa mais frequente de tireotoxicose na CT é o hipertireoidismo por doença de Graves. Pode ocorrer mais raramente em outras causas de tireotoxicose, como bócio nodular tóxico, tireoidite destrutiva, fonte exógena de hormônio tireoidiano (tireotoxicose factícia), *struma ovarii*, adenoma hipofisário secretor de TSH, entre outros.

Os mecanismos ainda não são totalmente esclarecidos. Os pacientes com CT apresentam níveis elevados de hormônios tireoidianos (T4 e T3) que não diferem significativamente dos pacientes com tireotoxicose não complicada. Eventos precipitantes podem reduzir a ligação dos hormônios tireoidianos com as proteínas de ligação e aumentar abruptamente a fração livre, favorecendo a crise. Também consideram-se entre os potenciais mecanismos a redução de proteínas carreadoras dos hormônios tireoidianos, o aumento da resposta às catecolaminas e o aumento da resposta celular aos hormônios tireoidianos. Em cerca de 70% dos casos, é possível identificar o fator desencadeante (Tabela 1).

▷ **TABELA 1** Fatores que podem desencadear a crise tireotóxica

Estresse físico	Infecção, trauma, cirurgia, parto, doenças agudas graves (como infarto do miocárdio)
Aumento da oferta de iodo	Contrastes iodados, amiodarona (tireotoxicose induzida pela amiodarona tipo 1)
Medicamentos	Amiodarona (tireotoxicose induzida pela amiodarona tipo 2 – tireoidite destrutiva), lítio, ácido acetilsalicílico (aumento da fração livre dos hormônios tireoidianos)
Perioperatório	Anestesia, depleção de volume
Outros	Uso abusivo de hormônios tireoidianos, tratamento com radioiodo, uso irregular ou suspensão abrupta do tratamento com antitireoidianos

MANIFESTAÇÕES CLÍNICAS

As manifestações clínicas são resultantes de uma exacerbação dos sintomas usuais de tireotoxicose, explicados pela ativação excessiva do metabolismo e do aumento da atividade simpática, comprometendo múltiplos órgãos e sistemas (Tabela 2).

Ao exame físico, é frequente o paciente apresentar-se emagrecido, com pele quente e úmida, tremores de extremidades e hiper-reflexia. Em pacientes idosos, o quadro clínico pode ser atípico e caracterizado por poucos dos sintomas clássicos de tireotoxicose, sendo conhecida como tireotoxicose apática. Na doença de Graves, podem ser encontrados bócio difuso, orbitopatia e mixedema pré-tibial. Bócio de tamanho variado e irregular, em geral em faixa etária mais elevada, pode corresponder a bócio multinodular tóxico. Já a palpação de nódulo único pode sugerir adenoma tóxico. Palpação dolorosa da tireoide, geralmente precedida de infecção de via aérea superior, é característico de tireoidite subaguda.

▷ **TABELA 2** Principais manifestações sistêmicas na crise tireotóxica e seus mecanismos

Renais	Aumento da taxa de filtração glomerular, podendo evoluir para glomeruloesclerose e proteinúria; rabdomiólise, retenção urinária e nefrite por depósito de imunocomplexo também foram relatados e podem alterar a função renal
Hematológicas	Complicações tromboembólicas correspondem a 18% das causas de morte na crise tireotóxica e são associadas ao estado de hipercoagulabilidade decorrente do aumento da concentração de fibrinogênio, fatores VIII e IX, inibidor do ativador de plasminogênio 1, fator de von Willebrand e tampão plaquetário; aumento na massa de glóbulos vermelhos
Hipertermia	É um dos sinais cardinais, geralmente alta (> 39°C), desproporcional a um possível quadro infeccioso e com sudorese excessiva. Pode ocorrer em razão de defeito na termorregulação hipotalâmica e do aumento da oxidação de lipídios e da taxa metabólica basal
Neurológicas	Agitação, labilidade emocional, confusão, psicose, convulsão e coma; relatos de acidente vascular cerebral e estado de mal epiléptico são frequentes e deve-se ter alta suspeição para trombose do seio venoso, em razão de sua maior prevalência no hipertireoidismo grave; paralisia periódica hipocalêmica também pode ocorrer no hipetireoidismo descompensado
Cardiovasculares	Aumento da pressão sistólica e do volume de ejeção (aumento da pré-carga e do tônus adrenérgico) e redução da pressão diastólica (vasodilatação arterial periférica), resultando no aumento da pressão de pulso; pode ocorrer insuficiência cardíaca, sendo mais frequente a de alto débito; cardiomiopatia dilatada (reversível); taquicardia sinusal, fibrilação atrial e taquiarritmia supraventricular, raramente taquiarritmias ventriculares; infarto do miocárdio, em razão do aumento do consumo de O_2 cardíaco; hipotensão e choque

(continua)

> **TABELA 2** Principais manifestações sistêmicas na crise tireotóxica e seus mecanismos (*continuação*)

Respiratórias	Taquipneia e aumento do trabalho respiratório por aumento da demanda metabólica e de oxigênio; falência respiratória é incomum
Gastrointestinais	Mais comumente, náuseas, vômitos e diarreia (25%); pouco frequentes, abdome agudo perfurativo por úlcera de estresse e abdome agudo obstrutivo (metabólico ou volvo); piora da função hepática e icterícia sem causa explicável, indicando um pior prognóstico

EXAMES COMPLEMENTARES

Deve-se coletar testes de função tireoidiana sempre que houver suspeita de tireotoxicose ou crise tireotóxica. O TSH encontra-se suprimido, o T4 livre (L) e T3L aumentados e, em geral, semelhantes ao hipertireoidismo não complicado e sem correlação com a gravidade da crise. É importante lembrar que TSH diminuído pode ser encontrado em outras causas que não a tireotoxicose, como doenças graves, uso de dopamina, corticoide, amiodarona e contraste iodado. O uso de biotina pode atuar como interferente laboratorial, falsamente diminuindo o TSH e elevando os níveis de dosados de hormônios tireoidianos e TRAb. Outras alterações laboratoriais podem ser encontradas no hipertireoidismo descompensado e na crise tireotóxica (Tabela 3).

> **TABELA 3** Alterações laboratoriais no hipertireoidismo descompensado e na crise tireotóxica

Exame	Achados
Hemograma	Leucocitose discreta com pequeno desvio à esquerda, mesmo na ausência de infecção, ou leucopenia
Glicemia	Hiperglicemia leve em 30 a 50% dos casos, em razão do aumento da glicogenólise e redução da secreção de insulina mediados pela ação das catecolaminas, além do aumento do *clearance* de insulina e resistência à sua ação. Hipoglicemia em casos mais prolongados e em pacientes mais desnutridos e idosos

(*continua*)

288 GUIA DE MEDICINA DE URGÊNCIA

▷ **TABELA 3** Alterações laboratoriais no hipertireoidismo descompensado e na crise tireotóxica (*continuação*)

Exame	Achados
Cálcio	Cálcio elevado em decorrência do aumento da atividade dos osteoclastos (reabsorção óssea) e hemoconcentração
Fosfatase alcalina	Fosfatase alcalina elevada (remodelamento ósseo)
Perfil hepático	Enzimas hepáticas elevadas e, menos frequentemente, bilirrubinas
Gasometria	Cetoacidose e acidose lática, em razão da excessiva demanda metabólica que pode superar o fornecimento de oxigênio e do aumento da lipólise

DIAGNÓSTICO

Não existem critérios clínicos bem definidos para o diagnóstico da crise tireotóxica. Este deve ser feito clinicamente em um paciente com tireotoxicose grave com evidência de descompensação sistêmica. O uso de um sistema diagnóstico deve ser considerado, sendo o de Burch e Wartofsky o mais utilizado (Tabela 4). Esta escala apresenta elevada sensibilidade, mas baixa especificidade, sendo necessária atenção para outras doenças que possam manifestar esses sintomas.

▷ **TABELA 4** Escala de Burch-Wartofsky

Disfunção termorregulatória (temperatura, °C)	Pontos
37,2-37,7	5
37,8-38,2	10
38,3-38,8	15
38,9-39,4	20
39,4-39,9	25
≥ 40	30

(*continua*)

CRISE TIREOTÓXICA 289

▷ **TABELA 4** Escala de Burch-Wartofsky (*continuação*)

Efeitos no sistema nervoso central	
Leve (agitação)	10
Moderado (*delirium*, psicose, letargia intensa)	20
Grave (convulsões e coma)	30
Disfunção gastrointestinal e hepática	
Moderada (diarreia, náuseas/vômitos, dor abdominal)	10
Grave (icterícia não explicada)	20
Disfunção cardiovascular	
Frequência cardíaca em bpm	
100-109	5
110-119	10
120-129	15
130-139	20
≥ 140	25
Presença de fibrilação atrial	10
Insuficiência cardíaca	
Leve (edema de membros inferiores)	5
Moderada (crepitações em bases pulmonares)	10
Grave (edema pulmonar)	15
Presença de evento desencadeante	10

Somam-se os pontos de cada item. Escore ≥ 45 é altamente sugestivo de tempestade tireotóxica, escore entre 25 e 45 de tempestade iminente e escore < 25 torna o diagnóstico improvável.

TRATAMENTO

O tratamento deve ser prontamente instituído, preferencialmente em unidade de terapia intensiva, em razão da alta complexidade e da mortalidade dessa condição.

Suporte clínico em UTI (fase inicial)

1. Reposição hidroeletrolítica e nutricional: avaliar estado volêmico, hemodinâmico e nutricional. Em geral, é necessária grande quantidade de volume em razão da perda insensível e/ou vômitos, mas uma parte dos pacientes necessita de terapia com diuréticos para tratamento da insuficiência cardíaca e congestão pulmonar. Suporte calórico por soro glicosado geralmente a 10% ajuda a repor o déficit de glicogênio hepático e a reduzir o catabolismo. Reposição de vitaminas geralmente é necessária e pode ser adicionada aos fluidos.
2. Hipertermia: não usar salicilatos, pois reduzem a ligação dos hormônios tireoidianos com suas proteínas carreadoras e podem aumentar sua fração livre. Utilizar dipirona ou paracetamol. Podem ser usados cobertores de resfriamento, banhos frios e bolsas de gelo.
3. Sedação: preferencialmente, utilizar benzodiazepínicos ou barbitúricos, pois aumentam a degradação hepática dos hormônios tireoidianos.
4. Tratamento do fator desencadeante: o evento desencadeante deve ser investigado de forma ativa e tratado precocemente. Pode ser necessário coletar culturas e iniciar antibiótico de amplo espectro empiricamente, já que a infecção é o principal fator desencadeante.

Tratamento específico

Deve ser realizado com associação de medicamentos que atuem em diferentes mecanismos na fisiopatologia da síndrome (Tabela 5).

CRISE TIREOTÓXICA 291

▷ **TABELA 5** Tratamento específico da crise tireotóxica

Tratamento	Objetivos e mecanismos de ação
Betabloqueador	Controle dos sinais e sintomas decorrentes do aumento do tônus adrenérgico: controle da frequência cardíaca, de algumas arritmias, da hipertensão arterial e redução do consumo de O_2 miocárdico. Doses elevadas podem reduzir a conversão periférica de T4 em T3
Tionamidas	Bloqueio da síntese de novos hormônios tireoidianos pelo bloqueio da oxidação e da organificação do iodeto
Solução de iodo	Bloqueio da liberação de hormônios tireoidianos já armazenados e de nova produção hormonal
Contraste iodado	Bloqueio da liberação de hormônios tireoidianos já armazenados Inibição da conversão periférica de T4 em T3
Glicocorticoide	Inibição conversão periférica de T4 em T3 Tratamento de insuficiência adrenal relativa ou absoluta Estabilização vasomotora e tratamento de choque refratário
Aférese	Retirada de hormônios tireoidianos, citocinas, anticorpos, troca de proteínas carreadoras por novas e não saturadas

Controle do tônus adrenérgico

- *Betabloqueadores:* Preferencialmente, utilizam-se betabloqueadores de uso intravenoso, com rápida ação e curta meia-vida. Utilizar com muita cautela se história de insuficiência cardíaca. Contraindicações relativas: asma, doença pulmonar obstrutiva crônica (DPOC), doença arterial periférica, fenômeno de Raynaud. Contraindicações absolutas: bradicardia, bloqueio de 2º ou 3º grau, insuficiência cardíaca descompensada. Como alternativa, podem ser utilizados inibidores dos canais de cálcio, como o diltiazem.

▷ TABELA 6 Betabloqueadores

Propranolol	VO ou SNG: 60-80 mg a cada 4 a 6 h
	IV (não disponível em nosso meio): 0,5-1 mg em 10 minutos, seguido de 1-2 mg em 10 minutos com intervalo de algumas horas, com frequência variando de acordo com necessidade
Vantagens	Doses elevadas (> 160 mg/dia) podem reduzir a conversão periférica de T4 em T3
Esmolol	IV: dose de ataque de 250-500 mcg/kg, seguido de infusão de 50-100 mcg/kg/minuto
Vantagens	Uso intravenoso, rápido início e curta duração (melhor titulação e redução de efeitos adversos)
Atenolol	VO ou SNG: 50-100 mg a cada 12 h
Metoprolol	VO ou SNG: 50-100 mg a cada 12 h
Vantagens	Uso IV, ação cardiosseletiva e disponibilidade em nosso meio

IV: intravenoso; SNG: sonda nasogástrica; VO: via oral.

Inibição da síntese hormonal

- *Tionamidas (antitireoidianos)*: início de ação 1 a 2 horas após sua administração. Inibem a síntese de hormônios tireoidianos, mas não impedem que os hormônios já sintetizados e armazenados na glândula sejam secretados. No Brasil, estão disponíveis o metimazol e o propiltiouracil para uso oral, sendo o propiltiouracil preferido na crise tireotóxica, por inibir a conversão periférica de T4 em T3 (em doses maiores que 600 mg/dia). Para pacientes comatosos ou pouco colaborativos, as tionamidas podem ser administradas via sonda nasogástrica (SNG) ou preparados para uso retal (supositórios ou enema) e ambos parecem ser igualmente eficazes. A toxicidade por tionamidas é incomum, mas pode ser necessário descontinuar seu uso em razão da agranulocitose, hepatotoxicidade e/ou alergia.

TABELA 7   Tionamidas

Propiltiouracil	VO ou SNG: dose de ataque 500-1.000 mg, seguida de 250 mg a cada 4 h Retal: 400 mg a cada 6 h
Metimazol	VO ou SNG: 20 mg a cada 6 a 8 h Retal: 20-40 mg a cada 6 a 8 h

SNG: sonda nasogástrica; VO: via oral.

Bloqueio da liberação de hormônios tireoidianos

- *Solução de iodo:* recomenda-se administrá-la 1 a 2 horas após o início da tionamida para prevenir sua utilização como substrato para a síntese de mais hormônios. Além de bloquear a liberação de hormônios tireoidianos, inibe transitoriamente a organificação do iodeto (efeito Wolff-Chaikoff), reduzindo a síntese hormonal.

TABELA 8   Solução de iodo

Iodo	Concentração	Dose
Solução saturada de iodeto de potássio (SSKI)	50 mg/gota	5 gotas, VO, SNG ou retal, a cada 6 h
Lugol*	6,25 mg/gota	10 gotas, VO, SNG ou retal, 3 x/dia

* Se estéril, pode ser adicionado diretamente ao soro IV.
SNG: sonda nasogástrica; VO: via oral.

Inibição da conversão periférica de T4 em T3

- *Contrastes radiológicos iodados:* reduzem eficazmente a conversão periférica de T4 em T3. Apresentam grande utilidade no preparo de pacientes com hipertireoidismo para cirurgia de urgência e também são úteis no tratamento da tireotoxicose secundária a amiodarona, tireoidites sintomáticas e no uso abusivo de levotiroxina. Ainda, inibem a liberação de hormônios armazenados na tireoide, assim como as soluções iodadas, e os mesmos cuidados devem ser tomados no seu uso. São contraindicados na insuficiência hepática e renal graves. Dose: 500-1.000 mg, VO, 1 x/dia. Tais contrastes são pouco disponíveis na maioria dos países.

- *Glicocorticoide:* apresenta um efeito na redução da conversão periférica de T4 em T3 e pode atuar no processo autoimune da doença de Graves e no tratamento de potencial insuficiência adrenal (aumento da demanda metabólica e do *clearance* de cortisol). Preferencialmente, é utilizada a hidrocortisona IV 100 mg a cada 8 horas.

Além do tratamento clássico descrito, há outras opções terapêuticas que podem ser usadas principalmente em casos de refratariedade ou em pacientes com contraindicações ao uso de drogas antitireoidianas. Nesses casos, a tireoidectomia total com preparo adequado deve ser considerada, porém há outras terapias que também podem ser tentadas. O carbonato de lítio inibe a liberação de hormônios tireoidianos, porém pode apresentar toxicidade renal e neurológica. A colestiramina na dose oral de 4 g, 4 vezes ao dia pode ser usada, pois se liga ao T3 e T4 no trato gastrointestinal (circulação êntero-hepática), removendo-os por meio da excreção do complexo resina-hormônio. Têm sido relatados os usos de diálise peritoneal e hemodiálise em casos refratários.

Já a plasmaférese é o método mais rápido para atingir a melhora clínica, pois remove T3 e T4 livres e ligados a proteínas, catecolaminas, citocinas, anticorpos, toxinas, 5-monodesiodase e troca proteínas carreadoras saturadas por insaturadas. Pode ser indicada na falha terapêutica, intolerância ou contraindicação ao tratamento convencional e em casos que evoluem para rápida piora clínica e/ou sintomas graves cardiovasculares e neurológicos. É útil também na crise desencadeada pela amiodarona. A plasmaférese tem efeito transitório, é relativamente segura e apresenta alto custo; sessões diárias de plasmaférese são recomendadas até a melhora clínica.

Após o tratamento da crise tireotóxica, é importante que o paciente mantenha tratamento adequado, a fim de prevenir nova descompensação. O tratamento do hipertireoidismo deve ser realizado de acordo com sua etiologia, priorizando sempre o tratamento definitivo.

BIBLIOGRAFIA

1. Akamizu T, Satoh T, Isozaki O, Suzuki A, Wakino S, Iburi T, et al. Diagnostic criteria, clinical features, and incidence of thyroid storm based on nationwide surveys. Thyroid. 2012;22(7):661-79.
2. Bahn RS, Burch HB, Cooper DS, Garber JR, Greenlee MC, Klein I, et al. Thyroid. 2011;21(6):593-646.
3. Burch HB, Wartofsky L. Life-threatening thyrotoxicosis. Thyroid storm. Endocrinol Metab Clin North Am. 1993;22(2):263-77.
4. Carroll R, Matfin G. Endocrine and metabolic emergencies: thyroid storm. Ther Adv Endocrinol Metab. 2010;1(3):139-45.
5. Cooper DS. Antithyroid drugs. N England J Med. 2005;352:905-17.
6. Galindo RJ, Hurtado CR, Pasquel FJ, García Tome R, Peng L, Umpierrez GE. National trends in incidence, mortality, and clinical outcomes of patients hospitalized for thyrotoxicosis with and without thyroid storm in the United States, 2004-2013. Thyroid. 2019;29(1):36-43.
7. Maia AL, Scheffel RS, Meyer ELF, Mazeto GMFS, Carvalho GA, Graf H, et al. Consenso brasileiro para o diagnóstico e tratamento do hipertireoidismo: recomendações do Departamento de Tireoide da Sociedade Brasileira de Endocrinologia e Metabologia. Arq Bras Endocrinol Metab. 2013;57(3):205-32.
8. Mills L, Lim S. Identifying and treating thyroid storm and myxedema coma in the emergency department. Emergency Medicine Practice. 2009;11(8).
9. Nayak B, Burman K. Thyrotoxicosis and thyroid storm. Endocr Metab Clin North Am. 2006;35(4):663-86.
10. Ross DS. Thyroid storm. Disponível em: www.uptodate.com, 2019.
11. Ross DS, Burch HB, Cooper DS, Greenlee MC, Laurberg P, Maia AL, et al. 2016 American Thyroid Association Guidelines for Diagnosis and Management of Hyperthyroidism and Other Causes of Thyrotoxicosis. Thyroid. 2016;26(10)1343-421.
12. Vyas AA, Vyas P, Fillipon NL, Vijayakrishnan R, Trivedi N. Successful treatment of thyroid storm with plasmapheresis in a patient with methimazole-induced agranulocytosis. Endocr Pract. 2010;16(4):673-6.

CAPÍTULO **25**

Insuficiência suprarrenal aguda

Regina do Carmo Silva

Crise suprarrenal ou insuficiência suprarrenal aguda (ISA) é uma emergência endócrina resultante de níveis insuficientes de cortisol. A deterioração do quadro clínico de pacientes com insuficiência suprarrenal primária (ISP) ou secundária (ISS) e o colapso cardiovascular podem levar ao óbito, caso a ISA não seja prontamente diagnosticada e tratada. Sua incidência em pacientes com insuficiência suprarrenal (IS) é de 5 a 10 casos por 100 pacientes por ano, e o risco de morte é de 0,5 caso por 100 pacientes por ano.

OCORRÊNCIA DA INSUFICIÊNCIA SUPRARRENAL AGUDA

A ISA pode ocorrer em pacientes com:

1. ISP (doença de Addison) de etiologia autoimune, infecciosa (tuberculose, paracoccidioidomicose), metastática (carcinoma de mama, pulmão, rim e melanoma), cirúrgica (adrenalectomia bilateral), hemorrágica (uso de anticoagulantes, trauma abdominal, menigococcemia, síndrome antifosfolípide) ou causada por hiperplasia suprarrenal congênita ou adrenoleucodistrofia.
2. ISS (tumores, apoplexia, cirurgia ou radioterapia hipofisária, síndrome de Sheehan).
3. IS terciária – supressão do eixo hipotálamo-hipofisário suprarrenal em usuários de doses farmacológicas de glicocorticoides (GC), equivalentes a 7,5 mg de prednisona/dia (Tabela 1) por

período superior a 3 semanas, por via oral, inalatória, intramuscular, intra-articular ou tópica, após interrupção abrupta do tratamento. ISA pode ser a primeira manifestação da ISP não diagnosticada previamente.

▷ TABELA 1 Características biológicas e farmacológicas de diferentes glicocorticoides (GC)

Fármaco	Dose equivalente (mg)	Meia-vida biológica (h)	Atividade CG	Atividade MC
Hidrocortisona	20	8-12	1	1
Cortisona	25	8-12	0,8	0,8
Prednisona	5	12-36	4	0,2
Prednisolona	4	12-36	5	0,2
Metilprednisolona	4	12-36	6,2	0,2-0,5
Deflazacorte	6	12-36	3,5	0,25
Dexametasona	0,75	36-72	25-30	0

Fonte: Kater e Silva, 2012.

FATORES PRECIPITANTES DA INSUFICIÊNCIA SUPRARRENAL AGUDA

Mais de 90% dos casos de ISA são desencadeados por cirurgia, infecção e trauma. As gastroenterites, cujos sintomas se assemelham aos da ISA, são consideradas o principal fator precipitante, uma vez que o vômito e a diarreia afetam a absorção dos GC. Em 10% dos casos, a ISA deve-se à interrupção abrupta do tratamento com GC ou medroxiprogesterona, a qual, em doses farmacológicas, tem ação GC importante. Também apresentam risco de desenvolver ISA os pacientes com diminuição da reserva funcional suprarrenal tratados com indutores de enzimas hepáticas CYP3A4 (fenitoína, rifampicina, fenobarbital) ou inibidores da esteroidogênese (cetoconazol, mitotano e etomidato), assim como aqueles em uso de anticorpos monoclonais anti-CTLA-4 (ipilimumabe) e os portadores de hipotireoidismo e IS não diagnosticada, tratados com levotiroxina na ausência de reposição GC (a levotiroxina acelera o metabolismo do cortisol).

FISIOPATOLOGIA

ISA é mais frequente na ISP que na ISS. A falta da ação permissiva dos GC nos receptores adrenérgicos vasculares leva à hipotensão, a qual é agravada por vômito e diarreia. A ausência da atividade supressiva dos GC ocasiona aumento da liberação do fator de necrose tumoral alfa (com resistência relativa aos GC) e de vasopressina, com consequente hiponatremia. Em pacientes com ISP, hiponatremia e hipovolemia são agravadas pela deficiência concomitante de aldosterona e hipercalemia está presente. O hipocortisolismo leva à hipoglicemia (em razão da diminuição da gliconeogênese hepática), principalmente em crianças.

QUADRO CLÍNICO

Descompensação hemodinâmica aguda, com evidência clínica de hipovolemia (desidratação, hipotensão grave com pressão arterial sistólica < 100 mmHg, síncope e taquicardia) e evolução para choque refratário a expansão de volume ou medicações vasoativas, além de confusão mental, torpor ou coma. Também podem estar presentes: náusea, vômito, fadiga intensa, hiponatremia, hipoglicemia, hipercalemia (na ISP), dor abdominal aguda (mimetizando abdome agudo), febre (secundária à infecção ou hipocortisolismo *per se*), linfocitose, eosinofilia, uremia e acidose metabólica. Pacientes com ISP apresentam hiperpigmentação cutaneomucosa, relacionada à hipersercreção de peptídeos derivados da proopiomelanocortina.

DIAGNÓSTICO

O diagnóstico é clínico e não se deve esperar pelo resultado dos exames laboratoriais para iniciar o tratamento. Em todos os pacientes, colher sangue para hemograma, sódio, potássio, ureia, creatinina, glicemia e gasometria venosa. Sobretudo nos pacientes sem diagnóstico prévio de IS, colher sangue para cortisol e ACTH (hormônio adrenocorticotrófico).

Cortisol sérico, colhido no início da manhã inferior a 5 mcg/dL ou, em pacientes críticos (com sepse e/ou internados em unidade de terapia intensiva), colhido a qualquer hora do dia, inferior a 10 mcg/dL é compatível com o diagnóstico de IS.

Níveis de ACTH superiores a 2 vezes o limite máximo de referência são indicativos de ISP, enquanto níveis baixos ou inapropriadamente normais na vigência de hipocortisolismo, são compatíveis ISS.

Após a recuperação do paciente e o mais precocemente possível, teste de estímulo rápido com 250 mcg de tetracosactide ($ACTH_{1-24}$) endovenoso (EV) poderá ser realizado de maneira segura para confirmar a presença da IS, caso o cortisol seja inferior a 18 mcg/dL 1 hora após estímulo.

TRATAMENTO

Na dependência da gravidade, o paciente deverá ser internado em unidade de terapia intensiva. Administrar solução salina isotônica (SF 0,9%) EV, 1.000 mL/h, até pressão arterial sistólica superior a 100 mmHg. Reposição adicional de SF 0,9% deve ser guiada pela monitorização cardíaca e hemodinâmica e nível dos eletrólitos. Hidrocortisona deverá ser administrada na dose de ataque de 100 mg EV, seguida de 50 mg EV a cada 6 horas. Com essas doses elevadas de hidrocortisona, não há necessidade de terapia adicional com mineralocorticoides (MC). Solução de glicose EV é necessária para corrigir a hipoglicemia: 100 mL de glicose a 20% em infusão lenta, seguidos de infusão EV de glicose a 10%, na taxa de 100 mL/h, enquanto a hipoglicemia persistir, com monitorização da glicemia de hora em hora. A diurese aquosa e a supressão do hormônio antidiurético causadas pela administração do GC, somada à reposição de sódio, podem levar à rápida correção da hiponatremia. Não se deve repor mais que 10 mEq de sódio nas primeiras 24 horas, a fim de evitar a síndrome de desmielinização osmótica.

Devem-se identificar e tratar os fatores desencadeantes apropriadamente. Antibioticoterapia e profilaxia de tromboembolismo podem ser necessárias. Os sintomas são revertidos em 24 a 72 horas. Quando o paciente estiver se alimentando, e após redução gradual da dose de GC por via EV, GC por via oral (VO) deverá ser iniciado. Nessa fase, fludrocortisona deverá ser administrada a todos os pacientes com ISP, na dose de 50 a 200 mcg/dia VO. Contatar a equipe de endocrinologia para dar prosseguimento ao tratamento do paciente.

PREVENÇÃO DA INSUFICIÊNCIA SUPRARRENAL AGUDA

Pacientes com IS devem portar cartão de identificação contendo seu diagnóstico. A educação do paciente e sua família quanto ao aumento da dose (dobro ou triplo) de reposição GC VO, na vigência de doenças infecciosas intercorrentes ou temperatura acima de 38°C, assim como a disponibilidade de 100 mg de succinato de hidrocortisona em casa, para aplicação por via intramuscular (IM), na presença de vômitos, diarreia ou hipotensão grave, são cruciais para prevenir a ISA. O paciente também deverá ser instruído a procurar o serviço de emergência mais próximo para receber hidrocortisona EV, sempre que houver suspeita de ISA.

Administração de doses de estresse apropriadas de GC a pacientes submetidos a cirurgia e monitorização constante no período perioperatório são fundamentais. Hidrocortisona (100 mg IM ou EV) deverá ser administrada antes de procedimentos com sedação (endoscopia ou colonoscopia) ou cirurgias de pequeno porte sob anestesia geral (herniorrafia). Caso o paciente seja submetido a cirurgia de grande porte, deverá receber 100 mg de hidrocortisona EV antes da anestesia e 100 mg EV a cada 6 horas, até que esteja apto a se alimentar. Durante as próximas 48 horas, deverá receber o dobro da dose de GC por VO, com posterior redução gradual para a dose normal de manutenção.

BIBLIOGRAFIA

1. Allolio B. Adrenal crisis. Eur J Endocrinol. 2015;172:R115-24.
2. Bornstein S, Allolio B, Arlt W, Barthel A, Don-Wauchope A, Hammer GD, et al. Diagnosis and treatment of primary adrenal insufficiency: an Endocrine Society Clinical practice guideline. J Clin Endocrinol Metab. 2016;101:364-89.
3. Chang LS, Barroso-Sousa R, Tonaley SM, Hodi FS, Kaiser US, Min L. Endocrine toxicity of cancer immunotherapy targeting immune checkpoints. Endocr Rev. 2019;40:17-65.
4. Charmandari E, Nicolaides NC, Chrousos GP. Adrenal insufficiency. Lancet. 2014;383(9935):2152-67.
5. Eyal O, Levin Y, Oren A, Zung A, Rachmiel M, Landau Z, et al. Adrenal crisis in children with adrenal insufficiency: epidemiology and risk factors. Eur J Pediatr. 2019;178(3):731-8.
6. Kater CE, Silva RC. Aspectos prácticos de la terapia com glucocorticoides. In: Villar L (ed.). Endocrinología clínica. 4.ed. Rio de Janeiro: Guanabara Koogan; 2012. p. 987-1003.
7. Nagarur A, Axelrod L, Dighe AS. Case 9-2017: a 27-year-old woman with nausea, vomiting, confusion and hyponatremia. N Engl J Med. 2017;376(12):1159-67.
8. Pazderska A, Pearce SHS. Adrenal insufficiency – recognition and management. Clin Med. 2017;17(3):258-62.
9. Puar THK, Stikkelbroeck NMML, Smans LCCJ, Zelissen PMJ, Hermus RMM. Adrenal crisis: still a deadly event in the 21st century. Am J Med. 2016;129(3):339e1-9.
10. Silva RC, Kater CE. Insuficiência suprarrenal aguda. In: Sato EI, Atallah AN, De Paola AA, Ferreira LM (eds.). Atualização terapêutica – urgências e emergências. 3.ed. São Paulo: Artes Médicas; 2018. p.225-9.

PARTE V

GASTROENTEROLOGIA

coordenação: Leonardo de Lucca Schiavon

CAPÍTULO **26**

Abdome agudo

Luiz Augusto Cardoso Lacombe
Tiago Aparecido Silva

INTRODUÇÃO

O abdome agudo é uma condição que se manifesta pelo aparecimento, gradual ou abrupto, de dor abdominal, que necessita de uma avaliação e acompanhamento rigoroso do médico-cirurgião e/ou clínico e tratamento precoce a fim de diminuir a morbidade e a mortalidade das condições subjacentes, muitas delas potencialmente graves e, até mesmo, fatais.

Segundo Hastings et al., a dor abdominal aguda é responsável por mais de 5% dos atendimentos no pronto-socorro, podendo ser a principal causa que leva o paciente a procurar um atendimento de urgência e emergência de acordo com Niska et al. Por esses motivos, o atendimento ao paciente com suspeita de abdome agudo deve ser realizado de forma ágil, direcionada e por um profissional qualificado.

CONCEITOS DA DOR ABDOMINAL

A dor abdominal pode ser classificada em visceral, parietal ou somática e referida.

- Dor visceral: é caracterizada por ser uma dor mal localizada e inespecífica, podendo ser em cólica ou em queimação, por exemplo. O estímulo aferente se faz através das fibras C, de condução lenta, e de forma bilateral até a medula espinhal, portanto, a dor é percebida principalmente na linha média e, dependendo do órgão acometido, localiza-se na topografia epigástrica, mesogástrio e hipogástrio.

- Dor parietal ou somática: o estímulo da dor parietal se faz através das fibras A-δ, de condução rápida, distribuídas principalmente em pele e músculos. A percepção desse estímulo no peritônio parietal é de uma dor intensa e bem localizada, podendo ocorrer reflexos, como a rigidez muscular.
- Dor referida: ocorre na situação em que o órgão acometido se encontra distante do local referido da dor. A razão, segundo Millham et al., é o compartilhamento de vias aferentes viscerais e somáticas que convergem para o mesmo segmento da medula espinhal.

CAUSAS DE DOR ABDOMINAL AGUDA NA EMERGÊNCIA

A dor abdominal aguda pode referir-se a causas intra-abdominais e extra-abdominais. Ainda, pode estar associada a condições cujo tratamento será clínico e a condições em que o tratamento será primariamente cirúrgico (Tabela 1). O abdome agudo também pode ser classificado em inflamatório, obstrutivo, perfurativo, hemorrágico e vascular (Figura 1).

▷ **TABELA 1** Categorização das causas mais comuns de dor abdominal aguda (intra e extra-abdominais) no serviço de emergência de acordo com a forma primária de tratamento (clínico *versus* cirúrgico)

Causas não cirúrgicas	Causas cirúrgicas ou potencialmente cirúrgicas
Sistema digestivo	Inflamatória
■ Gastroenterocolite aguda	■ Apendicite
■ Doença inflamatória intestinal	■ Colecistite aguda
■ Peritonite bacteriana espontânea	■ Diverticulite aguda
■ Trombose de veia porta	
■ Linfadenite mesentérica	
■ Paniculite mesentérica	
■ Pancreatite aguda	
■ Síndrome do intestino irritável	

(continua)

ABDOME AGUDO 307

▷ **TABELA 1** Categorização das causas mais comuns de dor abdominal aguda (intra e extra-abdominais) no serviço de emergência de acordo com a forma primária de tratamento (clínico *versus* cirúrgico) (*continuação*)

Causas não cirúrgicas	Causas cirúrgicas ou potencialmente cirúrgicas
Infecciosas ▪ Herpes-zóster de parede abdominal ▪ Hepatites	**Perfurativa** ▪ Úlcera gastroduodenal ▪ Diverticulite ▪ Corpo estranho ▪ Neoplasias
Sistema cardiovascular e respiratório ▪ Infarto do miocárdio ▪ Pneumonia	**Obstrutiva** ▪ Bridas ▪ Volvo gástrico, volvo de sigmoide ▪ Hérnias ▪ Neoplasias ▪ Invaginações
Sistema endócrino e causas metabólicas/hematológicas ▪ Uremia ▪ Cetoacidose diabética ▪ Hipercalcemia ▪ Porfirias ▪ Anemia falciforme	**Vascular** ▪ Isquemia mesentérica (embolia ou trombose)
Toxinas e drogas ▪ Intoxicação por metais pesados (chumbo) ▪ Síndrome do intestino narcótico ▪ Acidentes com animais peçonhentos ▪ Outras: vasculites (púrpura de Henoch-Schönlein, lúpus eritematoso sistêmico)	**Hemorrágica** ▪ Gestação ectópica rota ▪ Aneurisma de aorta abdominal roto ▪ Cisto de ovário hemorrágico ▪ Ruptura de lesões hepáticas (adenomas, hepatocarcinoma) ▪ Ruptura esplênica (traumática ou infecciosa)

AVALIAÇÃO INICIAL (HISTÓRIA CLÍNICA E EXAME FÍSICO)

A história clínica e o exame físico do paciente com suspeita de abdome agudo deverão conter informações necessárias para levantar a hipótese diagnóstica, para decisão em relação à necessidade ou não de solicitação de exames complementares e para definição da conduta terapêutica. A idade, o sexo, a ocupação, a história médica e cirúrgica pregressa, os hábitos sociais e os dados

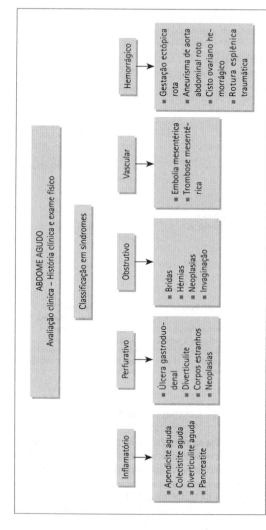

△ FIGURA 1   Classificação do abdome agudo em síndromes.

semiológicos da dor abdominal aguda são informações que deverão ser coletadas (Tabela 2).

▷ **TABELA 2** Característica da dor

Início	Súbito ou insidioso
Localização	Quadrante ou difusa
Tempo	Horas ou semanas, constante ou intermitente
Qualidade ou tipo	Cólica, "afiada ou facada", queimação, "rasgando"
Irradiação	Ombros, dorso, flancos, tórax, bolsa escrotal
Sintomas associados	Febre, vômitos, diarreia, sintomas urinários, dificuldade na respiração, atraso menstrual ou outras queixas ginecológicas
Fatores de alívio ou agravo	Alivia quando em repouso? Piora no período pós-prandial?

O exame físico detalhado é parte fundamental na abordagem da dor abdominal aguda/abdome agudo na emergência. A inspeção do paciente demonstrando inquietude (p. ex., ureterolitíase) ou repouso no leito em posição antálgica (p. ex., peritonite), pulsação na parede abdominal (p. ex., aneurisma da aorta abdominal) são dados a serem levados em consideração. A ausculta do abdome pode trazer informações importantes, como a detecção de sopros e a caracterização dos ruídos hidroaéreos em aumentados (p. ex., obstrução), diminuídos ou "silêncio abdominal". A percussão do abdome pode demonstrar, por sua vez, hipertimpanismo na topografia hepática (sinal de Jobert). Segundo Vaghef-Davari et al., a palpação abdominal é essencial para se obter informações da dor quanto a sua localização (local ou difusa), quanto à presença de sinais de irritação peritonial (p. ex., sinal de Murphy), presença de rigidez muscular ou abdome em tábua, presença de massa pulsátil palpável, que, dependendo dos achados observados, definirá o manejo inicial desse paciente. De acordo com Elhardello et al., o exame ginecológico ou urológico e o toque retal acrescentam informações em casos específicos, sendo recomendados de forma individualizada.

De forma geral, são sinais de alerta para condições de maior gravidade: dor de forte intensidade e de início súbito, a presença de sinais de choque (hipotensão, taquicardia, sudorese, confusão mental etc.), rigidez abdominal e contração involuntária, idade > 65 anos, imunossupressão (HIV, medicamentos imunossupressores), doença cardiovascular (fibrilação atrial, doença coronariana), história recente de cirurgia ou procedimentos com risco de perfuração do trato gastrointestinal.

EXAMES COMPLEMENTARES

Os exames complementares poderão ser solicitados com a finalidade de auxiliar no diagnóstico.

Exames laboratoriais

Os exames laboratoriais são, em sua maioria, pouco específicos de determinada condição causal de dor abdominal aguda, mas podem contribuir para o diagnóstico etiológico e conduta em alguns casos. Um estudo prospectivo que incluiu 124 pacientes demonstrou que os exames laboratoriais levaram a uma mudança da hipótese diagnóstica e da conduta em 37 e 41% dos casos, respectivamente, de acordo com o estudo de Nagurney et al.

Os exames laboratoriais comumente solicitados incluem o hemograma completo, a amilase, o PCR e a urinálise. A solicitação de outros exames deverá ser individualizada de acordo com a suspeita diagnóstica (Figura 2).

Exames de imagem

- Radiografia simples de abdome: utilizada na suspeita de abdome agudo obstrutivo e perfurativo ou quando há dúvida. Deve-se solicitar as incidências nas posições de decúbito, ortostática e cúpulas diafragmáticas. Podem-se observar os achados de distensão de alças e locais suspeitos de obstrução, alça sentinela e apagamento do músculo psoas (inflamatório), a presença de corpo estranho, pneumoperitônio, elevação de cúpula diafragmática.

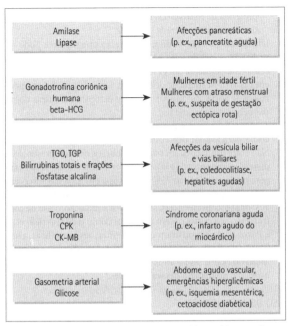

▷ **FIGURA 2** Esquema exemplificando os exames laboratoriais que podem ser solicitados na investigação das causas de dor abdominal aguda.

- Nos casos de úlceras perfuradas, 75% das vezes é possível identificar extravasamento de ar para a cavidade utilizando apenas a radiografia simples. As radiografias simples podem mostrar calcificações anômalas, como cálculos renais, fecalitos apendiculares e cálculo biliares. As radiografias simples em posição ortostática e supina são úteis na identificação de obstruções intestinais. A presença ou ausência de gás no cólon pode sugerir obstrução parcial ou total do intestino delgado, respectivamente. Hustey et al. anotam que o gás colônico pode ser diferenciado do gás do intestino delgado pela presença de marcas das haustrações em razão da presença da *taenia coli* na parede colônica.

- Ultrassonagrafia de abdome e pelve: exame rápido e pode ser realizada à beira do leito. Método de escolha para avaliação inicial, principalmente em gestantes e crianças. Útil, por exemplo, em casos de suspeita de doenças da vesícula e via biliar, aneurisma de aorta abdominal, gravidez ectópica ou outras doenças pélvicas e apendicite.

- Tomografia computadorizada de abdome e pelve: exame de escolha para avaliar dor abdominal aguda no pronto-socorro. Não sofre limitações em pacientes obesos ou com presença de distensão abdominal (gás). Particularmente útil em idosos, sugere o diagnóstico em 75% dos casos e em 85% das intervenções cirúrgicas agudas no pronto-socorro, segundo Hustey et al. Como inconveniências, são listados a radiação, o uso de contraste e o seu custo, porém trabalhos como o de Gavrielli et al. e Pavor et al. demonstram que, em situações específicas, a utilização de técnicas com baixa exposição à radiação, ou a realização do exame sem a utilização de contraste, auxiliam no diagnóstico e no manejo desses pacientes.

USO DE ANTIBIÓTICOS

A utilização de antibióticos em pacientes com abdome agudo, cirúrgico ou não, deverá levar em conta alguns detalhes: a presunção de infecção, o sítio de infecção, o espectro de cobertura, o tempo de uso, história recente de uso de antibiótico ou manipulação cirúrgica prévia. De forma objetiva, o espectro de cobertura do antimicrobiano solicitado deverá abranger Gram-positivos e Gram-negativos aeróbios e anaeróbios em geral. Sempre que possível, a coleta de secreções da cavidade abdominal para cultura e a coleta de hemoculturas devem ser realizadas para guiar o esquema proposto. A utilização de antifúngico (*Candida* spp.) deverá ser levada em conta em alguns casos, por exemplo, nas perfurações proximais do trato gastrointestinal, imunossupressão ou exposição prévia a antibióticos.

CONSIDERAÇÕES FINAIS

- A avaliação inicial deve ser realizada, preferencialmente, por profissional experiente.
- Deve-se lembrar sempre das causas de dor abdominal de origem extra-abdominal e das condições não cirúrgicas (p. ex., infarto agudo do miocárdio).

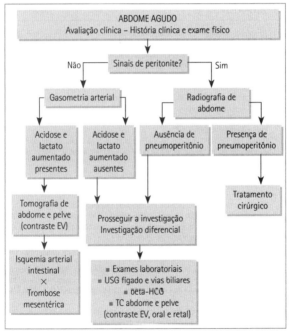

▷ **FIGURA 3** Abordagem inicial do paciente com quadro de dor abdominal aguda.

EV: endovenoso; TC: tomografia; USG: ultrassonografia.

- A anamnese e o exame físico dirigidos são fundamentais para a elaboração da hipótese diagnóstica e para a avaliação e indicação dos exames complementares a serem realizados.
- Os principais exames complementares são: hemograma, amilase, urinálise, beta-HCG, radiografia de abdome, ultrassonografia e tomografia computadorizada.
- O abdome agudo pode ser classificado nos seguintes tipos: inflamatório, perfurativo, vascular, hemorrágico e obstrutivo.

BIBLIOGRAFIA

1. Elhardello OAA, MacFie J. Digital rectal examination in patients with acute abdominal pain. Emerg Med J. 2018;35(9):579-80.
2. Falch C, Vicente D, Häberle H, Kirschniak A, Müller S, Nissan A, et al. Treatment of acute abdominal pain in the emergency room: A systematic review of the literature. Eur J Pain (United Kingdom). 2014;18(7):902-13.
3. Gavrielli S, Yan C, Rogalla P, Anconina R, Metser U. Ultra-low dose CT abdomen and pelvis for the detection of acute abdominal pathology in the emergency room: initial experience from an academic hospital. Emerg Radiol. 2020.
4. Hastings RS, Powers RD. Abdominal pain in the ED: A 35 year retrospective. Am J Emerg Med. 2011;29(7):711-6.
5. Hustey FM, Meldon SW, Banet GA, Gerson LW, Blanda M, Lewis LM. The use of abdominal computed tomography in older ED patients with acute abdominal pain. Am J Emerg Med. 2005;23(3):259-65.
6. Mayumi T, Yoshida M, Tazuma S, Furukawa A. The Practice Guidelines for Primary Care of Acute Abdomen. Jpn J Radiol. 2016;34(1):80-115.
7. Millham FH, Pain V, Pain S. 10 Acute abdominal pain. 9.ed. Sleisenger and Fordtran's Gastrointestinal and Liver Disease. Philadelphia: Saunders; 2010. p. 151-62.
8. Nagurney JT, Brown DFM, Chang Y, Sane S, Wang AC, Weiner JB. Use of diagnostic testing in the emergency department for patients presenting with non-traumatic abdominal pain. J Emerg Med. 2003;25(4):363-71.
9. Pitts SR, Niska RW, Xu J, Burt CW. National Hospital Ambulatory Medical Care Survey: 2006. Natl Health Stat Report. 2008;(7):1-38.
10. Payor A, Jois P, Wilson J, Kedar R, Nallamshetty L, Grubb S, et al. Efficacy of noncontrast computed tomography of the abdomen and pelvis for evaluating nontraumatic acute abdominal pain in the emergency department. J Emerg Med. 2015;49(6):886-92.
11. Sabiston DC, Townsend CM. Sabiston textbook of surgery. Philadelphia: Elsevier; 2010.
12. Thaunat O, Priollet P. Abdominal pain. Press Medicale. 2004;33(1):30.
13. Vaghef-Davari F, Ahmadi-Amoli H, Sharifi A, Teymouri F, Paprouschi N. Approach to acute abdominal pain: practical algorithms. Adv J Emerg Med. 2019;4(2):e29.

CAPÍTULO 27

Abordagem do paciente ictérico

Alcindo Pissaia Júnior
Cláudia Alexandra Pontes Ivantes
Helen Carolina Perussolo Alberton

A icterícia representa o sinal clínico da hiperbilirrubinemia (em níveis séricos acima de 2-3 mg/dL), reflexo de desordens do metabolismo da bilirrubina, de disfunção hepatocelular e/ou de obstrução biliar. Sua manifestação na forma de coloração amarelada das escleras, membranas mucosas, da pele e de líquidos orgânicos, decorrente da impregnação da bilirrubina, é inespecífica para a definição de causas subjacentes; portanto, uma abordagem sistematizada com base em seus mecanismos fisiopatológicos tem extrema importância para a investigação e o manejo adequados.

METABOLISMO DA BILIRRUBINA

A bilirrubina é derivada de proteínas que contêm heme (principalmente de células eritroides senescentes). O processo inicia com a oxidação do heme pelas células reticuloendoteliais para formar a biliverdina; esta, por sua vez, é reduzida para a forma de bilirrubina não conjugada (sua forma insolúvel) por meio da enzima biliverdina redutase. Já dentro do fígado, após ter sido carreada pelo plasma ligada à albumina, a bilirrubina não conjugada é internalizada pelos hepatócitos e sofre um processo de conjugação por um complexo enzimático denominado "uridina 5'-difosfato (UDP) – glicuroniltransferase" (UDPGT), por intermédio principalmente do ácido glicurônico. Nesta nova forma, a conjugada, a bilirrubina passa a ser solúvel em água e é secretada, por mecanismo ativo (dependente de ATP), através da membrana canalicular para a bile.

Então, parte é excretada como urobilinogênio (formado a partir da bilirrubina direta por ação de bactérias intestinais) na urina e nas fezes, oxidado em urobilina e estercobilina; e parte reabsorvida para a circulação êntero-hepática e novamente secretada via biliar. A Figura 1 é um resumo esquemático deste processo de origem e metabolismo da bilirrubina.

CLASSIFICAÇÃO DA ICTERÍCIA

Conhecendo o metabolismo da bilirrubina, didaticamente divide-se a origem da icterícia de acordo com a fração de bilirrubina predominantemente alterada e/ou com o local de alteração, como demonstrado na Figura 2.

ETIOLOGIA DE ACORDO COM O LOCAL DE ALTERAÇÃO

Icterícia pré-hepática

Esta é a forma de icterícia chamada hemolítica, pois deve-se à hiperbilirrubinemia indireta às custas de hemólise, sendo sua principal causa doenças da membrana eritrocitária. Essa condição resulta em elevação do nível sérico de bilirrubina por aumento da sua produção. As causas da hemólise podem ser divididas em dois grupos: congênitas (p. ex., esferocitose, eliptocitose, anemia falciforme, talassemias) e adquiridas (p. ex., reabsorção de hematomas extensos, hemólise autoimune, reações transfusionais, infecções, microangiopatias, toxinas, medicamentos).

Icterícia hepática

Nesta forma de icterícia, o defeito encontra-se no próprio fígado, representado por qualquer falha no processo de captação, conjugação ou excreção da bilirrubina pelos hepatócitos. A enzima UDPGT, responsável pela conjugação intra-hepática da bilirrubina, é comumente imatura ao nascimento, o que pode resultar em situações de icterícia neonatal fisiológica às custas de hiperbilirrubinemia indireta. De forma patológica, esta mesma enzima pode

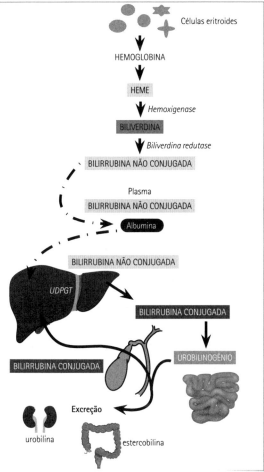

▷ FIGURA 1 Representação esquemática do metabolismo da bilirrubina: enzimaticamente derivada do heme via biliverdina; na circulação plasmática, ligada à albumina na forma não conjugada, é transportada ao fígado; pelo hepatócito, por meio do complexo enzimático UDPGT, é conjugada e secretada pela bile, para ser convertida em urobilinogênio e excretada na urina e nas fezes, e parte reabsorvida pela circulação êntero-hepática.

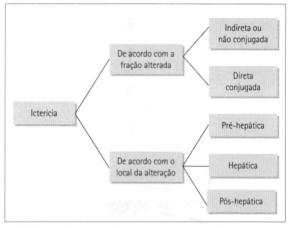

▷ **FIGURA 2** Classificação da icterícia.

apresentar erros de atividade secundários a mutações genéticas (relativas ao gene correspondente UTG1A no cromossomo 2). De outra maneira, a icterícia hepática pode decorrer de alterações nos mecanismos de excreção biliar da bilirrubina conjugada.

As causas hepáticas também podem ser exemplificadas em dois grupos: congênitas (exemplos: doença de Wilson, síndrome de Rotor, hemocromatose hereditária, síndrome de Crigler-Najjar, síndrome de Gilbert, síndrome de Dubin-Johnson) e adquiridas (exemplos: hepatites virais, doença hepática alcoólica, hepatite autoimune, injúria hepática por drogas, sepse, doenças gestacionais, doenças sistêmicas de acometimento hepático).

Icterícia pós-hepática

Este grupo inclui as alterações referentes ao sistema hepatobiliar, responsável pela excreção da bilirrubina conjugada, sendo sua principal representante a obstrução da via biliar extra-hepática. Assim como nos grupos anteriores, pode-se dividir as causas de hiperbilirrubinemia obstrutiva em duas principais classes: congênitas (p. ex., atresia biliar, fibrose cística, cistos de colédoco) e adquiridas (p. ex., biliopatia portal, cálculos, trauma, pancreatite, estenoses, tumores).

ETIOLOGIA DA ICTERÍCIA DE ACORDO COM A FRAÇÃO DE BILIRRUBINA ALTERADA

Para o raciocínio clínico, a classificação das causas de icterícia de acordo com a fração da bilirrubina alterada é bastante útil. A Tabela 1 exemplifica as causas de icterícia de acordo com esta classificação.

▷ **TABELA 1** Principais causas de hiperbilirrubinemia (indireta × direta)

Hiperbilirrubinemia indireta	
Por aumento de produção da bilirrubina	Hemólise intra e extravascular, doença de Wilson, extravasamento de sangue de tecidos
Por diminuição da captação hepática da bilirrubina	Insuficiência cardíaca, *shunts* portossistêmicos, drogas (rifampicina)
Pela diminuição da conjugação hepática da bilirrubina	■ Síndrome de Gilbert ■ Síndrome de Crigler-Najjar (I e II) ■ Icterícia fisiológica do recém-nascido ■ Doenças hepáticas (hepatites crônicas, cirrose) ■ Hipertireoidismo
Hiperbilirrubinemia direta	
Por alteração da excreção da bilirrubina	
Causas hereditárias	■ Síndrome de Dubin-Johnson ■ Síndrome de Rotor
Causas adquiridas	■ Colestase intra-hepática (hepatite viral, CBP, CEP, doenças infiltrativas, NPT, sepse, doenças da gestação, drogas/toxinas) ■ Obstrução da via biliar (litíase, tumores, CEP, colangiopatia do HIV, pancreatite)

CBP: colangite biliar primária; CEP: colangite esclerosante primária; HIV: vírus da imunodeficiência humana; NPT: nutrição parenteral total.

A Tabela 2 apresenta características das doenças hereditárias de acordo com a fração de bilirrubina alterada.

▷ **TABELA 2** Doenças hereditárias do metabolismo da bilirrubina e suas principais características clínico-laboratoriais

Doenças hereditárias com predomínio de bilirrubina indireta	
Síndrome de Gilbert	■ 4-10% da população ■ Herança autossômica recessiva ■ Diminuição da glicuronidação ■ Condição benigna ■ Manifesta-se durante febre, infecções, exercícios extenuantes, estresse, jejum, consumo de álcool ■ Geralmente bilirrubina total < 4 mg/dL ■ Risco: exposição ao irinotecano
Síndrome de Crigler-Najjar tipo I	■ Herança autossômica recessiva ■ Ausência de UDPGT ■ Bilirrubina não conjugada > 20 mg/dL ■ Maioria apresenta *kernicterus* ■ Indicação de transplante hepático
Síndrome de Crigler-Najjar tipo II	■ < 10% UDPGT ■ Níveis de bilirrubina mais baixos ■ Bilirrubina reduz com administração de fenobarbital (aumenta a atividade da UGT-1)
Doenças hereditárias com predomínio de bilirrubina direta	
Síndrome de Dubin-Johnson	■ Ligada ao gene *MRP2* (*multidrug resistance-associated protein*) – responsável pelo transporte de uma variedade de ânions orgânicos ■ Condição benigna ■ Autossômica recessiva ■ Icterícia intermitente – aumento da bilirrubina: 2-5 mg/dL (por vezes > 20 mg/dL), com > 60% de BD, desconforto abdominal vago ■ Diagnóstico na infância/adolescência ■ Fígado escuro à macroscopia ■ Histologia – pigmentos marrons intracelulares, próximos aos canalículos ■ Não há dano à função hepática ■ Prognóstico bom ■ Tratamento: orientação, fenobarbital, evitar estrogênios (diminuem a excreção de ânions orgânicos)

(*continua*)

ABORDAGEM DO PACIENTE ICTÉRICO 321

▷ **TABELA 2** Doenças hereditárias do metabolismo da bilirrubina e suas principais características clínico-laboratoriais (*continuação*)

Doenças hereditárias com predomínio de bilirrubina direta	
Síndrome de Rotor	■ Icterícia intermitente, benigna
	■ Autossômica recessiva
	■ Bilirrubinas 2-5 mg/dL (> 60% de BD)
	■ Defeito genético desconhecido
	■ Clínica: somente icterícia
	■ Fígado macroscopicamente normal
	■ Histologia: discretas alterações nas mitocôndrias
	■ Tratamento: orientação

Tendo descartado as causas de aumento de bilirrubina direta isolada, a avaliação das aminotransferases e da fosfatase alcalina permite-nos diferenciar condições hepatocelulares (predomínio de elevação das aminotransferases) e colestáticas (predomínio de elevação de fosfatase alcalina). Algumas causas de injúria hepática que devem ser lembradas de acordo com estes grupos estão exemplificadas na Tabela 3.

▷ **TABELA 3** Causas de icterícia por grupos de padrão de injúria hepática

Hiperbilirrubinemia + alteração hepatocelular	Hiperbilirrubinemia + alteração colestática
Hepatites virais	Hepatites virais
Lesão hepática induzida por drogas	Lesão hepática induzida por drogas
Hepatite autoimune	Colangite biliar primária
Doença de Wilson	Colangite esclerosante primária
Deficiência de alfa-1-antitripsina	Colangite autoimune
Hemocromatose hereditária	

ABORDAGEM CLÍNICA NO DIAGNÓSTICO DIFERENCIAL

Uma abordagem sistemática incluindo exame físico detalhado e história clínica completa é uma ferramenta essencial na avaliação do paciente ictérico. A análise complementar inicial deve incluir, além da dosagem sérica das bilirrubinas, a avaliação bioquímica com enzimas hepáticas, o exame de imagem e, criteriosamente, a avaliação de função hepática.

Uma história clínica detalhada pode trazer informações importantes para auxílio no diagnóstico etiológico. Deve-se interrogar quanto ao uso de medicamentos e/ou drogas, ingestão de álcool, história de episódios prévios de icterícia, de hemotransfusão, história familiar de hepatopatias, relato de contato com indivíduos ictéricos ou viagem recente. A presença de estigmas periféricos de hepatopatia crônica/hipertensão portal deve ser sempre valorizadas para o diagnóstico diferencial.

Uma revisão de sistemas é o método proposto para identificar sinais e sintomas sugestivos de determinadas etiologias, como sugerido na Tabela 4.

▷ **TABELA 4** Exemplos de achados clínicos e suspeição diagnóstica para a etiologia da icterícia

Achados clínicos	Hipótese diagnóstica
Astenia, anorexia, mialgia	Hepatite viral
Artralgia, *rash* cutâneo	Hepatite autoimune
Prurido	Colestase
Rápida retenção hídrica	Síndrome de Budd-Chiari
Emagrecimento	Neoplasia
Febre e dor abdominal	Colangite aguda
Cicatriz de cirurgia abdominal	Obstruções biliares
Xantomas/xantelasmas	Colangite biliar primária
Febre/infecção de qualquer sítio	Sepse
Icterícia intermitente isolada, associada ao estresse/jejum/exercício	Síndrome de Gilbert
História de abuso de álcool	Hepatite alcoólica aguda

Fonte: Fargo et al., 2017.

A Figura 3 apresenta uma sugestão de abordagem sistemática prática para a avaliação clínico-laboratorial de um paciente icté-

ABORDAGEM DO PACIENTE ICTÉRICO 323

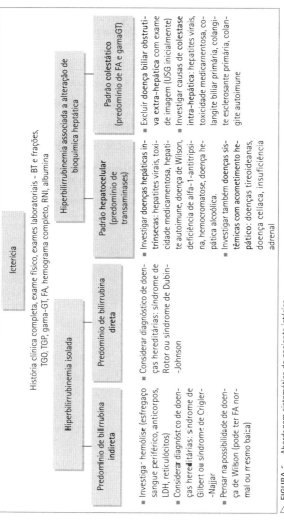

△ **FIGURA 5** Abordagem sistemática do paciente ictérico.
BT: bilirrubina total; FA: fosfatase alcalina; LDH: lactato desidrogenase; RNI: relação normatizada internacional; TGO: transaminase glutâmico-oxalacética; TGP: transaminase glutâmico-pirúvica; USG: ultrassonografia.

rico, baseada na classificação em hiperbilirrubinemia indireta/direta e na localização, considerando suas principais etiologias.

BIBLIOGRAFIA

1. Abbas MW, Shamshad T, Ashraf MA, Javaid, R. Jaundice: a basic review. Int J Res Med Sci. 2016;1313-9.
2. Fargo MV, Grogan SP, Saguil A. Evaluation of Jaundice in adults. Am Fam Physician. 2017;95(3)164-8.
3. Kwo PY, Cohen SM, Lim JK. ACG Practice guideline: evaluation of abnormal liver chemistries. Am J Gastroenterol. 2017;112(1):18-35.
4. Memon N, Weinberger BI, Hegyl T, Aleksunes LM. Inherited disorders of bilirubin clearance. Pediatr Res. 2016;79(3)378-86.
5. Pratt DS. Testes químicos e testes de função hepática. In: Feldmanm M, Lawrence SF, Lawrence JB. Trad. Alcir Costa Fernandes Filho, et al. Tratado gastrointestinal e doenças do fígado. 9.ed. v.2. Rio de Janeiro: Elsevier, 2014. p. 1251-62.
6. Valášková P, Muchová L. Metabolism of bilirubin and its biological properties. Klin Biochem Metab. 2016;198-202.

CAPÍTULO **28**

Ascite

Leonardo de Lucca Schiavon
Janaína Luz Narciso Schiavon

INTRODUÇÃO

A ascite, definida como o acúmulo patológico de fluido na cavidade peritoneal, é um achado frequente em emergências clínicas. A ascite é a complicação mais comum da cirrose hepática e está associada à piora da qualidade de vida, ao aumento do risco de infecções e à insuficiência renal. Em um estudo brasileiro, a ascite estava presente em metade dos pacientes hospitalizados em unidade de emergência por complicações agudas da cirrose e foi independentemente relacionada à mortalidade de curto prazo. Ainda que a cirrose seja a causa da ascite em cerca de 80% dos casos, outros fatores etiológicos hepáticos e não hepáticos estão presentes nos demais casos e devem ser investigados de acordo com a apresentação clínica. Este capítulo abordará os aspectos relacionados ao diagnóstico diferencial da ascite e à abordagem da ascite no paciente cirrótico.

DIAGNÓSTICO

Anamnese e exame físico

Quando não há diagnóstico prévio de cirrose, a anamnese com enfoque nos fatores de risco para doenças hepáticas é fundamental. Entre esses fatores, destacam-se:
- Uso de bebidas alcoólicas.
- Uso prévio de drogas injetáveis.

- Transfusão de hemocomponentes, especialmente antes de 1993, quando passou a ser obrigatória a pesquisa do anti-HCV nos bancos de sangue.
- Práticas sexuais de risco.
- Exposição a sangue contaminado e acidentes perfurocortantes.

Deve-se, ainda, interrogar o paciente sobre sintomas associados, que podem sugerir outra etiologia da ascite ou a presença de complicações, incluindo:
- Perda ponderal.
- Dor abdominal e febre.
- Antecedentes, como neoplasias e cirurgias.
- Comorbidades, como insuficiência cardíaca congestiva e tuberculose.

Ao exame físico, além das técnicas semiológicas para detecção da ascite (pesquisa do semicírculo de Skoda, macicez móvel e piparote), devem-se pesquisar outros estigmas clínicos de insuficiência hepática (aranhas vasculares, eritema palmar, ginecomastia, rarefação de pelos, atrofia testicular e icterícia). Esplenomegalia e circulação colateral, além dos achados anteriores, sugerem a presença de hepatopatia crônica. Deve ser realizado exame detalhado à procura de linfadenomegalias, alterações cardiopulmonares e quaisquer outras pistas que possam sugerir o diagnóstico da causa da ascite.

Graduação da ascite

A ascite pode ser graduada em três categorias de acordo com os achados clínicos e de imagem (Tabela 1).

▷ **TABELA 1** Categorias da ascite de acordo com os achados clínicos e de imagem

Grau 1	Ascite leve, detectável apenas ao exame ultrassonográfico
Grau 2	Ascite moderada, caracterizada pela distensão moderada e simétrica do abdome
Grau 3	Ascite de grande volume ou tensa, distensão abdominal importante

Paracentese e análise do líquido ascítico

Embora o diagnóstico da causa da ascite e/ou da presença de complicações possa ser suspeitado com base na história e no exame físico, a confirmação final baseia-se na paracentese abdominal e na análise do líquido ascítico. Exames de imagem como a ultrassonografia e a tomografia computadorizada podem definir a presença de ascite em casos duvidosos e auxiliar no diagnóstico da causa da ascite e na realização da paracentese quando houve dificuldade técnica.

Indicações da paracentese diagnóstica

- Diagnóstico da causa da ascite.
- Diagnóstico da peritonite bacteriana espontânea (PBE): nem todos os pacientes com infecção do líquido ascítico são sintomáticos. Em razão da possibilidade de infecção do líquido ascítico, uma paracentese diagnóstica deve ser realizada nas seguintes situações em pacientes com ascite pela cirrose:
  - Em pacientes ambulatoriais, quando ocorrer o 1º episódio de ascite.
  - Na admissão hospitalar de pacientes com ascite.
  - Em pacientes hospitalizados que apresentem, no decorrer da internação, sintomas sugestivos de PBE: encefalopatia, lesão renal aguda, dor ou sensibilidade abdominal, acidose, febre, hipotensão, leucocitose periférica. Nesses casos, mesmo que o paciente já tenha realizado outras paracenteses diagnósticas, o procedimento deverá ser repetido.

Contraindicações

- Coagulopatia: não representa, *per se*, contraindicação à realização de paracentese. Apesar de testes de coagulação alterados, as complicações da paracentese são raras. Não existem evidências para recomendação rotineira de transfusão profilática de plasma fresco ou fatores de coagulação antes da paracentese. O procedimento deve ser evitado apenas nos casos de fibrinólise e coagulação intravascular disseminada (CIVD) clinicamente evidentes. A transfusão de plaquetas pode ser indicada para pacientes com contagem deste elemento abaixo de 20.000/mm³.

- Outras contraindicações relativas incluem: gravidez, distensão vesical, celulite de parede abdominal, distensão intestinal importante e aderências intra-abdominais.

Análise do líquido ascítico

Na paracentese diagnóstica, devem ser coletados, no mínimo, 30 mL de líquido ascítico distribuídos entre o tubo com EDTA (etilenodiamino tetrácido), um tubo seco e um frasco de hemocultura. A inoculação do líquido em frasco de hemocultura deve ser realizada à beira do leito para aumentar a sensibilidade do método.

Os exames solicitados no líquido ascítico variam, dependendo da suspeita diagnóstica. Os testes mais utilizados são:

- Citologia total e diferencial: importante principalmente para diagnóstico da PBE, porém também é útil no diagnóstico diferencial com outras causas de ascite, como tuberculose peritoneal.
- Albumina: fundamental para cálculo do gradiente soro-ascite de albumina – GASA (valor da albumina sérica menos o valor da albumina do líquido ascítico). Um resultado ≥ 1,1 g/dL indica ascite por hipertensão portal com 97% de acurácia.
- Proteínas totais, LDH, glicose e pH: úteis principalmente na suspeita de peritonite bacteriana secundária.
- Cultura do líquido ascítico: principalmente para diagnóstico da PBE.
- Outros: citologia oncótica, triglicérides, amilase, cultura para micobactérias, adenosina deaminase (ADA), entre outros exames, deverão ser solicitados em condições clínicas específicas.

Diagnóstico diferencial

A Tabela 2 apresenta as principais causas de ascite, classificadas de acordo com o GASA. As investigações diagnósticas adicionais incluem análises específicas no líquido ascítico, exames de imagem e endoscópicos, bem como laparoscopia diagnóstica em casos selecionados. Esses procedimentos deverão ser solicitados de acordo com a suspeita clínica e os achados laboratoriais iniciais, caso o diagnóstico da causa da ascite ainda não tenha sido elucidado.

▷ TABELA 2   Causas de ascite classificadas de acordo com o gradiente soro-ascite de albumina (GASA)

GASA elevado	GASA baixo
≥ 1,1 g/dL	< 1,1 g/dL
▪ Cirrose	▪ Ascite biliar
▪ Hepatite alcoólica	▪ Obstrução ou infarto intestinal
▪ Síndrome de Budd-Chiari	▪ Síndrome nefrótica
▪ Ascite cardíaca	▪ Ascite pancreática
▪ Fígado gorduroso da gravidez	▪ Carcinomatose peritoneal
▪ Insuficiência hepática fulminante	▪ Vazamento linfático pós-operató-rio
▪ Infiltração hepática metastática maciça	▪ Tuberculose peritoneal
▪ Ascite mista	▪ Serosites (doenças do tecido conectivo)
▪ Mixedema*	
▪ Trombose de veia porta	
▪ Síndrome da obstrução sinusoidal	

* O GASA pode apresentar padrões variados na ascite relacionada ao mixedema.

TRATAMENTO DA ASCITE NA CIRROSE HEPÁTICA

O tratamento da ascite na cirrose hepática foi resumido em forma de algoritmo na Figura 1. Todos os indivíduos classificados como Child B e C devem ser avaliados para inclusão em lista de transplante hepático.

Dieta hipossódica

Apesar da clássica recomendação de se restringir para 2 g/dia a ingestão de sal, deve-se atentar para o risco de agravamento da desnutrição, frequentemente observada no paciente com cirrose descompensada. Em função disso, uma restrição moderada de sódio (entre 4,6 e 6,9 g de sal) tem sido recomendada atualmente, em especial, para os casos de ascite moderada não complicada. Ainda que indivíduos com excreção urinária de sódio > 78 mEq/dia possam responder à restrição de sódio isoladamente, essa estratégia

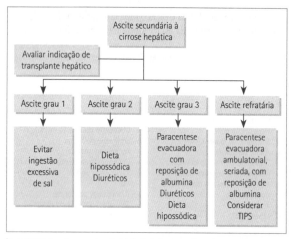

▷ **FIGURA 1** Resumo da estratégia de tratamento da ascite no paciente portador de cirrose hepática.
TIPS: *shunt* portossistêmico transjugular intra-hepático.

apresenta baixa eficácia e, por isso, habitualmente é combinada ao uso de diuréticos.

Restrição hídrica

Não deve ser usada rotineiramente, pois pode levar à desidratação e à piora da função renal. Deve ser instituída nos pacientes com hiponatremia dilucional significativa (Na < 120-125 mEq/L na presença de ascite e/ou edema). Nesses casos, restringe-se a ingestão hídrica para cerca de 1.000 mL/dia. A hiponatremia nos pacientes cirróticos normalmente é bem tolerada, mesmo em valores abaixo de 120 mEq/L, portanto, no caso de pacientes assintomáticos não há urgência na correção do sódio.

Diuréticos

Os diuréticos combinados à dieta hipossódica representam a principal medida no tratamento da ascite. No caso de um primeiro episódio de ascite grau 2, a espironolactona pode ser indicada em monoterapia, com doses iniciais de 50 a 100 mg/dia e aumento progressivo até o máximo de 400 mg/dia. A associação da furosemida na dose inicial de 40 mg/dia (com incrementos até o máximo de 160 mg/dia) é recomendada para pacientes que não respondem à monoterapia com espironolactona. Pacientes com ascite recorrente devem ser tratados com a combinação de espironolactona e furosemida. A utilização de furosemida intravenosa não é habitualmente recomendada no tratamento da ascite, pois está associada a maior potencial de complicações, ficando reservada para os casos de congestão pulmonar.

O monitoramento da terapia diurética é por meio do peso corporal. A perda de peso deve ser limitada a 1 kg/dia no caso de pacientes com edema periférico ou 0,5 kg/dia naqueles sem edema. A resposta aos diuréticos é lenta, esperando-se uma perda mínima de 1 kg na 1ª semana e 2 kg nas subsequentes. Um intervalo mínimo de 72 horas é requerido para realização do ajuste de dose. Durante as primeiras semanas de terapia diurética, são recomendadas reavaliações clínicas e laboratoriais frequentes.

Em pacientes com sangramento gastrointestinal, lesão renal aguda ou encefalopatia hepática, os diuréticos não devem ser iniciados ou devem ser interrompidos até que a complicação seja adequadamente manejada. De forma semelhante, o aparecimento de hipercalemia, hiponatremia importante (Na < 120 mEq/L) ou piora da função renal (creatinina > 2 mg/dL) durante a terapia são indicações para suspensão dos diuréticos e reavaliação.

Paracentese de grande volume

Para pacientes com ascite grau 3, recomenda-se uma paracentese total (evacuadora) com reposição de albumina como tratamento inicial, seguida da adição de diuréticos para evitar o reaparecimento da ascite, desde que não haja disfunção renal, infecção ou encefalopatia. Ainda que uma única paracentese com retirada de 5 L sem reposição de albumina não tenha sido associada a alterações hemodinâmicas renais deletérias, a maioria dos autores recomenda a infusão de albumina sempre que possível, mesmo com a retirada de baixos volumes. No caso de paracenteses de repetição ou com retirada de volume superior a 5 L, deve ser realizada infusão de albumina humana na dose de 6 a 8 g para cada litro de ascite retirado, inclusive os primeiros 5 L. A apresentação mais comumente usada no Brasil é o frasco com 50 mL de albumina humana 20% (cada frasco contém 10 g de albumina). No contexto da lesão renal aguda, as paracenteses de grande volume são habitualmente evitadas ou realizadas com retirada de quantidades menores de líquido ascítico. Entretanto, a paracentese poderá ser indicada especialmente na presença de outras complicações relacionadas à ascite tensa, como a restrição ventilatória.

Ascite refratária

Cerca de 10% dos pacientes desenvolvem ascite refratária ao tratamento com diuréticos, definida como a ausência de resposta às doses máximas (ascite resistente a diuréticos) ou aparecimento de complicações com o seu uso (ascite intratável por diuréticos). Nesses casos, as paracenteses terapêuticas ambulatoriais de repetição com reposição de albumina podem ser usadas conforme descrito anteriormente, com intervalo médio de 2 a 4 semanas. A terapia diurética deve ser interrompida nos pacientes com excreção urinária de sódio < 30 mEq/dia em uso de diuréticos.

A colocação de um *shunt* portossistêmico transjugular intra-hepático (TIPS) é uma medida altamente efetiva que deve ser considerada no tratamento da ascite refratária. Detalhes sobre os critérios de escolha desse tipo de terapia estão fora do escopo deste capítulo, mas devem levar em consideração, além da disponibilidade, características clínicas, laboratoriais e aspectos técnicos.

Infusão de albumina no longo prazo

Protocolos de infusão ambulatorial de albumina foram testados tanto em pacientes com ascite não complicada como na ascite refratária. O estudo ANSWER demonstrou que, no contexto da ascite não complicada, a infusão de albumina na dose de 40 g, 2 vezes por semana, e, depois, 40 g, 1 vez por semana, por até 18 meses, foi associada à redução da mortalidade, menor número de episódios de encefalopatia hepática e sepse, além de atraso na necessidade de paracentese. De forma semelhante, um estudo não randomizado demonstrou que, na ascite refratária, a infusão de 40 g de albumina 2 vezes por semana foi associada a melhor sobrevida quando comparado ao tratamento-padrão. Protocolos de infusão de albumina no longo prazo apresentam vários entraves para uso rotineiro, especialmente o elevado custo. Novos estudos avaliando o custo-efetividade dessa estratégia nos diferentes cenários da medicina brasileira podem embasar seu uso no futuro.

Medicamentos contraindicados nos pacientes cirróticos com ascite

De forma geral, pacientes portadores de cirrose com ascite apresentam maior sensibilidade a efeitos nefrotóxicos de diversas medicações. Anti-inflamatórios não hormonais não devem ser utilizados pelo elevado risco de piora da retenção hídrica, lesão renal aguda e hiponatremia. Inibidores da enzima conversora de angiotensina, antagonistas de angiotensina II e bloqueadores dos receptores adrenérgicos alfa-1 normalmente não são recomendados em cirróticos com ascite pelo risco de disfunção renal. Antibióticos aminoglicosídeos devem ser reservados para casos em que outros antibióticos não possam ser usados. Paciente com ascite e função renal normal não parecem ser particularmente predispostos à nefrotoxicidade por contraste, mas recomenda-se cautela na administração, especialmente no caso de disfunção renal.

BIBLIOGRAFIA

1. Adebayo D, Neong SF, Wong F. Ascites and hepatorenal syndrome. Clin Liver Dis. 2019;23(4):659-82.
2. Caraceni P, Riggio O, Angeli P, Alessandria C, Neri S, Foschi FG, et al. Long-term albumin administration in decompensated cirrhosis (ANSWER): an open-label randomised trial. Lancet. 2018;391(10138):2417-29.
3. Di Pascoli M, Fasolato S, Piano S, Bolognesi M, Angeli P. Long-term administration of human albumin improves survival in patients with cirrhosis and refractory ascites. Liver Int. 2019;39(1):98-105.
4. European Association for the Study of the Liver. EASL Clinical Practice Guidelines for the management of patients with decompensated cirrhosis. J Hepatol. 2018;69(2):406-60.
5. Oey RC, van Buuren HR, de Man RA. The diagnostic work-up in patients with ascites: current guidelines and future prospects. Neth J Med. 2016;74(8):330-5.
6. Peltekian KM, Wong F, Liu PP, Logan AG, Sherman M, Blendis LM. Cardiovascular, renal, and neurohumoral responses to single large-volume paracentesis in patients with cirrhosis and diuretic-resistant ascites. Am J Gastroenterol. 1997;92(3):394-9.
7. Rudler M, Mallet M, Sultanik P, Bouzbib C, Thabut D. Optimal management of ascites. Liver Int. 2020;40(Suppl 1):128-35.
8. Runyon BA. Introduction to the revised American Association for the Study of Liver Diseases Practice Guideline management of adult patients with ascites due to cirrhosis 2012. Hepatology. 2013;57(4):1651-3.
9. Runyon BA, Montano AA, Akriviadis EA, Antillon MR, Irving MA, McHutchison JG. The serum-ascites albumin gradient is superior to the exudate-transudate concept in the differential diagnosis of ascites. Ann Intern Med. 1992;117(3):215-20.
10. Silva PE, Fayad L, Lazzarotto C, Ronsoni MF, Bazzo ML, Colombo BS, et al. Single-centre validation of the EASL-CLIF consortium definition of acute-on-chronic liver failure and CLIF-SOFA for prediction of mortality in cirrhosis. Liver Int. 2015;35(5):1516-23.

CAPÍTULO **29**

Diarreia aguda

Jean Rodrigo Tafarel

INTRODUÇÃO

Diarreia aguda é definida pela presença de 3 ou mais evacuações em um período de 24 horas, com eliminação de fezes malformadas ou passagem de mais de 250 g de fezes, comparadas ao hábito intestinal normal do paciente, com duração menor de 14 dias. Globalmente, 1,5 a 2 bilhões de pessoas desenvolvem quadros diarreicos agudos ao ano, havendo maior mortalidade nos idosos e necessidade frequente de atendimento médico.

DIAGNÓSTICO

Para o raciocínio diagnóstico, é essencial obter anamnese detalhada com: data do início dos sintomas; características das fezes (especialmente quantidade, presença de sangue, muco, pus ou restos alimentares) e, para comparação, as características do hábito intestinal (normal) prévio ao evento diarreico; evolução do quadro clínico atual; sintomas associados (como náuseas, vômitos, dor abdominal, distensão abdominal, flatulência, tenesmo e febre); histórico de imunossupressão; viagens recentes; alimentos consumidos, uso prévio de medicações (especialmente antibióticos); convívio com animais e outras pessoas com sintomas semelhantes.

O exame físico direcionado objetiva a análise dos dados vitais, nível de consciência, estado de hidratação, ausculta dos ruídos hidroaéreos, procura de resistência ou distensão abdominal, dor e massas palpáveis para identificação precoce dos sinais de hipovolemia, choque e complicações.

Os testes laboratoriais, como análise bioquímica de eletrólitos, creatinina, proteína C-reativa, hemograma e hemocultura, devem ser solicitados em casos de severidade, facilitando o direcionamento para o tratamento de suporte adequado. Assim, quadros leves de curta duração não necessitam deles.

Quanto à análise das características dos componentes das fezes, diarreias originadas do intestino delgado tendem a ter pH fecal < 5,5 (fezes ácidas), maior volume e maior quantidade de água. Quadros originados do cólon tendem a apresentar pH fecal > 5,5 e associam-se à eliminação de sangue e/ou muco. A presença de leucócitos fecais e a elevação de lactoferrina fecal indicam a presença de processo inflamatório intestinal. Há dados insuficientes na literatura para recomendar o papel da calprotectina fecal nas diarreias agudas infecciosas.

A identificação dos agentes etiológicos infecciosos muitas vezes é empírica, com base na história clínica e nos sinais apresentados pelos pacientes, não sendo realizados de rotina testes fecais específicos para todos os casos. Os agentes etiológicos mais comuns estão listados na Tabela 1. O tempo de incubação médio varia de 6 a 96 horas, dependendo de se houve ingestão de toxina, vírus, protozoário ou bactéria.

As diarreias de origem viral tendem a ser aquosas e autolimitadas, representando até 75% dos atendimentos nos setores de emergência. Existem testes fecais para identificação dos antígenos virais de rotavírus, adenovírus entérico e reação em cadeia pela polimerase (PCR) para norovírus, mas como esses quadros geralmente são autolimitados, muitas vezes os exames fecais não são solicitados.

Diarreias causadas pela ingestão de toxinas (enterotoxinas estáveis ao calor), como as do *Staphylococcus aureus* ou *Bacillus cereus*, ocorrem horas após a ingestão de comida contaminada, são aquosas e associadas a vômitos profusos e cólicas abdominais. Nesses casos, a análise fecal não contribui e o diagnóstico é baseado na história clínica e ingestão alimentar. Em contrapartida, diarreias bacterianas por *Escherichia coli*, *Campylobacter* e *Salmonella* podem

DIARREIA AGUDA 337

▷ **TABELA 1** Agentes etiológicos das diarreias agudas

Viral	Bacteriano	Parasitário	Medicamentos
Norovírus	*Escherichia coli*	*Giardia lamblia*	Antibióticos
Rotavírus	*Shigella*	*Entamoeba histolytca*	Laxativos
Adenovírus entérico	*Salmonella*	*Cryptosporidium*	Sorbitol
Coronavírus	*Campylobacter*	*Isospora*	Colchicina

Fonte: Graves, 2013.

causar quadros graves de disenteria (fezes com sangue, muco e/ou pus), necessidade de hospitalização e óbito.

Dessa forma, os testes diagnósticos fecais devem ser reservados para os casos de disenteria, doença moderada a severa (pacientes toxemiados) e para os sintomas que perduram por mais de 7 dias. De forma complementar, a pesquisa fecal de *Clostridium difficile* também é recomendada se houver antibioticoterapia, hospitalização ou quimioterapia prévias. A coprocultura deve ser considerada apenas em casos de disenteria, presença de leucócitos fecais ou duração do quadro superior a 5 dias.

TRATAMENTO

O tratamento inicial consiste na elaboração do plano de reidratação, tendo preferência a via oral. A hidratação oral com sais de reidratação oral é suficiente na maioria dos casos. No entanto, quando a desidratação é severa, há vômitos contínuos, a frequência evacuatória é elevada ou o paciente é idoso, a solução com eletrólitos intravenosa deve ser considerada. Hipodermóclise é uma via possível, especialmente nos idosos com dificuldade de acesso venoso periférico e desidratação leve a moderada. No entanto, esta via não deve ser usada para ressuscitação volêmica no setor de emergência, pois não permite uma rápida infusão.

Para o tratamento específico, os casos devem ser divididos em 2 grupos: pacientes com diarreia aquosa e pacientes com disenteria. Quanto à intensidade, podem ainda ser subdivididas em:

- Leves: não há interferência nas atividades diárias; perda de 3 a 5% de fluidos.
- Moderadas: há dificuldade para as atividades cotidianas; déficit de 6 a 9% de fluidos.
- Severas: há impossibilidade de executar as atividades laborativas ou estudantis, por exemplo; perda de 10% ou mais de fluidos.

Pacientes com diarreia aquosa leve

A base do tratamento desses pacientes é a hidratação oral e agentes anti-heméticos. Racecadotrila 100 mg é um agente antissecretório intestinal, usado em associação à reidratação oral, o qual pode ser administrado a cada 8 horas até a resolução da diarreia.

Subsalicilato de bismuto e loperamida podem ser considerados em situações especiais, tendo a loperamida superioridade em relação ao controle da frequência evacuatória. A dose inicial de loperamida é de 4 mg seguida por 2 mg após as evacuações diarreicas (dose máxima diária de 16 mg), aguardando pelo menos 2 horas entre as doses, por no máximo 48 horas. Loperamida não pode ser usada caso haja dor abdominal severa, febre, megacólon ou disenteria.

Não há consenso específico sobre restrições dietéticas de uma forma geral, mas adultos com diarreias de intestino delgado (diarreias altas) podem se beneficiar de dietas com restrição de lactose. Em relação a suplementação de zinco em adultos com diarreia infecciosa, esta foi pouco estudada para ser recomendada de forma rotineira. Em razão da heterogeneidade e da escassez dos estudos, o uso de probióticos ou prebióticos para o tratamento da diarreia aguda infecciosa em adultos não é recomendada.

Pacientes com diarreia aquosa moderada e severa

Para o tratamento, esses casos podem ser divididos em: diarreia do viajante e diarreia adquirida na comunidade. Nos casos associados a viagens, a origem bacteriana é mais comum, geralmente adquirida por água ou alimentos contaminados, predominando a

Escherichia coli. Já nos casos relacionados à comunidade, a origem viral predomina.

De forma semelhante, a primeira medida terapêutica para ambos os grupos deve ser a reidratação, sendo possível necessitar da via intravenosa caso haja severidade da desidratação. A via oral pode também ser associada e mantida posteriormente como via preferencial.

As diarreias adquiridas na comunidade causadas pela ingestão de toxinas ou por vírus não necessitam de tratamento antibiótico, mas requerem antieméticos e analgésicos. Assim, o tratamento é suportivo e o quadro clínico tende a ser autolimitado.

Já a terapia antibiótica empírica deve ser usada com extrema cautela e considerada nos imunossuprimidos, quando há 6 ou mais evacuações por dia, presença de febre na diarreia do viajante (> $38,5^{o}$C), diarreia com sangue e sintomas com duração superior a 7 dias. Quando utilizada, a antibioticoterapia conseguiu reduzir o tempo das diarreias agudas bacterianas de 1 a 3 dias comparado ao não uso, mas este dado é mais forte em pacientes com doença severa. As fluorquinolonas, como ciprofloxacino, são a classe antibiótica de primeira escolha. Nos casos relacionados a *Campylobacter*, o uso de macrolídeos é preferível (como azitromicina), em razão da elevada taxa de resistência desta às fluorquinolonas.

A duração do tratamento é de 3 dias, e este pode ser feito com dose única diária: ciprofloxacino 500 ou 750 mg; levofloxacino 500 mg ou azitromicina 500 ou 1.000 mg. No entanto, alguns autores mantêm a orientação do uso 2 vezes ao dia por até 5 dias, como: sulfametoxazol-trimetoprima 800/160 mg a cada 12 horas ou ciprofloxacino 500 mg a cada 12 horas. Nos imunossuprimidos, o tempo de tratamento pode variar de 7 a 10 dias.

Em relação à prevenção da diarreia do viajante, antibioticoterapia profilática ou uso de probióticos e prebióticos não são recomendados. O uso de inibidores da bomba de prótons ou bloqueadores dos receptores H2 pode aumentar a suscetibilidade da diarreia do viajante e deve ser desencorajado. Recomendam-se como medidas de prevenção: fervura da água por pelo menos 3 minutos, ingestão de água filtrada engarrafada, consumo de frutas que possam ser descascadas, evitar consumo de alimentos crus e condimentos alimentares locais.

As complicações graves, subagudas ou crônicas, secundárias à diarreia aguda geralmente estão relacionadas ao agente etiológico desencadeador, como artrite reativa, síndrome de Guillain-Barré e síndrome do intestino irritável pós-infeccioso, as quais não têm tratamento preventivo específico.

Pacientes com disenteria

Estes pacientes devem ser estratificados em 2 grupos:
1. Ausência ou presença de febre baixa.
2. Febre alta com comprometimento severo do estado geral.

No grupo 1 há maior probabilidade da presença de *Escherichia coli*, produtora de toxina shiga (*E. coli* O157:H7 ou *Escherichia coli* êntero-hemorrágica), geralmente com história de consumo prévio de alface ou brotos crus e queixas de diarreia sanguinolenta, dor ou resistência abdominal, mesmo na ausência de febre. Os antibióticos devem ser evitados quando há suspeita ou confirmação da presença dessa bactéria, pois já se documentou maior produção e eliminação de toxinas durante o tratamento com fluorquinolonas. A base do tratamento é a expansão volêmica, a qual reduz a incidência de síndrome hemolítico-urêmica.

No grupo 2, é prudente estratificar os pacientes em portadores de disenteria do viajante e disenteria adquirida na comunidade. Caso se trate de disenteria adquirida na comunidade, deve-se identificar laboratorialmente o agente causal e, caso não seja possível, iniciar tratamento empírico preferencialmente com azitromicina (500 mg 1 vez ao dia por 3 dias). Esse tratamento também é efetivo na disenteria do viajante. Nos casos relacionados a infecção por *Clostridium difficile*, metronidazol ou vancomicina por via oral são os antibióticos de escolha.

BIBLIOGRAFIA

1. Cançado GGL, Silva RO, Rupnik M, Nader AP, Carvalho JS, Paixão GMM et al. Clinical epidemiology of Clostridium difficile infection among hospitalized patients with antibiotic-associated diarrhea in a university hospital of Brazil. Anaerobe. 2018;54:65-71.
2. Graves NS. Acute gastroenteritis. Prim Care Clin Office Pract. 2013;40:727-41.
3. McClarren RL, Lynch B, Nyayapati N. Acute infectious diarrhea. Prim Care Clin Office Pract. 2011;38:539-64.
4. Riddle MS. Acute diarrheal infections in adults: current management. Pol Arch Intern Med. 2018;128(11):685-92.
5. Riddle MS, DuPont HL, Connor BA. ACG Clinical Guideline: diagnosis, treatment, and prevention of acute diarrheal infections in adults. Am J Gastroenterol. 2016;111:602-22.
6. Shane AL, Mody RK, Crump JA, Tarr PI, Steiner TS, Kotloff K, et al. 2017 Infectious Diseases Society of America Clinical Practice Guidelines for the Diagnosis and Management of Infectious Diarrhea. Clin Infect Dis. 2017;65(12):e45-e80.
7. Squellati R. Evidence-based practice in the treatment for antibiotic-associated diarrhea in the intensive care unit. Crit Care Nurs Clin N Am. 2018;30:87-99.
8. Zollner-Schwetz I, Krause R. Therapy of acute gastroenteritis: role of antibiotics. Clin Microbiol Infect. 2015;21:744-9.

CAPÍTULO **30**

Doenças inflamatórias intestinais – formas graves

Júlio Maria Fonseca Chebli
Pedro Duarte Gaburri
Cristina Flores

INTRODUÇÃO

As doenças inflamatórias intestinais (DII) têm como principais representantes a doença de Crohn (DC) e a retocolite ulcerativa (RCU). São doenças crônicas que cursam alternando períodos de atividade e remissão. A DC e a RCU são condições distintas, com comportamento e história natural diferentes. Sua etiologia, embora ainda não bem compreendida, é multifatorial, com grande influência de fatores ambientais em indivíduos suscetíveis, gerando resposta imunológica inadequada. Têm seu pico de incidência em adultos jovens. A incidência e prevalência veem aumentando progressivamente nos últimos 20 anos. No Brasil os primeiros registros sobre a epidemiologia da DC surgiram no final da década de 1990.

DIAGNÓSTICO

A apresentação mais comum da RCU é a diarreia com muco, pus e sangue, muitas vezes acompanhada de tenesmo, urgência e cólicas pré-evacuatórias. O quadro não costuma ser tão agudo quanto o de uma gastroenterite aguda bacteriana (GEA), e a coprocultura não encontra bactérias enteropatogênicas. Em serviços de atendimento de urgência, a distinção entre a primeira crise de RCU e uma GEA pode ser difícil, e a evolução do quadro e os resultados de exames complementares trarão o esclarecimento diagnóstico. Diante da suspeita de RCU, é necessário realizar a retossigmoidoscopia flexível ou colonoscopia. O quadro endoscópico pode ou não ser esclarecedor para o diagnóstico diferencial, pois muitas das colites infecciosas produzem lesões mucosas semelhantes à RCU. Achados histológicos compatíveis com a RCU e resultados negativos na procura de outros agentes etiológicos sugerem o diagnóstico de RCU. A DC é uma doença com apresentações mais heterogêneas. O quadro clínico mais clássico é composto de diarreia aquosa, cólicas intestinais, perda de peso, anemia e febre. A obstrução intestinal por estenoses, mais frequentes no íleo, ou manifestações de um abdome agudo inflamatório podem levar a suspeita de outras afecções, e o diagnóstico da DC ser confirmado apenas após a intervenção cirúrgica, não sendo raros os casos operados com diagnóstico de apendicite aguda. O diagnóstico da DC é baseado no conjunto de achados clínicos, endoscópicos, radiológicos e histopatológicos que evidenciam muitas vezes lesões focais assimétricas, transmurais e granulomatosas. As características das formas graves da RCU e DC encontram-se nas Tabelas 1 e 2.

▷ **TABELA 1**   Retocolite ulcerativa – caracterização das formas graves

Mais de 6 evacuações/dia, taquicardia, febre, anemia e VHS > 30 mm
Hemorragia intestinal intensa e contínua – enterorragia
Megacólon tóxico

Fonte: Magro et al., 2017; Peyrin-Biroulet et al., 2016.

▷ **TABELA 2**   Doença de Crohn – caracterização das formas graves

Inflamação intensa com úlceras profundas
Estenoses com obstrução intestinal
Úlceras penetrantes – perfuração ou abscessos intra-abdominais e fístulas

Fonte: Gomollón et al., 2017; Peyrin-Biroulet et al., 2016.

A forma grave da RCU é hoje denominada colite aguda grave, e a avaliação precisa da gravidade da doença é fundamental, pois influencia na escolha do tratamento e na via de administração dos medicamentos. Truelove e Witts (1955) criaram uma classificação de gravidade da RCU que é utilizada até hoje (Tabela 3). Já a DC tem sua gravidade avaliada em razão da intensidade das manifestações clínicas e a presença ou não de complicações. O índice de Harvey Bradshaw (1980) (Tabela 4) é um dos mais utilizados para avaliação da atividade/gravidade da doença. Nesta tabela, as variáveis são avaliadas em pontuações e transferidas para a coluna ao lado com os subtotais, que, somados ao final, fornecerão um valor total indicador da maior ou menor gravidade da DC, indicando a doença em remissão quando o resultado é < 5, com atividade leve entre 5 e 7, moderada de 8 a 16 e intensa ou grave acima de 16. Aplicativos de uso gratuito em *smartphones*, como o IGIBD, são de grande valor para avaliação de vários escores na avaliação tanto na DC como na RCU.

▷ **TABELA 3** Classificação de Truelove & Witts para avaliação da gravidade da retocolite ulcerativa (RCU)

Variável	Leve	Moderada	Grave
Número evacuações sanguinolentas/dia	< 4	4 ou mais se	≥ 6 e
Pulso (bpm)	< 90	≤ 90	> 90 ou
Temperatura (°C)	< 37,5	≤ 37,8	> 37,8 ou
Hemoglobina	> 11,5 g/dL	≥ 10,5 g/dL	< 10,5 g/dL ou
VHS	< 20 mm/h	≤ 30 mm/h	> 30 mm/h ou
Ou PCR	normal	≤ 30 mg/L	> 30 mg/L

A avaliação da atividade clínica com os critérios apresentados na Tabela 3, junto com sinais de toxicidade sistêmica, ao exame físico com evidência de distensão abdominal ou sinais de irritação peritoneal deve fazer suspeitar da possibilidade de megacólon tóxico, uma complicação grave e que pode levar à perfuração intestinal. Uma radiografia simples de abdome, revelando uma dilatação colônica > 6 cm em um paciente com colite grave, já é suficiente para corroborar a suspeita clínica.

DOENÇAS INFLAMATÓRIAS INTESTINAIS – FORMAS GRAVES   345

▷ **TABELA 4**   Índice de Harvey-Bradshaw

Variáveis	Subtotal
Sensação de bem-estar geral 0 = bom, 1 = um pouco abaixo da média, 3 = ruim, 4 = muito ruim, 5 = terrível	
Dor abdominal 0 = sem dor, 1 = dor leve, 2 = dor moderada, 3 = dor acentuada	
Número de evacuações diarreicas nas últimas 24 h	
Massa abdominal 0 = não, 2 = questionável, 3 = definida, 4 = bem definida e elástica	
Complicações (pontuação de 1 por item): ■ Artralgia ■ Uveíte ■ Eritema nodoso ■ Úlceras aftosas ■ Pioderma gangrenoso ■ Fissura anal ■ Fístula ■ Novo abscesso	
Total	

A gravidade da DC deve ser avaliada pela apresentação clínica, no entanto a localização, a extensão e o comportamento da doença também são fundamentais para planejamento da abordagem terapêutica. Uma doença com atividade leve a moderada em um determinado momento pode se tornar grave por envolver de forma extensa (> 60 cm) as alças intestinais. Por essa razão, é necessária a avaliação com exames seccionais de imagem e ileocolonoscopia.

ABORDAGEM ATUAL DAS SITUAÇÕES DE URGÊNCIA

A RCU que se apresenta como colite aguda grave é uma das principais emergências no campo da gastroenterologia por apresentar altas taxas de morbidade e mortalidade se não conduzida adequadamente. O risco de megacólon tóxico sempre deve ser avaliado, pois pode ser a apresentação inicial ou se desenvolver ao longo do quadro de uma agudização grave. As medidas iniciais usadas para o manejo das formas graves das DII são apresentadas nas Tabelas 5 a 7.

346 GUIA DE MEDICINA DE URGÊNCIA

▷ **TABELA 5** Tratamento das formas graves de retocolite ulcerativa (RCU) no setor de emergência

■ Reposição e correção de distúrbios hidroeletrolíticos ■ Avaliar níveis de potássio e magnésio: níveis baixos favorecem o megacólon tóxico ■ Reposição de potássio, sobretudo se em uso de corticosteroide ■ Corrigir anemia ■ Prevenção de tromboembolismo – mobilização, meias compressivas e heparina SC
Coprocultura e pesquisa de toxinas A e B do *Clostridium difficile* em fezes frescas
Radiografia simples de abdome – avaliar distensão colônica (megacólon tóxico)
Retossigmoidoscopia flexível sem preparo, com biópsia – diagnóstico diferencial e avaliar presença em áreas ulceradas de citomegalovírus
"Repouso intestinal" – não influencia na resolução final
Risco de cirurgia – dieta zero, inicialmente
Corticosteroide endovenoso (hidrocortisona 100 mg 8/8 h ou metilprednisolona 60 mg)
Aminossalicilatos – não têm valor na colite grave
Contraindicado o uso de antidiarreicos, narcóticos e anticolinérgicos
Ausência de resposta aos corticosteroides em 40%
Antibióticos de largo espectro (com cobertura para enterobactérias e anaeróbios), se toxemia presente ou piora do quadro
Cirurgia – em formas graves não respondedoras ao tratamento clínico
Evitar aspirina e anti-inflamatórios – risco de reativação

Fonte: Harbord et al., 2017; Lichtenstein et al., 2006.

▷ **TABELA 6** Colite aguda grave não responsiva à corticoterapia endovenosa

Anti-TNF-alfa (infliximabe 5-10 mg/kg) ou ciclosporina (2 mg/kg) endovenosos **ou** Cirurgia (colectomia) ■ Falha aos corticoides é definida no 3° dia pela presença de > 8 evacuações/dia ou 3 a 8 evacuações/dia com PCR > 45 mg/L e no 7° dia por > 3 evacuações/dia com sangue visível
Hemorragia maciça, megacólon tóxico que não responde rapidamente ao tratamento clínico em 24 h, perfuração e colite grave refratária – indicações de cirurgia de emergência

Fonte: Harbord et al., 2017; Lichtenstein et al., 2016.

DOENÇAS INFLAMATÓRIAS INTESTINAIS – FORMAS GRAVES 347

▷ **TABELA 7**   Tratamento da doença de Cohn (DC) grave

Diarreia e dor abdominal intensa – empregar corticoides endovenosos
Piora da dor abdominal com ou sem febre: possível perfuração e abscesso intra-abdominal
Presença de infecção ou abscesso – antibióticos adequados e drenagem percutânea ou cirúrgica
Piora da dor abdominal com distensão e vômitos: possível obstrução intestinal
Suboclusão intestinal: tentar jejum oral, sonda nasogástrica aberta e corticoides EV – ausência de resposta em 48-72 h: indicação cirúrgica
Formas graves da DC devem ser consideradas para uso de terapia biológica

Fonte: Harbord et al., 2017.

BIBLIOGRAFIA

1. Aniwan S, Park SH, Loftus EV Jr. Epidemiology, natural history, and risk stratification of Crohn's disease. Gastroenterol Clin North Am. 2017;46:463-80.
2. Cosnes J, Gower-Rousseau C, Seksik P, Cortot A. Epidemiology and natural history of inflammatory bowel diseases. Gastroenterology. 2011;140:1785-94.
3. Gaburri PD, Chebli JM, de Castro LE, Ferreira JO, Lopes MH, Ribeiro AM, et al. Epidemiology, clinical features and clinical course of Crohn's disease: a study of 60 cases. Arq Gastroenterol. 1998;35:240-6.
4. Gomollón F, Dignass A, Annese V, Herbert T, Assche GV, Lindsay JO, et al. 3rd European Evidence-based Consensus on the Diagnosis and Management of Crohn's Disease 2016: Part 1: Diagnosis and Medical Management. J Crohns Colitis. 2017;11:3-25.
5. Harbord M, Eliakim R, Bettenworth D, Karmiris K, Katsanos K, Kopylov U, et al. Third European Evidence-based Consensus on Diagnosis and Management of Ulcerative Colitis. Part 2: current management. J Crohns Colitis. 2017;11:769-84.
6. Harvey RF, Bradshaw MJ. Measuring Crohn's disease activity. Lancet. 1980;1:1134-5.
7. Lichtenstein GR, Abreu MT, Cohen R, Tremaine W. American Gastroenterological Association Institute medical position statement on corticosteroids, immunomodulators, and infliximab in inflammatory bowel disease. Gastroenterology. 2006;130:935-9.
8. Magro F, Gionchetti P, Eliakim R, Ardizzone S, Armuzzi A, Barreiro-de Acosta M, et al. Third European Evidence-based Consensus on Diagnosis and Management of Ulcerative Colitis. Part 1: definitions, diagnosis, extra-intestinal manifestations, pregnancy, cancer surveillance, surgery, and ileo-anal pouch disorders. J Crohns Colitis. 2017;11:649-70.
9. Peyrin-Biroulet L, Panés J, Sandborn WJ, Vermeire S, Danese S, Feagan BG, et al. Defining disease severity in inflammatory bowel diseases: current and future directions. Clin Gastroenterol Hepatol. 2016;14:348-54.
10. Truelove SC, Witts LJ. Cortisone in ulcerative colitis; final report on a therapeutic trial. Br Med J. 1955;2:1041-8.

CAPÍTULO 31

Encefalopatia hepática

Leonardo de Lucca Schiavon
Janaína Luz Narciso Schiavon

INTRODUÇÃO

A encefalopatia hepática é uma disfunção cerebral causada por insuficiência hepática e/ou *shunts* portossistêmicos e se manifesta por um variável espectro de anormalidades neurológicas ou psiquiátricas, variando de alterações subclínicas até o coma. É uma das principais complicações da cirrose e está associada a elevado impacto na qualidade de vida e nos custos em saúde. No contexto do atendimento em unidades de emergência, um estudo do sul do Brasil mostrou que a encefalopatia hepática estava presente em 53% dos portadores de cirrose hospitalizados e foi associada a maior mortalidade em 90 dias, especialmente nos casos com evolução desfavorável nas primeiras 48 horas de internação.

Além da cirrose, a encefalopatia hepática também pode ocorrer em diferentes cenários, como a presença de *shunts* portossistêmicos sem doença hepática significativa ou a insuficiência hepática aguda. Também pode apresentar quadros persistentes com alterações sutis (encefalopatia mínima) ou clinicamente aparentes, que são usualmente abordados em atendimentos ambulatoriais. Neste capítulo, serão tratadas a encefalopatia hepática episódica e a clinicamente aparente no contexto da cirrose hepática.

FISIOPATOLOGIA

A fisiopatologia da encefalopatia hepática na cirrose está intimamente relacionada ao desenvolvimento de hiperamonemia e ao aumento de citocinas inflamatórias que têm origem em diversos órgãos como consequência dos efeitos doença hepática crônica e/ou *shunts* portossistêmicos, especialmente sobre a microbiota intestinal. Resumidamente, a amônia e as citocinas circulantes ativam a micróglia cerebral que, por sua vez, amplifica a reação inflamatória. Em associação com a presença de níveis elevados de amônia e outras substâncias, isso leva, por diferentes mecanismos, ao edema, ao estresse oxidativo e à disfunção de astrócitos. Além disso, a amônia influencia a neurotransmissão e o metabolismo oxidativo diretamente, por meio da promoção da produção de neuroesteroides.

MANIFESTAÇÕES CLÍNICAS

Os achados clínicos são variáveis e por vezes vagos. Pacientes com encefalopatia persistente podem apresentar mudanças de personalidade e de comportamento, sem alterações neurológicas específicas. Desordens motoras piramidais ou extrapiramidais também podem ser observadas. No contexto da encefalopatia episódica, os achados principais são alteração do ciclo sono-vigília (sonolência diurna), diminuição da atenção, desorientação, euforia ou depressão. Ao exame neurológico podem ser observados a ataxia, a disartria, o nistagmo e o *flapping*. Com a progressão do quadro, o paciente pode tornar-se torporoso, despertando apenas aos estímulos e, eventualmente, pode ocorrer evolução para o coma hepático. A classificação de West-Haven é a mais utilizada para graduação da encefalopatia hepática e é especialmente útil no acompanhamento do paciente para definir a resposta ao tratamento (Tabela 1).

350 GUIA DE MEDICINA DE URGÊNCIA

▷ **TABELA 1** Classificação de West-Haven do grau de encefalopatia hepática

Grau I	Alteração do comportamento e do ciclo sono-vigília. Pode haver sonolência ou euforia
Grau II	Igual ao anterior com maior predomínio da sonolência e aparecimento do *flapping*
Grau III	Paciente dorme a maior parte do tempo, mas responde a estímulos verbais. Confuso, voz arrastada. *Flapping* evidente
Grau IV	Coma hepático. *Flapping* ausente

A escala do coma de Glasgow, amplamente aplicada em outras situações clínicas, apresenta utilidade limitada para a avaliação da encefalopatia hepática na cirrose, uma vez que seus domínios não são sensíveis para alterações mais sutis do estado mental. Entretanto, para graus mais avançados de encefalopatia, a escala de Glasgow pode ser útil. Além disso, na avaliação seriada dos pacientes, uma redução na pontuação desta escala está relacionada a pior prognóstico. Dessa forma, a combinação das escalas de Glasgow e West-Haven pode ser útil no acompanhamento dos pacientes cirróticos hospitalizados por encefalopatia hepática.

DIAGNÓSTICO DIFERENCIAL

A Tabela 2 apresenta os principais diagnósticos diferenciais a serem considerados nos pacientes hospitalizados com alteração do estado mental. Para diagnóstico da encefalopatia hepática episódica são necessários achados clínicos sugestivos em pacientes com insuficiência hepática grave e/ou *shunts* portossistêmicos, na ausência de outras causas de alteração do estado mental. As avaliações clínica e laboratorial detalhadas para exclusão de outras causas de quadro confusional agudo podem ser necessárias, especialmente para aqueles com apresentação inicial atípica ou evolução desfavorável.

ENCEFALOPATIA HEPÁTICA 351

▷ **TABELA 2** Diagnósticos diferenciais da encefalopatia hepática

Encefalopatias metabólicas	Hipóxia, narcose por CO_2, azotemia, cetoacidose, hipoglicemia, estado hiperosmolar, acidose lática, distúrbios hidroeletrolíticos
Encefalopatias tóxicas	Álcool (intoxicação aguda, abstinência, Wernicke), psicotrópicos, salicilatos, metais pesados
Lesões intracranianas	Hemorragia intracerebral, subdural, subaracnóidea; infarto cerebral, tumor cerebral, abscesso cerebral, meningite, encefalite, encefalopatia pós-comicial
Desordens neuropsiquiátricas	Transtornos psiquiátricos, estado epiléptico não convulsivo, demência

FATORES PRECIPITANTES E AVALIAÇÃO DIAGNÓSTICA COMPLEMENTAR

Na maior parte dos casos de encefalopatia hepática episódica, são encontrados fatores precipitantes. Quadros espontâneos são incomuns e devem levantar a suspeita da presença de circulação colateral anormal (shunts espontâneos). No contexto de pacientes recém-hospitalizados com quadro de encefalopatia hepática, um estudo brasileiro encontrou ao menos um fator precipitante em 95% dos casos. Os principais fatores precipitantes são apresentados na Tabela 3 juntamente com a estratégia diagnóstica recomendada.

▷ **TABELA 3** Principais fatores precipitantes da encefalopatia hepática

Fator precipitante	Comentários
Hemorragia gastrointestinal	Anamnese cuidadosa, observar características das fezes. Avaliar redução do hematócrito. Nos pacientes com sonda nasogástrica, analisar o conteúdo aspirado
Infecções	Devem ser rastreadas ativamente. Paracentese diagnóstica em todos os pacientes com ascite, urocultura, hemoculturas, radiografia de tórax e outros, conforme necessidade

(continua)

352 GUIA DE MEDICINA DE URGÊNCIA

▷ **TABELA 3**   Principais fatores precipitantes da encefalopatia hepática *(continuação)*

Fator precipitante	Comentários
Distúrbios renais e hidroeletrolíticos	Incluindo insuficiência renal, alcalose metabólica, desidratação, hipo e hipercalemia e distúrbios do sódio. Podem ocorrer secundariamente à paracentese de grande volume, diarreia, vômitos, uso de diuréticos etc.
Uso de substâncias psicoativas	Sobretudo benzodiazepínicos, narcóticos e álcool. Deve ser realizada história criteriosa
Constipação	Deve ser investigada na anamnese
Ingestão proteica excessiva	Pode ser considerado fator precipitante após a exclusão dos demais
Piora da função hepática	São exemplos: hepatite alcoólica associada, trombose da veia porta, grandes cirurgias, carcinoma hepatocelular
TIPS	Outros fatores precipitantes devem ser descartados

TIPS: derivação portossistêmica intra-hepática transjugular.

Sobre a avaliação diagnóstica complementar, os seguintes pontos devem ser observados:

- A anamnese é a principal ferramenta para orientação diagnóstica.
- O rastreamento ativo de infecção é recomendado, incluindo a realização de hemograma, urina tipo 1, urocultura e paracentese diagnóstica. A realização de hemoculturas e radiografia de tórax também é recomendada na maioria dos casos.
- Função renal, eletrólitos e avaliação da glicemia devem ser realizados como parte da rotina.
- Ultrassonografia de abdome com Doppler de sistema porta pode ser útil, especialmente nos casos sem fator precipitante identificável.
- Tomografia de crânio e exame do líquor podem ser realizados nos casos de apresentação atípica, evolução desfavorável ou na suspeita de doenças neurológicas.
- Dosagem sérica de amônia elevada não permite graduar ou prognosticar a encefalopatia hepática. No entanto, no caso de

níveis de amônia normais, o diagnóstico de encefalopatia hepática deve ser questionado.

TRATAMENTO

A abordagem dos pacientes cirróticos com alteração do estado mental é resumida na Figura 1. Os objetivos do tratamento são: promover suporte clínico adequado, identificar e remover os fatores precipitantes e reduzir as substâncias nitrogenadas intestinais.

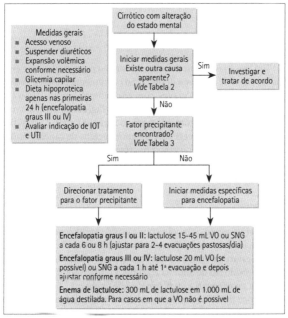

▷ **FIGURA 1** Algoritmo de abordagem do cirrótico com alteração do estado mental e tratamento da encefalopatia hepática. Tratamento com antibióticos (rifaximina, neomicina ou metronidazol), L-ornitina L-aspartato ou BCAA pode ser considerado, em associação à lactulose, nos casos refratários.

IOT: intubação orotraqueal; SNG: sonda nasogástrica; UTI: unidade de terapia intensiva; VO: via oral.

Medidas gerais

- Remover fatores desencadeantes: principal medida.
- Evitar uso de sedativos, já que pode agravar o quadro.
- Sonda nasogástrica (SNG) apenas nos pacientes comatosos.
- Entubação orotraqueal pode ser necessária nos pacientes comatosos para proteção das vias aéreas. A sedação deve ser realizada de preferência com medicamentos de ação rápida, como o propofol.
- Suspender os diuréticos e reintroduzi-los apenas após resolução do quadro.

Suporte nutricional

Em casos leves a moderados, a restrição proteica deve ser evitada, pois pode agravar a desnutrição comumente presente nesses indivíduos. Em casos graves, com encefalopatia graus III ou IV, pode ser recomendada restrição de 0,5 g/kg/dia de proteína nas primeiras 24 horas, com progressivo aumento até 1,2 g/kg/dia. Proteínas de origem vegetal, com aminoácidos de cadeia ramificada, são preferíveis (restringir os aromáticos). Após a fase aguda, manter consumo energético diário de 35-40 kcal/kg de peso ideal e ingestão proteica de 1,2-1,5 g/kg/dia.

Lactulose

É o tratamento de escolha nos casos de encefalopatia hepática episódica. Trata-se de dissacarídeo não absorvível que, além da função catártica, em que aumenta a excreção fecal de nitrogênio, inibe a produção de amônia e acidifica o pH colônico, levando à redução da concentração plasmática de amônia.

A dose inicial recomendada é de 15 a 45 mL (geralmente 20 mL) a cada 6 ou 8 horas VO ou SNG. O objetivo é atingir 2 a 4 evacuações pastosas ao dia. Nos casos mais graves, pode ser prescrita na dose de 20 mL VO ou SNG de hora em hora até a primeira evacuação; deve-se, então, ajustar a dose a fim de manter 2 a 4 evacuações ao dia.

Enema (300 mL de lactulose em 1 L de água) pode ser realizado em pacientes que não podem receber a medicação por via oral e/ou encefalopatia graus III-IV. Deve ser retido por uma hora com o paciente na posição de Trendelenburg (para facilitar o acesso ao cólon direito). Pode ser repetido a cada 4 horas até melhora clínica.

Durante o tratamento com doses elevadas de lactulose, a função renal e os eletrólitos devem ser cuidadosamente monitorados. Pacientes com encefalopatia grau IV ou aqueles com instabilidade hemodinâmica e sangramento digestivo devem ser monitorados preferencialmente em unidade de terapia intensiva (UTI). E evolução com distensão abdominal importante e/ou vômitos deve levar à interrupção da medicação e à reavaliação clínica.

Antibióticos

Têm por objetivo reduzir a população de bactérias colônicas que produzem amônia. Como a terapia tende a ser prolongada, sérios eventos adversos podem ser observados, sobretudo com o uso da neomicina, como ototoxicidade e nefrotoxicidade, além de neurotoxicidade pelo metronidazol. O uso de antibióticos em associação com a lactulose, especialmente a rifaximina, pode ser considerado em casos refratários. No caso da neomicina e do metronidazol, a terapia deve ser mantida por curto período.

- *Rifaximina:* por ser pouco absorvível, apresenta baixa biodisponibilidade e boa tolerabilidade, é o antibiótico de escolha para o tratamento da encefalopatia hepática. A associação de rifaximina com lactulose pode ser considerada em casos refratários. Dose: 400 mg VO a cada 8 horas ou 550 mg a cada 12 horas. Atualmente apresenta elevado custo e disponibilidade limitada nos hospitais brasileiros.
- *Neomicina:* sua dose varia de 1 g VO a cada 6 horas até 2 g VO a cada 4 horas. É indicada monitorização da função renal e a acuidade auditiva, o uso prolongado deve ser evitado. Também não é amplamente disponível nos hospitais, habitualmente exigindo manipulação de cápsulas para uso oral.

- *Metronidazol:* não é considerado tratamento de primeira linha, mas é frequentemente utilizado para casos refratários em virtude da indisponibilidade de outras opções. Dose: de 250 a 500 mg VO a cada 8 ou 6 horas.

L-ortnitina L-aspartato (LOLA)

Parece reduzir a amônia sérica, sobretudo em indivíduos com encefalopatia persistente leve a moderada. Apresenta poucas evidências de eficácia no tratamento da encefalopatia episódica. Pode ser recomendada em casos refratários também em conjunto com a lactulose. Dose: 3 a 6 g (1 a 2 envelopes) VO 3 vezes/dia ou infusão EV contínua de 20 g/dia (5 g/ampola). Contraindicado no caso de disfunção renal grave (creatinina sérica acima de 3 mg/dL).

Aminoácidos de cadeia ramificada (BCAA)

Apesar das evidências limitadas, o uso de BCAA por via oral ou intravenosa pode ser recomendado em combinação com a lactulose em casos refratários.

Profilaxia secundária

Pacientes que se recuperaram de um episódio de encefalopatia hepática devem receber lactulose com a dose ajustada para manter 2 a 4 evacuações ao dia, como forma de prevenir novos eventos. A possibilidade de interrupção da terapia deverá ser avaliada posteriormente durante o seguimento ambulatorial, dependendo de vários aspectos relacionados à situação clínica do paciente.

Transplante hepático

A encefalopatia hepática é um importante marcador prognóstico e também causa significativo impacto na qualidade de vida. Pacientes portadores de cirrose hepática que apresentaram essa complicação devem ser avaliados quanto à indicação de transplante hepático.

BIBLIOGRAFIA

1. American Association for the Study of Liver Disease, European Association for the Study of the Liver. Hepatic encephalopathy in chronic liver disease: 2014 practice guideline by the European Association for the Study of the Liver and the American Association for the Study of Liver Diseases. J Hepatol. 2014;61(3):642-59.
2. Amodio P. Hepatic encephalopathy: diagnosis and management. Liver Inter. 2018;38(6):966-75.
3. Gluud LL, Dam G, Les I, Marchesini G, Borre M, Aagaard NK, et al. Branched-chain amino acids for people with hepatic encephalopathy. Cochrane Database Systematic Rev. 2017;5:CD001939.
4. Maggi DC, Borgonovo A, Bansho ET, Soares-Silva PE, Silva TE, Colombo BS, et al. Serial assessment of hepatic encephalopathy in patients hospitalised for acute decompensation of cirrhosis. Ann Hepatol. 2019;18(2):331-7.
5. Mohammad RA, Regal RE, Alaniz C. Combination therapy for the treatment and prevention of hepatic encephalopathy. Ann Pharmacother. 2012;46(11):1559-63.
6. Montanese S, Russo FP, Amodio P, Burra P, Gasbarrini A, Loguercio C, et al. Hepatic encephalopathy 2018: A clinical practice guideline by the Italian Association for the Study of the Liver (AISF). Dig Liver Dis. 2019;51(2):190-205.
7. Nabi E, Bajaj JS. Useful tests for hepatic encephalopathy in clinical practice. Curr Gastroenterol Rep. 2014;16(1):362.
8. Patidar KR, Bajaj JS. Covert and overt hepatic encephalopathy: diagnosis and management. Clin Gastroenterol Hepatol. 2015;13(12):2048-61.
9. Vilstrup H, Amodio P, Bajaj J, Cordoba J, Ferenci P, Mullen KD, et al. Hepatic encephalopathy in chronic liver disease: 2014 Practice Guideline by the American Association for the Study of Liver Diseases and the European Association for the Study of the Liver. Hepatology. 2014;60(2):715-35.

CAPÍTULO **32**

Hemorragia digestiva alta não varicosa

Marcus Melo Martins dos Santos
Luciano Henrique Lenz Tolentino

INTRODUÇÃO

A hemorragia digestiva alta (HDA) é a perda de sangue pelo trato gastrointestinal (TGI) cuja origem é proximal ao ângulo de Treitz. A incidência anual varia entre 40 e 150 casos por 100.000 habitantes, com mortalidade entre 2 e 14%, podendo alcançar até 27% em pacientes idosos ou portadores de comorbidades graves. Considera-se HDA não varicosa todo sangramento digestivo alto não relacionado à hipertensão portal.

ETIOLOGIA

A etiologia da HDA não varicosa é determinada em até 80% dos casos (Tabela 1), sendo a úlcera péptica a mais comum (28-59%).

▷ **TABELA 1**   Causas de hemorragia digestiva alta (HDA) não varicosa

Etiologia	Incidência (%)
Úlcera péptica	30-50
Mallory-Weiss	15-20
Erosões gastroduodenais	10-15
Esofagite erosiva	5-10
Neoplasias	1-2
Malformações vasculares	5
Causas raras	5

QUADRO CLÍNICO

A apresentação clínica da HDA depende do volume do sangramento, variando desde sangramento não percebido pelo paciente, caracterizado por anemia ferropriva e presença de sangue oculto nas fezes, até um quadro abrupto, com sangramento maciço, acompanhado de choque hipovolêmico.

A anamnese e o exame físico fornecem informações relevantes sobre a etiologia, gravidade e prognóstico.

- Hematêmese (vômitos com sangue vivo) sugere sangramento acima do ligamento de Treitz.
- Melena (fezes enegrecidas e de odor fétido) geralmente está relacionada a HDA (90%), podendo ocorrer menos frequentemente na hemorragia digestiva média (entre a papila maior e a válvula ileocecal) e no sangramento oriundo do cólon direito.
- Hematoquezia (passagem de sangue "vivo" pelo reto) por sua vez, relaciona-se mais frequentemente com a hemorragia digestiva baixa (distal à válvula ileocecal), podendo, no entanto, ocorrer em casos de HDA volumosa, geralmente associados a instabilidade hemodinâmica.

A história pregressa de HDA, etilismo, cirurgia de aneurisma de aorta abdominal, enxerto aórtico, úlcera péptica, anastomoses gastroentéricas, tabagismo, perda de peso, uso de anti-inflamatórios, AAS, anticoagulantes e comorbidades devem ser investigados, pois podem contribuir para identificar possíveis causas de sangramento e podem ainda interferir na conduta.

O exame físico deve ser cuidadoso, especialmente voltado para identificação de sinais de depleção de volume (taquicardia, hipotensão postural, alteração do nível de consciência).

EXAMES COMPLEMENTARES

Exames laboratoriais iniciais incluem hemoglobina, hematócrito, contagem de plaquetas, coagulograma, perfil e função hepáticos, função renal. Eletrocardiograma e enzimas cardíacas em pacientes idosos, portadores de coronariopatia ou pacientes com dor torácica.

MEDIDAS INICIAIS

Ressuscitação volêmica

O paciente deve ser submetido a uma avaliação imediata do *status* hemodinâmico. Em casos de instabilidade (choque, hipotensão ortostática, taquicardia), deve ser iniciada ressuscitação volêmica rápida com cristaloides, por meio de dois acessos venosos periféricos calibrosos (18 gauge). A adequada ressuscitação volêmica pode ser monitorizada pelo débito urinário (maior que 30 mL/h) e pela pressão venosa central (5-10 cmH_2O).

Hemotransfusão

A transfusão de concentrado de hemácias deve ser feita para manter a hemoglobina acima de 7 a 8 g/dL (estratégia restritiva), com exceção dos pacientes idosos ou com comorbidades (doença coronariana, por exemplo), nos quais este deve permanecer acima de 9 g/dL. Distúrbios de coagulação e plaquetopenia podem ser corrigidos com o uso de complexo protrombínico ou plasma fresco congelado e plaquetas, respectivamente, sem, no entanto, atrasar a realização da endoscopia digestiva alta (EDA).

Sonda nasogástrica

A passagem de sonda nasogástrica sob aspiração não é recomendada rotineiramente, pois possui baixa sensibilidade para o diagnóstico diferencial entre HDA e hemorragia digestiva média ou baixa, não é superior a dados clínicos ou laboratoriais para a determinação de gravidade, não melhora a visualização da mucosa durante a endoscopia, além de ser desconfortável para o paciente.

Intubação orotraqueal (IOT)

A IOT deve ser realizada antes da EDA em pacientes com alto risco de broncoaspiração (alteração do nível de consciência ou hematêmese recente) ou em casos de insuficiência respiratória.

FATORES PROGNÓSTICOS – ESTRATIFICAÇÃO DE RISCO

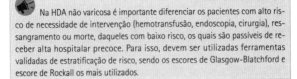

Na HDA não varicosa é importante diferenciar os pacientes com alto risco de necessidade de intervenção (hemotransfusão, endoscopia, cirurgia), ressangramento ou morte, daqueles com baixo risco, os quais são passíveis de receber alta hospitalar precoce. Para isso, devem ser utilizadas ferramentas validadas de estratificação de risco, sendo os escores de Glasgow-Blatchford e escore de Rockall os mais utilizados.

O escore de Glasgow-Blatchford baseia-se em critérios clínicos (presença de melena, síncope, pressão sistólica, frequência cardíaca) e critérios laboratoriais (ureia e hemoglobina), sendo um bom preditor de necessidade de intervenção (Tabela 2). Pacientes com menos de dois pontos têm menos de 1% de risco de intervenção, podendo ser acompanhados ambulatorialmente.

▷ TABELA 2   Escore de Glasgow-Blatchford

Variáveis	Escore
Ureia (mmol/L)	
6,5-8	2
8-10	3
10-25	4
> 25	6
Hemoglobina (g/dL) para homens	
12-13	1
10-12	3
< 10	6
Hemoglobina (g/dL) para mulheres	
10-12	1

(continua)

▷ TABELA 2   Escore de Glasgow-Blatchford (*continuação*)

Variáveis	Escore
< 10	6
Pressão sistólica (mmHg)	
100-109	1
90-99	2
< 90	3
Pulso > 100 /min	1
História e comorbidades	
Melena	1
Síncope	2
Hepatopatia	2
Cardiopatia	2

O escore de Rockall, por sua vez, leva em consideração variáveis clínicas (idade, presença de choque, comorbidades) e variáveis endoscópicas (estigmas de sangramento e etiologia), sendo um bom preditor de ressangramento e mortalidade (Tabela 3). Pacientes com pontuação maior ou igual a 6 apresentaram elevado índice de ressangramento e mortalidade, devendo ser transferidos para unidades de terapia intensiva. Por outro lado, pacientes com escore de Rockall menor que 2 podem recebem alta hospitalar precoce.

▷ TABELA 3   Escore de Rockall

	0	1	2	3
Idade	< 60 anos	60-79 anos	≥ 80 anos	
Choque	Ausência de choque, ≥ 100 mmHg, < 100 bpm	Taquicardia, ≥ 100 mmHg, ≥ 100 bpm	Hipotensão (< 100 mmHg)	

(*continua*)

HEMORRAGIA DIGESTIVA ALTA NÃO VARICOSA

▷ **TABELA 3** Escore de Rockall *(continuação)*

	0	1	2	3
Comorbidades	Ausência		ICC, cardiopatia isquêmica, neoplasia maligna do TGI alto	IRC, insuficiência hepática, neoplasia disseminada
Diagnóstico	Mallory--Weiss, ausência de lesões ou de estigmas de sangramento	Qualquer outro diagnóstico	Neoplasia maligna do TGI alto	
Estigmas de sangramento	Nenhum, ponto escurecido		Sangue no TGI alto, coágulo aderido, vaso visível ou sangrante	

ICC: insuficiência cardíaca congestiva; IRC: insuficiência renal crônica; TGI: trato gastrointestinal.

TRATAMENTO MEDICAMENTOSO PRÉ-ENDOSCOPIA DIGESTIVA ALTA

Os inibidores de bomba de prótons (IBP) são indicados de forma rotineira no tratamento da HDA, previamente à EDA. A dose preconizada é de 80 mg intravenoso em *bolus* seguido de infusão contínua de 8 mg/h por 72 horas. Em metanálise da Cochrane que avaliou 6 estudos randomizados controlados (RCT) (n = 2.223 pacientes), observaram-se redução significativa da incidência de estigmas de sangramento e necessidade de terapêutica durante a EDA, sem afetar, no entanto, as taxas de ressangramento, mortalidade e necessidade de cirurgia. Sachar et al. observaram em metanálise de 11 RCT que não houve diferença entre o uso da dose contínua e fracionada dos IBP.

O uso da eritromicina venosa, 250 mg, 30 a 120 minutos antes da EDA, está associado a uma melhora significativa na visualização da mucosa durante a endoscopia, redução na necessidade de hemo-transfusão, de endoscopia controle e tempo de internação hospitalar, além de apresentar melhor custo-benefício que o placebo.

Nos portadores de úlcera péptica, a erradicação do *Helicobacter pylori* diminui a taxa de ressangramento para menos de 5%.

O uso de somatostatina é controverso, não sendo recomendado na HDA não varicosa.

TRATAMENTO ENDOSCÓPICO

A EDA deve ser realizada de maneira precoce (em até 24 horas da admissão), após a ressuscitação volêmica, quando há suspeita de HDA não varicosa. Essa medida está associada a uma redução no tempo de internação e melhor estratificação de risco, com resultados conflitantes em relação à necessidade de cirurgia ou mortalidade, em duas revisões sistemáticas. Em pacientes com instabilidade hemodinâmica persistente (não responsiva à ressuscitação volêmica), pacientes com hematêmese intra-hospitalar ou anticoagulados com contraindicação à suspensão do anticoagulante, a EDA deve ser realizada nas primeiras 12 horas da admissão (muito precoce).

Na HDA por úlcera péptica, a terapia endoscópica está indicada para lesões com sangramento ativo, Forrest Ia e Ib (Tabela 4), e para aquelas com alta probabilidade de ressangramento, Forrest IIa e IIb (neste se houver evidência de vaso ou sangramento ativo após a remoção do coágulo).

▷ **TABELA 4** Achados endoscópicos na hemorragia digestiva alta (HDA) por úlcera péptica e risco de ressangramento – classificação de Forrest

Forrest	Achado endoscópico	Risco de ressangramento sem tratamento
IA	Sangramento em jato	Aproximadamente 100%
IB	Sangramento em "babação"	10-27%
IIA	Vaso-visível sem sangramento ativo	Mais de 50%
IIB	Coágulo aderido sem sangramento	30-35%
IIC	Pontos vermelhos planos	< 8%
III	Úlcera de base limpa	< 3%

Essa pode ser feita por meio de métodos de injeção (solução de adrenalina), métodos térmicos (plasma de argônio, cateter bipolar e *heater probe*) ou por métodos mecânicos (clipes metálicos, anéis de ligadura elástica).

As sociedades americana e europeia (ASGE e ESGE) recomendam a associação entre o método de injeção com uma terapia térmica ou mecânica ou a terapia térmica ou mecânica isoladamente. O método de injeção não deve ser utilizado como monoterapia, pois apresenta maior índice de ressangramento e necessidade de cirurgia em pacientes com sangramento ativo.

Indica-se a repetição da EDA de forma programada após 24 horas do primeiro exame (*second look*) nos pacientes com lesões de alto risco de ressangramento.

TRATAMENTO MEDICAMENTOSO PÓS-ENDOSCOPIA DIGESTIVA ALTA

Em pacientes submetidos à terapia endoscópica ou classificados como Forrest IIb sem necessidade de tratamento endoscópico, a manutenção do IBP venoso contínuo (8 mg/h) por 72 horas ou intermitente (40 mg a cada 12 h) está relacionada à redução do ressangramento, da necessidade de cirurgia e da mortalidade, sendo indicada rotineiramente.

RESSANGRAMENTO

Os pacientes que apresentam ressangramento devem ser submetidos à nova tentativa de terapia endoscópica. Caso haja novo ressangramento, aqueles pacientes considerados de baixo risco devem ser tratados cirurgicamente, enquanto os de alto risco cirúrgico devem ser submetidos à embolização por angiografia.

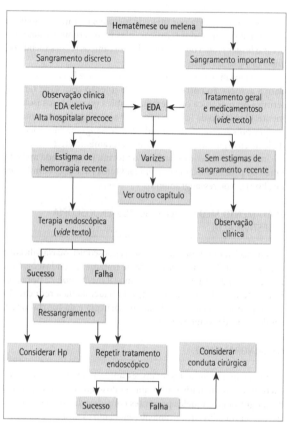

▷ **FIGURA 1** Algoritmo para o tratamento de pacientes com hemorragia digestiva alta não varicosa.

AINE: anti-inflamatório não esteroidal; EDA: endoscopia digestiva alta; Hp: *Helicobacter pylori*.

BIBLIOGRAFIA

1. Baradarian R, Ramdhaney S, Chapalamadugu R, Skoczylas L, Wang K, Rivilis S, et al. Early intensive resuscitation of patients with upper gastrointestinal bleeding decreases mortality. Am J Gastroenterol. 2004;99:619-22.

2. Barkun AN, Almadi M, Kuipers EJ, Laine L, Sung J, Tse F, et al. Management of non-variceal upper gastrointestinal bleeding: guideline recommendations from the international consensus group. Ann Intern Med. 2019;171(11):805-22.

3. Barkun AN, Martel M, Toubouti Y, Rahme E, Bardou M. Endoscopic hemostasis in peptic ulcer bleeding for patients with high-risk lesions: a series of meta-analyses. Gastrointest Endosc. 2009;69:786-99.Blatchford O, Murray WR, Blatchford M. A risk score to predict need for treatment for upper-gastrointestinal haemorrhage. Lancet. 2000;356:1318-21.

4. Diagnosis and management of nonvariceal upper gastrointestinal hemorrhage: European Society of Gastrointestinal Endoscopy (ESGE) Guideline – Endoscopy. 2015;47:a1-a46.

5. Forrest JA, Finlayson ND, Shearman DJ. Endoscopy in gastrointestinal bleeding. Lancet. 1974;2:394-7

6. Hwang JH, Fisher DA, Ben-Menachem T, Chandrasekhara V, Chathadi K, Decker GA, et al. Standards of practice Committee of the American Society for Gastrointestinal Endoscopy. The role of endoscopy in the management of acute non-variceal upper GI bleeding. Gastrointest Endosc. 2012;75:1132-8.

7. Laine L, Jensen DM. Management of patients with ulcer bleeding. Am J Gastroenterol. 2012;107:345-60.

8. Rockall TA, Logan RF, Devlin HB, Northfield TC. Risk assessment after acute upper gastrointestinal haemorrhage. Gut. 1996;38:316-21.

9. Sachar H, Vaidya K, Laine L. Intermittent vs continuous proton pump inhibitor therapy for high-risk bleeding ulcers: a systematic review and meta-analysis. JAMA Intern Med. 2014;174:1755-62.

10. Sreedharan A, Martin J, Leontiadis GI, Dorward S, Howden CW, Forman D, et al. Proton pump inhibitor treatment initiated prior to endoscopic diagnosis in upper gastrointestinal bleeding. Cochrane Database Syst Rev. 2010;7:CD005415.

11. Theivanayagam S, Lim RG, Cobell WJ, Gowda JT, Matteson ML, Choudhary A, et al. Administration of erythromycin before endoscopy in upper gastrointestinal bleeding: a meta-analysis of randomized controlled trials. Saudi J Gastroenterol. 2013;19:205-10.

12. Van Leerdam ME. Epidemiology of acute upper gastrointestinal bleeding. Best Pract Res Clin Gastroenterol. 2008;22:209-24.

13. Villanueva C, Colomo A, Bosch A, Concepción M, Hernandez-Gea V, Aracil C, et al. Transfusion strategies for acute upper gastrointestinal bleeding. N Engl J Med. 2013;368:11-21.

CAPÍTULO 33

Hemorragia digestiva alta varicosa

Silvia Mansur Reimão Seleti
Fernanda Prata B. M. Martins

Hemorragia de origem varicosa é um evento adverso comum e grave nos pacientes com hipertensão portal. É responsável por 50 a 90% dos casos de sangramento em pacientes cirróticos e está relacionada a cerca de um terço das mortes. Há 4 fatores principais relacionados à prevenção e ao tratamento da hemorragia digestiva varicosa:

- Predição do risco dos pacientes.
- Profilaxia do primeiro episódio de sangramento.
- Tratamento do sangramento agudo.
- Prevenção de ressangramento.

O desfecho de um episódio de hemorragia digestiva depende do controle do sangramento e da prevenção de complicações maiores. Estabelecer o diagnóstico correto é fundamental, além de excluir outras causas de hemorragia digestiva alta em hepatopatas, como úlcera péptica, síndrome de Mallory-Weiss, gastropatia hipertensiva portal e ectasia vascular antral. O manejo ideal para pacientes com sangramento varicoso inclui uma equipe multidisciplinar composta por gastroenterologista, radiologista intervencionista, endoscopista e cirurgião.

HISTÓRIA NATURAL

Há duas fases na história natural da hemorragia digestiva varicosa: aguda e tardia. A fase aguda corresponde à hemorragia ativa. Somente 50% dos pacientes param de sangrar espontaneamente. As modalidades de hemostasia serão abordadas em outro tópico deste capítulo. Uma vez cessado o sangramento, há um período de cerca de seis semanas em que a chance de ressangramento é alta. O maior risco ocorre entre 48 e 72 horas, e mais de 50% dos episódios de ressangramento acontecem dentro dos primeiros 10 dias.

▷ **TABELA 1**   Fatores de risco para ressangramento por varizes esofagogástricas

Idade maior que 60 anos
Cirrose de etiologia alcóolica
Trombocitopenia
Encefalopatia
Ascite
Sangramento ativo durante a endoscopia
Sangramento de varizes gástricas
Insuficiência renal
Varizes de grosso calibre e/ou com *red spots*
Alto gradiente de pressão venosa hepática (< 20 mmHg)
Sangramento inicial severo com hemoglobina menor que 8 g/dL na admissão

Fonte: Habib e Sanyal, 2007.

De acordo com Bajaj, o risco de sangramento e morte em pacientes que sobrevivem às 6 semanas pós-hemorragia é similar ao dos portadores de cirrose que nunca sangraram.

PRINCÍPIOS GERAIS DO TRATAMENTO

Segundo Sanyal, a abordagem deve incluir:
- Proteção de vias aéreas.
- Ressuscitação hemodinâmica.
- Farmacoterapia e antibioticoprofilaxia.
- Hemostasia.
- Prevenção e tratamento de complicações.

RESSUSCITAÇÃO HEMODINÂMICA

A reposição volêmica deve ser feita por meio de acesso periférico calibroso. Transfusão de concentrado de hemáceas e fatores de coagulação podem ser necessários. O número de plaquetas geralmente cai nas primeiras 48 horas após o sangramento, e é preciso repor se o valor for menor que 50.000/mm^3 em pacientes com hemorragia ativa. Toda transfusão deve ser cuidadosamente monitorada para evitar sobrecarga de volume, com consequente efeito rebote na hipertensão portal e indução de ressangramento. Deve-se ter atenção especial aos pacientes que recebem grandes volumes de hemoconcentrados, pois pode haver redução sérica do cálcio ionizável (em razão da ligação do citrato com o cálcio) e trombocitopenia.

FARMACOTERAPIA E ANTIBIOTICOPROFILAXIA

A farmacoterapia deve ser administrada em todos os pacientes com sangramento digestivo alto (suspeito ou confirmado) que têm varizes ou são de risco para tê-las, como os portadores de cirrose. Seu início não deve ser atrasado aguardando confirmação de hemorragia ativa. Medicações vasoativas diminuem o fluxo sanguíneo portal, são elas: vasopressina, somatostatina e seus análogos (terlipressina e octreotide, respectivamente).

Apesar de a vasopressina alcançar hemostasia inicial em 60 a 80% dos pacientes, há aumento da mortalidade em razão dos efeitos vasoconstritores extraesplênicos, como no miocárdio, no cérebro, no intestino ou no membro. A dose recomendada é de 0,4 unidade em *bolus* seguido de 0,4 a 1 unidade/min em combinação com nitroglicerina (10 a 50 mcg/min), a qual pode acentuar a ação hipotensora portal enquanto reduz os efeitos hemodinâmicos.

A somatostatina é utilizada com dose inicial de 250 mcg em *bolus* seguida de 250 mcg/kg/h por 2 a 5 dias. Como apresenta meia-vida muito curta, o ideal é que seja administrada em infusão contínua. Já o octreotide deve ser administrado em uma dose inicial em *bolus* (50 mcg via intravenosa) seguido por infusão contínua (25 a 50 mcg/h) também por 2 a 5 dias. Se disponível, a terlipressina também é uma opção, sendo a única droga capaz de diminuir a mortalidade. Administrada em dose inicial de 2 mg a cada 4 horas, por via intravenosa, e após controle do sangramento, pode ser reduzida para 1 mg a cada 4 horas. As drogas vasopressoras devem ser mantidas por 3 a 5 dias após cessada a hemorragia, não havendo benefício na extensão do tratamento.

As infecções bacterianas estão presentes em até 20% dos pacientes cirróticos internados com sangramento gastrointestinal. As mais comuns são do trato urinário (12 a 29%), peritonite bacteriana espontânea (7 a 23%), do trato respiratório (6 a 10%) e bacteremia primária (4 a 11%).

Diversos estudos que avaliam a eficácia da antibioticoprofilaxia em pacientes cirróticos hospitalizados por hemorragia sugerem redução das complicações infecciosas, mortalidade e até o risco de ressangramento. Contudo, a escolha do melhor antibiótico, duração e como selecionar os pacientes que mais se beneficiariam ainda permanecem incertos. Os antibióticos sugeridos são fluoroquinolonas (norfloxacino ou ciprofloxacino – 400 e 500 mg respectivamente, a cada 12 horas) ou cefalosporina de 3ª geração (ceftriaxona – 1 g/dia).

TRATAMENTO ENDOSCÓPICO

A endoscopia digestiva alta (EDA) deve ser realizada nas primeiras 12 horas da admissão hospitalar em pacientes com hemorragia digestiva alta. A intubação orotraqueal para proteção das vias aéreas deve ser considerada para todos os pacientes, em especial aqueles com sangramento volumoso e/ou alteração do nível de consciência.

Ligadura elástica

A ligadura elástica é o tratamento de escolha tanto para sangramento varicoso esofágico (Figura 1) como para profilaxia secundária. Após a hemostasia do episódio agudo, a endoscopia deve ser repetida até que as varizes sejam erradicadas, o que em geral ocorre após 2 a 4 sessões.

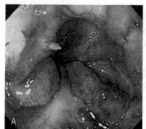 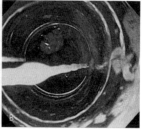

▷ **FIGURA 1** Varizes de esôfago com sinais de sangramento recente e trombo de fibrina em uma das varizes indicando o ponto de ruptura do vaso (A). Hemostasia realizada com sucesso por ligadura elástica das varizes (B).

A incidência de sangramento por úlcera após a ligadura parece ser maior em pacientes que fizeram ligadura após um episódio de sangramento agudo, chegando a 14%.

Apesar da ausência de estudo randomizado, prospectivo e controlado, o uso de inibidor de bomba de prótons parece diminuir o risco de sangramento e deve ser utilizado como terapia complementar após a sessão de ligadura.

Escleroterapia

A escleroterapia tem sucesso em mais de 90% dos casos de sangramento ativo por varizes esofágicas e reduz a frequência e severidade de ressangramento.

Deve ser realizada nos casos em que a ligadura elástica é tecnicamente difícil e em varizes gástricas que são continuidade das esofágicas (abaixo da transição esofagogástrica). Pode ser realizada por injeção intra ou paravasal. Diversas substâncias, concentrações e volumes podem ser injetadas, sendo a etanolamina a mais comum. Outras substâncias que também podem ser utilizadas incluem o polidocanol, o álcool absoluto e o cianoacrilato.

Os eventos adversos descritos são: febre, dor/desconforto retroesternal, disfagia, sangramento induzido pela injeção, úlcera esofágica com sangramento tardio, estenose, perfuração mediastinite, efusão pleural, fístula broncoesofágica, síndrome da angústia respiratória aguda e infecção.

Vale ressaltar que o tratamento combinado farmacológico e endoscópico, seja ele ligadura elástica ou escleroterapia, é superior a cada uma das modalidades terapêuticas.

Balão esofágico

O tamponamento com balão esofágico é efetivo para obter hemostasia a curto prazo em pacientes com sangramento oriundo de varizes esofagogástricas e na falha de outros tratamentos endoscópicos. Entretanto, em razão das complicações e ressangramento, quando o balão é desinsuflado, seu uso restringe-se à estabilização temporária até que um tratamento definitivo e mais efetivo seja instituído. O controle do sangramento com o balão é alcançado em 30 a 90% dos casos.

Três tipos de balão esofágico podem ser utilizados: Sengstaken-Blakemore, Minnesota e Linton-Nachlas.

O balão de Sengstaken-Blakemore é o mais comum. Para colocá-lo, deve-se inserir o tubo lubrificado pela narina até a marcação de 50 cm. O balão gástrico é insuflado com 250 mL de ar. Em seguida a sonda é tracionada de modo a ajustar o balão gástrico junto ao fundo do estômago e da cárdia. Posteriormente, esta é fixada com firmeza, e o balão esofágico é insuflado com uma pressão entre 30 e 45 mmHg. A pressão deve ser checada frequentemente, a fim de evitar necrose ou ruptura.

O balão pode ser deixado por até 24 a 48 horas. O balão gástrico deve ser desinsuflado a cada 12 horas para checar se existe ressangramento. Se não houver sinais de sangramento, o balão pode ser deixado desinsuflado até que o tratamento definitivo seja realizado (endoscopia ou shunt transjugular intra-hepático portossistêmico – TIPS).

Prótese metálica autoexpansível

Outro procedimento endoscópico, descrito em alguns poucos relatos de caso, como medida de resgate para pacientes com sangramento por varizes de esôfago, nos quais o tratamento farmacológico e endoscópico padrão não obtiveram sucesso, é a colocação de prótese metálica autoexpansível coberta. Essa não deve ser considerada opção de 1ª linha, sendo um procedimento de exceção que pode ser uma alternativa em alguns casos, funcionando também como ponte até um tratamento definitivo.

FALHA DO TRATAMENTO

Em caso de falha, o plano terapêutico deve ser reavaliado e, caso o paciente não tenha recebido tratamento combinado inicialmente, medidas farmacológicas e endoscópicas devem ser associadas.

O tratamento endoscópico na urgência falha em 10 a 20% dos casos. Nos casos em que não houver sucesso no controle do sangramento (por exemplo, ligadura elástica na falha da escleroterapia), deve-se tentar outra opção de intervenção endoscópica. Se houver sucesso inicial, mas o paciente apresentar ressangramento, uma segunda tentativa de tratamento endoscópico deve ser realizada, podendo ou não repetir o método utilizado no procedimento inicial.

Caso a hemostasia não seja prontamente alcançada, ou se houver um segundo ressangramento, tratamento mais definitivo deve ser realizado (TIPS ou cirurgia). O balão esofágico pode ser utilizado como ponte para o tratamento definitivo nesses casos.

SHUNT TRANSJUGULAR INTRA-HEPÁTICO PORTOSSISTÊMICO

O *shunt* transjugular intra-hepático portossistêmico funciona como *shunt* portocava cirúrgico, mas não requer nem anestesia geral nem cirurgia. Apresenta taxa de sucesso de 90 a 100%. As contraindicações estão apresentadas na Tabela 2.

> **TABELA 2** Contraindicações para o *shunt* transjugular intra-hepático portossistêmico

Contraindicações absolutas
Insuficiência cardíaca
Hipertensão pulmonar severa
Infecção sistêmica mal controlada ou sepse
Refluxo severo da válvula tricúspide
Contraindicações relativas
Hepatocarcinoma (principalmente se central)
Trombose de veia porta
Coagulopatia severa ou trombocitopenia

Complicações incluem encefalopatia portossistêmica, complicações técnicas e estenose do TIPS.

CIRURGIA

O tratamento cirúrgico é efetivo no controle da hemorragia e prevenção do ressangramento, contudo apresenta mortalidade de até 50%. Não é comumente utilizado porque o TIPS tem menor incidência de complicações.

Existem dois tipos principais de cirurgia: com *shunt* ou sem *shunt*.

As cirurgias com *shunts* são divididas em:

- Não seletiva: descomprime toda a árvore portal e desvia todo o fluxo do sistema porta, como os *shunts* portocavais.
- Seletiva: compartimenta a árvore portal em sistema varicoso descompressivo enquanto mantém a perfusão sinusoidal via compartimento mesentérico-portal superior hipertensivo, como o *shunt* esplenorrenal.
- Parcial: descompressão incompleta de toda a árvore portal e, portanto, também manutenção da perfusão hepática.

Cirurgias sem *shunt* geralmente incluem a transecção esofágica ou desvascularização da junção esofagogástrica.

VARIZES GÁSTRICAS

As varizes gástricas são divididas em dois grupos: varizes esofagogástricas (GOV) e varizes gástricas isoladas (IGV). As varizes esofagogástricas estão associadas à presença de varizes esofágicas, subdividindo-se em dois grupos:
- GOV tipo 1 (GOV 1): corresponde a 70% dos casos. É a continuação das varizes esofágicas e se estendem por 2 a 5 cm abaixo da transição esofagogástrica pela pequena curvatura do estômago (Figuras 2A e 2B).
- GOV tipo 2 (GOV 2): estendem-se para o fundo gástrico (Figura 3).

As varizes gástricas isoladas (IGV) ocorrem na ausência de varizes esofágicas. Dependendo da localização, subdividem-se em:
- Tipo 1 (IGV 1): varizes gástricas isoladas localizadas no fundo gástrico a poucos centímetros da cárdia (Figura 4).
- Tipo 2 (IGV 2): varizes gástricas isoladas que ocorrem em qualquer local do estômago (Figura 5).

Obliteração da variz gástrica com cianoacrilato (Histoacryl®) ou cola de fibrina parece ser o tratamento endoscópico mais efetivo para hemostasia inicial e prevenção de ressangramento quando comparado à escleroterapia e ligadura elástica. Um estudo

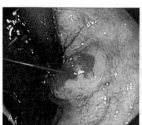 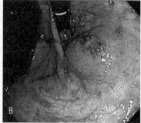

▷ **FIGURA 2** Paciente com variz gastroesofágica tipo 1 (GOV 1) com sangramento em jato (A), submetido a tratamento endoscópico (B) com injeção de cianoacrilato (Histoacryl®).

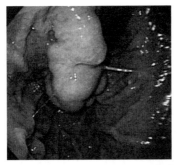

▷ **FIGURA 3** Variz gastroesofágica estendendo-se para o fundo gástrico, tipo 2 (GOV 2).

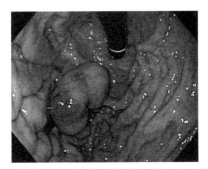

▷ **FIGURA 4** Paciente com variz gástrica isolada no fundo gástrico (IGV 1), sem sinais de sangramento.

randomizado comparando injeção de N-butil-2-cianoacrilato com ligadura elástica em pacientes com hemorragia por variz gástrica mostrou taxas semelhantes de controle de sangramento com diminuição da taxa de ressangramento nos casos tratados com cianoacrilato quando comparados aos tratados com ligadura elástica (22% *versus* 42%, p = 0,044).

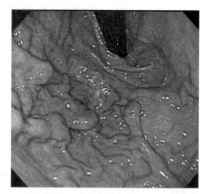

▷ **FIGURA 5** Varizes gástricas isoladas no corpo gástrico (IGV 2).

Estudos não mostram diferença na mortalidade quando comparam obliteração da variz gástrica com TIPS. Todavia, Lo et al. demonstraram que pacientes tratados com obliteração têm mais ressangramento que com TIPS (38% *versus* 11%, p = 0,014).

A injeção de cianoacrilato está associada a eventos tromboembólicos e bacteremia. A antibioticoprofilaxia deve ser realizada.

BIBLIOGRAFIA

1. Bajaj JS, Sanyal AJ. Methods to achieve hemostasis in patients with acute variceal hemorrhage. UpToDate. 2017.
2. Bonilha DQ, Correia LM, Monaghan M, Lenz L, Santos M, Libera ED. Prospective study of bacteremia rate after elective band ligation and sclerotherapy with cyanoacrylate for esophageal varices in patients with advanced liver disease. Arq Gastroenterol. 2011;48:248-51.
3. Cerqueira RM, Andrade L, Correia MR, Fernandes CD, Manso MC. Risk factors for in-hospital mortality in cirrhotic patients with oesophageal variceal bleeding. Eur J Gastroenterol Hepatol. 2012;24:551-7.
4. Habib A, Sanyal AJ. Acute variceal hemorrhage. Gastrointest Endosc Clin N Am. 2007;17:223-52.
5. Hwang JH, Shergill AK, Acosta RD, Chandrasekhara V, Chathadi KV, Decker GA, et al. The role of endoscopy in the management of variceal hemorrhage. Gastrointest Endosc. 2014;80:221-7.
6. Ioannou G, Doust J, Rockey DC. Terlipressin for acute esophageal variceal hemorrhage. Cochrane Database Syst Rev. 2003CD002147.

7. McCarty TR, Njei B. Self-expanding metal stents for acute refractory esophageal variceal bleeding: A systematic review and meta-analysis. Dig Endosc. 2016;28:539-47.
8. Petrasch F, Grothaus J, Mössner J, Schiefke I, Hoffmeister A. Differences in bleeding behavior after endoscopic band ligation: a retrospective analysis. BMC Gastroenterol. 2010;10:5.
9. Procaccini NJ, Al-Osaimi AM, Northup P, Argo C, Caldwell SH. Endoscopic cyanoacrylate versus transjugular intrahepatic portosystemic shunt for gastric variceal bleeding: a single-center U.S. analysis. Gastrointest Endosc. 2009;70:881-7.
10. Sanyal AJ. General principles of the management of variceal hemorrhage. UpToDate. 2019.
11. Soares-Weiser K, Brezis M, Tur-Kaspa R, Leibovici L. Antibiotic prophylaxis for cirrhotic patients with gastrointestinal bleeding. Cochrane Database Syst Rev. 2002;(2):CD002907.
12. Villanueva C, Colomo A, Bosch A, Concepción M, Hernandez-Gea V, Aracil C, et al. Transfusion strategies for acute upper gastrointestinal bleeding. N Engl J Med. 2013;368:11-21.

CAPÍTULO **34**

Hemorragia digestiva baixa aguda

Luciano Henrique Lenz Tolentino
Marcus Melo Martins dos Santos

INTRODUÇÃO

Até pouco tempo atrás, a hemorragia digestiva baixa (HDB) era definida como o sangramento que se origina de uma fonte distal ao ligamento de Treitz. Depois do advento da enteroscopia, fontes do intestino delgado foram colocadas na categoria de sangramento médio, e uma nova definição de HDB foi estabelecida como sangramento de uma fonte distal à válvula ileocecal. Classificada como aguda quando possui duração inferior a 3 dias. Ocorre preferencialmente no sexo masculino e possui mortalidade de 2 a 4%. A incidência anual de hospitalizações por HDB é de 20 a 30 por 100.000 habitantes.

CLÍNICA

O paciente com HDB queixa-se de saída de sangue vivo pelo reto, coágulos ou, menos comumente, melena. Mal-estar, síncope, taquicardia e taquipneia sugerem comprometimento hemodinâmico.

DIAGNÓSTICO E MANEJO INICIAL

Na HDB, o diagnóstico e o tratamento ocorrem de forma simultânea. Todo paciente deve ter história, exame físico (com toque retal) e manejo de instabilidade hemodinâmica (com solução cristaloide) como metas iniciais de seu atendimento.

Deve-se providenciar monitorização contínua, dois acessos periféricos calibrosos ou acesso central e correção de coagulopatias. Plasma fresco congelado é recomendado quando RNI é maior que 1,5. Pacientes em uso de varfarina devem também receber administração parenteral de vitamina K (5-10 mg). Plaquetas devem ser ofertadas nos casos em que estas estiverem abaixo de 50.000/mcL. Hemotransfusão deve ser realizada com o objetivo de manter a hemoglobina maior que 7 g/dL em jovens, sem comorbidades, ou maior que 9 g/dL em pacientes idosos com comorbidades significativas, especialmente coronariopatia isquêmica.

Anuscopia pode ser útil nos casos de suspeita de sangramento hemorroidal (< 20% dos casos), mas se um estigma de sangramento não puder ser identificado, a investigação endoscópica deve ser realizada.

Deve-se lembrar de que hematoquezia aguda pode representar sangramento gastrointestinal de origem alta, especialmente quando há instabilidade hemodinâmica ou quando a relação ureia/creatinina for maior que 30. O papel da sonda nasogástrica para excluir o trato digestório alto não é bem estabelecido na literatura. Entretanto, essa medida pode ser considerada em pacientes com instabilidade hemodinâmica.

Aspirina para prevenção primária de eventos cardiovasculares deve ser suspensa e geralmente não reiniciada em pacientes com HDB. Aspirina para prevenção secundária deve ser continuada sem interrupção. Em pacientes com terapia dupla antiplaquetária, a aspirina deve ser continuada e o o outro agente antiplaquetário (por exemplo, clopidogrel) deve ser suspenso por 1 a 7 dias.

ETIOLOGIA E CONDUTA ESPECÍFICA

A. **Doença diverticular do cólon:** Os divertículos são protrusões saculares na parede do cólon, sendo a principal causa de HDB (40% dos casos). Sua incidência aumenta com a idade, chegando a 65% aos 85 anos. O quadro é autolimitado em 70 a 80% dos pacientes, mas o ressangramento ocorre em até 25% dos casos. Pacientes com sangramento diverticular têm na colonoscopia a possibilidade de intervenção terapêutica. Apesar de a grande maioria dos casos terem sangramento autolimitado, divertículos com sangramento ativo, vaso visível ou coágulo aderido possuem maior chance de ressangrar, e esses casos têm indicação precisa de tratamento endoscópico.

B. **Ectasias vasculares:** Ectasias vasculares (ou angiodisplasias) são vasos submucosos dilatados e tortuosos. São responsáveis por 20 a 30% dos casos de HDB, sendo que as lesões sangrantes geralmente se localizam no ceco e cólon ascendente (54%). O sangramento tende a ser episódico e autolimitado, mas o ressangramento ocorre em até 80%. Ectasias vasculares podem ser tratadas na colonoscopia por coagulação com cateter bipolar, *heater probe*, plasma de argônio ou injeção de esclerosantes (etanolamina). Entretanto, a coagulação com plasma de argônio é o método de escolha pela sua facilidade de uso, segurança e eficácia. Maior cuidado deve-se ter com as lesões cecais, pelo maior risco de perfuração.

C. **Coloproctopatia actínica:** Pacientes com história de radioterapia para câncer ginecológico ou de próstata podem ter coloproctopatia actínica, a qual pode ser desenvolvida até 4 anos após o tratamento. Seu manejo pode ser feito com aplicação tópica de formalina, coagulação com plasma de argônio ou cateter bipolar.

D. **Colites:** Colites infecciosas, isquêmicas ou relacionadas à doença inflamatória intestinal podem apresentar-se com hematoquezia. Os principais agentes que causam colites infecciosas sangrantes são: *Salmonella*, *Shigella*, *Yersinia*, *Campylobacter*, *E. coli* O157-H7, *Clostridium difficile*, ameba e citomegalovírus. As colites isquêmicas cursam com dor abdominal e são mais frequentes no ângulo esplênico ou junção retossigmóidea. Respondem por 1 a 19% das causas de HDB.

E. **Neoplasias:** As neoplasias colorretais respondem por 10% dos sangramentos baixos em pacientes com mais de 50 anos, mas são raras em jovens. O toque retal é importante nesses casos, pois até 40% dos carcinomas retais são detectados com este exame.

F. **Sangramento pós-polipectomia:** Sangramento pós-polipectomia responde por 2 a 6% das causas de HDB e ocorre em média até 5 dias após o procedimento. O uso de anti-inflamatórios ou anticoagulantes aumenta o risco dessa complicação.

PROGNÓSTICO E INDICAÇÃO DE TERAPIA INTENSIVA

A mortalidade é influenciada por diversos fatores, como idade (> 65-70 anos), gênero masculino, presença de isquemia intestinal, hipovolemia, necessidade de transfusões e ocorrência de sangramento durante a internação por outra doença. As principais indicações para admissão na unidade de terapia intensiva são o sangramento contínuo persistente por mais de 24 horas, necessidade de mais de 2 concentrados de hemácias e pacientes com significantes comorbidades.

ABORDAGEM ENDOSCÓPICA

Colonoscopia é o procedimento inicial em quase todos os pacientes com HDB, visto que tem objetivos diagnóstico e terapêutico. Entretanto, alguns pacientes com instabilidade hemodinâmica e hemotoquezia podem ter o trato digestivo alto como fonte de sangramento. Assim a endoscopia digestiva alta pode ser recomendada nesses pacientes imediatamente antes da colonoscopia. A maioria dos autores recomenda a realização de colonoscopia em 24 horas do início do quadro, após ressuscitação volêmica e preparo adequado do cólon, já que este facilita a identificação do sítio sangrante e aumenta a segurança do procedimento por diminuir a chance de perfuração. Colonoscopia sem preparo deve ser evitada e apenas considerada em casos específicos (pós-polipectomia recente, fonte suspeita no cólon esquerdo em paciente instável). A acurácia diagnóstica da colonoscopia varia de 72 a 86%. A taxa de sucesso da hemostasia endoscópica é de 92%, com incidência de ressangramento precoce de 8% e tardio de 12%. Com 0,3 a 1,3% de complicações (perfuração, piora do sangramento e insuficiência cardíaca). Caso a endoscopia digestiva alta e a colonoscopia sejam negativas para sangramento, deve-se avaliar o intestino delgado por enteroscopia com duplo balão ou cápsula endoscópica.

ABORDAGEM RADIOLÓGICA

Métodos diagnósticos não invasivos como a cintilografia e a angiotomografia podem ser realizados antes da colonoscopia em pacientes com sangramento vivo persistente e instabilidade hemodinâmica ou naqueles casos nos quais a colonoscopia não foi diagnóstica ou se a hemostasia endoscópica foi sem sucesso.

Enquanto a cintilografia detecta sangramentos de 0,1 mL/min, a arteriografia necessita de pelo menos 0,5 mL/min de volume sangrante. Apesar de a cintilografia ser mais sensível e não invasiva, a arteriografia possui maior especificidade e permite tratamento associado ao diagnóstico (uso de vasopressina e microembolização seletiva).

O uso de angiotomografia trifásica aumentou nos últimos anos. Possui uma sensibilidade de detectar perdas sanguíneas de até 0,3 mL/min, sendo comparável à cintilografia. Alguns autores sugerem o potencial da angiotomografia como ferramenta de primeira linha na HDB, por ser precisa e geralmente mais rápida e disponível que a cintilografia, além de não necessitar de equipe especializada em medicina nuclear e, diferentemente da colonoscopia, de não necessitar de considerável tempo para o preparo intestinal. Outras duas vantagens adicionais são: permite identificar sangramentos de origem no intestino delgado e predizer sangramentos que cessaram espontaneamente por meio de um exame negativo. Suas desvantagens são o potencial nefrotóxico do contraste e a impossibilidade de realizar medidas terapêuticas diretas.

A angiografia pode detectar índices de sangramento de 0,5 mL/min, e a principal vantagem desse método é que a embolização pode controlar o sangramento no momento do diagnóstico. Quando o local de sangramento é identificado, o objetivo é a embolização superseletiva com oclusão distal do vaso fonte do sangramento para minimizar o risco de isquemia intestinal. A taxa de sucesso técnico varia entre 85 e 100%, com taxa de ressangramento em torno de 20%. A principal complicação da embolização é a isquê-

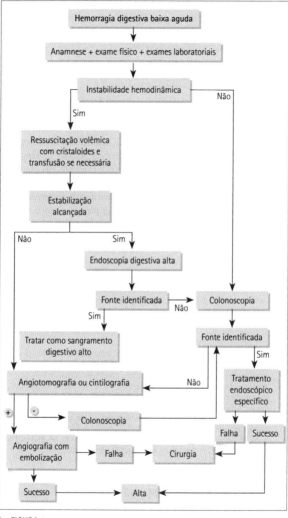

▷ FIGURA 1

mica intestinal, sendo a incidência menor e ao redor de 7% quando é realizada de forma superseletiva.

ABORDAGEM CIRÚRGICA

Felizmente apenas um pequeno número de pacientes com HDB requer tratamento cirúrgico (6%). Falhas e complicações das intervenções não cirúrgicas são indicações absolutas. Outras indicações são: instabilidade hemodinâmica persistente, necessidade de mais de seis concentrados de hemácias e se a fonte de sangramento pode ser curada com a cirurgia (por exemplo, neoplasia). Se a cirurgia está indicada, a localização do sangramento pré-operatório é o ideal. Caso a fonte não seja identificada, enteroscopia ou colonoscopia intraoperatórias podem ser úteis; e se ainda assim não houver o diagnóstico topográfico, está indicada a colectomia subtotal ou total (preferível que uma ressecção segmentar às cegas).

BIBLIOGRAFIA

1. Eckmann JD, Chedid VG, Loftus CG. A rational approach to the patient with hematochezia. Curr Opin Gastroenterol. 2018;34(1):38-45.
2. Frost J, Sheldon F, Kurup A, Disney BR, Latif S, Ishaq S. An approach to acute lower gastrointestinal bleeding. Frontline Gastroenterol. 2017;8(3):174-82.
3. Gralnek IM, Neeman Z, Strate LL. Acute lower gastrointestinal bleeding. N Engl J Med. 2017;376(11):1054-63.
4. Lenz L, Tafarel J, Correia L, Bonilha D, Santos M, Rodrigues R, et al. Comparative study of bipolar eletrocoagulation versus argon plasma coagulation for rectal bleeding due to chronic radiation coloproctopathy. Endoscopy. 2011;43(8):697-701.
5. Moss AJ, Tuffaha H, Malik A. Lower GI bleeding: a review of current management, controversies and advances. Int J Col Disease. 2016;31(2):175-88.
6. Oakland K, Guy R, Uberoi R, Hogg R, Mortensen N, Murphy MF, et al. Acute lower GI bleeding in the UK: patient characteristics, interventions and outcomes in the first nationwide audit. Gut. 2018;67(4):654-62.
7. Pasha SF, Shergill A, Acosta RD, Chandrasekhara V, Chathadi KV, Early D, et al. The role of endoscopy in the patient with lower GI bleeding. Gastrointest Endosc. 2014;79(6):875-85.
8. Strate LL, Gralnek IM. Management of patients with acute lower gastrointestinal. 2016;2016(4):459-74.
9. Tafarel JR, Tolentino LHL, Santos MMM. Hemorragia digestiva baixa. In: Schor N (ed.). Guia de medicina ambulatorial e hospitalar da EPM – Unifesp. 3.ed. Barueri: Manole; 2013. p. 367-74.

CAPÍTULO 35

Hepatite aguda e insuficiência hepática aguda

Ana Cristina de Castro Amaral
Roberto José de Carvalho Filho

INTRODUÇÃO

Hepatites agudas são injúrias hepáticas hepatocelulares, laboratorialmente marcadas por elevação de aminotransferases maior que 10 vezes o limite superior da normalidade (LSN) e predominância dessas em relação às enzimas canaliculares, com quadro clínico variável, desde apresentações oligossintomáticas até insuficiência hepática aguda. Por definição, as hepatites agudas apresentam duração inferior a seis meses.

A insuficiência hepática aguda (IHA), anteriormente denominada insuficiência hepática fulminante, é uma condição infrequente, com incidência global de cerca de 1 caso para cada milhão de habitantes/ano, em que há uma injúria hepática grave, levando a alterações de coagulação e do estado mental, e com mortalidade elevada, a despeito de vários progressos no manejo nas últimas décadas.

HEPATITE AGUDA

Etiologia e epidemiologia

A epidemiologia varia em diferentes regiões do globo, com causas virais tendo grande importância em países em desenvolvimento e causas medicamentosas sendo relevantes em regiões mais desenvolvidas do Brasil, com 632.814 casos de hepatites agudas de etiologia viral, mas dada a subnotificação os números devem ser maiores.

As hepatites agudas de causas imunomediadas, como a hepatite autoimune, ou metabólicas, como a doença de Wilson, são menos comuns, mas devem ser aventadas na ausência de outras causas identificáveis, pois requerem manejo específico.

As causas de hepatite aguda podem ser infecciosas ou medicamentosas.

- Infecciosas:
  - Vírus:
    - Vírus hepatotrópicos: vírus das hepatites A, B, C, D e E.
    - Vírus não hepatotrópicos: citomegalovírus (CMV), Epstein-Barr vírus, herpes simples, rubéola, sarampo, caxumba, varicela, febre amarela, dengue, ecovírus, adenovírus, rotavírus, influenza, hantavírus, coxsackie, paramixovírus.
  - Bactérias: *Salmonella*, listeria, meningococos, clamídia, *Mycobacterium tuberculosis*, micobacteriose atípica, treponema, febre Q, Yersinia, micoplasma, *Borrelia burgdorferi*.
  - Fungos: candida, *Criptococcus*, histoplasma, *Paracoccidioidis*, *Sporotrix*.
  - Protozoários: *Pneumocistis*, toxoplasma, Leishmania, *Cryptosporidia*, *Plasmodium*.
- Medicamentosas: alopurinol, amiodarona, ampicilina, cefalexina, sulfassalazina, nitrofurantoína, verapamil, enflurano, halotano, isoflurano, isoniazida, cetoconazol, propiltiouracil, fenitoína, carbamazepina, fluoxetina, ácido valproico, diclofenaco, ácido acetilsalicílico, oxacilina, alfametildopa, papaverina, confrei, chaparral, Jin Bu Huan, Ma-Huang, *Valeriana officinalis*, flutamida, ciproterona, alendronato, tobramicina, terbinafina, nimesulida, *Camellia sinensis* (chá-verde), Herbalife®, *Teucrium polium*, aloe vera.
- Autoimunes: hepatite autoimune.
- Metabólicas: doença de Wilson.
- Relacionadas à gestação: esteatose aguda da gravidez, síndrome HELLP.

- Álcool: hepatite alcoólica.
- Inflamatórias: obstrução biliar aguda.
- Vasculares: síndrome de Budd-Chiari com apresentação aguda. A hepatopatia isquêmica é causa de elevação maciça de aminotransferases, sobretudo aspartato aminotransferase (AST), mas a lesão não é inflamatória e, sim, isquêmica.

Quadro clínico

Os sintomas são inespecíficos, não permitindo o diagnóstico etiológico. Mais comumente há sensação de desconforto em hipocôndrio direito, sensação de mal-estar geral, fadiga e náuseas. Icterícia pode ou não estar presente. Sintomas prodrômicos de infecção, como febre, mialgias, artralgias, cefaleia e hiporexia em geral estão presentes nos casos de causas infecciosas. Na hepatite aguda B, os pródromos podem ser semelhantes à doença do soro, com febre, artralgias, artrite, *rash* cutâneo.

Icterícia ocorre em cerca de 30% dos casos, e nas hepatites A e B é mais comum em adultos. Hepatomegalia dolorosa é encontrada em cerca de 70% dos casos. Escoriações de prurido podem ser vistas quando há componente colestático. Equimoses, sufusões hemorrágicas e alterações neurológicas, com encefalopatia hepática, se presentes, indicam a presença de hepatite aguda grave/insuficiência hepática aguda (IHA). Insuficiência hepática aguda ocorre em 0,1 a 1% dos casos de hepatite A e 0,5 a 1% dos casos de hepatite aguda B.

Formas colestáticas ou recorrentes podem ocorrer em menos de 20% dos casos de hepatite A.

Manifestações extra-hepáticas na hepatite A, como pancreatite, vasculite leucocitoclástica, mielite transversa e pericardite, são raras, mas podem evoluir de forma grave. Na hepatite aguda B, as manifestações extra-hepáticas ocorrem por deposição de imunocomplexos, sendo possíveis artrite, glomerulonefrite, poliarterite nodosa e síndrome de Guillain-Barré.

Alterações laboratoriais

Bioquimicamente caracteriza-se hepatite aguda quando há elevação de aminotransferases maior que 10 vezes o LSN. A alanina aminotransferase (ALT) é o melhor marcador de lesão hepática, pois é mais específico e eleva-se precocemente. Predomínio de elevação de AST sobre ALT sugere necrose hepatocelular maciça. O nível de elevação das aminotransferases não indica maior gravidade e não deve ser utilizado para guiar necessidade de internação. Por outro lado, atividade de protrombina < 50% ou INR > 1,5 configura evolução mais grave, e esses pacientes devem ser internados ou ter acompanhamento rigoroso. Na lesão hepática induzida por drogas (LHID), a presença de icterícia/elevação de bilirrubina > 2,5 mg/dL é preditor de evolução grave (Lei de Hy).

Os exames que devem ser solicitados em pacientes com suspeita de hepatite aguda são:
- Hemograma.
- AST, ALT, fosfatase alcalina (FA), gamaglutamiltransferase (gama-GT), bilirrubinas.
- Tempo de protrombina.
- Anti-HAV IgM, HBsAg, anti-HBc IgM.
- Anti-HCV. Se suspeita clínica: HCV RNA.
- Ultrassonografia de abdome superior.

Em caso de dados epidemiológicos específicos e na ausência de identificação inicial do fator etiológico, proceder investigação direcionada. Exemplos:
- Mulheres jovens, sem causa viral ou medicamentosa documentada, solicitar eletroforese de proteínas, dosagem de IgG, FAN, anticorpo antimúsculo liso e anti-LKM, considerando hipótese de hepatite autoimune.
- Pacientes jovens, com níveis baixos de FA, anemia hemolítica não imune, com ou sem história de manifestações neurológicas solicitar ceruloplasmina, cobre urinário de 24 horas e encaminhar ao oftalmologista para pesquisa de anéis de Kayser-Fleisher.

Manejo

O tratamento geral das hepatites agudas é conservador, salvo em caso de insuficiência hepática aguda (ver adiante) ou em situações específicas, como na hepatite aguda B com indícios de perda de função hepática, na hepatite autoimune ou na hepatite aguda C.

O manejo das hepatites agudas encontra-se resumido na Figura 1.

INSUFICIÊNCIA HEPÁTICA AGUDA

Definição e classificação

A insuficiência hepática aguda (IHA), antes denominada hepatite fulminante, é uma condição pouco frequente, mas de extrema gravidade, com mortalidade ainda elevada, e que pode apresentar várias complicações em curto período de tempo, exigindo assim seu pronto reconhecimento e manejo adequado.

A IHA é a manifestação clínica de lesão hepática abrupta e intensa que pode ocorrer por causas variadas, levando à perda abrupta da função metabólica e imunológica do fígado, que se traduz no estabelecimento de coagulopatia, encefalopatia hepática e falência de múltiplos órgãos.

A definição mais amplamente aceita considera para diagnóstico de IHA evidência de coagulopatia, com INR $\geq 1,5$ e qualquer grau de alteração mental (encefalopatia) em paciente sem cirrose preexistente e com duração da doença < 26 semanas.

Há várias terminologias propostas de acordo com o tempo de instalação da doença (Tabela 1), sendo que há diferenças clínicas e de prognóstico entre esses subgrupos. O edema cerebral, por exemplo, é comum nos quadros de instalação mais rápida e raro nos quadros subagudos. Os casos hiperagudos têm melhor prognóstico, principalmente por serem, em sua maioria, em razão da toxicidade por paracetamol (Tabela 2).

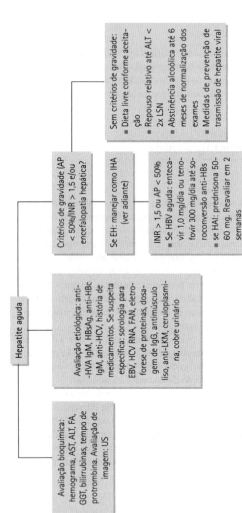

△ **FIGURA 1** Manejo das hepatites agudas.

ALT: alanina aminotransferase; AST: aspartato transferase; EBV: vírus Epstein-Bahr; EH: encefalopatia hepática; FA: fosfatase alcalina; FAN: fator antinúcleo; GGT: gamaglutamiltransferase; HAI: hepatite autoimune; HBV: vírus da hepatite B; IHA: insuficiência hepática aguda; INR: índice internacional normatizado; LSN: limite superior da normalidade; US: ultrassonografia.

▷ **TABELA 1** Terminologias utilizadas na insuficiência hepática aguda (IHA)

Autor	Termo	Tempo até EH	Parâmetro inicial
Trey e Davison (1970)	Insuficiência hepática fulminante	< 8 sem	Sintomas
Gimson (1986)	Insuficiência hepática de instalação tardia	8-24 sem	Sintomas
Bernuau (1986)	Hepatite fulminante	< 2 sem	Icterícia
	Hepatite subfulminante	2-12 sem	Icterícia
O'Grady (1993)	Insuficiência hepática hiperaguda	< 8 dias	Icterícia
	Insuficiência hepática aguda	8-28 dias	Icterícia
	Insuficiência hepática subaguda	4-24 sem	Icterícia

Fonte: adaptado de Riordan et al., 2007.
EH: encefalotpatia hepática.

TABELA 2 Características clínicas da insuficiência hepática aguda (IHA) de acordo com o tempo para desenvolvimento da encefalopatia hepática (EH)

	Hiperaguda	Aguda	Subaguda
Tempo icterícia → EH	0-1 semana	1-4 semanas	4-12 semanas
Gravidade coagulopatia	+++	++	+
Intensidade icterícia	+	++	+++
Grau da HIC	++	++	+/-
Sobrevida sem TxH	80-90%	50-60%	15-20%
Edema cerebral	Mais comum	Menos comum	Menos comum*
Causa típica	Paracetamol, HAV, HEV	HBV	Drogas, não paracetamol

* Ascite, edema periférico e insuficiência renal mais frequentes.
HAV: vírus da hepatite A; HBV: vírus da hepatite B; HIC: hipertensão intracraniana; HVE: vírus da hepatite E; TxH: transplante hepático.
Fonte: adaptado de Wendon, 2010.

Etiologia e investigação diagnóstica

A IHA pode resultar de ampla variedade de causas, das quais os vírus e os medicamentos (em especial o paracetamol) são as mais comuns. A frequência dos fatores causais varia entre as regiões geográficas, refletindo principalmente a incidência local das hepatites agudas virais. Nos Estados Unidos e no Reino Unido, o paracetamol é a causa mais comum. No Japão, na Índia e em outros países da Ásia e na África as hepatites virais são as causas mais comuns. No Brasil, apesar de não existirem dados estatísticos precisos, as etiologias viral e medicamentosa correspondem a cerca de 60% dos casos de IHA. Em 17-35% dos casos, não se consegue identificar a etiologia.

As causas de IHA serão vistas a seguir.

Vírus

- Mais frequentemente HAV (0,35% dos casos agudos) e HBV (1% dos casos agudos).
- HDV: em áreas endêmicas da Amazônia, comumente em coinfecção com HBV.
- HEV: é causa significante de IHA em países onde é endêmico (México, alguns países da África e da Ásia), tendendo a ser mais grave em gestantes.
- HCV foi vinculado à IHA apenas em relatos de casos.
- CMV, herpes vírus 1, 2 e 6, EBV.
- Adenovírus, parvovírus B19.
- Febre amarela e dengue.

Drogas e toxinas

- **Mecanismo dose dependente:** paracetamol, CCl4, *Amanita*, *Bacillus cereus*, *ecstasy*, tetraciclina.
- **Reação idiossincrásica:** isoniazida, sulfonamidas, fenitoína, PTU, halotano, dissulfiram, ácido valproico, amiodarona, dapsona, ervas (confrei, kava-kava, *cyclopodium*, chaparra, camédrios, valeriana, ephedra, senécio, polígono, chá-verde, Herbalife*), DDI, efavirenz, metformina, troglitazona, diclofenaco, isoflurano, flutamida, metildopa, cetoconazol, imipramina, gemtuzumabe, anfetaminas, etoposídeo, alopurinol, carbamazepina

Metabólicas

- Doença de Wilson, deficiência de alfa-1-antitripsina, síndrome de Reye, galactosemia, tirosinemia.

Neoplasias

- Metástases: mama, melanoma, pulmao, linfoma.

Relacionadas à gravidez

- Esteatose aguda da gravidez, HELLP síndrome.

Vasculares

- Budd-Chiari, hepatite isquêmica, doença venoclusiva.

Hepatite autoimune

O estabelecimento da causa da IHA é importante por três principias razões:
- Permite iniciar o tratamento específico (quando aplicável) prontamente.
- Exclui contraindicações ao transplante hepático.
- Determina o prognóstico.

Por esse motivo, todos os pacientes devem ser rastreados rotineiramente na admissão para causas usuais de IHA. A avaliação etiológica de um paciente com critérios de IHA encontra-se na Figura 2.

Terapia de suporte/medidas gerais

As causas mais frequentes de óbito em pacientes com IHA são falência de múltiplos órgãos e sepse. Portanto, do tratamento de suporte, devem constar o rastreamento, o pronto tratamento de infecções e a monitorização rigorosa de disfunção de órgãos. Progressão da encefalopatia deve ser prontamente reconhecida dado o risco de edema cerebral, e pacientes com encefalopatia hepática (EH) grau 2 ou mais devem ser transferidos para unidade de terapia intensiva (UTI).

Profilaxia de úlceras de estresse é geralmente recomendada, assim como monitorização frequente de glicemia, com alvo para 140 mg/dL e infusão de glicose, se necessário. Como medidas de

HEPATITE AGUDA E INSUFICIÊNCIA HEPÁTICA AGUDA 397

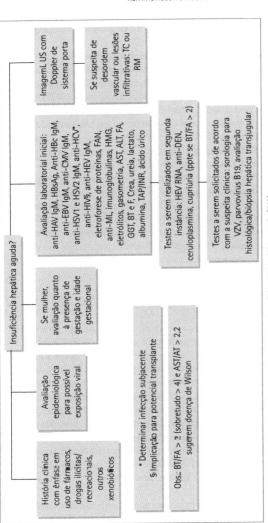

△ FIGURA 2 Investigação etiológica de pacientes com insuficiência hepática aguda (IHA).
ALT: alanina aminotransferase; anti-mL: antimúsculo liso; AST: aspartato transferase; BT e F: bilirrubina total e frações; CMV: citomegalovírus; EBV: vírus Epstein-Barr; FA: fosfatase alcalina; FAN: fator antinúcleo; GGT: gamaglutamiltransferase; HAV: vírus da hepatite A; HCV: vírus da hepatite C; HEV: vírus da hepatite E; HIV: vírus da imunodeficiência humana; HMG: hemograma; HSV: vírus herpes simples; INR: índice internacional normatizado; LSN: limite superior da normalidade; TM: ressonância magnética; TAP: atividade de protrombina; TC: tomografia computadorizada; US: ultrassonografia; VZV: vírus da varicela-Zóster.

prevenção, evita-se o uso de sedativos e de drogas potencialmente nefrotóxicas.

A N-acetilcisteína (NAC) é um conhecido precursor da glutationa, que é o antioxidante primário nos hepatócitos. Sua ação como na IHA por paracetamol é bastante conhecida, com maiores benefícios se iniciada em até 72 horas da ingestão. Na IHA de causa não paracetamol, o uso de NAC não se associou a maior sobrevida global, mas melhora os desfechos em pacientes adultos com graus leves de EH, estando recomendada tanto pela Associação Americana como pela Associação Europeia para estudos do fígado. A dose para uso intravenoso é de 150 mg/kg em soro glicosado a 5% em infusão por 15 minutos, seguida de 50 mg/kg em 4 horas e depois 100 mg/kg em 16 horas. Pode-se manter por 3 dias, até um máximo de 5. Essa dose corresponderia a cerca de 70 ampolas por dia em um adulto de peso médio.

A inserção de cateteres centrais costuma gerar temores em relação à coagulopatia. A transfusão de hemoderivados deve ser evitada se não houver sangramento ativo ou se plaquetas < 30.000/mm³. O acesso em veia subclávia deve ser evitado.

Complicações e suporte clínico

Apesar de vários avanços recentes, o manejo da IHA no âmbito de cuidados intensivos permanece desafiador. A IHA combina disfunção grave e rapidamente progressiva de múltiplos órgãos, complicações graves e imprevisíveis, que exigem rápida tomada de decisão na tentativa de identificar os casos elegíveis (com indicadores prognósticos de baixa sobrevida espontânea), manter a elegibilidade desses pacientes ao transplante hepático e proporcionar o suporte adequado aos casos que poderão apresentar recuperação sem necessidade de transplante.

Assim sendo, pacientes com critério para IHA devem ser referidos para serviço especializado, de preferência que conte com equipe transplantadora e suporte adequado de terapia intensiva assim que possível.

A Tabela 3 resume as principais alterações possíveis durante o curso clínico da IHA e as recomendações para seu manejo.

HEPATITE AGUDA E INSUFICIÊNCIA HEPÁTICA AGUDA   399

▷ **TABELA 3**   Complicações encontradas na insuficiência hepática aguda (IHA) e manejo

Alteração	Incidência	Manejo
Edema cerebral e SHIC ■ Na EH graus I e II ■ Na EH grau III ■ Na EH grau IV	Raro 25-35% 65-75%	*Vide* Figura 3
Infecções	60-80%	■ Rastreamento periódico frequente com múltiplas culturas ■ Evitar cateteres desnecessários; medidas de precaução universal com cateteres ■ Antibioticoterapia profilática e descontaminação intestinal não têm benefício de sobrevida ■ Considerar antibioticoterapia profilática de amplo espectro se: SIRS, EH graus 3/4; hipotensão refratária; paciente preenche critério para TxH
Alterações hemodinâmicas	50%	■ Manter PAM ≥ 50-60 mmHg ■ Evitar hidratação excessiva (HIC) ■ Droga vasoativa de escolha: noradrenalina ■ Considerar doses fisiológicas de hidrocortisona (benefício incerto)
Alterações renais	40-80%	■ Se diálise necessária: preferíveis formas contínuas de terapia substitutiva renal, como hemofiltração contínua e hemodiafiltração. Essas modalidades podem também reduzir níveis de amônia e ajudar a controlar a temperatura corporal, melhorando o *status* hemodinâmico global e a resistência vascular sistêmica

(*continua*)

TABELA 3 Complicações encontradas na insuficiência hepática aguda (IHA) e manejo (*continuação*)

Alteração	Incidência	Manejo
Alterações metabólicas	20-50% 30%	■ Hipoglicemia: alvo de glicemia em torno 140 mg/dL ■ Hiponatremia: relativamente comum em casos hiperagudos; reposição volêmica ou salina hipertônica para manter sódio entre 140-145 mmol/L ■ Acidose e hiperlactatemia comuns na IHA por paracetamol e são marcadores prognósticos; considerar terapia substitutiva renal
Distúrbios de coagulação	50-70%	■ Uso rotineiro de plasma fresco congelado e crioprecipitado não recomendado ■ Corrigir plaquetopenia e/ou TP alargado somente se sangramento ou para procedimento invasivo, sobretudo para inserção de cateter para monitorização de PIC
Insuficiência respiratória	40%	■ IOT para proteger vias aéras se EH 3/4 ■ Evitar barotrauma e volutrauma ■ Se SDRA tentar menor volume corrente, atentando para não aumentar PCO_2 ■ Preferir altas FIO_2 ■ PEEP pode piorar débito cardíaco e HIC ■ SDRA necessitando FiO_2 > 60% e PEEP > 12 cmH_2O são fortes contraindicações relativas ao TxH

HIC: hipertensão intracraniana; IOT: intubação orotraqueal; PAM: pressão arterial média; PIC: pressão intracraniana; SDRA: síndrome do desconforto respiratório agudo; SHIC: síndrome da hipertensão intracraniana; SIRS: síndrome da resposta inflamatória sistêmica; TxH: transplante hepático.

HEPATITE AGUDA E INSUFICIÊNCIA HEPÁTICA AGUDA 401

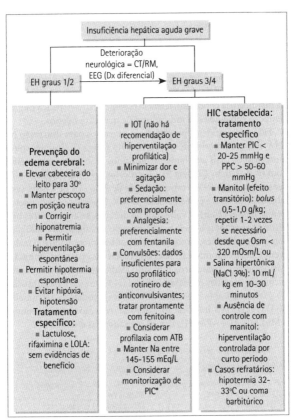

▷ **FIGURA 3** Manejo do edema cerebral/hipertensão intracraniana (HIC) na insuficiência hepática aguda (IHA).

* Se alteração pupilar: instalar monitor de PIC. Considerar monitorização de PIC se: riscos demográficos elevados (insuficiência hiperaguda, paciente jovem, uso de drogas vasoativas, insuficiência renal, paciente preenche critério para transplante hepático), amônia arterial persistentemente > 150 μmol/L. Preferir cateter subdural.

ATB: antibioticoterapia; IOT: intubação orotraqueal; PIC: pressão intracraniana; PPC: pressão de perfusão cerebral.

Escores prognósticos

O reconhecimento precoce de pacientes com baixa chance de sobrevivência com tratamento clínico é de fundamental importância para identificar potenciais candidatos a transplante hepático. Em geral, além da encefalopatia (o que motiva sua inclusão na definição da condição), falência orgânica extra-hepática e apresentação subaguda são indicadores de mau prognóstico.

Há vários modelos prognósticos sugeridos para utilização na IHA, mas os critérios desenvolvidos no King's College Hospital ainda são os mais amplamente utilizados (Tabela 4), juntamente com os de Clichy (Tabela 5). Os critérios do King's College têm sensibilidade de 69% e especificidade de 90% e os de Clichy sensibilidade de 86% e especificidade de 76%. É possível que o desempenho desses critérios, validados há décadas, sejam menores nos últimos anos, pois a melhora no manejo em algumas etiologias, sobretudo a intoxicação por paracetamol, tem proporcionado maior recuperação espontânea. Para contemplar essa possível limitação, vários outros parâmetros têm sido avaliados nos últimos anos, incluindo medidas de lactato arterial (> 3,5 mmol/L na admissão e > 3,0 mmol/L após ressuscitação volêmica) e fosfato (> 1,2 mmol/L no D2 ou D3 pós-intoxicação) para a intoxicação por paracetamol e MELD > 31 e APACHE II > 19 para todas as etiologias.

▷ **TABELA 4** Critérios prognósticos do King's College Hospital

Etiologia: paracetamol	Etiologia: não paracetamol
pH < 7,3 (independente do grau de EH) OU todos os seguintes:	TP > 100 s (INR > 6,5) independente do grau de EH OU quaisquer 3 dos seguintes:
▪ EH graus III-IV	▪ Idade < 10 ou > 40 anos
▪ TP > 100 s (INR > 6,5)	▪ Etiologia: hepatite NANB, halotano, hepatotoxicidade (idiossincrásica), Wilson
▪ Creatinina > 300 μmol/L (3,4 mg/dL)	▪ > 7 dias de icterícia até EH
	▪ TP > 50 s (INR > 3,5)
	▪ Bilirrubina > 300 μmol/L (17,5 mg/dL)

Fonte: O'Grady, 1989.

EH: encefalopatia hepática; INR: razão normatizada internacional; TP: tempo de protrombina.

TABELA 5 Critérios prognósticos de Clichy

Encefalopatia hepática e:
- Nível de fator V < 20% em paciente < 30 anos
- Nível de fator V < 30% em paciente ≥ 30 anos

Fonte: Bernuau, 1986.

Terapia para etiologias específicas

Para algumas condições o tratamento específico pode trazer benefício de recuperação e sobrevida na IHA, o que reforça a necessidade do diagnóstico etiológico precoce:

- **IHA induzida por paracetamol:** NAC deve ser iniciada o mais precocemente possível, de preferência nas primeiras 24 horas, mas tem benefício até 48 horas após a ingestão. Dose de ataque de 140 mg/kg, VO, em 15 minutos, seguido de 40 mg/kg, a cada 4 horas até 17 doses ou INR < 1,5. Náuseas e vômitos podem ocorrer em 20% dos pacientes. Se intolerância gastrointestinal ou do íleo, pode-se utilizar NAC 150 mg/kg diluídos em 250 mL de SG5%, EV, em 15 minutos (ataque) e manutenção com 50 mg/kg diluídos em 500 mL em 4 horas seguido por 100 mg/kg em 1.000 mL por 16 horas e 100 mg/kg em 24 horas ou até INR < 1,5.

- **Hepatite autoimune (HAI):** apesar de o papel dos corticosteroides na apresentação fulminante da IHA ainda não estar completamente definido, a gravidade da doença e a possibilidade de melhora são as principais justificativas para seu uso. Não existem preditores confiáveis de resposta ao tratamento. A terapia deve ser iniciada em pacientes sem infecção e suspensa caso não haja melhora laboratorial em 2 semanas ou em caso de aparecimento de infecção.

- **HBV:** o uso de antivirais na IHA por HBV reduz a carga viral, mas os efeitos na evolução clínica e necessidade de transplante hepático não foram expressivos. Os efeitos colaterais são mínimos. A duração do tratamento não está bem estabelecida, mas recomenda-se manter o antiviral ao menos até o clareamento do HBsAg, confirmado em duas determinações consecutivas com intervalo de 4 semanas.

- **Doença de Wilson:** dada a situação aguda não há benefício com o uso de quelantes. Há alguns relatos sugerindo benefício de plasmaférese.

A abordagem terapêutica para etiologias específicas encontra--se na Figura 4.

Transplante hepático

O transplante hepático revolucionou o manejo da IHA, sendo que a sobrevida, que era de cerca de 20% na era pré-transplante, atualmente gira em torno de 60% nos melhores centros. A sobrevida no primeiro ano é em geral pior que a dos pacientes transplantados por hepatopatia crônica, particularmente para aqueles com insuficiência renal, mas é da ordem de 65 a 80% no primeiro ano. Após o primeiro ano, há uma reversão nesta tendência, e os pacientes transplantados por IHA têm melhor sobrevida a longo prazo. Entretanto, a disponibilidade de órgãos é escassa e pelo menos 25% dos pacientes listados morrem aguardando o transplante. A alocação apropriada de órgãos requer uma avaliação rápida e acurada do prognóstico.

Os casos induzidos por paracetamol têm prognóstico melhor que os secundários a vírus e do que os causados por drogas de mecanismo idiossincrásico.

O transplante hepático está indicado para os pacientes que apresentam chance de recuperação espontânea/sobrevida < 20%, segundo os indicadores correntes de prognóstico.

As contraindicações ao transplante na IHA são: malignidade extra-hepática, sepse não controlada (necessidade de noradrenalina em dose > 1 mcg/kg/min por período ≥ 2 horas), falência de múltiplos órgãos, dano cerebral irreversível, edema cerebral não responsivo a tratamento, com elevação mantida da PIC (> 25 mmHg) e diminuição da PPC (< 40 mmHg) por período ≥ 2 horas, SDRA necessitando FiO_2 > 60% e PEEP > 12 cmH_2O.

Quanto à influência da etiologia na evolução no pós-transplante, os melhores resultados são alcançados para doença de Wilson, e os piores, para reações idiossincrásicas por drogas.

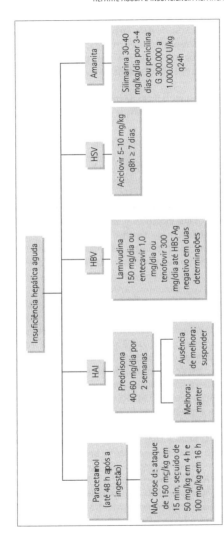

△ **FIGURA 4** Tratamento específico da IHA de acordo com a etiologia.
HAI: hepatite autoimune; HBV: vírus da hepatite B; HSV: vírus herpes simples; NAC: n-acetilcisteína.

Uma estratificação de risco foi proposta para pacientes que são candidatos ao transplante hepático e os quatro fatores que identificaram pior prognóstico no pós-transplante foram IMC > 30, creatinina sérica > 2 mg/dL, idade do receptor > 50 anos e etnia não branca.

A Figura 5 resume o fluxo no manejo da hepatite aguda grave/IHA considerando a possibilidade de transplante hepático.

Dispositivos artificiais e bioartificiais de suporte hepático

Dispositivos de suporte hepático ganharam atenção nos últimos anos na esperança de que fornecessem um benefício de sobrevida até que houvesse regeneração/recuperação hepática.

Há dois tipos principais de suporte hepático: os não celulares ou artificiais e os que incorporam hepatócitos, também conhecidos como sistemas de suporte hepático bioartificiais.

Os artificiais compreendem sistemas diálise e detoxificação com carvão (HemoTherapies Liver Dialysis Unit®), que não mostraram benefícios, e mais recentemente os métodos de adsorção extracorpórea com albumina, MARS® e Prometheus®.

O MARS está disponível no Brasil. O sistema expõe o ultrafiltrado do paciente a uma solução rica em albumina através de uma membrana. O racional baseia-se no fato de a bilirrubina e outras moléculas e toxinas que se ligam à albumina moverem-se por meio de um gradiente de concentração do paciente para uma solução circulante a 25% de albumina. O ultrafiltrado atravessa outro dispositivo e passa a uma diálise convencional, promovendo então suporte hepático e renal. O MARS parece melhorar a encefalopatia hepática e o quadro hemodinâmico, mas sem demonstrar benefício com relação à sobrevida.

Os sistemas bioartificiais utilizam hepatócitos humanos ou de outros mamíferos utilizados em "cartuchos" em circuitos extracorpóreos. Cinco sistemas já foram clinicamente testados: o HepatAssist®, o ELAD® (*Extracorporeal Liver Assist Device*), o MELS® (*Modular Extracorporeal Liver Support System*), o BLSS® (*Bioartificial Liver Support System*) e o AMC-BAL® (*Amsterdam Medical Center Bioartificial Liver*). Poucos estudos controlados foram pu-

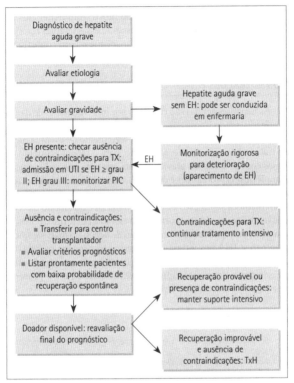

▷ **FIGURA 5** Manejo da hepatite aguda grave/insuficiência hepática aguda (IHA) (modificado de Sass, 2005).

EH: encefalopatia hepática; PIC: pressão intracraniana; TX: transplantes; TxH: transplantes hepático; UTI: unidade de terapia intensiva.

blicados, e os resultados iniciais não mostraram benefícios na evolução, com ou sem transplante, estando essas terapias reservadas a casos sem possibilidade de transplante ou em contexto de ensaios clínicos.

CONSIDERAÇÕES FINAIS

As hepatites agudas são causadas por uma variedade de danos ao fígado, sendo importante a investigação etiológica para reconhecimento de causas que requerem seguimento ou eventualmente tratamento específico e, sobretudo, para o reconhecimento de casos com potencial de gravidade, para que uma possível evolução para IHA seja prontamente detectada e adequadamente manejada. Essa é uma condição infrequente e que, mesmo nos dias atuais, com melhora significativa do manejo inicial e no âmbito da terapia intensiva, apresenta mortalidade elevada, em torno de 30%. O transplante hepático foi a intervenção de benefício mais significativo para a IHA nos últimos anos, mas uma pequena parcela dos pacientes é efetivamente transplantada, seja pela escassez de oferta seja por se tornarem rapidamente inelegíveis para o procedimento por deterioração clínica.

BIBLIOGRAFIA

1. Bernal W. Acute liver failure: review and update. Int Anesthesiol Clin. 2017;55(2):92-106.
2. Bernal W, Auzinger G, Sizer E, Wendon J. Inntensive care management of acute liver failure. Seminars in Liver Diseases. 2008;28:188-200.
3. Czaja A. Corticosteroids or not in severe or fulminant autoimmune hepatitis: therapeutic brinksmanship and the point beyond salvation. Liver Transplantation. 2007;13:953-5.
4. Güngör S, Selimoglu MA, Bag HGG, Varo FI. Is it possible to diagnose fulminant Wilson's disease with simple laboratory tests? Liver International. 2020;40(1):155-62.
5. Khan R, Koppe S. Modern management of acute liver failure. Clin Liver Disease. 2018;22(2):313-26.
6. Lee WM, Larson AM, Stravitz T. AASLD position paper: the management of acute liver failure: update 2011. Hepatology. 2011;1-22.
7. McPheeters CM, VanArsdale VM, Weant, KA. N-acetylcysteine use in non-acetaminophen-induced acute liver failure. Adv Emerg Nurs J. 2016;38(3):183-9.

8. Montrief T, Koyfman A, Long B. Acute liver failure: a review for emergency physicians. Am J Emerg Med. 2019;37(2):329-37.
9. Ostapowics G, Fontana RJ, Schiodt FV, Larson A, Davern TJ, Han SHB, et al. Results of a prospective study of acute liver failure in 17 tertiary care centers in the United States. Ann Int Med. 2002;137:947-54.
10. Potts JR, Verna S. Optimizing management in autoimmune hepatitis with liver failure at initial presentation. World J Gastroenterol. 2011;17(16):2070-5.
11. Stravitz RT, Lee WM. Acute liver failure. Lancet. 2019;394:869-81.
12. Wendon J, Cordoba J, Dhawan A, Larsen, FS, Manns M, Nevens F, et al. EASL Clinical Practical Guidelines on the management of acute (fulminant) liver failure. J Hepatol. 2017;66:1047-81.

CAPÍTULO **36**

Hepatite alcoólica

Roberto José de Carvalho Filho
Ana Cristina de Castro Amaral

INTRODUÇÃO

A hepatite alcoólica (HA) é uma síndrome clínico-laboratorial inserida no espectro da doença hepática alcoólica e caracterizada pela presença de icterícia e de elevação moderada de aminotransferases em indivíduos com história de uso abusivo de bebidas alcoólicas. Ainda que a apresentação clínica possa ser abrupta, o termo "hepatite alcoólica aguda" não é adequado, já que a condição representa uma exacerbação de uma hepatopatia crônica, tipicamente subjacente por vários anos. Tem amplo espectro de apresentações clínicas, variando desde casos leves até formas graves. A evolução dos cuidados em saúde melhorou significativamente o prognóstico da HA, embora elevada mortalidade em um mês seja ainda observada nos casos graves (16 a 20%).

Enquanto a real incidência da HA em nosso meio permanece desconhecida, estudos europeus e norte-americanos sugeriram aumento na incidência da doença nas últimas décadas.

FISIOPATOGENIA

A HA resulta de injúria hepática aguda superposta aos danos tóxicos do uso abusivo de álcool sobre o parênquima hepático. Os principais agentes envolvidos na sua fisiopatogenia são o acetaldeído (resultante do metabolismo do etanol) e as espécies oxigênio-reativas, que ocasionam toxicidade mitocondrial e induzem necrose e apoptose de hepatócitos por meio da liberação de várias substâncias pró-inflamatórias. Além disso, esse ambiente inflamatório ocasiona disfunção metabólica e redução da capacidade regenerativa dos hepatócitos, resultando em rápida insuficiência hepática.

DIAGNÓSTICO

O diagnóstico da HA é feito pela identificação de características clínicas compatíveis combinadas a alterações sugestivas da condição em exames complementares.

Quadro clínico

Além da presença de etilismo e de icterícia de início recente (menos de oito semanas), pacientes com HA tipicamente apresentam astenia e hepatomegalia dolorosa. Febre (com ou sem infecção ativa), perda ponderal e desnutrição são também comumente encontrados. O questionário AUDIT constitui instrumento útil para a identificação de abuso e dependência de álcool em pacientes com suspeita de doença hepática alcoólica. Estigmas de hepatopatia crônica sugerem cirrose subjacente, e a maioria dos pacientes com hepatite alcoólica moderada a grave têm cirrose, os quais podem apresentar indícios de descompensação, tais como ascite, encefalopatia hepática, hemorragia varicosa e graus variados de disfunção renal; esses indivíduos comumente evoluem com infecções bacterianas e síndrome hepatorrenal tipo 1, com impacto negativo sobre a evolução. Atenção adicional deve ser dada a possíveis complicações neurológicas associadas: neuropatia periférica, encefalopatia de Wernicke (presença de um ou mais dos seguintes: oftalmoplegia, ataxia, confusão mental, déficit de memória, obnubilação ou coma, hipotensão arterial ou hipotermia), convulsões, síndrome de abstinência (ansiedade, agitação, tremores, alucinações, hiperventilação, náuseas e vômitos, insônia) e *delirium tremens* (forma grave de abstinência, tipicamente iniciada entre 48 e 96 horas após a última ingestão etílica).

Laboratório

Leucocitose neutrofílica, mesmo na ausência de infecção, e aumento do volume corpuscular médio (VCM) são frequentes. A presença de reação leucemoide sugere prognóstico ruim. Também podem ocorrer plaquetopenia e neutropenia por sequestro esplênico. Elevações de AST entre 2 e 8 vezes o limite superior da normalidade, relação AST/ALT superior a 2, bilirrubinemia total superior a 3 mg/dL, aumentos variáveis de GGT, hipoalbuminemia e alargamento da relação normatizada internacional (RNI) são achados típicos. Elevação da creatinina sérica é comum, sendo multifatorial (desidratação, hipotensão arterial, sepse e síndrome hepatorrenal). Na presença de grandes elevações de aminotransferases, deve-se considerar diagnósticos alternativos, tais como hepatite viral aguda, lesão hepática por xenobióticos e hepatopatia isquêmica.

Exames de imagem

A ultrassonografia e a tomografia computadorizada são úteis para identificar sinais de doença hepática avançada e para afastar outros diagnósticos, como trombose da veia hepática, neoplasia maligna (colangiocarcinoma ou carcinoma hepatocelular) ou obstrução biliar benigna com colangite. Entretanto, os exames de imagem podem revelar apenas esteatose hepática ou hepatomegalia nos pacientes sem cirrose.

Histologia

Na doença hepática alcoólica, as alterações histológicas variam desde esteatose simples, esteato-hepatite, esteato-fibrose e cirrose, sendo que tais lesões podem coexistir em um mesmo indivíduo. Na HA, os achados morfológicos clássicos configuram um quadro morfológico de esteato-hepatite, com esteatose macro e microvesicular, balonização hepatocelular e infiltração neutrofílica, predominantemente encontrados na zona 3. Fibrose (pericelular, perisinusoidal e/ou perivenular), corpúsculos de Mallory-Denk e megamitocôndrias são comumente encontrados. A biópsia hepática é útil para confirmar o diagnóstico e também para fins prognósticos; entretanto, a ocorrência frequente de coagulopatia e/ou ascite demanda a via transjugular, o que limita sobremaneira a disponibilidade do procedimento. Por outro lado, o diagnóstico de HA baseado unicamente em parâmetros não invasivos resulta em erro em 10 a 20% dos casos.

Um grupo de especialistas propôs um conjunto de critérios para normatizar o diagnóstico e o desenho de ensaios clínicos (Tabela 1).

▷ **TABELA 1** Proposta de critérios diagnósticos para a hepatite alcoólica

1. Icterícia (bilirrubinemia > 3 mg/dL) de início recente (em até 8 semanas de evolução)
2. Consumo etílico abusivo e recente, definido como:
2.1. Ingestão > 40 g/dia para mulheres ou > 60 g/dia para homens, por pelo menos seis meses
2.2. Duração de abstinência inferior a 2 meses, antes da identificação da icterícia
3. AST > 50 UI/L, com razão AST/ALT > 1,5 e níveis absolutos de AST e ALT < 400 UI/L
4. Biópsia hepática é necessária apenas na presença de possíveis fatores de confusão:
4.1. Abuso etílico incerto
4.2. Testes hepáticos atípicos; e/ou
4.3. Indícios de outras hepatopatias: lesão hepática induzida por xenobióticos, hepatopatia isquêmica ou hepatites virais crônicas

Modificado de: Crabb et al., 2016.

TRATAMENTO

Medidas gerais

Após a identificação de critérios suficientes para o diagnóstico de HA, hidratação e suporte nutricional adequados devem ser iniciados. Albumina é o expansor volêmico de primeira escolha. Recomenda-se instituir aporte calórico de 35 a 40 kcal/kg/dia e ingestão protéica de 1,2 a 1,5 g/kg/dia, por via oral ou por sonda nasoentérica (mesmo na presença de varizes esôfago-gástricas).

Em paralelo, propedêutica complementar deve ser providenciada, com pesquisa de distúrbios hidroeletrolíticos (desidratação, hipocalemia e hipomagnesemia são frequentes), sorologias para hepatites virais (A, B e C), sorologia para o vírus HIV e ultrassonografia abdominal com Doppler (para excluir obstruções biliares, doenças vasculares ou carcinoma hepatocelular). Considerando-se que até 25% dos pacientes com HA se apresentam com infecção ativa à admissão, recomenda-se o rastreamento sistemático de infecções (particularmente, infecção urinária, pneumonia ou peritonite bacteriana espontânea), com sedimento urinário e urocultura, radiografia de tórax, análise do líquido ascítico e, eventualmente, hemoculturas.

Complicações da cirrose devem ser manejadas conforme o padrão de conduta habitual (ascite, hemorragia varicosa, encefalopatia, lesão renal aguda etc.). Atenção particular deve ser dada ao diagnóstico diferencial e manejo específico de alterações neuropsiquiátricas, as quais podem estar associadas a diversas condições, tais como encefalopatia hepática, síndrome de Wernicke-Korsakoff, infecções no sistema nervoso central, hematoma subdural crônico ou síndrome de abstinência.

Para o tratamento da síndrome de abstinência alcoólica em pacientes com HA, o lorazepam é o benzodiazepínico de escolha, preferencialmente administrado "sob demanda", conforme a gravidade da síndrome (1 a 2 mg, com reavaliações clínicas a cada 1 a 2 horas). A indução e a manutenção da abstinência são fundamentais para o prognóstico de portadores de HA. Naltrexona, acamprosato, topiramato e baclofeno são as principais opções farmacológicas, sendo que apenas o baclofeno (30 a 60 mg/dia) teve sua eficácia e segurança avaliadas em portadores de doença hepática avançada. Além disso, suporte psicoterápico e assistência social devem ser instituídos precocemente, com o objetivo de manter a abstinência após a alta hospitalar.

Para a prevenção da síndrome de Wernicke-Korsakoff, tiamina deve ser administrada à admissão na dose de 100 mg, por via intravenosa (IV), seguida de 100 (IV) a 300 mg (via oral) ao dia. Suplementações de zinco, ácido fólico, piridoxina e vitamina K devem ser consideradas.

Medidas específicas

Medidas terapêuticas específicas para a HA estão indicadas para as formas graves da doença, com alta mortalidade precoce, as quais podem ser identificadas com a utilização de certos escores prognósticos, descritos na Tabela 2.

Corticoterapia

Desde sua primeira proposta de uso na HA, em 1971, diversas metanálises demonstraram que os efeitos anti-inflamatórios dos corticosteroides exercem impacto positivo sobre a sobrevida de portadores de HA grave. Assim, as diretrizes americana e europeia preconizam o seu uso em pacientes com HA que se apresentam com critérios de gravidade e alta mortalidade, conforme os diversos escores prognósticos já descritos neste contexto (Tabela 2).

Embora as presenças de hemorragia digestiva, de disfunção renal ou de infecção ativa à admissão tenham sido classicamente consideradas contraindicações clássicas ao uso de corticoterapia na HA, apenas a presença de infecção clinicamente significativa deve ser motivo de retardamento do início de corticosteroides. Entretanto, o uso de corticosteroides é associado a maior risco de infecções nosocomiais (incluindo aspergilose invasiva) e de hiperglicemia, de tal forma que se torna fundamental a identificação precoce da ausência de resposta à corticoterapia, a fim de se evitar exposição desnecessária e potencialmente nociva àquelas drogas. Para isso, utiliza-se o escore de Lille após 7 dias do início da corticoterapia, definindo-se três padrões de resposta:

A. Resposta completa: escore de Lille $\leq 0,16$.
B. Resposta parcial: escore entre 0,17 e 0,55.
C. Resposta nula: escore $\geq 0,56$.

Uma metanálise com dados individuais de 418 pacientes incluídos em 5 ensaios clínicos mostrou maior sobrevida em 28 dias entre aqueles com resposta completa e parcial. Por outro lado, a corticoterapia deve ser interrompida naqueles com resposta nula, já que não há benefício demonstrável na sobrevida nesse subgrupo (mortalidade de 47% em 28 dias).

▷ **TABELA 2** Escores prognósticos para a hepatite alcoólica

Escore	Cálculo				Interpretação
Função discriminante de Maddrey	FDM = 4,6 x ($TP_{paciente}$ – $TP_{controle}$) + BT				Grave se ≥ 32
MELD	MELD = 3,8 x log_e(BT) + 11,2 x log_e(RNI) + 9,6 x log_e(Cr) + 6,4				Grave se ≥ 21
Glasgow Alcoholic Hepatitis Score	pontos	1	2	3	Grave se ≥ 9
	Idade (anos)	< 50	≥ 50	-	
	Leucometria (x 10^3/mm³)	< 15	≥ 15	-	
	Ureia (mg/dL)	< 14	≥ 14	-	
	Razão de TP	< 1,5	1,5-2,0	> 2,0	
	BT (mg/dL)	< 7,3	7,3-14,6	> 14,6	
	GAHS = somatório dos pontos nos 5 parâmetros				
ABIC	ABIC = (Idade x 0,1) + (BT x 0,08) + (Cr x 0,3) + (RNI x 0,8)				Baixo risco se ≤ 6,71 Grave se ≥ 9,0
Escore de Lille	Lille = 3,19 – 0,101 x Idade + 0,147 x ALB + 0,0165 x (BTD0 – BTD7) – 0,206 x LRA (0 se ausente; 1 se presente) – 0,0065 x BTD0 – 0,0096 x TP				Ausência de resposta a corticoterapia se ≥ 0,56

ALB: albumina sérica; BT: bilirrubinemia total; BTD0: bilirrubinemia total no dia de início da corticoterapia; BTD7: bilirrubinemia total no sétimo dia de corticoterapia; Cr: creatinina sérica; FDM: função discriminante de Maddrey; RNI: relação normatizada internacional; TP: tempo de protrombina.

> É fundamental destacar que a principal causa de não resposta à corticoterapia é o desenvolvimento de infecção secundária nosocomial, por bactérias ou fungos, sendo recomendável novo rastreamento infeccioso, nesse contexto.

A prednisolona constitui a opção preferencial na classe, na dose de 40 mg/dia, por até 28 dias (prednisona 40 mg/dia por via oral e metilprednisolona 32 mg/dia por via intravenosa são opções. Redução progressiva até a retirada completa da droga não é necessária, mas pode ser feita em pacientes com resposta clínico-laboratorial mais lenta.

N-acetilcisteína

N-acetilcisteína (NAC) é uma substância antioxidante que repõe os estoques de glutationa nos hepatócitos. Em um ensaio clínico publicado em 2011, pacientes tratados com a combinação NAC e corticoide tiveram melhor sobrevida em 30 dias que os indivíduos tratados apenas com corticoide, mas ambos os grupos tiveram sobrevidas comparáveis em 3 e 6 meses. Uma metanálise posterior sugeriu potencial efeito benéfico da associação de NAC à corticoterapia na HA grave. O uso de NAC na HA é promissor, mas ainda necessita de validação.

Pentoxifilina

A pentoxifilina (PTX) é um inibidor da fosfodiesterase com ação inibitória sobre o fator de necrose tumoral e outras citocinas. Seu efeito benéfico seria mediado primariamente pela redução da incidência de síndrome hepatorrenal. A despeito do entusiasmo inicial com a droga em estudos preliminares, ensaios clínicos posteriores não demonstraram evidências que sugiram impacto positivo adicional sobre a sobrevida em pacientes com HA grave, isoladamente, em associação à corticoterapia ou como terapia de resgate. Dessa forma, a PTX não é recomendada para o tratamento da HA grave.

Transplante hepático

O transplante hepático é classicamente contraindicado em pacientes com duração de abstinência alcoólica inferior a seis meses, o que inviabilizaria a sua utilidade no contexto da HA na legislação brasileira atual. Entretanto, a taxa de mortalidade em seis meses para indivíduos com HA grave e não respondedores à terapia convencional é de aproximadamente 75%. Em um estudo multicêntrico francês, 26 pacientes com um primeiro episódio de HA grave, não respondedores ao tratamento clínico, foram rigorosamente selecionados por equipe multidisciplinar. A sobrevida em seis meses foi significativamente maior entre os submetidos ao transplante, quando comparados aos controles (77 ± 8% *versus* 23 ± 8%), e o impacto positivo na sobrevida foi mantido em até dois anos de seguimento. Desde então, vários centros transplantadores têm iniciado estudos avaliando a possibilidade de transplante hepático na HA grave, com resultados positivos, de tal forma que as diretrizes internacionais mais recentes consideram a possibilidade de transplante hepático como recurso terapêutico válido para casos selecionados, ainda que o tempo de abstinência seja inferior a seis meses.

Perspectivas terapêuticas

Dada a elevada taxa de mortalidade e a resposta insatisfatória às medidas terapêuticas atualmente disponíveis para o manejo da HA, diversas estratégias alternativas têm sido aventadas e testadas em estudos preliminares, tais como o uso de fator estimulador de colônias de granulócitos, granulocitaférese, descontaminação intestinal seletiva, diálise com dialisato enriquecido com albumina (*Molecular Adsorbent Recirculating System, MARS*) e outras. Estudos adicionais são aguardados para a eventual confirmação do potencial terapêutico destas medidas.

A Figura 1 mostra uma proposta de algoritmo para o manejo da HA.

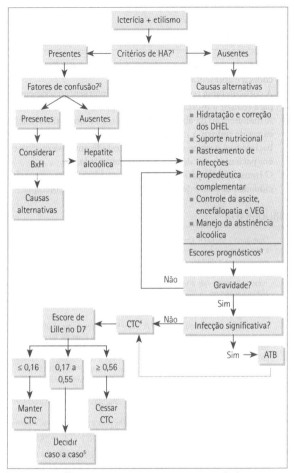

▷ **FIGURA 1** Algoritmo para o manejo da hepatite alcoólica (HA)
[1]Ver critérios na Tabela 1. [2]Ver fatores na Tabela 1. [3]Função discriminante de Maddrey, MELD, escore GAHS ou escore ABIC. BxH: biópsia hepática. [4]Prednisolona 40 mg/dia, prednisona 40 mg/dia ou metilprednisolona 32 mg/dia. DHEL: distúrbios hidroeletrolíticos. [5]Suspensão do corticosteroide é particularmente indicada se escore de Lille no D7 for ≥ 0,45 e/ou na presença de infecção nosocomial. VEG: varizes esôfago-gástricas. ATB: antibioticoterapia. CTC: corticosteroide. D7: sétimo dia de corticoterapia.

CONSIDERAÇÕES FINAIS

- A HA consiste em forma clínica grave da doença hepática alcoólica e apresenta prognóstico ruim.
- A corticoterapia consiste na principal intervenção terapêutica para reduzir a mortalidade de curto prazo.
- A manutenção da abstinência alcoólica é a única intervenção capaz de reduzir a mortalidade em médio e longo prazos. O baclofeno é o único medicamento testado em ensaios cínicos em pacientes com doença hepática avançada.
- O transplante hepático deveria ser considerado em casos selecionados de pacientes não respondedores à corticoterapia.

BIBLIOGRAFIA

1. Altamirano J, Miquel R, Katoonizadeh A, Abraldes JG, Duarte-Rojo A, Louvet A, et al. A histologic scoring system for prognosis of patients with alcoholic hepatitis. Gastroenterology. 2014;146(5):1231-9.
2. Avila MA, Dufour JF, Gerbes AL, Zoulim F, Bataller R, Burra P, et al. Recent advances in alcohol-related liver disease (ALD): summary of a Gut round table meeting. Gut. 2020;69(4):764-80.
3. Crabb DW, Bataller R, Chalasani NP, Kamath PS, Lucey M, Mathurin P, et al. Gastroenterology. 2016;150(4):785-90.
4. Crabb DW, Im GY, Szabo G, Mellinger JL, Lucey MR. Diagnosis and treatment of alcohol-associated liver diseases: 2019 Practice Guidance from the American Association for the Study of Liver Diseases. Hepatology. 2020;71(1):306-33.
5. EASL Clinical Practice Guidelines: Management of alcohol-related liver disease. European Association for the Study of the Liver. J Hepatol. 2018;69(1):154-81.
6. Jinjuvadia R, Liangpunsakul S. Translational Research and Evolving Alcoholic Hepatitis Treatment Consortium: Trends in Alcoholic Hepatitis-related Hospitalizations, Financial Burden, and Mortality in the United States. J Clin Gastroenterol. 2015;49(6):506-11.
7. Kryger P, Schlichting P, Dietrichson O, Juhl E. The accuracy of the clinical diagnosis in acute hepatitis and alcoholic liver disease. Clinical versus morphological diagnosis. Scand J Gastroenterol. 1983;18:691-6.
8. Mathurin P, Moreno C, Samuel D, Dumortier J, Salleron J, Durand F, et al. Early liver transplantation for severe alcoholic hepatitis. N Engl J Med. 2011;365(19):1790-800. Mathurin P, O'Grady J, Carithers RL, Phillips M, Louvet A, Mendenhall CL, et al. Corticosteroids improve short-term survival in patients with severe alcoholic hepatitis: meta-analysis of individual patient data. Gut. 2011;60(2):255-60.
9. Nguyen-Khac E, Thevenot T, Piquet MA, Benferhat S, Goria O, Chatelain D, et al. Glucocorticoids plus N-acetylcysteine in severe alcoholic hepatitis. N Engl J Med. 2011;365(19):1781-9.

10. Rachakonda V, Bataller R, Duarte-Rojo A. Recent advances in alcoholic hepatitis. F1000Res 2020;9:F1000 Faculty Rev-97.
11. Sandahl TD, Jepsen P, Thomsen KL, Vilstrup H. Incidence and mortality of alcoholic hepatitis in Denmark 1999-2008: a nationwide population based cohort study. J Hepatol. 2011;54(4):760-4.
12. Singal AK, Bataller R, Ahn J, Kamath PS, Shah VH. ACG Clinical Guideline: Alcoholic Liver Disease. Am J Gastroenterol. 2018;113(2):175-94.
13. Singh S, Murad MH, Chandar AK, Bongiorno CM, Singal AK, Atkinson SR, et al. Comparative effectiveness of pharmacological interventions for severe alcoholic hepatitis: a systematic review and network meta-analysis. Gastroenterology. 2015;149(4):958-70.
14. Thursz MR, Richardson P, Allison M, Austin A, Bowers M, Day CP, et al. Prednisolone or pentoxifylline for alcoholic hepatitis. N Engl J Med. 2015;372(17):1619-28.

CAPÍTULO **37**

Insuficiência hepática crônica agudizada

Leonardo de Lucca Schiavon
Janaína Luz Narciso Schiavon

INTRODUÇÃO

A história natural das doenças hepáticas crônicas é variável de acordo com vários fatores, principalmente com sua etiologia. No geral, os pacientes passam por um período longo em que a agressão hepática persistente ativa os mecanismos de fibrogênese, causando progressão para estágios mais avançados de fibrose e, eventualmente, cirrose. Mesmo na presença de cirrose estabelecida, muitos pacientes permanecem com a doença compensada por vários anos. A evolução para cirrose descompensada, que marca a transição para uma fase de pior prognóstico, pode ocorrer de forma gradual ou no contexto das descompensações agudas. As descompensações agudas da cirrose são caracterizadas pelo rápido desenvolvimento de encefalopatia hepática, ascite volumosa, sangramento gastrointestinal ou infecções bacterianas. O termo insuficiência hepática crônica agudizada (IHCA) foi proposto inicialmente em 2002 para identificar o paciente portador de cirrose hepática com falência de múltiplos órgãos e elevada mortalidade no curto prazo. A presença de disfunção de múltiplos órgãos é a característica fundamental da IHCA e o que a distingue da mera descompensação aguda.

Apesar dos avanços observados nos últimos anos, uma definição precisa e unificada de IHCA ainda não está disponível. Um ponto importante de controvérsia é o tipo de doença hepática crônica de base que permitiria enquadrar o paciente nos critérios diagnósticos para IHCA. A definição da Sociedade Ásia-Pacífico para Estudo do Fígado inclui como doença de base qualquer doença hepática crônica, com ou sem cirrose, enquanto as definições das sociedades europeia e norte-americana consideram apenas portadores de cirrose.

IHCA em pacientes não cirróticos exibe características clínicas peculiares que se aproximam mais da insuficiência hepática aguda, apresentando também fatores precipitantes e evolução distintos do que se observa em portadores de cirrose. Dessa forma, neste capítulo será abordada a IHCA no contexto da cirrose hepática.

CRITÉRIOS DIAGNÓSTICOS

Os critérios diagnósticos mais utilizados atualmente foram elaborados a partir de estudos prospectivos conduzidos por dois consórcios: o NACSELD (North American Consortium for the Study of End-Stage Liver Disease) e o EASL-CLIF (European Association for the Study of the Liver-Chronic Liver Failure Consortium). O consórcio NACSELD utilizou critérios clássicos para definição de falências orgânicas (Tabela 1).

▷ **TABELA 1** Critérios clássicos para definição de falências orgânicas pelo NACSELD

Falência cerebral	Encefalopatia graus III ou IV
Falência circulatória	PAM < 60 mmHg ou redução superior a 40 mmHg na PA sistólica basal
Falência respiratória	Necessidade de ventilação mecânica
Falência renal	Necessidade de diálise

PA: pressão arterial; PAM: pressão arterial média.
Fonte: Bajaj et al., 2014.

A IHCA foi definida como a presença de duas ou mais dessas falências. No estudo original, a IHCA foi relacionada de forma independente à mortalidade, e óbito em 30 dias ocorreu em 49% dos pacientes com essa complicação. É uma definição simples e reprodutível, porém apresenta a desvantagem de utilizar critérios muito rigorosos que provavelmente limitam sua utilização em pacientes admitidos no contexto de unidades de urgência.

A definição do consórcio EASL-CLIF foi baseada no estudo CANONIC que incluiu pacientes de 29 centros europeus. Uma versão modificada do escore SOFA, denominada CLIF-SOFA (Tabela 2) foi proposta, e as definições de falências orgânicas foram baseadas neste novo escore (Tabela 2). Essa definição apresenta a vantagem de ser mais abrangente, já que é baseada em critérios menos rígidos de falências orgânicas. Ainda que a escolha dos critérios de falências orgânicas tenha sido empírica, essa definição já foi validada em pacientes hospitalizados em serviço de emergência do Brasil e parece ser a mais adequada para uso nesse contexto. Posteriormente, um sistema de pontuação simplificado derivado do CLIF-SOFA e denominado CLIF-OFs foi apresentado como ferramenta para avaliação das disfunções orgânicas na cirrose (Tabela 4).

▷ TABELA 2　Escore CLIF-SOFA

Órgão/sistema	0	1	2	3	4
Fígado (bilirrubina, mg/dL)	< 1,2	≥ 1,2 a ≤ 2,0	≥ 2,0 a ≤ 6,0	≥ 6,0 a ≤ 12,0	≥ 12,0
Rim (creatinina, mg/dL)	< 1,2	≥ 1,2 a ≤ 2,0	≥ 2,0 a ≤ 3,5	≥ 3,5 a ≤ 5,0	≥ 5,0 ou diálise
Cérebro (grau de EH)	Ausente	I	II	III	IV
Coagulação (RNI)	< 1,1	≥ 1,1 a < 1,25	≥ 1,25 a < 1,5	≥ 1,5 a < 2,5	≥ 2,5 ou Pla ≤ 20 mil

(continua)

▷ **TABELA 2** Escore CLIF-SOFA (continuação)

Órgão/sistema	0	1	2	3	4
Circulação (PAM, mmHg)	≥ 70	< 70	Dopamina ≤ 5 ou dobutamina ou terlipressina	Dopamina > 5 ou epinefrina ≤ 0,1 ou norepinefrina ≤ 0,1	Dopa > 15 ou Epi > 0,1 ou Nepi > 0,1
Respiratório (PaO_2/FiO_2 ou SaO_2/FiO_2)	> 400 > 512	> 300 a ≤ 400 > 357 a ≤ 512	> 200 a ≤ 300 > 214 a ≤ 357	> 100 a ≤ 200 > 89 a ≤ 214	≤ 100 ≤ 89

Adaptado de Moreau et al., 2013.

A área em cinza indica as definições para falências orgânicas.

Doses das drogas vasoativas em µg/kg/min.

EH: encefalopatia hepática; FiO_2: fração inspirada de oxigênio; PAM: pressão arterial média; PaO_2: pressão parcial de oxigênio arterial; RNI: relação normalizada internacional; SaO_2: saturação de oxigênio por oximetria de pulso.

A ferramenta on-line para avaliação da presença e do grau de IHCA está disponível em: http://www.clifresearch.com/ToolsCalculators.aspx.

▷ **TABELA 3** Definição de insuficiência hepática crônica agudizada (IHCA) proposta pelo Consórcio EASL-CLIF e seu impacto prognóstico

IHCA	Critério	Mortalidade (%) 28 dias	Mortalidade (%) 90 dias
Ausente	Qualquer das seguintes situações: 1. Ausência de falência de órgãos 2. Falência de um órgão (não rim) com Cr < 1,5 mg/dL e sem encefalopatia 3. Falência cerebral isolada (com Cr < 1,5 mg/dL)	4,7	14,0

(continua)

426 GUIA DE MEDICINA DE URGÊNCIA

▷ **TABELA 3** Definição de insuficiência hepática crônica agudizada (IHCA) proposta pelo Consórcio EASL-CLIF e seu impacto prognóstico (*continuação*)

IHCA	Critério	Mortalidade (%) 28 dias	Mortalidade (%) 90 dias
Grau 1	Qualquer das seguintes situações: 1. Falência renal isolada 2. Falência hepática, coagulação, circulação ou respiratória com Cr 1,5 e 1,9 mg/dL e/ou encefalopatia leve/moderada 3. Falência cerebral com Cr 1,5 e 1,9 mg/dL	22,1	40,4
Grau 2	Falência de 2 órgãos	32,0	52,3
Grau 3	Falência de 3 ou mais órgãos	76,7	79,0

Adaptado de Moreau et al., 2013.

▷ **TABELA 4** Sistema de Pontuação CLIF-OFs na insuficiência hepática crônica agudizada (IHCA)

Órgão/Sistema	1	2	3
Fígado (bilirrubina, mg/dL)	< 6	≥ 6,0 a < 12,0	≥ 12,0
Rim (creatinina, mg/dL)	< 2	≥ 2,0 a < 3,5	≥ 3,5
Cérebro (grau de EH)	Ausente	1-2	3-4*
Coagulação (RNI)	< 2,0	≥ 2,0 a < 2,5	≥ 2,5
Circulação (PAM, mmHg)	≥ 70	< 70	Vasopressores
Respiratório PaO_2/FiO_2 ou SaO_2/FiO_2	> 300 ou > 357	≤ 300 a > 200 ou > 214 a ≤ 357	≤ 200 ou ≤ 214*

Área em cinza indica critérios para falências orgânicas.
*Pacientes em ventilação mecânica por encefalopatia hepática pontuam como falência cerebral (3 pontos) e os demais pacientes em ventilação mecânica como falência respiratória (3 pontos).
EH: encefalopatia hepática; PAM: pressão arterial média; RNI: relação normalizada internacional.
Fonte: adaptada de Jalan et al., 2014.

> **TABELA 5**   Principais fatores predisponentes para insuficiência hepática crônica agudizada (IHCA)

Fatores hepáticos
Hepatite alcoólica
Hepatites virais (A, B, E)
Hepatotoxicidade
Trombose de veia porta
Hepatite isquêmica
Fatores extra-hepáticos
Infecção
Hemorragia
Cirurgia
Traumas

FATORES PRECIPITANTES

O fígado, por meio dos hepatócitos, é uma fonte importante de proteínas envolvidas no sistema imune inato e adaptativo, incluindo componentes do complemento e muitos receptores de reconhecimento de padrões (RRP). A cirrose corrompe a arquitetura e a organização celular do fígado e diminui a habilidade hepática para sintetizar proteínas. Dessa forma, o estado de imunodeficiência resultante se relaciona a um aumento no risco de infecções. De fato, as infecções são o fator precipitante mais frequentemente observado na IHCA, especialmente em paciente admitidos em serviços de emergência. A IHCA, especialmente quando secundária a infecções, está associada a uma intensa resposta inflamatória sistêmica que se relacionada a dano tecidual e falência orgânica.

Outros fatores precipitantes para falência orgânica na cirrose são exibidos na Tabela 5. Fatores hepáticos ou extra-hepáticos, além da infecção, podem levar à piora da doença hepática crônica com progressão para falência orgânica. Dessa forma, uma extensa avaliação tendo como alvo a identificação desses fatores predisponentes deve ser realizada em todo paciente portador de cirrose com uma rápida deterioração do seu estado clínico.

TRATAMENTO

Medidas gerais e controle dos fatores precipitantes

Até o momento não existem terapias específicas recomendadas para a IHCA, dessa forma, o suporte avançado para as disfunções orgânicas é fundamental no seu manejo. Os pacientes devem ser avaliados quanto à transferência para unidade de terapia intensiva (UTI) ou semi-intensiva e quanto à indicação de tratamentos específicos como terapia substitutiva renal, ventilação mecânica e uso de vasopressores. O manejo das complicações específicas da cirrose como a lesão renal aguda (LRA), hemorragia digestiva alta varicosa, encefalopatia hepática e infecções são abordados nos capítulos correspondentes.

As infecções bacterianas devem ser prontamente rastreadas, mesmo na ausência de sintomas característicos. Seu tratamento rápido e adequado é provavelmente a principal medida terapêutica para IHCA. Além disso, tratamentos para complicações como sangramento gastrointestinal, hepatite alcoólica e reativação de hepatite B são fundamentais.

Transplante hepático

Pacientes com IHCA devem ser avaliados quanto à transferência para serviço de transplante, pois este é o único tratamento definitivo para aqueles indivíduos que não respondem às medidas de suporte. No entanto, a IHCA não é considerada critério de priorização, e existem ainda dúvidas com relação ao momento ideal para a realização do transplante. Evidências recentes indicam que o transplante hepático em casos selecionados de IHCA avançada, além de viável, resulta em sobrevida favorável no longo prazo. A decisão sobre a realização ou não do transplante deve ser individualizada, tendo em vista as contraindicações formais já universalmente adotadas, o potencial de recuperação espontânea e a intensidade da instabilidade clínica no momento da avaliação.

PREVENÇÃO

A primeira medida preventiva contra IHCA é o controle da doença de base como forma de bloquear o avanço da cirrose para estágios mais avançados. Dessa forma, medidas como abstinência alcoólica, tratamento das hepatites virais crônicas e da hepatite autoimune podem ter papel importante na prevenção e no tratamento da descompensação.

Em segundo lugar, as medidas preventivas para os principais fatores precipitantes têm o potencial de evitar episódios de IHCA. A profilaxia de infecções nos casos de hemorragia digestiva alta, bem como a profilaxia primária e secundária da peritonite bacteriana espontânea (PBE), deve ser utilizada conforme as recomendações específicas. O rápido diagnóstico e o tratamento da lesão renal aguda no cirrótico, bem como o uso adequado de soluções de albumina para prevenção da disfunção circulatória pós-paracentese e disfunção renal relacionada à PBE, devem ser rotineiramente empregados. O uso de fármacos, fitoterápicos e chás deve ser evitado ou feito de forma cuidadosa em portadores de hepatopatias. Da mesma forma, pacientes cirróticos devem ser adequadamente avaliados antes de procedimentos cirúrgicos pelo risco de evolução para complicações no pós-operatório.

PROGNÓSTICO

Os diferentes critérios para diagnóstico de IHCA são robustas ferramentas prognósticas que podem auxiliar na individualização do tratamento. Ainda assim, a avaliação do prognóstico especificamente entre aqueles pacientes que preenchem critério para IHCA é de grande relevância clínica. Por isso, um escore prognóstico denominado CLIF-C ACLFs foi desenvolvido como ferramenta auxiliar capaz de estimar a mortalidade em 28, 90, 180 e 365 dias de pacientes com IHCA.

Uma ferramenta on-line para seu cálculo está disponível em http://www.clifresearch.com/ToolsCalculators.aspx.

O CLIF-C ACLFs apresentou desempenho superior ao do MELD e da Classificação de Child-Pugh na avaliação prognóstica e, como sugerido na Figura 1, pode ser utilizado na individualização da conduta nos casos de IHCA. Pacientes com IHCA 2 ou 3 e que apresentem CLIF-C ACLFs maior que 64 apresentam sobrevida em 180 dias inferior a 10% e podem ser considerados para medidas de suporte e cuidados paliativos caso não sejam candidatos ao transplante hepático. Esse fluxograma representa um guia geral, porém a decisão sobre a melhor abordagem de pacientes cirróticos com disfunção avançada de órgãos deverá ser individualizada considerando as peculiaridades do caso.

INSUFICIÊNCIA HEPÁTICA CRÔNICA AGUDIZADA 431

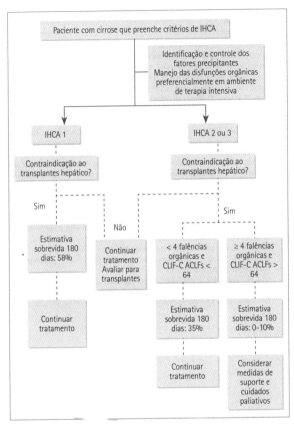

▷ **FIGURA 1** Algoritmo de tratamento da insuficiência hepática crônica agudizada.
Adaptado de Gustot et al., 2015.

BIBLIOGRAFIA

1. Albillos A, Lario M, Alvarez-Mon M. Cirrhosis-associated immune dysfunction: distinctive features and clinical relevance. J Hepatol. 2014;61(6):1385-96.
2. Artru F, Louvet A, Ruiz I, Levesque E, Labreuche J, Ursic-Bedoya J, et al. Liver transplantation in the most severely ill cirrhotic patients: A multicenter study in acute-on-chronic liver failure grade 3. J Hepatol. 2017;67(4):708-15.
3. Bajaj JS, O'Leary JG, Reddy KR, Wong F, Biggins SW, Patton H, et al. Survival in infection-related acute-on-chronic liver failure is defined by extrahepatic organ failures. Hepatology. 2014;60(1):250-6.
4. Fischer J, Silva TE, Soares ESPE, Colombo BS, Silva MC, Wildner LM, et al. From stable disease to acute-on-chronic liver failure: Circulating cytokines are related to prognosis in different stages of cirrhosis. Cytokine. 2017;91:162-9.
5. Jalan R, Saliba F, Pavesi M, Amoros A, Moreau R, Gines P, et al. Development and validation of a prognostic score to predict mortality in patients with acute-on-chronic liver failure. J Hepatol. 2014;61(5):1038-47.
6. Jalan R, Williams R. Acute-on-chronic liver failure: pathophysiological basis of therapeutic options. Blood Purification. 2002;20(3):252-61.
7. Moreau R, Jalan R, Gines P, Pavesi M, Angeli P, Cordoba J, et al. Acute-on-chronic liver failure is a distinct syndrome that develops in patients with acute decompensation of cirrhosis. Gastroenterology. 2013;144(7):1426-37.
8. Schiavon LL, Carvalho Filho RJ. Insuficiência hepática crônica agudizada. In: Ferraz ML, Silva AE, Schiavon JL (ed.). Manual de hepatologia para clínicos e residentes. São Paulo: Atheneu; 2018. p. 585-93.
9. Silva PE, Fayad L, Lazzarotto C, Ronsoni MF, Bazzo ML, Colombo BS, et al. Single-centre validation of the EASL-CLIF consortium definition of acute-on-chronic liver failure and CLIF-SOFA for prediction of mortality in cirrhosis. Liver Int. 2015;35(5):1516-23.

CAPÍTULO **38**

Lesão renal aguda na cirrose e síndrome hepatorrenal

Leonardo de Lucca Schiavon
Janaína Luz Narciso Schiavon

INTRODUÇÃO

Pacientes com cirrose hepática apresentam risco aumentado de disfunção renal, principalmente aqueles com doença descompensada e ascite refratária. Nesses pacientes, tanto a vasodilatação secundária à hipertensão portal como a inflamação sistêmica induzida por translocação bacteriana estão associadas à ativação de sistemas vasoconstritores (sistemas nervoso simpático, renina-angiotensina-aldosterona e arginina-vasopressina), com consequente vasoconstrição renal e aumento da susceptibilidade à lesão renal aguda (LRA).

A LRA na cirrose está associada a um prognóstico ruim, com mortalidade em 90 dias de 53% em um estudo recente realizado em hospital terciário da Região Sul do Brasil. Dessa forma, um manejo clínico adequado, especialmente nas primeiras horas de internação, é crucial na condução dos casos de LRA em portadores de cirrose hepática.

DEFINIÇÃO E DIAGNÓSTICO

A LRA na cirrose é definida de acordo com os critérios do Clube Internacional de Ascite (International Club of Ascites – ICA). Nesses critérios, LRA é definida como uma elevação da creatinina sérica ≥ 0,3 mg/dL em 48 horas ou ≥ 50% presumivelmente ocorrida nos últimos 7 dias. A LRA é ainda classificada em 3 estádios de acordo com a magnitude da elevação da creatinina:

- Estádio 1 – elevação $\geq$ 0,3 mg/dL ou entre 1,5 e 2 vezes o basal.
- Estádio 2 – elevação entre 2 e 3 vezes o basal.
- Estádio 3 – elevação maior que 3 vezes ou creatinina $\geq$ 4 mg/dL com uma elevação aguda $\geq$ 0,3 mg/dL ou início de diálise.

As definições e o estadiamento da LRA conforme o consenso do ICA são apresentados na Tabela 1.

$\triangleright$ **TABELA 1** Definições para diagnóstico de lesão renal aguda (LRA) conforme critérios do International Club of Ascites – ICA

Definição de LRA	Elevação da creatinina sérica $\geq$ 0,3 mg/dL em 48 h ou $\geq$ 50% do basal sábida ou presumivelmente ocorrida nos últimos 7 dias
Estadiamento da LRA	**Estádio 1:** ■ Elevação da creatinina $\geq$ 0,3 mg/dL ou ■ Elevação entre 1,5 e 2 vezes o basal **Estádio 2:** ■ Elevação entre 2 e 3 vezes o basal **Estádio 3:** ■ Elevação > 3 vezes ou ■ Creatinina $\geq$ 4 mg/dL com uma elevação aguda $\geq$ 0,3 mg/dL ou ■ Início de terapia de substituição renal
Creatinina basal	Valor obtido nos últimos 3 meses (usar a mais próxima da hospitalização) Em paciente sem valor prévio da creatinina, usar o valor da admissão
Progressão da LRA	Progressão para um estádio maior e/ou início de terapia de substituição renal
Regressão da LRA	Regressão para um estágio inferior
Resposta ao tratamento	**Ausente:** Sem regressão — **Parcial:** Regressão de estádio com redução da creatinina para valor ainda $\geq$ 0,3 mg/dL — **Completa:** Retorno da creatinina para um valor até 0,3 mg/dL acima do basal

Fonte: Angeli et al., 2015.

Mais recentemente foi proposta uma subdivisão do estádio 1 de acordo com o valor da creatinina final alcançado após a elevação aguda. Caso o paciente preencha critérios para LRA estádio 1, mas a creatinina final seja < 1,5 mg/dL, a LRA é classificada como 1a. Nos casos de creatinina final ≥ 1,5 mg/dL, a LRA é classificada como 1b. Tal modificação teve como base a observação de que pacientes com LRA e creatinina final acima de 1,5 mg/dL apresentavam pior evolução que aqueles com valores abaixo de 1,5 mg/dL, com maiores taxas de progressão da LRA, menor probabilidade de resolução e maior mortalidade.

A definição de LRA do *Kidney Disease Improving Global Outcomes (KDIGO) group* inclui também a avaliação do débito urinário, que na prática raramente é realizada de forma acurada no contexto do atendimento de urgência. Caso o paciente possua avaliação confiável da diurese, um débito inferior a 0,5 mL/kg/h durante 6 horas pode ser usado como critério para detecção precoce da LRA.

ABORDAGEM DA LESÃO RENAL AGUDA NA CIRROSE

A conduta inicial na LRA deve ser de acordo com o estádio (Figura 1). Pacientes com LRA estádio 1a devem ser inicialmente manejados por meio do controle dos fatores de risco (interrupção de drogas nefrotóxicas, vasodilatadores, betabloqueadores, anti-inflamatórios não hormonais, diuréticos e tratamento das infecções) e expansão volêmica (com cristaloides ou albumina) no caso de hipovolemia. Caso ocorra progressão da LRA estádio 1a ou a LRA seja estádio 1b, 2 ou 3, além das medidas anteriores, está recomendada expansão com albumina 1 g/kg/dia (máximo de 100 g) por 2 dias consecutivos. Essa conduta tem a finalidade de tratar a LRA pré-renal, que é a forma mais comum de LRA na cirrose, e permitir o diagnóstico diferencial da LRA.

FENÓTIPOS DA LESÃO RENAL AGUDA NA CIRROSE E CRITÉRIOS PARA DIAGNÓSTICO DA SÍNDROME HEPATORRENAL

Como mencionado anteriormente, a causa mais comum de LRA na cirrose é a pré-renal, que corresponde até a 86% dos casos no

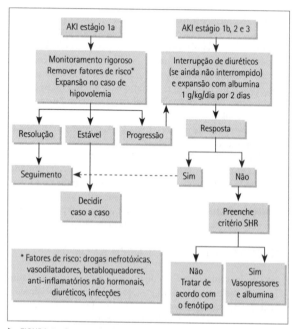

▷ **FIGURA 1** Proposta de abordagem da lesão renal aguda na cirrose.
SHR: síndrome hepatorrenal.

contexto de pacientes atendidos em unidades de emergência. Entre as causas renais intrínsecas, a mais comum é a necrose tubular aguda que pode representar até 30% dos casos dependendo do contexto clínico. A LRA de etiologia pós-renal e outras causas renais, como a nefrite intersticial e as doenças glomerulares e vasculares, devem ser consideradas em casos selecionados, ainda que representem uma pequena fração dos casos de LRA na cirrose.

A LRA do tipo síndrome hepatorrenal (SHR) é a segunda causa mais frequente de LRA na cirrose, sendo responsável por 14% dos casos em unidade de emergência. A patogênese da SHR inclui tanto alterações hemodinâmicas (vasoconstrição renal) como inflamatórias. Apesar de ser classicamente considerada uma disfunção renal meramente funcional, é provável que a SHR curse com graus variados de lesão estrutural renal, especialmente tubular. Embora a SHR possa ocorrer de forma espontânea, fatores precipitantes como infecções bacterianas (particularmente a peritonite bacteriana espontânea), hepatite alcoólica e paracenteses de grande volume sem reposição de albumina são frequentemente observados. Não existe biomarcador específico para a SHR, e os seus critérios diagnósticos visam avaliar o cenário típico para sua ocorrência e a exclusão de outras causas de LRA (Tabela 2). A fração da excreção de sódio (FENa) pode ser usada para corroborar o diagnóstico de SHR, sugerindo vasoconstrição renal. Valores de FENa < 0,2% são habitualmente observados nesses pacientes e FENa < 0,1% é altamente preditivo de SHR.

A lipocalina associada à gelatinase neutrofílica (NGAL) urinária tem sido estudada como marcador de lesão tubular renal. Valores de NGAL urinária acima de 220 µg/g de creatinina sugerem necrose tubular aguda. Ainda que esse biomarcador não esteja amplamente disponível para uso prático, ele parece representar uma ferramenta útil na caracterização da etiologia da LRA em portadores de cirrose.

▷ **TABELA 2** Critérios diagnósticos para síndrome hepatorrenal

Cirrose com ascite, insuficiência hepática aguda, insuficiência hepática crônica agudizada (ACLF)
LRA conforme critérios do ICA (Tabela 1)
Ausência de resposta completa ou parcial a pelo menos 2 dias de interrupção dos diuréticos e expansão com albumina (1 g/kg/dia, máximo 100 g/dia)
Ausência de choque
Ausência de tratamento atual ou recente com drogas nefrotóxicas

*Este critério não se aplica a casos com doença renal crônica preexistente (como nefropatia diabética ou hipertensiva).
Fonte: Angeli et al., 2019.

TRATAMENTO DA SÍNDROME HEPATORRENAL

A terapia médica da SHR se baseia no uso de vasoconstritores associados à albumina. O vasoconstritor mais estudado na SHR é a terlipressina, que é um análogo da vasopressina capaz de melhorar a função circulatória por causar vasoconstrição do território esplâncnico e elevar a pressão arterial. A terlipressina pode ser utilizada em *bolus*, na dose inicial de 1 mg EV a cada 4 ou 6 horas. Entretanto, a utilização dessa medicação na forma de infusão contínua, com dose inicial de 2 mg/dia permite uma utilização de dose total diária menor, reduzindo significativamente os efeitos colaterais. Caso não ocorra redução de, ao menos, 25% nos valores de creatinina em 2 dias, a dose da terlipressina deve ser aumentada progressivamente até o máximo de 12 mg/dia (dose máxima válida tanto para estratégia de infusão intermitente como contínua). A resposta é definida conforme os critérios apresentados na Tabela 1. A albumina deve ser administrada na dose de 1 g/kg no 1º dia e 20 a 40 g/dia subsequentemente. As contraindicações para uso da terlipressina incluem doenças cardiovasculares isquêmicas. Pacientes em tratamento devem ser cuidadosamente monitorados para as principais complicações que incluem arritmias, eventos isquêmicos (coronarianos, mesentéricos e digitais), além de congestão pulmonar. A ocorrência dos eventos adversos deve levar a ajustes de doses ou descontinuação das medicações, dependendo da gravidade. A congestão pulmonar é uma complicação frequentemente relacionada ao uso da albumina e que pode ser manejada com redução da dose e utilização de furosemida intravenosa de acordo com o caso, eventualmente sem a necessidade de interrupção do tratamento. A taxa de resposta com este esquema está entre 40 e 50%, e a interrupção por eventos adversos ocorre em cerca de 10% dos casos. A recorrência da SHR pode ocorrer e usualmente responde ao mesmo esquema terapêutico.

Outra opção terapêutica é o uso de noradrenalina em combinação com a albumina. A noradrenalina apresenta taxas de resposta semelhantes à terlipressina e está amplamente disponível. Sua principal desvantagem é o fato de necessitar de acesso venoso central e de unidade de terapia intensiva (UTI), o que eleva o seu custo e acaba sendo a opção menos atrativa na realidade brasileira. No entanto, a utilização de noradrenalina associada à albumina deve ser considerada sempre que a terlipressina não estiver disponível. Atrasos na indicação do tratamento enquanto aguarda-se compra da terlipressina ou transferência para outros hospitais são comumente observados e devem ser evitados. A dose inicial da noradrenalina é de 0,5 mg/h, com o objetivo de se atingir um incremento de 10 mmHg na pressão arterial média ou um débito urinário superior a 200 mL em 4 horas. Caso esses objetivos não sejam atingidos, a dose deve ser aumentada a cada 4 horas até a dose máxima de 3 mg/h. As doses de albumina seguem o mesmo esquema recomendado anteriormente para uso com a terlipressina.

O *shunt* portossistêmico transjugular intra-hepático (TIPS) mostrou melhora da função renal em pacientes com SHR tipo 1. No entanto, essa estratégia raramente é factível em razão das contraindicações ao TIPS comumente observadas entre os pacientes com SHR tipo 1.

TERAPIA RENAL SUBSTITUTIVA

A terapia renal substitutiva (TRS) deve ser considerada em todo paciente portador de cirrose com LRA, obedecendo a critérios de indicação semelhantes aos não cirróticos. A elegibilidade à TRS deve levar em consideração vários fatores que incluem a etiologia e as características da LRA, expectativa de transplante hepático, presença de comorbidades, opção do paciente e seus familiares, entre outros. Pacientes portadores de cirrose com LRA em TRS prolongada (acima de 6 a 8 semanas) devem ser considerados para transplante duplo de rim e fígado.

CONCLUSÕES

Pacientes com cirrose e SHR apresentam elevada mortalidade no curto e médio prazo, mesmo após a reversão da SHR com uso de vasoconstritores associados à albumina. Por isso, o transplante hepático é considerado o tratamento definitivo para esses pacientes, e a reversão da SHR pré-transplante parece melhorar o prognóstico no pós-transplante, reforçando a importância da abordagem adequada dos portadores de cirrose com LRA.

BIBLIOGRAFIA

1. Angeli P, Garcia-Tsao G, Nadim MK, Parikh CR. News in pathophysiology, definition and classification of hepatorenal syndrome: A step beyond the International Club of Ascites (ICA) consensus document. J Hepatol. 2019;71(4):811-22.
2. Angeli P, Gines P, Wong F, Bernardi M, Boyer TD, Gerbes A, et al. Diagnosis and management of acute kidney injury in patients with cirrhosis: revised consensus recommendations of the International Club of Ascites. Gut. 2015;64(4):531-7.
3. Bansho ETO, Silva PES, Colombo BS, Wildner LM, Bazzo ML, Dantas-Correa EB, et al. Prognostic significance of the new criteria for acute kidney injury in cirrhosis. Ann Hepatol. 2018;17(3):461-9.
4. Cavallin M, Piano S, Romano A, Fasolato S, Frigo AC, Benetti G, et al. Terlipressin given by continuous intravenous infusion versus intravenous boluses in the treatment of hepatorenal syndrome: A randomized controlled study. Hepatology. 2016;63(3):983-92.
5. Dundar HZ, Yilmazlar T. Management of hepatorenal syndrome. World J Nephrol. 2015;4(2):277-86.
6. European Association for the Study of the Liver. EASL clinical practice guidelines on the management of ascites, spontaneous bacterial peritonitis, and hepatorenal syndrome in cirrhosis. J Hepatology. 2010;53(3):397-417.
7. European Association for the Study of the Liver. EASL Clinical Practice Guidelines for the management of patients with decompensated cirrhosis. J Hepatol. 2018;69(2):406-60.
8. Francoz C, Nadim MK, Durand F. Kidney biomarkers in cirrhosis. J Hepatol. 2016;65(4):809-24.
9. Huelin P, Piano S, Sola E, Stanco M, Sole C, Moreira R, et al. Validation of a staging system for acute kidney injury in patients with cirrhosis and association with acute-on-chronic liver failure. Clin Gastroenterol Hepatol. 2017;15(3):438-45.
10. Mattos AZ, Mattos AA, Ribeiro RA. Terlipressin versus noradrenaline for hepatorenal syndrome. Economic evaluation under the perspective of the Brazilian public health system. Arq Gastroenterol. 2016;53(2):123-6.
11. Nassar Junior AP, Farias AQ, LA DA, Carrilho FJ, Malbouisson LM. Terlipressin versus norepinephrine in the treatment of hepatorenal syndrome: a systematic review and meta-analysis. PloS One. 2014;9(9):e107466.
12. Piano S, Rosi S, Maresio G, Fasolato S, Cavallin M, Romano A, et al. Evaluation of the acute kidney injury network criteria in hospitalized patients with cirrhosis and ascites. J Hepatol. 2013;59(3):482-9.
13. Restuccia T, Ortega R, Guevara M, Gines P, Alessandria C, Ozdogan O, et al. Effects of treatment of hepatorenal syndrome before transplantation on posttransplantation outcome. A case-control study. J Hepatol. 2004;40(1):140-6.
14. Russ KB, Stevens TM, Singal AK. Acute kidney injury in patients with cirrhosis. J Clin Transl Hepatol. 2015;3(3):195-204.

15. Singh V, Ghosh S, Singh B, Kumar P, Sharma N, Bhalla A, et al. Noradrenaline vs. terlipressin in the treatment of hepatorenal syndrome: a randomized study. J Hepatol. 2012;56(6):1293-8.
16. Terra C, Mattos AZ, Pereira G, Farias AQ, Kondo M, Mattos AA, et al. Recommendations of the Brazilian Society of Hepatology for the Management of Acute Kidney Injury in Patients with Cirrhosis. Arq Gastroenterol. 2018;55(3):314-20.

CAPÍTULO **39**

Pancreatite aguda

Júlio Maria Fonseca Chebli
Carlos Henrique Teixeira Cordeiro
Gabriel Lopardi Passos

INTRODUÇÃO

A pancreatite aguda (PA) é uma condição inflamatória do pâncreas, levando a autodigestão glandular, com resposta inflamatória sistêmica (SIRS) e disfunção orgânica em graus variáveis. As principais causas de PA são a coledocolitíase e o álcool, correspondendo a até 80% dos casos, com incidência crescente em razão do aumento da expectativa de vida e epidemia de obesidade associados a maior propensão à colecistopatia litiásica. Outras causas de PA incluem medicamentos, neoplasias sólidas e císticas do pâncreas, hipertrigliceridemia (> 1.000 mg/dL), pós-colangiopancreatografia retrógrada endoscópica (CPRE), trauma, entre outras. O curso clínico é variável e amplo, podendo ocorrer desde formas leves e transitórias (80% dos casos) até formas graves associadas à necrose do órgão. A mortalidade geral associada à PA gira em torno de 5%, chegando a até 30% na pancreatite necrosante.

DIAGNÓSTICO

O diagnóstico de PA é definido pela presença de 2 dos 3 critérios a seguir:

1. Dor abdominal característica de PA – em andar superior do abdome, de moderada a forte intensidade, em crescendo e contínua, pode irradiar para o dorso, o ombro, o tórax ou os hipocôndrios.

2. Níveis séricos de amilase ou lipase ≥ 3 vezes o limite superior da normalidade.
3. Alterações características de PA na tomografia abdominal ou na ressonância magnética.

Outros sinais e sintomas, embora não sejam necessários para o diagnóstico, podem estar presentes: náuseas, vômitos, icterícia (etiologia biliar), febre, entre outros.

A amilase sérica eleva-se 4 a 12 horas após o início do processo inflamatório e mantém-se elevada por cerca de 3 a 5 dias. A lipase sérica apresenta sensibilidade de 85 a 100% para o diagnóstico de PA e especificidade superior à amilase sérica, além de apresentar meia-vida mais longa, o que permite o diagnóstico tardio, após o 5° dia do início da dor abdominal. O grau de elevação dessas enzimas não apresenta correlação com a gravidade, e a normalização não indica, necessariamente, sinal de resolução da doença. A amilase e a lipase podem estar normais em pacientes com PA causada por hipertrigliceridemia e naqueles com pancreatite crônica mais avançada.

A tomografia computadorizada (TC) de abdome com contraste é o exame de imagem de escolha para avaliação do pâncreas, mas tem indicações restritas na PA (Tabela 1). A ressonância magnética (RM) de abdome não apresenta superioridade em relação à TC, podendo ser utilizada em casos em que a TC for contraindicada, na diferenciação entre coleções fluídicas e áreas de necrose e na detecção de cálculos de colédoco (colangiografia por RM).

▷ **TABELA 1**   Indicações da tomografia computadorizada na pancreatite aguda (PA)

Pacientes cujo diagnóstico clínico de PA é duvidoso (na admissão)
Pacientes apresentando deterioração clínica após 72 h, a despeito do tratamento conservador
Pacientes com PA de resolução muito lenta
Pacientes com suspeita de complicações locais da PA
Pacientes nos quais, após a avaliação inicial, não se define a etiologia da PA

A ultrassonografia (USG) de abdome apresenta limitações na visualização do pâncreas na PA, tendo em vista que o órgão é retroperitoneal e a distensão gasosa é frequente. Seu principal papel consiste na investigação da etiologia biliar ao evidenciar a presença de cálculo ou dilatação do ducto biliar comum.

A diferenciação entre a etiologia alcoólica ou biliar tem uma importante conotação terapêutica. A elevação da alanino-aminotransferase (ALT) acima de 3 vezes o limite superior da normalidade nas primeiras 48 horas do início do quadro apresenta boa correlação com etiologia biliar.

Estabelecido o diagnóstico de PA, é de suma importância predizer precocemente a ocorrência de PA grave e identificar os casos com maior risco de complicação, para adotar medidas terapêuticas rápidas e melhorar o desfecho clínico.

A Classificação de Atlanta Revisada (2012) é um sistema clínico amplamente utilizado e estratifica o episódio de PA como leve, moderado ou grave (Tabela 2). As PA moderadas e graves são definidas pela presença de complicações sistêmicas, locais ou ambas. As complicações sistêmicas incluem insuficiência de um órgão ou sistema, ou exacerbação de uma disfunção preexistente (por exemplo, doença pulmonar obstrutiva crônica, insuficiência cardíaca ou doença hepática). As complicações locais compreendem coleções líquidas peripancreáticas, pseudocistos e necrose pancreática e peripancreática, estéril ou infectada. Nesse sistema de classificação, a falência orgânica persistente por mais de 48 horas é o principal determinante de um desfecho desfavorável.

▷ TABELA 2 Classificação de gravidade da pancreatite aguda (PA)

PA leve	Ausência de insuficiência orgânica Ausência de complicações locais ou sistêmicas
PA moderada	Presença de insuficiência orgânica transitória (resolve-se dentro de 48 h) e/ou complicações locais ou sistêmicas sem insuficiência orgânica persistente
PA grave	Presença de insuficiência orgânica persistente (por mais de 48 h)

Vários dados clínicos, exames laboratoriais e achados radiológicos podem predizer a ocorrência de PA grave precocemente (Tabela 3). A identificação desses fatores preditivos de gravidade no momento da admissão pode auxiliar a decisão clínica e guiar o tratamento mais apropriado.

▷ **TABELA 3** Fatores a serem considerados para predição de pancreatite aguda grave dentro de 48 h da admissão hospitalar

Características do paciente	Idade > 55 anos Obesidade (IMC > 30 kg/m²) Estado mental alterado Comorbidade grave subjacente
Presença de SIRS 2 ou mais dos seguintes critérios presentes	Frequência cardíaca > 90 bpm Frequência respiratória > 20 ou PaCO$_2$ < 32 mmHg Temperatura > 38°C ou < 36°C Leucometria total > 12.000 ou < 4.000 ou bastonemia > 10%
Achados laboratoriais	Nitrogênio ureico sanguíneo > 20 mg/dL ou em ascensão Hematócrito > 44% ou em ascensão Creatinina sérica aumentada (> 1,8 mg/dL) Proteína C-reativa > 150 mg/dL
Achados radiológicos	Derrame pleural Coleções extrapancreáticas múltiplas ou extensas

IMC: índice de massa corporal; SIRS: síndrome da resposta inflamatória sistêmica.

O escore clínico de HAPS (*Harmless Acute Pancreatitis Score*) é simples e muito útil para a rápida estratificação inicial da PA não grave no pronto atendimento, identificando corretamente um curso de PA leve na maioria dos pacientes. É composto de três parâmetros:

- Ausência de descompressão brusca dolorosa ou de defesa à palpação abdominal.
- Hematócrito normal (≤ 43% para homens e ≤ 39,6% para mulheres).
- Creatinina normal (≤ 2 mg/dL).

TRATAMENTO

O tratamento inicial da PA baseia-se em reposição volêmica, analgesia, suporte nutricional e correção de distúrbios metabólicos ou hidroeletrolíticos. Pacientes com PA leve podem ser conduzidos em leitos de enfermaria, enquanto aqueles com PA grave e maior risco de complicação, em unidades de terapia intensiva.

A hidratação venosa vigorosa é mais importante nas primeiras 12 a 24 horas após o início dos sintomas, sendo de pouco valor para alterar o curso da pancreatite após esse período. Inicialmente, recomenda-se a administração endovenosa de 250 a 500 mL de solução cristaloide por hora (ou 3 mL/kg/h), exceto nos casos em que haja comorbidades cardiovasculares que contraindiquem essa hidratação vigorosa (insuficiência cardíaca, doença renal crônica etc.). Pacientes com hipovolemia mais grave (hipotensão, taquicardia) podem necessitar de reposição volêmica mais rápida. Avaliações frequentes nas primeiras 6 horas e nas próximas 24 a 48 horas devem ser realizadas, visando manter uma perfusão orgânica adequada e evitar sobrecarga volêmica. As metas da reposição volêmica incluem reduzir a taquicardia, manter a pressão arterial média (PAM) entre 65 e 90 mmHg, pressão venosa central (PVC) entre 8 e 12 mmHg, débito urinário maior que 0,5 mL/kg/h, reduzir a ureia, normalizar a creatinina e manter o hematócrito em torno de 35%. A reposição volêmica com Ringer lactato é preferível, pois foi associada com menor ocorrência de SIRS e tendência a menor mortalidade quando comparada à reposição com soro fisiológico. A administração de coloides não é recomendada rotineiramente.

A dor abdominal é o principal sintoma da PA, sendo essencial uma analgesia adequada. Utilizam-se desde analgésicos não narcóticos até os derivados opioides, com preferência para o tramadol. Na presença de dor abdominal intensa refratária à administração de narcóticos, a analgesia por cateter peridural controlada pelo paciente pode ser utilizada. Alcançado o controle álgico, deve-se rapidamente iniciar o desmame dos opioides para minimizar a chance de dependência.

A alimentação precoce (oral ou enteral) apresenta várias vantagens: não exacerba a inflamação pancreática, mantém a integridade da barreira mucosa intestinal, diminui a translocação bacteriana, reduz o risco de necrose pancreática infectada e de outras complicações infecciosas. Nos casos de PA leve a moderada, a alimentação oral deve ser reiniciada em até 72 horas do início do quadro, não sendo necessário aguardar a resolução completa da dor nem a normalização das enzimas pancreáticas. Caso a dieta oral não seja tolerada, a nutrição enteral com sonda nasogástrica ou nasojejunal deve ser iniciada, não havendo vantagens do uso da sonda nasojejunal em relação à nasogástrica. Nos casos de PA grave, em razão do grande estresse catabólico e rápida deterioração nutricional, recomenda-se iniciar a nutrição enteral nas primeiras 48 horas, não sendo necessária uma formulação dietética específica. Caso a dieta enteral não seja tolerada (íleo paralítico prolongado) ou não forneça suprimento proteico-calórico adequado, a nutrição parenteral deve ser associada. A estratégia nutricional pode sofrer rápidas mudanças, sendo importante uma supervisão atenta a fim de promover um melhor desfecho clínico.

A antibioticoterapia profilática não é recomendada na PA, a menos que haja suspeita ou confirmação de infecção. Recomendações para o uso de antibióticos na PA incluem a ocorrência de necrose pancreática infectada e a PA biliar associada a colecistite ou colangite aguda. A infecção da necrose pancreática geralmente ocorre após o 10º dia de evolução e é sugerida pela piora clínica ou persistência de falência orgânica a despeito das medidas terapêuticas adequadas, podendo ser sugerida pela TC evidenciando gás na coleção necrótica e/ou presença de sinais clínicos sugestivos de infecção. A escolha do esquema antibiótico deve basear-se na sua capacidade de penetração pancreática e nos principais agentes etiológicos, sendo os carbapenêmicos ou a associação de ciprofloxacina (ou cefalosporina de amplo espectro) com metronidazol as melhores opções.

Intervenção cirúrgica nas fases precoces da PA grave pode agravar a cascata inflamatória e resultar em aumento da mortalidade, sendo indicada apenas em casos restritos. A necrose pancreática não infectada não necessita de abordagem cirúrgica, exceto nos casos de dor abdominal persistente e refratária, ou de compressão extrínseca do estômago ou duodeno, causando obstrução intestinal; deve-se aguardar pelo menos 4 semanas de evolução do quadro para melhor delimitação e organização da necrose. Nos pacientes com necrose infectada evoluindo com deterioração clínica a despeito da antibioticoterapia, recomenda-se associar intervenção radiológica (drenagem percutânea) ou tratamento minimamente invasivo. Técnicas minimamente invasivas, endoscópicas ou cirúrgicas (técnicas laparoscópicas e incisões menores), apresentam o mesmo sucesso e menor morbidade que a abordagem cirúrgica clássica no tratamento da necrose infectada.

Nos casos de PA biliar, a realização de CPRE de urgência não apresenta impacto sobre as taxas de mortalidade, de insuficiência orgânica e de necrose infectada. Sua indicação de urgência está bem estabelecida quando associada à colangite, devendo ser realizada dentro de 24 horas (Figura 1). A realização de colecistectomia na mesma internação diminui a incidência de complicações relacionadas ao cálculo e reduz a chance de recorrência da PA biliar. Nos casos de PA alcoólica, o aconselhamento durante a internação visando abstenção do álcool deve ser realizado com a intenção de minimizar o risco de recorrência da pancreatite alcoólica.

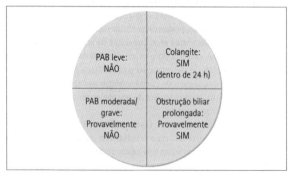

▷ **FIGURA 1** Indicações de urgência (dentro de 72 h) da colangiopancreatografia endoscópica com papilotomia na pancreatite aguda biliar (PAB).

BIBLIOGRAFIA

1. Bruno MJ; Dutch Pancreatitis Study Group. Improving the outcome of acute pancreatitis. Dig Dis. 2016;34(5):540-5.
2. Chebli JMF, Chebli LA, Ricci Júnior JER, et al. Abordagem moderna da pancreatite aguda. Revista Eletrônica Acervo Saúde. 2014;6(2):683-95.
3. Forsmark CE, Baillie J. AGA Institute technical review on acute pancreatitis. Gastroenterology. 2007;132(5):2022-44.
4. Formasmark CE, Vegas SS, Wilcox CM. Acute pancreatitis. N Engl J Med. 2016;375:1972-81.
5. Gravante G, Garcea G, Ong SL, Metcalfe MS, Berry DP, Lloyd DM, Dennison AR, et al. Prediction of mortality in acute pancreatitis: a systematic review of the published evidence. Pancreatology. 2009;9(5):601-14.
6. Tenner S, Baillie J, DeWitt J, Vege SS; American College of Gastroenterology. American College of Gastroenterology guideline: management of acute pancreatitis. Am J Gastroenterol. 2013;108(9):1400-15.
7. Vege SS, DiMagno MJ, Forsmark CE, Martel M, Barkun AN. Initial medical treatment of acute pancreatitis: American Gastroenterology Association Institute Review. Gastroenterology. 2018;154(4):1103-39.

CAPÍTULO **40**

Peritonite bacteriana espontânea e infecções bacterianas na cirrose

Roberto José de Carvalho Filho
Ana Cristina de Castro Amaral

INTRODUÇÃO

Infecções bacterianas (IB) são muito comuns em portadores de cirrose e representam uma das principais causas de hospitalização, sendo a maior causa de morbidade e mortalidade nestes pacientes. São diagnosticadas em 20 a 50% na admissão e em até 20% durante a hospitalização, incidência 4 a 5 vezes maior que a observada na população geral. Cerca de 50% das IB em cirróticos são assintomáticas, e a taxa de mortalidade é de até 40%.

As IB em portadores de cirrose podem ser classificadas em três tipos:

- Infecções comunitárias (IC; ~30% dos casos): quando o diagnóstico é feito na admissão ou durante as primeiras 48 horas de hospitalização.
- Infecções relacionadas a cuidados de saúde (ICS; ~30% dos casos): quando o diagnóstico é feito na admissão ou durante as primeiras 48 horas de hospitalização, mas com história de contato prévio com ambiente hospitalar (hospitalização por, pelo menos, 2 dias nos últimos 90 a 180 dias, institucionalização ou terapia hemodialítica crônica).
- Infecções nosocomiais (IN; 35-40% dos casos): quando o diagnóstico é feito após 48 horas de hospitalização.

Segundo Piano e Angeli, as IB mais comuns são infecção do trato urinário (ITU, 23-41%), peritonite bacteriana espontânea

(PBE, 20-35%), broncopneumonia (BCP, 8-14%), bacteremia espontânea (BE, 8-21%) e infecções cutâneas ou de partes moles (ICPM, 6-13%). Os microrganismos mais comumente isolados variam conforme o foco infeccioso, com predomínio de bactérias Gram-positivas nas BCP, BE e ICPM (*Staphylococcus* sp., *Streptococcus* sp. e *Enterococcus* spp.) e de enterobactérias Gram-negativas nas PBE (*Escherichia coli*, *Klebsiella* spp., *Enterobacter* spp. e *Pseudomonas* spp.).

Vários estudos de diferentes áreas geográficas têm relatado aumento da incidência de IB causadas por bactérias multirresistentes (MR) na população geral e entre portadores de cirrose. O local de aquisição de infecção determina o risco de infecção bacteriana MR, com taxas mais elevadas em IN e em ICS, quando comparadas às observadas em IC. De acordo com Piano et al., o padrão epidemiológico de bactérias MR difere sobremaneira entre as áreas geográficas e até mesmo entre os hospitais.

Os fatores de risco mais relevantes para a aquisição de IB são: escore de Child-Pugh alto, hemorragia varicosa, concentração proteica < 1,5 g/dL no líquido ascítico e história de PBE prévia.

FISIOPATOGENIA

Vários são os fatores que concorrem para maior risco de desenvolvimento de IB em portadores de cirrose, destacando-se:

- Sobrecrescimento bacteriano intestinal e disbiose.
- Aumento da permeabilidade intestinal e translocação bacteriana.
- Imunoparesia e hiper-resposta inflamatória.

Hipomotilidade do intestino delgado, redução da concentração intestinal de ácidos biliares e atividade adrenérgica aumentada resultam em sobrecrescimento bacteriano em portadores de cirrose. Além disso, segundo Albillos et al., nesses indivíduos, há aumento da permeabilidade intestinal e facilitação da translocação bacteriana em decorrência da disfunção das junções intercelulares entre os enterócitos (*tigh junctions*) e da redução na secreção intestinal de IgA e de peptídeos antimicrobianos. Por fim, a disfunção do clareamento bacteriano mediado por complemento, a redução da expressão do HLA-DR, a disfunção qualitativa dos neutrófilos e certos polimorfismos nos genes NOD2 e TLR que ocasionam prejuízo da fagocitose bacteriana contribuem para a imunoparesia típica dos cirróticos. Além disso, de acordo com Peng et al., a deficiência de *feedback* negativo na via *toll-like receptor* tipo 4 (TLR-4) resulta em excessiva liberação de citocinas pró-inflamatórias em resposta às endotoxinas bacterianas, tais como o fator de necrose tumoral alfa e a interleucina-6, as quais predispõem ao rápido desenvolvimento de sepse e insuficiências orgânicas. Clària et al. constataram que as lipopolissacárides originários de bactérias Gram-negativas e lipoproteínas triaciladas derivadas de bactérias Gram-positivas, substâncias chamadas em conjunto de padrões moleculares associados a patógenos (PAMPs), são reconhecidas por receptores específicos (TLR-4 e TLR-2, respectivamente) que desencadeiam a liberação de diversas substâncias pró-inflamatórias que resultam em dano tecidual e diversas insuficiências orgânicas.

DIAGNÓSTICO

A apresentação e o curso inicial das IB em pacientes com cirrose podem ser sutis e inespecíficos, tornando fundamental um alto índice de suspeita. Na verdade, nas fases iniciais das IB, cirróticos podem estar completamente assintomáticos ou apresentar combinações variadas de indícios inespecíficos, tais como encefalopatia, lesão renal aguda (LRA), elevação das bilirrubinas, leucocitose relativa (em relação à leucometria global habitual), piora da plaquetopenia e hipertermia. O diagnóstico e a antibioticoterapia precoces são fundamentais para o prognóstico das IB em cirróticos. A conduta expectante e a espera pelo aparecimento de indícios clássicos de processo infeccioso podem resultar em rápida evolução para choque séptico e êxito fatal. A presença de mais de um foco infeccioso é comum em portadores de cirrose. Assim, todos os pacientes hospitalizados com cirrose descompensada devem ser considerados potencialmente infectados, e um rastreamento infeccioso amplo deve ser realizado à admissão e em caso de deterioração clínica desses indivíduos durante a hospitalização, com o objetivo de detectar e tratar precocemente a IB:

- Exame clínico detalhado: complementar anamnese com familiares e realizar exame físico minucioso, incluindo avaliação de cavidade oral, procura por infecções de partes moles e exame neurológico.
- Ultrassonografia de abdome: para identificar ascite de pequeno volume e possibilitar paracentese diagnóstica.
- Paracentese diagnóstica: solicitar celularidade total e diferencial, proteínas totais, albumina e cultura do líquido ascítico (inoculação imediata em frasco de hemocultura, à beira do leito).
- Toracocentese diagnóstica (se hidrotórax hepático presente): indicada em a) pacientes sem ascite (ou ascite mínima), b) indivíduos com ascite sem PBE e com suspeita de empiema bacteriano espontâneo, e c) na presença de hidrotórax à esquerda. Solicitar celularidade total e diferencial, proteínas totais, albumina, desidrogenase lática (DHL), pH, bacterioscopia com coloração de Gram e cultura do líquido ascítico (inoculação imediata em frasco de hemocultura, à beira do leito).
- Exames laboratoriais: hemograma e hemoculturas (pelo menos duas), análise urinária (urina tipo I ou EAS) e urocultura.
- Radiografia de tórax ou tomografia computadorizada de tórax sem contraste intravenoso (particularmente indicada na suspeita de aspergilose invasiva pulmonar).
- Outros exames complementares de indicação seletiva: *swabs* (nasal, orofaringe, traqueal e/ou retal); bacterioscopia e cultura de secreções; bacterioscopia e cultura de escarro, de aspirado traqueal ou de lavado broncoalveolar; pesquisa de *Clostridioides difficile* (identificação das toxinas A e B, detecção genômica por técnica de reação em cadeia da polimerase [PCR] e/ou por retossigmoidoscopia); 1,3-beta D glucano e galactomanana (infecções fúngicas invasivas); punção liquórica; etc.

Deve-se ressaltar que a avaliação de alguns parâmetros clínicos e laboratoriais pode estar prejudicada nos pacientes com cirrose:

- Critérios diagnósticos da síndrome de resposta inflamatória sistêmica (SRIS) em cirróticos descompensados são pouco sensíveis (57-70%) e pouco específicos (10-30%) para o diagnóstico de IB. Isso se deve à presença de vários fatores de confusão, tais como encefalopatia hepática (que pode cursar com taquipneia e taquicardia), ascite volumosa (que pode induzir taquipneia por expansibilidade pulmonar reduzida), uso de betabloqueador (que pode impedir a identificação de taquicardia) e hiperesplenismo (que pode falsear a contagem de leucócitos). Entretanto, relacionada ou não à IB, a presença de SRIS é importante fator preditor de má evolução em cirróticos descompensados e pode ser usada para identificar pacientes sob risco aumentado de desenvolvimento de insuficiências orgânicas. Além disso, a SRIS se associa à maior mortalidade em indivíduos com insuficiência hepática crônica agudizada (equivalente à sigla em inglês *ACLF, acute-on-chronic liver failure*; ver capítulo específico).

- A proteína C-reativa (PCR) e a procalcitonina (PCT), marcadores infecciosos úteis na população geral, possuem acurácia satisfatória em portadores de cirrose, mas não devem ser usados isoladamente para decisões terapêuticas, já que resultados falso-positivos e falso-negativos podem ocorrer (particularmente em pacientes Child-Pugh C). Para Piano et al. (2020), embora diferentes pontos de corte tenham sido propostos, níveis de PCR ≥ 10 mg/L e níveis de PCT ≥ 0,5 ng/mL parecem ser mais acurados para o diagnóstico de IB em cirróticos.

TRATAMENTO

Medidas gerais

O manejo terapêutico das infecções bacterianas em portadores de cirrose envolve a realização de exame clínico detalhado (incluindo rápida avaliação de gravidade global e identificação de hipotensão e de hipoperfusão tecidual), exames complementares laboratoriais (rastreamento infeccioso, testes hepáticos, função renal e eletrólitos), suporte nutricional adequado (30-40 kcal/kg de peso ideal e a ingestão proteica diária deve ser de 1,2-1,5 g/kg de peso ideal), estabilização hemodinâmica e tratamento adequado de complicações comuns, tais como encefalopatia hepática, ascite e hemorragia varicosa. Pacientes com critérios Sepsis-3 ou qSOFA ≥ 2 apresentam prognóstico ruim e devem ser transferidos para unidade de terapia intensiva (UTI) (Figura 1).

Antibioticoterapia

O prognóstico de cirróticos com IB é dependente não somente do grau de insuficiência hepática, do sítio infeccioso, da gravidade e da origem da IB (IC, ICS ou IN), mas também da identificação precoce e da pronta administração de antimicrobianos. Assim, a antibioticoterapia IV deve ser iniciada ao diagnóstico de infecção bacteriana em pacientes cirróticos, o mais precocemente

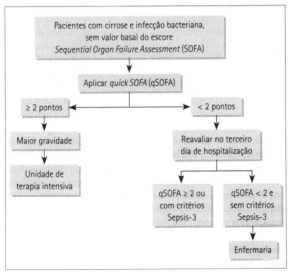

▷ **FIGURA 1** Estratificação de risco para pacientes com cirrose e infecções bacterianas, na ausência de valor basal para o escore Sequential Organ Failure Assessment (SOFA), conforme sugerido por Schiavon e colaboradores.

possível, pois esses indivíduos evoluem rapidamente para quadros graves. Na presença de sepse, os antimicrobianos devem ser idealmente iniciados em até uma hora da admissão, logo após a coleta das culturas. Na ausência de identificação da(s) bactéria(s) envolvida(s), a escolha do esquema antimicrobiano empírico deve ser baseada nos seguintes parâmetros:

- Sítio e gravidade da IB.
- Origem da IB (IC, ICS ou IN).
- História de colonização ou infecção recente por bactéria MR.
- Perfil microbiológico local.

Sempre que possível, a antibioticoterapia deve ser ajustada conforme os resultados das culturas e dos testes de sensibilidade antimicrobiana. A administração de terapia inadequada está associada a um aumento da mortalidade.

> Segundo Jalan et al., é importante destacar que há maior frequência de infecções por bactérias MR em cirróticos (especialmente nas ICS e IN), as quais exibem pior prognóstico, principalmente nos casos de não resposta à antibioticoterapia empírica inicial.

Nos pacientes sob profilaxia com quinolona oral, há maior risco de infecção por cocos Gram-positivos (CGP, especialmente *Staphylococcus aureus*) e bacilos Gram-negativos (BGN) quinolona-resistentes. A prevalência de BGN resistentes às cefalosporinas é baixa nas IB comunitárias, mesmo em indivíduos sob profilaxia prolongada com norfloxacina. Entretanto, IB nosocomiais por *Staphylococcus aureus* meticilino-resistente (MRSA), enterococos resistentes à vancomicina (VRE), enterobactérias produtoras de betalactamase de espectro estendido (ESBL) e bactérias produtoras de carbapenemase (KPC) têm apresentado incidências crescentes em nosso meio.

A Tabela 1 mostra as opções para antibioticoterapia empírica nas principais IB em cirróticos. Aminoglicosídeos devem ser evitados, pelo alto risco associado de LRA. A duração da antibioticoterapia deve ser individualizada, considerando-se o tipo e a gravidade do processo infeccioso, bem como o grau de insuficiência hepática e a resposta à terapia.

▷ **TABELA 1** Antibioticoterapia empírica para as principais infecções bacterianas em portadores de cirrose

Tipo de infecção	Bactérias mais comuns	Origem da infecção	Antibioticoterapia*	
Peritonite bacteriana espontânea, empiema espontâneo e bacteremia espontânea	*Escherichia coli Klebsiella pneumoniae Enterobacter* spp. *Streptococcus* spp. *Streptococcus viridans*	IC	Ceftriaxona ou cefotaxima ou amoxicilina/clavulanato	
	Agentes anteriores e *Enterobacteriaceae* ESBL *Staphylococcus aureus* MRSA	IN[1]	Piperacilina/tazobactam[2] ou meropenem[3] ± glicopeptídeo[4]	
Peritonite bacteriana secundária	Polimicrobiana, incluindo anaeróbios	IN ou ICS	Ceftazidima + metronidazol ou amoxicilina/clavulanato ou piperacilina/tazobactam[2] ou meropenem ± glicopeptídeo	
Infecções do trato urinário	*Escherichia coli Klebsiella pneumoniae Enterococcus faecalis Enterococcus faecium*[5]	IC	Não complicada	Ciprofloxacino ou SMZ/TMP
			Sepse	Ceftriaxona ou cefotaxima ou amoxicilina/clavulanato
	Agentes anteriores e *Enterobacteriaceae* ESBL[5]	IN ou ICS	Não complicada	Nitrofurantoína ou fosfomicina
			Sepse	Piperacilina/tazobactam[7] ou meropenem[3] + glicopeptídeo[4]

(continua)

458 GUIA DE MEDICINA DE URGÊNCIA

▷ **TABELA 1** Antibioticoterapia empírica para as principais infecções bacterianas em portadores de cirrose (*continuação*)

Tipo de infecção	Bactérias mais comuns	Origem da infecção	Antibioticoterapia*		
Pneumonia	*Streptococcus pneumoniae* *Staphylococcus aureus* *Klebsiella pneumoniae* *Escherichia coli* *Legionella* spp.	IC	Levofloxacino ou moxifloxacino ou ceftriaxona + macrolídeo ou amoxicilina/ clavulanato + macrolídeo		
	Agentes anteriores e *Pseudomonas aeruginosa* *Enterobacteriaceae ESBL*[6]	IN ou ICS	Piperacilina/tazobactam[2] ou meropenem[3] ou ceftazidima[7] + ciprofloxacino		
			± Glicopeptídeo[8]		
Infecção de partes moles[9]	*Staphylococcus aureus* *Streptococcus pyogenes*	IC	Leves	Cefalexina ou cefadroxil ou doxiciclina ou clindamicina VO	
			Moderadas	Cefazolina ou clindamicina IV ou oxacilina ± ceftriaxona	
	Agentes anteriores e *Enterococcus faecalis* *Escherichia coli* *Pseudomonas aeruginosa* *Enterobacter cloacae*[10]	IN[1] ou IC graves	Vancomicina + piperacilina/ tazobactam[2] ou glicopeptídeo[4] ± ceftazidima ou cefepima[7]		

(*continua*)

PERITONITE BACTERIANA ESPONTÂNEA E INFECÇÕES BACTERIANAS NA CIRROSE

▷ **TABELA 1** Antibioticoterapia empírica para as principais infecções bacterianas em portadores de cirrose (*continuação*)

Tipo de infecção	Bactérias mais comuns	Origem da infecção	Antibioticoterapia*
Meningite	*Streptococcus pneumoniae* *Enterobacteria-ceae* *Neisseria meningitidis* *Listeria monocytogenes*	IC	Ceftriaxona ou cefotaxima + glicopeptídeo[4]
		IN ou ICS	Meropenem[3] + glicopeptídeo[4]
Infecções sintomáticas por *Clostridioides difficile*		IC, ICS ou IN	Não complicada
		Sepse e/ou megacó-lon tóxico	Metronidazol IV + vancomicina VO
Infecções por *Vibrio vulnificus*[12]		IC	Ceftriaxona ou cefotaxima + tetraciclina ou doxiciclina

IC: infecções comunitárias; ICS: infecções relacionadas a cuidados de saúde; IN: infecções nosocomiais; IV: via intravenosa; SMZ/TMP: sulfametoxazol/trimetoprima; VO: via oral.

* Considerando-se que as doses de antibióticos não foram adequadamente avaliadas em portadores de cirrose, as doses preconizadas são as habitualmente usadas na população geral, com as devidas correções em caso de disfunção renal, quando indicadas.

[1] Antibioticoterapias empíricas propostas para IN são também recomendadas para infecções urinárias e pulmonares e meningites relacionadas a cuidados de saúde (ICS). Para infecções espontâneas e de partes moles do tipo ICS, o esquema antimicrobiano deve levar em conta a prevalência local de bactérias multirresistentes nas ICS e a gravidade da infecção (pacientes com sepse grave/choque séptico devem receber esquemas propostos para IN).

[2] Em áreas com baixa prevalência de bactérias multirresistentes.

[3] Para cobrir enterobactérias produtoras de ESBL (*extended-spectrum* β-*lactamase*).

[4] Vancomicina ou teicoplanina *são indicadas em áreas com alta prevalência de Staphylococcus aureus* MRSA (*methicillin-resistant Staphylococcus aureus*) e/ou de enterococos VSE (*vancomycin-susceptible enterococci*). O glicopeptídeo deve ser substituído por linezolida, tigeciclina ou daptomicina em áreas de alta prevalência de enterococos VRE (*vancomycin-resistant enterococci*).

(*continua*)

GUIA DE MEDICINA DE URGÊNCIA

▷ **TABELA 1** Antibioticoterapia empírica para as principais infecções bacterianas em portadores de cirrose (*continuação*)

Tipo de infecção	Bactérias mais comuns	Origem da infecção	Antibioticoterapia*

[5] Aproximadamente 80% dos casos de infecção do trato urinário (ITU) em cirróticos têm culturas positivas. Cerca de 75% das ITU comunitárias são causadas por bactérias Gram-negativas (BGN), mas a proporção de cocos Gram-positivos (CGP) aumenta nas ICS e IN.

[6] Aproximadamente 30% dos casos de pneumonia em cirróticos têm culturas positivas, sendo 75% de CGP e 25% de BGN. A proporção de BGN e infecções mistas (BGN e CGP) aumenta nas ICS e IN.

[7] Antimicrobianos ativos contra *Pseudomonas aeruginosa*.

[8] Vancomicina ou teicoplanina devem ser adicionados ao esquema na presença de fatores de risco para infecção por MRSA: pneumonia associada à ventilação mecânica, antibioticoterapia prévia ou colonização nasal por MRSA. O glicopeptídeo deve ser substituído por linezolida, tigeciclina ou daptomicina em áreas de alta prevalência de enterococos VRE (*vancomycin-resistant enterococci*).

[9] Nas infecções purulentas (furúnculos, carbúnculos ou abscessos), incisão e drenagem cirúrgica podem ser indicadas, em associação à antibioticoterapia.

[10] Culturas de material cutâneo são positivas em ~50% dos casos. CGP são encontrados em dois terços dessas infecções.

[11] Identificação de bacilos (ou cocobacilos) Gram-positivos no líquido cefalorraquidiano ou hemocromatose como causa da hepatopatia devem motivar suspeita de infecção por *Listeria monocytogenes*.

[12] Suspeitar na presença de lesões bolhosas hemorrágicas, associadas ou não a indícios de sepse. É comum haver história de ingestão de frutos do mar ou de exposição de ferimentos à água marinha. Portadores de hemocromatose e de doença hepática alcoólica são particularmente suscetíveis.

Manejo das complicações

O desenvolvimento de IB em portadores de cirrose é comumente associado a diversas complicações, as quais devem ser precocemente identificadas e tratadas de forma adequada, tais como lesão renal aguda (e eventualmente síndrome hepatorrenal), coagulopatia, hemorragia digestiva alta varicosa e infecções fúngicas.

PERITONITE BACTERIANA ESPONTÂNEA (PBE)

É definida como uma infecção bacteriana do líquido ascítico sem identificação de um sítio intra-abdominal tratável cirurgicamente. Sua origem é multifatorial, tendo o aumento da permeabilidade intestinal, supercrescimento e translocação de bactérias entéricas, além da inflamação local e disfunção dos macrófagos, como alguns dos mecanismos envolvidos. Os pacientes podem ser assintomáticos ou oligossintomáticos, com combinações variáveis de dor abdominal, febre, encefalopatia e aumento do volume abdominal.

Paracentese diagnóstica deve ser realizada precocemente, já que a antibioticoterapia deve ser iniciada idealmente em até 12 horas da suspeita clínica de PBE. A conduta é baseada na contagem diferencial dos leucócitos e no resultado da cultura do líquido ascítico semeado à beira do leito. O achado de contagem de leucócitos polimorfonucleares (PMN) superior a 250/mm³ confirma o diagnóstico.

O tratamento da PBE deve ser sempre realizado em ambiente hospitalar e iniciado antes do resultado das culturas. Cefalosporinas de terceira geração constituem a classe de escolha (ceftriaxona, cefotaxima ou ceftazidima), com duração de 5-7 dias (ver Tabela 1). Amoxacilina/clavulanato constitui alternativa. É recomendado fazer reposição de albumina na dose de 1,5 g/kg/dia no momento do diagnóstico (D1) e 1 g/kg/dia no D3 (dose máxima diária de 100 g), com o objetivo de reduzir o risco de desenvolvimento de síndrome hepatorrenal e reduzir mortalidade. Nova paracentese em 48 horas deve ser realizada para avaliar resposta ao antibiótico. Falha terapêutica é provável na ausência de resposta clínica e/ou se a citometria na paracentese de controle mostrar redução da porcentagem de PMN inferior a 25% da contagem pré-tratamento.

CONSIDERAÇÕES FINAIS

- Infecções bacterianas (IB) são muito comuns em portadores de cirrose e representam uma das principais causas de hospitalização, sendo a maior causa de morbidade e mortalidade nesses pacientes.
- Sobrecrescimento bacteriano intestinal, disbiose, aumento da permeabilidade intestinal, translocação bacteriana, imunopa-

resia e hiper-resposta inflamatória contribuem para maior risco de desenvolvimento de IB em portadores de cirrose.

- Indivíduos com cirrose e IB podem estar completamente assintomáticos ou apresentar combinações variadas de indícios inespecíficos, tais como encefalopatia, lesão renal aguda (LRA), elevação das bilirrubinas, leucocitose relativa, piora da plaquetopenia e hipertermia.
- A PBE é diagnosticada pela citometria do líquido ascítico e deve ser precocemente tratada com cefalosporina de terceira geração ou pela combinação amoxacilina/clavulanato, associada à infusão intravenosa de albumina.

BIBLIOGRAFIA

1. Albillos A, de Gottardi A, Rescigno M. The gut-liver axis in liver disease: Pathophysiological basis for therapy. J Hepatol. 2020;72(3):558-77.
2. Arvaniti V, D'Amico G, Fede G, Manousou P, Tsochatzis E, Pleguezuelo M, et al. Infections in patients with cirrhosis increase mortality four-fold and should be used in determining prognosis. Gastroenterology. 2010;139(4):1246-56.
3. Augustinho FC, Zocche TL, Borgonovo A, Maggi DC, Rateke ECM, Matiollo C, et al. Applicability of Sepsis-3 criteria and quick Sequential Organ Failure Assessment in patients with cirrhosis hospitalised for bacterial infections. Liver Int. 2019;39(2):307-15.
4. Bajaj JS, O'Leary JG, Reddy KR, Wong F, Olson JC, Subramanian RM, et al. Second infections independently increase mortality in hospitalized patients with cirrhosis: the North American consortium for the study of end-stage liver disease (NACSELD) experience. Hepatology. 2012;56(6):2328-35.
5. Clària J, Stauber RE, Coenraad MJ, Moreau R, Jalan R, Pavesi M, et al. Systemic inflammation in decompensated cirrhosis: Characterization and role in acute-on-chronic liver failure. Hepatology. 2016;64(4):1249-64.
6. European Association for the Study of the Liver. EASL Clinical Practice Guidelines for the management of patients with decompensated cirrhosis. J Hepatol. 2018;69(2):406-60.
7. Fasolato S, Angeli P, Dallagnese L, Maresio G, Zola E, Mazza E, et al. Renal failure and bacterial infections in patients with cirrhosis: epidemiology and clinical features. Hepatology. 2007;45(1):223-9.
8. Jalan R, Fernandez J, Wiest R, Schnabl B, Moreau R, Angeli P, et al. Bacterial infections in cirrhosis: a position statement based on the EASL Special Conference 2013. J Hepatol. 2014;60(6):1310-24.
9. Moreau R, Jalan R, Gines P, Pavesi M, Angeli P, Cordoba J, et al. Acute-on-chronic liver failure is a distinct syndrome that develops in patients with acute decompensation of cirrhosis. Gastroenterology. 2013;144(7):1426-37.

10. Peng JL, Techasatian W, Hato T, Liangpunsakul S. Role of endotoxemia in causing renal dysfunction in cirrhosis. J Investig Med. 2020;68(1):26-9.
11. Piano S, Angeli P. Current concepts on bacterial and fungal infections in cirrhosis. Clin Liver Dis (Hoboken). 2019;14(3):87-91.
12. Piano S, Brocca A, Mareso S, Angeli P. Infections complicating cirrhosis. Liver Int. 2018;38:126-33.
13. Piano S, Singh V, Caraceni P, Maiwall R, Alessandria C, Fernandez J, et al. Epidemiology and Effects of bacterial infections in patients with cirrhosis worldwide. Gastroenterology. 2019;156(5):1368-80.

PARTE **VI**

HEMATOLOGIA

coordenação: Davi Jing Jue Liu

CAPÍTULO **41**

Emergências hematológicas

Jéssica Ribeiro Zanotti
Mateus Fonseca de Gouvêa Franco
Davi Jing Jue Liu
Frederico José Neves Mancuso

ANEMIA

Definição

É definida pela Organização Mundial da Saúde (OMS) como uma condição em que o número de células vermelhas ou a concentração de hemoglobina nelas está abaixo do normal. Os valores de referência podem variar de indivíduo para indivíduo e por diversas condições como sexo, idade, etnia, hábitos e comorbidades. A OMS estabelece como corte inferior a 13 g/dL para homens e inferior para 12 g/dL em mulheres, porém outros valores podem ser estabelecidos a depender do enfoque estudado. Estes valores também auxiliam no estabelecimento de sua gravidade (Tabela 1).

▷ TABELA 1   Valores de referência para anemia

	Leve (g/dL)	Moderada (g/dL)	Grave (g/dL)
Gestante	10,0-10,9	7,0-9,9	< 7,0
Mulheres	11,0-11,9	8,0-10,9	< 8,0
Homens	11,0-12,9	8,0-10,9	< 8,0

Abordagem inicial

A identificação da causa de anemia pode ser adotada com base em duas estratégias:
- Cinética do ferro.
- Morfologia das células vermelhas.

Apontaremos rapidamente pela estratégia de cinética do ferro e exploraremos com maior profundidade a abordagem morfológica que em nossa prática clínica tem se mostrado mais didática. A cinética do ferro estabelece três causas para anemia:

A. Produção deficiente.
B. Destruição aumentada.
C. Perdas.

1. Avaliar reticulócitos: está baixo?

Usar cálculo de *Reticulocyte Production Index* ou Índice de Produção Reticulocitária (RPI) para definir resposta da medula à anemia.

RPI = [reticulócitos (%) $\times$ HT/45] / Fator de maturação

Fator de maturação: 1 se Ht > 40; 1,5 se Ht 30-39,9; 2,0 se Ht 20-20,9; 2,5 se Ht < 20.

RPI > 3 = resposta adequada

RPI < 2 = resposta inadequada

A. RPI < 2 = Produção deficiente
  - Carencial: B12 ou ferro
    - Por falta na dieta
    - Deficiência na absorção instestinal
  - Medula: usualmente depleção de outras linhagens
    - Aplasia/displasia: genética/drogas.
    - Infiltração: neoplasia
    - Supressão: drogas, quimioterapia, radiação
  - Hormonal:
    - Deficiência de eritropoetina
    - Hipogonadismo
    - Hipotireoidismo
B. Não = produção mantida

2. Avaliar hemólise: DHL elevado, redução de haptoglobina, elevação de bilirrubina indireta.
A. Anemia hemolítica microangiopática.
B. Sepse.
C. Hemoglobinúria paroxística noturna.
D. Outros.

3. Perdas: há sangramento?
Forma mais frequente de anemia: traumas, procedimentos, trato gastrointestinal, urinário. Leva a deficiência de ferro em fase posterior.

Abordagem morfológica

Avaliar o volume corpuscular médio (VCM):
A. < 80 fL (ir para item a)
B. Entre 80-100 fL
C. > 100 fL

a) Em contexto de volume corpuscular médio < 80 fL, o diagnóstico converge para a de anemias microcíticas. Nesse sentido, a próxima etapa da investigação é o estudo do ferro a partir de ferro sérico, capacidade total de ligação do ferro (TIBC) e ferritina.

Estudo do ferro ALTERADO:

Situação 1 → ferro ↓, TIBC ↑, ferritina ↓ = anemia por deficiência de ferro.

- Avaliar, na história clínica, sinais de deficiência crônica, como quelite angular, glossite, cabelo fino, história de sangramentos, exteriorizações ou dietas restritivas. Pode ser necessária investigação por endoscopia e colonoscopia em casos selecionados em que há suspeita de sangramento digestivo.

Situação 2 → ferro ↓, TIBC ↓, ferritina ↓ = anemia por doença crônica com coexistência de deficiência de ferro.

- Em geral, há história de algum processo inflamatório de base. Seja uma cirurgia, infecção, neoplasia, reação autoimune.

Estudo do ferro NORMAL:

A principal causa a ser excluída é a de talassemia. Nesta doença, há importante amplitude de sintomatologia desde pacientes assintomáticos até presença de esplenomegalia, icterícia, alterações morfológicas esqueléticas. Em geral, o VCM encontra-se em valores notadamente baixos, com elevação de reticulócitos. Para maior precisão na diferenciação de anemia ferropriva de betatalassemia, pode-se utilizar o índice de Mentzner.

1. Utilizar o índice de Mentzer para diferenciação entre anemia ferropriva betatalassemia.

   Índice = VCM (em fL) / eritrócitos (em milhões por mm^3)

   - Se índice de Mentzner < 13, talassemia é mais provável.
   - Se índice de Mentzner > 13, ferropriva é mais provável.

2. Se talassemia provável, seguir com eletroforese de Hb.

   A presença de Hb H, Hb Bart e hemoglobinopatias associadas é suspeito para alfatalassemia. Genotipagem de DNA pode ser necessária. Elevada hemoglobina fetal (HbF) com ausência de HbA e elevação de HbA2 é suspeito para betatalassemia.

   b) Em contexto de volume corpuscular normal entre 80 e 100 fL, o próximo passo é determinar o estado de proliferação celular com base em reticulócitos, em hipoproliferativo (< 2%) ou hiperproliferativo (> 2%).

   - Reticulócitos < 2%: anemia normocítica hipoproliferativa.

     Sugere-se investigação ampla guiada por história clínica:

     Doenças hematológicas malignas e anemias aplásicas são os diagnósticos importantes para serem afastados. Em geral, pode-se observar a presença de outras linhagens depletadas. Se a aplasia está em uma única linhagem vermelha, doenças renais crônicas ou hipotireoidismo podem entrar em diagnóstico diferencial. Quadros de infecções virais ou bacterianas, etiologias medicamentosas ou toxicidade quimioterapêutica/radioterapêutica podem levar a doença hipoproliferativa.

   - Reticulócitos > 2%: anemia normocítica hiperproliferativa.

     Iniciar a investigação com enfoque em anemia hemolítica microangiopática, autoimunidade, drogas, reações transfusionais ou queimaduras. Pedir função renal, DHL, bilirrubinas, haptoglobinas, coagulograma, Coombs.

Considerar esfregaço de sangue periférico:

– Presença de esquizócitos: se associado a trombocitopenia, sugere anemia hemolítica microangiopática.
– Presença de esferócitos: anemia hemolítica autoimune ou esferocitose hereditária.
– Presença de falcização: anemia falciforme.

A Tabela 2 resume os principais achados do esfregaço de sangue periférico e a condição associada.

▷ **TABELA 2** Possíveis achados no esfregaço de sangue periférico

	Condição associada
Equinócitos	Doença renal, hipotireoidismo, transfusões recentes
Falcização	Anemia falciforme
Esquizócitos	Anemia hemolítica microangiopática
Codócitos	Hemoglobinopatia SS, SC, talassemias, hepatopatias, anemia ferropriva
Esferócitos	Anemia hemolítica autoimune
Dacriócitos	Mielofibrose, talassemias e anemias hemolíticas
Acantócitos	Doença hepática

c) Em contexto de volume corpuscular elevado > 100 fL, o próximo passo é determinar a dosagem de B12 + ácido metilmalônico e folato.

Deficiência de B12: B12 ↓, ácido metilmalônico ↑ (mais sensível). VCM em geral > 115 fL.

Deficiência de folato: folato sérico ↓. Pode-se dosar a homocisteína, e seu valor normal torna o diagnóstico de deficiência de folato pouco provável.

Não megaloblástica: algumas causas podem levar à anemia macrocítica não megaloblástica, como induzida por alcoolismo, exposição a benzeno, síndrome mielodisplásica.

A Tabela 3 resume os principais diagnósticos baseados em volume corpuscular médio.

▷ **TABELA 3** Volume corpuscular médio (VCM) para diagnóstico de anemias

Classe	VCM	Causa
Microcítica	< 80	Deficiência de ferro Anemia da doença crônica Anemia sideroblástica Talassemias
Normocítica	80-100	Doença renal Doença autoimune Hemolítica Microangiopática Infecciosa Endócrina
Macrocítica	100	Megaloblástica (deficiência de folato ou vitamina B12) Mielodisplasia Reticulocitose Aplasia medular Alcoolismo ou doença hepática crônica

Tratamento

O tratamento depende da causa da anemia e será abordado com maior profundidade em capítulos específicos. De modo geral, será abordado o manejo de anemias ferroprivas e megaloblásticas neste capítulo.

Pacientes com quadro grave de anemia com sintomas importantes e quadros com instabilidade devem considerar receber concentrados de hemácia. Também será abordado em capítulo específico, mas vale considerar a composição de um hemoconcentrado.

Em geral, a reposição de uma bolsa de hemoconcentrado possui:

- Volume total de 300 mL.
- Ferro: 200 mg.

- Incrementa aproximadamente 1 g/dL de Hb.
- Incrementa aproximadamente 3% de Ht.

Reposição de ferro

A escolha de via de administração oral ou parenteral envolve decisões sobre comodidade, custos e efetividade. Cerca de 70% dos pacientes em reposição oral referem efeitos gastrointestinais.

1. Sulfato ferroso: a reposição deve ser personalizada conforme tolerabilidade e absorção. Há discussões sobre a melhor absorção de ferro oral em doses diárias ou em dias alternados. Em geral, uma dose de 60 a 200 mg de ferro elementar diário é bem tolerável. A biodisponibilidade é maior quando tomado em jejum e longe de alimentos que contenham cálcio. Medicamentos antiácidos diminuem a absorção.

2. Sacarato de hidróxido férrico:
   Cálculo da dose necessária:
   Ferro a ser reposto = Peso $\times$ (14 − Hb) $\times$ (2.145) + (estoque de ferro desejado)
   Em geral, as ampolas apresentam doses de 5 mL com 100 mg de ferro.
   Doses de 10 mL (200 mg de ferro) podem ser infundidas em 60 minutos a cada 2 ou 3 semanas.
   Na prática, há pouca evidência de benefício em doses superiores a 1.000 mg de ferro elementar. É possível observar incremento de reticulócitos em 7 a 10 dias e normalização de hemoglobina em 6 a 8 semanas.

Reposição de vitamina B12
Parenteral

Via parenteral preferível para pacientes recém-diagnosticados com sintomatologia severa ou achados neurológicos relacionados a anemia. Em casos severos, pode-se administrar 1.000 mcg IM diários por 1 semana e transitar para doses semanais por 1 a 2 meses até descescalonar para doses de manutenção mensais.

Oral

A dose de 1.000 mcg diários 1 ×/dia pode ser eficaz. Em pacientes com condições desabsortivas, doses elevadas de até 2.000 mcg podem ser utilizadas com o intuito de aumentar a absorção.

Reposição de ácido fólico
Parenteral

Via parenteral preferível para pacientes com sintomatologia severa da anemia ou quando a via oral não pode ser administrada. Doses parenterais de 0,4 a 1 mg/dia e, após estabilização, manter em 0,4 mg/dia.

Oral

Doses de reposição por via oral são preferíveis e podem ser de 1 a 5 mg diários, podendo se elevar até 15 mg, se necessário.

ANEMIA FALCIFORME

Dor em extremidades e dor lombar causada por crise vaso-oclusiva é a causa mais frequente de procura por atendimento de urgência.

Infecções, desidratação, hipoxemia, acentuação da anemia, frio são alguns dos possíveis desencadeadores destas crises.

Nas crises vaso-oclusivas, é comum haver leucocitose (embora desvio à esquerda não seja característico) e aumento de provas inflamatórias.

Síndrome torácica aguda é caracterizada por dor torácica, tosse, febre e dispneia. Ao exame físico pode-se notar hipoxemia, taquipneia, roncos ou estertores. Geralmente é uma complicação de pneumonia. A radiografia de tórax pode ser incaracterística.

Outras complicações da anemia falciforme incluem acidente vascular cerebral, priapismo e necrose avascular da cabeça do fêmur.

Tratamento

As crises álgicas vaso-oclusivas são tratadas com analgesia e hidratação.

EMERGÊNCIAS HEMATOLÓGICAS 475

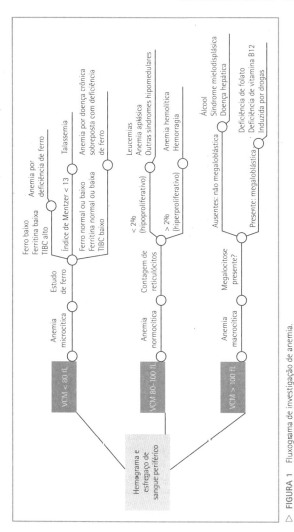

△ **FIGURA 1** Fluxograma de investigação de anemia.
VCM: volume corpuscular médio; TIBC: capacidade total de ligação do ferro.

Analgesia é realizada com dipirona intravenosa ou anti-inflamatório não esteroide nos casos de dor leve a moderada.

Em pacientes com dor importante, pode ser feito tratamento com tramadol + dipirona intravenosa ou anti-inflamatório não esteroide. Se o paciente já fizer uso de analgésicos, pode-se optar por iniciar tratamento analgésico com morfina intravenosa 4 a 5 mg. A dose pode ser repetida, se necessário. Deve-se ter atenção para o risco de depressão respiratória.

Transfusão sanguínea deve ser considerada se hemoglobina < 5 g/dL ou hemoglobina > 1 a 2 g/dL abaixo dos níveis habituais do paciente.

Oxigênio é indicado apenas se houver hipoxemia.

Em pacientes com síndrome torácica aguda indica-se, além de expansão volêmica e oxigênio, o uso de antibiótico, como cefalosporina de terceira geração (p. ex., ceftriaxona 1 g, intravenosa, a cada 12 horas) e macrolídeo (p. ex., claritromicina 500 mg, via oral, a cada 12 horas).

Priapismo necessita avaliação neurológica e possível abordagem intervencionista, particularmente se o quadro persistir por mais de 4 horas.

No AVC, não há indicação de tratamento trombolítico. Pode ser realizada transfusão de glóbulos vermelhos.

Anticoagulantes e complicações
Varfarina

A varfarina é um anticoagulante oral utilizado há algumas décadas e larga experiência em seu uso. Apresenta meia-vida de 36 a 42 horas. Seu efeito anticoagulante ocorre por bloqueio da ativação da vitamina K, comprometendo a ação dos fatores II, VII, IX e X.

Sua grande desvantagem é a resposta variável entre os indivíduos e a interação com alimentos e outros fármacos, que podem alterar sua ação.

É necessária a dosagem regular dos níveis de atividade de protrombina (AP) para determinar a relação normalizada internacional (RNI ou INR).

Sempre que for prescrever qualquer fármaco na urgência para um paciente em uso de varfarina, deve-se checar a possbilidade de interação medicamentosa:

- Fármacos como anti-inflamatórios não esteroides, sulfas, macrolídeos e quinolonas, entre outros, podem aumentar o risco de sangramento.
- Fármacos que induzem atividade do citocromo P450 podem diminuir os efeitos terapêuticos da varfarina (anticonvulsivantes, rifampicina, antipsicóticos, trazodona, entre outros).

Recomenda-se que os pacientes que usem varfarina e recebam novos fármacos façam controle em 2-4 dias e pelo menos semanal do AP/INR para monitorar a anticoagulação.

O INR deve estar em faixa terapêutica adequada conforme a doença trombótica a ser prevenida (entre 2 e 3 para a maioria das situações; em pacientes com prótese valvar mecânica ou síndrome do anticorpo antifosfolípide, o objetivo é entre 2,5 e 3,5).

Em pacientes com episódio trombótico agudo ou naqueles após implante de prótese mecânica valvar, recomenda-se atingir os níveis terapêuticos de INR por 2 dias antes de interromper a administração de heparina.

As principais complicações com seu uso são:

- Sangramento: há aumento com INR acima de 3 e aumento mais importante naqueles com INR acima de 5.
- Perda da ação terapêutica: em pacientes com INR abaixo da faixa terapêutica.
- Necrose cutânea: rara, mais comum em pacientes com deficiência de proteína C. Geralmente ocorrer nos primeiros 3 a 8 dias de uso por trombose de vasos cutâneos.

Nestes pacientes, a varfarina deve ser suspensa e só introduzida após resolução do episódio de sangramento ou retorno para níveis terapêuticos naqueles pacientes sem sangramento.

É importante considerar a possibilidade de investigação do sítio de sangramento, especialmente se o sangramento ocorreu com níveis não tão elevados de INR.

▷ **TABELA 4** Condutas em pacientes com varfarina acima da faixa terapêutica ou sangramento

INR discretamente elevado sem sangramento	Suspender varfarina e monitorizar periodicamente o INR para retornar o uso em dose menor
INR 5-9	Vitamina K 1,0 a 2,5 mg, VO
INR > 10	Vitamina K 2,5 mg, VO
Com sangramento	
Sangramento menor	Vitamina K 2,5-5,0 mg, VO – reavaliar após 24 h e repetir se necessário
Sangramento maior	CCP: 25 UI/kg (se INR < 4,5) ou 25 UI/kg (se INR > 4,5) Ou PFC 10-30 mL/kg + Vitamina K 10 mg, IV

CCP: concentrado de complexo protrombínico; PFC: plasma fresco congelado.

Observação

Ao reverter os efeitos anticoagulantes da varfarina, pesar risco/benefício ao deixar em níveis não terapêuticos, particularmente em indivíduos com prótese valvar mecânica e evento trombótico agudo atual.

Heparina não fracionada (HNF) e heparina de baixo peso molecular

O uso da heparina não fracionada pode se associar a complicações, como sangramento e plaquetopenia.

- Sangramento

Os níveis terapêuticos da heparina são verificados pelos níveis de TTPa.

Sua meia-vida é de 30 a 150 minutos, porém seus efeitos podem durar até 3 horas.

A reversão dos efeitos da heparina não fracionada é realizada com:

- Protamina: 1 mg para cada 100 UI de HNF recebida nas últimas 3 horas.
- Infundir por via intravenosa em 1 a 3 minutos, máximo de 50 mg a cada 10 minutos.
- A meia-vida da protamina é menor que da HNF, assim pode ser necessário repetir a dose.
- A protamina não reverte completamente os efeitos da HBPM.
- Em pacientes com sangramento maior, recomenda-se o uso do PFC (10-20 mL/kg).

- Plaquetopenia

A contagem de plaquetas pode diminuir em 10-20% nos primeiros 2-3 dias de tratamento. Geralmente os níveis se recuperam após 4 dias, mesmo com a continuidade do tratamento.

Porém, em alguns pacientes há formação de anticorpos, resultando em plaquetopenia e risco de trombose, particularmente da pele e de grandes artérias ou veias.

- O início, geralmente, é de 5 a 10 dias após o início da HNF (pode ser antes em pacientes com uso prévio de heparina).
- HBPM também podem causar, porém a incidência é 10 vezes menor.
- Redução dos níveis basais de plaquetas > 50% indica plaquetopenia induzida por heparina.
- A plaqueta em geral retorna aos níveis basais após 4 a 6 dias.
- Nestes casos, recomenda-se suspender a HNF. O uso de HBPM pode dar reação cruzada e, assim, deve ser evitado. O ideal é usar outro anticoagulante, como o fondaparinux ou a bivalirudina.

Novos anticoagulantes orais (NOAC)

Os NOAC representam um grupo de novos fármacos anticoagulantes compostos de inibidores diretos da trombina (dabigatrana) ou inibidores do fator Xa (rivaroxabana, apixabana e edoxabana).

Os NOAC apresentam algumas vantagens em comparação à varfarina:

- Relação dose-efeito previsível, de forma que não é necessária a monitorização laboratorial do nível de anticoagulação.

480   GUIA DE MEDICINA DE URGÊNCIA

- Ação independente da vitamina K, não necessitando restrições dietéticas.
- Menor potencial de interação medicamentosa.

Porém, é necessário citar algumas desvantagens:
- Poucos dados sobre uso em pacientes com obesidade mórbida, particularmente aqueles com mais de 120 kg.
- Impossibilidade de checar adesão terapêutica indiretamente pelos níveis laboratoriais da anticoagulação.
- Agente específico para reversão do efeito pouco disponível.

Em pacientes com função renal normal, a realização de procedimentos invasivos/cirurgia precisa aguardar os tempos da Tabela 5.

▷ TABELA 5   Tempo de espera para realização de procedimentos invasivos/cirurgia em pacientes com função renal normal

	Dabigatrana	Inibidores do fator Xa
Cirurgia de baixo risco	24 h	24 h
Cirurgia de alto risco	48 h	48 h

Em caso de sangramento, os NOAC possuem antagonistas específicos:
- Dabigatrana: idarucizumabe 5 g intravenoso.
- Inibidores do fator Xa: em desenvolvimento (andexanet alfa é uma opção ainda não definida).

Na falta do antagonista específico: CCP 37,5-50 UI/kg.

Outras opções adjuvantes: carvão ativado 50 g (se uso há menos de 2 horas e pacientes entubado ou com sonda nasoenteral ou baixo risco de aspiração). Hemodiálise se dabigatrana.

PÚRPURA TROMBOCITOPÊNICA IDIOPÁTICA (PTI)

PTI ou púrpura trombocitopênica imunológica ou autoimune caracterizada por plaquetopenia.

É classificada em:

- Recém-diagnosticada: até 3 meses.
- Persistente: 3 a 12 meses.
- Crônica: > 12 meses.

A etiológica não está totalmente estabelecida, mas sabe-se que existem autoanticorpos, direcionados a antígenos da membrana plaquetária.

Além da plaquetopenia, o quadro clínico caracteriza-se por:

- Petéquias.
- Equimoses.
- Epistaxe.
- Gengivorragia.
- Menorragia.
- Sangramento do trato gastrointestinal ou geniturinário.
- Sangramento intracraniano (menos comum).

Pacientes com plaquetas < 10.000/mm^3 são mais graves, enquanto aqueles com plaquetas > 30.000/mm^3 tendem a apresentar melhor evolução.

O diagnóstico é feito na ausência de outras condições clínicas que cursam com plaquetopenia (infecções, doenças autoimunes, neoplasias, medicamentos, entre outros).

Tratamento

- Pacientes com plaquetas entre 30 e 50 mil/mm^3 podem ser seguidos clinicamente, sem tratamento específico.
- Prednisona 0,5 a 2,0 mg/kg/dia por 2 a 4 semanas. Há resposta em 70 a 80% dos pacientes. Deve-se diminuir a dose gradualmente após atingir níveis superiores a 30 mil/mm^3.
- Imunoglobulina 0,8 a 1,0 mg/kg em dose única é indicada para casos de sangramento mucoso com maior repercussão clínica e casos refratários aos corticosteroides.

Em pacientes com doença refratária às medidas acima, azatioprina, ciclofosfamida e danazol, entre outros, são opções terapêuticas.

BIBLIOGRAFIA

1. Ania BJ, Suman VJ, Fairbanks VF, Melton 3rd MJ. Prevalence of anemia in medical practice community versus referral patients. Mayo Clin Proc. 1994;69(8):730-5.
2. Baron BJ, Scalea TM. Acute blood loss. Emerg Med Clin North Am. 1996;14(1):35-56.
3. Clinical approach to anemia. In: Hematology in clinical practice. Hillman RS, Ault KA (eds.). New York: McGraw-Hill; 2001. p.29.
4. Hebert PC, Van der Linden P, Biro G, Hu LQ. Physiologic aspects of anemia. Crit Care Clin. 2004;20:187-212.
5. Hutchinson RE, Davey FR. Hematopoiesis. Clinical Diagnosis and Management by Laboratory Methods, Henry JB (ed.). 19. ed. Philadelphia: WB Saunders; 1996.
6. Marks PW. Approach to anemia in the adult and child. In: Hoffman R, Benz EJ, Silbersten LE, et al (ed.). Hematology: basic principles and practice. 6.ed. Philadelphia: Elsevier; 2013.
7. Ministério da Saúde. Disponível em: https://www.saude.gov.br/images/pdf/2019/agosto/09/PCDT-P--rpura-Trombocitop--nica-Idiop--tica.pdf. Acesso em set. 2020.
8. Rawal A, Ardeshna D, Minhas S, Cave B, Ibeguogu U, Khouzam R. Current status of oral anticoagulant reversal strategies: a review. Ann Transl Med. 2019;7(17):411.
9. Robertson JJ, Brem E, Koyfman A. The acute hemolytic anemias: the importance of emergency diagnosis and management. J Emerg Med. 2017;53(2):202-11.
10. Vieth JT, Lane DR. Anemia. Emerg Med Clin North Am. 2014;32:613-28.
11. World Health Organization. Nutritional anaemias: Report of a WHO scientific group. Geneva, Switzerland: World Health Organization; 1968.
12. Tintinalli, Judith E, et al. Tintinalli's Emergency Medicine: A Comprehensive Study Guide. 8.ed. New York: McGraw-Hill Education, 2016.

PARTE **VII**

INFECTOLOGIA

coordenação: João Antonio Gonçalves Garreta Prats

CAPÍTULO **42**

Febres hemorrágicas

Flávia de Oliveira Naddeo
Vitória Annoni Lange
Victor Cabelho Passarelli
João Antonio Gonçalves Garreta Prats

LEPTOSPIROSE

Introdução

Leptospirose é uma zoonose amplamente distribuída causada por bactérias espiroquetas do gênero *Leptospira* que engloba duas espécies: *L. interrogans* (patogênica) e *L. biflexa* (de vida livre). Classicamente a espécie *L. interrogans* é subdividida em diversos sorovares de acordo com diferenças antigênicas. Essa divisão é importante em termos epidemiológicos, porém não parecem influenciar no desenvolvimento da doença. Recentemente, métodos de sequenciamento genético permitiram novas classificações de espécies.

Epidemiologia

Tem distribuição ampla no mundo, porém em países de clima tropical apresenta incidência mais elevada. No Brasil são reportados aproximadamente 13 mil casos por ano (em média 3.500 deles confirmados), com letalidade média de 10,8% e necessidade de internação em 75% dos casos. Os casos ocorrem durante o ano todo; porém, em meses chuvosos, há um aumento do número de casos, o que favorece a ocorrência de surtos.

Diversos animais são hospedeiros assintomáticos da bactéria, que coloniza os túbulos renais proximais, sendo então excretada na urina. Em ambientes urbanos, o rato é o principal portador da bactéria e o responsável pela manutenção da doença.

A infecção do homem pode ocorrer de maneira direta ou indireta. O contágio direto ocorre principalmente em atividades laborais, como veterinários ou fazendeiros, que acabam tendo contato com a urina de animais contaminados pela bactéria. O contágio indireto ocorre quando o homem se expõe à água contaminada com a urina. A bactéria penetra no organismo através de cortes ou lesões, na pele íntegra imersa por longos períodos ou pelas mucosas; e se dissemina por via hematogênica.

Quadro clínico

O período de incubação da doença varia entre 3 e 30 dias, sendo o tempo médio de 10 dias, entre a exposição e o início dos sintomas. Os quadros clínicos têm grande espectro de sintomas, variando de oligossintomáticos a quadros graves com evolução a óbito. Especula-se que mecanismos imunológicos do hospedeiro e antigenicidade do microrganismo estão envolvidos na apresentação clínica da doença.

Classicamente a doença pode ser dividida em dois espectros: forma anictérica e ictérica, descritos a seguir.

Forma anictérica

Na forma anictérica, o paciente apresenta duas fases de doença. Na primeira fase (precoce ou leptospirêmica) ocorre subitamente febre alta, calafrios, mialgia intensa (especialmente em panturrilhas), hiperemia conjuntival (ocorre em aproximadamente 30% dos casos) e cefaleia. Após cerca de 5 dias há melhora da febre e dos sintomas; após 2 a 3 dias tem início a segunda fase.

Na segunda fase (tardia ou imune), ocorrem reaparecimento da febre, em geral mais baixa, e meningite asséptica. O líquido cefalorraquidiano apresenta aumento de células, com predomínio linfomonocitário e hiperproteinorraquia. Essa fase é autolimitada.

O paciente pode apresentar uveíte até um ano após a resolução dos sintomas.

Forma ictérica

A forma ictérica, também chamada síndrome de Weil, inicia-se com quadro clínico semelhante ao da forma anictérica, que tem evolução para icterícia, insuficiência renal e fenômenos hemorrágicos.

A icterícia é do tipo rubínica, com tonalidade laranja-avermelhada pela presença concomitante de hiperemia conjuntival e/ou alterações hemorrágicas nas escleras. A icterícia é desproporcional a alteração de função hepática, sendo observado predomínio de colestase com aumento importante de bilirrubina direta, porém com aumento leve a moderado de transaminases.

A insuficiência renal ocorre em 16 a 40% dos pacientes nessa fase e manifesta-se inicialmente como não oligúrica e hipocalêmica, pois ocorre comprometimento da reabsorção de sódio no túbulo renal proximal e perda de potássio em decorrência da alta oferta de sódio à mácula densa e túbulo distal. Na evolução do quadro, a insuficiência renal progride para forma oligoanúrica com frequente necessidade de terapia renal substitutiva. Entretanto, de modo geral ocorre recuperação completa da função renal.

O acometimento pulmonar na leptospirose é variável, podendo ser um quadro de tosse seca e leve dispneia, até hemorragia pulmonar maciça, levando à SARA e apresentando alta mortalidade.

O profissional de saúde deve estar atento aos sinais de gravidade da doença, como icterícia, oligúria, alterações pulmonares (tosse, dispneia), fenômenos hemorrágicos, arritmias e alteração do nível de consciência.

Diagnóstico

Na suspeita diagnóstica de leptospirose, exames específicos devem ser solicitados junto aos laboratórios de referência. Além disso casos suspeitos devem ser notificados.

O diagnóstico pode ser realizado pela pesquisa direta do agente etiológico com microscopia de campo escuro (pouco disponível) de urina e/ou liquor. A cultura é pouco utilizada em vista da necessidade de ser coletada nos primeiros dias de doença, demorar até 30 dias para o crescimento da bactéria e ter baixa sensibilidade. Técnicas moleculares como PCR ainda são pouco disponíveis em nosso meio.

Métodos indiretos são os mais utilizados para o diagnóstico. O ELISA IgM é o mais utilizado e deve ser coletado no primeiro dia e, em caso de resultado negativo e mantendo-se a suspeita clínica, deve ser repetido após 7 dias. Outros métodos de sorologia com microaglutinação (MAT) devem ser coletados na ocasião da suspeita, mas repetidos após 14 a 21 dias para verificar o aumento dos títulos.

Diagnóstico diferencial

A leptospirose faz diagnóstico diferencial com diversas doenças de acordo com sua apresentação clínica.

Em casos leves são diagnósticos diferenciais síndrome gripal, dengue e outras doenças virais. A história clínica de contato com enchente ou fossas ou risco ocupacional são importantes para a suspeição diagnóstica.

Os casos graves têm como diagnóstico diferencial febre amarela, dengue hemorrágico, malária grave e sepse.

Tratamento

Antibioticoterapia deve ser introduzida precocemente, sendo recomendado para casos leves doxiciclina 100 mg, duas vezes ao dia; e em casos graves preconiza-se o uso de penicilina G cristalina. Ceftriaxona pode ser utilizada como esquema alternativo. Não há consenso na literatura sobre o benefício da terapia após o quinto dia de doença.

Nas primeiras horas do início do tratamento pode ocorrer a reação de Jarisch-Herxheimer, que consiste em uma exacerbação de febre, mialgia e cefaleia por resposta inflamatória intensa após a destruição bacteriana. O quadro é autolimitado, devendo ser manejado com sintomáticos.

Prevenção

Não existe vacina disponível para humanos, sendo importante a imunização de animais domésticos e de grande porte. Em casos de enchentes, a população deve ser informada sobre o risco de contágio da doença e sobre os cuidados.

FEBRE AMARELA

Introdução

Febre amarela é uma doença viral (família *Flaviviridae*, gênero *Flavivirus*) classicamente transmitida pela picada de mosquitos dos gêneros *Haemagogus* e *Sabethes* em áreas endêmicas – regiões tropicais e subtropicais da América e da África (macaco → mosquito → humano: ciclo silvestre); e do gênero *Aedes* em cidades (humano → mosquito → humano; ciclo urbano).

Sua ocorrência foi bastante reduzida após a introdução da vacina, sendo que o último caso confirmado de febre amarela urbana no Brasil ocorreu na década de 1940. No entanto, apesar de atualmente os casos costumarem ficar restritos às regiões endêmicas em seu ciclo silvestre, em 2017-2018 ocorreu uma grande epidemia da doença que afetou diversas regiões do Brasil, principalmente em áreas urbanas limítrofes com florestas onde o programa de imunizações não incluía a vacina de febre amarela rotineiramente.

Patogênese

Após a inoculação viral pela picada do mosquito, há um período de incubação variável entre 3 e 6 dias, durante o qual há replicação em linfonodos regionais. Após esse intervalo, ocorre liberação de citocinas inflamatórias concomitante à replicação viral sistêmica (fase virêmica), quando podem ocorrer sintomas gripais inespecíficos. Na maioria dos casos, essa fase é autolimitada e tem evolução benigna. Entretanto, em 10 a 15% dos casos a doença evolui para a fase toxêmica da sua forma grave, na qual há extenso dano orgânico multissistêmico, causando principalmente febre alta, hepatite com icterícia, diátese hemorrágica difusa, até encefalopatia com convulsão e morte em cerca de 50% dos casos.

Apresentação clínica/laboratorial

Pode ter apresentação clínica variável, desde um quadro oligo ou assintomático, passando por síndrome gripal inespecífica e autolimitada. A forma grave pode ter uma evolução bifásica: precedida de uma melhora dos sintomas da fase inicial, que depois evolui para febre hemorrágica grave com letalidade de até 50%. No entanto, estudos recentes durante a epidemia brasileira de 2017-2018 mostraram que mais da metade dos pacientes não apresentava tal evolução. O quadro clínico e laboratorial clássico conforme a classificação da doença pode ser visto na Tabela 1.

Diagnóstico

- Detecção do RNA viral (RT-PCR) no sangue ou na urina (fase virêmica).
- Sorologia: IgM (a partir do 5º dia de sintomas), que pode ficar positivo em até 2 a 3 meses; IgG (aumento de até quatro títulos nos meses subsequentes à doença).
- Identificação viral em tecidos, principalmente no fígado. Normalmente, realizado apenas em necrópsias.

O diagnóstico diferencial inclui outras doenças típicas de síndromes febris hemorrágicas e/ou hepatites agudas com icterícia, como dengue, leptospirose, febre tifoide, malária, hepatites virais. Entre as causas não infecciosas, a depender da região, devem ser considerados também acidentes com animais peçonhentos.

Tratamento

O tratamento se baseia largamente em suporte clínico e manejo ou prevenção das possíveis complicações da forma grave. Apesar do acometimento multissistêmico, os pacientes que se

▷ **TABELA 1** Quadro clínico e laboratorial da febre amarela de acordo com sua forma clínica

Classificação	Sintomas clássicos	Manifestações típicas no exame físico	Achados laboratoriais marcantes
Leve/moderada	Febre, cefaleia, mialgia, artralgia, náuseas/vômitos, astenia	Injeção conjuntival, rubor facial, bradicardia na presença de febre (sinal de Faget)	Leucopenia
Grave/maligna	Febre alta, náusea/vômitos acompanhada de icterícia, petéquias e/ou hemorragias (hematomas, hematêmese, melena), dor abdominal intensa, diarreia, oligoanúria, sonolência/convulsão	Icterícia, bradicardia, arritmias; alteração do nível consciência, sinais variáveis de hemorragias; convulsão	Hepáticos: ■ TGO/TGP muito elevadas ■ Bilirrubinas pouco elevadas ou normais Pancreáticos: ■ Lipase e amilase elevadas Hematológicos: ■ Fibrinogênio baixo ■ Fator V baixo ■ Plaquetopenia ■ Leucopenia Renal: ■ Creatinina elevada ■ Ureia elevada ■ Amônia elevada ■ Acidose metabólica

recuperam da forma grave não costumam ter sequelas. O manejo da doença conforme sua gravidade pode ser visto na Tabela 2.

▷ **TABELA 2** Manejo das formas da doença conforme sua gravidade

Leve/ moderada	**Manejo ambulatorial/domiciliar** Hidratação Sintomáticos (analgésicos, antipiréticos, antieméticos) **EVITAR paracetamol, AINE e AAS**

Grave/ maligna	**Manejo em UTI**
	■ Neurológico:
	  – Vigilância de alteração do nível de consciência e convulsões
	  – Considerar anticonvulsivante profilaticamente naqueles com nível de amônia sérico muito elevado
	■ Cardiovascular:
	  – Vigilância de complicações de miocardite: bradicardias, taqui-arritmias e insuficiência cardíaca aguda
	■ Abdominal:
	  – Vigilância e manejo de pancreatite aguda
	  – Evitar hepatotóxicos (principalmente paracetamol)
	■ Hematológico:
	  – Vigilância de hemorragias, independente do valor de INR/plaquetas
	  – Profilaxia de sangramentos com IBP em dose plena via endovenosa
	  – Considerar plasmaférese nos casos mais graves
	  – Não utilizar AINE e AAS
	■ Renal:
	  – Manter euvolemia
	  – Oligúria precede piora de função renal
	  – Considerar terapia renal substitutiva precoce (principalmente na acidose metabólica ou amônia sérica elevada)

AAS: ácido acetilsalicílico; AINE: anti-inflamatórios não esteroides; IBP: inibidor de bomba de prótons; INR: tempo de protrombina; UTI: unidade de terapia intensiva.

Prevenção

Além de medidas para erradicação do mosquito e para proteção individual, como uso de telas em janelas e repelentes na pele, a principal forma de prevenção consiste na vacina de febre amarela. Recomenda-se a vacinação a partir de 1 aos 59 anos de idade em dose única. A vacina pode ser utilizada a partir dos 9 meses com segurança durante surtos/epidemias. Nesses casos, nesses pacientes com menos de 1 ano de vida, deve ser feita uma segunda dose. Viajantes para local endêmico e não vacinados, devem receber a vacina no mínimo dez dias antes da viagem.

Por ser produzida com vírus vivo atenuado, e com efeitos adversos não desprezíveis, há algumas restrições para populações especiais:

- Pessoas acima de 60 anos deverão ser vacinadas somente se residirem ou forem se deslocar para áreas com transmissão ativa da febre amarela e se não tiverem outra contraindicação.
- Gestantes (em qualquer período gestacional) e mulheres amamentando só deverão ser vacinadas se residirem em local próximo onde ocorreu a confirmação de circulação do vírus e se não tiverem outra contraindicação.
- Mulheres amamentando devem suspender o aleitamento materno por dez dias após a vacinação e procurar um serviço de saúde para orientação e acompanhamento a fim de manter a produção do leite materno e garantir o retorno à lactação.
- Pessoa vivendo com HIV/aids com contagem de LT-CD4+ < 200 células/mm³. Poderá ser utilizado o último exame de CD4 (independentemente da data), desde que a carga viral atual (menos de seis meses) se mantenha indetectável.

Contraindicações

- Uso de imunossupressores atuais (quimioterapia, radioterapia, corticoides em doses elevadas).
- Pacientes em uso de medicações antimetabólicas ou medicamentos modificadores de atividade de doença reumatológica (infliximabe, etanercepte, golimumabe, certolizumabe, abatacepte, belimumabe, ustequinumabe, canaquinumabe, tocilizumabe, rituximabe).
- Transplantados e pacientes com doença oncológica em quimioterapia.
- Pessoas que apresentaram reação de hipersensibilidade grave ou doença neurológica após dose prévia da vacina.
- Pessoas com reação alérgica grave ao ovo.

- Pacientes com história pregressa de doença do timo (miastenia *gravis*, timoma).

Pontos-chave:

1. Doença com apresentação clínica variável, a grande maioria tem evolução autolimitada e benigna, mas pode ter forma grave e fatal.
2. O tratamento consiste em suporte clínico, sintomático e manejo ou prevenção de complicações da forma grave.
3. Evitar medicações hepatotóxicas (principalmente paracetamol) ou que alterem a cascata de coagulação (principalmente anti-inflamatórios não esteroidais e ácido acetilsalicílico).
4. Febre amarela é uma doença prevenível com vacinação adequada, mas há algumas restrições para seu uso.

DENGUE

Dengue é uma doença viral sistêmica (febril aguda), causada por RNA vírus, do gênero *Flavivirus*, transmitida através da picada das fêmeas do mosquito *Aedes*, sendo o principal o *Aedes aegypti*.

Existem 4 sorotipos diferentes circulantes no Brasil: DEN-1, DEN-2, DEN-3 e DEN-4.

Uma mesma pessoa pode se infectar com sorotipos diferentes e, dessa forma, adquirir a doença mais de uma vez. Uma segunda infecção pode aumentar o risco de formas graves da doença.

Segundo a Organização Mundial da Saúde (OMS), sua incidência, nas últimas décadas, tem crescido em todo o mundo, estima-se cerca de 390 milhões de infecção por ano, dos quais 96 milhões se manifestam clinicamente com algum critério de gravidade. Em 2016, ocorreram os grandes surtos de dengue ao redor do mundo, 2,38 milhões de casos foram registrados nas Américas e 1,5 milhão de casos no Brasil.

Em 2020, já foram notificados 603.951 casos prováveis de dengue no Brasil, sendo a maior concentração do Centro-Oeste do país. Foram confirmados 443 casos de dengue grave, 5.325 casos de dengue com sinais de alarme e 221 óbitos pela doença.

É uma doença de notificação compulsória desde a suspeita, e a febre é a principal causa mundial de retorno de viajantes a seus países de origem.

Inicialmente o vírus se replica nos linfonodos locais (células mononucleares) produzindo viremia. Uma segunda onda de replicação ocorre pela penetração nos monócitos. A maior replicação, no final, ocorre nas células musculares, caracterizando a intensa mialgia clássica da doença.

Em 2009, a OMS publicou uma revisão de classificação da doença, substituindo a antiga classificação de 1997, que adotava os termos dengue, febre hemorrágica da dengue e síndrome do choque da dengue. A nova classificação divide-a em duas categorias: dengue (com e sem sinais de alarme) e dengue grave. Essa nova classificação passou a ser adotada no Brasil em 2014.

Doença que pode se manifestar de forma assintomática ou sintomática, sendo esta última de amplo espectro clínico, com a seguinte divisão:

1. Fase febril: quadro de febre (39 a 40°C), variando de 2 a 7 dias, associado a adinamia, mialgia, cefaleia, artralgia e dor retro-orbitária. Metade dos casos também pode apresentar exantema maculopapular.

2. Fase crítica: caracterizada pela defervescência da febre com surgimento dos sinais de alarme, ocorre entre 3-6 dias após o início dos sintomas.

3. Sinais de alarme:
   - Dor abdominal intensa e contínua.
   - Vômitos persistentes.
   - Acúmulo de líquidos.
   - Hipotensão postural (lipotimia).
   - Hepatomegalia dolorosa.
   - Sangramento de mucosas.
   - Sonolência/irritabilidade.
   - Aumento do hematócrito.

A forma grave tem como principal característica o extravasamento de plasma, decorrente do aumento da permeabilidade vascular, evidenciado por sinais, como taquicardia, cianose de extremidades, aumento do tempo de enchimento capilar, pulso débil, hipotensão arterial, acúmulos de líquidos com insuficiência respiratória, sangramentos graves (hematêmese, melena, metrorragia, entre outras) e disfunções orgânicas.

4. Fase de recuperação: após a fase crítica ocorre a reabsorção do conteúdo extravasado com consequente melhora clínica e laboratorial.

O diagnóstico é realizado por meio da suspeita clínica associado a fatores epidemiológicos. O diagnóstico laboratorial pode ser realizado com a detecção dos componentes virais. De modo geral, nos primeiros três dias de doença pode ser solicitada a pesquisa de ácido nucleico viral no soro ou detecção do antígeno viral da proteína não estrutural (NS1).

A detecção de imunoglobulinas M (IgM) acontece a partir do quinto ou sexto dia após o início dos sintomas, com pico entre o sétimo e oitavo dia; e a imunoglobulina G (IgG) a partir do quarto dia, com pico em duas semanas.

O diagnóstico diferencial deve ser realizado com outras febres hemorrágicas, como chikungunya, zika, malária, leptospirose, febre tifoide; doenças exantemáticas e causas de choque, como meningoccemia, septicemia, meningites virais e bacterianas entre outras.

O tratamento é baseado na classificação de risco do paciente, segundo os critérios da Política Nacional de Humanização do Ministério da Saúde, criado para otimização dos atendimentos (Tabela 3).

▷ TABELA 3 Classificação de risco

Azul – Grupo A	Atendimento de acordo com horário de chegada
Verde – Grupo B	Prioridade não urgente
Amarelo – Grupo C	Urgência, atendimento o mais rápido possível
Vermelho – Grupo D	Emergência, paciente com necessidade de atendimento imediato

Grupo A

- Ausência de sinais de alarme, sem comorbidades, sem risco social.
- Conduta: solicitação de exames laboratoriais, conforme critério médico e prescrição de sintomáticos – paracetamol e/ou dipirona (não utilizar salicilatos ou anti-inflamatórios não esteroidais), orientar repouso e hidratação.
- Hidratação oral: adultos – 60 a 80 mL/kg/dia, sendo 1/3 com solução salina e 2/3 com ingestão de líquidos comuns. Crianças (até 10 kg): 130 mL/kg/dia; 10 a 20 kg: 100 mL/kg/dia; > 20 kg: 80 mL/kg/dia, oferecer 1/3 em forma de soro de reidratação oral e o restante com água, sucos e chás.

Grupo B

- Ausência de sinais de alarme, com sangramentos espontâneos de pele (petéquias) ou induzido (prova do laço positiva), presença de comorbidades e presença de risco social.
- Conduta: solicitar hemograma. Hidratação oral conforme grupo A até o resultado de exames. Prescrição de paracetamol e/ou dipirona. Se o hematócrito estiver normal, realizar tratamento ambulatorial com reavaliação diária. Se estiver alterado (Ht > 50 e 44%, para homens e mulheres, respectivamente), promover hidratação oral supervisionada ou intravenosa, 80 mL/kg/dia, sendo 1/3 nas primeiras quatro horas. Após reavaliação, se houver melhora, conduzir como o grupo A; se houver sinais de alarme ou piora do quadro, conduzir como grupo C.

 Prova do laço

Verificar a pressão arterial (PA) e calcular o valor médio pela fórmula:

(PAS + PAD)/2

Insuflar o manguito até o valor encontrado e manter por cinco minutos nos adultos e por três minutos em crianças. Desenhar quadrado com 2,5 cm no antebraço e contar o número de petéquias formado dentro dele. A prova é positiva se houver 20 ou mais petéquias em adultos e 10 ou mais em crianças.

Grupo C

- Presença de sinais de alarme, com ou sem sinais de sangramento.
- Conduta: reposição volêmica imediata – 10 mL/kg de soro fisiológico na 1ª hora. Permanecer em observação em leito de internação por no mínimo 48 horas. Solicitar hemograma, albumina e transaminases. Recomenda-se a solicitação de exames de imagem, como radiografia de tórax e ultrassonografia de abdome. Reavaliação clínica após a 1ª hora, manter hidratação venosa de 10 mL/kg na 2ª hora. Avaliação do hematócrito após 2 horas. Se não houver melhora, repetir a fase de expansão (até três vezes). Se houver melhora, iniciar a fase de manutenção: 25 mL/kg em 6 horas; se houver melhora, prescrever 25 mL/kg em 8 horas, sendo 1/3 com soro fisiológico e 2/3 com soro glicosado. Se não houver melhora, conduzir como grupo D.

Grupo D

- Presença de sinais de choque (Tabela 4), sangramento grave ou disfunção de órgãos grave.
- Conduta: vaga em unidade de tratamento intensivo. Iniciar imediatamente fase de expansão rápida parenteral, com solução salina isotônica – 20 mL/kg em até 20 minutos. Se necessário, repetir por até três vezes. Reavaliação clínica a cada 15 a 30 minutos, e solicitar hematócrito a cada 2 horas. Se houver melhora clínica e laboratorial após fase de expansão, retornar para a fase de expansão do grupo C. Solicitar obrigatoriamente hemograma, albumina e transaminases. Se a resposta for inadequada, com hematócrito em ascensão, utilizar expansores plasmáticos, como albumina (0,5 a 1 g/kg) ou coloides sintéticos (10 mL/kg/h). Se o hematócrito estiver em queda e ainda houver persistência do choque, prosseguir com a investigação de hemorragias e avaliar a coagulação. Na presença de hemorragias, transfundir concentrado de hemácias; e na presença de coagulopatias, avaliar a necessidade de uso de plasma fresco (10 mL/kg), vitamina K ou crioprecipitado (1 U para cada 5 a 10 kg).

▷ TABELA 4 Sinais de choque

Taquicardia
Extremidades frias
Tempo de enchimento capilar ≥ 3 s
Pulso débil ou indetectável
Pressão diferencial convergente < 20 mmHg
Hipotensão arterial em fase tardia
Acúmulo de líquido com dificuldade respiratória
Sangramento grave (hematêmese, melena, metrorragia, sangramento no sistema nervoso central)
Transaminases > 1.000
Alteração do nível de consciência
Miocardite

A prevenção da dengue é realizada com vigilância dos vetores, de forma a detectar precocemente os surtos nos municípios e atuar imediatamente em sua eliminação e controle. Eliminar focos/recipientes, como latas, materiais descartáveis, tampas de garrafas, manter vedados caixas d'água, cisternas, poços, tambores e outros reservatórios de água. Conservar calhas para que não fiquem obstruídas, proteger ralos, eliminar pratos de vasos de plantas.

BIBLIOGRAFIA

1. Bennett J, Dolin R, Blaser MJ. Mandell, Douglas, and Bennetts principles and practice of infectious diseases. Rio de Janeiro: Elsevier; 2014.
2. Brasil. Ministério da Saúde – Secretaria de Vigilância em Saúde, Departamento de Vigilância das Doenças Transmissíveis. Dengue: diagnóstico e manejo clínico: adulto e criança. 5 ed. Brasília: Ministério da Saúde; 2016.
3. Brasil. Ministério da Saúde – Secretaria de Vigilância em Saúde. Guia de leptospirose: diagnóstico e manejo clínico. Brasília: Ministério da Saúde; 2014.
4. Organização Mundial da Saúde. Dengue: diretrizes para diagnóstico, tratamento, prevenção e controle, nova edição. Genebra: OMS; 2009.
5. Organização Mundial da Saúde. Manual para manejo clínico da dengue. Genebra: OMS; 2012.

CAPÍTULO **43**

Imunizações e profilaxias em serviços de emergência

William Dunke de Lima
Carolini Cristina Valle
João Antonio Gonçalves Garreta Prats

INTRODUÇÃO

Em situações de emergência é comum a necessidade de profilaxias e imunizações imediatas, com tempo determinado. Dentre as doenças que normalmente exigem proteção imediata ou que requerem uso de imunização passiva emergencial estão: raiva, tétano, botulismo, difteria, hepatite B (em situações de violência sexual ou exposição percutânea em trabalhador da saúde não imunizado) e varicela, em imunodeprimidos ou gestantes suscetíveis.

Habitualmente, vacinas e imunobiológicos são armazenados nos Centros de Referência para Imunobiológicos Especiais (CRIE); e as vacinas do calendário regular de vacinação, em Unidades Básicas de Saúde (UBS). Esses são os locais nos quais se indicam acompanhamento regular e seguimento, quando necessário, de vacinas e imunização. Muitas vezes, na prática, o encaminhamento a essas unidades será essencial, assim, o conhecimento das referências locais é importante. Vacinas e imunobiológicos apresentam risco de reações alérgicas, por isso a administração deve ser sempre realizada em local adequado que esteja pronto para intervir caso ocorram. As notificações de suspeitas e reações adversas são obrigatórias aos órgãos de epidemiologia locais, para posterior investigação e análise das amostras e risco individual.

SORO ANTIRRÁBICO E VACINA CONTRA RAIVA

A profilaxia pós-exposição à raiva pode ser necessária, conforme indicações específicas:

- **Acidentes graves:** ferimentos profundos, dilacerantes, múltiplos ou extensos, em qualquer região do corpo. Ferimentos localizados na cabeça, na face, no pescoço, na mão, na polpa digital e/ou na planta do pé. Lambeduras de mucosas e pele onde já existe lesão grave. Ferimentos profundos por unha de animal.
- **Animais domésticos (cães e gatos):** se possível, devem ser observados por 10 dias após o acidente, se não apresentaram sintomas não indicam profilaxia. Se não for possível observar, indica-se vacinação em 4 doses; em caso de acidentes graves, soro e vacinação. Se o animal morrer no período de observação, deve ser encaminhado para o órgão responsável para testagem; se o resultado for negativo, a profilaxia pode ser interrompida. Caso o animal tenha desaparecido e o acidente foi grave, soro e vacinação devem sempre ser aplicados.
- **Morcegos** (acidentes com mordedura, lambedura ou arranhadura) **sempre** são considerados graves e devem incluir soro e vacinação.
- **Animais silvestres ou herbívoros** (equinos, bovinos etc.) indicam profilaxia conforme o tipo de acidente: grave – soro e vacinação; leve – apenas vacinação.
- **Animais roedores (ratos, coelhos e outros roedores urbanos) não indicam profilaxia,** independente de gravidade.
- **A primeira dose da vacina deve ocorrer o mais breve possível** após exposição, e as **doses subsequentes no 3º, 7º e 14º dias.** A vacina pode ser aplicada via intramuscular (IM) ou intradérmica, desde que o aplicador tenha experiência e o paciente não seja imunodeprimido. O soro antirrábico heterólogo (SAR) tem a finalidade de neutralizar o vírus. O retardo ou falha para iniciar a vacina pode resultar em morte, principalmente se a lesão for grave.

A SAR deve ser infiltrada na(s) porta(s) de entrada, na maior quantidade possível, com cuidado para evitar síndrome compartimental. O restante da SAR deve ser aplicado via IM, em local anatômico, distante da região deltoide, que é reservada para a aplicação da vacina. Após a terceira dose não há mais necessidade de administrar SAR. A imunoglobulina humana antirrábica (IGHAR) é mais segura que o soro antirrábico, porém está indicada apenas em casos de hipersensibilidade prévia a imunoglobulinas.

Efeitos colaterais à vacina incluem reações de hipersensibilidade, que são raras. Manifestações neurológicas já foram descritas, e geralmente indicam descontinuação das doses vacinais.

IMUNOGLOBULINA ANTIBOTULÍNICA

O **botulismo** pode representar quadro grave e de alta letalidade, devido ao mecanismo de neuroparalisia da toxina botulínica, sendo a avaliação do uso de soro antibotulínico (SAB) uma emergência médica. O SAB é indicado aos pacientes que se enquadrem em uma das definições de caso suspeito tanto em quadros alimentares quanto ferimentos.

> Define-se como quadro suspeito o paciente com paralisia flácida aguda, simétrica, descendente, com preservação do nível de consciência, caracterizado por um ou mais dos seguintes sinais e sintomas: visão turva, diplopia, ptose palpebral, boca seca, disartria, disfagia ou dispneia.

Idealmente, recomenda-se o tratamento com SAB o mais precocemente possível após início dos sintomas; após 7 dias, não há eficácia garantida. A indicação da antitoxina deve ser ponderada pelo fato de 9 a 20% das pessoas apresentarem reações de hipersensibilidade. Antes de iniciar o SAB devem ser coletadas amostras (fezes, lavado gástrico e soro) e enviadas ao órgão responsável para pesquisa de toxinas e vigilância epidemiológica.

Em caso de botulismo alimentar, a indicação de antibióticos não é formal, pelo risco de maior lise bacteriana e aumento das toxinas botulínicas. É recomendado desbridamento local em todos os ferimentos suspeitos, independente do aspecto da lesão, preferencialmente após a administração do SAB.

IMUNOGLOBULINA E VACINA PÓS-EXPOSIÇÃO CONTRA VARICELA-ZÓSTER

A varicela é causada pelo vírus de RNA, vírus varicela-zóster (VVZ), família *Herpesviridae*. Pode representar quadro grave, especialmente em populações imunodeprimidas, além de risco de surtos pelo alto risco de contágio. Vacinação pós-exposição é indicada para situações de risco significativo de contágio em ambientes de risco, como hospitais e escolas, comunicantes suscetíveis imunocompetentes a partir de nove meses de idade, até 120 horas (cinco dias) após o contato.

Imunoglobulina para varicela-zóster (IGVZ) pós-exposição

A IGHZ deve ser utilizada o mais precoce possível ou em até 96 horas após o contato, é de dose única de 125 UI para cada 10 kg (a dose mínima é de 125 UI e a máxima de 625 UI).

Reações adversas à vacina incluem exantema, por vezes maculopapulares e vesiculares semelhantes a próprias lesões da varicela, que normalmente tem regressão em alguns dias. Eventos graves são menos raros e incluem anafilaxia, meningite, herpes-zóster grave, encefalite, síndrome de Steven-Johnson entre outros.

PROFILAXIAS HIV: IMUNOPROFILAXIA PÓS-EXPOSIÇÃO (PEP)

Está indicado em casos com contato de material com potencial risco para transmissão de HIV: sangue, sêmen, fluidos vaginais, líquidos de serosas (peritoneal, pleural, pericárdico), líquido amniótico, liquor, leite materno e líquido articular.

Não apresentam risco: suor, lágrima, fezes, urina, vômito, saliva e secreções nasais.

São de risco potencial: lesões percutâneas (perfuração por agulha), membranas mucosas (relação sexual desprotegida, respingos em olhos), lesões cutâneas em pele não íntegra (ferida aberta) e mordedura com presença de sangue. O primeiro atendimento deve ocorrer idealmente em até 72 horas, devido à necessidade de profilaxia precoce para HIV com antirretrovirais (ARV).

Sempre que possível, deve-se investigar o *status* sorológico do paciente fonte, ou seja, a procedência do material biológico. Está indicada a PEP em casos nos quais a pessoa fonte apresenta resultado positivo ou desconhecido. Não se deve atrasar o fornecimento da PEP ao teste de confirmação de HIV do paciente fonte. Em paralelo, deve-se idealmente coletar sorologia do paciente exposto, que quando positiva, contraindica o uso de PEP.

A PEP é feita por 28 dias com 3 medicamentos: tenofovir 300 mg + lamivudina 300 mg (comumente em comprimido único) e dolutegravir 50 mg. Outros esquemas podem ser necessários, se houver contraindicação ao esquema de primeira linha, sendo as principais relacionadas à nefrotoxicidade do tenofovir e à hipótese da teratogenicidade do dolutegravir, sendo importante a orientação para mulheres com potencial para engravidar. Todos os casos devem ser seguidos preferencialmente por especialistas durante o período da profilaxia, tanto para avaliação com sorologia ao final do período quanto pelo acompanhamento do efeitos adversos dos ARV. Casos de infecção por paciente fonte previamente conhecidos positivos e com uso prévio de TARV devem ter profilaxia padrão iniciada e encaminhamento ao especialista/serviço de referência o mais rápido possível, pois pode haver mudança no esquema de ARV.

IMUNOGLOBULINA E VACINA PARA HEPATITE B

A hepatite B apresenta potencial para redução do risco de transmissão por meio do uso de imunobiológicos. Pode levar à infecção aguda ou crônica.

Imunoprofilaxia pós-exposição está indicada (ver Tabela 1) para vítimas após exposição a material biológico com risco de infecção para hepatite B, ou seja, em indivíduos suscetíveis que não receberam a vacina ou não apresentaram resposta imune adequada pós-vacina. Considera-se que as três doses de vacina contra a hepatite B geram em indivíduos saudáveis níveis adequados de anticorpos (anti-HBs ≥ 10 UI/mL) na grande maioria da população. Quando há resposta vacinal inadequada, pode ser realizado novo ciclo de 3 doses.

A primeira dose da vacina deve ocorrer idealmente no momento do primeiro atendimento logo após exposição. As demais doses devem seguir o calendário vacinal, podendo ser aplicadas em uma UBS. A imunoglobulina humana anti-hepatite B (IGHAHB) deve ser administrada em dose única de 0,06 mL/kg, IM, em extremidade diferente da que recebeu a vacina para HBV. Idealmente a imunoglobulina deve ser administrada em até 48 horas após o momento da exposição. Para exposições percutâneas, pode haver benefício do uso da imunoglobulina até 7 dias após a exposição. A IGHAHB está disponível nos CRIE.

Observações

- Se após 6 doses de vacina ainda estiver sem resposta adequada, está indicado apenas IGHAHB.
- Paciente exposto com vacinação completa e resposta adequada, nenhuma medida é necessária.

▷ **TABELA 1** Indicação de imunoprofilaxia pós-exposição

	Pessoa fonte		
Situação vacinal	HBSAG reagente	HBSAG não reagente	HBASG desconhecido
Vacina incompleta/ não vacinado	IGHAB/completar ou iniciar vacina	Iniciar/completar vacina	Iniciar/completar vacina
Resposta vacinal desconhecida ou inadequada	Testar resposta, se inadequada: IGHAHB/completar ou iniciar vacina	Completar ou iniciar vacina	Completar ou iniciar vacina *Não indicado IGHAHB

HBSAG: antígeno de superfície da hepatite B; IGHAHB: imunoglobulina humana anti-hepatite B.

TÉTANO

A vacina do tétano na infância está associada ao componente de difteria e pertussis e deve ser administrada aos 2, 4 e 6 meses com um reforço aos 15 meses de idade. Depois, o reforço deve ser feito com a vacina combinada difteria e tétano, a cada 10 anos. Em gestantes que não tenham seu esquema vacinal completo, devem ser administradas as doses de dT (1 ou 2) de acordo com o esquema a ser completado e, em todas, deve ser administrada uma dose de dTpa, com componente acelular de pertussis, após as 20 semanas de gestação para proteger o RN contra coqueluche, independente do estado vacinal anterior da gestante. (*Ver as doses na Tabela 2. **Ver definição de ferida de risco e tabela de recomendações no capítulo "Tétano").

Imunização para profissionais de saúde

- Profilaxia pré-exposição é constituída da imunização para trabalhadores da área de saúde. É de suma importância que profissionais de saúde antes de se exporem ao risco ocupacional da profissão recebam a devida orientação quanto às vacinas específicas, consideradas obrigatórias para o início de atividades em alguns locais de trabalho. Relevante considerar o cargo e o nível de exposição do trabalhador e orientar quanto aos riscos de se trabalhar em ambiente hospitalar mesmo que não seja por contato direto com pacientes.
- Profilaxia pós-exposição: podem ser necessárias indicações específicas de profilaxia após exposição a materiais biológicos. Da mesma forma, é necessário aos profissionais de saúde fornecimento da instituição de trabalho e uso de equipamento de proteção individual. Profissionais de saúde tem significativa probabilidade de contrair doenças, como hepatite B, influenza, sarampo, caxumba, rubéola, varicela, tuberculose e doenças por *Neisseria meningitidis*. Dessa forma, é de extrema importância que mantenham as vacinas atualizadas conforme o Calendário Nacional de Vacinação do adulto, além de serem recomendadas as vacinas influenza inativada (INF), hepatite

Vacina/ imunoglobulina	Indicação	Dose
Raiva (vacina e SAR)	Acidente leve	4 doses da vacina (0º, 3º, 7º, 14º dia)
	Acidente grave por animal doméstico/animal com sintomas/morcego	4 doses da vacina (0º, 3º, 7º,14º dia) + soro antirrábico heterólogo (SAR). A dose para o soro é de 40 UI/kg , dose única, independente do peso
Botulismo/soro antibotulínico (SAB)	Para caso suspeito: paralisia flácida aguda, simétrica, descendente, com preservação do nível de consciência + um dos seguintes: visão turva, diplopia, ptose palpebral, boca seca, disartria, disfagia ou dispneia	Antitoxina botulínica bi ou trivalente: 1 ampola, IV, diluída em SF 0,9%, na proporção de 1/10, infundir em aproximadamente 1 hora. Nos casos de botulismo por ferimento, recomenda-se o uso de penicilina cristalina na dose de 10 a 20 milhões de UI/dia, para adultos; e 300 mil UI/kg/dia, para crianças, em doses fracionadas a cada 4 horas, IV, por 7 a 10 dias. O metronidazol também pode ser utilizado na dose de 2 g/dia, para adultos; e 15 mg/kg/dia, para crianças, IV, a cada 6 horas

(continua)

▷ **TABELA 2** Resumo de indicações de vacina, imunoglobulinas e profilaxia (*continuação*)

Vacina/ imunoglobulina	Indicação	Dose
Imunoglobulina e vacina pós-exposição contra varicela-zóster (IGVZ)	É indicada caso exista a associação dos fatores: pessoa exposta seja suscetível, exposição à varicela ou ao zóster com risco de transmissão, chance de complicações da varicela no indivíduo que vier a se infectar No caso de zóster: contato íntimo (p. ex., tocar ou abraçar) Os candidatos a receberem IGVZ, quando se evidenciada exposição, são gestantes (pelo risco de complicações), adultos imunossuprimidos e crianças em situações específicas	IGHZ em até 96 horas, 125 UI para cada 10 kg (dose máxima 625 UI)
Profilaxia HIV pós-exposição	Lesão percutânea ou mucosa com material de risco (sangue, sêmen, fluidos vaginais, líquidos serosos, líquido amniótico, liquor, leite materno e líquido articular)	(Tenofovir 300 mg + Lamivudina 300 mg) 1 cp e dolutegravir 50 mg, 1 cp, por 28 dias

(continua)

Vacina/imunoglobulina	Indicação	Dose
Vacina hepatite B e imunoglobulina	São considerados contato de risco: lesão de continuidade com exposição de pele não íntegra e mucosas, via parenteral (compartilhar de agulhas, seringas, procedimentos com material não estéril), além de relação sexual desprotegida e abuso sexual	Vacina em 3 doses (0, 2 e 6 meses) (IGHAHB) deve ser administrada em dose única de 0,06 mL/kg, IM
Tétano	Lesão de alto risco e estado vacinal exposto (ver capítulo "Tétano") Vacina dupla adulto (dT) – a depender da situação vacinal	Dose imunoglobulina para profilaxia é de 250 UI/IM, em dose única; e soro antitetânico 1.500 a 5.000 UI; testar soro com uma dose intradérmica de 0,1 mL na diluição de 1:10 SF 0,9%, para testar reações de hipersensibilidade limitantes Vacina em 3 doses ou reforço

cp: comprimido; IGHAHB: imunoglobulina humana anti-hepatite B; IM: intramuscular; IV: intravenoso; SF: soro fisiológico.

B recombinante (HB), varicela (VZ), vacina tríplice acelular do adulto (dTpa) e duas doses de vacina sarampo, caxumba e rubéola (tríplice viral) para aqueles sem história prévia de doença ou vacinação, independentemente da idade.

EVENTOS ADVERSOS RELACIONADOS AOS IMUNOBIOLÓGICOS

Apesar de raras, o uso de soros heterólogos (soro antirrábico, soro antitetânico, soro antidiftérico etc.) apresenta risco de reações graves imediatas, como anafilaxia de gravidade variável e, mais tardiamente, doença do soro. Devido ao alto risco, recomenda-se observação por 24 h após a administração do soro.

Anafilaxia ocorre normalmente nas primeiras horas depois da administração do soro heterólogo, deve-se ficar atento aos sintomas, como palidez, cianose, urticária, edema de face, hipotensão, choque, entre outros.

Em virtude do risco de vida, uma reação anafilática deve ser prontamente tratada em departamento de emergência. Assim que identificada, deve-se checar responsividade e vias aéreas (considerar intubação orotraqueal – IOT – devido ao risco de obstrução da via aérea); monitorar sinais vitais e manter o paciente em posição supina em Trendelemburg; ofertar oxigênio, se necessário. Todos os casos devem ser notificados à vigilância epidemiológica local e investigados.

Tratamento da anafilaxia:

- **Adrenalina IM (vasto lateral da coxa): 0,3 a 0,5 mg/dose**. Avaliar resposta clínica e repetir a cada 5 a 15 min, se necessário; infundir em BIC, conforme a necessidade.
- **Hidrocortisona 200-300 mg, EV, a cada 6 horas no máximo.** Corticoides são indicados para evitar possíveis reações tardias.
- **Difenidramina 50 mg + 100 mL, EV, a cada 4 horas.** Para tratamento de prurido e urticária.
- **Ranitidina 50 mg + 20 mL SG 5%.**

BIBLIOGRAFIA

1. Brasil. Ministério da Saúde. Manual dos centros de referência para imunobiológicos especiais [recurso eletrônico]. Ministério da Saúde, Secretaria de Vigilância em Saúde, Departamento de Imunização e Doenças Transmissíveis, Coordenação-Geral do Programa Nacional de Imunizações. 5 ed. Brasília: Ministério da Saúde; 2019. Available: http://bvsms.saude.gov.br/bvs/publicacoes/manual_centros_imunobiologicos_especiais_5ed.pdf2) Protocolo clínico e diretrizes terapêuticas para profilaxia e pós-exposição (PEP) de risco à infecção pelo HIV, IST e Hepatites Virais – 2018.
2. Brasil. Manual integrado de vigilância epidemiológica do botulismo. Ministério da Saúde, Secretaria de Vigilância em Saúde, Departamento de Vigilância Epidemiológica. Brasília: Ministério da Saúde; 2006.
3. Brasil. Ministério da Saúde, Secretaria de Vigilância em Saúde, Departamento de Vigilância Epidemiológica. 7 ed. Brasília: Ministério da Saúde; 2009.
4. Brasil. Ministério da Saúde. Secretaria de Vigilância em Saúde. Manual de vigilância epidemiológica de eventos adversos pós-vacinação. 3 ed. Brasília: Ministério da Saúde; 2014.
5. Informe técnico imunoprofilaxia para varicela. CVE – Divisão de Imunização e Divisão de Doenças de Transmissão Respiratória; 2010.
6. Prefeitura de São Paulo. Protocolo de atendimento em casos de acidentes com animais potencialmente transmissores da raiva. São Paulo: Prefeitura de São Paulo; 2019.

CAPÍTULO **44**

Infecção pelo coronavírus (SARS-Cov-2)

Frederico José Neves Mancuso

INTRODUÇÃO

A pandemia causada pelo coronavírus-2 (SARS-Cov-2), iniciada no final de 2019 na China e que atingiu níveis pandêmicos, conforme a Organização Mundial da Saúde, em março de 2020, representa uma crise na saúde sem precedentes para as gerações atuais de médicos. Até meados de julho de 2020, a pandemia pelo SARS-Cov-2 já causou o óbito em mais de 600 mil indivíduos em todo o mundo e mais de 78 mil no Brasil.

O coronavírus é um vírus grande de fita única de RNA que se liga a células epiteliais nasais e brônquicas, além de pneumócitos por via de cristas proteicas que se ligam ao receptor da enzima conversora de angiotensina 2.

No pulmão, o vírus promove espessamento das paredes alveolares e infiltrados de macrófagos e células mononucleares, além de infiltrado inflamatório intersticial e edema, resultando em redução da capacidade de difusão de oxigênio. Nos quadros mais graves, ainda há ativação da coagulação, com presença de microtrombos em pulmões, além de aumento do risco de eventos trombóticos arteriais e venosos.

O SARS-Cov-2 é transmitido principalmente através de gotículas que podem ser geradas ao falar, tossir ou espirrar por um indivíduo infectado. Essas gotículas, em geral, podem se espalhar por até 2 metros de distância, motivo pelo qual o distanciamento social é importante, assim como o uso de máscaras. O vírus ainda pode persistir por tempos diferentes (24 a 72 horas) nas mais diferentes superfícies, reforçando a necessidade de higienização frequente das superfícies e das mãos.

Outra possibilidade de transmissão do SARS-Cov-2 é por meio de aerossóis, que são partículas suspensas no ar que carregam o vírus. Habitualmente, o vírus não se dissemina dessa forma, porém alguns procedimentos médicos podem produzir aerossóis, aumentando o risco de contaminação. Entre eles estão a intubação orotraqueal, inalação/nebulização, ventilação com bolsa-valva-máscara, compressões torácicas durante reanimação cardiopulmonar, ventilação não invasiva, cânula nasal de alto fluxo, além de alguns exames diagnósticos, como broncoscopia, endoscopia digestiva alta ou ecocardiograma transesofágico.

QUADRO CLÍNICO

Após o contato com o vírus, há um período de incubação médio de 5 dias antes do início dos sintomas. Os sintomas mais frequentes são:

- Febre.
- Tosse, geralmente seca (em alguns casos produtiva).
- Dispneia.
- Mialgia.
- Cefaleia.
- Odinofagia.
- Diarreia.
- Anosmia.
- Ageusia.

Ao exame físico, notam-se taquipneia, taquicardia e redução da saturação arterial de oxigênio nos casos mais graves. A ausculta pulmonar pode ser normal ou revelar estertores. Outros sinais de insuficiência respiratória aguda, como retração de fúrcula, batimento de asa de nariz e uso de musculatura acessória podem não estar presentes, mesmo em casos com maior comprometimento pulmonar.

A complicação grave mais frequente é a síndrome respiratória aguda grave (SRAG) decorrente do comprometimento pulmonar, caracterizada por hipoxemia. A insuficiência respiratória grave é mais frequente na segunda semana de doença.

Outras complicações incluem insuficiência renal, instabilidade hemodinâmica, miocardite, arritmias ventriculares, encefalite e eventos tromboembólicos arteriais (infarto do miocárdio, acidente vascular cerebral) e venosos (trombose venosa profunda, tromboembolismo pulmonar).

EXAMES LABORATORIAIS

Observa-se aumento da proteína C-reativa (PCR), desidrogenase láctica (DHL) e transaminases hepáticas (estas últimas menos comum). A alteração do hemograma mais comum é a linfopenia. Pode ocorrer ainda aumento da ferritina e dos níveis de D-dímero.

> É importante ressaltar que essas alterações são inespecíficas e não indicam obrigatoriamente infecção pelo SARS-Cov-2.

EXAMES DE IMAGEM

A radiografia de tórax pode mostrar opacidades hipodensas e consolidações nos casos graves. Porém, sempre que disponível, deve-se realizar tomografia computadorizada (TC) do tórax para melhor avaliação nos pacientes que apresentam alterações ao exame físico, como taquipneia ou hipoxemia.

A TC de tórax mostra aspecto de vidro fosco, espessamento dos septos interlobulares e reticulado fino (em mosaico), com preferência por acometimento periférico e bilateral. A extensão do comprometimento pulmonar tem valor prognóstico nesses pacientes (Figuras 1 e 2).

DIAGNÓSTICO

O diagnóstico da infecção aguda pela SARS-Cov-2 é feito pela pesquisa do vírus pela técnica de reação em cadeia de polimerase (PCR). Deve-se obter amostra por *swab* nasal e de orofaringe para a pesquisa viral.

O pico da sensibilidade da pesquisa por *swab* nasal/orofaringe é atingido no 3º/4º dia de sintomas. Quando o paciente apresenta quadro clínico sugestivo e a pesquisa de PCR é negativa, pode ser feita pesquisa por PCR em outras amostras, como escarro, lavado broncoalveolar e fezes ou mucosa anal. A repetição do *swab* nasal é uma alternativa em situações em que a primeira coleta for considerada inadequada ou realizada no 1º dia de sintomas.

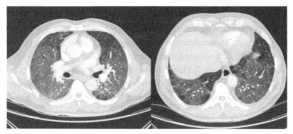

▷ **FIGURA 1** Tomografia de tórax mostrando aspecto de vidro fosco bilateral acometendo mais de 50% do parênquima pulmonar.

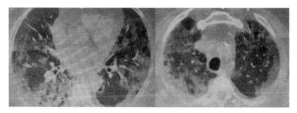

▷ **FIGURA 2** Tomografia de tórax mostrando focos de vidro fosco e espessamento dos septos interlobulares acometendo preferencialmente a periferia pulmonar.

Partículas virais podem se manter detectáveis por PCR de *swab* nasal/orofaringe mesmo após resolução do quadro clínico, sem indicar obrigatoriamente doença mantida.

A sorologia tem papel menos importante no diagnóstico da infecção aguda pelo SARS-Cov-2. A IgM pode começar a se alternar no 5º dia da doença, mas é mais comum sua detecção a partir do 10º dia de sintomas. Assim, ela pode ser utilizada em pacientes com apresentação tardia. Seus níveis permanecem elevados por até 6 semanas. A IgG começa a se elevar por volta do 14º dia de sintomas.

O isolamento dos pacientes pode ser liberado após 10 dias de sintomas (com pelo menos 3 dias de melhora de sintomas), segundo o Centers of Disease Control dos EUA. Em nossa prática, temos optado por liberação após 14 dias de sintomas.

TRATAMENTO

O tratamento da infecção pelo SARS-Cov-2 tem sido motivo de polêmica, especialmente envolvendo fármacos como a cloroquina/hidroxicloroquina, ivermectina e nitazoxanida.

Até o momento da elaboração deste capítulo, faltam evidências científicas sólidas que suportem o uso de qualquer medicação específica para o tratamento da infecção aguda pela SARS-Cov-2.

> É importante frisar que, por ser uma doença nova, pode ser que existam novas evidências que indiquem um tratamento específico no momento da leitura. Assim, é recomendado seguir diretrizes atuais que eventualmente possam ter sido publicadas por sociedades de infectologia, clínica médica e/ou terapia intensiva.

Aqueles casos em que há sintomas leves e o paciente não apresenta aumento da frequência respiratória, taquicardia ou redução da saturação arterial de oxigênio podem ser manejados no domicílio, com orientações sobre isolamento e retorno ao serviço de emergência se piora ou novos sintomas. A princípio, o tratamento é apenas sintomático.

Nos pacientes com taquipneia, taquicardia e/ou hipoxemia, deve-se indicar a internação hospitalar e suporte de oxigênio, se diminuição da saturação arterial de oxigênio. Os pacientes devem receber oxigênio por cateter, máscara ou intubação orotraqueal e ventilação mecânica, conforme o nível de hipoxemia e sinais de insuficiência respiratória aguda.

Existem algumas evidências, ainda iniciais e não definitivas, de que a dexametasona 6 mg/dia (oral ou intravenosa) tenha benefícios nos pacientes que evoluem com hipoxemia e necessidade de suporte com oxigênio.

Em razão do alto risco de eventos tromboembólicos, particularmente nos pacientes mais graves, com dímero D elevado, pode-se utilizar heparina (de baixo peso molecular ou não fracionada) em doses profiláticas. Até o presente momento não existem evidências sólidas que indiquem a necessidade de anticoagulação plena em pacientes sem eventos tromboembólicos definidos.

Os pacientes graves, internados em terapia intensiva, que evoluem com piora da função renal devem ser acompanhados em conjunto com nefrologistas, pois podem evoluir com necessidade de terapia renal substitutiva.

As taxas de mortalidade têm sido aproximadamente 20% nos pacientes hospitalizados e de 40% naqueles com necessidade de terapia intensiva.

BIBLIOGRAFIA

1. Atri D, Siddiqi HK, Lang J, Nauffal V, Morrow DA, Bohula EA. COVID-19 for the cardiologist: a current review of the virology, clinical epidemiology, cardiac and other clinical manifestations and potential therapeutic strategies. JACC Basic Transl Sci. 2020;5(5):518-36.
2. Guan WJ, Ni ZY, Hu Y, Liang WH, Ou CQ, He JX, et al. Clinical characteristics of coronavirus disease 2019 in China. N Engl J Med. 2020;382(18):1708-20.
3. Ramos RP, Ota-Arakaki JS. Trombose e anticoagulação na COVID-19. J Bras Pneumol. 2020;46(4):e20200317.
4. Wiersinga WJ, Rhodes A, Cheng AC, Peacock SJ, Prescott HC. Pathophysiology, transmission, diagnosis, and treatment of coronavirus disease 2019 (COVID-19): a review. JAMA. 2020.

CAPÍTULO 45

Infecções bacterianas
de pele e partes moles

Klinger Soares Faíco-Filho
Jordan Monteiro Pinheiro
João Antonio Gonçalves Garreta Prats

As infecções de pele, tecido subcutâneo e partes moles compõem um amplo espectro de doenças de diagnóstico clínico frequente nas unidades de pronto atendimento e que acometem um órgão complexo, dividido basicamente em três camadas: epiderme, derme e subcutâneo.

As infecções bacterianas podem causar lesão na pele de duas formas: supurativa, quando ocorre proliferação bacteriana diretamente no tecido cutâneo, e não supurativa, quando ocorre apenas uma reação de hipersensibilidade aos antígenos bacterianos.

ERISIPELA

A erisipela é o processo infeccioso agudo superficial da pele, associado ao comprometimento dos vasos linfáticos. É uma variante mais superficial da celulite, caracterizada pelo início abrupto de edema, eritema e calor. Hiporexia, calafrios e febre alta são sintomas sistêmicos. A lesão da erisipela é única, dolorosa, de progressão rápida, eritematosa (vermelho brilhante), com margens edematosas bem definidas, de relevo sutil, aumento de temperatura local, acompanhada de adenopatia satélite e linfangite. Uma característica da doença é a existência de uma porta de entrada para o agente etiológico, muitas vezes distante do foco primário da lesão, por exemplo, o intertrigo e as fissuras interdigitais.

O principal microrganismo responsável é o *Streptococcus pyogenes* e, ocasionalmente, os estreptococos dos grupos B, C e D. A erisipela é mais comum nos idosos e pacientes com linfedema ou úlcera crônica.

A positividade das hemoculturas ocorre em menos de 5% dos casos. A coloração de Gram, bem como a cultura da secreção da lesão e a biópsia cutânea são pouco úteis no diagnóstico etiológico, mas podem contribuir nos pacientes com evolução atípica ou em estado grave. A cultura de *swab* da pele íntegra não é recomendada devido à chance de contaminação por bactérias da própria flora cutânea.

Para o tratamento, pode-se utilizar os seguintes esquemas:

- Casos leves ou moderados: amoxicilina 500-1.000 mg, a cada 8 h **OU** cefalexina 500-1.000 mg a cada 6 h. Se alergia à penicilina: azitromicina 500 mg, 1 ×/dia; duração: 5-7 dias.
- Casos graves/toxêmicos: penicilina G cristalina 1-2 milhões UI a cada 4 h **OU** cefazolina 2 g a cada 8 h **OU** ceftriaxona 1 g a cada 12 h por 10 a 14 dias.

A remissão da febre ocorre em até 72 horas do início do tratamento e o início da melhora cutânea em até 6 dias. As recidivas ocorrem em até 30% nos 3 primeiros anos devido principalmente à obstrução linfática residual.

Pacientes com dois ou mais episódios ao ano podem se beneficiar de penicilina benzatina 1,2 milhão de UI via intramuscular, mensalmente, por até 5 anos.

CELULITE

É uma infecção da derme profunda e do tecido subcutâneo que cursa com uma área eritematosa extensa. Em comparação com a erisipela, apresenta um eritema cor de rosa mais claro quando comparado com o da erisipela (vermelho). Em casos graves, pode apresentar-se com vesículas, bolhas, necrose tecidual, linfangite e pústulas.

Os agentes etiológicos incluem os estreptococos beta-hemolíticos dos grupos A, B, C, G e F de Lancefield, além do *Staphylococcus aureus*, incluindo a cepa de MRSA adquirido na comunidade

(MRSA-CO). O *Clostridium perfringens* está associado à celulite com formação de gás na pele e possível evolução necrosante. Nos imunocomprometidos, diabéticos e cirróticos, há maior risco de infecção por Gram-negativos.

A celulite é caracterizada por sintomas prodrômicos de febre, calafrio e mal-estar associado aos sintomas locais de dor, eritema, edema e calor com limites indefinidos entre pele sã e acometida. Algumas complicações, apesar de raras, podem acontecer: endocardite bacteriana subaguda, glomerulonefrite aguda e linfadenite.

O tratamento indicado deve seguir as recomendações da Tabela 1.

▷ **TABELA 1** Tratamento de infecções de pele e partes moles

Celulite comunitária	Cefalexina 1 g, VO, a cada 6 h
	Clindamicina 300-600 mg, VO, a cada 6 h
	Oxacilina 2 g, IV, a cada 4 h ± clindamicina 600 mg, IV, a cada 6 h
	Cefalotina 2-3 g, IV, a cada 6 h
	Cefazolina 2 g, IV, a cada 8 h
	Clindamicina 600 mg, IV, a cada 6 h ou 900 mg, IV, a cada 8 h
Celulite relacionada à assistência à saúde	**Sem uso prévio de ATB** — Piperacilina-tazobactam 4,5 g, IV, a cada 6 h
	Uso prévio de ATB (≤ 3 meses) — Meropenem 2 g, IV, a cada 8 h + vancomicina 30 mg/kg ataque em 2 h e 15 mg/kg de manutenção a cada 12 h

ATB: antibiótico; VO: via oral.

Pacientes que são colonizados por MRSA com infecções de pele de repetição devem evitar o uso compartilhado de objetos pessoais. A descolonização é indicada nos casos recorrentes apesar da otimização da rotina de higiene, através de banho com solução de gluconato de clorexidina a 4% por 5-14 dias e mupirocina nasal a 2%, 2 ×/dia por 5-10 dias. O processo de descolonização erradica o *S. aureus* de pacientes hígidos por aproximadamente 90 dias, devendo-se avaliar mensalmente a necessidade de repetição do processo.

BIBLIOGRAFIA

1. Pasternack MS, Swarts MN. Cellulitis, necrotizing fasciitis, and subcutaneous tissue infections. In: Mandell GL, Bennett JE, Dolin R (eds.). Mandell, Douglas and Bennett's principles and practice of infectious diseases. 8. ed. Philadelphia: Churchill Livingstone; 2019.
2. Raff A B, Kroshinsky D. Cellulitis: a review. Jama. 2016;316(3):325-37.
3. Singer AJ, Talan DA. Management of skin abscesses in the era of methicillin-resistant Staphylococcus aureus. N Engl J Med. 2014;70:1039-47.
4. Stevens DL, Baddour LM. Necrotizing soft tissue infections. UpToDate. Waltham, MA. 2014.
5. Stevens DL, Bisno AL, Chambers HF, Dellinger EP, Goldstein EJC, Bisno AL, et al. Practice Guidelines for Diagnosis and Management of Skin and Soft Tissue Infections: 2014 Update by the Infectious Diseases Society of America. Clin Infect Dis. 2014;59(2):e10-52.
6. Stevens DL, Bryant AE. Impetigo, erysipelas and cellulitis. In Streptococcus Pyogenes: Basic Biology to Clinical Manifestations. University of Oklahoma Health Sciences Center; 2016.
7. Yamada S, Parada MB. Infecções bacterianas. Afecções cutâneas. In: Borges DR (ed.). Atualização Terapêutica de Prado, Ramos e Valle. Diagnóstico e tratamento. 25. ed. São Paulo: Artes Médicas; 2014. p. 660-3.

CAPÍTULO **46**

Manual de antibioticoterapia

Mariane de Lima Bigotto
Matheus Alves da Silva
João Antonio Gonçalves Garreta Prats

INTRODUÇÃO

Os antimicrobianos estão entre as medicações mais prescritas pela classe médica, e o seu uso indiscriminado pode levar ao surgimento de germes multirresistentes e ausência de tratamento eficaz no longo prazo, correspondendo ao aumento da morbidade e mortalidade. Ao implementar um esquema terapêutico, deve-se levar em conta isolamento correto do germe, dose e tempo de tratamento adequado, além das características do hospedeiro e propriedades do fármaco.

Para compreender melhor a ação do antimicrobiano no hospedeiro, alguns conceitos devem ser considerados, como a diferença entre farmacocinética e farmacodinâmica. O primeiro refere-se às etapas de absorção, distribuição, metabolização e excreção, enquanto o segundo, aos efeitos bioquímicos e fisiológicos da droga no organismo. A correlação entre as duas permite a divisão da eficácia terapêutica de acordo com o tempo (tempo acima da concentração inibitória mínima, permitindo a utilização com menores intervalos entre as doses), com a concentração (acima da concentração inibitória mínima, permitindo a utilização com intervalos maiores entre as doses) ou, ainda, com o tempo e a concentração dependentes (necessitando de dose adequada e várias administrações ao dia, com monitorização de seus níveis).

O perfil de sensibilidade e o foco da infecção também devem ser observados, uma vez que a microbiota e os níveis de resistência podem variar de acordo com a região ou mesmo com o perfil do paciente.

A terapia antimicrobiana deve ser sempre que possível individualizada, considerando a peculiaridade de cada paciente: nefropatas, hepatopatas, imunodeprimidos (doentes hematológicos, infectados pelo vírus da imunodeficiência humana), gestantes, portadores de deficiências enzimáticas, alérgicos, portadores de próteses/implantes e/ou idosos, pois variam do ponto de vista imunológico e microbiológico.

O presente capítulo objetiva fazer um resumo sobre agentes e características de cada sítio de infecção, com tabelas subsequentes incluindo as principais opções terapêuticas.

INFECÇÕES ABDOMINAIS

Gastroenterite

A grande maioria dos quadros de diarreia aguda é causada por toxinas alimentares ou por diversos microrganismos, como vírus, bactérias, protozoários e helmintos. Entre os mais comuns estão os vírus, como norovírus, rotavírus e adenovírus entéricos. Exemplos de outros agentes etiológicos:

- Toxinas: *Clostridium* spp., *S. aureus*, *Vibrio* spp.
- Vírus: hepatite A, rotavírus, norovírus.
- Bactérias: *Escherichia coli*, *Shigella* spp., *Salmonella* spp.
- Parasitas: *Giardia lamblia*, *Entamoeba histolytica*, *Criptosporidium enteritis*.

São dois os mecanismos mais comuns de diarreia. O primeiro é de causa osmótica, em que ocorre aumento da osmolaridade luminal por polissacarídeos não digeridos, comum na infecção pelo rotavírus, com perda das dissacaridases da mucosa intestinal, aumentando a concentração de dissacarídeos como a lactose, que ao ser fermentada por bactérias intestinais produzem ácidos graxos de cadeia curta e radicais ácidos, explicando a distensão e a dor abdominal, com diarreia aquosa e explosiva. O segundo é o mecanismo secretório, em que patógenos bacterianos liberam toxinas que estimulam a secreção de mediadores inflamatórios, como ocorre na diarreia causada por *Escherichia coli* enterotoxigênica e *Vibrio cholerae*.

Diarreias agudas são aquelas que duram até 14 dias, porém na maioria das vezes tem duração inferior a sete dias. A diarreia crônica persiste por mais de 14 dias, com diversas causas não infecciosas.

Outra questão relevante é o local de acometimento do intestino, que pode ser dividido em:

- Diarreia alta: acometimento de intestino delgado, as fezes são mais volumosas e com restos alimentares.
- Diarreia baixa: acometimento do intestino grosso, evacuações com volume menor, porém com frequência aumentada, acompanhado de urgência evacuatória e produtos patológicos como sangue mais frequentes.

Também é importante a diferenciação entre diarreia tipo disentérica/invasiva ou não para determinar o esquema terapêutico. A forma disentérica é caracterizada por pequeno volume, presença de pus e muco, podendo algumas vezes apresentar sangue e febre, enquanto a não inflamatória costuma ser aquosa, muito volumosa e sem repercussão sistêmica. Normalmente diarreias agudas sem evidências de quadro inflamatório pronunciado necessitam apenas de hidratação, sintomáticos e orientações gerais.

Os antimicrobianos não são indicados na maioria das diarreias agudas, mesmo na vigência de infecção bacteriana, pois a grande maioria apresenta resolução autolimitante e benigna. Além do fato do uso indiscriminado gerar comprometimento negativo na microbiota intestinal, prejudicando os mecanismos de proteção exercido pelas bactérias saprófitas. A antibioticoterapia (ATB) deve ser reservada para formas disentéricas e utilizada por períodos curtos – 3 a 5 dias.

MANUAL DE ANTIBIOTICOTERAPIA 525

▷ **TABELA 1**

Patógenos envolvidos	Tratamento recomendado
Vírus (quadro leve)	Sem indicação de tratamento antimicrobiano
Vírus/bactérias (quadro grave) Sangue nas fezes Febre > 38°C Leucócitos fecais	▪ Ciprofloxacino 500 mg, VO, a cada 12 h, por 3 a 5 dias ▪ Levofloxacino 500 mg, VO, 1 x/dia, por 3 a 5 dias ▪ Sulfametoxazol-trimetoprima 800/160 mg, VO, por 3 a 5 dias ▪ Metronidazol 500 mg, VO, a cada 8 h, por 10 a 14 dias

VO: via oral.

▷ **TABELA 2**

Patógenos envolvidos	Tratamento recomendado
S. aureus, Bacillus cereus, Clostridium perfringens, E. coli enterotoxigênica	▪ Sem indicação de tratamento antimicrobiano, exceto em quadro grave
Shigella sp.	▪ Ciprofloxacino 500 mg, VO, a cada 12 h, por 3 a 5 dias ▪ Levofloxacino 500 mg, VO, 1 x/dia, por 3 a 5 dias ▪ Azitromicina 500 mg, VO, 1 x/dia, por 3 dias ▪ Ceftriaxona 1 g, IV, 1 x/dia, por 5 dias
Salmonella sp.	▪ Ciprofloxacino 500 mg, VO, a cada 12 h, por 7 a 10 dias ▪ Levofloxacino 500 mg, VO, 1 x/dia, por 7 a 10 dias ▪ Azitromicina 500 mg, VO, 1 x/dia, por 7 dias
Campylobacter jejuni	▪ Azitromicina 500 mg, VO, 1 x/dia, por 3 dias; ou 1 g em dose única
Yersinia enterocolitica	▪ Ceftriaxona 1 g, IV, a cada 12 h, por 3 a 5 dias ▪ Gentamicina 5 mg/kg, IV, 1 x/dia ▪ Levofloxacino 500 mg, VO, 1 x/dia, por 3 a 5 dias
E. coli êntero-hemorrágica (O157:H7)	▪ Apenas se houver risco de bacteremia, pois o uso de antibiótico pode aumentar o risco de SHU
Víbro sp. (cólera)	▪ Ciprofloxacino 500 mg, VO, a cada 12 h, por 3 a 5 dias ▪ Levofloxacino 500 mg, VO, 1 x/dia, por 3 a 5 dias ▪ Ceftriaxona 1 g, IV, 1 x/dia, por 5 dias

IV: intravenoso; SHU: síndrome hemolítico-urêmica; VO: via oral.

Diarreia relacionada à *Clostridioides*

É uma enterocolite causada por *Clostridioides difficile*, bactéria comum da flora intestinal e também a principal responsável por colite infecciosa em pacientes hospitalizados. Na maioria das vezes, está relacionada com o uso de antimicrobianos prévios, podendo surgir em até 4 semanas do término do tratamento, principalmente associado a clindamicina e cefalosporinas, mas não exclusivamente. A transmissão ocorre por contato e fômites, principalmente no ambiente hospitalar. Após o uso de algum antibiótico, ocorre mudança da flora intestinal, reduzindo a colonização das bactérias que controlam a proliferação do *C. difficile*; e o seu aumento gera também produção de toxinas A e B, que são as responsáveis pela resposta inflamatória importante na mucosa intestinal, com diarreia aquosa ou sanguinolenta, associada à dor abdominal e febre, podendo até causar perfuração intestinal. O quadro pode ser leve, sem grandes alterações eletrolíticas ou graves com repercussão clínica intensa associada a sepse, distúrbios eletrolíticos e alterações de função renal.

O tratamento consiste na descontinuação do antimicrobiano e associado a ATB específica por 10 a 14 dias, podendo ser estendido em casos recorrentes:

- Casos leves: vancomicina, VO, 125 mg, a cada 6 horas; metronidazol 500 mg, VO, a cada 8 horas.
- Casos graves: vancomicina 500 mg, VO, a cada 6 horas com ou sem metronidazol 500 mg, IV, a cada 8 horas.

Peritonite bacteriana espontânea

A peritonite bacteriana espontânea (PBE) é uma infecção bacteriana do líquido ascítico na ausência de foco infeccioso intra--abdominal. É considerada uma das infecções mais comuns em pacientes cirróticos, que frequentemente apresentam ascite. Os agentes mais comuns são bactérias aeróbias gram-negativas (*E. coli* e *K. pneumoniae*), cocos gram-positivos (pneumococo e *streptococcus* spp.) e mais raramente enterococo, anaeróbicos e fungos. Acredita-se que as bactérias entéricas atravessam a mucosa intestinal e caem na circulação promovendo bacteremias transitórias e, consequentemente, infecção do líquido ascítico. Aproximadamente 30% dos pacientes são assintomáticos, porém na vigência de sintomas, o quadro se caracteriza principalmente pela presença de febre, dor abdominal e confusão mental. Para elucidação diagnóstica lança-se mão da paracentese e análise do líquido ascítico. O melhor critério para o diagnóstico é a contagem de PMN > 250 mm e o resultado da cultura positivo para um único germe. Cerca de 30% dos casos podem apresentar culturas negativas pela baixa concentração bacteriana no líquido ascítico, nesses casos denominamos ascite neutrocítica cultura negativa. A cultura ajuda no tratamento dirigido e também a descartar diagnósticos diferenciais, como peritonite bacteriana secundária e neoplasias abdominais. Após detecção de aumento dos polimorfonucleares, deve-se iniciar terapia antimicrobiana empírica até o resultado final das culturas. A profilaxia secundária deve ser instituída em todos os pacientes com antecedente de PBE; e a profilaxia primária deve ser realizada nos cirróticos nos episódios de hemorragia digestiva, sendo as opções de escolha: norfloxacino 400 mg, 1 vez/ dia ou ciprofloxacino 750 mg, 1 vez/dia. Ceftriaxona pode ser utilizada na profilaxia primária, pela via parenteral, nos dias subsequentes a um quadro de hemorragia digestiva, na dose de 1 g, EV, a cada 12 horas.

Peritonite bacteriana secundária

A peritonite bacteriana secundária (PBS) é uma infecção decorrente da perfuração ou inflamação aguda de algum órgão intra-abdominal. Diferentemente da PBE, o quadro clínico costuma ser mais exuberante. Após a paracentese diagnóstica, os achados característicos serão PMN > 250 mm e gram o culturas demonstrando flora mista (principalmente anaeróbios, enterococo ou fungos como *Candida*). Além dessas duas características, a presença de dois ou mais dos seguintes achados sugere PBS (glicose < 50 mg/dL; concentração de proteínas > 1 g/dL; DHL > limite superior de normalidade sérico; antígeno carcinoembrionário no líquido ascítico > 5 ng/mL; fosfatase alcalina no líquido ascítico >

240 U/L). Em caso de dúvida em relação ao diagnóstico, deve-se recoletar o líquido ascítico em 48 horas, pois na PBS ocorrerá aumento de PMN, enquanto na PBE ocorre o inverso. Nesses casos, além da laparotomia exploratória deve-se iniciar terapia antimicrobiana empírica associada a algum imidazólico (mais utilizado metronidazol), além de cobertura antifúngica individualizada ou se cultura positiva.

▷ TABELA 3

Infecção	Patógenos envolvidos	Tratamento – 1ª opção	Tratamento – 2ª opção
Peritonite bacteriana espontâ-nea (PBE)	Enterobactérias 63% S. pneumoniae 15% Enterococcus 6 a 10% Anaeróbios < 1%	Ceftriaxona 1 g, EV, a cada 12 h, por 10 a 14 dias	Meropenem, 1 g, EV, a cada 8 h
Peritonite bacteriana secundária (PBS)	Enterobactérias Enterococcus Bacteriodes P. aeruginosa 3 a 15%	Ceftriaxona 1 g, IV, a cada 12 h + metronidazol 500 mg, IV, a cada 8 h, por 10 a 14 dias Ampicilina 2 g, EV, a cada 6 h + gentamicina 80 mg, IV, a cada 8 h + metronidazol 500 mg, IV, a cada 8 h, por 10 a 14 dias Obs.: corrigir a dose do aminoglicosídeo conforme a função renal	Cefepima 2 g, a cada 12 h + metronidazol 1 g, EV, a cada 12 h Piperacilina/tazobactam 4,5 g, EV, a cada 6 h Associação de equinocandinas em infecções por Candida

EV: endovenoso; IV: intravenoso.

Colecistite

Colecistite trata-se de uma síndrome clínica em que ocorre a inflamação da vesícula biliar, podendo estar ou não associada a cálculos. A proliferação bacteriana ocorre no lúmen vesicular (50% dos casos), normalmente são bactérias provenientes do duodeno que se aproveitam da estase vesicular para se proliferarem. As bactérias mais comuns são gram-negativos entéricos (*E. coli*, *Klebsiella* sp. e *Enterobacter* sp.) e *Enterococcus* sp.

Sendo assim o tratamento deve ter ampla cobertura para gram-negativos entéricos e ainda gram-positivos e anaeróbios, este último sendo obrigatório em casos de perfuração, colecistite gangrenosa e enfisematosa. O tratamento deve ser mantido pelo menos 72 horas de leucograma normal e afebril. No entanto, o tratamento definitivo em geral é a ressecção cirúrgica.

▷ TABELA 4

Infecção	Patógenos envolvidos	Tratamento – 1ª opção	Tratamento – 2ª opção
Colecistite/ colangite	Enterobactérias *Enterococcus* *Clostridium* sp. Anaeróbio Pseudomonas	Ceftriaxona + metronidazol: 1 g, EV, a cada 12 h + 500 mg, EV, a cada 8 h Ciprofloxacino + metronidazol: 400 mg, EV, a cada 12 h Ampicilina – sulbactam: 3 g, EV, a cada 6 h Ertapenem 1 g, EV, 1 x/dia	Piperacilina/ tazobactam 4,5 g, EV, a cada 8 h Meropenem 2 g, EV, a cada 8 h (se multirresistente)

EV: endovenoso.

INFECÇÃO DO TRATO URINÁRIO

As infecções do trato urinário (ITU) estão entre as mais comuns na população de forma geral, ocorrem principalmente em crianças e adultos do sexo feminino. São classificadas de acordo com o sítio de acometimento: cistite (bexiga) e pielonefrite (rins). Pode ocorrer presença de bacteriúria assintomática, que é definida como isolamento de bactéria na urina, porém sem repercussão clínica. Nesses casos, terão indicação de tratamento somente gestantes, pré-operatórios de cirurgias urológicas e doadores e receptores de alguns transplantes de órgãos sólidos. Os principais patógenos são as bactérias gram-negativas, como a *Escherichia coli*, *Klebsiella* sp., *Proteus* sp., *Pseudomonas* sp., *Enterobacter* sp.; e menos comuns as bactérias gram-positivas, como *Enterococcus* e *Staphylococcus*. Na cistite, há geralmente disúria, polaciúria, urgência miccional e dor suprapúbica. Já na pielonefrite, que normalmente ocorre após um quadro de cistite, apresentará febre alta (geralmente superior a 38°C), associada a calafrios e dor lombar, formando a tríade de sintomas característicos da pielonefrite, presentes na maioria dos casos. O diagnóstico nos casos de cistite é baseado principalmente na história clínica. Casos mais graves, como suspeitas de pielonefrite ou ITU recorrentes, têm maior indicação de exames complementares, como urina 1/EAS/sedimentoscopia e urocultura com testes de sensibilidade, conforme necessário. As pielonefrites não tratadas adequadamente podem levar a cicatrizes renais, hipertensão e disfunção renal terminal. Na ausência de melhora clínica em 48 horas ou persistência da febre por mais de 3 a 4 dias, suspeitar de complicações, como abscesso perinefrético. A terapia parenteral pode ser modificada para via oral, logo que o paciente permanecer por 48 horas afebril.

▷ TABELA 5

Infecção	Patógenos envolvidos	Tratamento – 1ª opção	Tratamento – 2ª opção
ITU baixa (cistite e uretrite – mulheres e homens)	Enterobactérias (*E. coli*) *Enterococcus* spp. *S. saprophyticus*	Sulfametoxazol--trimetoprima 800/160 mg, VO, a cada 12 h, por 3 dias Nitrofurantoína 100 mg, VO, a cada 6 h, por 5 dias Fosfomicina 3 g, VO, em dose única	Norfloxacino 400 mg, VO, a cada 12 h, por 3 a 5 dias Ciprofloxacino 500 mg, VO, a cada 12 h, por 3 dias Levofloxacino 500 mg, VO, 1 x/dia, por 3 dias Amoxicilina-clavu-lanato 500/125 mg, VO, a cada 8 h, por 5 dias Fosfomicina 3 g, VO, a cada 72 h, 3 sachês no total
ITU alta (pielonefrite aguda não complicada)	Enterobactérias (*E. coli*) *Enterococcus* spp.	Ciprofloxacino 500 mg, VO, a cada 12 h, por 7 dias Levofloxacino 750 mg, VO, 1 x/dia, por 7 dias Amoxicilina-clavu-lanato 500 a 125 mg, VO, a cada 8 h, por 10 a 14 dias Sulfametoxazol--trimetoprima 800 a 160 mg, VO, a cada 12 h, por 7 a 14 dias	Ceftriaxona 2 g, EV, 1 x/dia Ertapenem 1g, EV, 1 x/dia

(*continua*)

532 GUIA DE MEDICINA DE URGÊNCIA

▷ **TABELA 5** (*continuação*)

Infecção	Patógenos envolvidos	Tratamento – 1ª opção	Tratamento – 2ª opção
ITU alta (pielonefrite aguda complicada)	Enterobactérias (*E. coli*) *Enterococcus* spp.	Ceftriaxona 1 g, IV, a cada 12 h, por 7 a 14 dias Ciprofloxacino 400 mg, IV, a cada 12 h, por 7 a 14 dias Gentamicina 5 mg/kg, IV, 1 x/ dia, por 7 a 14 dias Amicacina 15 mg/kg, IV, 1 x/dia, por 7 a 14 dias Ertapenem (se houver suspeita de bactéria ESBL) 1 g, IV, 1 x/ dia, por 7 a 14 dias	Cefepima 2 g, EV, a cada 12 h
ITU em gestantes	Enterobactérias (*E. coli*) *Enterococcus* spp. *Streptococcus* do grupo B	Cefalexina 500 a 1.000 mg, VO, a cada 6 h, por 5 a 7 dias Amoxicilina-clavulanato 500 a 125 mg, VO, a cada 8 h, por 5 a 7 dias	Nitrofurantoína (exceto no 1º trimestre) 100 mg, VO, a cada 12 h, por 5 a 7 dias

EV: endovenoso; ITU: infecção do trato urinário; IV: intravenoso; VO: via oral.

OSTEOMIELITE

Osteomielite é a inflamação e destruição óssea causada por um agente infeccioso, principalmente bactérias piogênicas, em especial estafilococos e também micobactérias. O conhecimento do mecanismo de origem da infecção será de grande relevância na escolha do tratamento. A chave de uma boa evolução é o diagnóstico precoce, combinando exame clínico, laboratorial, radiológico e com tratamento cirúrgico primário e coleta do material para exame microbiológico, permitindo terapia antimicrobiana direcionada. Os vários tipos de osteomielite requerem diferentes estratégias terapêuticas. As formas com que o microrganismo chega ao tecido ósseo incluem:

- Osteomielite secundária a um foco contíguo de infecção (após trauma, cirurgia ou inserção de uma prótese articular; correspondem a 80% dos casos).
- Origem hematogênica (correspondem a 20% dos casos).
- Secundário à insuficiência vascular (em infecções do pé diabético; corresponde a 5% dos casos).

A osteomielite está associada à necrose avascular do osso e à formação de sequestro (osso morto); e o desbridamento cirúrgico muitas vezes é necessário para a cura, além da ATB. O tratamento deve ser multimodal e multidisciplinar, sempre individualizado. As decisões terapêuticas consideram o sítio da infecção, a estabilidade da região afetada, o material prostético instalado, o tempo de evolução e o agente infeccioso e perfil de sensibilidade.

De modo geral, a base do tratamento empírico deve incluir antimicrobiano com ativo contra *Staphylococcus aureus* (como oxacilina, vancomicina/teicoplanina ou cefazolina), e gram-negativos, podendo-se lançar mão de cefalosporinas de terceira geração, aminoglicosídeos ou ainda fluorquinolonas.

▷ TABELA 6

Infecção	Principais agentes	Tratamento – 1ª opção	Tratamento – 2ª opção
Osteomielite aguda (disseminação hematogênica)	*S. aureus* Outros: cocos gram-positivos, anaeróbios e bacilos	Oxacilina 2 g, IV, a cada 4 h, por 4 a 6 semanas Vancomicina – ataque 30 mg/kg, IV, seguido de 15 mg/kg, IV, a cada 8 ou 12 h (se MRSA) Cefepima 2 g, IV, a cada 12 h, por 4 a 6 semanas (se BGN)	Ciprofloxacino 400 mg, IV, a cada 12 h, por 4 a 6 semanas (se BGN)

(continua)

534 GUIA DE MEDICINA DE URGÊNCIA

▷ **TABELA 6** (*continuação*)

Infecção	Principais agentes	Tratamento – 1ª opção	Tratamento – 2ª opção
Osteomielite aguda (por contiguidade)	*S. aureus* *S. epidermidis* *S. coagulase* negativa Bacilos gram-negativos	Vancomicina: ataque 25 a 30 mg/kg, IV, seguido de 15 mg/kg, IV, a cada 12 h (se MRSA) + cefepima 2 g, IV, a cada 8 h * Se houver presença de implantes, são necessários a remoção e o tratamento por 2 a 3 meses	Linezolida 600 mg, EV, a cada 12 h + ceftazidima 2 g, EV, a cada 8 h
Osteomielite crônica	*S. aureus* Enterobactérias *P. aeruginosa* Anaeróbios	Sem antimicrobiano empírico – deve-se guiar por cultura e tratamento, podendo ser de 3 a 6 meses	–

BGN: bacilos gram-negativos; EV: endovenoso; IV: intravenoso; MRSA: *Staphylococcus aureus* resistente à meticilina.

INFECÇÕES DE VIAS AÉREAS SUPERIORES

Faringite bacteriana aguda

O objetivo principal do tratamento antimicrobiano nas faringites bacterianas agudas é a prevenção da febre reumática, causada por *Streptococcus* beta-hemolíticos do grupo A. Entretanto, a vasta maioria dessas infecções são ocasionadas por etiologia viral e autolimitada. Portanto, é necessário balancear entre o risco do desenvolvimento de febre reumática e o uso inadequado de antimicrobianos.

Na grande maioria das vezes, o contexto clínico da presença de uma faringite com exsudato amigdaliano em si não é suficiente para uma diferenciação eficaz entre a etiologia bacteriana e a viral, por isso é necessário ponderar as diversas manifestações associadas. Algumas manifestações clínicas, como aftas orais, rouquidão e rinorreia nos permitem direcionar o raciocínio para um contexto mais favorável a uma infecção por vírus. Alguns sintomas associados podem também nos indicar uma etiologia bacteriana: a presença de adenopatia cervical dolorosa, exsudato orofaríngeo, inflamação na úvula e petéquias no palato.

Exames complementares são úteis em pacientes com quadro clínico sugestivo de infecção bacteriana e com baixa probabilidade de infecção viral. Eles têm como objetivo principal documentar a presença de *streptococco*. É possível realizar um *swab* orofaríngeo para a detecção rápida de antígenos e, caso essa detecção venha a ser negativa, é possível solicitar cultura para identificar o *streptococco*.

▷ TABELA 7

Infecção	Agentes principais	Terapêutica – 1ª opção	Terapêutica – 2ª opção
Faringite bacteriana aguda	*Streptococcus pyogenes*	Penicilina benzatina: 1,2 milhão de UI, IM, dose única OU Amoxiclina 500 mg, VO, a cada 8 h, por 5 a 7 dias	Clindamicina 300 mg, a cada 8 horas, por 5 dias OU Azitromicina 500 mg, 1 x/dia, por 5 dias OU Claritromicina 50 mg, a cada 12 h, por 5 dias

IM: intravenoso; VO: via oral.

Utite média aguda

A otite média é uma infecção do ouvido médio, podendo ou não cursar com uma efusão associada. O desenvolvimento da otite média aguda usualmente é secundária a uma disfunção na drenagem da região pela tuba auditiva, que faz a drenagem da região para a orofaringe, o que acarreta retenção de secreções respiratórias e proliferação bacteriana. A posição mais horizontal da tuba auditiva nas crianças explica o pico de incidência dessa infecção nessa faixa etária.

Suas etiologias mais comuns são virais e bacterianas. As etiologias bacterianas mais comuns nesses casos são o *Streptococcus pneumoniae*, o *Haemophilus influenzae* não tipável e a *Moraxella catarrhalis*. O *H. influenzae* pode ser um organismo produtor de betalactamase, com impacto na escolha terapêutica. Deve-se suspeitar de *H. influenzae* principalmente na população pediátrica e quando há conjuntivite purulenta associada. Sinais semiológicos associados à otite média aguda de etiologia bacteriana incluem o abaulamento da membrana timpânica, perda da visualização dos ossículos e eritema ou engurgitamento dos vasos da membrana timpânica.

A ATB nesses casos deve ser instituída em casos severos (otalgia moderada ou severa por pelo menos 48 horas ou uma temperatura axilar ≥ 39°C) ou em crianças com idade menor que 24 meses completos. Nos demais pacientes, é possível uma estratégia com acompanhamento próximo. A presença de otorreia também sugere o início de ATB.

▷ TABELA 8

Infecção	Agentes principais	Terapêutica – 1ª opção	Terapêutica – 2ª opção
Otite média aguda	*Streptococcus pneumoniae* *Haemophilus influenzae* *Moraxella catarrhalis* *Staphylococcus aureus* Enterobactérias	Amoxicilina/ clavulanato: 500 mg VO, a cada 8 h, por 10 a 14 dias Claritromicina 500 mg, VO, a cada 12 h, por 10 a 14 dias	Claritromicina 500 mg, VO, a cada 12 h, por 10 a 14 dias

Sinusite bacteriana aguda

A sinusite é definida como a inflamação sintomática dos seios paranasais e da cavidade nasal. A maioria de suas etiologias é viral e não necessita de ATB, no entanto é necessário o reconhecimento apropriado dos pacientes que poderão apresentar benefício do uso de antibióticos. A sinusite aguda, portanto, pode ser dividida em etiologia viral e em etiologia bacteriana. Menos de 2% progridem para a sinusite bacteriana, e 85% dos casos de sinusite bacteriana têm resolução espontânea sem a utilização de ATB. Entretanto, 84 a 91% dos pacientes recebem ATB.

O primeiro passo para o correto diagnóstico é o reconhecimento dos sintomas clínicos, que podem ser referidos como dor ou sensação de pressão em região dos seios paranasais, com descarga nasal purulenta anterior ou posterior. Uma história natural de sintomas que sugere a sinusite de etiologia bacteriana é um quadro com mais de dez dias de duração ou um quadro bifásico, com melhora parcial que depois volta a piorar. Achados em exames de imagem, como radiografia de seios da face e tomografia, não são úteis para diferenciar a etiologia viral ou bacteriana, nem a simples presença de secreção purulenta. Os estudos de imagem servem somente para diagnosticar complicações (intracranianas ou da órbita).

▷ TABELA 9

Infecção	Etiologias	Tratamento – 1ª opção	Tratamento – 2ª opção
Sinusite bacteriana aguda	*S. pneumoniae* *H. influenzae* *M. catarrhalis*	Amoxicilina 500 mg, 3 x/dia ou 875 mg, 2 x/dia, VO, por 5 a 7 dias OU Amoxicilina-clavulanato 875 a 125 mg, 2 x/dia, por 5 a 7 dias	Doxiciclina 100 mg, VO, 2x/dia, por 5 a 7 dias OU Levofloxacino 500 a 750 mg, 1 x/dia OU Moxifloxacino 400 mg, 1 x/dia, por 5 a 7 dias

Infecções odontogênicas

São infecções de regiões da face que se originam nos dentes ou nas estruturas que os sustentam, podendo ficar restritas à região de origem ou se espalhar para outras áreas. A infecção periapical é a mais comum, causada por invasão da raiz dos dentes por microrganismos. A resposta inflamatória gerada pode causar um abscesso. Caso não fique restrita à área, pode causar complicações, como obstrução de via aérea ou invasão do sistema nervoso central.

As manifestações clínicas são variáveis e dependem da localização do processo inflamatório, com dor, vermelhião e edema da área. Além disso podem gerar febre, disfagia, dificuldade de abrir a boca e até mesmo de respirar.

A angina de Ludwig é uma infecção séria manifestada como um edema rígido, como se formasse uma placa a partir de uma celulite de proliferação rápida. Usualmente não apresenta envolvimento linfonodal nem a formação de abscessos. São possíveis complicações à distância, como mediastinites e empiema; e complicações locais, como osteomielite da mandíbula. Pode também ocorrer obstrução da via área. Métodos de imagem como a radiografia são úteis nesses casos, para avaliação diagnóstica e para a visualização de complicações.

▷ TABELA 10

Infecção	Etiologias	Tratamento – 1ª opção	Tratamento – 2ª opção
Infecção odontogênica	Polimicrobiana: S. viridans Anaeróbios S. pyogenes Imunocomprometidos: S. aureus Gram-negativos	Casos graves: Penicilina G 3.000.000 U, IV, a cada 6 h + metronidazol 500 mg, EV, a cada 6 h Imunocomprometidos: Piperacilina/ tazobactam 4,5 mg, EV, a cada 6 h +/- vancomicina: ataque 30 mg/kg, IV, seguido de 15 mg/kg, IV, a cada 8 ou 12 h (se MRSA)	Casos leves: Amoxicilina-clavulanato 875 a 125 mg, VO, 2 x/dia Alérgicos à penicilina: clindamicina 600 mg, EV, 3 a 4 x/dia

EV: endovenoso; IV: intravenoso; MRSA: Staphylococcus aureus resistente à meticilina.

Infecções pulmonares

Pneumonia adquirida na comunidade

A pneumonia adquirida na comunidade é uma entidade clínica com múltiplas apresentações e diferentes agentes relacionados. O quadro clínico pode variar com febre, taquipneia, dispneia, tosse, expectoração, entre outras manifestações clínicas. O diagnóstico pode ser auxiliado por uma radiografia de tórax, que também serve para avaliar possíveis complicações. A identificação do agente causador de pneumonia em cultura ocorre em 20 a 30% dos casos somente, dificultando a terapia direcionada e aumentando a frequência do uso empírico de esquema de ATB.

A avaliação da severidade dos sintomas de um paciente envolve o julgamento clínico e a utilização de escalas para auxiliá-lo. As duas principais escalas utilizadas são a escala do PSI (*Pneumonia Severity Index*) e a escala CURB-65. A admissão em unidade de terapia intensiva deve ser feita a todos os pacientes que necessitam de vasopressores ou em ventilação mecânica. Para os outros pacientes, o uso das escalas deve ser aliado ao julgamento clínico para a decisão de internação em UTI.

▷ TABELA 11

Infecção	Etiologias	Tratamento – 1ª opção	Tratamento – 2ª opção
Pneumonia adquirida em comunidade – tratamento ambulatorial	*Streptococcus pneumoniae, Haemophilus influenzae, Mycoplasma pneumoniae, Staphylococcus aureus, Legionella species, Chlamydia pneumoniae, Moraxella catarrhali*	**Sem comorbidades:** Amoxicilina 1 g, VO, 3 x/dia, por 5 a 7 dias. Doxiciclina 100 mg, VO, 2 x/dia, por 5 a 7 dias. **Com comorbidades:** Amoxicilina 1 g, VO, a cada 12 h + azitromicina 500 mg, VO, 1 x/dia, por 5 a 7 dias. Amoxicilina-clavulanato 875 a 125 mg, VO, 2 x/dia. Cefuroxima 500 mg, VO, a cada 8 h, por 5 a 7 dias. Levofloxacino 750 mg, VO, 1 x/dia, por 5 dias	**Sem comorbidades:** Azitromicina 500 mg, 1 x/dia, por 5 dias OU Claritromicina 500 mg, VO, 2 x/dia, por 7 dias **Com comorbidades:** Moxifloxacino 400 mg, VO, 1 x/dia, por 5 a 7 dias
Pneumonia adquirida na comunidade, tratamento hospitalar		Ceftriaxona 1 a 2 g, EV, a cada 12 h OU Ceftarolina 600 mg, a cada 12 h +/- Azitromicina 500 mg, VO/EV, 1 x/dia ou claritromicina 500 mg, VO, 2 x/dia OU Levofloxacino 750 mg, EV, 1 x/dia OU Moxifloxacino 400 mg, EV, 1 x/dia	
Pneumonia adquirida na comunidade, tratamento em UTI		Ceftriaxona: 1 a 2 g, EV, a cada 12 h + Azitromicina 500 mg, VO/EV, 1 x/dia OU Claritromicina 500 mg, VO/EV, a cada 12 h	Ceftriaxona: 1 g, IV, a cada 12 h + Levofloxacino 750 mg, EV/VO, 1 x/dia

(continua)

△ TABELA 11 (continuação)

Infecção	Etiologias	Tratamento – 1ª opção	Tratamento – 2ª opção
Pneumonia aspirativa e abscesso pulmonar pós-aspiração	Anaeróbios (se abscesso ou empiema) Gram-positivos *Streptococcus angirosi* Gram-negativos	Ceftriaxona 1 a 2 g, EV, 1 x/dia + Metronidazol 500 mg, EV, a cada 6 h, ou 1 g, EV, a cada 12 h OU Ampicilina-sulbactam 3 g, EV, a cada 6 h OU Moxifloxacina, 400 mg, VO, 1 x/dia	Piperacilina-tazobactam 4,5 g, EV, a cada 6 h Ertapenem 1 g, EV, a cada 24 h Amoxicilina-clavulanato 875 a 125 mg, VO, a cada 12 h Moxifloxacino 400 mg, EV/VO, 1 x/dia
Exacerbação DPOC	Vírus respiratórios *S. pneumoniae* *H. influenzae* *M. catarrhalis*	**Casos leves:** Amoxicilina 500 mg, VO, 3 x/dia **Caso severos:** Amoxicilina-clavulanato, 875 a 125 mg, VO, 2 x/dia Azitromicina 500 mg, VO, 1 x/dia Levofloxacino 750 mg, VO, 1 x/dia Moxifloxacino 400 mg, VO, 1 x/dia **Alto risco de Pseudomonas:** Levofloxacino 750 mg, EV/VO, 1 x/dia OU Cefepima 2 g, a cada 8 h OU Piperacilina-tazobactam 4,5 g, EV, a cada 6 h	**Casos leves:** Doxiciclina, 100 mg, VO, 2 x/dia Sulfametoxazol-trimetoprima F, VO, 2 x/dia **Casos severos:** Claritromicina ER 1.000 mg, 1 x/dia

DPCO: doença pulmonar obstrutiva crônica; EV: endovenoso; VO: via oral.

Endocardite infecciosa

Definida como a infecção do endocárdio, tem uma incidência que aumenta exponencialmente com a idade e é mais comum em homens. Fatores de risco incluem aqueles que já apresentam alguma alteração em valvas cardíacas, como os pacientes com prótese valvar. Há também risco nos pacientes com má-formações cardíacas não corrigidas, e uma história de endocardite infecciosa prévia também está associado a maior ocorrência nesses pacientes. A presença de doença cardíaca reumática, imunodeficiências e hemodiálise também aumenta o risco.

Estafilococcos e estreptococcos são as causas mais comuns de endocardite, contando com cerca de 80% dos casos. Existem outros grupos mais incomuns, como as bactérias do grupo HACEK e alguns gram-negativos, como a *Coxiella burnetti* (causadora da febre Q). A fisiopatologia envolve a colonização dessas bactérias em um endotélio valvar danificado (por drogas de abuso, fluxo turbulento ou dispositivos na região, por exemplo).

O diagnóstico é firmado utilizando-se os critérios de Duke com boa acurácia. Sintomatologia comum entre os pacientes é febre, aparecimento ou piora de um sopro cardíaco preexistente. Também pode ocorrer hematúria e esplenomegalia. Sinais clássicos associados são lesões de Janeway, manchas de Roth, hemorragia conjuntival e nódulos de Osler.

Suas complicações são múltiplas e as mais severas são os eventos cerebrovasculares, que podem estar presentes em boa parte dos pacientes, em decorrência de embolismo ou da presença de aneurismas micóticos.

Entre os exames complementares a serem solicitados o principal é a ecocardiografia. Inicialmente o exame para a avaliação inicial é a ecocardiografia transtorácica. A combinação da ecocardiografia transtorácica com a transesofágica aumenta muito a detecção de vegetações valvares, especialmente em casos com janela acústica ruim ou próteses valvares. Caso sejam negativos e a suspeita clínica persistir ou ocorra suspeita de alguma complicação, o ecocardiograma pode ser repetido.

A ATB depende do organismo isolado e sua duração depende do contexto clínico do doente, podendo variar de 2 até 6 semanas. É sempre importante adequar o esquema de acordo com o patógeno identificado em cultura. Idealmente a coleta de culturas deve anteceder o início da ATB empírica.

▷ TABELA 12

Infecção	Etiologias	Tratamento – 1ª opção	Tratamento – 2ª opção
Endocardite, válvula nativa	*Staphylococcus aureus* *Streptococcus* sp. (*Viridans/ Gallolyticus*) *Entecoccus* sp. HACEK	Ceftriaxona 2 g/dia + vancomicina 15 a 20 mg/kg Gentamicina 1 mg/ kg, a cada 8 h, EV/IM + vancomicina 1.520 mg/kg	Daptomicina 6 a 10 mg/kg, a cada 24 h no lugar da vancomicina
Endocardite, prótese valvar	**Precoce:** *Staphylococcus aureus* *Staphylococcus epidemidis* **Tardio:** *Staphylococcus aureus* *Staphylococcus epidemidis* *Streptococcus viridans* *Enterococcus*	Vancomicina: ataque 25 a 30 mg/kg + 15 a 20 mg/kg, EV, a cada 12 h + gentamicina 5 a 7 mg/kg, a cada 8 h + rifampicina 900 mg/dia, VO/EV	–

EV: endovenoso; IM: intramuscular; VO: via oral.

INFECÇÃO DE PELE E PARTES MOLES

As infecções de pele e partes moles consistem em um grupo heterogêneo de doenças. A piomiosite, geralmente relacionada a *S. aureus* (piomiosite tropical), é caracterizada por dor muscular, febre, leucocitose e elevação de provas inflamatórias. O diagnóstico é realizado por meio da clínica associada a exames de imagem; e o tratamento deve ser a ATB associada à drenagem cirúrgica quando necessário, incluindo coleta de material para cultura.

544 GUIA DE MEDICINA DE URGÊNCIA

As duas infecções de pele mais comuns são erisipelas e celulites, discutidas com mais detalhes em capítulo específico.

A fasciíte necrotizante, por sua vez, é uma infecção de pele, tecido subcutâneo e fáscia que é marcante por sua dor desproporcional ao exame físico, com proliferação rapidamente progressiva. Posteriormente são formados eritema, edema, necrose da pele, crepitações e a formação de bolhas.

▷ TABELA 13

Infecção	Etiologia	Tratamento – 1ª opção	Tratamento – 2ª opção
Piomiosite	*Staphylococcus aureus* *Streptococcus* sp. Gram-negativos (imunocompro-metidos)	Oxacilina 2 g, EV, a cada 4 h Cefazolina 2 g, EV, a cada 8 h Se MRSA: Vancomicina – ataque 25 a 30 mg/kg + 15 a 20 mg/kg, EV, a cada 12 h	–
Erisipela/ celulite	*Streptococcus* sp. (erisipela) *Staphylococcus aureus* (celulite)	Tratamento ambulatorial: Penicilina V 500 mg, VO, 4 x/dia Amoxicilina 500 mg, VO, a cada 8 h Tratamento hospitalar: Penicilina G 1-2 milhões de unidades, EV, a cada 6 h Face: Vancomicina – ataque 25 a 30 mg/kg + 15 a 20 mg/kg, EV, a cada 12 h	Tratamento ambulatorial: Cefalexina 500 a 1.000 mg, VO, 4 x/dia, por 10 dias Tratamento hospitalar: Cefazolina 1 g, EV, a cada 8 h Ceftriaxona 2g, EV, 1 x/dia Face: Daptomicina 4 mg/kg, EV, 1 x/dia Linezolida 600 mg, EV, a cada 12 h

(continua)

▷ TABELA 13 (continuação)

Infecção	Etiologia	Tratamento – 1ª opção	Tratamento – 2ª opção
Fasciíte necrotizante	S. pyogenes Clostridia sp. S. aureus	Cirúrgico Vancomicina – ataque 25 a 30 mg/kg + 15 a 20 mg/kg EV, a cada 12 h + Piperacilina/ tazobactam 4,5 g, EV, a cada 6 h	Cirúrgico Daptomicina 6 a 10 mg/kg EV, 1 x/dia Linezolida 600 mg, EV, a cada 12 h Clindamicina 600 a 900 mg, EV, a cada 8 h + Carbapenêmico OU Ceftriaxona + metronidazol

EV: endovenoso; MRSA: Staphylococcus aureus resistente à meticilina; VO: via oral.

BIBLIOGRAFIA

1. American Academy of Pediatrics. The diagnosis and management of acute otitis media. Safety and performance guidelines. Pediatrics. 2013;131:964-81.
2. Gilbert DN, Moellering RC, Sande MA. The Sanford guide to antimicrobial therapy. 31 ed. Hyde Park, VT: Antimicrobial Therapy, Inc.; 2001.
3. Global Initiative for Chronic Obstructive Lung Disease (GOLD). Global strategy for the diagnosis, management and prevention of COPD. 2020. Available: http://gold-copd.org
4. Hoen B, Duval X. Infective endocarditis. N Eng J Med. 2013;368(15):1425-33.
5. Metlay JP, Waterer GW, Long AC, Anzueto A, Brozek J, Crothers K, et al. Diagnosis and treatment of adults with community-acquired pneumonia. An official clinical practice guideline of the American Thoracic Society and Infectious Diseases Society of America. Am J Respir Crit Care Med. 2019;200(7):e45-e67.
6. Nicolle LE. Um guia prático para o tratamento antimicrobiano da infecção complicada do trato urinário. Drugs Aging. 2001;18:243.
7. Ogle OE. Odontogenic infections. Dental Clin N Am. 2017;61(2):235-52.
8. Oliver J, Malliya Wadu E, Pierse N, Moreland NJ, Williamson DA, Baker MG. Group A Streptococcus pharyngitis and pharyngeal carriage: a meta-analysis. PLoS Negl Trop Dis. 2018,12.e0006335.
9. Rosenfeld RM. Acute sinusitis in adults. N Eng J Med. 2016; 375(10):962-70.
10. Schmitt SK. Osteomielite. Infect Dis Clin North Am. 2017;31:325.
11. Shane AL, Mody RK, Crump JA, et al. Diretrizes de prática clínica da sociedade de doenças infecciosas da América para o diagnóstico e tratamento da diarreia infecciosa. Clin Infect Dis. 2017;65:e45.

546 GUIA DE MEDICINA DE URGÊNCIA

12. Shulman ST, Bisno AL, Clegg HW, Gerber MA, Kaplan EL, Lee G, et al. Executive summary: clinical practice guideline for the diagnosis and management of Group A Streptococcal pharyngitis: 2012 Update by the Infectious Diseases Society of America. Clin Infect Dis. 2012;55(10):1279-82.
13. Stevens DL, Bisno AL, Chambers HF, Dellinger EP, Goldstein EJC, et al. Practice guidelines for the diagnosis and management of skin and soft tissue infections: 2014 update by the Infectious Diseases Society of America. Clin Infec Dis. 2014;59(2):e10-e52.

CAPÍTULO **47**

Raiva humana

Jordan Monteiro Pinheiro
Klinger Soares Faíco-Filho
João Antonio Gonçalves Garreta Prats

É uma zoonose causada pelo vírus do gênero *lyssavirus* (família *Rhabdoviridae*) que causa uma encefalite quase sempre fatal em humanos e outros animais.

Cerca de 12 milhões de pessoas pelo mundo recebem profilaxia pós-exposição para prevenção da doença anualmente.

Desvios nos regimes de profilaxia podem ser fatais.

Globalmente, 99% das mortes humanas por raiva são causadas por mordidas de cachorros domésticos.

EPIDEMIOLOGIA NO BRASIL

Uma revisão recente de casos de raiva humana no Brasil, realizada entre os anos de 2000 e 2017, avaliou o perfil de 188 casos. A maioria dos casos (66,5%) foi de homens com 67% vivendo em área rural com 49% tendo menos de 15 anos de idade. A maior parte dos casos ocorreu no Nordeste, sendo Maranhão o estado com maior número de casos, seguido por Pará e Ceará.

As exposições mais frequentes estiveram relacionadas à mordedura de cães, seguida por morcegos, macacos e gatos, respectivamente.

PATOGÊNESE

Algumas variáveis são importantes para determinar o risco de desenvolvimento após exposição.

O inóculo viral é uma dessas variáveis, refletido pela gravidade da lesão (localização, extensão e número de mordidas) e pela presença de saliva no local do inóculo. Uma mordida através de roupas grossas, por exemplo, tem menor chance de infecção, pois o tecido remove parcialmente a saliva do dente animal.

A localização é outro fator importante. Lesões de extremidades e na face são mais graves. Lambedura em lesões prévias e de mucosa também pode transmitir o vírus.

Após o inóculo do vírus há um período de replicação local antes do acometimento do sistema nervoso. A profilaxia atua neste momento, com potencial de prevenir a doença.

Após a quebra de barreira cutânea ou mucosa, o vírus replica nas células musculares. No músculo o vírus se liga a receptores nicotínicos, sendo então internalizado por endocitose. Após atingir a medula (SNC), virtualmente todos os neurônios são infectados.

O vírus se espalha pelo resto do corpo via nervos periféricos. A alta concentração de vírus da saliva é resultante da alta replicação viral nas terminações nervosas sensoriais da mucosa oral e alta replicação nas glândulas salivares.

Parece haver um tropismo do vírus pelo núcleo rubro e mesencéfalo, áreas que, quando lesionadas, sabidamente causam agressividade.

A microscopia do anatomopatológico revela tipicamente a presença de corpúsculos de Negri, mas não é encontrado em todas as autópsias.

Os pacientes não vacinados desenvolvem anticorpos tardiamente. Assim, a resposta imune natural geralmente é insuficiente para prevenir a doença.

MANIFESTAÇÕES CLÍNICAS

Período de incubação

Aproximadamente 75% dos pacientes vão ficar doentes nos primeiros 90 dias da exposição, mas há casos reportados desde alguns dias até mais de 19 anos de incubação.

Evolução clínica

O início da doença é marcado pelo período prodrômico com achados inespecíficos, como em qualquer outra infecção viral. Este período dura cerca de 4 a 10 dias.

O início dos sintomas neurológicos varia desde mudanças sutis de personalidade e cognição, parestesia e dor próximo ao local do inóculo.

Existem duas formas clínicas de raiva humana: encefalítica (furiosa) e paralítica.

A forma encefalítica é a mais clássica e corresponde a 80% dos casos. A hidrofobia (reflexo irritativo exagerado do trato respiratório levando ao desconforto extremo ao ingerir líquidos) é o sintoma típico identificado nessa forma de doença, além de convulsões, agressividade e aerofobia.

Na forma paralítica o acometimento mais evidente é de medula e tronco encefálico. Os achados iniciais sugerem uma paralisia ascendente, incluindo hipotonia, lembrando a síndrome de Guillain-Barré. A paralisia costuma ser mais grave no membro ou segmento do corpo em que ocorreu o inóculo.

Síndrome disautonômica ocorre muitas vezes de forma marcante.

Independente da forma clínica, a evolução do início dos sintomas até o coma dura entre 2 e 14 dias.

Durante o coma é comum a disfunção da neuro-hipófise, ocasionando principalmente distúrbios do sódio (tanto SIADH – síndrome da secreção inapropriada de hormônio antidiurético – como *diabetes insipidus* central).

Sintomas não neurológicos, como sangramento, vômitos, diarreia e íleo paralítico, miocardite e arritmias, também podem ocorrer.

Com exceção de alguns raros relatos de casos, a maioria dos pacientes evolui para coma e morre a despeito de suporte intensivo ideal geralmente por edema cerebral ou por causas cardíacas.

Um resumo da evolução clínica está descrito na Tabela 1.

▷ **TABELA 1** Evolução clínica da raiva humana

Estágio	Duração (% dos casos)	Achados
Incubação	■ < 30 dias (25%) ■ 30-90 dias (50%) ■ 90 dias-1 ano (20%) ■ > 1 ano (5%)	Ausentes
Pródromos	2-10 dias	Parestesia ou dor no local da mordida, febre, mal-estar, hiporexia, náusea e vômitos
Encefalítica (80% dos casos)	2-7 dias	Alucinações, alterações de comportamento, ansiedade, agitação, hidrofobia, disautonomias, SIADH
Paralítica (20% dos casos)	2-7 dias	Paralisia flácida ascendente
Coma, morte	0-14 dias	–

SIADH: síndrome da secreção inapropriada de hormônio antidiurético.

DIAGNÓSTICO

Por conta da sensibilidade limitada de qualquer método, diagnóstico *ante-mortem* requer estudo de espécimes clínicos como líquido cefalorraquidiano (LCR), saliva, biópsia de pele em região da nuca e decalques de células de córnea para a realização de imunofluorescência direta e/ou RT-PCR.

Imunofluorescência direta da biópsia ou necrópsia permanece como o exame padrão para o diagnóstico.

Em casos nos quais não há história de vacinação do paciente, a pesquisa de anticorpos no soro, por meio da soroneutralização (RIFFT), oferece importante contribuição para o diagnóstico *in vivo*. A presença de anticorpos no LCR, mesmo após vacinação, também sinaliza infecção pelo vírus da raiva.

As orientações para coleta e envio de amostras para laboratório de referência no Brasil podem ser consultadas no "Protocolo de tratamento da raiva humana no Brasil", publicado pelo Ministério da Saúde em 2011.

Tomografia de crânio na fase inicial é frequentemente normal. A ressonância demonstra áreas de hipersinal em T2 nos lobos frontal, hipocampo, hipotálamo, tronco cerebral e eventualmente em outras áreas. Nenhuma imagem encontrada é patognomônica.

Diagnóstico diferencial

Outras encefalites virais. No entanto, achados como aerofobia, hidrofobia, disfagia, parestesia, dores localizadas e fraqueza são mais específicos da raiva. Os achados de eletroencefalograma podem mimetizar encefalite herpética.

Pode ser confundida com tétano ocasionalmente, pois a posição de opistótono pode ser vista em ambas.

Na raiva paralítica, polineuropatias inflamatórias, mielite transversa ou poliomielite são diagnósticos diferenciais.

PROFILAXIA PÓS-EXPOSIÇÃO

O manejo adequado da ferida é pedra angular no tratamento, podendo reduzir o risco de transmissão da raiva em até 90%. Após lavagem exaustiva da lesão, uma estratégia baseada no risco do acidente deverá ser tomada para indicar ou não uso de vacina e/ou soro antirrábico (SAR)/imunglobulina humana antirrábica (IGHAR).

As recomendações de acordo com o risco estão resumidas nas Tabelas 2 e 3 baseadas nas recomendações do Ministério da Saúde para o Estado de São Paulo.

- **Acidentes leves:** ferimentos superficiais, pouco extensos, geralmente únicos, em tronco e membros (exceto mãos e polpas digitais e planta dos pés), podem ocorrer em decorrência de mordeduras ou arranhaduras causadas por unha e dentes. Lambeduras de pele com lesões leves.
- **Acidentes graves:** ferimentos na cabeça, face, pescoço, mão, polpa digital e/ou planta do pé. Ferimentos profundos, dilacerantes, múltiplos ou extensos, em qualquer região do corpo. Lambeduras de mucosas e pele onde já existe lesão grave. Ferimentos profundos causados por unha de animal.

TABELA 2 Esquema de profilaxia pós-exposição por acidente com animais domésticos – cães e gatos

Condição do animal	Conduta inicial	Resultado da observação	Conduta após observação
Sadio e observável	Observar por 10 dias, sendo acidente leve ou grave	Vivo	Sem medidas específicas
Não observável	Acid. leves: vacinação Acid. graves: sorovacinação	Desaparecido ou morto	Acid. leves: vacinação Acid. graves: sorovacinação

TABELA 3 Esquema pós-exposição por acidente com animais não domésticos

Espécie	Tipo de acidente	Conduta
Morcegos (todas as espécies)*	Sempre considerado acidente grave	Sorovacinação
Outros animais herbívoros (equinos, bovinos, ovinos) e silvestres (primatas, roedores silvestres etc.)**	Acidente leve Acidente grave	Vacinação Sorovacinação

*Em caso de adentramento de morcegos em imóveis, investigar situação de exposição. Na dúvida sempre realizar sorovacinação.
**Não há indicação de profilaxia por acidente com roedores urbanos (camundongos, coelhos, hamsters e outros roedores urbanos).

Vacina antirrábica

Vacina segura, de vírus inativado (não tem contraindicação em gravidez, lactação, imunodeprimidos). Sempre que possível, recomenda-se a interrupção do tratamento com corticoides e/ou imunossupressores ao ser iniciado o esquema vacinal.

A aplicação pode ser intramuscular, sendo contraindicada em região glútea, em 4 doses no esquema 0-3-7-14 (dose 0,5 mL) ou intradérmica (não indicada em imunossuprimidos) com 4 doses no esquema 0-3-7-28 dias (dose 0,1 mL em 2 sítios diferentes).

| 0 | 1 | 2 | 3 | 4 | 5 | 6 | 7 | 8 | 9 | 10 | 11 | 12 | 13 | 14 |

Esquema vacinal intramuscular com os dias de aplicação destacados.

| 0 | 1 | 2 | 3 | 4 | 5 | 6 | 7 | 8 | 9 | 10 | 11 | 12 | 13 | 14 | ... | 28 |

Esquema vacinal intradérmico com os dias das aplicações destacados.

Soro antirrábico (SAR) e imunoglobulina humana antirrábica (IGHAR)

O soro antirrábico, quando indicado, deve ser aplicado no 1º atendimento, em conjunto com a 1ª dose de vacina. Quando isso não for possível, aplicar no máximo até o 7º dia após a 1ª dose de vacina.

SAR

A dose para o soro é de 40 UI/kg de peso, dose única, independente do peso.

O volume total do soro antirrábico, ou o máximo possível, deve ser infiltrado no local do ferimento e o volume restante pode ser aplicado por via IM, se houver, podendo ser usada a região glútea. Em casos de ferimentos extensos ou múltiplos, deve-se diluir o soro antirrábico com soro fisiológico para permitir a infiltração de toda área lesionada.

A aplicação do soro é intradérmica e deve ser realizada na borda e dentro da lesão, de maneira a cobrir toda a área lesionada.

Antes da administração do soro heterólogo, deve-se avaliar se o paciente tem indicação de IGHAR (ver próximo tópico).

Apesar de seguro, o SAR deve ser aplicado em locais com infraestrutura para atendimento de anafilaxia. Após a aplicação do soro, deixar o paciente em observação por, pelo menos, 2 horas.

IGHAR

É indicada para pacientes com: ocorrência de quadros anteriores de hipersensibilidade; uso prévio de imunoglobulinas de origem equídea; e existência de contatos frequentes com animais, principalmente com equídeos, por exemplo, nos casos de contato profissional (veterinários) ou por lazer.

A dose preconizada é de 20 UI/kg, e a maior quantidade possível deve ser infiltrada nas lesões, o restante quando houver pode ser aplicado via IM, podendo ser usada a região glútea.

TRATAMENTO

O primeiro caso relatado de cura foi realizado em 2004 nos EUA, utilizando uma estratégia denominada protocolo de Milwaukee.

Em 2008, no Brasil, em uma UTI do serviço de Doenças Infecciosas do Hospital Universitário Oswaldo Cruz, da Universidade de Pernambuco, uma jovem de 15 anos apresentou recuperação com um protocolo semelhante.

Diante disso, o Ministério da Saúde publicou em 2011 o primeiro protocolo de tratamento brasileiro para raiva humana, denominado protocolo de Recife.

As condutas iniciais do protocolo a serem instituídas desde a sala de emergência estão resumidas na Tabela 4. Para maiores informações, orienta-se a consulta do protocolo completo (disponível em "Protocolo de tratamento da raiva humana no Brasil, MS. 2011") e a condução do caso por equipe especializada em hospital de referência.

Após confirmação laboratorial, o tratamento mais específico deverá ser realizado baseado em sedação profunda com midazolam e quetamina, uso de amantadina (100 mg, via enteral, a cada 12 h) e reposição de biopterina (Bh4), conforme dosagem em LCR.

Observações

A raiva pode mimetizar morte encefálica, com arreflexia e supressão de EEG ou BIS. Nesse caso é importante suspender a sedação por, pelo menos, 48 horas e fazer nova avaliação clínica.

Em caso de suspeita clínico-epidemiológica de raiva humana, não administrar soro antirrábico e vacina antirrábica.

RAIVA HUMANA 555

▷ **TABELA 4** Medidas iniciais gerais no tratamento da raiva humana

Isolamento de contato com uso de EPI completo (avental de manga longa, máscara, luvas e óculos)

Dieta hipercalórica e hiperproteica precoce quando possível

Manter normovolemia com soluções isotônicas e controle de diurese

Proteção de via aérea. Sedação para adaptação à VM – preferência por midazolam e quetamina. Evitar uso de barbitúricos e propofol

Nimodipina 60 mg a cada 4 h

Vitamina C 1 g, IV, ao dia

Profilaxias gerais de trombose venosa, hemorragia digestiva e cuidados neurointensivos (cabeceira elevada 30 graus, manter normotermia, corrigir distúrbios de sódio, EEG contínuo, evitar hipotensão, manter euglicemia)

Manejo de complicações (Tabela 5)

EEG: eletroencefalografia; EPI: equipamento de proteção individual; VM: ventilação mecânica.

▷ **TABELA 5** Complicações comuns no manejo da raiva humana

Complicações	Comentários
Hipernatremia	Por desidratação ou *diabetes insipidus*
Hiponatremia	Por SIADH ou síndrome cerebral perdedora de sal
Complicações neurológicas	Disautonomias, hipertensão intracraniana, herniação, vasoespasmo cerebral, convulsões
Infecções	O paciente com raiva cursa com febre (poiquilotermia) e pode apresentar leucocitose com neutrofilia sem infecção bacteriana associada Investigação clínico-laboratorial e microbiológica exaustiva nesses casos

SIADH: síndrome da secreção inapropriada de hormônio antidiurético.

Além da profilaxia pós-exposição para raiva, outras condutas não abordadas neste capítulo no atendimento do paciente vítima de mordedura animal são primordiais, como a profilaxia para tétano e o tratamento de possíveis infecções bacterianas secundárias.

556 GUIA DE MEDICINA DE URGÊNCIA

BIBLIOGRAFIA

1. Ministério da Saúde. Guia de Vigilância em Saúde. 3.ed. 2019. Disponível em: https://portalarquivos2.saude.gov.br/images/pdf/2019/junho/25/guia-vigilancia-saude-volume-unico-3ed.pdf. Acesso em: 15 set. 2020.
2. Ministério da Saúde. Protocolo de Atendimento da Raiva Humana no Brasil, 2011. Disponível em: http://bvsms.saude.gov.br/bvs/publicacoes/protocolo_tratamento_raiva_humana.pdf. Acesso em: 15 set. 2020.
3. Prefeitura de São Paulo. Protocolo de atendimento em casos de acidentes com animais potencialmente transmissores da raiva, 2019. Disponível em: https://www.prefeitura.sp.gov.br/cidade/secretarias/upload/vacina_antirrabica_humana_19022019.pdf. Acesso em: 15 set. 2020.
4. Vargas A, Romano APM, Merchán-Hamann E. Human rabies in Brazil: a descriptive study, 2000-2017. Epidemiol Serv Saude. 2019;28(2):e2018275.
5. WHO. WHO Expert Consultation on Rabies. 3rd report, 2018. Disponível em: https://apps.who.int/iris/bitstream/handle/10665/272364/9789241210218-eng.pdf?ua=1. Acesso em: 15 set. 2020.

CAPÍTULO **48**

Sepse

Daniere Yurie Vieira Tomotani
Antonio Tonete Bafi

INTRODUÇÃO

Apesar dos grandes avanços no entendimento de sua fisiopatologia, a sepse continua a ser considerada um dos grandes desafios da medicina moderna. A doença acomete milhões de pessoas todos os anos, tem elevada mortalidade e muitos sobrevivem com perda importante de qualidade de vida. Segundo dados do estudo SPREAD (*Sepsis PREvalence Assessment Database*), a coorte de prevalência pontual de sepse conduzida em 227 unidades de terapia intensiva (UTI) brasileiras em 2014, a incidência na UTI foi de 36,3 casos por 1.000 pacientes ao dia, com mortalidade observada em 55,7%. A estimativa de indivíduos adultos sépticos tratados em UTI ao ano foi de 290/100 mil habitantes, com o total de 420 mil casos anuais, dos quais 230 mil faleceram no hospital. A sepse é uma prioridade global, e o seu tratamento precoce e a adesão aos protocolos são fundamentais para melhores desfechos.

DEFINIÇÕES E ETIOLOGIA

Em 2016, a terceira definição do consenso internacional para sepse e choque séptico (*Sepsis-3*) foi publicado, otimizando as definições anteriores, com foco especial no reconhecimento de disfunções orgânicas, conforme descrito a seguir:

- **Sepse**: disfunção orgânica ameaçadora à vida secundária à resposta do hospedeiro a uma infecção.

- **Choque séptico:** anormalidade circulatória e celular/metabólica secundária à sepse, que é grave o suficiente para aumentar significativamente a mortalidade. Define-se como hipotensão persistente que requer o uso de vasopressores para manter a pressão arterial média (PAM) ≥ 65 mmHg, associada a presença de lactato ≥ 2 mmol/L (18 mg/dL) após adequada ressuscitação volêmica.

FISIOPATOLOGIA

A discussão detalhada da fisiopatologia da sepse foge do escopo deste capítulo. Entretanto, os principais mecanismos fisiopatológicos geradores de disfunções orgânicas na sepse são: vasodilatação periférica, aumento da permeabilidade capilar, depressão da contratilidade cardíaca, trombose da microcirculação, comprometimento do funcionamento das hemácias, exacerbação da apoptose celular e hipóxia citopática. Após a agressão pelo agente infeccioso, desencadeia-se uma resposta inflamatória, com aumento de citocinas e outras substâncias, como óxido nítrico, radicais livres de oxigênio, bem como da expressão de moléculas de adesão no endotélio. Essa resposta inflamatória gera alterações na microcirculação, bem como no funcionamento celular. O organismo tenta compensar essa resposta com desencadeamento de resposta anti-inflamatória. O equilíbrio entre essas duas respostas é fundamental para que o paciente se recupere. Todos esses fenômenos contribuem para a redução da oferta tecidual de oxigênio (O_2) ou comprometimento da célula em utilizá-lo. Dessa forma, ocorre um desequilíbrio entre oferta e consumo de O_2, sendo este um dos mecanismos de disfunção orgânica.

Qualquer agente infeccioso pode levar à sepse e aproximadamente 80% dos casos tratados nos hospitais são provenientes de infecções adquiridas na comunidade. Segundo os dados da auditoria de cuidados intensivos sobre as nações que avaliou 2.969 indivíduos com sepse em todo mundo, o foco pulmonar foi o mais comum (67,4%), seguido do abdominal (21,8%). As culturas foram positivas em 69,6% dos casos, com 51,6% do total com presença de mais de um agente, 67,1% isolaram microrganismos gram-negativos e 49,8% gram-positivos.

ESTRATÉGIAS DE IDENTIFICAÇÃO E TRIAGEM DE PACIENTES

- **Sinais de resposta inflamatória sistêmica (SRIS):** dois ou mais sinais de resposta inflamatória sistêmica na avaliação de pacientes com suspeita de infecção em atendimento inicial (triagem hospitalar) devem ser considerados sinal de alerta, abreviando o tempo para realização da avaliação médica e investigação de disfunções orgânicas, o que define a sepse e a consequente prioridade na estratégia de tratamento. A seguir a definição dos critérios de SRIS:
    - Hipertermia > 37,8ºC ou hipotermia < 35ºC.
    - Frequência cardíaca > 90 bpm.
    - Frequência respiratória > 20 rpm ou $PaCO_2$ < 32 mmHg.
    - Leucócitos totais > 12.000/mm³ ou < 4.000/mm³ ou presença de > 10% de formas jovens.
- **Disfunções orgânicas:** alterações em sinais e/ou sintomas clínicos, bem como de exames laboratoriais relacionados às funções orgânicas. Os pacientes com quadro clínico suspeito de infecção devem ser avaliados criteriosamente, buscando identificar a presença de disfunções orgânicas agudas potencialmente decorrentes deste quadro, o que define a presença de sepse. As principais disfunções orgânicas são:

Principais disfunções orgânicas

- Hipotensão (PAS < 90 mmHg ou PAM < 65 mmHg ou queda de PA > 40 mmHg).
- Oligúria (≤ 0,5 mL/kg/h) nas últimas 6 horas ou elevação aguda da creatinina (> 2 mg/dL).
- Relação PaO_2/FiO_2 < 300 ou necessidade de O_2 para manter SpO_2 > 90%.
- Contagem de plaquetas < 100.000/mm³ ou redução de 50% no número de plaquetas em relação ao maior valor registrado nos últimos 3 dias.
- Lactato arterial acima do valor de referência.
- Alteração aguda do nível de consciência, agitação, *delirium*.
- Bilirrubinas > 2 mg/dL
- Coagulopatia (INR > 1,5 ou TTPA > 60 s).

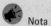

Nota

Na presença de uma dessas disfunções, sem outra explicação plausível e com foco infeccioso presumível, o diagnóstico de sepse deve ser feito, e o pacote de tratamento iniciado imediatamente após a identificação.

- **Quick SOFA (qSOFA):** escore que identifica pessoas com maior gravidade e risco de morte. Não é recomendado seu uso isolado com estratégia de triagem de pacientes, devido sua sensibilidade limitada. O qSOFA será positivo na presença de dois ou mais dos seguintes: pressão arterial sistólica ≤ 100 mmHg, qualquer alteração do nível de consciência pela escala de coma de Glasgow e frequência respiratória ≥ 22 rpm.
- **Escore SOFA:** instrumento que pode ser utilizado para identificação de disfunções orgânicas, em especial de pacientes alocados em UTI. O aumento em dois pontos evolutivos no *sequential organ failure assessment* (SOFA) basal em consequência de um processo infeccioso deve ser levado em consideração. O escore SOFA está descrito na Tabela 1.

TRATAMENTO

A Campanha de Sobrevivência à Sepse ou *Surviving Sepsis Campaign* (SSC) foi criada em 2002 com o objetivo inicial de reduzir a mortalidade gerada pela doença em 25% nos cinco anos seguintes. A publicação de suas diretrizes tem servido como guia para o manejo dos pacientes com sepse e choque séptico em todo o mundo e um novo "*guideline*" é geralmente publicado a cada quatro anos, sendo a última publicação em 2016.

A sepse é uma emergência clínica, sendo sua identificação precoce e o manejo imediato importantes para obter melhores desfechos clínicos, desta forma as recomendações mais importantes foram agrupadas em pacotes (*bundles*). Estes têm sido a pedra angular da melhoria da qualidade da sepse desde 2005, sendo desenvolvidos separadamente e atualizados a cada publicação da SSC.

Sistemas	0	1	2	3	4
Respiratório FaO_2/FiO_2 mmHg	≥ 400	< 400	< 300	< 200 com suporte ventilatório	< 100 com suporte ventilatório
Coagulação Plaquetas mm³	≥ 150 mil	< 150 mil	< 100 mil	< 50 mil	< 20 mil
Hepático Bilirrubina total mg/dL	< 1,2	1,2-1,9	2,0-5,9	6,0-11,9	12
Cardiovascular PAM mmHg DVA µg/kg/min	PAM ≥ 70	PAM < 70	Dopamina < 5 ou dobutamina (qualquer dose)	Dopamina 5,1-15 ou adrenalina ≤ 0,1 ou noradrenalina ≤ 0,1	Dopamina > 15 ou adrenalina > 0,1 ou noradrenalina > 0,1
SNC ECG	15	13-14	10-12	6-9	< 6
Renal Creatinina (mg/dL) Débito urinário	< 1,2	1,2-1,9	2,0-3,4	3,5-4,9 < 500 mL/dia	>5,0 < 200 mL/dia

Fonte: adaptada de Singer M et al., 2016. *SOFA *score* – escore de avaliação de disfunção de órgão sequencial [relacionada à sepse]. PaO_2/FiO_2: relação entre pressão arterial de oxigênio e a fração inspirada de oxigênio, PAM: pressão arterial média, DVA: drogas vasoativas, ECG: escala de coma de Glasgow.

O "tempo zero" é definido como a hora da suspeita de enfermidade na triagem na sala de emergência ou a hora do primeiro registro gráfico de prontuário de disfunção orgânica no caso de pacientes encaminhados de outros locais de atendimento. É importante lembrar que possivelmente haverá necessidade de mais de uma hora para que a reanimação seja concluída e o paciente deverá ser reavaliado frequentemente nas horas subsequentes. O "pacote de uma hora" será descrito a seguir:

- **Coletar o lactato:** o lactato arterial é um dos marcadores de hipoperfusão tecidual e, caso o exame inicial esteja elevado (> 2 mmol/L), um novo deverá ser coletado no intervalo de 2 a 4 horas, tendo como meta a sua normalização.
- **Coletar culturas antes do início do antibiótico:** a sensibilidade das culturas pode ser reduzida após poucos minutos da primeira dose do antimicrobiano, dessa forma, idealmente, elas devem ser coletadas antes do início destes. Apesar desta evidência, sabe-se que a administração de antibioticoterapia adequada não deve ser retardada para a obtenção das hemoculturas. Deve-se coletar pelo menos dois pares de hemoculturas (aeróbico e anaeróbico).
- **Administrar antibióticos de largo espectro:** recomenda-se terapia empírica com um ou mais antimicrobianos de amplo espectro, via endovenosa (objetivo de cobrir todos os patógenos prováveis no contexto do paciente), a ser iniciada o mais precocemente possível, idealmente na primeira hora após o reconhecimento de sepse ou choque séptico para cobrir todos os agentes prováveis (incluindo bactérias, possíveis fungos ou vírus). O início da administração deve ser imediato sempre que possível, e os antibióticos devem ser ajustados conforme o resultado final das culturas, bem como suspensos caso a possibilidade de infecção seja descartada. Sugere-se duração de tratamento de 7-10 dias para a maioria das infecções graves associadas a sepse e choque séptico. Sugere-se terapias mais prolongadas em pacientes com resposta clínica lenta, focos não drenados, bacteremia por *Staphylococcus aureus*, infecções fúngicas ou virais ou deficiências imunológicas, incluindo neutropenia.

- **Iniciar rapidamente a administração de 30 mL/kg de cristaloides se hipoperfusão ou lactato ≥ 4 mmol/L:** a ressuscitação com cristaloides deve ser iniciada de forma precoce e é crucial para o manejo da hipoperfusão tecidual. A expansão volêmica deve começar imediatamente e ser concluída em até três horas. A falta de evidências que comprovem a superioridade dos coloides em comparação aos cristaloides e o custo mais elevado da albumina fazem com que os cristaloides sejam os fluidos de escolha no manejo inicial. Expansões volêmicas adicionais deverão ser realizadas de forma criteriosa e apenas em pacientes fluido-responsivos.
- **Iniciar vasopressores em pacientes que mantenham hipotensão durante ou após a expansão volêmica:** restaurar a pressão de perfusão de órgãos vitais de forma adequada é parte fundamental da ressuscitação. Caso a pressão arterial não seja restaurada após a ressuscitação volêmica inicial, os vasopressores deverão ser iniciados ainda na primeira hora com meta de PAM ≥ 65 mmHg.

Intervenções complementares segundo as diretrizes da SSC

- **Controle de foco:** recomenda-se que um diagnóstico anatômico específico do foco de infecção que necessite de controle seja identificado ou excluído de forma rápida e que qualquer intervenção necessária para o controle deste seja implementada o mais rapidamente possível, assim que factível do ponto de vista clínico e logístico. Recomenda-se a remoção dos dispositivos intravasculares que sejam considerados possíveis focos de infecção. A remoção deve ser imediata e logo após a punção de outro acesso vascular.
- **Drogas vasoativas:** recomenda-se a noradrenalina como o vasopressor de primeira escolha. Sugere-se adição de vasopressina ou adrenalina à noradrenalina com o objetivo de elevar a PAM até o alvo ou adicionar a vasopressina para o desmame da noradrenalina. A dose de vasopressores deve ser titulada conforme o alvo de perfusão, buscando idealmente uma PAM > 65 mmHg nas fases iniciais de ressuscitação.

564 GUIA DE MEDICINA DE URGÊNCIA

- **Corticoide:** sugestão contraria o uso de hidrocortisona IV no tratamento de choque séptico quando a reanimação adequada com fluidos e a terapia vasopressora forem capazes de restaurar a estabilidade hemodinâmica. Caso não seja possível, sugere-se hidrocortisona 200 mg/dia, IV.
- **Produtos sanguíneos:** recomenda-se que a transfusão de concentrado de hemácias ocorra apenas quando a hemoglobina for inferior a 7 g/dL em adultos, na ausência de circunstâncias como isquemia miocárdica, hipoxemia grave ou hemorragia aguda. Não se recomenda o uso de plasma fresco congelado para corrigir coagulopatias na ausência de sangramento ou programação de procedimentos invasivos. Sugere-se a transfusão profilática de concentrado de plaquetas quando plaquetas < 10.000/mm³ na ausência de sangramento aparente e quando < 20.000/mm³ nos pacientes com risco significativo de sangramento. Valores superiores de plaquetas ($\geq$ 50.000/mm³) são recomendados em casos de hemorragias, cirurgia ou procedimentos invasivos.
- **Ventilação mecânica (VM):** recomenda-se manter a cabeira elevada a 30-45º em indivíduos sépticos em VM a fim de reduzir o risco de aspirações e evitar pneumonia associada à VM. Nos casos de síndrome do desconforto respiratório agudo (SDRA), recomenda-se utilizar volume corrente de 6 mL/kg de peso corporal predito e pressão de platô de até 30 cmH$_2$O, além de posição prona se relação PaO$_2$/FiO$_2$ < 150 e estratégia conservadora de fluidos caso não existam evidências de hipoperfusão.
- **Sedação e analgesia:** recomenda-se que as sedações contínua ou intermitente sejam minimizadas em indivíduos em VM. Titular com objetivos específicos, buscando a menor dose possível, aplicando escalas de sedação e analgesia com reavaliações e definições constantes de metas.
- **Controle glicêmico:** recomenda-se uma abordagem protocolizada do controle glicêmico intensivo nos pacientes em UTI, iniciando as doses de insulina quando dois níveis consecutivos de glicose > 180 mg/dL, com o objetivo de manter um limite superior de glicemia < 180 mg/mL. Recomenda-se que o controle seja mantido a cada 1 ou 2 horas até a estabilização dos

valores de glicose e das taxas de infusão de insulina, seguido a cada 4 horas. Os valores de glicemia capilar (obtidas nas extremidades) devem ser interpretados com cautela, pois podem não estimar com precisão o nível sérico do sangue arterial e a glicemia plasmática. Sugere-se o uso de sangue arterial em vez de capilar na ponta do dedo em pacientes com cateter arterial.

- **Terapia renal substitutiva:** sugere-se que tanto a modalidade contínua como a intermitente podem ser utilizadas em indivíduos com sepse e lesão renal aguda. O uso de terapia contínua em pacientes hemodinamicamente instáveis pode ser mais interessante para facilitar o manejo do balanço hídrico.
- **Bicarbonato de sódio:** sugestão contrária ao seu uso com o objetivo de melhorar a hemodinâmica ou reduzir a necessidade de vasopressores em doentes com acidose láctica induzida por hipoperfusão com pH $\geq$ 7,15.

BIBLIOGRAFIA

1. Arefian H, Heublein S, Scherag A, Brunkhorst FM, Younis MZ, Moerer O, et al. Hospital-related cost of sepsis: A systematic review. J Infect. 2017;74(2):107-17.
2. Cecconi M, Evans L, Levy M, Rhodes A. Sepsis and septic shock. Lancet. 2018;392(10141):75-87.
3. Levy MM, Evans LE, Rhodes A. The Surviving Sepsis Campaign Bundle: 2018 update. Intensive Care Med. 2018;44(6):925-8.
4. Machado FR, Cavalcanti AB, Bozza FA, Ferreira EM, Angotti Carrara FS, Sousa JL, et al. The epidemiology of sepsis in Brazilian intensive care units (the Sepsis PREvalence Assessment Database, SPREAD): an observational study. Lancet Infect Dis. 2017;17(11):1180-9.
5. Rhodes A, Evans LE, Alhazzani W, Levy MM, Antonelli M, Ferrer R, et al. Surviving Sepsis Campaign: International Guidelines for Management of Sepsis and Septic Shock: 2016. Intensive Care Med. 2017;43(3):304-77. Sakr Y, Jaschinski U, Wittebole X, et al. Sepsis in intensive care unit patients: worldwide data from the intensive care over nations audit. Open Forum Infect Dis. 2018;5(12):ofy313.
6. Seymour CW, Gesten F, Prescott HC, Friedrich ME, Iwashyna TJ, Phillips GS, et al. Time to treatment and mortality during mandated emergency care for sepsis. N Engl J Med. 2017;376(23):2235-44.
7. Singer M, Deutschman CS, Seymour CW, Shankar-Hari M, Annane D, Bauer M, et al. The Third International Consensus Definitions for Sepsis and Septic Shock (Sepsis-3) JAMA. 2016;315(8):801-10.
8. Singh S, Evans T. Organ disfunction during sepsis. Intensive Care Med 2006;32:349-60.
9. Slade E, Tamber PS, Vincent JL. The surviving sepsis campaign: raising awareness to reduce mortality. Crit Care. 2003;7(1):1-2.

CAPÍTULO **49**

Tétano

Carolini Cristina Valle
William Dunke de Lima
João Antonio Gonçalves Garreta Prats

DEFINIÇÃO E IMPORTÂNCIA EPIDEMIOLÓGICA

É uma doença infecciosa, não transmissível, causada pela exotoxina tetanoplasmina do *Clostridium tetani,* um bacilo gram-positivo anaeróbio restrito. Essa bactéria é encontrada no solo e em fezes de animais e pode permanecer viável por anos, graças a sua capacidade de formar esporos em condições desfavoráveis. A infecção se inicia pela penetração dos esporos através de feridas na pele e se caracteriza por rigidez muscular e espasmos, decorrentes do tropismo da toxina pelo tecido nervoso.

Apesar da imunização, disponível no calendário vacinal de todas as faixas etárias, no Brasil, entre 2007 e 2016 foram registrados 2.939 casos, com 973 óbitos. Os casos predominam em idosos, diabéticos, usuários de drogas intravenosas e imunossuprimidos. Embora com incidência decrescente, ainda é observado um número importante de tétano neonatal na África subsaariana. Nas Américas, a doença foi eliminada em 2007; e no Brasil, em 2003. Porém, ainda foram registrados 35 casos no país entre 2007 e 2017 (caracterizando menos de 1 caso para cada 1.000 nascidos em 1 ano).

MECANISMO PATOLÓGICO

A infecção se dá pela penetração de esporos, através da perda da barreira de contiguidade da pele, podendo ser por ferimentos perfuro-contusos ou mordeduras com contaminação. Na maioria dos casos, os ferimentos acontecem em membros inferiores e podem envolver materiais contaminados, como espinhos, pregos, pedaços de vidro e metais.

Ao encontrar o ambiente anaeróbio propício, o bacilo volta a se proliferar e liberar toxinas que possuem tropismo pelo tecido nervoso, em especial o corno anterior da medula. No tecido nervoso, a toxina atua na fenda pré-sináptica, causando o bloqueio do sistema inibitório, que promove uma hiper-reatividade aos estímulos (sonoros, luminosos ou qualquer tipo de movimentação), que desencadeia os espasmos.

O tempo entre o ferimento e o aparecimento dos sintomas, chamado período de incubação, é de, em média, 1 a 2 semanas, podendo em alguns casos se prolongar em até 1 mês. Algumas vezes é difícil determinar esse período porque o ferimento nem sempre é percebido ou pode já estar cicatrizado, nesse caso usamos o período de progressão, caracterizado pelo tempo entre o primeiro sintoma e a presença de espasmo generalizado, que habitualmente é de cerca de 72 horas. Esse período também está relacionado com o prognóstico, sendo que quanto menor esse tempo, pior tenderá a ser o desfecho.

MANIFESTAÇÕES CLÍNICAS E DIAGNÓSTICO

O tétano pode ser dividido em quatro formas, que serão abordadas a seguir:

1. Neonatal: relacionado aos maus cuidados com o coto umbilical. O sintoma inicial geralmente é a dificuldade do recém-nascido (RN) de fazer a sucção, progredindo para um quadro de manifestações comuns ao tétano generalizado, como trismo, opistótono e riso sardônico. Apneia costuma ser um mecanismo de óbito nesses pacientes, cuja mortalidade pode chegar a 90%.

2. Generalizado: forma mais comum, ocorre em até 80% dos casos, o sintoma inicial mais comum é a rigidez na região da mandíbula. Pode cursar com os sinais semiológicos característicos da doença como riso sardônico e opistótono. A rigidez mus-

cular se agrava com períodos de espasmos, que podem ocasionar apneia e insuficiência respiratória.

3. Localizado: forma bastante incomum, que acomete um pequeno grupo muscular, pertencente a área acometida. Pode estar relacionado a uma imunidade parcial a toxina tetânica.

4. Cefálica: ocasionada por lesões na cabeça, algumas vezes relacionada a um quadro de otite média, se manifesta como paralisia facial, trismo, rigidez de nuca, disfagia. Podem ocorrer espasmos da mandíbula e faringe, levando o paciente a um quadro mais grave. Também pode ocorrer progressão para a forma generalizada.

O diagnóstico do tétano é clínico, sendo a pesquisa de anticorpos pouco sensível, e as culturas além de frequentemente negativas, não podem isoladamente confirmar ou excluir a doença, visto que a presença isolada do bacilo não determina doença em pacientes devidamente imunizados.

TRATAMENTO

Em decorrência da severidade da doença, o paciente frequentemente requer cuidados de terapia intensiva com manejo e proteção de via aérea. O tratamento dos espasmos pode ser feito com uso de benzodiazepínicos, porém frequentemente é necessário a associação com bloqueadores neuromusculares.

A ferida, foco de inoculação, deve ser submetida ao desbridamento e limpeza cirúrgica, o mais precocemente possível.

A imunização passiva com imunoglobulina antitetânica ou soro antitetânico deve ser prontamente iniciada, com o objetivo de neutralizar a toxina. A imunoglobulina é constituída por anticorpos da classe IgG, obtidos do plasma de doadores recentemente imunizados com a vacina antitetânica, ela tem meia-vida de 21 a 28 dias, com a vantagem de produzir menos reações de hipersensibilidade. Na indisponibilidade da imunoglobulina deve ser feito o uso do soro antitetânico (SAT), que é uma solução com IgG purificada obtida do plasma de equinos hiperimunizados com o toxoide tetânico e tem meia-vida de 14 dias. No caso de pacientes imunossuprimidos ou com história anterior de reações alérgicas com uso de soro heterólogo, a imunoglobulina é preferida.

A dose recomendada da imunoglobulina varia de 500 a 5.000 UI, via IM, somente. O soro antitetânico deve ser usado na dose de 10.000 a 20.000 UI, IM, divididas em 2 aplicações em locais diferentes; ou EV, diluído em soro glicosado 5% em infusão lenta. Antes da infusão do SAT, é importante a administração de anti-histamínico.

O tratamento compreende ainda o uso de antibioticoterapia com penicilina G cristalina na dose de 3 milhões de UI, EV, a cada 4 horas; ou metronidazol 500 mg, EV/VO, a cada 6 horas, por 7 a 10 dias. Existe uma discussão levantada por Mandell et al. sobre o efeito antagonista da penicilina sobre receptores GABAa, que poderia chegar a resultados inferiores ao metronidazol.

Além desses cuidados, deve-se lembrar de reduzir a exposição a fatores desencadeantes de espasmos, como luz, som, manter o local em temperatura próxima à corporal e evitar manipular o paciente.

PROFILAXIA

A vacina do tétano na infância está associada ao componente de difteria e pertussis, e deve ser administrada aos 2, 4 e 6 meses de vida, com um reforço aos 15 meses de idade. Posteriormente, o reforço deve ser feito com a vacina combinada difteria e tétano (dT) a cada 10 anos. Em gestantes que não tenham seu esquema vacinal completo, devem ser administradas as doses de dT (1 ou 2) de acordo com o esquema a ser completado; e em todas deve ser administrada uma dose de dTpa, com componente acelular de pertussis, após as 20 semanas de gestação para proteger o RN contra coqueluche, independente do estado vacinal anterior da gestante.

Para se definir a conduta, deve-se avaliar o ferimento e o estado vacinal do exposto. Consideram-se ferimentos de alto risco aqueles profundos, extensos, sujos e com presença de tecidos desvitalizados. Os ferimentos de baixo risco são aqueles limpos e superficiais. A dose da imunoglobulina para profilaxia é de 250

UI/IM em dose única e do soro antitetânico é 1.500 a 5.000 UI, sendo que este último pode ser testado com uma dose intradérmica de 0,1 mL diluído em soro fisiológico (1:10), para avaliar a ocorrência de reações de hipersensibilidade limitantes.

A Tabela 1, a seguir, resume as condutas recomendadas em cada situação.

▷ TABELA 1 Condutas recomendadas

Situação vacinal	Alto risco	Baixo risco
Incerta ou incompleta	Vacinação + soro ou imunoglobulina	Vacinação
Completa e última dose com menos de 5 anos	Orientações e cuidados da ferida	Orientações e cuidados da ferida
Completa e última dose entre 5 e 10 anos	Vacinação	Orientações e cuidados da ferida
Completa e última dose há mais de 10 anos	Vacinação	Vacinação

BIBLIOGRAFIA

1. Afshar M, Raju M, Ansell D, Bleck TP. Narrative review: tetanus – a health threat after natural disasters in developing countries. Available: https://pubmed.ncbi.nlm.nih.gov/21357910/ (acesso 18 ago 2020).
2. Birch TB, Blenck TP. Principles and practice of infectious diseases. 9 ed. Philadelphia, EUA: Elsevier, 2020. p. 2948-53.
3. Brasil. Ministério da Saúde. Manual dos Centros de Referência para Imunobiológicos Especiais – 5a edição. Available: https://portalarquivos2.saude.gov.br/images/pdf/2019/dezembro/11/manual-centros-referencia-imunobiologicos-especiais-5ed.pdf (acesso 18 ago 2020).
4. Brasil. Ministério da Saúde. Saúde de A a Z – Tétano acidental – Informações técnicas. Available: https://www.saude.gov.br/saude-de-a-z/tetano-acidental/11470-informacoes-tecnicas (acesso 18 ago 2020).
5. Brasil. Ministério da saúde. Saúde de A a Z – Tétano acidental – Tratamento. Available: https://www.saude.gov.br/noticias/941-saude-de-a-a-z/tetano-acidental/11474-tratamento (acesso 18 ago 2020).
6. Brasil. Secretaria de Vigilância em Saúde – Informe epidemiológico – Tétano acidental. Available: https://cevs.rs.gov.br/upload/arquivos/201701/24084603-informe-epidemiologico-ms-tetano-acidental-2015.pdf (acesso 18 ago 2020).

7. Brasil. Secretaria de Vigilância em Saúde – Informe epidemiológico – Tétano neonatal. Available: http://www.saude.gov.br/images/pdf/2018/agosto/21/BR-Informe-T-NN-2007-2017.pdf (acesso 18 ago 2020).
8. Centers for disease control and prevention. CDC – Tetanus Home – For Clinicians. Available: https://www.cdc.gov/tetanus/clinicians.html#pathogenesis (acesso 18 ago 2020).
9. Centers for disease control and prevention. Manual for the surveillance of vaccine-preventable diseases – Chapter 16: Tetanus. Available: https://www.cdc.gov/vaccines/pubs/surv-manual/chpt16-tetanus.html (acesso 18 ago 2020).
10. Diretoria de vigilância epidemiológica. Profilaxia de tétano acidental. Available: http://www.dive.sc.gov.br/conteudos/publicacoes/profilaxia-do-tetano-acidental.pdf (acesso 18 ago 2020).
11. Veronesi R, Focaccia R. Tratado de infectologia. 5 ed. São Paulo: Atheneu; 2015. p. 1373-96.

CAPÍTULO **50**

Urgências e emergências em HIV/aids: aspectos gerais

Victor Cabelho Passarelli
João Antonio Gonçalves Garreta Prats

INTRODUÇÃO

O vírus da imunodeficiência humana (HIV) é o retrovírus causador da síndrome da imunodeficiência adquirida (aids), inicialmente descrita no início dos anos 1980. Se não tratado, a progressão ocorre irreversivelmente conforme ocorre depleção de linfócitos TCD4+, o que ocasiona desenvolvimento de diversas infecções oportunistas ou neoplasias fatais.

O advento da terapia antirretroviral de alta potência (HAART) tem trazido grandes avanços no controle da infecção, tanto pela melhora da qualidade de vida com bloqueio da replicação viral (impedindo a progressão para aids na pessoa vivendo com HIV – PVHIV), como também podendo impedir a transmissão da infecção pela via sexual, o que reduz o impacto da epidemia (indetectável = intransmissível).

DIAGNÓSTICO

O principal teste de triagem diagnóstica atualmente é o Elisa de 4ª geração (ensaio imunoabsorvente enzimático), capaz de detectar tanto anticorpos (IgM e IgG) contra o HIV-1 e 2 como também a proteína p24, com um tempo de positividade pós-infecção médio de 2 semanas. Quando reagente, deve-se prosseguir a investigação diagnóstica com um teste confirmatório, sendo o mais comum atualmente a detecção de RNA viral pela reação de transcriptase reversa em tempo real (RT-PCR), com altíssima sensibilidade e especificidade e tempo de positividade de 7 dias. Outras modalidades confirmatórias incluem o Western-Blot e a imunofluorescência indireta.

TRATAMENTO

Uma vez diagnosticada a infecção do HIV e na ausência de contraindicações ou infecções oportunistas, a recomendação é de se iniciar a terapia antirretroviral o mais breve possível, independente do valor de TCD4+ ou carga viral.

A terapia de primeira linha atual, disponível no SUS, é composta por dolutegravir 50 mg, tenofovir 300 mg, lamivudina 300 mg.

PROFILAXIAS

A via sexual é a forma mais comum de transmissão do HIV em todas as populações. Sendo assim, oferecer e disponibilizar formas de profilaxia para populações com maior vulnerabilidade compõe um dos pilares da prevenção combinada.

PROFILAXIA PÓS-EXPOSIÇÃO (PEP)

Consiste em dose diária de dolutegravir 50 mg + trenofovir 300 mg/lamivudina 300 mg por 30 dias. É uma urgência infectológica e deve ser ofertada o mais rápido possível, no máximo em até 72 horas da exposição de risco para HIV: relação sexual sem proteção com pessoa que não sabe seu *status* sorológico ou sabidamente positiva sem tratamento.

PROFILAXIA PRÉ-EXPOSIÇÃO (PREP)

Comprimido diário de tenofovir 300 mg/entricitabina 200 mg compõe o esquema aprovado para uso como profilaxia para infecção pelo HIV, que deve ser ofertado para todas as populações vulneráveis como forma de reduzir a incidência de HIV nessas populações: homossexuais e homens que fazem sexo com homens,

GUIA DE MEDICINA DE URGÊNCIA

transsexuais e travestis, profissionais do sexo, parceiro sorodiferente, uso de PEP em mais de duas ocasiões no último ano.

HIV NA URGÊNCIA E EMERGÊNCIA

> Atualmente, o HIV tem sido considerado uma doença crônica que, quando bem controlada, mostra riscos infecciosos semelhantes aos da população não HIV. Portanto, ao abordar um indivíduo com esse diagnóstico no pronto-socorro, é importante saber sobre sua adesão ao tratamento e, se possível, sua última contagem de linfócitos TCD4+ e carga viral (CV).

De forma geral, TCD4 acima de 350 e CV indetectável nos últimos 6 meses não costuma implicar riscos aumentados para infecções oportunistas e deve-se seguir a mesma abordagem de um indivíduo não HIV.

Caso haja adesão irregular ao tratamento, carga viral detectável e CD4 abaixo de 350, desconhecimento do diagnóstico, ou sintomas clássicos de infecções oportunistas definidoras de aids (Tabela 1), deve-se considerar como um caso de aids.

Para fins didáticos, este capítulo foi dividido em infecções conforme seu agente etiológico, mas é importante lembrar que a concomitância de infecções oportunistas é comum nos pacientes com aids.

▷ **TABELA 1** Doenças definidoras de aids – critérios do CDC modificados

Câncer cervical invasivo
Candidíase em esôfago, brônquios, traqueia ou pulmões
Coccidioidomicose, paracoccidioidomicose, histoplasmose, criptococose disseminada/extrapulmonar
Tuberculose em qualquer local ou outras micobacterioses disseminadas/extrapulmonares
Criptosporidiose, isosporíase intestinal crônica (> 1 mês)

(continua)

> **TABELA 1** Doenças definidoras de aids – critérios do CDC modificados (*continuação*)

Citomegalovirose em órgãos além do fígado, do baço ou dos linfonodos e com perda da visão no caso de retinite

Encefalopatia relacionada com HIV

Herpes-simples com úlceras crônicas (> 1 mês) ou bronquite, pneumonite ou esofagite

Leucoencefalopatia multifocal progressiva (LEMP)

Complexo demência associada a aids

Linfoma primário de sistema nervoso central, linfoma de Burkitt, linfoma imunoblástico

Pneumonia recorrente

Pneumonia por *Pneumocystis jirovecii* (pneumocistose)

Sarcoma de Kaposi

Toxoplasmose cerebral

Síndrome consumptiva relacionada ao HIV

Septicemia recorrente por *Salmonella*

▷ **TABELA 2**   Síndromes neurológicas mais comumente associadas ao HIV/aids

Infecção oportunista	Agente etiológico	Sintomas típicos	Diagnóstico	Tratamento
Neurotoxo-plasmose	*Toxoplasma gondii*	Sintomas neurológicos dependem da localização da lesão (convulsão, déficit motor/sensitivo focal, hipertensão intracraniana)	LCR: PCR para *Toxoplasma gondii* (se disponível) RM de crânio com lesão única ou múltipla geralmente com realce anelar	Sulfadiazina (4-6 g/dia VO, 4 doses/dia) + pirimetamina (200 mg, VO, no primeiro dia, seguido por 75 mg/dia. Associar ácido folínico 15 mg/dia OU Sulfametoxazol-trimetoprima 5/25 mg/kg a cada 12 h (EV ou VO) OU Clindamicina 600 mg a cada 6 h + pirimetamina 75 mg/dia Aguardar cerca de 2 semanas para início de TARV Profilaxia secundária: sulfametoxazol/trimetoprima 800/160 mg/dia até CV indetável e CD4 > 100 em duas medidas consecutivas
Neurocripto-cocose	*Cryptococcus neoformans*	Cefaleia progressiva com hipertensão intracraniana + febre	LCR: com leveduras Tinta da China positivo Látex positivo Cultura para fungos positiva TC de crânio: achados inespecíficos. Pode haver hidrocefalia ou criptococomas	Indução: anfotericina B 0,7 mg/kg + fluconazol 800 mg EV/VO no mínimo por 2 semanas, até negativação de duas culturas do LCR Consolidação: fluconazol 400 mg EV/VO por 8 semanas Manutenção: fluconazol 200 mg, VO, até CD4 > 100 e CV indetectável por pelo menos 3 meses Tratamento de hipertensão intracraniana: punção lombar de alívio conforme demanda Aguardar ao menos 6 semanas para início de TARV

(continua)

Infecção oportunista	Agente etiológico	Sintomas típicos	Diagnóstico	Tratamento
Linfoma primário de sistema nervoso central		Sintomas neurológicos dependem da localização da lesão (convulsão, déficit motor/sensitivo focal, hipertensão intracraniana)	RN – lesões únicas ou múltiplas irregulares com realce ao contraste (diagnóstico diferencial com neurotoxoplasmose) LCR com PCR para EBV positivo corrobora diagnóstico Biópsia	Quimioterapia conforme tipo histológico do tumor Início de TARV melhora resposta ao tratamento
Meningotuberculose	*Mycobacterium tuberculosis*	Sintomas neurológicos dependem da localização da lesão (convulsão, déficit motor/sensitivo focal, hipertensão intracraniana)	LCR: PCR para *M. tuberculosis*; pesquisa de BAAR; cultura para *M. tuberculosis* Biópsia	Rifampicina 600 mg + isoniazida 300 mg + pirazinamida 2 g + etambutol 400 mg (dose ajustada para peso); corticoide pode ser associado para redução de hipertensão intracraniana/redução de risco de SIRS

(continua)

▷ **TABELA 2** Síndromes neurológicas mais comumente associadas ao HIV/aids (*continuação*)

Infecção oportunista	Agente etiológico	Sintomas típicos	Diagnóstico	Tratamento
Leucoence-falopatia multifocal progressiva (LEMP)	Vírus JC Vírus BK	Sintomas neurológicos dependem da localização da lesão (convulsão, déficit motor/sensitivo focal, hipertensão intracraniana)	RN: lesões de substância branca, únicas ou múltiplas, assimétricas, sem efeito de massa ou realce ao contraste LCR: PCR positivo para vírus JC ou BK	Início precoce de TARV ajuda a reduzir a progressão da doença, mas uma vez instalada, é irreversível

CV: carga viral; EBV: vírus Ebstein-Barr; EV: endovenoso; RM: ressonância magnética; TARV: terapia antirretroviral; TC: tomografia computadorizada; VO: via oral.

▷ TABELA 3 Síndromes pulmonares mais comumente associadas ao HIV/aids

Infecção oportunista	Agente etológico	Sintomas típicos	Diagnóstico	Tratamento
Pneumocistose	*Pneumocystis jirovecii*	Dispneia progressiva associada ou não a febre	PCR para *P. jirovecii* no escarro ou LBA. Biópsia transbrônquica. Se disponível, TC de tórax: infiltrados ou nódulos em vidro fosco difusos. Desidrogenase láctica elevada. Hipoxemia evidente em gasometria, podendo estar dissociada ao grau de acometimento pulmonar na TC	Sulfametoxazol-trimetoprima 15-20 mg/kg/dia por 21 dias OU. Associar prednisona 40 mg/dia nos pacientes com hipoxemia moderada-grave ($PaO_2 < 70$ mmHg). Profilaxia secundária: Sulfametoxazol/trimetoprima 800/160 mg 3 x/semana até CV indetectável e CD4 > 200 em duas medidas consecutivas
Tuberculose pulmonar	*Mycobacterium tuberculosis*	Tosse + febre + síndrome consumptiva	Radiografia ou tomografia de tórax demonstrando cavitação (única ou múltiplas) e/ou padrão reticulo-granular (miliar). Escarro: pesquisa de BAAR + PCR para *M. tuberculosis*.	Rifampicina 600 mg + isoniazida 300 mg + pirazinamida 2 g + etambutol 400 mg

BAAR: bacilos álcool-ácido resistentes; CV: carga viral; LBA: lavado broncoalveolar; TC: tomografia computadorizada.

580 GUIA DE MEDICINA DE URGÊNCIA

▷ **TABELA 4**   Principais síndromes gastrointestinais no paciente com aids

Infecção oportunista	Sintomas típicos	Tratamento
Candidíase orofaríngea	Placas esbranquiçadas em cavidade oral + disfagia	Fluconazol, 100-200 mg, VO/EV, 1 x/dia por 14-21 dias
Citomegalovírus (CMV)	Úlceras dolorosas em cavidade oral; disfagia; diarreia crônica; dor abdominal	Ganciclovir, 5 mg/kg, EV, a cada 12 h por 14-21 dias ou até melhora de sintomas
Úlcera relacionada ao HIV	Disfagia refratária	Prednisona 40 mg, VO, 1 x/dia por 14 dias e desmame OU Talidomida 200 mg, VO, 1 x/dia por 14 dias

EV: endovenoso; VO: via oral.

BIBLIOGRAFIA

1. Ministério da Saúde. Secretaria de Vigilância em Saúde. Departamento de Vigilância, Prevenção e Controle das Infecções Sexualmente Transmissíveis, do HIV/Aids e das Hepatites Virais. Protocolo Clínico e Diretrizes Terapêuticas para Profilaxia Pré-Exposição (PrEP) de Risco à Infecção pelo HIV. Brasília: Ministério da Saúde; 2018.
2. Ministério da Saúde. Secretaria de Vigilância em Saúde. Departamento de Vigilância, Prevenção e Controle das Infecções Sexualmente Transmissíveis, do HIV/Aids e das Hepatites Virais. Protocolo Clínico e Diretrizes Terapêuticas para Manejo da Infecção pelo HIV em Adultos. Brasília: Ministério da Saúde; 2019.
3. Ministério da Saúde. Secretaria de Vigilância em Saúde. Departamento de Vigilância, Prevenção e Controle das Infecções Sexualmente Transmissíveis, do HIV/Aids e das Hepatites Virais. Protocolo Clínico e Diretrizes Terapêuticas para Profilaxia Pós-Exposição (PEP) de Risco à Infecção pelo HIV, IST e Hepatites Virais. Brasília: Ministério da Saúde; 2018.

PARTE VIII
NEFROLOGIA

coordenação: Elisa Mieko Suemitsu Higa

CAPÍTULO 51

Distúrbios do metabolismo da água

Miguel Angelo de Góes Junior
Elisa Mieko Suemitsu Higa

INTRODUÇÃO

As alterações na concentração plasmática de sódio (Na^+) incluem hipernatremia e hiponatremia. Essas alterações envolvem os mecanismos de contracorrente renal e os osmorreceptores hipotalâmicos controladores da secreção de hormônio antidiurético (ADH), mantendo uma concentração de Na^+ sérico dentro de uma faixa considerada normal (entre 135 e 145 mEq/L). Tanto a hiper como a hiponatremia são predominantemente um distúrbio do metabolismo da água.

A hipernatremia ocorre quando a perda da água livre excede a perda de Na^+, causando um estado de hiperosmolaridade, com consequente contração do volume intracelular e desidratação celular. A hiponatremia representa um excesso relativo de água em relação ao sódio.

HIPERNATREMIA (NA$^+$ > 145 mEq/L)

A hipernatremia ocorre, geralmente, em caso de impossibilidade de acesso à água, alteração ou mesmo de regulação do próprio mecanismo da sede. Os grupos de risco para esse distúrbio são, principalmente, crianças, idosos e pacientes intubados. As causas da hipernatremia estão expostas na Tabela 1.

584 GUIA DE MEDICINA DE URGÊNCIA

▷ TABELA 1   Causas de hipernatremia

Perdas de fluido hipotônico ↓ Na⁺ total			Perda de água Na⁺ total normal	Ganho de sódio ↑ Na⁺ total
Renais	Gastrointestinais	Cutâneas		
Diuréticos de alça	Vômitos	Queimaduras	Respiração	Ingestão excessiva de Na⁺
Diurese osmótica	Drenagem nasogástrica	Sudorese excessiva	Diabete insípido	Infusão de NaHCO₃
Diurese pós-obstrutiva	Fístula enterocutânea			Dieta enteral hipertônica
Fase poliúrica da necrose tubular	Diarreia			Ingestão de água do mar
Doença renal intrínseca	Uso de lactulose			Enema salino hipertônico
Síndrome de Cushing				
Hiperaldosteronismo				

Quadro clínico

Para classificação da hipernatremia, deve-se avaliar o conteúdo total corporal de Na⁺ e o estado de hidratação; após isso, pode-se classificar o paciente de três maneiras:

- Na⁺ total corporal diminuído.
- Na⁺ total corporal normal.
- Na⁺ total corporal aumentado.

Na⁺ total corporal diminuído ocorre quando há perda de fluido corporal hipotônico, gerando uma depleção do volume extracelular, tendo como sinais de hipovolemia redução do turgor da pele, hipotensão postural, taquicardia, mucosas secas e diminuição da turgescência das veias do pescoço.

A perda extrarrenal de Na⁺ por meio da pele ou do trato gastrointestinal causa uma resposta renal com:

↑ da osmolalidade urinária (800 mOsm/kg H$_2$O) e
↓ do Na⁺ urinário (< 10 mEq/L)

A perda renal de Na⁺ também contribui para uma redução do Na⁺ corporal total por diurese osmótica: glicose, manitol e ureia. Pode ocorrer também em pacientes severamente catabólicos, recebendo dieta rica em proteínas ou aminoácidos, podendo a urina estar hipotônica ou isotônica (Na⁺ urinário > 20 mEq/L).

A hipernatremia com quantidades de Na⁺ corporal total normal ocorre quando há excesso de perda de água, tendo como causas mais frequentes o diabete insípido (DI) hipotalâmico (central) e o DI nefrogênico (Tabela 2).

▷ TABELA 2   Causas de diabete insípido

Centrais	Nefrogênicas
Trauma	Congênito: mutações nos receptores de ADH
Tumores (primários ou metástases)	Doença renal (necrose tubular aguda)
Infecciosas (tuberculose, meningoencefalite, toxoplasmose)	Hipercalcemia, hipocalemia
Acidentes vasculares encefálicos	Drogas (lítio, foscarnete, anfotericina B, aminoglicosídeos)

ADH: hormônio antidiurético.

Pacientes com DI hipotalâmico (central) apresentam falha na síntese ou secreção de ADH, resultando na incapacidade de concentrar a urina ao máximo, e intensa poliúria (> 4 L/24 horas), que resulta em polidipsia. O diagnóstico geralmente é tardio, pois o único sintoma é a sede, e aproximadamente 50% dos pacientes têm DI hipotalâmico idiopático.

O DI nefrogênico é caracterizado por alteração na capacidade de concentração urinária, apesar da máxima síntese ou liberação de ADH. A forma adquirida da doença ocorre com mais frequência que a forma congênita, e o diagnóstico é feito pela falha em concentrar a urina em resposta ao ADH exógeno.

A hipernatremia com quantidade de Na^+ corporal total aumentada ocorre por causa da administração exógena de soluções contendo Na^+.

Tratamento

É dirigido à correção da causa do distúrbio e à reposição de água e, quando necessária, à reposição dos eletrólitos. O primeiro objetivo é a hidratação do paciente, corrigindo a instabilidade hemodinâmica, com posterior redução lenta da hipernatremia, pois, se não adequada à correção, pode causar edema cerebral. Além disso, é importante o tratamento da doença desencadeante do distúrbio.

Na hipernatremia leve a moderada (Na^+ sérico ~150 a 155 mEq/L) em indivíduo hemodinamicamente estável, pode-se optar pela reposição de água via oral ou enteral (SNG). É importante realizar avaliações clínicas e laboratoriais em intervalos regulares (a cada 2 a 4 horas).

As Tabelas 3 a 6 facilitam o manejo da correção, prevenindo suas eventuais complicações.

▷ **TABELA 3** Tratamento da hipernatremia

Na^+ total corporal reduzido
Infundir NaCl isotônico até corrigir o déficit de volume intravascular Após, usar solução hipotônica (ver fórmula)

Na^+ total corporal normal
Repor com água, SG 5% ou SF 1/2 Após, usar fórmula

(continua)

DISTÚRBIOS DO METABOLISMO DA ÁGUA   587

▷ **TABELA 3**   Tratamento da hipernatremia (*continuação*)

Na+ total corporal aumentado

Remover excesso de Na+ e água: usar terapia diurética e restringir ingestão de sal

SF: soro fisiológico; SG: soro glicosado.

▷ **TABELA 4**   Cálculo da variação do sódio sérico para manejo da hiper ou hiponatremia

Fórmula

$$\text{Variação no Na}^+ \text{ sérico} = \frac{\text{Na}^+ \text{ infundido} - \text{Na}^+ \text{ sérico do paciente}}{\text{Água corpórea total} + 1}$$

Uso clínico: estima o efeito (variação de Na+) de 1 L de qualquer solução no Na+ sérico do paciente

Fórmula

$$\text{Variação no Na}^+ \text{ sérico} = \frac{(\text{Na}^+ + \text{K}^+) \text{ infundidos} - \text{Na}^+ \text{ sérico do paciente}}{\text{Água corpórea total} + 1}$$

Uso clínico: estima o efeito de 1 L de qualquer solução contendo Na+ e K+ no Na+ sérico do paciente

Cálculo da água corpórea total

Homem jovem = peso em kg $\times$ 0,6
Mulher jovem = peso em kg $\times$ 0,5

Homem idoso = peso em kg $\times$ 0,5
Mulher idosa = peso em kg $\times$ 0,45

Cálculo de água livre

Para homens

$$\frac{[\text{Na}^+] - 140}{140} \times 0,6 \times \text{peso}$$

Para mulheres adultas e homens idosos

$$\frac{[\text{Na}^+] - 140}{140} \times 0,5 \times \text{peso}$$

(*continua*)

GUIA DE MEDICINA DE URGÊNCIA

▷ **TABELA 4** Cálculo da variação do sódio sérico para manejo da hiper ou hiponatremia (*continuação*)

Para mulheres idosas

$$\frac{[Na^+] - 140}{140} \times 0,45 \times peso$$

▷ **TABELA 5** Ritmo de correção: determinar a taxa de infusão

Taxa máxima de redução do Na^+ sérico = máx. 12 mEq/L/24 h
Correções com taxas de infusão inadequadas podem levar a alterações neurológicas graves
Calcular a variação estimada do Na^+ sérico com a infusão de 1 L da solução selecionada (ver Tabela 6)
Em caso de hiperglicemia: corrigir o Na^+ sérico, acrescentando: 1,6 mEq/L para cada 100 mg/dL de aumento na glicemia (> 100 mg/dL)

▷ **TABELA 6** Concentrações de sódio em diversas soluções e suas características

Solução a ser infundida	Na^+ infundido (mEq/L)	Distribuição no fluido extracelular (%)
SG 5%	0	40
0,2% de NaCl em SG 5%	34	55
Solução salina 0,45%	77	73
Ringer lactato	130	97
SF 0,9%	154	100
Solução salina 3%	513	100
Solução salina 5%	855	100

SF: soro fisiológico; SG: soro glicosado.

Exemplo para correção:
Mulher, 45 anos, peso = 60 kg, Na^+ = 160 mEq/L.

1. Calcular o déficit de água livre:
Déficit de água livre = água corpórea total × ([Na^+] – 140/140)

Exemplo prático:

$$30 \times (20/140) = 4,3 \text{ L}$$

2. Corrigir com solução salina 0,45% em um volume de 4,3 L.
3. Ver Tabela 6. Se for utilizada solução salina a 0,45%, o Na^+ infundido será de 77 mEq/L.
4. Calcular a variação do Na^+ sérico para cada litro de solução utilizada. Aplicar a fórmula:

$$\frac{Na^+ \text{ infundido} - Na^+ \text{ sérico da paciente}}{\text{Água corporal total} + 1}$$

$$\frac{77 - 160}{30 + 1} = \frac{-83}{31} = -2,67 \text{ mEq}$$

5. Portanto, se forem utilizados 4,3 L de solução salina a 0,45%, multiplicando por –2,67, tem-se –11,48 mEq; isto é, corresponde aproximadamente 11 mEq que será corrigido sobre o Na^+ sérico da paciente que passará de 160 a 149 mEq/L (160 – 11).
6. Assim, devem-se distribuir 4,3 L de solução salina 0,45% em 24 horas. Evitar a correção da [Na^+] em mais que 12 mEq/L em 24 horas.

▷ TABELA 7 Tratamento do diabete insípido (DI)

DI hipotalâmico
Reposição hormonal quando a densidade urinária < 1.005
DI hipotalâmico
Desmopressina – DDAVP® 10 a 20 mcg, intranasal, a cada 12 a 24 horas (iniciar pela menor dose e titular)
DI hipotalâmico parcial
Clofibrato, 600 mg/dia
Carbamazepina, 200 mg/dia
Clorpropamida, 100 a 500 mg/dia
Tiazídicos, 25 a 50 mg/dia

(continua)

▷ **TABELA 7** Tratamento do diabete insípido (DI) (*continuação*)

DI nefrogênico
Tratar a causa primária
Diuréticos tiazídicos e baixa ingestão de Na⁺
Indometacina: bloqueia a PgE que inibe a ação da vasopressina no rim
Amiloride: DI induzido pelo lítio (reduz a entrada do lítio no túbulo distal)

HIPONATREMIA (NA⁺ < 135 mEq/L)

A hiponatremia é causada pelo excesso de ingestão de água com função renal normal ou ingestão contínua de água livre de solutos com reduzida capacidade renal de excretá-la. A avaliação inicial da hiponatremia depende da situação clínica do paciente e da determinação da osmolalidade sérica.

> Osmolalidade sérica = 2 [Na⁺] + glicose/18 + ureia/6
> (osmolalidade normal entre 280 e 295 mOsm/kg H₂O)

Quadro clínico

A queda rápida do Na⁺, com menos de 48 horas de instalação, causa hiponatremia aguda e gera edema cerebral, podendo provocar hipertensão arterial, bradicardia, bradipneia, coma, letargia, convulsões, dano cerebral permanente, parada respiratória, herniação encefálica e morte. A hiponatremia aguda geralmente resulta da administração de fluido parenteral em pacientes no pós-operatório e de intoxicação por água (maratonistas, polidipsia psicogênica e usuários de *ecstasy*-MDMA).

Na maioria dos pacientes com hiponatremia crônica, com instalação em 48 horas ou mais, é assintomática e, se o sódio estiver > 120 mEq/L, não há urgência na correção. As manifestações clínicas, quando presentes, estão relacionadas a distúrbios do sistema nervoso central, como cefaleias, náuseas, vômitos, cãibras, tonturas, agitação, desorientação e reflexos diminuídos.

Com base no cálculo da osmolalidade sérica, distinguem-se situações clínicas e etiológicas, conforme representado nas Tabelas 8 e 9 e na Figura 1.

▷ TABELA 8   Causas da hiponatremia

Hipertônica (> 295 mOsm/kg H_2O)
Solutos osmoticamente ativos (glicose, manitol)
H_2O das células → EC
Diurese osmótica ↓ Na^+
Aumento de 100 mg/dL na concentração de glicose no soro diminui Na^+ em 1,6 mEq/L (2,4 mEq/L – Current, 2010)
Isotônica (280 a 295 mOsm/kg H_2O)
Hipertrigliceridemia (triglicérides > 1.000 mg/dL)
Hiperproteinemia (> 10 g/dL)
Interferem na medida do Na^+ sérico = pseudo-hiponatremia
Hipotônica (< 280 mOsm/kg H_2O) – mais frequente
Deficiência de excreção de H_2O livre
Hipovolêmica
Euvolêmica
Hipervolêmica

▷ TABELA 9   Causas de hiponatremia hipotônica

Hipovolêmica	
Perdas renais (Na+ urinário > 20 mEq/L)	Diuréticos (tiazídicos)
	Hiperglicemia com diurese osmótica
	Insuficiência suprarrenal
	Acidose tubular renal
	Nefropatias
	Síndrome perdedora de sal

(continua)

▷ **TABELA 9** Causas de hiponatremia hipotônica (*continuação*)

Perdas extrarrenais (Na⁺ urinário < 20 mEq/L)	Diarreia
	Vômitos
	Hemorragia
	Desidratação

Euvolêmica

Síndrome da secreção inapropriada do hormônio antidiurético (SSIADH)

Doença do sistema nervoso central: acidente vascular encefálico, trauma, encefalite, meningite

Doença pulmonar: pneumonia, tuberculose

Neoplasias: carcinoma broncogênico, *oat cell*

Outras: HIV, medicamentos (anticonvulsivantes, antidepressivos), pós-operatório

Hipotireoidismo

Polidipsia primária

Hipervolêmica

Insuficiência cardíaca congestiva

Insuficiência renal aguda e crônica

Cirrose hepática

Gestação

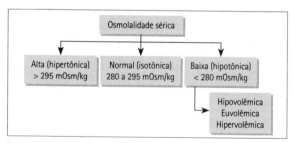

▷ **FIGURA 1** Classificação da hiponatremia de acordo com a osmolalidade sérica.

Tratamento

Deve ser realizada em velocidade suficiente para reverter as manifestações clínicas.

Na hiponatremia aguda com sintomas neurológicos graves, com risco de herniação encefálica. Realizar um *bolus* de 100 mL de NaCl 3%; se os sintomas persistirem, seguido com até 2 doses adicionais de 100 mL (dose total de 300 mL); cada *bolus* é administrado por infusão intravenosa por 10 minutos.

Na hiponatremia crônica, os sintomas estão geralmente presentes quando o sódio sérico < 120 mEq/L. Para evitar o desenvolvimento da mielinólise pontina central (desmielinização osmótica caracterizada por alteração do nível de consciência, convulsão, alteração da deglutição, perda da visão, quadriplegia), deve-se respeitar a velocidade de correção máxima de 6 a 8 mEq/L, e não ultrapassar 12 mEq/L em 24 horas.

Ver Tabelas 4 e 5 para cálculo da correção do déficit de Na^+ e o tipo de solução a ser administrada, seguindo as orientações da Tabela 10.

▷ **TABELA 10** Princípios para correção da hiponatremia

Identificação e correção da causa do distúrbio. Classificar em aguda ou crônica
Avaliação do estado volêmico do paciente na hiponatremia crônica
Hipervolemia: restrição hídrica, uso de diuréticos de alça e antagonista do receptor de vasopressina
Hipovolemia: reposição volêmica isotônica até estabilização hemodinâmica e correção da desidratação (diurese, perfusão periférica), com posterior reavaliação dos níveis de sódio. Em casos sintomáticos (alterações do SNC), realizar reposição com solução hipertônica
Euvolemia: em casos sintomáticos, realizar correção com solução hipertônica. Na SSIADH, em geral, é necessária restrição hídrica e uso de furosemida, pois, nessa situação, o rim tem grande capacidade de excreção de sódio, superior à excreção hídrica, e volumes excessivos podem piorar a hiponatremia
Apenas casos sintomáticos devem ser corrigidos com solução hipertônica

(continua)

594 GUIA DE MEDICINA DE URGÊNCIA

▷ **TABELA 10** Princípios para correção da hiponatremia (*continuação*)

Velocidade de correção para hiponatremia crônica: meta de correção de 6-8 mEq/L, e não ultrapassar 12 mEq/L em 24 h. Não ultrapassar 18 mEq/L em 48 h

Reavaliações clínica e laboratorial periódicas devem ser realizadas a cada 2-6 h

SNC: sistema nervoso central; SSIADH: síndrome de secreção inapropriada do hormônio antidiurético.

BIBLIOGRAFIA

1. Adrogué HJ, Madias NE. Primary care: hypernatremia. N Eng J Med. 2000;342:1581-9.
2. Armitage MC, Bryant RJ, Page CB. Severe hyponatremia complicated by seizure following 3,4-methylenedioxymethamphetamine ingestion. Emerg Med Australas. 2018;30(5):730-1.
3. Breen T, Brueske B, Sidhu MS, Murphree DH, Kashani KB, Barsness GW, et al. Abnormal serum sodium is associated with increased mortality among unselected cardiac intensive care unit patients. J Am Heart Assoc. 2020;9(2):e014140.
4. Chauhan K, Pattharanitima P, Patel N, Duffy A, Saha A, Chaudhary K, et al. Rate of correction of hypernatremia and health outcomes in critically ill patients. Clin J Am Soc Nephrol. 2019;14(5):656-63.
5. Hoorn EJ, Zietse R. Diagnosis and treatment of hyponatremia: compilation of the guidelines. J Am Soc Nephrol. 2017;28(5):1340-9.
6. Imai N, Sumi H, Shibagaki Y. Impact of age on the seasonal prevalence of hypernatremia in the emergency department: a single-center study. Int J Emerg Med. 2019;12(1):29.
7. Seay NW, Lehrich RW, Greenberg A. Diagnosis and management of disorders of body tonicity-hyponatremia and hypernatremia: core curriculum 2020. Am J Kidney Dis. 2020;75(2):272-86.
8. Singh A, Ahuja R, Sethi R, Pradhan A, Srivastava V. Prevalence and incidence of hyponatremia and their association with diuretic therapy: Results from North India. J Family Med Prim Care. 2019;8(12):3925-30.
9. Sterns RH. Evidence for managing hypernatremia: is it just hyponatremia in reverse? Clin J Am Soc Nephrol. 2019;14(5):645-7.
10. Thongprayoon C, Cheungpasitporn W, Yap JQ, Qian Q. Increased mortality risk associated with serum sodium variations and borderline hypo- and hypernatremia in hospitalized adults. Nephrol Dial Transplant. 2019;gfz098.
11. Uppal NN, Wanchoo R, Barnett R, Sinha A, Jhaveri KD. Hyponatremia in a patient with cancer. Am J Kidney Dis. 2020;75(1):A15-A18.
12. Whatmough S, Mears S, Kipps C. Serum sodium changes in marathon participants who use NSAIDs. BMJ Open Sport Exerc Med. 2018;4(1):e000364.

CAPÍTULO **52**

Distúrbios do equilíbrio ácido-base

Miguel Angelo de Góes Junior
Elisa Mieko Suemitsu Higa

INTRODUÇÃO

Conceitos básicos

A função normal das células do organismo humano depende de diversos processos bioquímicos e enzimáticos do metabolismo. Alguns fatores devem ser mantidos dentro de estreitos limites para manter a função celular, tais como temperatura, osmolaridade, nutrientes, O_2, CO_2 e concentração de íons H^+. Sendo que a concentração do íon H^+ intra e extracelular é um fator muito importante na manutenção do metabolismo celular e de funcionamento enzimático do organismo humano. Por causa desse efeito na função enzimática, há uma faixa estreita na concentração do íon H^+ extracelular que é compatível com a vida humana, de 16 a 160 nanoEq/L (pH = 7,80 a 6,80). Contudo os íons H^+ são pequenos e altamente reativos, permitindo que se liguem mais fortemente a moléculas negativas do que o sódio e o potássio.

Contanto, a presença e a atividade dos íons H^+ em solução biológica deve ser avaliada pela determinação da quantidade de H^+ livre. Mas, íons H^+ livres estão presentes nos fluidos corpóreos em concentrações muito baixas. Por exemplo, a concentração de H^+ no fluido extracelular é aproximadamente 40 nanoEq/L, que é aproximadamente um milionésimo da concentração de sódio, potássio, cloreto e bicarbonato em mEq/L. Por isso, Hasselbach criou o termo pH, para expressar o logaritmo negativo da concentração de H^+. O pH de uma solução, portanto, é o inverso da concentração de íons hidrogênio.

Por sua vez, ácido é uma substância química quando adicionada à solução aquosa, libera íon H^+ e os ânions que são os sais de ácidos. Base é uma substância química quando adicionada à solução aquosa consome íon H^+. O peso corpóreo humano é composto de 50 a 60% de água, e, todos os dias, o organismo humano gera grandes quantidades de ácidos que devem ser expirados, excretados, metabolizados em moléculas neutras e/ou tamponados para evitar acidemia fatal. Esses ácidos são provenientes principalmente de: dióxido de carbono (CO_2) do metabolismo celular que combina com a água para formar ácido volátil, o ácido carbônico (H_2CO_3); ácidos orgânicos e não voláteis, como ácido lático e ácido cítrico provenientes de metabolismo celular; e também de ácido não volátil produzido a cada dia (principalmente ácido sulfúrico derivado do metabolismo de aminoácidos contendo enxofre na dieta). Assim, o equilíbrio ácido-base é mantido por excreção pulmonar normal de CO_2, utilização metabólica de ácidos orgânicos e excreção renal de ácidos não voláteis.

A excreção renal de ácido é obtida pela combinação de íons H^+ com tampões urinários para formar acidez titulável, principalmente como fosfato ($HPO_4^- + H^+ \to H_2PO_4^-$), ou com amônia para formar amônio ($NH_3 + H^+ \to NH_4^+$). Quando quantidades aumentadas de ácido precisam ser excretadas pelo rim, a principal resposta adaptativa é um aumento na produção de amônia (derivada do metabolismo da glutamina), com um aumento resultante na excreção de amônio na urina.

O estado ácido-base é geralmente avaliado medindo-se os componentes do sistema tampão de dióxido de carbono-bicarbonato no sangue arterial:

CO_2 dissolvido + $H_2O \overset{AC}{\leftrightarrow} H_2CO_3 \leftrightarrow HCO_3^-$ (bicarbonato) + H^+
AC: anidrase carbônica

Os distúrbios acidobásicos são problemas frequentemente deparados pela equipe de saúde. Esses distúrbios apresentam implicações clínicas e diagnósticas importantes. Embora o grau de acidose ou alcalose resultante seja raramente fatal, a avaliação cuidadosa desse distúrbio ácido-base do paciente com frequência fornece pistas sobre a alteração clínica subjacente. Assim, pode-se dizer que a análise do distúrbio acidobásico deixa a abordagem clínica diagnóstica e a consequente conduta mais fácil.

AVALIAÇÃO LABORATORIAL

A avaliação de um paciente grave e/ou com suspeita de distúrbio ácido-base deve iniciar com a gasometria arterial preferencialmente coletada com técnica adequada, além da concentração de eletrólitos como sódio, potássio e cloreto para o cálculo dos ânions não mensuráveis (ânion gap) e possível correção de alteração eletrolítica associada, por exemplo, acidose e hipercalemia, e, ainda, alcalose com hipocalemia.

Na primeira etapa, deve-se observar e realizar a leitura do pH. Se está na faixa da normalidade ou se há alteração (acidemia ou alcalemia).

Na segunda etapa, avaliar qual alteração primária por meio da interpretação da pCO_2 (distúrbio respiratório) e do HCO_3^- (renal/metabólico). Para a interpretação, na prática clínica em uma amostra de gasometria arterial, deve-se considerar a faixa normal de pH de 7,35 a 7,45; para concentração de bicarbonato HCO_3^-, 24 ou 25 mEq/L; e para PCO_2, 40 mmHg. Excesso de bases ou *base excess* (BE) reflete o excesso ou a diminuição das bases-tampão, em relação ao seu valor normal. Depois, deve-se realizar a análise estimativa da resposta compensatória com a ajuda de fórmulas para identificar se o distúrbio ácido-base é simples ou misto (quando há mais de um distúrbio ácido-base).

Na terceira etapa, deve-se calcular e observar o ânion gap (AG) para se definir o distúrbio e classificar a acidose metabólica de AG aumentado ou AG normal (hiperclorêmica).

Há atualmente algumas abordagens metodológicas para a elucidação e caracterização de distúrbio ácido-base simples ou misto como os de: Copenhagen, Stewart e Boston. Acreditando que a abordagem de Boston seja a mais fácil para entender, assim será utilizada neste capítulo do livro, no qual utiliza os seguintes parâmetros: pH, pCO_2, e HCO_3^- juntamente com uma análise do ânion gap (AG) e as regras de compensação como será visto a seguir em cada distúrbio ácido-base.

▷ **TABELA 1** Valores de normalidade da gasometria arterial e do perfil metabólico

pH	7,35-7,45
pO_2	80-100 mmHg
pCO_2	35-45 mmHg
HCO_3^-	21-27 mEq/L
Base excess	-2 a +2 mEq/L
Cloro sérico	98-107 mEq/L
Sódio sérico	135-145 mEq/L
Ânion gap	6-14 mEq/L

Quando a análise de gases sanguíneos é realizada, a pressão parcial de CO_2 (pCO_2) e o pH são medidos usando eletrodos analíticos. A concentração de bicarbonato de soro (HCO_3^-) é então calculada com a equação de Henderson-Hasselbach. Geralmente, a pCO_2 é relatada em mmHg e HCO_3^- em mEq/L:

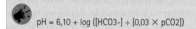

$$pH = 6,10 + \log([HCO3\text{-}] \div [0,03 \times pCO2])$$

Definições importantes

- Acidemia: pH arterial abaixo da faixa normal (< 7,35).
- Alcalemia: pH arterial acima da faixa normal (> 7,45).
- Acidose: processo que tende a diminuir o pH do fluido extracelular (concentração de íons de hidrogênio aumenta). Causa-

do por uma queda na concentração sérica de HCO_3^- (acidose metabólica) e/ou uma elevação na pCO_2 (acidose respiratória).

- Alcalose: processo que tende a elevar o pH do fluido extracelular (concentração do íon hidrogênio diminui). Isso pode ser causado por uma elevação na concentração sérica de HCO_3^- (alcalose metabólica) e/ou uma queda na pCO_2 (alcalose respiratória).
- Distúrbio ácido-base simples: a presença de um dos distúrbios citados com a resposta compensatória respiratória ou renal apropriada para esse distúrbio.
- Distúrbio ácido-base misto: a presença simultânea de mais de um distúrbio ácido-base. Podem ser suspeitados desde a história do paciente, de uma resposta respiratória ou renal compensatória menor ou maior do que a esperada, da análise dos eletrólitos séricos e do hiato aniônico.

Os mecanismos compensatórios fisiológicos atuam para evitar desvios e alterações no equilíbrio ácido-base dos compartimentos corporais e são constituídos pelo sistema tampão, mecanismos respiratórios e renais. Normalmente, os produtos de dissociação e de ionização estão em equilíbrio. O metabolismo celular de gorduras e carboidratos origina CO_2 e H_2O. Assim, na reação de Henderson-Hasselbalch, percebe-se que se o CO_2 não fosse eliminado, a reação produziria muito H_2CO_3, que se dissociaria e aumentaria a quantidade de hidrogênio no organismo e consequente acidose.

O sistema tampão ocorre instantaneamente à alteração ácido-base, constituindo, assim, a primeira linha de defesa para variações do pH. O sistema tampão é constituído pelo HCO_3^- (principal tampão extracelular), hemoglobina, fosfatos e proteínas plasmáticas intracelulares e ossos. Essas substâncias são capazes de doar ou receber íons H^+ minimizando alterações do pH e têm por objetivo deslocar a reação para maior produção de H_2O e CO_2 e consequentemente ser eliminados pela respiração. O componente pulmonar inicia-se minutos após a alteração ácido-base, sendo o segundo componente na linha de defesa para variações do pH. O controle respiratório é exercido por variações na concentração de íons H^+ sobre quimiorreceptores periféricos e atuação no bulbo.

Assim, regula a concentração de CO_2 sanguíneo por sua eliminação ou retenção na acidose e alcalose, respectivamente. Os rins controlam o equilíbrio ácido-base por conseguirem excretar urina mais ou menos ácida. Esse componente renal é o terceiro na linha de defesa contra alterações do equilíbrio ácido-base, levando horas a dias para agir, e também é o mais duradouro de todos os mecanismos regulatórios. Tal controle se dá pelos seguintes mecanismos: reabsorção e regeneração do HCO_3^- filtrado e excreção de H^+ ligada a tampões e na forma, principalmente, de amônio (NH_4^+).

Embora leve a moderado distúrbio ácido-base, pode não afetar diretamente a função fisiológica ou necessitar de tratamento; a identificação de tais desordens pode fornecer pistas extremamente importantes para doenças subjacentes graves. Assim, quando um distúrbio ácido-base é identificado, a elucidação com todo esforço da causa subjacente é de importância fundamental. Pois, o tratamento de todo distúrbio ácido-base se baseia, na verdade, no suporte clínico e no tratamento da doença subjacente. Contudo, neste capítulo, serão abordadas condutas gerais dos distúrbios ácido-base; as condutas específicas das principais causas desses distúrbios serão abordadas em capítulos específicos deste livro.

AVALIAÇÃO E INTERPRETAÇÃO RÁPIDA DE GASOMETRIA

Acidose metabólica

Acidose metabólica ocorre quando há um aumento na produção de ácidos não voláteis, ou quando uma perda de HCO_3^- via renal ou gastrointestinal supera os mecanismos da homeostase ácido-base, ou quando os mecanismos de acidificação renal estão comprometidos acumulando próton H^+ no organismo do paciente e é caracterizada por uma redução primária na concentração sérica de $HCO_3^- < 22$ mEq/L, uma diminuição secundária na pressão arterial parcial de dióxido de carbono (pCO_2) < 40 mmHg e uma redução no pH do sangue ($< 7,35$). A acidose metabólica pode ser aguda (duração de minutos a vários dias) ou crônica (com duração de semanas a anos) de duração. A acidose metabólica –

aguda ou crônica – pode gerar efeitos adversos na função celular e aumentar morbidade e mortalidade. Por exemplo, acidemia grave reduz a resposta vascular a catecolaminas, deprime a função cardíaca, gerando vasodilatação arteriolar e venoconstrição e determinando possível hipotensão, edema agudo de pulmão, resistência insulínica, reduzida absorção de lactato hepático e catabolismo proteico.

Por sua vez, a interpretação fisiológica do AG sérico pode ser útil para estreitar o diagnóstico diferencial em pacientes com acidose metabólica (Tabela 2). Para os propósitos da discussão a seguir sobre o AG, todos os outros ânions, que não forem o cloreto e o bicarbonato, serão designados "ânions não medidos" ou AG. Naturalmente, muitos desses íons podem ser e muitas vezes são "medidos", mas não são utilizados para esses cálculos de ânion gap. O AG sérico é normalmente calculado usando a seguinte fórmula:

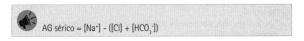

AG sérico = [Na$^+$] - ([Cl] + [HCO$_3^-$])

É importante lembrar que em indivíduos normais o principal ânion não medido responsável pelo AG sérico é a albumina, que tem uma carga negativa na faixa de pH fisiológico. Como resultado, o valor esperado "normal" para o AG deve ser ajustado em pacientes com hipoalbuminemia. O AG sérico cai de 2,3 a 2,5 mEq/L para cada redução de 1 g/dL (10 g/L) na concentração sérica de albumina:

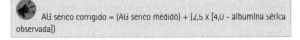

AG sérico corrigido = (AG sérico medido) + (2,5 × [4,0 − albumina sérica observada])

Conforme a Tabela 2, pode-se identificar algumas causas de acidose metabólica classificadas pelo AG sérico.

▷ TABELA 2 Principais causas de acidose metabólica

Acidose metabólica com AG sérico aumentado

- Acidose láctica (tipo A, tipo B e acidose d-láctica)
- Cetoacidose (diabética, alcoólica e de jejum prolongado)
- Intoxicação por álcool tóxico (metanol, etilenoglicol, dietilenoglicol ou propilenoglicol)
- Intoxicação por salicilato

Acidose piroglutâmica

- Intoxicação por tolueno*
- Lesão renal aguda e doença renal crônica avançada (TFG < 30 mL/min)

Acidose metabólica com AG normal (hiperclorêmica)

- Hipoaldosteronismo (ATR tipo IV, doença de Addison, inibidores de enzima de conversão, bloqueador do receptor da angiotensina II, uso prolongado de heparina)
- Pseudoaldosteronismo tipo I, pseudoaldosteronismo tipo II (síndrome de Gordon)
- Drogas (espironolactona, inibidores de prostaglandina, triantereno, amiloride, trimetoprima, pentamidina, ciclosporina)
- Diarreia
- Fístulas intestinais, pancreáticas ou biliares, ureterossigmoidostomia, ureteroileostomia
- ATR proximal (tipo II)
- ATR distal (tipo I)

*Pode ter AG elevado, AG normal ou misto.
ATR: acidose tubular renal; TFG: tempo de filtração glomerular.

O próximo passo na avaliação de um paciente com acidose metabólica é a determinação da adequação da resposta compensatória. O desenvolvimento de acidose metabólica normalmente gera uma resposta respiratória compensatória. Como visto anteriormente, a redução do HCO_3^- sérico e o aumento da concentração de H^+ pela acidose metabólica resultam em hiperventilação e redução da pCO_2. O pH é determinado pela razão entre a concentração de HCO_3^- e pCO_2, conforme a equação de Henderson-Hasselbalch. Assim, como exemplo, a queda na pCO_2 mitigará parcialmente a queda no pH causada por um HCO_3^- reduzido.

Em todos os distúrbios acidobásicos simples, a anormalidade primária causará uma resposta compensatória de tal forma que a concentração de HCO_3^- e a pCO_2 se modificam no mesmo sentido (ambos aumentarão ou ambos diminuirão), em uma tentativa de que o pH retorne ao valor normal. Para determinar se realmente há uma resposta compensatória apropriada, existem uma variedade de fórmulas matemáticas. Em acidose metabólica, as fórmulas matemáticas são utilizadas para estimar a pCO_2 esperada pelo nível de HCO_3^- encontrado. Para calcular o pCO_2 esperado e confirmar se há distúrbio simples quando o resultado for igual ou muito próximo do pCO_2 encontrado na gasometria arterial. Caso o resultado da pCO_2 seja bem diferente, trata-se de distúrbio misto; exemplo da fórmula matemática de Winter:

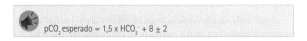

$$pCO_2 \text{ esperado} = 1,5 \times HCO_3^- + 8 \pm 2$$

Pode-se utilizar ainda a equação a seguir:

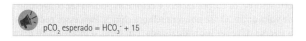

$$pCO_2 \text{ esperado} = HCO_3^- + 15$$

Ambas as equações apresentam resultados semelhantes.

Assim, distúrbio simples corresponde, por definição, à anormalidade inicial e a sua resposta compensatória esperada. Distúrbio misto ocorre, por definição, quando o grau de compensação não é adequado, ou seja, quando a resposta é muito divergente da esperada. Isso implica a existência de dois distúrbios diferentes.

Observa-se na Tabela 2 que as causas mais frequentes importantes de acidose metabólica são:
- Produção ácida aumentada: acidose láctica – a produção do ácido láctico aumenta em situações em que a oferta de O_2 para os tecidos é inferior às necessidades, isto é, condições de hipoperfusão tecidual, por exemplo, na hipoperfusão presente na sepse – cujos pilares de tratamento são reposição volêmica adequada e antimicrobianos direcionados. Enquanto a cetoa-

cidose diabética é determinada por deficiência de insulina associada à depleção volumétrica e ao excesso de glucagon, produzindo maior síntese de cetoácidos, principalmente ácido beta-hidroxibutírico e ácido acetoacético. O tratamento é baseado principalmente na abordagem do fator desencadeante, da reposição volêmica e do potássio, pois há redução no estoque de potássio corporal, além de insulinoterapia.

- Outras causas frequentes de acidose metabólica, mas hiperclorêmicas, são: perda de bicarbonato por diarreias induzidas ou não por laxantes, no qual o tratamento é hidratação e de suporte, além da causa subjacente.

A utilidade da administração de bicarbonato em pacientes com acidose metabólica grave permanece controversa. A reposição crônica de bicarbonato no ambiente ambulatorial é indicada para pacientes que continuam a perder bicarbonato e apresentam pH < 7,20; particularmente em pacientes com acidose tubular renal ou diarreia. Enquanto nos pacientes com acidose láctica aguda e cetoacidose, os corpos lácteos e cetônicos podem ser convertidos de volta ao HCO_3^- se houver melhora clínica. Para esses pacientes, a terapia deve ser individualizada. Em geral, o bicarbonato deve ser administrado a um pH do sangue arterial próximo de 7,0. A quantidade dada deve ser calculada para levar o pH até 7,2. O desejo de dar bicarbonato a um paciente com acidemia grave pode ser praticamente irresistível, mas deve-se sempre pesar o binômio risco-benefício. A intervenção deve ser restringida, no entanto, a menos que a situação clínica claramente ofereça benefícios. Por exemplo, terapia com $Na^+HCO_3^-$ deve ser iniciada quando a acidose láctica gerar acidemia grave (ou seja, pH < 7,1) e $[HCO_3^-] \leq$ 6 mEq/L. Nos casos com acidemia menos grave (por exemplo, pH 7,1 a 7,2) e lesão renal aguda grave, a terapia com bicarbonato pode prevenir a necessidade de diálise e melhorar a sobrevida. O principal objetivo da terapia é a reversão da doença subjacente (por exemplo, choque). Ao usar a terapia com bicarbonato em pacientes com acidose láctica e acidemia grave, o objetivo é manter o pH arterial > 7,1 até que o processo primário que causa a acidose metabólica possa ser revertido. Riscos com infusão de $Na^+HCO_3^-$:

infusões rápidas de $Na^+HCO_3^-$ podem aumentar a pCO_2, acelerar a produção de lactato, baixar o cálcio ionizado, expandir o espaço extracelular e elevar a concentração sérica de sódio.

Nos pacientes ventilados adequadamente com acidose láctica e acidemia grave, recomenda-se administrar 1 a 2 mEq/kg de bicarbonato de sódio a 8,4% endovenoso. Repete-se esta dose após 30 a 60 minutos se o pH ainda estiver abaixo de 7,1. Para estimar a quantidade de bicarbonato de sódio a ser administrada, pode-se utilizar a fórmula:

(HCO_3^- desejado − HCO_3^- encontrado) × 0,5 × peso em kg

Em situações normais, o espaço de distribuição de HCO_3^- corresponde a 50% do peso corporal. No entanto, esse espaço de distribuição aumenta na vigência de acidose, chegando a mais de 70% do peso corporal nos casos mais graves. Para evitar uso excessivo de HCO_3^-, sugere-se utilizar 0,5 × peso. Alternativamente, pode-se, simplesmente, infundir 1 a 2 mEq/kg de HCO_3^- 8,4%.

A infusão endovenosa de quantidades significativas de bicarbonato de sódio a 8,4% não diluído pode causar hipernatremia e hiperosmolaridade. Sugere-se, portanto, diluir o bicarbonato em solução livre de eletrólitos (água destilada). Se o paciente estiver normovolêmico ou hipovolêmico, pode-se preparar uma solução isotônica de bicarbonato de sódio e usá-la para expansão do líquido extracelular e para atenuação da acidose. Isso pode ser feito por meio da adição de 150 mL de $Na^+HCO_3^-$ 8,4% a 850 mL de água destilada, resultando em uma solução contendo 150 mEq/L de $Na^+HCO_3^-$ (semelhante a uma solução de Na^+Cl^- a 0,9%, que contém 154 mEq/L de Na^+Cl^-). Essa solução pode ser infundida rapidamente, em 30 a 60 minutos, ou em algumas horas, a depender da gravidade da acidemia e das necessidades volêmicas do paciente. Se o paciente estiver congesto, pode-se tentar diluir o bicarbonato em volumes menores de água, pois deve-se lembrar que é o conteúdo de sódio – e não de água – de uma solução que determina a sua capacidade de expandir o líquido extracelular. A administração de solução hipertônica de bicarbonato de sódio, ao elevar a osmolaridade do líquido extracelular, atrai água do líquido intracelular e aumenta a volemia. Nesses casos, o mais indicado é associar um diurético de alça, como a furosemida. Mas se houver congestão pulmonar e baixa resposta diurética, como em casos de insuficiência renal, deve-se evitar o uso de bicarbonato de sódio por via venosa; nesses casos, a melhor forma de manejar a acidemia é por meio de procedimentos dialíticos. Vale ressaltar que, durante a diálise, existe ganho de bicarbonato pelo paciente, sendo essa, portanto, uma forma alternativa de reposição de bicarbonato de sódio.

O principal objetivo da terapia é a reversão da doença subjacente (por exemplo, choque, sepse). A hipóxia tecidual pode aumentar drasticamente a produção de ácido lático, frequentemente associada à redução da depuração metabólica do lactato pelo fígado, pelo coração e pelos rins. Essa combinação de superprodução e subutilização pode facilmente sobrecarregar qualquer tentativa de aumentar o bicarbonato sérico com álcalis administrados. De fato, como discutido a seguir, a terapia alcalina pode acelerar a produção de ácido lático. Assim, a menos que o processo patológico que causa a produção excessiva de ácido lático possa ser revertido, qualquer efeito benéfico do bicarbonato exógeno será transitório.

Há outros agentes alcalinizantes como o Carbicarb e o THAM. O Carbicarb é uma concentração equimolar de bicarbonato e carbonato de sódio, que é capaz de gerar HCO_3^- e limitar a produção de CO_2, o risco de hipervolemia e hipertonicidade é o mesmo que o do uso de $Na^+HCO_3^-$. O THAM é uma solução sem sódio que tampona tanto os ácidos metabólicos como os respiratórios com uso limitado pelos riscos de hipercalemia, hipoglicemia, depressão ventilatória e necrose epitelial em locais de extravasamento.

Alcalose metabólica

A alcalose metabólica é um diagnóstico relativamente comum. Os efeitos biológicos da alcalose metabólica são diretamente resultantes de problemas associados, como hipovolemia e depleção de potássio e cloreto. Essas alterações levam à diminuição da contratilidade miocárdica, arritmias, diminuição do fluxo sanguíneo cerebral, confusão, aumento da excitabilidade neuromuscular e comprometimento da descarga periférica de oxigênio secundária ao deslocamento da curva de dissociação de oxigênio para a esquerda. Além disso, há um aumento compensatório no pCO_2 arterial pela hipoventilação. No geral, há um efeito no organismo, resultando em hipóxia.

Há diversas doenças que induzem a alcalose metabólica. Em geral, as causas podem ser reduzidas a um deslocamento intracelular de íons H^+, perda gastrointestinal (GI) de íons H^+, perda excessiva de íon H^+ renal, retenção ou adição de HCO_3^- ou contração de volume em torno de uma quantidade constante de bicarbonato extracelular conhecida como alcalose de contração. Tudo isso leva ao resultado líquido do aumento dos níveis de bicarbonato no sangue. Enquanto a função renal for mantida, o excesso de bicarbonato é excretado na urina de forma bastante rápida. Como resultado, a alcalose metabólica será mantida se a capacidade de eliminar o bicarbonato estiver prejudicada em razão de uma das seguintes causas: hipovolemia, redução do volume sanguíneo arterial efetivo, depleção de cloreto, hipocalemia, redução da taxa de filtração glomerular e/ou hiperaldosteronismo.

As causas mais comuns de alcalose metabólica são a perda de ácido gástrico (vômitos), o uso e abuso de diuréticos (tiazídicos e de alça) e o aumento da atividade mineralocorticoide (hiperaldosteronismo primário, secundário e pseudo-hiperaldosteronismo).

A compensação respiratória à alcalose metabólica deve elevar a pCO_2 em aproximadamente 0,7 mmHg para cada elevação de 1 mEq/L na concentração sérica de HCO_3^- acima de 25 mEq/L. Na alcalose metabólica grave, a pCO_2 arterial geralmente não aumenta acima de 55 mmHg.

pCO_2 esperada = 0,7 x [HCO_3^-] + 20 (+/− 5)

Assim como na acidose metabólica, a alcalose metabólica também é manifestação de uma doença primária. Desse modo, é crucial o tratamento tanto da doença de base como de seus efeitos deletérios. Quando a alcalose resulta de perda gástrica excessiva, o distúrbio deverá ser tratado a partir da correção da hipovolemia e da hipocloremia, com infusão de solução de NaCl 0,9% (solução fisiológica), bem como pela correção da hipocalemia comumente associada por meio da administração adequada de cloreto de potássio. A perda de H^+ pelo estômago ou pelos rins pode ser reduzida pelo uso de inibidores da bomba de prótons ou pela suspensão dos diuréticos, respectivamente. Se houver hiperaldosteronismo primário, estenose da artéria renal ou síndrome de Cushing, a correção da causa subjacente reverterá a alcalose.

O tratamento da alcalose metabólica, assim como em todo distúrbio ácido-base, depende da correção da doença subjacente; no entanto, a gravidade do próprio distúrbio ácido-base pode ser fatal em alguns casos e requer terapia específica. Isso é especialmente verdadeiro nos distúrbios ácido-base mistos nos quais as alterações de pH estão na mesma direção (como em um paciente com alcalose metabólica portador de insuficiência cardíaca avançada com baixo volume arterial efetivo, baixa perfusão tecidual, vômitos e uma alcalose respiratória de ansiedade aguda). Nessas circunstâncias, o aumento do pH pode tornar-se uma ameaça à vida, resultando em convulsões ou arritmias ventriculares. Nessa situação clínica, a sedação seguida de intubação orotraqueal e a hipoventilação controlada com um ventilador mecânico frequentemente salvam vidas. Em um passado recente, a administração de HCl ou de cloreto de amônia foi utilizada para corrigir a alcalose metabólica. No entanto, podem resultar em potenciais complicações significativas. O HCl pode causar hemólise intravascular e necrose do tecido, enquanto o cloreto de amônia pode causar toxicidade da amônia. Já em situações não tão urgentes, como no caso de uso de diuréticos e vômitos, respondem à reposição volêmica e ao tratamento da hipocalemia coexistente. Em outras situações clínicas, como no caso da insuficiência cardíaca e cirrose, será necessário a administração de espironolactona, enquanto na síndrome de Liddle (pseudo-hiperaldosteronismo), poderá ser

Acidose respiratória

A acidose respiratória é um estado em que geralmente ocorre uma falha de ventilação e um acúmulo de CO_2. A principal perturbação da pCO_2 arterial elevada é a diminuição da proporção de HCO_3^- arterial para a pCO_2 arterial, o que leva a uma diminuição do pH. Na presença de hipoventilação alveolar, duas características comumente vistas são acidose respiratória e hipercapnia. Para compensar a perturbação no equilíbrio entre o dióxido de carbono e o HCO_3^-, os rins começam a excretar mais ácido nas formas de H^+ e amônio (NH_4^+) e reabsorvem mais a base na forma de HCO_3^-. Essa compensação ajuda a normalizar o pH.

Hipercapnia acidifica os fluidos corpóreos e há um aumento adaptativo na concentração de HCO_3^- que deve ser vista como uma parte integral da acidose respiratória. A pCO_2 arterial maior que 45 mmHg, avaliada em repouso e no nível do mar determina uma acidose respiratória simples. Os centros respiratórios da ponte e da medula controlam a ventilação alveolar. Os quimiorreceptores para pCO_2, pO_2 e pH regulam a ventilação. Os quimiorreceptores centrais na medula são sensíveis a mudanças no nível de pH. Quando a ventilação é interrompida, a pCO_2 arterial aumenta e um distúrbio ácido-base se desenvolve.

A acidose respiratória pode ser categorizada como aguda e crônica. Na acidose respiratória aguda, há uma elevação súbita da pCO_2 em decorrência da falha na ventilação. Isso pode ser por causa de acidentes vasculares cerebrais, uso de depressores do SNC, como opioides, ou incapacidade de usar os músculos da respiração em razão de distúrbios, como *miastenia gravis*, distrofia muscular ou síndrome de Guillain-Barré. A resposta compensatória à acidose respiratória aguda aumenta a concentração sérica de HCO_3^- em aproximadamente 1 a 2 mEq/L para cada 10 mmHg de elevação na pCO_2. Consequentemente, há uma ligeira compensação ocorrendo minutos após o início da acidose respiratória.

A acidose respiratória crônica pode ser causada por doença pulmonar obstrutiva crônica (DPOC), em que há hipóxia e hipercapnia. Alguns indivíduos que desenvolvem acidose respiratória crônica podem ter fadiga do diafragma resultante de um distúrbio muscular. A acidose respiratória crônica também pode ser observada na síndrome de hipoventilação da obesidade, esclerose lateral amiotrófica e em pacientes com alterações esqueléticas torácicos graves. A hipercalemia que pode ocorrer na acidose respiratória é geralmente leve. Na acidose respiratória crônica, a compensação renal ocorre gradualmente após 3 a 5 dias. Estudos realizados principalmente em pacientes hospitalizados mostraram que o nível sérico de HCO_3^- aumenta em 3 a 4 mEq/L para cada 10 mmHg de elevação da pCO_2 em pacientes com acidose respiratória crônica.

O tratamento desse tipo de acidose consiste em tratar a doença subjacente. Uma vez feito o diagnóstico, a causa subjacente da acidose respiratória deve ser tratada. A hipercapnia deve ser corrigida gradualmente porque a rápida alcalinização do líquido cefalorraquidiano pode levar a convulsões. A terapia farmacológica também pode ser usada para ajudar a melhorar a ventilação. Broncodilatadores como beta-2-agonistas, anticolinérgicos e metilxantinas podem ser usados no tratamento de pacientes com doenças obstrutivas das vias aéreas. Naloxona pode ser usada em pacientes com *overdose* de opioides.

Alcalose respiratória

A alcalose respiratória é uma condição caracterizada por baixa pCO_2 e uma elevação associada no pH arterial causada por um desequilíbrio entre a produção e a remoção de CO_2, em favor da última. Condições que causam aumento da ventilação alveolar, sem redução do pH como estímulo de entrada, causarão hipocapnia associada a um grau variável de alcalose. O principal efeito da hipocapnia é o aumento do pH e o consequente deslocamento de eletrólitos que ocorre em relação a ela. Como lei geral, no plasma, os ânions aumentarão, enquanto os cátions diminuirão. A redução aguda do cálcio ionizado, em razão da alteração do pH extracelular, pode causar sintomas neuromusculares que vão desde parestesias a tetania e convulsões. O efeito na urina é consequente aumento do pH urinário. A alcalose hipocápnica aguda causa uma constrição das artérias cerebrais que pode levar a uma redução do fluxo sanguíneo cerebral. A abordagem clínica da alcalose respiratória é geralmente direcionada ao diagnóstico e ao tratamento do distúrbio clínico subjacente.

A resposta compensatória à alcalose respiratória aguda reduz a concentração sérica de HCO_3^- em 1 a 2 mEq/L para cada 10 mmHg de declínio na pCO_2. Se a pCO_2 reduzida persistir por mais de 3 a 5 dias, então o distúrbio é considerado crônico e a concentração sérica de HCO_3^- deve cair em aproximadamente 3 a 4 mEq/L para cada redução de 10 mmHg na pCO_2.

Aumento de HCO_3^- ou redução de CO_2 formarão alcalemia. Portanto, a alcalose respiratória é uma diminuição no CO_2 sérico. Embora seja teoricamente possível reduzir a produção de CO_2, em todos os cenários essa doença é resultado de uma hiperventilação em que o CO_2 é inalado.

A alcalose respiratória é a anormalidade ácido-base mais comum, sem discriminação entre os gêneros. A frequência exata e a distribuição da doença dependem da etiologia. Da mesma forma, as taxas de morbidade e mortalidade são dependentes da etiologia da doença. Em quase todos os cenários, a alcalose respiratória é induzida por um processo que envolve hiperventilação. Esses incluem causas centrais, causas hipoxêmicas, causas pulmonares e causas iatrogênicas. Fontes centrais são lesões encefálicas, acidentes vasculares encefálicos, outras incluem hipertireoidismo, ansiedade, dor, medo, estresse, drogas, medicamentos como salicilatos e várias toxinas. A estimulação hipóxica leva à hiperventilação na tentativa de corrigir a hipóxia à custa de uma perda de CO_2. Causas pulmonares incluem embolias pulmonares, pneumotórax, pneumonia e asma aguda ou exacerbações da DPOC. As causas iatrogênicas são principalmente em razão da hiperventilação em pacientes entubados em ventilação mecânica.

O tratamento da alcalose metabólica é direcionado ao tratamento da doença subjacente. Em pacientes ansiosos, ansiolíticos podem ser necessários. Em doenças infecciosas, os antibióticos que visam são apropriados. Na doença embólica, a anticoagulação é necessária. O suporte do ventilador pode ser necessário para pacientes com insuficiência respiratória aguda, asma aguda ou exacerbação aguda de DPOC, se apresentarem sinais de fadiga respiratória. Em pacientes controlados pelo ventilador, pode ser necessário reavaliar as configurações do ventilador para reduzir a frequência respiratória. Se a hiperventilação for intencional, monitore os valores da gasometria arterial ou venosa de perto. Em casos graves, o pH pode ser reduzido diretamente usando agentes ácidos. No entanto, isso não é feito rotineiramente.

Em conclusão, os distúrbios do equilíbrio ácido-base são alterações frequentes, pois acompanham muitos estados mórbidos de doenças ambulatoriais rotineiras e de pacientes gravemente enfermos. Assim, há a necessidade de entender a interpretação adequada da gasometria para ajudar o raciocínio clínico, por conseguinte, um diagnóstico adequado e a melhor conduta para a doença subjacente para proporcionar cuidado ao paciente com segurança.

Exemplos clínicos para interpretação de gasometria arterial em distúrbios simples e misto:

- Caso 1) Paciente masculino de 48 anos, internado por apresentar sepse em decorrência de pneumonia, evolui com síndrome do desconforto respiratório agudo. Nega doenças crônicas ou tabagismo. Gasometria arterial: pH 7,10; pCO_2 50; HCO_3^- 15; Cl^- 105; K^+ 5,0; Na^+ 140; AG 20.
  Pode-se observar, claramente, um distúrbio misto. 1°) pH < 7,35 e que pCO_2 e a [HCO_3^-] estão em sentido opostos. 2°) Se se observar, como exemplo de análise, que há acidose metabólica e a [HCO_3^-] reduziu, a pCO_2 deveria diminuir para 30 mmHg pela fórmula: 15 + 15 (do bicarbonato do paciente), mas pCO_2 está bem acima do valor esperado, então estamos diante de acidose metabólica por sepse e acidose respiratória aguda por síndrome do desconforto respiratório agudo. Conduta: tratar a sepse adequadamente e fornecer suporte ventilatório para o paciente.

- Caso 2) Paciente masculino de 65 anos, com DPOC apresentando vômitos há alguns dias e que não melhora. Tabagista importante. Gasometria arterial: pH 7,36; pCO_2 60; HCO_3^- 42; Cl^- 90; K^+ 3,4; Na^+ 143; AG 11.

  Pode-se observar um distúrbio misto claramente. 1º) pH 7,35 está normal, mas a pCO_2 e a $[HCO_3]$ estão bem alterados. 2º) Se se observar, como exemplo de análise, que há acidose respiratória crônica pelo DPOC com elevação da pCO_2 e a $[HCO_3^-]$ aumentou muito acima do esperado pela fórmula que na acidose respiratória crônica, por exemplo, para cada 10 mmHg acima de 40 da pCO_2, a $[HCO_3^-]$ deve aumentar 4 mEq/L; e, nesse caso, a pCO_2 aumentou 2×10 mmHg (20 mmHg), mas $[HCO_3^-]$ está bem acima do valor esperado, 24 de bicarbonato fisiológico + 8 = 32 mEq/L). Então trata-se de acidose respiratória crônica por DPOC e alcalose metabólica hipocalêmica hipoclorêmica por vômitos. Conduta: tratar a DPOC e vômitos adequadamente com antieméticos e a doença subjacente.

- Caso 3) Paciente feminino de 35 anos, internada por sepse de foco urinário. Nega doenças crônicas, alergias ou gravidez. Gasometria arterial: pH 7,24; pCO_2 25; HCO_3^- 11; Cl^- 98; K^+ 4,3; Na^+ 142; AG 33.

  Pode-se observar um distúrbio ácido-base simples. 1º) pH < 7,35 e que pCO_2 e a $[HCO_3^-]$ estão no mesmo sentido. 2º) Se se observar, como exemplo de análise, que há acidose metabólica e a $[HCO_3^-]$ reduziu, a pCO_2 deveria diminuir para 26 mmHg pela fórmula: 15 + 11 (do bicarbonato do paciente), assim a pCO_2 está muito próxima do valor esperado, então trata-se de acidose metabólica simples por sepse. Conduta: tratar a sepse adequadamente.

▷ **TABELA 3**   "Regras acidobásico" compensatórias

Alteração	pH	Alteração inicial	Resposta compensatória	Valor esperado
Acidose metabólica	baixo	Baixa $[HCO_3^-]$	Baixa pCO_2	$pCO_2 = [HCO_3^-] + 15$ $pCO_2 = 1,5 \times [HCO_3^-] + 8 \pm 2$
Alcalose metabólica	alto	Alta $[HCO_3^-]$	Alta pCO_2	$pCO_2 = 0,7 \times [HCO_3^-] + 20\ (\pm 5)$
Acidose respiratória aguda	baixo	Alta pCO_2	Alta $[HCO_3^-]$	$[HCO_3^-]$ aumentará 1-2 mEq/L para cada 10 mmHg de aumento na pCO_2
Acidose respiratória crônica	baixo	Alta pCO_2	Alta $[HCO_3^-]$	$[HCO_3^-]$ aumentará 3-4 mEq/L para cada 10 mmHg de aumento na pCO_2
Alcalose respiratória aguda	alto	Baixa pCO_2	Baixa $[HCO_3^-]$	$[HCO_3^-]$ reduzirá 1-2 mEq/L para cada 10 mmHg de redução na pCO_2
Alcalose respiratória crônica	alto	Baixa pCO_2	Baixa $[HCO_3^-]$	$[HCO_3^-]$ reduzirá 3-4 mEq/L para cada 10 mmHg de redução na pCO_2

BIBLIOGRAFIA

1. Adler D, Pépin JL, Dupuis-Lozeron E, Espa-Cervena K, Merlet-Violet R, Muller H, et al. Comorbidities and subgroups of patients surviving severe acute hypercapnic respiratory failure in the intensive care unit. Am J Respir Crit Care Med. 2017;196(2):200-7.
2. Batlle D, Chin-Theodorou J, Tucker BM. Metabolic acidosis or respiratory alkalosis? Evaluation of a low plasma bicarbonate using the urine anion gap. Am J Kidney Dis. 2017;70(3):440-4.
3. Cove ME, Federspiel WJ. Veno-venous extracorporeal CO_2 removal for the treatment of severe respiratory acidosis. Crit Care. 2015;19:176.
4. del Portal DA, Shofer F, Mikkelsen ME, Dorsey PJ, Gaieski DF, Goyal M, et al. Emergency department lactate is associated with mortality in older adults admitted with and without infections. Acad Emerg Med. 2010;17(3):260-8.
5. George JT, Mishra AK, Iyadurai R. Correlation between the outcomes and severity of diabetic ketoacidosis: A retrospective pilot study. J Family Med Prim Care. 2018;7(4):787-90.

DISTÚRBIOS DO EQUILÍBRIO ÁCIDO-BASE 615

6. Khanna A, Kurtzman NA. Metabolic alkalosis. J. Nephrol. 2006;19(9):S86-96.
7. Kraut JA, Kurtz I. Toxic alcohol ingestions: clinical features, diagnosis, and management. Clin J Am Soc Nephrol. 2008;3(1):208-25.
8. Kraut JA, Nagami GT. The serum anion gap in the evaluation of acid-base disorders: what are its limitations and can its effectiveness be improved? Clin J Am Soc Nephrol. 2013;8(11):2018-24.
9. Marhong J, Fan E. Carbon dioxide in the critically ill: too much or too little of a good thing? Respir Care. 2014;59(10):1597-605.
10. Oppersma E, Doorduin J, van der Hoeven JG, Veltink PH, van Hees HWH, Heunks LMA. The effect of metabolic alkalosis on the ventilatory response in healthy subjects. Respir Physiol Neurobiol. 2018;249:47-53.
11. Rose BD. Metabolic acidosis. In: Rose BD (ed.). Clinical physiology of acid-base and electrolyte disorders. 4.ed. New York: McGraw-Hill; 1994. p. 540-603.

CAPÍTULO **53**

Distúrbios do metabolismo do cálcio

Waldemar Silva Almeida

INTRODUÇÃO

O controle da concentração sérica de cálcio em níveis fisiológicos é dependente dos processos de remodelação óssea, absorção intestinal e reabsorção no túbulo renal. Alterações desses mecanismos podem levar à hiper ou hipocalcemia. O cálcio ionizado é fisiologicamente ativo e necessário para a contração muscular e a função dos nervos. O receptor sensível ao cálcio é uma proteína de membrana que detecta a concentração de cálcio extracelular. Foi identificado em glândulas paratireoides e nos rins.

HIPOCALCEMIA

Considerações gerais

A medida mais acurada de cálcio sérico é a concentração do cálcio ionizado (cálcio ionizado < 1 mmol/L). O cálcio sérico aumenta ou diminui em 0,8 mg/dL para cada aumento ou diminuição em 1 g/dL da albumina sérica, respectivamente. Alterações do pH sanguíneo também podem alterar o equilíbrio constante do complexo albumina-cálcio, com acidose a ligação diminui e com alcalose aumenta.

Hipocalcemia autêntica ocorre em razão da ação insuficiente do paratormônio (PTH), da vitamina D ativa, do próprio íon cálcio e fósforo. Alguns casos de hipoparatireoidismo primário são decorrentes de mutações do receptor de cálcio que levam à supressão inapropriada da liberação de PTH induzida pela hipocalcemia.

A hipocalcemia é um indicador de gravidade em pacientes com pancreatite aguda.

Principais causas

- Destruição da glândula paratireoide: doença autoimune, irradiação do pescoço, hipoparatireoidismo pós-cirúrgico com "fome óssea", hipocalcemia familiar, tireoidectomia radical.
- Redução da ingestão ou absorção: má absorção intestinal, intestino curto, *bypass* de delgado, déficit de vitamina D.
- Aumento da perda: alcoolismo, doença renal crônica, diuréticos de alça, quelante de cálcio.
- Outras causas: hipoalbuminemia, hiperfosfatemia, pancreatite, rabdomiólise, choque séptico, queimadura severa, doença hepática, hipomagnesemia, transfusão maciça de sangue preservado com citrato.

Quadro clínico

As manifestações cardiovasculares são as mais frequentes, e os pacientes podem apresentar hipotensão, bradicardia, arritmias, insuficiência cardíaca, parada cardíaca, diminuída resposta a digital. As manifestações neurológicas incluem fraqueza, espasmo muscular, laringoespasmo, hiper-reflexia, convulsões, tetania e parestesias. Classicamente, os achados de exame físico incluem sinal de Chevostek e Trousseau. No eletrocardiograma, o prolongamento de QT predispõe a arritmia ventricular.

Tratamento

O tratamento visa a corrigir a causa da doença de base. Apesar de a hipocalcemia estar relacionada à maior mortalidade no paciente grave, a suplementação de cálcio não mostrou diminuição da mortalidade. Os casos de hipocalcemia leve geralmente são bem tolerados. Suplementação oral de 1 a 2 g/dia de cálcio e de vitamina D são usuais. Hipocalcemia associada com hipoalbuminemia não requer terapia de reposição.

Em presença de tetania, arritmia ou convulsão, recomenda-se a correção da seguinte forma:

- 100 mg de cálcio por via endovenosa (EV), em bolo, durante 5 a 10 minutos é indicada; como o período de ação é curto, a infusão contínua é frequentemente requerida.
- 10 a 15 mg de cálcio por kg de peso, diluído em solução de glicose a 5% e infundido em 4 a 6 horas.

Atenção aos efeitos colaterais da reposição: hipercalcemia, bradicardia, náuseas, vômitos, rubor, precipitação de cálcio nos tecidos e toxicidade ao digital; considerar reposição de vitamina D e magnésio.

HIPERCALCEMIA

A hipercalcemia é problema clínico relativamente comum e potencialmente fatal. Hipercalcemia (níveis > 11 mg/dL para o cálcio total ou > 1,3 mmol/L para o cálcio ionizado). Usualmente, a hipercalciúria precede a hipercalcemia. Frequentemente, a hipercalciúria leve e assintomática ocorre em razão do hiperparatireoidismo primário, enquanto a hipercalcemia ($\geq$ 14 mg/dL) sintomática é secundária à doença maligna.

Principais causas

- Elevada ingestão e absorção: síndrome *milk-alkali*, vitamina D ou vitamina A em excesso.
- Alterações endócrinas: hiperparatireoidismo primário, acromegalia, insuficiência adrenal, feocromocitoma e tireotoxicose.
- Doenças neoplásicas: mieloma múltiplo, síndrome paraneoplásica e, ocasionalmente, linfoma.
- Outras causas: imobilização, doenças granulomatosas (sarcoidose, tuberculose) e drogas (tiazídicos, lítio, teofilina).

> A concentração sérica dos metabólitos da vitamina D deve ser verificada na ausência de malignidade e nível de PTH normal.

Quadro clínico

Hipercalcemia pode comprometer as funções gastrointestinal, renal e neurológica. As manifestações cardiovasculares incluem hipertensão, bradicardia, arritmias, isquemia cardíaca, alterações na condução e intoxicação digitálica. As alterações renais incluem diabetes insípido nefrogênico, cálculos renais, nefrocalcinose e insuficiência renal. As manifestações gastrointestinais mais comuns são: náuseas, vômitos, anorexia, dor abdominal, constipação, pancreatite e doença ulcerosa. Os sintomas neurológicos são: fraqueza, diminuição do nível de consciência, coma e convulsões.

Tratamento

O objetivo do tratamento é minimizar os efeitos da hipercalcemia sobre os sistemas nervoso, renal e cardiovascular. O manejo da hipercalcemia visa a aumentar o *clearance* renal de cálcio e diminuir a reabsorção óssea e a absorção de cálcio intestinal. As medidas são descritas a seguir:

- Hidratação: solução salina (0,45 a 0,9%) para assegurar perfusão tecidual e fluxo renal (2 a 3 mL/kg/h).
- Diurese: deve ser estimulada com diurético (depois de hidratar o paciente): furosemida 10 a 40 mg, EV, a cada 4 a 6 horas; o uso de tiazídicos pode piorar a hipercalcemia.
- Cinacalcete: agente calcimimético que suprime a secreção de PTH e aumenta a sensibilidade dos receptores da paratireoide sensível ao cálcio, reduzindo a concentração sérica de cálcio. É indicado para o tratamento do hiperparatireoidismo secundário de doentes com insuficiência renal em diálise. Pode ser útil na redução da hipercalcemia em doentes com carcinoma da paratireoide.

- Bifosfonatos: tratamento de escolha para hipercalcemia da doença maligna (evitar seu uso em pacientes com insuficiência renal): etidronato na dose de 7,5 mg/kg/dia, EV, por até 7 dias; pamidronato em dose única de 60 a 90 mg, EV, em 2 a 4 horas.

> Na hipercalcemia refratária aos bifosfonatos, outras drogas podem ser utilizadas: mitramicina 25 mcg/kg EV; calcitonina 2 a 8 U/kg IM a cada 12 horas; prednisona de 40 a 100 mg/dia (neoplasias hematológicas e câncer de mama).

- Na emergência: diálise com cálcio reduzido no dialisato pode ser necessária.

BIBLIOGRAFIA

1. Drake MT, Clarke BL, Khosla S. Bisphosphonates: mechanism of action and role in clinical practice. Mayo Clin Proc. 2008;83(9):1032-45.
2. Hannan FM, Thakker RV. Investigating hypocalcemia. BMJ. 2013;346:f2213.
3. Kaplan LJ, Frangos S. Clinical review: acid-base abnormalities in the intensive care unit. Crit Care. 2005;9:198-203.
4. Lee CT, Yang CC, Ka KK, Kung CT, Tsai CJ, Chen HC. Hypercalcemia in emergency department. Am J Med Sci. 2006;331(3):119-23.
5. Marques Vidas M, Dura Gurpide B, Rubio E, Huerta A, Portolés Pérez J. Dapagliflozin-induced hypercalcemia. Hipercalcemia inducida por dapagliflozina. Nefrologia. 2018;38(3):336-337.
6. Stewart AF. Clinical practice. Hypercalcemia associated with cancer. N Engl Med. 2005;352(4):373-9.
7. Žofková I. Hypercalcemia. Pathophysiological aspects. Physiol Res. 2016;65(1):1-10.

CAPÍTULO **54**

Distúrbios do metabolismo do potássio

Miguel Angelo de Góes Junior
Elisa Mieko Suemitsu Higa

INTRODUÇÃO

Em condições normais, a concentração do potássio no plasma (K^+) é de 3,5 a 5,0 mEq/L. O K^+ corpóreo total é de 50 mEq/kg, com distribuição predominantemente intracelular (97 a 99%); portanto, pequenas variações da sua concentração plasmática podem representar grande déficit corpóreo total e alterações no potencial de membrana celular, com repercussão na condução e excitabilidade nervosa e muscular. A manutenção do potássio corpóreo depende de um balanço integrado que envolve os sistemas digestório e renal. Em condições normais, um indivíduo ingere cerca de 100 mEq/dia de potássio, sendo 90 a 95% excretados via renal na formação diária da urina e os outros 5 a 10% via intestinal na formação das fezes.

Dentre os distúrbios hidroeletrolíticos, as alterações no potássio sérico são as mais graves, requerendo atenção especial relacionada a arritmias potencialmente fatais. Com isso, após avaliação clínica, na suspeita de distúrbios de K^+, deve-se avaliar o nível plasmático de K^+, a função renal, a gasometria e o ECG.

HIPOCALEMIA

É definida como concentração sérica de potássio < 3,5 mEq/L. A redução de 1 mEq/L do K^+ abaixo de 4 mEq/L representa um déficit aproximado de 4 a 5 mEq/kg, sendo considerada hipocalemia severa quando $K^+ < 2,5$ mEq/L, com potencial complicação cardiovascular. As causas da hipocalemia são descritas na Tabela 1.

▷ **TABELA 1** Causas de hipocalemia

Perdas excessivas
- Distúrbios gastrointestinais (vômitos, diarreias)
- Diurese aumentada (poliúria)

Aporte inadequado (< 40 mEq/dia)

Drogas
- Diuréticos (furosemida, hidroclorotiazida)
- Insulinoterapia (tratamento da cetoacidose diabética)
- Beta-2-agonistas (salbutamol, fenoterol, adrenalina)
- Outras: penicilina, anfotericina B, cisplatina

Distúrbios hormonais
- Hipertireoidismo, paralisia periódica, hipocalêmica
- Excesso de mineralocorticosteroides (hiperaldosteronismo, Cushing)

Alcalose metabólica

Tumores (vipomas – tumor de células pancreáticas, que cursam com diarreia, adenoma viloso)

Quadro clínico

As manifestações clínicas são variáveis, podendo ser assintomáticas, principalmente quando a instalação do distúrbio for lenta. Entretanto, nas hipocalemias leve a moderada, são frequentes as manifestações musculares, como fadiga e cãibras. Pode ocorrer obstipação intestinal ou íleo paralítico, quando há envolvimento da musculatura lisa. Em casos de hipocalemia severa, podem ocorrer paralisia flácida, hiporreflexia, hipercapnia, tetania, rabdomiólise, poliúria e distúrbios do ritmo cardíaco que podem ser fatais (Tabela 2).

▷ **TABELA 2** Alterações eletrocardiográficas

Achatamento e alargamento das ondas T

Ondas U proeminentes

Depressão do segmento ST

Arritmias (extrassístoles ou taquiarritmias atriais e ventriculares)

Parada cardiorrespiratória: atividade elétrica sem pulso ou assistolia

Tratamento

Uma vez diagnosticada, deve-se determinar a causa da hipocalemia para avaliar a necessidade de reposição de potássio, sua velocidade e a via de administração (Tabelas 3 e 4).

▷ **TABELA 3** Estimativa do déficit de K^+ baseada na concentração sérica

K^+ (mEq/L)	Déficit (% do total)
< 3	10
< 2,5	15
< 2	20
K^+ total = 50 mEq/kg	

▷ **TABELA 4** Conteúdo de K^+ nas formulações comerciais

Xarope KCl 6%: 15 mL = 12 mEq (dose usual: 10 a 20 mL, 2 a 4 vezes/dia)
KCl comprimidos: 1 cp = 6 mEq (dose usual: 1 a 2 cp, 3 a 4 vezes/dia)
KCl 19,1% amp. injetável: 1 amp. = 10 mL = 25 mEq (2,5 mEq/mL)

cp: cápsula; amp.: ampola.

Hipocalemia leve a moderada

Reposição de K^+ via oral, dietética (120 a 150 mEq/L) ou por suplementação de KCl xarope ou drágeas, que podem suprir 40 a 80 mEq/dia (doses maiores causam intolerância gástrica). Déficit de magnésio (cofator da Na^+/K^+ ATPase) deve ser suspeitado nas hipocalemias refratárias à administração de K^+.

Hipocalemia severa com ou sem alteração de ECG

A reposição deve ser realizada por:

- Via parenteral periférica: veia calibrosa; concentração de K^+ até 50 mEq/L, pois por esta via a infusão é dolorosa quando em concentrações superiores, podendo causar flebite; velocidade máxima de infusão: 20 mEq/h (ex., SF 0,9%-1.000 mL + KCl 19, 1%-20 mL IV em 3 horas).

GUIA DE MEDICINA DE URGÊNCIA

- Via central: recomenda-se a infusão com velocidade máxima de 40 mEq/h, sendo ideal < 20 mEq/h (KCl 19,1%, 25 a 50 mEq, diluídos em 250 ou 500 mL de solução salina) com monitoração cardíaca contínua e laboratorial a cada 3 a 6 horas.

HIPERCALEMIA

A hipercalemia é definida como concentração sérica de potássio > 5,0 mEq/L. Deve-se estar atento à possibilidade de pseudo-hipercalemia, podendo ser secundária à coleta inadequada (hemólise), trombocitose importante (> 900.000/mm³) ou leucocitose importante (> 70.000/mm³). As causas da hipercalemia estão descritas na Tabela 5.

▷ **TABELA 5** Causas de hipercalemia

Insuficiência renal aguda avançada ou crônica
Acidose metabólica
Lise celular (rabdomiólise, traumas, convulsões, queimaduras, hemólise, lise tumoral)
Infusão de soluções com potássio
Betabloqueadores
Hipoaldosteronismo: drogas que bloqueiam a síntese de aldosterona (captopril, lisinopril) ou dos receptores da angiotensina II (losartana) ou do receptor da aldosterona (aldactona)
Diabete melito (hipoaldosteronismo hiporreninêmico) ou situações de descompensação metabólica por déficit de insulina
Uso de anti-inflamatórios não hormonais

Quadro clínico

Sintomas inespecíficos como fraqueza, adinamia e arritmias cardíacas (extrassístoles isoladas ou polifocais, fibrilação atrial, *flutter* atrial, fibrilação ventricular ou assistolia). Além disso, nos casos de hipercalemia grave, o paciente pode apresentar quadro de fraqueza muscular, paralisia, incluindo a respiratória.

Alterações progressivas eletrocardiográficas:

- Onda T apiculada.
- Aumento do intervalo PR.
- Desaparecimento das ondas P ($K^+ > 7$ mEq/L).
- Alargamento progressivo do QRS ($K^+ > 7,5$ mEq/L) e fusão com as ondas T em padrão sinusoidal.
- Fibrilação ventricular ou assistolia.

Tratamento

A abordagem terapêutica depende da severidade da hipercalemia, determinada pela concentração plasmática de K^+, pela fraqueza muscular e pelas alterações no eletrocardiograma (ECG).

Na presença de alterações no ECG (ex., onda T apiculada; em geral $K^+ > 6,5$ mEq/L), recomendam-se monitoração cardíaca e infusão endovenosa (EV) de cálcio (gluconato de cálcio 10%, 10 mL diluídos em 100 mL de SF 0,9% ou soro glicosado 5%, EV, em 3-5 min).

Deve-se repetir o ECG e, se persistirem as alterações, pode-se repetir a infusão. O cálcio age no potencial de ação da fibra muscular cardíaca prevenindo as arritmias, com duração de 30 a 60 min.

A redução do K^+ plasmático é feita em duas etapas:

1. Medidas que induzem a translocação do K^+ para o intracelular:
   - Solução de glicose hipertônica com insulina: SG 10%, 500 mL (ou glicose H 50%-100 mL), e 10 U de insulina simples, EV, em 1 hora.
   - Inalação com beta-2-agonista: 10 gotas de fenoterol em 3 mL de SF 0,9%, a cada 3 horas.
   - Bicarbonato de Na^+, se acidose metabólica, na dose de 1 mEq/kg, EV, lento (pode causar sobrecarga volumétrica pela infusão de sódio).
2. Medidas que eliminam o K^+ do organismo:
   - Resinas de troca: substituem o K^+ por Ca^{++} na luz intestinal [15 g de sorcal dissolvidos em 30 mL de água ou manitol, via oral (VO) ou via retal (VR), a cada 4 horas]; ou outro trocador, patiromer (8,4 g, repetido diariamente conforme necessário).

- Furosemida (40 a 160 mg, EV) nos pacientes com função renal residual.
- Diálise: nos casos dos pacientes com insuficiência renal grave e com impossibilidade de uso do tubo gastrointestinal, a diálise passa a ser o tratamento de escolha.

Nos pacientes portadores de hipoaldosteronismo, o uso do 9-alfafluoridrocortisona (Florinef®), VO, na dose inicial de 0,1 mg/dia, é a melhor escolha.

BIBLIOGRAFIA

1. Lindner G, Burdmann EA, Clase CM, Hemmelgarn BR, Herzog CA, Małyszko J, et al. Acute hyperkalemia in the emergency department: a summary from a Kidney Disease: Improving Global Outcomes conference. Eur J Emerg Med. 2020;27(5):329-37.
2. Palaka E, Grandy S, Darlington O, McEwan P, van Doornewaard A. Associations between serum potassium and adverse clinical outcomes: A systematic literature review. Int J Clin Pract. 2020;74(1):e13421.
3. Palmer BF. Potassium binders for hyperkalemia in chronic kidney disease-diet, renin-angiotensin-aldosterone system inhibitor therapy, and hemodialysis. Mayo Clin Proc. 2020;95(2):339-54.
4. Pepin J, Shields C. Advances in diagnosis and management of hypokalemic and hyperkalemic emergencies. Emerg Med Pract. 2012;14(2):1-17.
5. Rafique Z, Liu M, Staggers KA, Minard CG, Peacock WF. Patiromer for treatment of hyperkalemia in the Emergency Department: a pilot study. Acad Emerg Med. 2020;27(1):54-60.
6. Regolisti G, Maggiore U, Greco P, Maccari C, Parenti E, Di Mario F, et al. Electrocardiographic T wave alterations and prediction of hyperkalemia in patients with acute kidney injury. Intern Emerg Med. 2020;15(3):463-72.
7. Thomson MN, Cuevas CA, Bewarder TM, Dittmayer C, Miller LN, Si J, Cornelius RJ, et al. WNK bodies cluster WNK4 and SPAK/OSR1 to promote NCC activation in hypokalemia. Am J Physiol Renal Physiol. 2020;318(1):F216-F228.
8. Wang X, Han D, Li G. Electrocardiographic manifestations in severe hypokalemia. J Int Med Res. 2020;48(1):300060518811058.

CAPÍTULO 55

Hipofosfatemia e hipomagnesemia

Waldemar Silva Almeida

HIPOFOSFATEMIA

Considerações gerais

O fosfato intracelular está envolvido no metabolismo intermediário e outras funções celulares essenciais, enquanto o fosfato extracelular é essencial para a mineralização da matriz óssea. O controle dos níveis plasmáticos de fósforo é mantido pela regulação da absorção intestinal, redistribuição e absorção tubular renal do mineral. A hipofosfatemia é situação clínica comum, embora oligossintomática. No entanto, condições agudas e graves que requerem tratamento específico podem ocorrer. Hipofosfatemia leve e moderada (níveis séricos < 2,5 mg/dL ou 0,81 mmol/L) é comumente vista em pacientes internados. A depleção severa de fosfato corporal total pode coexistir com níveis séricos normal, baixo ou elevado. Pacientes com hipofosfatemia extrema em geral requerem internação mais prolongada, cuidados intensivos e ventilação mecânica, e seu quadro está associado à maior mortalidade.

Principais causas

- Síndrome de realimentação: é uma doença complexa que ocorre quando o suporte nutricional é iniciado após um período de inanição. A característica marcante é a hipofosfatemia, porém outras anormalidades bioquímicas como hipocalemia, hipomagnesemia, deficiência de tiamina e distúrbio do equilíbrio de sódio e líquidos são comuns. A síndrome é um distúrbio potencialmente fatal, mas evitável. A identificação de pacientes em risco é crucial para melhorar seu manejo.

- Redução da oferta ou absorção: nutrição parenteral, alimentação com inadequado conteúdo de fosfato, síndrome de má absorção e *bypass* de intestino delgado, uso de antiácidos orais com alumínio ou magnésio, deficiência de vitamina D.
- Perdas excessivas: diuréticos de alça, broncodilatadores, corticosteroides, hipertireoidismo (primário ou secundário), hipertireoidismo, fosfatúria induzida, gamopatia monoclonal, alcoolismo, nefropatia hipocalêmica, diabetes melito descompensado, fosfatoninas da osteomalacia oncogênica (produção de FGF23).
- Deslocamento transcelular: administração de glicose, esteroides anabólicos, estrogênio, contraceptivos orais e agonistas beta-adrenérgicos, alcalose respiratória, síndrome da fome óssea, intoxicação por salicilatos.
- Distúrbios eletrolíticos: hipercalcemia, hipomagnesemia, alcalose metabólica.
- Reposição inadequada: na cetoacidose diabética, particularmente durante a correção é agressiva; no alcoolismo crônico associado à hipomagnesemia, particularmente durante a restauração nutricional; na recuperação de grandes queimados.

Avaliação

A etiologia da hipofosfatemia é frequentemente evidenciada pela história clínica, no entanto, quando não é aparente a quantificação da excreção urinária de fósforo, pode ser útil na identificação da causa. Diante da hipofosfatemia, a excreção urinária de fósforo não deve ser superior a 100 mg/dia. Sendo superior, pensar em defeito tubular renal ou hiperparatireoidismo, ambos pela diminuição da atividade do cotransportador de sódio-fosfato localizado no túbulo proximal.

Sinais e sintomas

Hipofosfatemia intensa e aguda (< 1 mg/dL) pode resultar em rabdomiólise, parestesias e encefalopatia (irritabilidade, confusão mental, convulsão e coma). Insuficiência respiratória e falha do desmame de ventilação mecânica podem ocorrer por fraqueza muscular. Outra possível consequência é a anemia hemolítica aguda por fragilidade dos eritrócitos, disfunção plaquetária, com surgimento de petéquias hemorrágicas, e comprometimento da função leucocitária (levando a maior suscetibilidade para sepse por Gram-negativos).

Tratamento

O tratamento pode ser preventivo, pela inclusão de fosfato na reposição e na manutenção de fluidos. A hipofosfatemia moderada é frequentemente assintomática e não requer tratamento específico. Geralmente, o tratamento consiste na correção da causa de base, na retirada de drogas fosfatúricas e na correção dos distúrbios hidroeletrolíticos.

- Sugestões de reposição de fosfato: a correção da hipofosfatemia por via oral (30 a 80 mmol de fosfato por dia) é preferível se a concentração de fosfato > 1 a 1,5 mg/dL.
- A reposição endovenosa de fosfato é potencialmente perigosa. Pacientes sintomáticos e com fosfato < 1 mg/dL requerem tratamento imediato com fosfato de sódio preferencialmente (na dose total não superior a 80 mmol, no período de 8-12 horas) e na velocidade de infusão endovenosa (EV) entre 0,6 e 0,9 mg/kg/h. A concentração sérica deve ser monitorada a cada 6 horas, e a conversão para reposição oral é indicada quando o nível sérico atingir 1,5 mg/dL.
- Efeitos adversos: hipocalcemia, precipitação tissular de cálcio, lesão renal e arritmias.
- Contraindicações: hipoparatireoidismo, doença renal crônica avançada e hipercalcemia.

HIPOMAGNESEMIA

Considerações gerais

O equilíbrio de magnésio é estritamente regulado pelos rins, a hipomagnesemia é bastante comum, especialmente em portadores de comorbidades, tais como, diabetes melito e sepses. O aumento da perda renal de magnésio é agravado, geralmente, por medicamentos. Dependendo de sua gravidade, a hipomagnesemia pode se revelar por sintomas neurológicos e cardiovasculares potencialmente perigosos. O magnésio intravenoso é um tratamento baseado em evidências de *torsades de pointes* e pré-eclâmpsia, independentemente da presença de hipomagnesemia preexistente. A deficiência de magnésio e/ou hipomagnesemia tem sido associada a doenças cardiovasculares, calcificação vascular e função endotelial *in vitro* e *in vivo*. Hipomagnesemia (níveis séricos < 1,5 mg/dL) é frequentemente vista em pacientes críticos e tem sido associada com aumento da mortalidade. Normomagnesemia não exclui déficit de magnésio corporal total. Hipomagnesemia leva à perda renal de potássio, o que torna a correção da hipopotassemia refratária até que o magnésio seja normalizado. Além disso, a hipomagnesemia suprime a liberação do paratormônio (PTH) e causa resistência a ele, além de baixos níveis de 1,25-di-hidroxivitamina D3. Dessa forma, a hipocalcemia é refratária à reposição de cálcio até que o magnésio seja restabelecido.

Principais causas

Perdas renais

Disfunção tubular renal, transplante renal, principalmente em uso de tacrolimo, hipercalcemia, hipocalemia e uso de drogas (tiazídicos e diuréticos de alça, aminoglicosídeos, anfotericina B, pentamidina, cisplatina, rituximabe e ciclosporina), hiperaldosteronismo, síndrome de Gitelman e Bartter, síndrome de EAST, hiperparatireoidismo, hipertireoidismo e leptospirose.

> O diagnóstico da perda renal de magnésio de origem familiar é de exclusão. Nefrolitíase recorrente, nefrocalcinose, defeitos na acidificação urinária e a progressão da doença renal crônica são comuns.

Gastrointestinal

Uso prolongado de inibidores de bomba de prótons (omeprazol), má absorção intestinal, diarreia crônica, uso abusivo de laxativos, dreno nasogástrico, *bypass* de intestino delgado, má nutrição e alcoolismo, pancreatite aguda, nutrição parenteral total com inadequado conteúdo de Mg^{2+}.

Outras causas

Diabetes melito, gravidez, síndrome da fome óssea, alcalose respiratória, infecção ou sepse, transfusão de sangue preservado com citrato e grandes queimados.

Quadro clínico

As manifestações clínicas comuns são aquelas da hipocalemia e hipocalcemia e apresentam-se por meio de alterações cardiovasculares: hipertensão, taquicardia, arritmias, isquemia miocárdica.
- Neuromusculares: fraqueza, tremor, convulsão, tetania, obnubilação, coma.
- Alterações eletrolíticas: hipocalemia, hipocalcemia refratária a reposição.
- Eletrocardiograma (ECG): alargamento do intervalo QT.

Tratamento

O tratamento da hipomagnesemia baseia-se na correção da causa de base, na retirada de drogas depletoras, na correção dos distúrbios hidroeletrolíticos e na reposição de magnésio. O tratamento deve seguir as seguintes observações:

- Emergência (arritmias): administrar 1 a 2 g de sulfato de magnésio, EV, em 5 a 10 minutos (em situações menos urgentes, a administração pode ser feita entre 10 e 60 minutos).
- Reposições EV subsequentes: 1 a 2 g de sulfato de magnésio a cada 4 ou 6 horas, dose de manutenção: 0,1 a 0,2 mEq/kg/dia (1 g de sulfato de magnésio = 8 mEq).

> Na hipomagnesemia intensa e sintomática, ou condições como pré-eclâmpsia, eclâmpsia, uma reposição mais agressiva de magnésio pode ser necessária. Os reflexos tendinosos profundos devem ser monitorados; pacientes com IAM podem requerer maior concentração plasmática (1,7 mg/dL) para prevenção de arritmias cardíacas.

BIBLIOGRAFIA

1. Araujo Castro M, Vázquez Martínez C. The refeeding syndrome. Importance of phosphorus. El síndrome de realimentación. Importancia del fósforo. Med Clin (Barc). 2018;150(12):472-8.
2. Cuesta Miyares J, López Caleya JF, Martín Rodrigo L. Hipomagnesemia e hipocalcemia asociadas a toma crónica de omeprazol [Hypomagnesemia and hypocalcemia associated with chronic omeprazole use]. Semergen. 2020;46(1):e1-2.
3. García Martín A, Varsavsky M, Cortés Berdonces M, Rubio VA, Expósito MRA, Rodríguez CN, et al. Phosphate disorders and clinical management of hypophosphatemia and hyperphosphatemia. Trastornos del fosfato y actitud clínica ante situaciones de hipofosfatemia e hiperfosfatemia. Endocrinol Diabetes Nutr. 2020;67(3):205-15.
4. Sánchez González R, Ternavasio-de la Vega HG, Moralejo Alonso L, Inés Revuelta S, Fuertes Martín A. Hipofosfatemia asociada a la administración intravenosa de hierro carboximaltosa en pacientes con anemia ferropénica. Un efecto secundario frecuente [Intravenous ferric carboxymaltose-associated hypophosphatemia in patients with iron deficiency anemia. A common side effect]. Med Clin (Barc). 2015;145(3):108-11.
5. Song YH, Seo EH, Yoo YS, Jo YI. Phosphate supplementation for hypophosphatemia during continuous renal replacement therapy in adults. Ren Fail. 2019;41(1):72-9.

CAPÍTULO 56

Infecções do trato urinário na emergência

Ivens Stuart Lima Leite
Samirah Abreu Gomes

INTRODUÇÃO

As infecções do trato urinário (ITU) destacam-se como a principal causa de infecção bacteriana no setor de emergência, com particularidades que se devem conhecer para manejo clínico adequado. Didaticamente, pode-se dividi-las pela anatomia, definindo-se cistite como infecção da bexiga e pielonefrite como infecção renal. A bacteriúria assintomática possui importância em populações específicas, sendo melhor detalhada adiante. Essa classificação ajuda a direcionar a abordagem inicial no pronto-socorro.

As infecções do trato urinário apresentam alta prevalência no sexo feminino, desde a infância até a idade adulta e pós-menopausa, com diversos fatores contribuindo em cada fase com maior risco, e cerca de metade das mulheres apresentará ITU ao longo da vida, com recorrência elevada em torno de 30%. Atividade sexual e uso de espermicida são fatores de risco comportamentais, e entre os fatores anatômicos, destaca-se a uretra mais larga e com menor extensão.

Já no sexo masculino, há maior incidência no primeiro ano de vida e depois na fase adulta, mais frequentemente a partir dos 60 anos, em decorrência da hipertrofia prostática benigna e da obstrução urinária secundária.

A *Escherichia coli* é a bactéria mais frequente, seguida por espécies de *Enterobacteriaceae* (*Klebsiella pneumoniae* e *Proteus mirabilis*) e outras, como *Staphylococcus saprophyticus*. Em situa-

GUIA DE MEDICINA DE URGÊNCIA

ções de uso recente de antimicrobiano ou cuidados de saúde, outros bacilos gram-negativos (por exemplo, pseudomonas), enterococos e estafilococos podem estar presentes.

QUADRO CLÍNICO E DIAGNÓSTICO

O quadro clínico é heterogêneo e depende principalmente do envolvimento renal, da idade do paciente e das comorbidades.

Cistite

Cistite, ou infecção de bexiga, é a principal causa de ITU no paciente que visita o setor de emergência.

Classicamente, as manifestações clínicas incluem disúria, polaciúria, urgência miccional, dor suprapúbica e hematúria.

Na apresentação clínica de cistite, não há sintomas de infecção sistêmica, como febre, calafrios e dor em flanco.

Os sintomas podem ser discretos ou subclínicos em idosos, devendo ser suspeitada na presença de quadro clínico inespecífico: queda, mudanças comportamentais e declínio funcional. No entanto, deve-se valorizar como sintomas discriminativos de cistite a presença de disúria com evolução há menos de uma semana, associada ou não à urgência urinária, à incontinência e à dor suprapúbica.

O exame físico deve ser direcionado para avaliar sinais vitais, dor em flanco e dor abdominal. Exame ginecológico direcionado é indicado caso haja presença de sintomas sugestivos de vaginite ou uretrite.

Na avaliação clínica, deve-se considerar diagnóstico diferencial, incluindo vaginite e doença inflamatória pélvica no sexo feminino, uretrite e nefrolitíase. Em homens, deve-se acrescentar prostatite, principalmente em contexto de sintomas recorrentes ou associados à dor pélvica.

O diagnóstico pode ser realizado baseado no quadro clínico. Mulheres jovens, sem comorbidades ou fatores de risco para infecção complicada, não necessitam de avaliação laboratorial para diagnóstico de cistite não complicada. A probabilidade de cistite em mulher jovem com disúria e urgência miccional sem sintomas vaginais é maior que 90%. Embora possa haver alteração na cor e/ou odor da urina, não se deve basear o tratamento apenas nessas queixas. A cor e o odor são influenciados pela ingestão de alimentos, pela hidratação e por outros fatores não infecciosos. O exame de urina simples e/ou urocultura podem ser úteis nos pacientes com apresentação atípica ou caso haja suspeita de microrganismo resistente ou refratariedade do quadro clínico ou recorrência precoce após tratamento prévio.

Pielonefrite

Pielonefrite é a forma de apresentação mais grave de infecção do trato urinário. O quadro clínico clássico inclui manifestações sistêmicas como febre/calafrios, dor ou sensibilidade em flanco com localização mais específica em loja renal, geralmente acompanhada de náuseas e/ou vômitos. Sintomas de cistite podem estar presentes ou não.

Pacientes idosos ou imunossuprimidos podem apresentar apenas quadro febril inespecífico sem sintomas localizatórios.

Em relação aos exames laboratoriais, a coleta de urina simples e urocultura com antibiograma é indicada para todo paciente com suspeita de pielonefrite.

Exames de imagem, como ultrassonografia (USG) e tomografia computadorizada (TC) de abdome/pelve, podem ser usados para auxiliar o diagnóstico. Adicionalmente, esses exames são importantes caso haja febre persistente após 48-72 horas de tratamento adequado, para descartar obstrução urinária ou abscesso perirrenal. Em pacientes com sepse ou choque séptico, deve-se realizar, preferencialmente, TC de abdome e pelve para avaliar sinais de complicação e extensão da doença. A TC sem contraste pode demonstrar a presença de cálculos, sangramento, enfisema parenquimatoso, obstrução e abscesso. O uso de contraste iodado pode exibir alterações na perfusão renal e lesões hipodensas no parênquima renal. A USG é apropriada em gestantes e em pacientes para os quais se deseja evitar exposição ao contraste ou à ra-

636 GUIA DE MEDICINA DE URGÊNCIA

diação. A ressonância magnética (RM) não possui vantagens em relação à TC.

Bacteriúria assintomática

A bacteriúria assintomática é definida pelo isolamento de bactéria em cultura urinária coletada adequadamente em paciente sem queixas clínicas relacionadas. O diagnóstico é exclusivamente laboratorial e é realizado conforme descrito na Tabela 1.

▷ **TABELA 1**   Diagnóstico de bacteriúria assintomática

Mulheres	2 uroculturas positivas ($\geq 10^5$ UFC/mL) Necessário o isolamento do mesmo germe para aumentar especificidade e excluir contaminação
Homens	1 urocultura positiva ($\geq 10^5$ UFC/mL)
Cateterização vesical	1 urocultura positiva ($\geq 10^5$ UFC/mL) em ambos os sexos

A depender do contexto clínico a bacteriúria assintomática é comum, mas a maioria dos pacientes não possui indicação de tratamento, por não apresentar benefício na prevenção de desfechos desfavoráveis, como progressão para ITU clínica. Evitar antibioticoterapia desnecessária na prática clínica atual é uma prioridade por causa do risco de resistência bacteriana no nível individual, institucional e comunitário, além dos potenciais efeitos adversos do tratamento, como toxicidade, risco de colite pseudomembranosa, entre outros. Assim, o rastreamento e a terapia direcionada para culturas positivas são recomendados em populações específicas, incluindo: mulheres grávidas, indivíduos submetidos a procedimentos urológicos com lesão de mucosa e transplante renal recente.

Atualmente, não deve ser realizada triagem ou tratamento de bacteriúria assintomática na maioria dos adultos, mesmo naqueles com comorbidades associadas. Dessa maneira, não há indicação para:

- Pacientes com diabetes melito.
- Pacientes em uso de tratamento imunossupressor.

- Idosos institucionalizados ou não. Há elevada prevalência de bacteriúria assintomática em idosos, assim, não se deve realizar rastreio sem indicação bem definida, mesmo em idosos institucionalizados. Essa particularidade é importante, pois pacientes idosos são diagnosticados com ITU quando apresentam sintomas inespecíficos (*delirium*, alterações comportamentais, quedas etc.). No entanto, deve-se buscar diagnósticos alternativos nessas situações, antes de expor o paciente a antibioticoterapia desnecessária.
- Pacientes submetidos à cirurgia não urológica, incluindo artroplastia, cirurgia vascular ou cardiotorácica. Bacteriúria pré-operatória não foi associada a maior risco de infecção de sítio cirúrgico, e o tratamento não reduziu a incidência de ITU ou complicações.
- Pacientes com cateter vesical de demora. Bacteriúria é comum, e o tratamento não melhora desfechos.
- Pacientes com bexiga neurogênica e lesão medular. Podem apresentar quadro clínico inespecífico em contexto de ITU, devendo-se realizar investigação de foco infeccioso e tratamento oportuno quando indicado.
- Pacientes transplantados de órgãos sólidos. Até o momento, não existe consenso sobre a realização de rastreio em pacientes transplantados de órgãos sólidos, exceto em transplante renal no primeiro mês.

ABORDAGEM

A abordagem do paciente com ITU deve ser baseada na localização da infecção e sinais de gravidade, devendo-se detalhar a queixa e buscar manifestações sistêmicas como febre, calafrios, náuseas/vômitos e sinais de desidratação.

A ITU complicada é definida pela presença de quadro infeccioso grave e necessita de atenção pelas potenciais complicações, podendo apresentar-se com bacteremia, sepse e risco de progressão para choque séptico e óbito.

Sempre deve-se pesquisar fatores de risco para infecção complicada na história clínica.

638 GUIA DE MEDICINA DE URGÊNCIA

▷ **TABELA 2**   Fatores de risco para infecção do trato urinário complicada

Uso recente de antibioticoterapia
Cateter vesical de demora
Manipulação urológica recente
Transplante renal ou paciente imunossuprimido
Gravidez
Obstrução do trato urinário secundária à litíase, ao tumor ou à estenose
Anormalidades anatômicas (bexiga neurogênica, refluxo vesicoureteral)

O exame de urina 1 ou sedimento urinário pode ajudar no diagnóstico caso haja leucocitúria/piúria e descrição de bactérias. Hematúria não dismórfica pode estar presente, não sugerindo gravidade e não deve alterar o tratamento. A leucocitúria indica a existência de leucócitos degenerados na urina. Porém, deve-se ter atenção, pois não é marcador de infecção urinária, podendo ser observada em outras situações como litíase urinária, processo inflamatório abdominal próximo à bexiga e tuberculose. A presença de cilindros leucocitários sugere ITU alta. O *dipstick* pode identificar esterase leucocitária e nitrito. Lembrar que a esterase leucocitária é uma enzima liberada por leucócitos e representa leucocitúria. O nitrito positivo traduz a presença de bactéria *Enterobacteriaceae*, a qual converte nitrato em nitrito. A ausência de nitrito e esterase leucocitária não descartam infecção, principalmente quando há quadro clínico sugestivo.

Exames adicionais de sangue, como hemograma completo, geralmente não são necessários, exceto no paciente grave. Em pacientes com sepse, deve-se acrescentar a coleta de hemoculturas, idealmente, antes do início da antibioticoterapia.

O envolvimento prostático sempre deve ser considerado nos homens e, caso haja suspeita de prostatite, deve-se evitar toque retal pelo risco de bacteremia.

Pacientes em uso de sonda vesical de demora apresentam alta taxa de bacteriúria, sendo fator de risco para infecção. O diagnóstico de infecção urinária é realizado pelo achado de bacteriúria associado a manifestações de infecção sistêmica, com presença de febre. Deve ser efetuada a troca do cateter, a coleta de urocultura e o início do tratamento empírico imediato. A escolha do antibiótico será determinada pela urocultura e antibiograma, e a duração do tratamento é de cerca de 10-14 dias.

TRATAMENTO

O tratamento deve ser oportuno para evitar complicações e progressão para choque séptico e óbito.

A eficácia da antibioticoterapia é importante, e certos agentes usados na cistite simples não devem ser usados para pielonefrite, porque não atingem níveis adequados em tecido renal, assim como na seleção deve-se considerar o risco de infecção por organismos resistentes.

Cistite

O tratamento pode ser realizado empiricamente em mulheres jovens com quadro clínico típico, sem necessidade de exames complementares, incluindo exame de urina simples. A escolha da antibioticoterapia deve ser individualizada, considerando uso recente de antibiótico, posologia, história de alergia, disponibilidade, custo e prevalência de resistência.

O risco de infecção por bactéria resistente deve ser considerado na avaliação inicial, sendo os principais fatores de risco o uso de antibiótico de amplo espectro (quinolonas ou cefalosporina de 3ª e 4ª geração) ou internação em unidade de saúde nos últimos 3 meses. Em pacientes com cistite simples, pode ser realizado qualquer esquema da Tabela 3, porém é recomendado seguir a ordem como enumerada. Na suspeita de infecção por bactéria resistente, deve-se coletar cultura urinária com antibiograma. Como terapia empírica inicial, pode-se escolher nitrofurantoína ou fosfomicina. Em pacientes sem comorbidades ou com receio de resistência, pode-se atrasar o tratamento, sem prejuízo, enquanto aguarda-se o resultado da cultura. Há resolução do quadro clínico em 2-3 dias. Caso necessário, para alívio sintomático, pode-se realizar fenazopiridina 200 mg via oral 8/8 h nos primeiros 2 dias.

Amoxicilina e ampicilina não devem ser usadas empiricamente como primeira alternativa em razão da elevada prevalência de resistência bacteriana.

Em decorrência da exclusão na maioria dos estudos de pacientes com alterações do trato urinário, imunossuprimidos ou com diabetes melito mal controlado, pode-se realizar antibioticoterapia com duração mais longa, até 7 dias, nesses grupos.

Se houver incerteza diagnóstica em relação à cistite *versus* pielonefrite, deve-se tratar o paciente como tendo ITU complicada. Assim, o uso de nitrofurantoína e fosfomicina deve ser evitado, porque não alcançam níveis adequados no parênquima renal.

As fluoroquinolonas são eficazes no tratamento da cistite aguda, sendo superiores aos beta-lactâmicos, porém, atualmente, há aumento na resistência e receio com efeitos adversos, sendo potencialmente graves, incluindo tendinopatias e ruptura de tendão, neuropatia periférica e prolongamento do intervalo QT. Assim, quando possível, deve-se reservar o seu uso na cistite caso não haja outras escolhas disponíveis.

▷ **TABELA 3** Antibioticoterapia na cistite simples aguda

Antibiótico	Protocolo
1. Nitrofurantoína	100 mg VO 12/12 h por 5 dias
2. Fosfomicina	3 g VO dose única
3. Sulfametoxazol-trimetoprima	800/160 mg VO 12/12 h por 3 dias
4. Amoxicilina-clavulanato	500 mg VO 12/12 h por 5-7 dias
5. Cefalexina	500 mg VO 12/12 h por 5-7 dias
6. Ciprofloxacino	500 mg VO 24/24 h por 3 dias
7. Levofloxacino	250 mg VO 24/24 h por 3 dias
8. Norfloxacino	400 mg VO 12/12 h por 3 dias

VO: via oral.

Pielonefrite

A escolha inicial de antibiótico depende da gravidade da doença, do uso prévio de antimicrobianos, de alergia, da disponibilidade e do perfil de resistência. A urocultura com antibiograma deve ser realizada em todos os pacientes, e o tratamento empírico inicial ajustado após o resultado. As indicações de tratamento em regime hospitalar baseiam-se na presença de critérios de sepse, assim como comorbidades do paciente e sintomas sistêmicos, devendo-se valorizar náuseas, vômitos e capacidade de ingestão oral, dor abdominal refratária à analgesia simples, adesão terapêutica e suspeita de obstrução urinária. A presença de qualquer critério deve orientar tratamento endovenoso.

Na ausência de fatores de risco para infecção por organismo gram-negativo multirresistente, pode-se ter como escolha inicial ceftriaxona ou quinolonas. Entre as quinolonas, as que melhor agem no trato urinário são ciprofloxacino e levofloxacino. Norfloxacino e ofloxacino também podem ser utilizados, porém, moxifloxacino atinge baixos níveis urinários e não deve ser usado. Fluoroquinolonas são utilizadas por 5-7 dias. Os aminoglicosídeos são outra opção disponível, devendo-se utilizar dose única diária para reduzir a nefrotoxicidade associada.

Na suspeita de *Enterococcus* ou *Staphylococcus*, a piperacilina--tazobactam deve ser preferida. Se houver risco de *Pseudomonas aeruginosa*, deve-se utilizar piperacilina-tazobactam em dose mais alta (4,5 g EV a cada 8 horas) ou fluoroquinolona. Outros agentes antipseudomonas incluem cefepima (2 g EV a cada 8 horas) e ceftazidima (2 g EV a cada 8 horas).

Caso haja demonstração ou suspeita de bactéria multirresistente, deve-se iniciar tratamento com carbapenêmico (imipenem, meropenem ou doripenem). Ertapenem é uma opção que por ser realizada 1 vez ao dia e poder inclusive ser utilizada em regime de hospital-dia e tratamento ambulatorial.

A duração do tratamento habitualmente varia entre 7 e 10 dias, a depender da resposta clínica. Duração mais longa, até 14 dias, pode ser necessária em infecções graves, litíase urinária não obstrutiva ou abscesso perirrenal. Na condição de boa evolução clínica após tratamento endovenoso inicial, pode-se substituí-lo por tratamento oral, desde que as culturas e o antibiograma permitam, e concluir duração completa de 1-2 semanas.

Caso após 48-72 horas de tratamento adequado haja piora ou persistência dos sintomas, é necessário realizar exame de imagem para descartar obstrução ou abscesso perirrenal e rever os resultados das culturas e antibiograma.

▷ **TABELA 4**   Antibioticoterapia oral na pielonefrite

Antibiótico	Protocolo
1. Ciprofloxacino	500 mg, VO, a cada 12 h
2. Levofloxacino	750 mg, VO, a cada 24 h
3. Sulfametoxazol-trimetoprima	800/160 mg, VO, a cada 12 h
4. Amoxicilina-clavulanato	875 mg, VO, a cada 12 h

VO: via oral.

▷ **TABELA 5**   Antibioticoterapia endovenosa para tratamento de pielonefrite

Antibiótico	Protocolo
1. Ceftriaxona	1-2 g, VE, a cada 24 h
2. Ciprofloxacino	400 mg, VE, a cada 12 h
3. Levofloxacino	750 mg, VE, a cada 24 h
4. Piperacilina-tazobactam	4,5 g*, VE, a cada 6 a 8 h
5. Cefepima	2 g, VE, a cada 8 h
6. Ceftazidima	2 g, VE, a cada 8 h
7. Amicacina	15 mg/kg, VE, a cada 24 h
8. Gentamicina	5 mg/kg, VE, a cada 24 h
9. Meropenem	1 g, VE, a cada 8 h
10. Doripenem	500 mg, VE, a cada 8 h
11. Imipenem	500 mg, VE, a cada 6 h
12. Ertapenem	1 g, VE, a cada 24 h

VE: via endovenosa.

BIBLIOGRAFIA

1. Brumbaugh AR, Mobley HL. Preventing urinary tract infection: progress toward an effective Escherichia coli vaccine. Expert Ver Vaccines. 2012;11(6):663-76.
2. Fekete T, Hooton TM. Asymptomatic bacteriuria in adults. Disponível em: https://www.uptodate.com/contents/asymptomatic-bacteriuria-in-adults. Acesso em: 31 jul 2019.
3. Gupta K, Hooton TM, Naber KG, Wullt B, Colgan R, Miller LG, et al. International clinical practice guidelines for the treatment of acute uncomplicated cystitis and pyelonephritis in women: A 2010 update by the Infectious Diseases Society of America and the European Society for Microbiology and Infectious Diseases. Clin Infect Dis 2011;52(5):e103-20.

4. Hooton TM, Gupta K. Acute simple cystitis in women. Disponível em: https://www.uptodate.com/contents/acute-simple-cystitis-in-women. Acesso em: 31 jul 2019.
5. Hooton TM, Gupta K. Acute complicated urinary tract infection (including pyelonephritis) in adults. Disponível em: https://www.uptodate.com/contents/acute-complicated-urinary-tract-infection-including-pyelonephritis-in-adults. Acesso em: 31 jul 2019.
6. Nicolle LE, Gupta K, Bradley SF, Coga R, DeMuri GP, Drekonja D, et al. Clinical Practice Guideline for the Management of Asymptomatic Bacteriuria: 2019 Update by the Infectious Diseases Society of America. Clin Infect Dis. 2019;68(10):e83-e110.
7. Tandogdu Z, Wagenlehner FM. Global epidemiology of urinary tract infections. Curr Opin Infect Dis 2016;29(1):73-9.
8. Zalmanovici TA, Lador A, Sauerbrun-Cutler MT, Leibovici L. Antibiotics for asymptomatic bacteriuria. Cochrane Database Syst Rev. 2015;4:CD009534.

CAPÍTULO **57**

Injúria renal aguda

Lúcia da Conceição Andrade
Elisa Mieko Suemitsu Higa

INTRODUÇÃO

O diagnóstico e a medida da gravidade da injúria renal são obtidos por meio da estimativa da taxa de filtração glomerular. No pronto-socorro, a medida da concentração sérica da creatinina é o método de escolha. Seu valor normal varia de 0,6 a 1,2 mg/dL. A definição mais simples de injúria renal aguda (IRA) é o aumento recente da concentração da creatinina plasmática de no mínimo 0,5 mg/dL se o nível basal é < 3 mg/dL, ou de 1 mg/dL se a creatinina prévia é > 3 mg/dL.

Na maioria dos casos de IRA, a creatinina sérica eleva-se de 1-2 mg/dL/dia.

Segundo o *Kidney Disease Improvement Global Outcomes (KDIGO) Clinical Practice Guideline for Acute Kidney Injury,* são utilizados como critério diagnóstico e estadiamento a concentração plasmática de creatinina e/ou o volume de urina excretado em determinado período. A falha na definição da IRA é fundamentada principalmente no fato de o *clearance* de creatinina, marcador utilizado para a determinação da filtração glomerular (FG), ter várias restrições, entre outros fatores:

1. Quando a FG começa a diminuir, a secreção tubular de creatinina aumenta e, proporcionalmente, seu nível sérico se reduz.
2. A creatinina é removida pela diálise, sendo difícil a avaliação da função renal quando essa terapia é iniciada.

3. Várias condições afetam a creatinina sérica, independentemente da FG. Condições que aumentam a creatinina:
   – Cromógenos: na cetoacidose, cefoxetina e cefalotina.
   – Absorção intestinal de creatinina após ingestão de carne cozida.
   – Inibição da secreção tubular de creatinina: aspirina, cimetidina, trimetoprima, triantereno, espironolactona, amilorida.
   Condições que diminuem a creatinina:
   – Redução fisiológica da massa muscular, com o aumento da idade.
   – Redução patológica da massa muscular, como na caquexia.

Atualmente, estão em estudo vários biomarcadores da função renal (cistatina C, IL-18, ioexol, KIM-1, NGAL), porém nenhum ainda substitui a creatinina.

O grupo ADQI conseguiu estabelecer alguns aspectos importantes para a definição de IRA:

- Considerar alterações da função renal a partir do basal de cada paciente.
- Incluir classificação para doença renal aguda e crônica.
- Facilitar o uso e a aplicabilidade clínica em diferentes centros.
- Considerar tanto a sensibilidade como a especificidade por causa das diferentes populações e diferentes perguntas.

Um sistema de classificação deve, portanto, incluir e separar casos leves (precoces), ou seja, com alta sensibilidade para a detecção de mau funcionamento do rim, mas com especificidade limitada para sua presença, de casos severos (tardios), com alta especificidade para uma disfunção renal, mas com sensibilidade limitada para detectar perda precoce ou súbita da função renal.

TABELA 1 — Definição e classificação de injúria renal aguda (IRA) pelo KDIGO

Estágio	Creatinina sérica	Volume urinário
1	1,5-1,9 vez o valor basal OU aumento de ≥ 0,3 mg/dL (≥ 26,5 mcmol/L)	< 0,5 mL/kg/h por 6-12 h
2	2,0-2,9 vezes o valor basal	< 0,5 mL/kg/h por ≥ 12 h
3	3,0 vezes o valor basal OU Aumento na creatinina sérica ≥ 4,0 mg/dL (≥ 353,6 mcmol/L) OU Iniciar a terapia renal substitutiva OU Em pacientes < 18 anos, diminuição no eGFR para < 35 mL/min por 1,73 m²	< 0,3 mL/kg/h por ≥ 24 h ou anúria por ≥ 12 h

eGFR: taxa de filtração glomerular estimada.

CLASSIFICAÇÃO DA INJÚRIA RENAL AGUDA

A IRA é dividida em três categorias:
- Doença pré-renal (60 a 70%).
- Doença pós-renal (5 a 10%).
- Doença renal intrínseca (25 a 40%).

A abordagem prática imediata do paciente com IRA impõe, de início, a exclusão de causas pré-renal e pós-renal para então, se necessário, iniciar a pesquisa de doença intrínseca renal.

A IRA é também clinicamente descrita como:
- Oligúrica: menos de 400 mL de urina em 24 horas.
- Não oligúrica: mais de 400 mL em 24 horas.
- Anúrica: menos de 100 mL em 24 horas.

Anúria é incomum e sugere obstrução completa do trato urinário ou eventos vasculares graves, como o infarto renal bilateral, trombose de veia renal e necrose cortical. Oligúria mais comumente caracteriza a obstrução e azotemia pré-renal. As três categorias de IRA (pré-renal, pós-renal e doença renal intrínseca) podem apresentar-se clinicamente com oligúria ou não oligúria.

A IRA não oligúrica habitualmente tem prognóstico mais favorável e é comum na doença intrínseca renal (necrose tubular induzida por nefrotoxinas, glomerulonefrite aguda e nefrite intersticial aguda).

DIAGNÓSTICO DIFERENCIAL (TABELAS 2 E 3)

O objetivo básico da investigação diagnóstica baseada na história clínica e no exame físico de um paciente é responder às seguintes questões:
- Pode ser doença renal crônica?
- O paciente está depletado de volume? Se estiver, já resultou em necrose tubular aguda?
- Existe evidência de obstrução do trato urinário?
- O paciente foi exposto a drogas potencialmente nefrotóxicas?
- O paciente pode ter doença renal intrínseca?
- O paciente tem alguma patologia preexistente (insuficiência cardíaca descompensada) que aumenta a vulnerabilidade à injúria renal?
- Existe indicação de biópsia renal?

Na ausência de testes de função renal prévios para comparação, os achados sugestivos de cronicidade incluem anemia, hiperparatireoidismo secundário e rins contraídos. Por outro lado, rins de tamanho normal, na doença renal crônica, podem ser encontrados em casos de diabete melito, mieloma múltiplo, rins policísticos, nefrosclerose maligna e glomerulonefrite rapidamente progressiva.

▷ **TABELA 2** Prováveis causas de injúria renal aguda (IRA), com base nos achados da história clínica

História Revisão dos sistemas	Prováveis causas de IRA
Sistema pulmonar Sintomas pulmonares ou de trato respiratório alto	Síndrome pulmão-rim ou vasculite

(continua)

▷ TABELA 2 Prováveis causas de injúria renal aguda (IRA), com base nos achados da história clínica (*continuação*)

História Revisão dos sistemas	Prováveis causas de IRA
Sistema cardiovascular Sintomas de ICC, abuso de droga endovenosa, prótese ou doença valvular	Diminuição da perfusão renal Endocardite
Sistema gastrointestinal Diarreia, vômito ou diminuição da ingestão Dor abdominal em cólica irradiada para flancos ou região inguinal	Hipovolemia Nefrolitíase, obstrução
Sistema geniturinário Sintomas de prostatismo	Obstrução
Sistema musculoesquelético Dor óssea em idoso, trauma ou imobilização prolongada	Mieloma múltiplo, câncer de próstata Rabdomiólise (nefropatia por pigmento)
Pele *Rash* cutâneo	Nefrite intersticial aguda, vasculite, LES, ateroembolismo ou púrpura trombocitopênica trombótica
Sintomas constitucionais Febre, perda de peso, fadiga, anorexia	Neoplasia, vasculite
História médica pregressa Esclerose múltipla, diabete melito, AVC	Bexiga neurogênica
História cirúrgica pregressa Cirurgia recente ou procedimento diagnóstico	Isquemia, ateroembolismo, endocardite ou exposição a contraste
História medicamentosa IECA, AINH, antibióticos Aciclovir	Diminuição da perfusão renal, NTA ou nefrite intersticial alérgica, obstrução por microcristais

AINH: anti-inflamatórios não hormonais; AVC: acidente vascular cerebral; IECA: inibidores da enzima conversora de angiotensina; LES: lúpus eritematoso sistêmico; NTA: necrose tubular aguda.
Fonte: Agrauval e Swartz, 2000.

INJÚRIA RENAL AGUDA 649

▷ **TABELA 3** Prováveis causas de IRA com base nos achados de exame físico

Exame físico	Prováveis causas de IRA
Sinais vitais	
Temperatura	Possível infecção
Pressão arterial	Hipertensão: síndrome nefrítica/nefrótica, hipertensão maligna Hipotensão: depleção de volume ou sepse
Peso	Perda: hipovolemia Ganho: hipervolemia
Boca	Desidratação
Veias jugulares e axilas (perspiração)	Hipovolemia ou hipervolemia
Sistema pulmonar	Sinais de ICC
Coração	Sopro (endocardite) ou sinais de ICC
Abdome	Distensão vesical
Pelve	Massa pélvica
Reto	Aumento de próstata
Pele	*Rash* (nefrite intersticial), púrpura de doença microvascular, livedo reticular (doença ateroembólica), hemorragias ou nódulos de Osler (endocardite)

ICC: insuficiência cardíaca congestiva.
Fonte: Agrauval e Swartz, 2000.

Doença pré-renal

Decorre, principalmente, da diminuição generalizada da perfusão tecidual, como na depleção de volume intravascular e insuficiência cardíaca, e de quando existe isquemia renal seletiva, como na esclerose bilateral da artéria renal e na administração de anti-inflamatórios não hormonais.

A terapia consiste em corrigir a doença de base, manter a euvolemia e eliminar agentes nocivos.

Doença pós-renal (uropatia obstrutiva)

A obstrução do trato urinário é uma causa relativamente comum de doença renal que pode estar associada a dor, infecção urinária e insuficiência renal. Anúria sugere obstrução. No entanto, nem todos os pacientes com doença pós-renal são oligúricos.

As principais causas são hiperplasia prostática, câncer de próstata, câncer de colo uterino e doenças retroperitoneais. Causas intratubulares incluem cristais e cadeias leves do mieloma.

O exame pélvico na mulher e o toque retal no homem devem sempre ser realizados na procura de neoplasia ou aumento da próstata.

A cateterização pode ser diagnóstica e terapêutica em pacientes com obstrução vesical ou uretral.

Na ausência de diurese com a cateterização vesical, a ultrassonografia é utilizada para o diagnóstico de obstrução (sensibilidade de 90% e especificidade próxima a 100%).

O tratamento deve ser direcionado para a causa de base. As alternativas terapêuticas incluem cateterização vesical, inserção de cateter via cistoscópica, nefrostomia anterógrada e litotripsia.

Doença renal intrínseca

A doença renal intrínseca é subdividida em 4 categorias: doença tubular, doença glomerular, doença vascular e doença intersticial.

Necrose tubular aguda

É a causa mais comum de IRA intrínseca em pacientes hospitalizados e é induzida, principalmente, por isquemia ou toxinas.

No caso da necrose tubular aguda pós-isquêmica, qualquer condição que cause falência pré-renal pode causar necrose ao epitélio se a hipoperfusão for grave e prolongada.

A nefrotoxicidade por aminoglicosídeo ocorre em 5-15% dos casos e é habitualmente insidiosa e cumulativa. Frequentemente começa entre 7 e 10 dias após o início da terapia. Os fatores predisponentes incluem níveis plasmáticos elevados, terapia prolongada, idade avançada, depleção de volume intravascular ou hipotensão.

Após o uso de contraste, um declínio da função renal pode ocorrer, particularmente, nas seguintes condições: insuficiência cardíaca congestiva avançada, diabete melito, dose total alta de contraste e mieloma múltiplo. Em pacientes com insuficiência renal crônica, a administração profilática de acetilcisteína (1.200 mg VO, 2 vezes/dia, um dia antes e no dia do procedimento) protege contra nefropatia induzida pelo contraste. Recomenda-se, também, meio de contraste de baixa osmolalidade.

Mioglobinúria (rabdomiólise) e hemoglobinúria (hemólise) são causas de doença tubular. O tratamento inclui hidratação adequada e diurese forçada. Alcalinização urinária pode ser benéfica.

Doença glomerular

Os dois tipos de doença glomerular que causam IRA são glomerulonefrite rapidamente progressiva e glomerulonefrite proliferativa aguda.

O tratamento da glomerulonefrite rapidamente progressiva envolve glicocorticosteroides e ciclofosfamida (plasmaférese na síndrome de Goodpasture). A condição de base deve ser tratada na glomerulonefrite proliferativa aguda.

Doença vascular

Insuficiência renal aguda pode resultar de doenças microvasculares (púrpura trombocitopênica trombótica, síndrome hemolítico-urêmica e síndrome HELLP – *hemolysis, elevated liver enzymes, low platelets*) e macrovasculares (embolização maciça de microêmbolos de colesterol nas manipulações arteriais, oclusão aguda de artéria renal ou trombose de veia renal).

Nefrite intersticial

Nefrite intersticial apresenta-se com febre, *rash* e eosinofilia. As drogas mais comumente implicadas são anti-inflamatórios não hormonais, penicilinas, cefalosporinas, sulfonamidas, diuréticos, alopurinol, rifampicina e fenitoína. A interrupção do uso do agente causador frequentemente é suficiente no tratamento.

AVALIAÇÃO LABORATORIAL

A análise atenta do exame sumário de urina (ou urina tipo I), com especial destaque ao sedimento urinário, pode ser considerada a 1ª etapa da investigação laboratorial.

Evidência de que a habilidade renal de compensar um estado de diminuição da perfusão está preservada reflete-se no achado de sódio urinário baixo (< 20 mEq/L) e/ou baixa fração de excreção de sódio ou ureia (< 1 e 35%, respectivamente) (Tabela 4).

Para o diagnóstico do tipo de IRA (pré-renal, intrarrenal ou pós-renal), a análise do sedimento urinário pode sugerir o diagnóstico (Tabela 5).

Alguns achados de testes sanguíneos estão associados a causas específicas de IRA (Tabela 6).

▷ **TABELA 4** Testes laboratoriais para distinguir insuficiência pré-renal de necrose tubular aguda

Índice diagnóstico	Azotemia pré-renal	Necrose tubular aguda
Fração de excreção de Na	< 1%	> 1%
Fração de excreção de ureia	< 35%	> 50%
Na urinário	< 20 mEq/L	> 20 mEq/L
Densidade urinária	> 1.018 mg/L	< 1.015 mg/L
Osmolaridade urinária	> 500 mOsm/L	< 300 mOsm/L

INJÚRIA RENAL AGUDA   653

▷ **TABELA 5**   Sedimento urinário na injúria renal aguda (IRA)

Tipo de IRA	Sedimento
Pré-renal	Normal, cilindro hialino
Intrarrenal	
Necrose tubular aguda (NTA)	Células tubulares renais Cilindros granulosos Cilindros marrom-lamacentos
Distúrbios vasculares	Hemácias, eosinófilos na doença ateroembólica
Glomerulonefrite	Hemácias dismórficas, proteinúria, cilindros hemáticos e granulosos
Nefrite intersticial	Proteinúria leve, hematúria, leucocitúria, cilindros hemáticos, granulosos, eosinófilos
Pós-renal	Normal ou hematúria, leucocitúria, cristais

▷ **TABELA 6**   Teste sanguíneo e diagnóstico

Teste sanguíneo	Diagnóstico a considerar
Elevação do ácido úrico	Síndrome de lise tumoral
Elevação de creatinofosfoquinase ou mioglobina	Rabdomiólise
Elevação do antígeno prostático	Câncer de próstata
Eletroforese de proteínas anormal	Mieloma múltiplo
Baixos níveis de complemento	LES, glomerulonefrite pós-infecciosa Endocardite subaguda
ANCA	Vasculite de pequenos vasos (Wegener ou poliarterite nodosa)
Anticorpo antinuclear	LES
Anticorpo antimembrana basal glomerular	Goodpasture
ASLO	Glomerulonefrite pós-estreptocócica
Esquizócitos, diminuição da haptoglobina, aumento da DHL, aumento das bilirrubinas	PTT, síndrome hemolítico-urêmica

(*continua*)

▷ **TABELA 6** Teste sanguíneo e diagnóstico (*continuação*)

Teste sanguíneo	Diagnóstico a considerar
Eosinofilia	Nefrite intersticial Êmbolo de colesterol
Trombocitopenia	Sepse/CIVD, PTT/síndrome hemolítico-urêmica, síndrome HELLP
Anemia	Mieloma, sepse/CIVD, PTT/síndrome hemolítico-urêmica, hemorragia
Aumento da ureia/creatinina > 40	Pré-renal

ANCA: anticorpos anticitoplasma de neutrófilos; ASLO: antiestreptolisina O; CIVD: coagulação intravascular disseminada; LES: lúpus eritematoso sistêmico; PTT: púrpura trombocitopênica trombótica.
Fonte: Agrauval e Swartz, 2000.

BIÓPSIA RENAL

Nos casos com diagnóstico inconclusivo, apesar de extensa investigação clínico-laboratorial, pode-se indicar a biópsia renal. As principais indicações são:

- Oligúria prolongada (mais de 4 semanas); suspeita de doença sistêmica; anúria sem obstrução.
- Proteinúria e/ou hematúria persistente.

TRATAMENTO

Tratamento não dialítico

O primeiro passo é a identificação e a correção imediata da IRA pré e pós-renais. Depois, requerem imediata atenção: hipercalemia (K^+ > 6,5 mEq/L), acidose metabólica (pH < 7,2) e edema pulmonar.

Hipercalemia
- Gluconato de cálcio 10%: 10 a 20 mL IV em bolo para estabilizar célula miocárdica.
- Insulina com glicose IV: 10 U de insulina simples e 50 mL de glicose a 50% em 20 minutos para aumentar captação celular de K^+.

- Agonista beta-2-adrenérgico, salbutamol (10 a 20 mg/5 mL SF inalatório ou 0,5 mg/100 mL SG 5% endovenoso em 15 minutos) para aumentar captação celular de K^+.
- Correção da acidose metabólica.
- Resina de troca iônica, sorcal (troca potássio por cálcio), via oral e/ou retal, 15 g até 4 vezes/dia com laxativos (lactulona ou manitol) para remover K^+ do organismo.
- Diurético de alça.
- Diálise.

Acidose metabólica
- Objetivo: elevar o pH acima de 7,2 e/ou manter bicarbonato em torno de 15 mEq/L.
- Dose de bicarbonato (mEq/L) IV: peso $\times$ 0,7 $\times$ (HCO_3 desejado – atual).
- Administrar metade da dose agudamente e o restante em 8 horas.
- Riscos: sobrecarga de volume, hipernatremia, hipocalcemia.

Edema pulmonar
Furosemida (diurético de alça) pode ser usado IV na dose de 40 a 200 mg/dose para se obter diurese, o que pode também facilitar o manejo clínico.

Tratamento dialítico

A indicação de diálise no paciente com IRA está muito mais relacionada às condições clínicas do paciente do que a valores (como valores de ureia, creatinina etc.). Se paciente crítico, a indicação deve ser mais precoce.

Indicações
- Hipercalemia severa não responsiva.
- Sobrecarga de volume e edema pulmonar com oligúria.
- Complicações de uremia severa: encefalopatia, pericardite.
- Acidose severa (pH < 7,1), persistente sobretudo com hipervolemia associada.
- Intoxicação exógena com toxina dialisável.

Escolha do método dialítico: os fatores determinantes da escolha da modalidade de diálise são o estado catabólico, a estabilidade hemodinâmica e o objetivo terapêutico primário: remoção de soluto ou volume (Tabelas 7 e 8).

▷ **TABELA 7** Métodos dialíticos

Métodos intermitentes	Métodos contínuos
Diálise peritoneal intermitente (IPD)	Diálise peritoneal ambulatorial contínua (CAPD)
Hemodiálise intermitente (IHD)	Ultrafiltração contínua lenta (SCUF)
Hemodiálise intermitente	Hemodiálise V-V contínua (CVVHD) Hemodiafiltração V-V contínua (CVVHDF) Hemodiálise diária lenta de baixa eficiência (SLEDD)

PREVENÇÃO DA INJÚRIA RENAL AGUDA

- Reconhecer os pacientes com déficit da função renal preexistente.
- Suspender temporariamente drogas potencialmente nefrotóxicas (IECA, AINH) e diuréticos (evitar desidratação).
- Garantir hidratação adequada.
- Monitorar função renal quando iniciar ou aumentar dose de IECA e bloqueadores dos receptores da angiotensina (1-2 semanas depois).
- Quando necessário, ajustar dose de drogas.
- Hidratar os pacientes e considerar o uso de N-acetilcisteína antes de procedimentos diagnósticos com contraste.
- Corrigir os distúrbios hidroeletrolíticos como hipocalemia, hipomagnesemia.

▷ **TABELA 8** Escolha do método dialítico na injúria renal aguda (IRA)

Objetivo terapêutico principal	Condição clínica	Método preferencial
Remoção de soluto	Estável, catabólico	HD
	Instável, catabólico	CAVHD, CVVH
	Instável, não catabólico	CVVHD, SCUF + HD
		CAVH, CVVH, SLEDD
		SCUF + HD, CEPD
Remoção de volume	Estável	IIUF
	Instável	IIUF, SCUF
Remoção de volume e de soluto	Estável	HD
	Instável	CAVHD, CVVH, CVVHD, CAVH + HD, IIUF + HD
Detoxificação do sangue	Instável	CVVH, CVVHD, CAVH

CAVH: hemofiltração A-V contínua; CAVHD: hemodiálise A-V contínua; CEPD: diálise peritoneal contínua por equilíbrio; CVVH: hemofiltração V-V contínua; CVVHD: hemodiálise V-V contínua; HD: hemodiálise; IIUF: ultrafiltração isolada intermitente; SCUF: ultrafiltração contínua lenta; SLEDD: hemodiálise diária lenta de baixa eficiência.

PONTOS-CHAVE A SEREM LEMBRADOS

1. Creatinina plasmática subestima o grau de disfunção renal.
2. IRA pré-renal é a causa mais comum.
3. Sempre realizar estudo completo da urina, incluindo sedimento urinário.
4. Considerar e excluir obstrução em todos os casos.

APÊNDICE

Fórmula para estimativa de *clearance* de creatinina:

[Peso ideal × (140 − idade)/Creat × 72] (× 0,85, se mulher)

Índices urinários:

FeNa = [(Na urinário/Na plasmático)/(Creat urinária/Creat plasmática)] × 100
FeUr = [(Ureia urinária/Ureia plasmática)/(Creat urinária/Creat plasmática)] × 100

BIBLIOGRAFIA

1. Acute kidney injury. In: The kidney, Brenner & Rector's. 9.ed. v. I. Elsevier; 2012. capítulo 30, p. 1044-99.
2. Bellomo R, Ronco C, Kellum JA, Mehta RL, Palevsky P, ADQI Workgroup. Acute renal failure – definition, outcome measures, animal models, fluid therapy and information technology needs: the Second International Consensus Conference of the Acute Dialysis Quality Initiative (ADQI) Group. Crit Care. 2004;8:R204-R2012.
3. KDIGO Clinical Practice Guideline for Acute Kidney Injury. 2012;2(1). http://www.kidney-international
4. Lewington A, Kanagasundaram S. Acute kidney injury. Disponível em: http://www.renal.org/Clinical/GuidelinesSection/AcuteKidneyInjury.aspx.
5. Metha RL, Kellum JA, Shah SV, Molitoris BA, Ronco C, Warnock DG, et al. Report of an initiative to improve outcomes in acute kidney injury. Crit Care. 2007;11:R31.
6. Roy JP, Devarajan P. Acute kidney injury: diagnosis and management. Indian J Pediatr. 2020;87(8):600-7.
7. www.cpgn.net/web/uploadfile/2010/1125/20101125015711248.pdf.

PARTE IX
NEUROLOGIA

coordenação: Adrialdo José Santos

CAPÍTULO **58**

Abordagem do coma no pronto atendimento – Morte encefálica

Ligia Henriques Coronatto
Adrialdo José Santos

COMA

Introdução

Coma é um estado de comprometimento patológico da consciência em razão de alterações funcionais ou estruturais do sistema nervoso central. Considera-se em coma o indivíduo que apresenta comprometimento acentuado da percepção de si e do meio externo, acompanhado de redução do nível de consciência. Lembrando que os níveis de consciência são classificados em:

- Alerta: acordado, desperto e completamente consciente de estímulos externos e internos. Responde de forma adequada e conduz interações interpessoais significativas.
- Sonolento/letárgico: mantém-se com os olhos fechados, pode ser facilmente desperto com estímulos verbais (sonolência) ou táteis (letargia), mas volta a fechar os olhos algum tempo depois da suspensão dos estímulos.
- Obnubilado: acorda com estímulos táteis vigorosos, mas volta a fechar os olhos rapidamente após suspensão desses. Coexistem sonolência e confusao mental/agitação, com amplas flutuações do nível de consciência.
- Torpor/estupor: acorda com estímulos dolorosos, vigorosos e contínuos, voltando a fechar os olhos após a suspensão dos estímulos.

- Coma: completamente inconsciente, não responde à dor ou a qualquer estímulo interno ou externo.

Fisiopatologia

As disfunções encefálicas capazes de provocar o estado de coma podem ter naturezas e mecanismos diversos; entretanto, há aspectos que determinam a possibilidade de uma lesão ou disfunção provocar coma, como topografia, tamanho, extensão e velocidade de instalação. As lesões estruturais que podem levar ao coma estão relacionadas com o acometimento do córtex cerebral como um todo e com as estruturas axiais da linha média do diencéfalo e do tronco encefálico, envolvendo a formação reticular ascendente, substância cinzenta periaquedutal e núcleos intralaminares do tálamo. Os quadros tóxicos e metabólicos sistêmicos que provocam o coma resultam de disfunções na atividade neuronal, envolvendo difusamente os hemisférios cerebrais, ou das estruturas mediais responsáveis pela manutenção da consciência vigil, mesmo na ausência de distorções da anatomia do encéfalo ou da ocorrência de fenômenos compressivos.

Etiologia

▷ **TABELA 1** Classificação etiológica dos comas

1. Afecções primitivas do sistema nervoso central (SNC) e seus envoltórios
   a. Acidentes vasculares cerebrais (AVC)
   b. Traumatismos cranioencefálicos (TCE)
   c. Infecções do SNC e seus envoltórios (encefalites, meningites)
   d. Processos expansivos intracranianos (neoplasias, abscessos)
   e. Estados convulsivos
   f. Encefalopatias por vírus
   g. Encefalopatias primárias e desmielinizantes

(continua)

> **TABELA 1** Classificação etiológica dos comas *(continuação)*

2. Afecções metabólicas
  a. Diabetes melito
  b. Outras endocrinopatias (mixedema, hipopituitarismo)
  c. Hipoglicemia
  d. Uremia
  e. Hipercalcemia e hipocalcemia
  f. Anormalidades hidreletrolíticas e do equilíbrio acidobásico

3. Intoxicações exógenas
4. Infecções sistêmicas
5. Alterações cardiovasculares
6. Encefalopatia pulmonar
7. Hemopatias
8. Agentes físicos determinando desregulação térmica
9. Fase terminal de doenças graves (coma terminal)

Existem alguns estados de alteração da consciência que podem evoluir ou serem facilmente confundidos com o coma, como:

- Estado confusional agudo/*delirium*: manifestação aguda em que predomina a mudança na atenção e apresenta alteração de vigilância, distratibilidade, incoerência de pensamento e incapacidade de executar movimentos objetivos. O *delirium* pode ser dividido em hiperativo (com agitação) ou hipoativo (com apatia, prostração e sonolência).
- Estado vegetativo persistente/síndrome do despertar não responsivo: pode apresentar algum grau de reatividade, como manter os olhos abertos, porém sem perceptividade de si ou meio externo. Se o quadro perdurar por mais de 1 mês, pode ser chamado de persistente.
- Estado de consciência mínima: trata-se de um estado vegetativo com um mínimo de percepção de si e do meio externo.
- Mutismo acinético: condição em que o paciente mantém total quietude, embora alerta, sem evidências demonstráveis de percepção de si e do meio ambiente, com pouca ou nenhuma movimentação espontânea, mantendo o ciclo sono-vigília.

GUIA DE MEDICINA DE URGÊNCIA

- Síndrome do cativeiro/*locked in*: o nível de consciência é preservado, porém a única movimentação possível é a elevação das pálpebras superiores e o olhar vertical.

Abordagem inicial

Na abordagem inicial deve ser priorizada a avaliação da permeabilidade das vias aéreas superiores, a respiração e a circulação, sequência designada ABC (A = *airway*; B = *breath*; C = *circulation*).

> Importante, ao mesmo tempo, tentar obter informações sobre a história do paciente que possam direcionar o exame físico e neurológico, além de auxiliar no diagnóstico e terapêutica desse paciente. Em casos destituídos de dados anamnésicos, é de extrema relevância a realização de um exame físico detalhado.

Exame físico geral

- Pele: observar a presença de petéquias, equimoses, ferimentos, hematomas, palidez, cianose, icterícia, exantemas, telangiectasias ou circulação colateral. Avaliar se presença de sinal de Battle (hematoma junto da apófise mastoide) e/ou sinal do guaxinim (equimose periorbitária bilateral) que podem indicar traumatismo cranioencefálico com fratura de base de crânio. Buscar por sinais indicativos de injeções de insulina ou "picadas de drogas". Avaliar coloração da pele, pois uma palidez intensa pode sugerir síncopes, hemorragias graves (estado de choque) e comas urêmicos. Já a icterícia pode sugerir lesões hepáticas, crise hemolítica ou intoxicações por medicamentos. Avaliar se a pele está seca ou úmida. No coma urêmico e diabético, a pele é seca, já nos comas hipoglicêmicos, a pele é geralmente úmida.
- Crânio: a palpação pode revelar alterações em traumatismos cranioencefálicos, como fraturas, afundamentos, lacerações. Pode ser auscultado sopro nas malformações arteriovenosas

intracranianas e fístula carotidocavernosa. Em crianças, a palpação de fontanelas tensas pode sugerir hipertensão intracraniana e presença de coleção subdural.

- Ouvidos: a presença de supuração pode sugerir um abscesso intracraniano. Otorragias e/ou otoliquorreia podem sugerir traumatismos cranioencefálicos.
- Boca: avaliar se há sinais de mordedura de língua, que sugere crise convulsiva. O hálito pode indicar a causa do coma, por exemplo, cetônico no coma diabético; amonical no coma urêmico; alcoólico na intoxicação por álcool etílico; amêndoas amargas na intoxicação cianídrica; e odor de gaiola de rato (*fetor hepaticus*) no coma hepático.
- Olhos: hipotonia dos globos oculares pode ser observada na cetoacidose diabética. Edema palpebral bilateral nos nefropatas (comas urêmicos). Exoftalmia unilateral pulsátil pode ou não ocorrer nas fístulas carotidocavernosas traumáticas ou espontâneas. Hematomas bipalpebrais podem sugerir traumatismos cranioencefálicos.
- Face: aspecto pletórico da face pode ser observado no alcoolismo crônico, policitemia vera e hemorragia cerebral. No mixedema e na doença renal crônica, a face pode demonstrar aspectos peculiares.
- Pescoço: avaliar rigidez de nuca que sugere herniação das amígdalas cerebelares através do forame occipital ou irritação meníngea por meningite ou hemorragia subaracnóidea. Lembrar que nos comas profundos a rigidez de nuca desaparece.
- Tórax: realizar ausculta cardíaca para evidenciar bloqueio cardíaco, arritmias ou mesmo parada cardíaca. Realizar ausculta pulmonar, pois certas pneumopatias crônicas (hipóxia, hipercapnia, acidose, poliglobulia) podem determinar quadros de encefalopatia, que podem se manifestar desde confusão mental até o coma. Avaliar se afundamento do tórax que sugere politrauma.
- Abdome: a evidência de ascite, hepatoesplenomegalia e circulação colateral sugerem coma por alterações hepáticas e hipertensão portal.

- Extremidades: avaliar se fraturas de ossos longos que sugerem politrauma de intensidade importante ou embolia cerebral gordurosa. Observar temperatura de extremidades e perfusão capilar. Extremidades frias com perfusão capilar aumentada podem sugerir choque hipovolêmico ou cardiogênico.

Exame neurológico

- Nível de consciência: utiliza-se a escala de Glasgow (Tabela 2), FOUR (Tabela 3) ou outra escala validada para coma.

▷ **TABELA 2** Escala de Glasgow

Abertura ocular	Espontânea	4
	À voz	3
	À dor	2
	Nenhuma	1
Resposta verbal	Orientada	5
	Confusa	4
	Palavras inapropriadas	3
	Palavras incompreensivas	2
	Nenhuma	1
Resposta motora	Obedece a comandos	6
	Localiza dor	5
	Movimento de retirada	4
	Flexão anormal	3
	Extensão anormal	2
	Nenhuma	1

▷ **TABELA 3** Escala FOUR

Resposta ocular
4 – Olhos abertos, seguimento de alvo ou piscamento sob comando
3 – Olhos abertos, mas não seguem alvo
2 – Olhos fechados, mas abrem a estímulos verbais altos
1 – Olhos abrem com comandos dolorosos
0 – Olhos fechados mesmo com estímulo doloroso

(continua)

▷ TABELA 3 Escala FOUR *(continuação)*

Resposta motora
4 – Obedece a comandos, faz sinais
3 – Localiza a dor
2 – Resposta flexora a dor
1 – Resposta extensora a dor
0 – Sem resposta ou mal epiléptico mioclônico

Reflexos de tronco
4 – Reflexo pupilar e corneano presentes
3 – Uma pupila dilatada e fixa
2 – Reflexo pupilar ou corneano ausentes
1 – Reflexo pupilar e corneano ausentes
0 – Reflexo pupilar, corneano e tosse ausentes

Respiração
4 – Não entubado, respiração normal
3 – Não entubado, respiração Cheyne-Stokes
2 – Não entubado, respirações irregulares
1 – Entubado, respira acima da frequência do ventilador
0 – Entubado, respira na frequência do ventilador ou apneia

- Avaliação pupilar: observar diâmetro pupilar (em milímetros), simetria ou assimetria (iso ou anisocoria) e reflexos fotomotores direto e consensual.
  - Pupilas talâmicas: são pupilas mióticas com reflexo fotomotor presente.
  - Pupila de Claude Bernard-Horner: ocorre a miose ipsilateral à lesão com reflexos fotomotor direto e consensual preservados.
  - Pupilas médias e fixas: possuem 4-5 mm de diâmetro e não respondem ao estímulo luminoso.
  - Pupila tectal/pupila de Hippus: possuem cerca de 5-8 mm de diâmetro com reflexo fotomotor negativo. Apresentam flutuações em seu diâmetro (*hippus*) e dilatam-se na pesquisa do reflexo cilioespinhal de Budge.
    Pupila uncal/pupila do III nervo craniano (oculomotor): possui tamanho > 7 mm e reflexo fotomotor negativo.
  - Pupilas pontinas: possuem 1-1,5 mm, puntiformes bilateralmente, entretanto, reativas à luz.

- Motricidade ocular extrínseca (MOE): a avaliação da MOE é feita pela observação dos movimentos oculares espontâneos e pelas manobras que testam os reflexos oculocefálico (ROC), oculovestibular (ROV) e reflexo corneopalpebral.
  - Reflexo oculocefálico: realizada a apreensão da cabeça do paciente entre as mãos, mantendo os olhos do paciente abertos, utilizando os polegares e rodando passivamente o crânio para ambos os lados. Quando os olhos seguem na mesma direção ao da rotação da cabeça, diz-se que o paciente possui reflexo oculocefálico alterado.
  - Reflexo oculovestibular: é realizado pela estimulação calórica do labirinto. Primeiramente a otoscopia é feita para excluir lesões timpânicas. Colocado o paciente com cabeça inclinada a 30° para que o canal semicircular estimulado seja responsável pelos movimentos horizontais dos olhos. Instilada a quantidade de 50 mL de água ou SF 0,9% próximo a 0 ou 44°C em um dos condutos auditivos externos e aguardar 1 minuto, alternando o lado após 5 minutos. A resposta normal com estímulo com água fria (mais utilizado) consiste no aparecimento de nistagmo, em que o batimento lento se dá em direção ao ouvido irrigado e depois ocorre o movimento rápido corretivo em direção ao lado oposto.
  - Reflexo corneopalpebral: é o piscamento quando se toca a borda da córnea com um algodão tanto do olho estimulado (direto) como o contralateral (consensual).
- Resposta motora: deve-se sistematizar os exames ao observar a postura em repouso, a movimentação espontânea e a resposta a estímulos nociceptivos. Para procurar hemiplegias, realiza-se a manobra da queda do braço, posicionando os braços verticalmente e soltando-os, sendo que o braço com déficit de força cairá mais rapidamente. Avaliação de paresias com as provas de Raimiste e queda do membro em abdução. Avaliar se postura de decorticação ou descerebração. Os movimentos espontâneos podem ser abalos clônicos (focais ou generalizados), mioclonias ou tremores e podem ocorrer tanto em lesões focais como em processos difusos (encefalopatias metabólicas).

- Reflexos superficiais e profundos: a pesquisa de reflexos cutâneos, especialmente, o cutâneo-plantar, os cutâneo-abdominais e o cremastérico, complementa o exame da motricidade, podendo estar alterados (sinal de Babinsky) ou abolidos nas lesões piramidais. A assimetria de reflexos profundos pode ser sugestiva de lesões do sistema nervoso central.
- Tono e trofismo: os pacientes comatosos podem exibir aumento do tono muscular, com espasticidade ou mesmo rigidez de origem extrapiramidal. No entanto, com o aprofundamento do coma, mesmo pacientes com lesões que envolvem o sistema piramidal tenderão a um estado progressivo de hipotonia, quando se aproximam do quadro de morte encefálica. Hipotrofismo pode ser observado em pacientes já acamados por um longo período ou em pacientes que já não utilizavam ou utilizavam pouco o membro hipotrófico antes mesmo da internação.
- Sensibilidade: testada a reatividade a estímulos táteis, auditivos e nociceptivos. Observar simetria de movimentação quando do realizado os diversos estímulos.
- Sinais meníngeos: rigidez de nuca deve ser pesquisada pela flexão e pela extensão alternadas do pescoço, na ausência de trauma cervical.
- Padrão respiratório: o padrão respiratório nos pacientes comatosos pode ser dos mais diferentes tipos e ter poder localizatório, além de acompanhar a evolução de possível deterioração rostrocaudal das funções encefálicas, conforme a perpetuação e mudança do padrão apresentado pelo paciente.
  - Ritmo de Cheyne-Stokes: é caracterizado por períodos alternantes de hiperventilação intercalados por momentos de apneia.
  - Hiperventilação neurogênica central: hiperventilação rápida e sustentada, em geral com frequência respiratória de 40-70 ipm.
  - Respiração apnêustica: consiste em períodos de inspiração rápida com parada respiratória, em inspiração profunda por 2-3 segundos (fase inspiratória prolongada).
  - Respiração atáxica ou de Biot: caracteriza-se por um ritmo completamente irregular (breves respirações irregulares de

pequenos volumes correntes aleatórios), alternando períodos de apneia com respirações superficiais e profundas.
- Respiração em salvas (Cluster): movimentos respiratórios periódicos de amplitude e frequências irregulares semelhante à respiração atáxica, porém intercalados com pausas respiratórias.

Diagnóstico

O objetivo do diagnóstico em pacientes em coma é identificar as causas tratáveis, como infecções, anormalidades metabólicas, intoxicações e lesões cirúrgicas. Exames laboratoriais (hemograma, função renal, função hepática, eletrólitos, lactato, sumário de urina, coagulograma, toxicológico, culturas de sangue e urina, função tireoidiana, entre outros) e neuroimagem (tomografia computadorizada ou ressonância magnética) podem ser necessários para estabelecer a causa do coma. Em alguns casos, a punção lombar para coleta de líquor e a realização do eletroencefalograma podem ser necessárias.

Tratamento

O tratamento deve ser dirigido conforme a etiologia do coma, por isso a importância de se identificar sua etiologia e suas possíveis causas tratáveis e reversíveis.

Prognóstico

Assim como o tratamento, o prognóstico também depende da etiologia do coma, além da gravidade do quadro clínico, da idade do paciente e de suas comorbidades. Existem duas escalas amplamente utilizadas para avaliar o prognóstico, são elas a escala de Glasgow e a escala FOUR. Lembrando que quanto maior a pontuação nessas escalas, melhor o prognóstico.

MORTE ENCEFÁLICA

Morte encefálica (ME) é definida como perda completa e irreversível das funções encefálicas. Para abertura do protocolo de ME é preciso que o paciente esteja no mínimo 6 horas em tratamento intensivo ou em observação hospitalar após lesão, em um estado de coma arreativo/aperceptivo (Glasgow 3), com pupilas fixas e arreativas, ausência de reflexos de tronco e dependente de ventilação mecânica. É preciso conhecer a causa do coma pela história clínica, pelo exame físico e por exames complementares, além de descartar certas etiologias que podem determinar arreflexia do tronco ou coma arreativo, como síndrome do encarceiramento, hipotermia, hipotensão, processos infecciosos, distúrbios hidroeletrolíticos ou endocrinológicos graves, bloqueio neuromuscular grave, intoxicações por barbitúricos, benzodiazepínicos, tricíclicos, neurolépticos, anestésico e opioides, entre outras. Os parâmetros hemodinâmicos e metabólicos recomendados para abertura de protocolo de morte encefálica são:

- PAS > 90 mmHg.
- PAD > 65 mmHg.
- SaO_2 > 90%.
- $PaCO_2$: 20-45 mmHg.
- PaO_2/FiO_2 > 100.
- Ureia < 300.
- Sódio plasmático 120-160 mEq/L.
- Glicemia 80-300 mg/dL.
- Hemoglobina > 9.
- Temperatura > 32,5°C.

Se não existirem contraindicações, a abertura de protocolo deve ser iniciada.
- Primeira etapa: confirmar o coma com estímulo retromandibular, esternal, supraorbitário ou ungueal.
- Segunda etapa: realizar a pesquisa de reflexos de tronco (primeiro teste).
  - Reflexo pupilar fotomotor.
  - Reflexo corneopalpebral.

- Reflexo oculoencefálico.
- Reflexo oculovestibular.
- Reflexo de tosse.
- Teste da apneia: ventilar o paciente por 10 minutos com FiO_2 de 100% para alvo de $PaO_2 \geq 200$ mmHg e $PaCO_2$ 35-45 mmHg. Coletar gasometria arterial. Os valores gasométricos devem ser alcançados idealmente, mas não de forma obrigatória. Desconectar o circuito do ventilador, mantendo uma cânula de O_2 em topografia da carina com fluxo 6 L/min. Observar se movimentos respiratórios ou descompensação hemodinâmica por até 10 minutos. Caso ocorra movimentos respiratórios ou descompensação hemodinâmica, o teste deverá ser suspenso. Após 10 minutos com cânula O_2, se sem intercorrências, coletar gasometria arterial novamente. Avaliar a elevação do $PCO_2 \geq 55$ mmHg. Em paciente com PCO_2 já acima de 55 mmHg, avaliar a elevação de 20 mmHg do PCO_2 basal.

- Terceira etapa: intervalo mínimo para realização do segundo teste, a depender da idade do paciente.
  - 7 dias completos até 2 meses incompletos: 24 horas.
  - 2-24 meses incompletos: 12 horas.
  - Maiores de 2 anos: 1 hora.
- Quarta etapa: após intervalo mínimo de realização do primeiro teste, é realizado o segundo teste, não sendo necessário repetir o teste da apneia. Realizar novamente a pesquisa de reflexos de tronco (segundo teste).
  - Reflexo pupilar fotomotor.
  - Reflexo córneo-palpebral.
  - Reflexo oculoencefálico.
  - Reflexo oculovestibular.
  - Reflexo de tosse.
- Quinta etapa: realização de um exame complementar para avaliação de fluxo, atividade elétrica ou metabolismo cerebral, entre as opções:
  - Eletroencefalograma.
  - Doppler transcraniano.
  - Arteriografia cerebral.
  - Cintilografia cerebral.

A morte encefálica pode ser finalmente constatada se o paciente não apresentar reflexos de tronco nos dois testes do protocolo com intervalo mínimo determinado entre eles, realizados por dois médicos capacitados diferentes (a participação do neurologista ou neurocirurgião deixa de ser obrigatória), associado a um exame complementar que não demonstra fluxo, metabolismo ou atividade elétrica encefálica. Após a determinação de ME é obrigatória a notificação à central de transplantes, preenchimento da declaração de óbito (se causa externa, a declaração deve ser preenchida pelo legista), comunicar familiares da morte e avaliar a possibilidade de realização de doação de órgãos. Retirar o suporte vital caso a doação de órgãos não seja possível.

BIBLIOGRAFIA

1. Aboubakr M, Alameda G. Brain death criteria. Treasure Island: StatPearls; 2020.
2. Chehuen Neto JA, Ferreira RE, Assad IM, Santos IA, Santos JLCT, Paula LC, et al. Atualização dos critérios diagnósticos de morte encefálica: aplicação e capacitação dos médicos. Rev Bras Ter Intensiva. 2019;31(3).
3. Edlow JA, Rabinstein A, Traub SJ, Wijdicks EF. Diagnosis of reversible causes of coma. Lancet. 2014;384(9959):2064-76.
4. Gagliardi RJ, Takayanagui OM. Tratado de neurologia. 2.ed. Rio de Janeiro: Elsevier; 2019.
5. Huff JS, Stevens RD, Weingart SD, Smith WS. Emergency neurological life support: approach to the patient with coma. Neurocrit Care. 2012;17(Suppl 1):S54-9.
6. Huff JS, Tadi P. Coma. Treasure Island: StatPearls; 2020.
7. Kondziella D, Bender A, Diserens K, van Erp W, Estraneo A, Formisano R, et al. EAN Panel on Coma, Disorders of Consciousness. European Academy of Neurology guideline on the diagnosis of coma and other disorders of consciousness. Eur J Neurol. 2020;27(5):741-56.
8. Martins Jr CR, França Jr MC, Martinez ARM, Faber I, Nucci A. Semiologia neurológica. Rio de Janeiro: Revinter; 2017.
9. Schmidt WU, Ploner CJ, Lutz M, Möckel M, Lindner T, Braun M. Causes of brain dysfunction in acute coma: a cohort study of 1027 patients in the emergency department. Scand J Trauma Resusc Emerg Med. 2019;27(1):101.
10. Traub SJ, Wijdicks EF. Initial diagnosis and management of coma. Emerg Med Clin North Am. 2016;34(4):777-3.
11. Westphall GA, Veiga VC, Franke CA. Determinação da morte encefálica no Brasil. Rev Bras Ter Intensiva. 2019;31(3).
12. Westphal GA, Veiga VC, Franke CA. Diagnosis of brain death in Brazil. Rev Bras Ter Intensiva. 2019;31(3):403-9.
13. Young GB. Stupor and coma in adults. Disponível em: www.uptodate.com. Acessado em: 17 maio 2020.

CAPÍTULO **59**

Acidente vascular cerebral

Eliane Machado Dutra
Adrialdo José Santos

CONSIDERAÇÕES GERAIS

O acidente vascular cerebral (AVC) é definido pela Organização Mundial da Saúde (OMS) como uma síndrome clínica caracterizada por um déficit neurológico (geralmente focal), de início agudo, sem outra causa aparente além da provável origem vascular. Os AVC podem ser divididos em isquêmico e hemorrágico (Tabela 1).

▷ **TABELA 1** Tipos de acidente vascular cerebral (AVC)

Isquêmico (AVCi - 85%)	Ocorre interrupção do fluxo cerebral geralmente por etiologia aterotrombótica, embólica ou doença de pequenos vasos
Hemorrágico (AVCh - 15%)	Ocorre um sangramento cerebral podendo este ser intraparenquimatoso ou subaracnoide (HSA)

QUADRO CLÍNICO

O quadro clínico do AVC é bastante variável, estando intimamente relacionado com a região cerebral afetada, podendo se apresentar como perda de força ou de sensibilidade em um lado do corpo, associado ou não a alterações de fala (disartria), de linguagem (afasia), de marcha (ataxia) ou visual (hemianopsia, quadrantopsia).

AVALIAÇÃO CLÍNICA

O paciente com alteração neurológica focal aguda deve ser reconhecido o quanto antes, visto que a demora no reconhecimento acarreta maior morbidade e mortalidade, já que a perda de neurônios é de 1,9 bilhão a cada minuto.

> Na chegada ao hospital, é necessário acionar todos os setores envolvidos no atendimento do AVC. Na avaliação clínica inicial, é necessário determinar o horário mais próximo do exato em que os sintomas se iniciaram. Caso essa informação não esteja disponível, é importante identificar a última vez em que o paciente foi visto em seu estado basal.

- Avaliação geral imediata (< 10 minutos da chegada)
1. Admissão em sala de emergência, avaliar sinais vitais e glicemia capilar.
2. Cabeceira reta e 2 acessos venosos calibrosos.
3. Coleta de exames iniciais (hemograma, eletrólitos, creatinina, glicemia, TP e TTPA). Solicitar tomografia computadorizada (TC) de crânio sem contraste.
4. Monitorização cardíaca e eletroencefalograma (EEG) da chegada para checar arritmias.
5. Tratar se: temperatura axilar > 37,5°C; hipoxemia (SaO_2 < 92% em AA); hipoglicemia (< 50 mg/dL), hiperglicemia (> 400 mg/dL), hipertensão (Tabela 2).
6. Avaliação neurológica (equipe deve ser acionada assim que o paciente for reconhecido como possível AVC).
7. Coletar história do paciente e determinar o horário do início dos sintomas.

▷ **TABELA 2** Manejo de pressão sanguínea elevada

Pressão arterial	Tratamento
AVCi em pacientes não candidatos à terapia fibrinolítica	
PAD > 140 mmHg	Nitroprussiato de sódio (0,5 mcg/kg/min); objetivar redução de 10-20% na PAD
PAS > 220, PAD 121-140 ou PAM > 130 mmHg	Metoprolol 5 mg EV em 2-3 min. Pode-se repetir o metoprolol a cada 10 min até a dose máxima de 15 mg
PAS < 220, PAD ≤ 120 ou PAM < 130 mmHg	Não tratar na ausência de dissecção de aorta, IAM, ICC grave ou encefalopatia hipertensiva
AVCi em pacientes candidatos à terapia fibrinolítica	
Pré-tratamento	
PAS > 185 ou PAD > 110 mmHg	Metoprolol 5 mg EV. Se a PA não for reduzida e mantida < 185/110 mmHg, não administrar fibrinolítico
Durante e após o tratamento	
Monitorar PA	Checar PA a cada 15 minutos por 2 h, depois a cada 30 minutos por 6 h e, então, a cada 1 h por 16 h
PAD > 140 mmHg	Metoprolol 5 mg EV em 2-3 min. Pode-se repetir o metoprolol a cada 10 min até a dose máxima de 15 mg. Se a PA não for controlada com metoprolol, considerar nitroprussiato de sódio
PAS 180 a 230 ou PAD 105 a 120 mmHg	Metoprolol 5 mg EV. Pode-se repetir o metoprolol a cada 10-20 min até a dose máxima de 15 mg
AVCh	
PAS > 180 ou PAD > 105 mmHg	Metoprolol ou nitroprussiato de sódio

AVCh: acidente vascular cerebral hemorrágico; AVCi: acidente vascular cerebral isquêmico; EV: endovenoso; IAM: infarto agudo do miocárdio; ICC: insuficiência cardíaca congestiva; PA: pressão arterial; PAD: pressão arterial diastólico; PAS: pressão arterial sistólico.

- Avaliação neurológica imediata (< 25 minutos da chegada)
1. Encaminhar paciente para TC de crânio sem contraste urgente (a ser interpretada por neurologista ou radiologista, que definirão, de acordo com a escala de ASPECTS (*Alberta Stroke Program Early CT Score*), a presença de sinais de infarto precoce na tomografia da admissão).
2. Confirmar história do paciente, comorbidades, medicações em uso, critérios de inclusão e exclusão de terapia trombolítica.
3. Exame neurológico rápido e direcionado pela escala de NIHSS (*National Institutes of Health Stroke Scale* – aplicado preferencialmente por neurologista ou clínico treinado) e nível de consciência pela escala de coma de Glasgow.
4. Aplicar escore ICH (*Intracerebral Hemorrhage* – Tabelas 4 e 5) para hemorragias intraparenquimatosas ou escala Hunt e Hess e Fisher (Tabelas 6 e 7) para HSA.
5. Estabelecer terapêutica definitiva de acordo com o diagnóstico.
   - AVCi: terapia fibrinolítica requer < 4,5 horas do *ictus* de acordo com avaliação da TC de crânio; solicitar avaliação da neurointervensão para avaliar a indicação de trombectomia mecânica sempre que disponível.
   - AVCh: solicitar avaliação neurocirúrgica em caso de hemorragia intraparenquimatosa; se TC normal e a suspeita de HSA for forte, realizar punção lombar.

EXAME DE IMAGEM

- A TC de crânio é o teste diagnóstico mais importante para diferenciar isquemia de hemorragia ou, ainda, determinar outros diagnósticos diferenciais, como a presença de tumores. Em caso de indisponibilidade do exame, o paciente deve ser imediatamente referenciado a um centro com tomógrafo e equipe de neurologia. Não iniciar anticoagulantes, antiplaquetários ou fibrinolíticos até que a hemorragia seja excluída.
- Se disponível, realizar estudo de vasos com angiotomografia intracraniana e cervical.
- Exames de perfusão e RM de crânio possuem indicações específicas e devem ter sua necessidade avaliada por neurologista.

AVC ISQUÊMICO (AVCi)

Os principais mecanismos do AVCi são as lesões aterotrombóticas, embólicas (geralmente cardioembólicas) e doenças de pequenos vasos. Outras doenças de vasos como as vasculites e a dissecções também podem ser causas de AVCi.

Quando os sintomas se resolvem em menos de 24 horas do início de forma espontânea, sem tratamento específico, diz-se que o paciente teve um acidente isquêmico transitório (AIT). O diagnóstico de AIT sempre será retrospectivo. Seu reconhecimento é importante pelo fato de que os paciente com AIT têm chance maior que o da população geral de apresentar um AVC nos meses seguintes.

TRATAMENTO ESPECÍFICO DO AVCi AGUDO

Terapia fibrinolítica

Recomenda-se a administração de rtPA (alteplase) em pacientes com início dos sintomas em 4,5 horas, desde que não tenha contraindicação (Tabela 3).

A dose EV de rtPA é de 0,9 mg/kg, devendo-se administrar 10% da dose em *bolus* (durante 1 minuto), e o restante em bomba de infusão contínua em 60 minutos.

▷ **TABELA 3**   Indicações e contraindicações à rtPA (alteplase)

Terapia fibrinolítica	
Indicações	▪ AVCi em qualquer território encefálico ▪ Possibilidade de iniciar tratamento com rtPA em até 4,5 h do início dos sintomas ▪ TC ou RM de crânio sem evidências de sangramento ▪ Idade > 18 anos

(continua)

ACIDENTE VASCULAR CEREBRAL 679

▷ **TABELA 3** Indicações e contraindicações à rtPA (alteplase) (*continuação*)

Terapia fibrinolítica	
Contraindicações	▪ Evidências de hemorragias intracraniana, forte suspeita de HSA ▪ Déficits leves (NIH < 4) sem comprometimento funcional significativa (exceto afasia) ▪ Uso de anticoagulantes orais ou TAP > 15" (RNI > 1,7) ▪ Uso de heparina nas últimas 48 h com TTPA elevado ▪ Plaquetas < 100.000/mm³ ▪ TC de crânio com hipodensidade > 1/3 do território da ACM* ▪ AVC ou TCE grave nos últimos 3 meses ▪ Hipertensão não controlada (PAS ≥ 185 mmHg ou PAD ≥ 110 mmHg refratária ao tratamento anti-hipertensivo ▪ Neoplasia intraparenquimatosa, presença de MAV ou aneurisma ▪ Melhora rápida e completa dos sintomas antes do início da rtPA ▪ Cirurgia de grande porte nos últimos 14 dias ▪ Cirurgia intracraniana e intramedular recente ▪ Sangramento nos últimos 21 dias, como gastrointestinal ou urinário
Contraindicações relativas	▪ Gravidez: considerar risco x benefício de administração de rtPA (categoria C) de acordo com déficit e idade gestacional ▪ Crise convulsiva com déficit pós-ictal residual ▪ IAM nos últimos 3 meses

AVC: acidente vascular cerebral; AVCi: acidente vascular cerebral isquêmico; HSA: hemorragia subaracnoide; IAM: infarto agudo do miocárdio; MAV: malformação arteriovenosa; NIH: National Institutes Health; PAD: pressão arterial diastólica; PAS: pressão arterial sistólica; RM: ressonância magnética; RNI: relação normatizada internacional; TAP: tempo de protrombina; TC: tomografia computadorizada; TCE: traumatismo cranioencefálico; TTPA: tempo de tromboplastina parcial ativada.

TROMBECTOMIA MECÂNICA

- Paciente com mais de 4,5 horas de evolução e/ou com suspeita de oclusão de grandes vasos (carótidas, cerebrais médias) devem ser avaliados para trombectomia mecânica.
- Critérios de inclusão para terapia endovascular: pacientes com mais de 18 anos, NIH ≥ 6, estado funcional prévio bom, esco-

re de ASPECTS ≥ 6 na TC de crânio, presença de oclusão arterial intracraniana proximal.

- Os recentes estudos DAWN e DEFUSE 3 estenderam a janela terapêutica com neurointervenção de 6 para 24 horas do início dos sintomas.
- Todos os pacientes com sintomas de oclusão de grandes vasos (hemiplegia completa associado a hemiparestesia, afasia ou negligência, disartria grave, desvio conjugado do olhar e hemianopsia homônima) devem ser avaliados para terapia de reperfusão endovascular o mais precocemente possível. Na TC de crânio sem contraste, em alguns casos, é possível visualizar hiperdensidade da artéria cerebral média, o que é sugestivo de oclusão de grande vaso, caso ângioTC não esteja disponível.

TRATAMENTO DAS COMPLICAÇÕES

- Crise convulsiva: se o paciente apresentar crise convulsiva no *ictus* ou durante a avaliação inicial, com duração maior que 5 minutos (estado de mal epiléptico), administrar diazepam EV na velocidade de 1 a 2 mg/minuto até a dose total de 10 a 20 mg. Caso a crise convulsiva persista, iniciar hidantalização com 15 a 20 mg/kg de fenitoína, diluída em 250 a 500 mL de SF 0,9% e infundir em até 50 mg/min (manter o paciente monitorizado pelo risco de arritmias). Após hidantalização, ou se o paciente apresentou crise única que cessou espontaneamente, sem necessidade de benzodiazepínico, iniciar tratamento com droga antiepiléptica de horário (fenitoína 100 mg EV de 8/8h).
- Suspender infusão de rtPA: se instabilidade clínica ou neurológica; hipertensão não controlada; sangramento ativo.
- Em pacientes com AVCi extenso (> 50% do território da artéria cerebral média) atentar para risco de edema cerebral e herniação, normalmente evidenciados por piora neurológica entre o 3º e o 5º dia após o *ictus*. Se piora neurológica, repetir a TC de crânio para confirmar e, em caso de presença de sinais de herniação, solicitar parecer da neurocirurgia para avaliar a indicação de craniectomia descompressiva.

Cuidados após rtPA

- Admissão em sala de AVC agudo/sala de emergência/unidade vascular/UTI.
- Jejum nas primeiras 24 horas – liberar dieta após avaliação da fonoaudiologia.
- Não administrar heparina, antiagregantes plaquetários ou anticoagulantes nas primeiras 24 horas após rtPA.
- Controle pressórico rigoroso e corrigir em caso de hipotensão (hidratação com SF 0,9%) ou hipertensão (Tabela 2).
- Controle neurológico com NIH a cada 15 minutos durante infusão de rtPA, a cada 30 minutos nas primeiras 6 horas e após esse período a cada hora até completar 24 horas.
- Não passar sonda nasoenteral nas primeiras 24 horas.
- Não passar sonda vesical nas primeiras 24 horas. Em caso de muita necessidade, passar sonda de menor calibre após 30 minutos da infusão de rtPA.
- Não realizar acesso venoso central ou punção arterial nas primeiras 24 horas.
- Realizar TC de controle sem contraste após 24 horas da rtPA ou antes se piora neurológica.
- Administrar antiagregante plaquetário após 24 horas da rtPA se TC de controle sem evidências de sangramento.
- Iniciar heparina profilática para trombose venosa profunda (TVP) após 24 horas da rtPA se TC de controle sem sangramentos.

TERAPIA ANTICOAGULANTE

- Não deve ser usado no tratamento de fase aguda.
- Está indicado, após definição etiológica de evento cardioembólico, no tratamento preventivo de novos eventos, devendo ser iniciado após exclusão de transformação hemorrágica, ou de infarto muito extenso, na TC de controle após 24 horas do evento atual.
- Pode-se iniciar a anticoagulação com heparina seguido de introdução de varfarina com alvo de INR entre 2 e 3. Os novos

anticoagulantes orais só são indicados em caso de fibrilação atrial reconhecida e documentada.

TERAPIA ANTIAGREGANTE PLAQUETÁRIA

- O uso de AAS deve ser considerado para todos os pacientes com AVCi agudo, sendo a dose inicial de 300 mg recomendada para pacientes que não faziam uso prévio, seguido de 100 mg/dia. Os pacientes que receberam rtPA EV devem aguardar a TC de controle em 24 horas para iniciar o AAS se o exame descartar sangramento.
- Paciente com mais de 24 horas de evolução, ou sem indicação de receber tratamento de fase aguda, deve receber AAS (ataque + manutenção).
- Uma alternativa ao AAS é o clopidogrel 75 mg/dia, ou a ticlopidina 250 mg a cada 12 horas, devendo ser reservados a casos de impossibilidade de usar o AAS por não serem superiores a este.

TRATAMENTO DO AVCH

- O acidente vascular cerebral hemorrágico (AVCh) apresenta alta morbidade e mortalidade e tem como principal causa modificável a hipertensão arterial. Outras causas incluem discrasias sanguíneas, amiloidose, sangramento de lesões neoplásicas.
- Após realizar a TC de crânio confirmatória de sangramento intraparenquimatoso com ou sem sangramento intraventricular, deve-se calcular o escore ICH do paciente conforme a Tabela 5.
- Admitir o paciente em sala de emergência, com monitorização cardíaca, de pressão arterial (alvo de PAS 140 a 160 mmHg) e do nível de consciência
- Manejo clínico geral, pesquisa de alterações na coagulação, bem como suas correções, e analgesia fixa em caso de dor.
- Solicitar parecer da neurocirurgia para avaliar necessidade de drenagem cirúrgica.
- Pode-se usar manitol para redução da pressão intracraniana (250 mL EV).

▷ **TABELA 4**   ICH escore

Componente		Pontos
Glasgow	3-4	2
	5-12	1
	13-15	0
Volume do hematoma (cm³)	≥ 30	1
	< 30	0
Inundação ventricular	Sim	1
	Não	0
Origem infratentorial	Sim	1
	Não	0
Idade (anos)	≥ 80	1
	< 80	0
Escore total		0-6

▷ **TABELA 5**   Mortalidade de acordo com ICH escore

Escore ICH	Mortalidade (%)
0	0
1	13
2	26
3	72
4	97
5	100
6	100

Tratamento da hemorragia subaracnoide (HSA)

- A HSA consiste na presença de sangue no espaço subaracnoide, sendo a principal causa a ruptura de aneurismas intracranianos.
- Normalmente o paciente se apresenta com uma cefaleia ictal, iniciada muito subitamente, descrita como a pior dor da vida (a dor atinge seu nível máximo em poucos segundos). Pode

ocorrer associado a dor, redução do nível de consciência e rigidez de nuca e vômitos. Em casos mais graves, o paciente pode apresentar perda do nível de consciência transitório ou coma.

- Aproximadamente 5% dos pacientes com HSA possuem achados de TC dentro da normalidade. Se houver forte suspeita clínica, realizar punção lombar.
- Realizar ângioTC ou arteriografia para diagnóstico de doença aneurismática.
- Após a ruptura aneurismática, 40% dos pacientes podem apresentar ressangramento, principalmente entre o 2º e 19º dia do *ictus*. Vasoespasmos está presente em cerca de 30% dos pacientes e, em caso de sangramento intraventricular, pode ocorrer hidrocefalia com necessidade de cirurgia.
- A escala de Hunt e Hess (Tabela 6) é utilizada para graduar a gravidade da HSA.
- O tratamento consiste em repouso absoluto no leito, preferencialmente em UTI, cabeceira elevada em 30º, monitorização do nível de consciência e manejo rigoroso da dor, principalmente com medicações que evitem a depressão do sistema nervoso central. Caso seja necessário uso de opioides, preferir codeína.
- Para prevenção de vasoespasmo, utiliza-se nimodipino 60 mg a cada 4 horas e hidratação EV com SF 0,9% para tentar evitar hipotensão.
- Corrigir hiponatremia se presentes e facilitar a evacuação.
- É necessário o diagnóstico de doença aneurismática, bem como seu tratamento o mais precocemente possível quando identificada, preferencialmente nos primeiros 3 dias.

▷ **TABELA 6** Escala de Hunt e Hess

Grau	Estado neurológico
1	Assintomático
2	Cefaleia grave ou rigidez de nuca, sem déficit neurológico, exceto paresia de PC*

(continua)

> **TABELA 6**   Escala de Hunt e Hess (*continuação*)

Grau	Estado neurológico
3	Sonolência, confusão, déficit neurológico focal leve
4	Torpor, hemiparesia moderada a grave
5	Coma, postura em descerebração

PC: pares cranianos.

> **TABELA 7**   Escala de Fisher – presença de sangramento na hemorragia subaracnoide (HSA)

Grau	Descrição
I	Não detectado
II	Difuso ou espessura < 1 mm
III	Coágulo localizado ou espessura > 1 mm
IV	Hematoma intracerebral ou intraventricular com ou sem sangue no espaço subaracnoide

BIBLIOGRAFIA

1. Albers GW, Marks MP, Kemp S, Christensen S, Tsai JP, Ortega-Gutierrez S, et al. Thrombectomy for stroke at 6 to 16 hours with selection by perfusion imaging. N Engl J Med. 2018;378:708.
2. Brasil. Ministério da Saúde. Secretaria de Atenção a Saúde. Departamento de Atenção Especializada. Manual de rotinas para atenção ao AVC. Brasília: Ministério da Saúde; 2013. 50 p.
3. Campbell BCV, De Silva DA, Macleod MR, Coutts SB, Schwamm LH, Davis SM, et al. Ischaemic stroke. Nat Rev Dis Prim. 2019;5(1).
4. Chugh C. Acute ischemic stroke: management approach. Indian J Crit Care Med. 2019;23(S2):140-6.
5. Coutts SB. Diagnosis and management of transient ischemic attack. Contin Lifelong Learn Neurol. 2017;23(1):82-92.
6. Hemphill JC, Bonovich DC, Besmertis L, Manley GT, Johnston SC. The ICH score. Stroke. 2001;32(4):891-7
7. Nogueira RG, Jadhav AP, Haussen DC, Bonafe A, Budzik RF, Bhuva P, et al. Thrombectomy 6 to 24 hours after stroke with a mismatch between deficit and infarct. N Engl J Med. 2018;378:11.
8. Rabinstein AA. Treatment of acute ischemic stroke. Contin Lifelong Learn Neurol. 2017;23(1):62-81.

CAPÍTULO **60**

Cefaleia no pronto atendimento

Tiago Gomes de Paula
Adrialdo José Santos

CONSIDERAÇÕES GERAIS

A cefaleia é a queixa extremamente comum em serviços de atendimento de urgência, sendo geralmente benigna. Porém, pode também ser manifestação de sérias condições, inclusive com risco de morte.

O principal objetivo na avaliação do paciente com cefaleia no atendimento de urgência é descartar as causas secundárias, buscando, por meio da história e do exame físico dos pacientes, aquelas que necessitam de estudo diagnóstico mais detalhados. Assim no próximo tópico, serão detalhados uma série de sinais de alarme e fatores de risco para auxiliar nessa avaliação.

SINAIS DE ALARME PARA A PRESENÇA DE UMA DOR DE CABEÇA SECUNDÁRIA

Frente à necessidade de avaliar os fatores de risco dos pacientes com cefaleia, serão detalhados a seguir os sinais de alarme.

- **Cefaleia súbita**: cefaleia de início abrupto que atinge a intensidade máxima dentro de alguns segundos ou minutos. Entre os diferenciais, tem-se a hemorragia subaracnóidea (HSA), as síndromes reversíveis de vasoconstrição cerebral, a trombose venosa central, a apoplexia hipofisária, o glaucoma agudo de ângulo fechado, os aneurismas cerebrais não rompidos, o cisto coloide do terceiro ventrículo, a lesão expansiva (principalmente de fossa posterior) e as emergências hipertensivas. O glaucoma agudo de ângulo fechado apresenta dor de cabeça de forma súbita. Uma história cuidadosa e um exame físico, incluindo a medição das pressões intraoculares, geralmente são suficientes para determinar se essa é a fonte da dor.

- **Cefaleia nova**: ausência de dores de cabeça semelhantes no passado é outro achado que sugere um distúrbio grave. A "primeira" ou "pior dor de cabeça da minha vida" é uma descrição que às vezes acompanha hemorragia intracraniana ou infecção do sistema nervoso central (SNC).
- **Cefaleia de início recente em pacientes com imunossupressão (HIV, câncer)**: pacientes com imunossupressão, seja por HIV seja secundária a um tratamento neoplásico, que apresentam dor de cabeça, correm um risco significativo de doença intracraniana, incluindo toxoplasmose, acidente vascular cerebral, abscesso cerebral, meningite e malignidade do SNC.
- **Sintomas neurológicos focais – estado mental alterado ou convulsão**: a alteração do estado mental – personalidade ou flutuação no nível de consciência – sugere uma anormalidade potencialmente grave. Nos pacientes com dor de cabeça e alteração do estado mental, é importante verificar se há hipoglicemia, por meio de medida da glicose capilar. A dor de cabeça e a convulsão podem aparecer na pré-eclâmpsia em até 6 semanas após o parto.
- **Distúrbios visuais**: dor de cabeça pode estar associada a arterite de células gigantes, síndrome da encefalopatia posterior reversível (PRES), hipertensão intracraniana, nesta última o paciente pode apresentar diplopia, borramento papilar, neste último caso, o borramento é chamado de papiledema. Alterações de campo visual geralmente estão ligadas à lesão expansiva quando ocorrem progressivamente e as auras quando ocorrem de forma abrupta.
- **Idade acima de 50 anos**: pacientes acima de 50 anos com cefaleia nova ou piora progressiva da dor de cabeça têm um risco significativamente maior de cefaleia secundária, incluindo lesão em massa intracraniana e arterite temporal.

- **Dor de cabeça com esforço**: o rápido início da dor de cabeça com esforço (por exemplo, relação sexual, exercício) aumenta a possibilidade de dissecção da artéria carótida, vasoconstrição cerebral reversível ou hemorragia intracraniana.
- **Gravidez e estado pós-parto**: cefaleias em gestante geralmente são primárias, no entanto, na pré-eclâmpsia, podem se sobrepor ao PRES. Outras causas menos comuns incluem a trombose do seio venoso, a apoplexia hipofisária e a vasoconstrição cerebral reversível. A trombose do seio venoso é mais comum no pós-parto. A pior dor de cabeça no pós-parto sugere uma dor de cabeça pós-punção (se o paciente recebeu anestesia espinhal) ou hipotensão intracraniana espontânea (em pacientes sem anestesia espinhal) em razão das lágrimas durais sofridas durante o trabalho de parto.
- **História de trauma**: o paciente com cefaleia após o trauma deve ser avaliado, pois o trauma pode causar hemorragia intracraniana, hematoma subdural ou epidural, dissecção das carótidas, estruturas ósseas, do crânio e da coluna; em caso negativo, o paciente pode vir a ter uma cefaleia pós-traumática.
- **Medicamentos**: o uso de anticoagulantes, bem como de antiagregantes plaquetários, confere um risco aumentado de sangramento. Os pacientes em uso de varfarina têm risco maior de hemorragia intracraniana em comparação com aqueles com os novos anticoagulantes orais (NOAC). Pacientes com qualquer agente anticoagulante oral mais antiagregantes plaquetários têm risco aumentado em comparação com aqueles que não estão. Pacientes anticoagulados com traumatismo craniano, mesmo trauma menor ou com cefaleia nova, devem ser submetidos à tomografia computadorizada (TC). Contraceptivos orais aumentam o risco de trombose venosa central e também podem aumentar a frequência e a intensidade das cefaleias.
- **Drogas ilícitas**: várias drogas ilícitas, incluindo cocaína, metanfetamina e outros agentes simpatomiméticos, aumentam o risco de acidente vascular cerebral e de sangramento intracraniano. Se os medicamentos são utilizados por via intravenosa (IV), o abscesso cerebral é outra possibilidade, mesmo na ausência de febre.

Sinais de alarme	Diagnóstico diferencial	Possíveis avaliações
Início súbito	Hemorragia subaracnoide, apoplexia pituitária, hemorragia em uma massa ou malformação vascular, aneurismas cerebrais não rompidos, lesão expansiva (principalmente de fossa posterior), cisto coloide do terceiro ventrículo, emergências hipertensivas, glaucoma de ângulo fechado	Exame de imagem, punção liquórica, medição das pressões intraoculares
Cefaleia nova	Hemorragia intracraniana, hematoma subdural ou epidural, infecção do SNC	Exame de imagem, punção liquórica se exame de imagem negativo
Cefaleia de início recente em pacientes com imunossupressão (antecedente de HIV, neoplasia)	Neuroinfecção (meningite aguda ou crônica, toxoplasmose, abscesso cerebral), carcinomatose, metástase	Exame de imagem, punção liquórica, sorologias
Cefaleia com sintomas sistêmicos (febre, mialgia, *rash* cutâneo)	Neuroinfecção (meningite aguda ou crônica, abscesso cerebral), sinusopatia, quadro infeccioso viral	Exame de imagem, punção liquórica se exame de imagem negativo, sorologias
Sintomas ou sinais neurológicos focais (rebaixamento de nível de consciência, crise convulsiva, alteração no exame físico neurológico)	Lesão expansiva, malformação vascular, AVC, vasculite colagenosa, neuroinfecção	Exame de imagem, investigação para vasculites (inclusive anticorpo antifosfolípedes), sorologia

(continua)

△ TABELA 1 Sinais de alarme na avaliação da cefaleia (continuação)

Sinais de alarme	Diagnóstico diferencial	Possíveis avaliações
Distúrbios visuais (diplopia, borramento visual, alteração de campo visual)	Hipertensão intracraniana, lesão expansiva, hipertensão intracraniana idiopática, arterite temporal, PRES	Exame de imagem, punção liquórica, VHS e avaliar biópsia de artéria temporal
Início após 50 anos	Lesão expansiva e arterite temporal	Exame de imagem, VHS e avaliar biópsia de artéria temporal
Dor de cabeça com esforço	Dissecção da artéria carótida, vasoconstrição cerebral reversível, hemorragia intracraniana	Exame de imagem, com estudo de vaso, punção liquórica
Gravidez ou pós-parto	Migrânea, PRES, trombose venosa central, apoplexia hipofisária e vasoconstrição cerebral reversível	Exame de imagem com estudo de vasos, de preferência RM
História de trauma	Hemorragia intracraniana, hematoma subdural ou epidural, dissecção carótidas, fraturas de crânio e coluna, cefaleia pós-traumática.	Exame de imagem com estudo de vaso (crânio e coluna cervical)
Medicamentos (anticoagulantes, antiagregantes plaquetários, contraceptivos orais)	Hemorragia intracraniana, hematoma subdural ou epidural	Exame de imagem, coagulograma
Drogas ilícitas (cocaína, metanfetamina e outros agentes simpatomiméticos)	Hemorragia intracraniana, hematoma subdural ou epidural, AVC, abscesso cerebral	Exame de imagem, exame toxicológico

AVC: acidente vascular cerebral; PRES: síndrome da encefalopatia posterior reversível; RM: ressonância magnética; SNC: sistema nervoso central; VHS: velocidade de hemossedimentação.

DIAGNÓSTICO DAS CEFALEIAS PRIMÁRIAS EM PRONTO ATENDIMENTO

A cefaleia em sua maioria se mostra como primária, tendo a migrânea a maior prevalência; o impacto socioeconômico da cefaleia é imensurável. O tratamento da cefaleia deve se concentrar na terapia profilática, evitando os gatilhos da enxaqueca e minimizando o uso de medicamentos para dor de cabeça aguda.

Para diagnosticar cefaleia, usa-se a Classificação Internacional das Cefaleias – ICHD-3. Critérios diagnósticos auxiliam o diagnóstico, e alguns deles estão descritos nas Tabelas 2 a 7.

▷ **TABELA 2** Migrânea sem aura – Critérios diagnósticos da ICHD-3

A. Ao menos 2 crises, preenchendo os critérios B e C
B. Crises de cefaleia durando 4-72 horas (sem tratamento ou com tratamento ineficaz)
C. A cefaleia possui ao menos 2 das seguintes características: 1. Localização unilateral 2. Caráter pulsátil 3. Intensidade da dor moderada ou forte 4. Exacerbada por ou levando o indivíduo a evitar atividades físicas rotineiras (p. ex., caminhar ou subir escadas)
D. Durante a cefaleia, ao menos 1 dos seguintes: 1. Náusea e/ou vômito 2. Fotofobia e fonofobia
E. Não melhora explicada por outro diagnóstico da ICHD-3

Fonte: IHS, 2018.

▷ **TABELA 3** Migrânea com aura – critérios diagnósticos da ICHD-3

A. Ao menos 2 crises preenchendo os critérios B e C
B. Um ou mais dos seguintes sintomas de aura plenamente reversíveis: 1. Visual 2. Sensorial 3. Fala e/ou linguagem 4. Motor 5. Tronco cerebral 6. Retiniano

(continua)

692 GUIA DE MEDICINA DE URGÊNCIA

▷ **TABELA 3**   Migrânea com aura – critérios diagnósticos da ICHD-3 (*continuação*)

C. Ao menos 3 das seguintes características: 1. Ao menos 1 sintoma de aura alastra-se gradualmente por ≥ 5 minutos 2. Dois ou mais sintomas de aura ocorrem em sucessão 3. Cada sintoma de aura individual dura de 5-60 minutos 4. Ao menos 1 sintoma de aura é unilateral 5. Ao menos 1 sintoma de aura é positivo 6. A aura é acompanhada, ou seguida dentro de 60 minutos, por cefaleia
D. Não melhora explicada por outro diagnóstico da ICHD-3.

Fonte: IHS, 2018.

▷ **TABELA 4**   Migrânea crônica – critérios diagnósticos da ICHD-3

A. Cefaleia (migrânea-símile ou tipo tensional-símile) em ≥ 15 dias/mês por > 3 meses e preenchendo os critérios B e C
B. Ocorrendo em um paciente que tenha apresentado ao menos 5 crises e preenchendo os critérios B-D para 1.1 Migrânea sem aura e/ou os critérios B e C para 1.2 Migrânea com aura
C. Em ≥ 8 dias/mês por > 3 meses, preenchendo qualquer dos seguintes: 1. Critérios C e D para 1.1 Migrânea sem aura 2. Critérios B e C para 1.2 Migrânea com aura 3. Interpretada pelo paciente como sendo migrânea no início e aliviada por um triptano ou derivado do ergot
D. Não melhora explicada por outro diagnóstico da ICHD-3

Fonte: IHS, 2018.

▷ **TABELA 5**   Cefaleia tensional – critérios diagnósticos da ICHD-3

A. Ao menos 10 episódios de cefaleia ocorrendo em < 1 dia/mês em média (< 12 dias/ano) e preenchendo os critérios B-D
B. Duração de 30 minutos a 7 dias
C. Ao menos 2 das 4 seguintes características: 1. Localização bilateral 2. Qualidade em pressão ou aperto (não pulsátil) 3. Intensidade fraca ou moderada 4. Não agravada por atividade física rotineira como caminhar ou subir escadas

(*continua*)

CEFALEIA NO PRONTO ATENDIMENTO   693

▷ **TABELA 5**   Cefaleia tensional – critérios diagnósticos da ICHD-3 (*continuação*)

D. Ambos os seguintes: 1. Ausência de náusea ou vômitos   2. Fotofobia ou fonofobia (apenas 1 delas pode estar presente)
E. Não melhora explicada por outro diagnóstico da ICHD-3

Fonte: IHS, 2018.

▷ **TABELA 6**   Cefaleia em salvas – critérios diagnósticos da ICHD-3

A. Ao menos 5 crises preenchendo os critérios B-D
B. Dor forte ou muito forte unilateral, orbital, supraorbital e/ou temporal, durante 15-180 minutos (quando não tratada)

C. Um ou ambos os seguintes:
 1. Ao menos 1 dos seguintes sintomas ou sinais, ipsilaterais à cefaleia:
    a. Injeção conjuntival e/ou lacrimejamento
    b. Congestão nasal e/ou rinorreia
    c. Edema palpebral
    d. Sudorese frontal e facial
    e. Miose e/ou ptose
 2. Sensação de inquietude ou de agitação

D. Ocorrendo com uma frequência entre 1 a cada 2 dias e 8 por dia
E. Não melhora explicada por outro diagnóstico da ICHD-3

Fonte: IHS, 2018.

▷ **TABELA 7**   Hemicrania paroxística – critérios diagnósticos da ICHD-3

A. Ao menos 20 crises preenchendo os critérios B-E
B. Dor forte unilateral, orbital, supraorbital e/ou temporal, durando de 2-30 minutos

C. Um ou ambos os seguintes:
 1. Ao menos 1 dos seguintes sintomas ou sinais, ipsilaterais à cefaleia:
    a. Injeção conjuntival e/ou lacrimejamento
    b. Congestão nasal e/ou rinorreia
    c. Edema palpebral
    d. Sudorese frontal e facial
    e. Miose e/ou ptose
 2. Sensação de inquietude ou de agitação

(continua)

694 GUIA DE MEDICINA DE URGÊNCIA

▷ **TABELA 7**   Hemicrania paroxística – critérios diagnósticos da ICHD-3 (*continuação*)

D. Ocorrendo com uma frequência > 5 vezes/dia
E. Prevenidas de forma absoluta por doses terapêuticas de indometacina
F. Não melhora explicada por outro diagnóstico da ICHD-3

Fonte: IHS, 2018.

TRATAMENTO CEFALEIA

Para avaliar a dor, a escala visual analógica (EVA) para dor (*Visual Analogue Scale* – VAS) é um instrumento unidimensional usada para a avaliação da intensidade da dor. Trata-se de uma linha com as extremidades numeradas de 0-10. Em uma extremidade da linha é marcada "nenhuma dor" e na outra "pior dor imaginável". Pede-se, então, ao paciente que avalie e marque na linha a dor presente naquele momento.

Em pronto atendimento para o tratamento de migrânea, deve-se sempre descartar a possibilidade de cefaleia secundária; se for primária, deve-se descobrir se se trata de cefaleia crônica ou episódica. Para uma cefaleia do tipo tensão episódica, geralmente o tratamento é com analgésicos simples (dipirona ou paracetamol), no entanto, o abuso dos analgésicos deve ser desencorajado, pois é a principal causa de cefaleia crônica diária. Na migrânea, pode-se usar analgésicos, anti-inflamatórios e triptanos, além de sintomáticos como antieméticos. Dexametasona, clorpromazina e haloperidol têm seu uso nas cefaleias que não melhoram com as medicações ditas anteriormente.

As cefaleias trigêmino-autonômicas, como as cefaleia em salvas, podem ser confundidas com uma dor de cabeça grave, já que a dor de uma dor de cabeça em salvas pode atingir a intensidade total em minutos, no pronto-socorro é possível tratar inicialmente com oxigênio, pode ser feito também triptano, bloqueio do gânglio esfenopalatino com lidocaína intranasal, além de ergotamina e octreotide com eficácia duvidosa. Deve-se administrar o oxigênio a 100% com o paciente sentado, na posição vertical, com uma máscara facial a uma taxa de fluxo de, pelo menos, 12 L/min, a inalação deve continuar por 15 minutos – a dor começa a diminuir 5 minutos após o início do oxigênio. A hemicrania paroxística ocorre geralmente mais no sexo feminino e responde de forma absoluta à indometacina. A dose inicial de indometacina é de 75 mg/dia em 3 doses divididas (25 mg 3 vezes ao dia). A dose de indometacina deve ser aumentada para 150 mg/dia em 3 doses divididas por 3 a 10 dias, se não houver resposta ou resposta parcial à dose inicial após 3 dias. A dose deve ser aumentada para 225 mg/dia em 3 doses divididas por 10 dias para respondedores parciais, se o índice de suspeita for alto.

▷ **TABELA 8**   Resumo tratamento em pronto atendimento

Paracetamol	1 g, VO, repetir em 2-4 h se necessário (não ultrapassar 3 g/dia)
Dipirona	1 g, IV ou VO, repetir em 2-4 h, se necessário (não ultrapassar 4 g/dia)
Naproxeno	550 mg, VO, repetir em 2-4 h, se necessário (não ultrapassar 1.100 mg/dia)
Tartarato de ergotamina	1-2 mg, VO, repetir em 1-4 h, se necessário (não ultrapassar 4 mg/dia)
Sumatriptano	50-100 mg, VO, ou 20 mg intranasal. Repetir em caso de recorrência (não ultrapassar 200 mg/dia)
Dexametasona	4 mg, IV, repetir em 12-24 h, se necessário
Haloperidol	5 mg, IM ou IV, diluído em SF 0,9%
Indometacina	25 mg, VO, iniciar com 75 mg a cada 8 h (não ultrapassar 225 mg/dia)
Oxigênio 100%	Máscara facial, taxa de fluxo de pelo menos 12 L/min por 15 min

BIBLIOGRAFIA

1. Antonaci F, Pareja JA, Caminero AB, Sjaastad O. Chronic paroxysmal hemicrania and hemicrania continua. Parenteral indomethacin: the 'indotest'. Headache. 1998;38:122. Edlow JA, Managing patients with nontraumatic, severe, rapid-onset headache. Ann Emerg Med. 2018;71:400.
2. Edlow JA, Caplan LR, O'Brien K, Tibbles CD. Diagnosis of acute neurological emergencies in pregnant and post-partum women. Lancet Neurol. 2013;12:175.

696 GUIA DE MEDICINA DE URGÊNCIA

3. Edmeads J. Emergency management of headache. Headache. 1988;28:675.
4. Goldstein JN, Camargo CA Jr, Pelletier AJ, Edlow JA. Headache in United States emergency departments: demographics, work-up and frequency of pathological diagnoses. Cephalalgia. 2006;26:684.
5. Graham CB 3rd, Wippold FJ 2nd, Pilgram TK, Fischer EJ, Smoker WR. Screening CT of the brain determined by CD4 count in HIV-positive patients presenting with headache. AJNR Am J Neuroradiol. 2000;21:451.
6. Headache Classification Committee of the International Headache Society (IHS). The International Classification of Headache Disorders, 3rd edition. Cephalalgia. 2018;38(1):1-211.
7. Locker TE, Thompson C, Rylance J, Mason SM. The utility of clinical features in patients presenting with nontraumatic headache: an investigation of adult patients attending an emergency department. Headache. 2006;46:954.
8. May A. Cluster headache: pathogenesis, diagnosis, and management. Lancet. 2005;366:843.
9. Pascual J, Berciano J. Experience in the diagnosis of headaches that start in elderly people. J Neurol Neurosurg Psychiatry. 1994;57:1255.
10. Ramirez-Lassepas M, Espinosa CE, Cicero JJ, Johnston KL, Cipolle RJ, Barber DL. Predictors of intracranial pathologic findings in patients who seek emergency care because of headache. Arch Neurol. 1997;54(12):1506.
11. Rothman RE, Keyl PM, McArthur JC, Beauchamp Jr NJ, Danyluk T, Kelen GD. A decision guideline for emergency department utilization of noncontrast head computed tomography in HIV-infected patients. Acad Emerg Med. 1999;6:1010.
12. Tabatabai RR, Swadron SP. Headache in the emergency department: avoiding misdiagnosis of dangerous secondary causes. Emerg Med Clin North Am. 2016;34:695.

CAPÍTULO 61

Epilepsia no pronto atendimento

Tiago Gomes de Paula
Adrialdo José Santos

INTRODUÇÃO

Neste breve capítulo, serão abordados a condução de uma crise convulsiva em um ambiente de urgência e emergência, o tratamento inicial da crise convulsivas, a identificação do estado de mal e a sua condução, assim como a investigação frente a um quadro de primeira crise convulsiva.

A epilepsia é definida quando se tem um dos seguintes itens:

1. Pelo menos duas crises não provocadas que ocorrem com mais de 24 horas de intervalo.
2. Uma convulsão não provocada e uma probabilidade de novas convulsões semelhantes ao risco geral de recorrência após duas convulsões não provocadas ocorrendo nos próximos 10 anos ($\geq$ 60%). Pacientes com lesões estruturais secundárias a acidente vascular cerebral, infecção do sistema nervoso central ou pós-trauma cranioencefálico apresentam tal risco.
3. Diagnóstico de uma síndrome de epilepsia.

O segundo critério foi adicionado pelo grupo de trabalho da Liga Internacional Contra Epilepsia (ILAE) em 2014 e enfatiza a importância da neuroimagem e da eletroencefalografia (EEG) na avaliação de pacientes com convulsões pela primeira vez, pois, segundo Fischer et al., alguns desses pacientes podem ser diagnosticados com epilepsia neste momento.

AVALIAÇÃO

Diante de um paciente com crise convulsiva, deve-se dividir os casos entre os grupos já epiléticos e os pacientes com primeira crise, pois a condução de cada um será diferente.

Nos pacientes epiléticos, deve-se identificar a causa desse desbalanço e, na literatura, tem-se como principal causa a não adesão à terapia medicamentosa, pois até 50% dos pacientes com epilepsia não tomam seus medicamentos conforme indicado. O tipo de antiepilético, a dose inadequada ou a troca do fármaco também pode ser a causa desse desbalanço. No entanto, deve-se afastar as crises sintomáticas agudas pela história, pelo exame físico e por exames complementares, pois alterações metabólicas têm papel importante na gênese dessas crises.

CRISE SINTOMÁTICA AGUDA

De acordo com Beghi et al., crise sintomática aguda refere-se a uma crise que ocorre no momento de uma alteração sistêmica ou em estreita associação temporal com uma lesão cerebral documentada. Como principais etiologias, tem-se distúrbios metabólicos, abstinência de drogas ou álcool e distúrbios neurológicos agudos, como acidente vascular cerebral, encefalite ou traumatismo craniano agudo.

Frente a um paciente com primeira crise, deve-se primeiramente excluir outros eventos paroxísticos que podem imitar convulsões em adultos, incluindo síncope, enxaqueca, ataque isquêmico transitório e convulsões não epilépticas psicogênicas. Caso a suspeita seja confirmada, deve-se seguir a abordagem inicial proposta na Figura 1.

ESTADO DE MAL EPILÉTICO

Estado de mal epilético é uma condição que resulta da falha nos mecanismos responsáveis pelo término e/ou início das crises, o que leva a uma crise anormal e prolongada (após tempo 1 – T1).

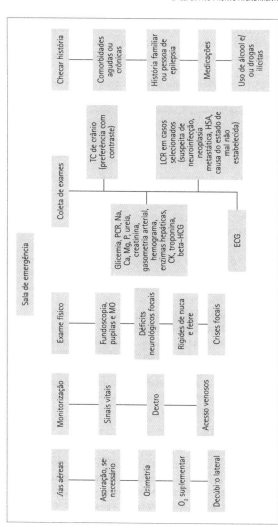

△ **FIGURA 1** Abordagem inicial.
ECG: eletrocardiograma; HSA: hemorragia subaracnóidea; LCR: líquido cefalorraquidiano; MO: movimentação ocular; TC: tomografia computadorizada.
Fonte: Alvarez et al., 2014.

De acordo com Alvarez et al., podem ocorrer consequências (após tempo 2 – T2), entre elas dano e morte neuronal, modificações de redes neurais, a depender do tempo e da duração das crises.

▷ **TABELA 1** Evolução do estado de mal epilético a partir do tempo de evolução

Tipo de estado de mal epilético	Tempo 1 – horário em que o tratamento de emergência do estado de mal deve ser iniciado	Tempo 2 – quando uma convulsão pode causar consequências a longo prazo
Tônico-clônico	5 min	30 min
Focal com perda de consciência	10 min	> 60 min
Ausência de estado de mal epilético	10-15 min	Desconhecido

Fonte: Alvarez et al., 2014.

CLASSIFICAÇÃO – TEMPO

A classificação leva em consideração o tempo de atividade epilética:
- Iminente: quando está acima de 5 minutos.
- Estabelecido acima de 30 minutos.
- Refratário: quando há falha frente a duas drogas, neste momento passa-se a visualizar uma elevação na morbidade em razão de complicações sistêmicas, o retorno ao *status* basal pode ocorrer em 21% e a mortalidade 16-40%, os super-refratários são os casos em que há falha aos anestésicos, a mortalidade tende ser mais elevada.

FISIOPATOLOGIA

Pode ocorrer em decorrência do desequilíbrio entre mecanismos excitatórios e inibitórios, com o tempo, receptores gabaérgicos são internalizados, cada vez menos receptores gabaérgicos estão disponíveis, assim os alvos medicamentosos são menos acessados pelos medicamentos. Assim NMDA (N-metil D-aspartato) são expressados cada vez mais na superfície neuronal, dificultando o combate ao estado de mal.

ETIOLOGIA

Principais causas que levam ao estado de mal são parada ou níveis baixos de drogas antiepiléticas, lesões estruturais (doença cerebrovascular, tumores intracranianos, displasia cortical, trauma de crânio, anoxia ou hipóxia), alterações metabólicas (relacionada ao uso de álcool, intoxicação, doenças metabólicas), neuroinfecção, doenças neurodegenerativas, doenças mitocondriais, alterações cromossômicas/genéticas, síndromes neurocutâneas.

TRATAMENTO

O tratamento da crise tem como objetivo cessar o mais rápido possível as crises clínicas e eletrográficas, prevenindo danos cerebrais secundários, visando o balanço entre eficácia, toxicidade e riscos advindo do tratamento e da condição clínica.

Segundo Alldredge et al., a eficácia dos benzodiazepínicos no controle das crises infelizmente reduz com o tempo no estado de mal. De acordo com Silbergleit et al., o lorazepam IV e o midazolam IM apresentam a mesma eficácia. O lorazepam superior equivale ao diazepam e à fenitoína.

O tratamento se baseia primeiramente na linha do tempo, assim de 0 a 5 minutos tem-se a iminência de estado de mal, após os 5 minutos deve-se iniciar o tratamento agudo da crise com benzodiazepínicos (diazepam IV 0,15-0,2 mg/kg/dose, máximo 10 mg/dose, podendo repetir dose; midazolam IM 10 mg/kg, se paciente acima de 40 kg ou 5 mg/kg em pacientes de 13-40 kg).

Caso o paciente não melhore, deve-se iniciar a segunda droga que pode ser fenitoína 20 mg/kg (máx. 1.500 mg), ácido valproico 40 mg/kg (máx. 3.000 mg), levotiracetam 60 mg/kg (máx. 4,5 g), fenobarbital 15 mg/kg.

Avaliar entubação e associar a sedativos se persistência do quadro; opta-se por administrar midazolam IV na dose de ataque: 0,2-0,4 mg/kg até cessar crises e dose de manutenção: 0,1-2 mg/

kg/h ou propofol IV dose de ataque 1-2 mg/kg a cada 5 min (máx. 10 mg/kg) e manutenção de 2-10 mg/kg/h. O coma barbitúrico pode ser opção em casos refratários à sedação, assim pode-se usar o tiopental IV (casos graves) dose de ataque 2-3 mg/kg e dose de manutenção de 3-5 mg/kg/h, considerar associar cetamina dose de ataque: 1,5 mg/kg a cada 5 minutos até 4,5 mg/kg, dose de manutenção 2-5 mg/kg/h.

Em caso de suspeita intoxicação por isoniazida, administrar piridoxina; se a suspeita for abstinência a barbitúricos/álcool, opte por fenobarbital; se paciente gestante com suspeita de eclâmpsia, opta-se por sulfato de magnésio.

Com relação à monitorização e à condução do estado de mal, sempre dar preferência à solicitação de um EEG contínuo, na ausência, o intermitente pode ser utilizado. Esses casos apresentam alta mortalidade e morbidade e devem ser sempre encaminhados para unidade de terapia intensiva (UTI).

BIBLIOGRAFIA

1. Alldredge BK, Gelb AM, Isaacs SM, Corry MD, Allen F, Ulrich S, et al. A comparison of lorazepam, diazepam, and placebo for the treatment of out-of-hospital status epilepticus. N Engl J Med. 2001;345(9):631-7.
2. Alvarez V, Westover MB, Drislane FW, Dworetzk BA, Curley D, Lee JW, et al. Evaluation of a clinical tool for early etiology identification in status epilepticus. Epilepsia. 2014;55(12):2059-68.
3. Beghi E, Carpio A, Forsgren L, Hesdorffer DC, Malmgren K, Sander JW, et al. Recommendation for a definition of acute symptomatic seizure. Epilepsia. 2010;51(4):671-5.
4. Ettinger AB, Manjunath R, Candrilli SD, Davis KL. Prevalence and cost of nonadherence to antiepileptic drugs in elderly patients with epilepsy. Epilepsy Behav. 2009;14(2):324-9.
5. Faught E, Duh MS, Weiner JR, Guérin A, Cunnington MC. Nonadherence to antiepileptic drugs and increased mortality: findings from the RANSOM Study. Neurology. 2008;71(20):1572-8.
6. Fisher RS, Acevedo C, Arzimanoglou A, Bogacz A, Cross JH, Elger CE, et al. ILAE official report: a practical clinical definition of epilepsy. Epilepsia. 2014;55(4):475-82.
7. Glauser T, Shinnar S, Gloss D, Alldredge B, Arya R, Bainbridge J, et al. Evidence-based guideline: treatment of convulsive status epilepticus in children and adults: report of the guideline committee of the American Epilepsy Society. Epilepsy Curr. 2016;16:48-61.

8. Manjunath R, Davis KL, Candrilli SD, Ettinger AB. Association of antiepileptic drug nonadherence with risk of seizures in adults with epilepsy. Epilepsy Behav. 2009(2);14:372-8.
9. Silbergleit R, Durkalski V, Lowenstein D, Conwit R, Pancioli A, Palesch Y, et al. Intramuscular versus intravenous therapy for prehospital status epilepticus. N Engl J Med. 2012;366(7):591-600.
10. Treiman DM, Meyers PD, Walton NY, Collins JF, Rowan AJ, Handforth A, et al. A comparison of four treatments for generalized convulsive status epilepticus. N Engl J Med. 1998;339(12):792-8.

CAPÍTULO **62**

Esclerose múltipla no pronto atendimento

Natália Silva Fernandes

INTRODUÇÃO

A esclerose múltipla (EM) é a doença crônica, inflamatória e desmielinizante do sistema nervoso central (SNC) mais comum em adultos jovens. Trata-se de uma condição heterogênea, mediada pelo sistema imune, causada por interações gene-ambientais complexas. Caracteriza-se por acúmulo de lesões desmielinizantes que ocorrem na substância branca e na substância cinzenta do cérebro e da medula espinhal.

Aproximadamente 85% dos pacientes com EM apresentam a doença recorrente-remitente, caracterizada por ataques claramente definidos (também conhecidos como recaídas ou exacerbações) com recuperação total ou incompleta. As exacerbações da EM podem levar à incapacidade residual e permanente, comprometendo o prognóstico do paciente.

A suspeição clínica e a instituição de tratamento adequado e precoce são essenciais para melhor recuperação dos pacientes com exacerbações agudas. Este capítulo resume os principais aspectos clínicos da EM e o manejo das exacerbações agudas.

PATOGÊNESE

A patogênese da EM ainda não está completamente esclarecida. Acredita-se que resulte de interações complexas de fatores ambientais e genes de suscetibilidade, que desencadeiam uma

ESCLEROSE MÚLTIPLA NO PRONTO ATENDIMENTO

resposta imune anormal com inflamação, desmielinização e degeneração axonal.

A característica patológica de todos os fenótipos da EM são as placas focais (também conhecidas como lesões), que são áreas de desmielinização tipicamente localizadas em torno das vênulas pós-capilares e são caracterizadas pela quebra da barreira hematoencefálica (BHE). Esse processo envolve efeitos diretos de citocinas e quimiocinas pró-inflamatórias (como TNF, IL-1β e IL-6), bem como lesão indireta mediada por leucócitos. A desregulação da BHE aumenta a migração transendotelial de leucócitos ativados, incluindo macrófagos, células T e células B, para o SNC, o que leva a mais inflamação e desmielinização, seguida de perda de oligodendrócitos, gliose reativa e degeneração neuroaxonal. As placas ocorrem tanto na substância branca como na substância cinzenta e são tipicamente encontradas em todo o SNC, inclusive no cérebro, no nervo óptico e na medula espinhal.

Os fatores de risco ambientais mais bem estabelecidos são a infecção pelo vírus Epstein-Barr (EBV), a exposição ao tabaco pelo tabagismo ativo ou passivo, a falta de exposição ao sol, baixos níveis de vitamina D e obesidade. Em razão da patogênese imunomediada, doenças infecciosas têm sido sugeridas como possíveis desencadeantes do início da doença.

EPIDEMIOLOGIA

A EM é uma das doenças neurológicas mais amplamente estudadas e é a principal causa de incapacidade não traumática em adultos jovens. Afeta tipicamente pacientes entre 20 e 40 anos de idade, embora uma pequena parcela (aproximadamente 10%) apresente um evento desmielinizante inicial durante a infância ou a adolescência. Acomete mais mulheres que homens, com proporção estimada de 3:1.

Estima-se que 2,3 milhões de pessoas apresentem EM em todo mundo. A prevalência aumentou desde 1950, o que pode ser atribuído à melhor precisão diagnóstica e ao aumento da expectativa de vida em razão da melhoria do manejo.

A incidência e a prevalência da EM variam geograficamente, com aumento da frequência nas altas latitudes (Europa e América do Norte). Fatores genéticos, em particular a distribuição do haplótipo HLA-DRB1, e baixos níveis de vitamina D pela falta de exposição ao sol são associados a esse gradiente latitudinal.

APRESENTAÇÃO CLÍNICA

Não há achados clínicos exclusivos da EM, mas alguns são altamente característicos da doença (Tabela 1). As manifestações clínicas comuns da EM incluem sintomas sensoriais nos membros ou em um lado da face, perda visual, fraqueza motora aguda ou subaguda, diplopia, distúrbios da marcha, sinal de Lhermitte (sensações semelhantes a choques elétricos que correm nas costas e/ou membros após flexão do pescoço), vertigem, alterações vesicais, ataxia de membro, mielite transversa aguda e dor.

▷ **TABELA 1** Achados clínicos característicos da esclerose múltipla (EM)

Características sugestiva de EM
Recaídas e remissões
Início entre 15 e 50 anos
Neurite óptica
Sinal de Lhermitte
Oftalmoplegia internuclear
Fadiga
Sensibilidade ao calor (fenômeno Uhthoff)

Características atípicas para EM
Progressão constante
Início antes dos 10 anos ou após os 50 anos
Déficits corticais, como afasia, apraxia, alexia ou negligência
Rigidez ou distonia sustentada
Convulsões e demência precoce
Déficit em desenvolvimento em minutos

A maioria dos pacientes apresenta a forma clínica recorrente-remitente (85-90%), caracterizada por exacerbações seguidas por um grau variável de melhora do déficit neurológico, podendo ser completa ou evoluir com disfunção sintomática residual. Não há progressão dos déficits entre os surtos. Em 85% dos casos, a forma recorrente-remitente (RR) evolui em 10 anos para uma forma secundariamente progressiva, com progressão contínua dos déficits independentemente da presença de surtos.

Aproximadamente 5 a 10% dos pacientes adultos apresentam a forma progressiva primária, que se apresenta com acúmulo gradual de incapacidade desde o início, sem recidivas agudas sobrepostas. A apresentação clínica mais comum da EM progressiva primária é uma síndrome da medula espinhal com paraparesia espástica sem nível sensitivo definido.

EXACERBAÇÕES AGUDAS DA ESCLEROSE MÚLTIPLA

As exacerbações agudas (recidivas) da EM são definidas como episódios de distúrbio neurológico focal com duração superior a 24 horas, precedidos por um período de estabilidade clínica de no mínimo 30 dias.

> Essas recidivas podem refletir a formação de nova atividade desmielinizante ou a reativação de lesões desmielinizantes preexistentes. Nesse contexto, é importante descartar condições que podem levar a pseudoexacerbações, incluindo febre, infecções (principalmente do trato urinário e respiratório), estresse e exposição ao calor.

Uma parcela importante das exacerbações apresenta resolução completa, mas déficits residuais podem persistir após a recidiva e contribuir para a progressão gradual da incapacidade. O tratamento visa a diminuir a intensidade e a duração dos sintomas, reduzindo o impacto na qualidade de vida dos pacientes.

Manejo da exacerbação aguda

A maioria dos pacientes com suspeita de exacerbação da EM deve ser avaliada com uma ressonância magnética (RM) do encéfalo ou medula espinhal, que geralmente mostra uma nova lesão com captação de contraste. Esse achado pode ajudar a distinguir um ataque de uma pseudoexacerbação. No entanto, uma RM não é obrigatória se a suspeita clínica for alta ou se a recidiva for leve (por exemplo, apenas sensorial).

A terapêutica é direcionada para pacientes com sintomas funcionalmente incapacitantes com evidência objetiva de comprometimento neurológico, como perda de visão, diplopia, fraqueza e/ou sintomas cerebelares. Os ataques sensoriais leves geralmente não são tratados, embora o alívio sintomático, às vezes, seja necessário em razão do desconforto do paciente (por exemplo, pela parestesia).

O tratamento recomendado para os surtos é com corticoides intravenosos em altas doses (recomendação nível A): 1.000 mg de metilprednisolona/dia por 3 a 5 dias. O tratamento pode ser realizado sem internação, dependendo da gravidade e das comorbidades do paciente. Os principais efeitos colaterais da corticoterapia são: hiperglicemia, intolerância gástrica, dispepsia e distúrbios psiquiátricos. Antes de iniciar o tratamento é recomendado exclusão de quadros infecciosos, testes de glicemia, dosagem de RNI, creatinina e avaliação da função hepática em pacientes com doenças hepáticas. Controle glicêmico e pressórico diário devem ser realizados, sobretudo em pacientes com risco de diabetes e hipertensão. Preconiza-se também o uso de anti-helmínticos (ivermectina 6 mg dose única ou tiabendazol) concomitante ao tratamento.

Durante a gravidez e no período pós-parto, o tratamento do surto pode ser realizado com pulsos curtos de 3 a 5 dias de metilprednisolona, sem contraindicação absoluta.

Em pacientes que não toleram glicocorticoides em altas doses ou têm acesso venoso deficiente, pode ser usado o hormônio adrenocorticotrófico (*ACTH*) gel por via intramuscular ou subcutânea.

No caso de surtos graves e resposta insatisfatória ao corticoide, a plasmaférese deve ser considerada (nível B). O tratamento consiste em sete sessões (40-60 mL/kg), em dias alternados para minimizar o risco de hipotensão.

A imunoglobulina endovenosa (IGEV) parece não ter nenhum valor como terapia alternativa a metilprednisolona para o tratamento dos surtos, tendo uso limitado no tratamento dos surtos na gravidez e na amamentação.

O tratamento do surto grave deve ser iniciado o mais rápido possível, entretanto, o uso de corticoide ainda pode ser útil mesmo após 1 a 2 meses do início dos sintomas, caso as manifestações clínicas ainda estejam em evolução ou recuperação incompleta.

A Figura 1 esquematiza o manejo das exacerbações agudas em pacientes com esclerose múltipla.

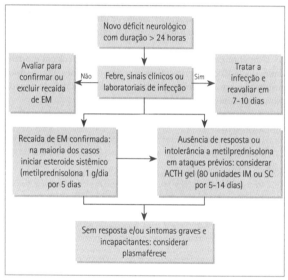

▷ **FIGURA 1** Manejo das exacerbações agudas em pacientes com esclerose múltipla (EM).
IM: intramuscular; SC: subcutâneo.

Prognóstico

A progressão da incapacidade nos pacientes com EM é altamente variável. O impacto da EM varia de acordo com vários fatores, incluindo gravidade de sinais e sintomas, frequência de recaídas e incapacidade residual. Os estudos mostram que, na maioria dos pacientes, a piora é lenta. Nos extremos do espectro de gravidade, existem formas benignas e malignas de EM, mas a determinação delas é sempre retrospectiva e deve ser feita com cautela.

Existem uma variedade de possíveis indicadores prognósticos na EM, no entanto, nenhum é estabelecido como confiável, e nossa capacidade de prever com precisão os resultados individuais é bastante limitada. O desenvolvimento de um curso progressivo da EM é apontado como o principal fator que influencia negativamente o prognóstico.

O melhor conhecimento da doença e os avanços em modalidades diagnósticas e terapêuticas experimentado nos últimos anos resultaram em menor incapacidade e melhor qualidade de vida para os pacientes com EM.

BIBLIOGRAFIA

1. Berkovich RR. Acute multiple sclerosis relapse. Continuum (Minneap Minn). 2016;22(3):799-814.
2. Compston A, Coles A. Esclerose múltipla. Lancet. 2008;372:1502.
3. Dendrou CA, Fugger L, Friese MA. Imunopatologia da esclerose múltipla. Nat Rev Immunol. 2015;15:545.
4. Lassmann H, van Horssen J, Mahad D. Esclerose múltipla progressiva: patologia e patogênese. Nat Rev Neurol. 2012;8:647.
5. Lublin FD, Reingold SC, Cohen JA, Cutter GR, Sørensen PS, Thompson AJ, et al. Definindo o curso clínico da esclerose múltipla: as revisões de 2013. Neurology. 2014;83:278.
6. Repovic P. Management of multiple sclerosis relapses. Continuum (Minneap Minn). 2019;25(3):655-69.
7. Scalfari A, Neuhaus A, Daumer M, et al. Recaídas precoces, início da progressão e resultado tardio da esclerose múltipla. JAMA Neurol. 2013;70:214.
8. Thompson AJ, Banwell BL, Barkhof F e outros. Diagnóstico da esclerose múltipla: revisões de 2017 dos critérios McDonald. Lancet Neurol. 2018;17:162.

CAPÍTULO **63**

Meningite bacteriana

Eliane Machado Dutra

CONSIDERAÇÕES GERAIS

A meningite bacteriana é uma inflamação severa, que ameaça a vida, causada por agentes bacterianos, nas meninges e no espaço subaracnoide. Essa inflamação pode afetar também o córtex cerebral e a medula espinhal. É uma condição clínica que requer reconhecimento, manejo e tratamento médico imediato em razão de sua morbidade e mortalidade.

QUADRO CLÍNICO

Os principais sintomas incluem cefaleia holocraniana importante, febre, rigidez de nuca e alteração do estado mental (confusão, irritabilidade, letargia), associado ou não com náuseas e vômitos. O quadro clínico costuma evoluir em horas a dias.

Infecções do trato respiratório superior, como otite e mastoidite, podem acompanhar ou anteceder o quadro de meningite.

O paciente ainda pode apresentar-se com déficit neurológico focal, crise convulsiva ou ser pouco sintomático no caso dos imunossuprimidos, crianças pequenas e idosos.

EXAME CLÍNICO

O exame clínico revela rigidez de nuca ao se tentar flexão ativa ou passiva do pescoço. A mão do examinador deve ser posicionada na região occipital da cabeça do paciente, com este em posição supina e relaxado. O examinador deve então flexionar delicadamente o pescoço do paciente. Na rigidez de nuca verdadeira, o pescoço resiste apenas à flexão, movendo-se livremente na rotação e na extensão porque esses movimentos não esticam as meninges.

- Sinal de Brudzinski: refere-se à adução e à flexão espontâneas das pernas ao se tentar a flexão passiva do pescoço.
- Sinal de Kernig: refere-se à dor ou resistência do paciente ao examinador realizar a elevação da perna com flexão da coxa em 90° seguido de extensão passiva da perna.

O paciente ainda pode apresentar *rash* petequial ou púrpura, o que sugere infecção meningocócica ou pneumocócica.

COMPLICAÇÕES

As principais complicações incluem crise convulsiva (17%), acidente vascular cerebral isquêmico (14 a 25%), abcesso cerebral (5%), hidrocefalia (3 a 5%), empiema subdural (3%) e trombose venosa cerebral (1%).

Ainda podem ocorrer comprometimento de pares cranianos (5 a 10%) e, especialmente em crianças, perda auditiva neurossensorial persistente (10%).

Lesão neurológica residual (perda auditiva, distúrbios da linguagem, retardo mental, alterações visuais e motoras) pode estar presentes em até 20% dos pacientes.

A mortalidade depende do tipo de bactéria e do grupo de idade. Em geral, a mortalidade é maior para *S. pneumoniae* (19%), que para *N. meningitidis* (13%) ou *H. influenzae* (3%).

DIAGNÓSTICO

Todo paciente com suspeita de meningite bacteriana deve realizar coleta de líquor cefalorraquidiano (LCR) para diagnóstico e tentativa de identificação do agente bacteriano causador da doença, exceto quando houver contraindicação à punção lombar.

Recomenda-se que os pacientes que apresentem convulsão, sinais neurológicos localizatórios, história prévia de lesão no SNC, presença de papiledema ou alteração do nível de consciência, realizem exame de imagem, como a tomografia de crânio, antes de realizar a punção lombar, desde que o exame não atrase o início do tratamento antimicrobiano.

Os achados sugestivos de meningite no LCR são: aspecto turvo/opalescente; leucócitos de 1.000 a 3.000/mm³ com predomínio neutrofílico (80 a 90%); glicose < 40 mg/dL, podendo estar inferior a 25 mg/dL; proteína > 200 mg/dL (Tabela 1)

▷ TABELA 1   Características do líquor nas meningites

Meningite	LCR				
	Leucócitos/mm³	Predomínio	Proteína	Glicose	Lactato
Bacteriana	1.000-3.000	Neutrofílico	↑↑	↓	↑↑↑
Viral	100-500	Linfomonocitário	Normal ou ↑	Normal	Normal ou ↑
Tuberculosa	10-500	Linfomonocitário	↑↑↑	↓↓↓	↑
Fúngica	10-500	Linfomonocitário	↑	Normal	↑
Meningoencefalite herpética	10-200	Linfomonocitário	Normal ou ↑	Normal	Normal ou ↑
Valores normais	Até 4/mm³		< 40 mg/dL	2/3 glicemia	9-19 mg/dL

TRATAMENTO

O tratamento empírico deve ser iniciado o quanto antes em caso de suspeita clínica forte, mesmo que não esteja ainda disponível o resultado do LCR, do gram e da bacterioscopia. A escolha da antibioticoterapia deve ser guiada de acordo com a faixa etária e comorbidades prévias, conforme a Tabela 2.

Além do início da antibioticoterapia, recomenda-se o uso de dexametasona. A dose de ataque (10 mg EV) deve ser realizada meia hora antes ou concomitante ao antibiótico empírico de escolha.

O corticoide deve ser descontinuado se a meningite pneumo-cócica for excluída.

▷ **TABELA 2** Tratamento empírico da meningite bacteriana

Grupo de pacientes	Patógeno provável	Antimicrobiano
18-50 anos	*S. pneumoniae* ou *N. minigitidis*	Cefotaxima ou ceftriaxona
> 50 anos	*S. pneumoniae, L. monocytogenes* ou bacilos Gram-negativos	Ampicilina + cefalosporina de amplo espectro (cefotaxima ou ceftriaxona)
Imunossuprimidos	*L. monocytogenes* ou bacilos Gram-negativos	Ampicilina + ceftazidima
Trauma craniano, derivação, neurocirurgias	Estafilococos, bacilos Gram-negativos ou *S. pneumoniae*	Vancomicina + ceftazidima

Cefotaxima: 2 g EV a cada 6 h.
Ceftriaxona: 2 g EV a cada 12 h.
Ampicilina: 2 g EV a cada 4 h.
Ceftazidima: 2 g EV a cada 8 h.
Vancomicina: 500 mg a cada 8 h (dose máxima 2 g/dose ou 60 mg/kg/dia).

QUIMIOPROFILAXIA

Na meningite meningocócica, a quimioprofilaxia está indicada para contactantes que compartilham o mesmo domicílio do doen-te, ou no caso de domicílio coletivo, para aqueles que compartilham o mesmo alojamento e para os que tiveram contato prolongado com o caso-índice em ambiente fechado. Também está indicado para profissionais de saúde que tenham participado de manobras de ressuscitação ou aspiração de secreções sem proteção em pa-ciente com menos de 24 horas de tratamento específico. Nesses casos, pode-se usar uma das opções a seguir:

- Rifampicina 600 mg, VO, a cada 12 horas durante 2 dias.
- Ciprofloxacino 500 mg, VO, em dose única (exceto gestantes).
- Ceftriaxona 250 mg, IM, em dose única.

Na meningite causada por *H. influenzae* tipo b, a quimioprofilaxia está indicada para os contatos intradomiciliares, inclusive adultos, somente em situações em que, além do caso-índice, houver na mesma residência outra criança com idade inferior a 4 anos. O mesmo critério é adotado no caso de domicílios coletivos para aqueles que compartilham o mesmo alojamento. Em caso de creche ou pré-escola, em que existam comunicantes íntimos do caso-índice, com idade inferior a 2 anos e diante da ocorrência de um segundo caso confirmado, indica-se a profilaxia para todos os contatos íntimos, inclusive adultos.

- Recomenda-se rifampicina 20 mg/kg até a dose máxima de 600 mg/dia durante 4 dias.

BIBLIOGRAFIA

1. Brasil. Ministério da Saúde. Secretaria de vigilância em saúde. Coordenação-geral de desenvolvimento da epidemiologia em serviços. Guia de vigilância em saúde: volume único. 2.ed. Brasília: Ministério da Saúde; 2017. 705 p.
2. Davis LE. Acute bacterial meningitis. Continuum (Minneap Minn). 2018;24(5):1264-83.
3. Hasbun R. Initial therapy and prognosis of bacterial meningitis in adults. UpToDate. Disponível em: https://www.uptodate.com/contents/initial-therapy-and-prognosis--of-bacterial-meningitis-in-adults/print. Acessado em: 29 jan 2020.

CAPÍTULO **64**

Miastenia *gravis* no pronto atendimento

Natália Silva Fernandes

INTRODUÇÃO

A miastenia *gravis* (MG) é o distúrbio mais comum da transmissão neuromuscular, caracterizado clinicamente por fraqueza flutuante que melhora com os inibidores de colinesterase. A fraqueza é resultado de um ataque imunológico, mediado por anticorpos, direcionado a proteínas na membrana pós-sináptica da junção neuromuscular.

Neste capítulo, serão abordados as principais características clínicas, os critérios diagnósticos, as modalidades terapêuticas e a gestão da crise miastênica.

ETIOLOGIA

A junção neuromuscular tem a função de transmitir o impulso elétrico no neurônio motor para fibra muscular e desencadear a contração. O sinal elétrico alcança o axônio motor terminal e libera acetilcolina (ACh) na fenda sináptica, que se liga ao receptor (AChR) na membrana da fibra muscular pós-sináptica, desencadeando um potencial de ação e contração subsequente.

Na MG ocorre um defeito nessa transmissão neuromuscular em razão de um ataque mediado por anticorpos aos receptores nicotínicos de acetilcolina (AChR) ou a tirosinaquinase muscular específica (MuSK) na membrana pós-sináptica da junção neuromuscular. Esse ataque imunológico é mediado por células T, e acredita-se que o timo desempenhe papel importante nesse processo autoimune.

EPIDEMIOLOGIA

A MG é um distúrbio relativamente incomum, com incidência anual aproximada de 7 a 23 novos casos por milhão. Nos últimos 50 anos, observou-se aumento na prevalência da doença decorrente de melhor diagnóstico, melhores modalidades terapêuticas e maior expectativa de vida.

Ocorre em qualquer idade, mas existe uma tendência de distribuição bimodal para idade de início, com pico inicial na segunda e terceira década de vida (predominância feminina) e pico tardio na sexta e oitava década (predominância masculina). Na quarta e quinta década de vida, os casos são distribuídos igualmente entre os gêneros.

Em neonatos, pode ocorrer uma forma transitória de miastenia, resultado da passagem transplacentária de anticorpos maternos. A MG pediátrica é rara.

MANIFESTAÇÕES CLÍNICAS

A principal característica da MG é a fraqueza flutuante e fatigável dos grupos musculares que piora com exercício e melhora com repouso.

Existem duas formas clínicas de MG: ocular e generalizada.

- Miastenia ocular: a fraqueza limita-se às pálpebras e aos músculos extraoculares.
- Miastenia generalizada: além dos músculos oculares, os músculos bulbar, de membros e respiratórios podem ser acometidos.

A miastenia pode produzir fraqueza em qualquer grupo muscular, mas existem manifestações bem típicas da doença. Músculos flexores e extensores da cabeça são comumente afetados, e a fraqueza dos membros é predominantemente proximal.

Ptose e/ou diplopia estão presentes em mais de 50% dos pacientes e 15% apresentam sintomas bulbares (disartria, disfagia e mastigação fatigável). Vale ressaltar que entre os pacientes com manifestações oculares, mais da metade evolui para forma generalizada em 2 anos.

AVALIAÇÃO DIAGNÓSTICA

A abordagem diagnóstica da MG se concentra em confirmar o diagnóstico clínico estabelecido pela história e pelos achados típicos no exame físico.

Um quadro clínico bem definido de fraqueza com caráter flutuante, que piora com exercício e melhora com repouso associada a sintomas oculares, pode estabelecer diretamente o diagnóstico de MG. No entanto, o diagnóstico de MG ocular pode ser um desafio, por causa dos sinais clínicos mínimos no exame e da ausência de flutuação significativa dos sintomas.

- Testes de cabeceira: o teste do gelo e o teste do edrofônio auxiliam no diagnóstico, mas em razão de um grande número de falsos-positivos são limitados e não podem ser usados como testes confirmatórios. Esses testes exigem resultados objetivamente mensuráveis, sendo melhor aplicados em casos de ptose e anormalidades oculomotoras e não nos casos de fraqueza dos membros.
  - Teste do gelo: teste simples à beira do leito, com alta especificidade e sensibilidade para distinguir ptose miastênica de outras causas de ptose. Uma bolsa de gelo é aplicada sobre a pálpebra fraca por 1-2 minutos, e uma melhoria da fissura palpebral de pelo menos 2 mm torna o teste positivo. O teste é baseado no princípio fisiológico que a transmissão neuromuscular melhora a baixas temperaturas.
  - Teste do edrofônio: o edrofônio é um inibidor da acetilcolinesterase de ação rápida (30-45 segundos) e curta duração (5-10 minutos), que prolonga a ação da acetilcolina na junção neuromuscular resultando em aumento imediato da força no músculo afetado. Uma dose inicial de 2 mg é administrada via intravenosa, seguida de doses incrementais de 2 mg (dose total: 10 mg) a cada 60 segundos para observar a

melhoria da força (momento em que o teste é interrompido). Efeitos colaterais muscarínicos (aumento da transpiração, lacrimejamento, náusea, vômito, diarreia, bradicardia e broncoespasmo) podem ocorrem, sendo necessária a disponibilidade de atropina (0,4-0,6 mg) ao lado do leito antes da realização do teste. Esse teste não é indicado em pacientes mais idosos, com comorbidades cardíacas e respiratórias.

■ Testes sorológicos: é o primeiro exame a ser solicitado para confirmação diagnóstica da MG após a suspeição clínica. Vale ressaltar que o título dos anticorpos não reflete a gravidade e não é usado para seguir resposta clínica ao tratamento.

Anticorpos positivos para ligação ao receptor de acetilcolina (AChR) são muito específicos para MG autoimune e são encontrados em 80% dos pacientes com MG generalizada e 50% dos pacientes com MG ocular. Alguns pacientes são soronegativos no teste inicial, podendo ocorrer soroconversão após algum tempo (geralmente 6 meses). Resultados falso-positivos são raros. Os anticorpos bloqueadores e moduladores do AChR podem ser testados quando os anticorpos de ligação ao AChR são negativos, mas o aumento da sensibilidade diagnóstica é inferior a 5%.

Os anticorpos MuSK estão presentes em 38-50% dos pacientes negativos para os autoanticorpos contra o receptor de acetilcolina. Nesses pacientes, observam-se preponderância do sexo feminino e uma frequência de patologia tímica muito menor.

Em aproximadamente 20% dos pacientes soronegativos duplos (negativos para AChR e anticorpos MuSK), autoanticorpos contra a proteína 4 relacionada ao receptor de lipoproteínas de baixa densidade (LRP4) foram identificados.

■ Estudos eletrofisiológicos: são um complemento importante aos estudos imunológicos e fornecem confirmação diagnóstica de miastenia

– O teste de estimulação nervosa repetitiva de 2 a 5 Hz revela um decremento progressivo na amplitude dos potenciais de ação musculares compostos (CMAP). Um decréscimo de CMAP superior a 10% é indicativo de defeito de transmissão neuromuscular e está presente em 75-80% dos pacientes.

- A eletromiografia de fibra única é o teste mais sensível para MG (positivo em mais de 90% dos pacientes), porém não é específico.

Estudos para excluir outras doenças no diagnóstico diferencial de MG são indicados em pacientes selecionados (por exemplo, ressonância magnética de encéfalo em pacientes com sintomas oculares ou bulbar, punção lombar para excluir meningite linfomatosa ou carcinomatosa).

Após o estabelecimento diagnóstico de MG, todos os pacientes devem ser submetidos à triagem para a presença de timoma com tomografia ou ressonância de tórax. A ressonância não é mais sensível que a tomografia para essa finalidade.

TRATAMENTO

O tratamento da MG é adaptado para cada pacientes e é baseado em 4 pilares:

- Terapia sintomática com inibidor da acetilcolinesterase: piridostigmina.
- Terapias imunossupressoras crônicas.
- Terapias imunomodulatórias rápidas: troca de plasma e imunoglobulina intravenosa.
- Timectomia.

O objetivo é tornar os pacientes minimamente sintomáticos e reduzir os efeitos colaterais das medicações. A Tabela 1 resume as principais modalidades terapêuticas, a dose e os principais efeitos colaterais.

▷ TABELA 1   Principais modalidades terapêuticas, dose e efeitos colaterais

Agente	Dose/efeitos colaterais
Piridostigmina	Dose: 30-90 mg a cada 4-6 h/liberação prolongada: 180 mg ao deitar Efeitos adversos: fasciculações, diarreia, crise colinérgica (superdosagem)

(continua)

MIASTENIA *GRAVIS* NO PRONTO ATENDIMENTO   721

▷ **TABELA 1**   Principais modalidades terapêuticas, dose e efeitos colaterais (*continuação*)

Agente	Dose/efeitos colaterais
Prednisona	**Dose:** 1 mg/kg/dia (habitualmente 60-80 mg/dia) – redução após estabilização do quadro **Efeitos adversos:** hiperglicemia, hipertensão, ganho de peso, retenção hídrica, osteoporose, cataratas/glaucoma, depressão/efeitos psiquiátricos
Troca de plasma (plasmaférese)	**Dose:** 5 tratamentos de troca de 3-5 L com albumina a 5% por 7-14 dias **Efeitos adversos:** infecção, hipotensão, tromboembolismo, sangramento
Imunoglobulina intravenosa (IGIV)	**Dose:** 2 g/kg em doses uniformemente divididas por 2-5 dias **Efeitos adversos:** cefaleia, calafrios, rubor, dor lombar, náusea, taquicardia, dispneia, tromboembolismo, insuficiência renal, complicações hematológicas
Azatioprina	**Dose:** iniciar com 50 mg/dia e titular até 2-3 g/dia **Efeitos adversos:** infecções, desconforto gastrointestinal, hepatotoxicidade, citopenias
Micofenolato de mofetila	**Dose:** 1 g, 2 vezes ao dia (dose total: 3 g) **Efeitos adversos:** infecções, citopenias, náuseas, diarreia, dor abdominal
Ciclosporina A	**Dose:** 5-6 mg/kg, 2 vezes ao dia **Efeitos adversos:** infecções, toxicidade renal, hipertensão, interação medicamentosa
Ciclofosfamida	**Dose:** doses pulsadas mensalmente 500 mg/m² **Efeitos adversos:** mielossupressão, cistite hemorrágica, hiponatremia, infecção oportunista
Tacrolimo	**Dose:** 3-5 mg/dia **Efeitos adversos:** infecções, hiperglicemia, toxicidade renal, hipertensão

Considerando a gravidade dos sintomas, pode-se traçar um esquema terapêutico:

– Sintomas leves → sintomático (inibidores da acetilcolinesterase) + considerar o uso de corticosteroides.

- Sintomas moderados → sintomático (inibidores da acetil-colinesterase) + corticosteroides + considerar um agente poupador de esteroide.
- Sintomas graves → a curto prazo: imunoglobulina intravenosa (IGIV) ou troca plasmática + sintomático (inibidores da acetilcolinesterase).
- A longo prazo: corticosteroides + agente poupador de esteroide.

CRISE MIASTÊNICA

A crise miastênica é uma emergência neurológica, caracterizada pelo aumento da fraqueza da musculatura respiratória e/ou bulbar, levando à insuficiência respiratória. Acomete 15% dos pacientes com MG e pode ser precipitada por uma variedade de fatores, incluindo infecção, medicamentos (Tabela 2), cirurgia e redução gradual da medicação imunossupressora.

▷ TABELA 2 Medicamentos que podem piorar a miastenia *gravis* (MG)

Agentes anestésicos
Agentes bloqueadores neuromusculares
Antibióticos
Aminoglicosídeos, quinolonas, macrolídeos
Medicamentos cardiovasculares
Betabloqueadores, procainamida, quinidina
Outras drogas
Anticorpos monoclonais anti-PD-1 (nivolumabe e pembrolizumabe), toxina botulínica, cloroquina, hidroxicloroquina, magnésio, penicilamina, quinina

A maior parte das crises miastênicas ocorre nos primeiros anos após o diagnóstico, quando a doença está frequentemente na fase mais ativa. Em 13 a 20% dos pacientes, a crise miastênica é a primeira manifestação da doença.

O tratamento dos pacientes com crise miastênica ou exacerbações graves da MG deve ser realizado em ambiente de terapia intensiva, com suporte ventilatório e tratamento com glicocorticoides em doses altas, associado a imunoglobulina intravenosa (IGIV) ou plasmaférese (Tabela 3).

▷ **TABELA 3** Tratamento dos pacientes com crise miastênica

Gestão da crise miastênica
Admitir à unidade de terapia intensiva
Monitore frequentemente a força muscular respiratória – CV e PImáx
Considerar entubação eletiva se a avaliação clínica ou os testes de força muscular respiratória sugerirem insuficiência respiratória iminente
Retirar medicamentos anticolinesterásicos para evitar excesso de secreção das vias aéreas em pacientes intubados
Procurar e tratar qualquer fator precipitante ou contribuinte (infecções)
Iniciar terapia rápida com troca plasmática ou IGIV
Iniciar terapia imunomoduladora com glicocorticoides em altas doses. Considerar azatioprina, micofenolato de mofetila ou ciclosporina se os glicocorticoides forem contraindicados ou anteriormente ineficazes
Após instituição da terapia rápida, considerar o desmame da ventilação mecânica se a força muscular respiratória estiver melhorando (ou seja, CV > 15-20 mL/g e PImáx mais negativa que -25 a -30 cmH$_2$O) em pacientes com tosse adequada e secreções respiratórias controláveis

CV: capacidade vital; IGIV: imunoglobulina intravenosa; PImáx: pressão inspiratória máxima.

As principais terapias para crise miastênica são a IGIV e a troca de plasma. Embora os estudos não demonstrem superioridade na eficácia de uma das modalidades, sugere-se a escolha pela troca de plasma em razão de um início de ação mais rápido. É recomendável iniciar a terapia imunomoduladora crônica simultânea à terapia rápida.

PROGNÓSTICO

Os avanços na terapia e no suporte intensivo propiciaram melhor prognóstico da crise miastênica com uma taxa de mortalidade inferior a 5%. No entanto, a crise miastênica ainda está associada a morbidade importante. Pacientes com timoma e com MG generalizada e idosos com outras comorbidades evoluem de forma desfavorável.

A gravidade máxima dos sinais e dos sintomas geralmente ocorre nos primeiros 2 anos da doença, e as exacerbações também são mais comuns nos estágios iniciais, antes do tratamento estar bem implementado.

Aproximadamente 15% dos pacientes são refratários ao tratamento, e os fatores associados incluem timoma, menor idade de início, sexo feminino e anticorpo anti-MuSK.

BIBLIOGRAFIA

1. Bedlack RS, Sanders DB. On the concept of myasthenic crisis. J Clin Neuromuscul Dis. 2002;4:40.
2. McGrogan A, Sneddon S, de Vries CS. The incidence of myasthenia gravis: a systematic literature review. Neuroepidemiology. 2010;34(3):171-83.
3. Nicolle MW. Myasthenia gravis and Lambert-Eaton myasthenic syndrome. Continuum (Minneap Minn). 2016;22:1978.
4. Pasnoor M, Dimachkie MM. Approach to muscle and neuromuscular junction disorders. Continuum (Minneap Minn). 2019;25(6):1767-84.
5. Rowland LP, Pedley TA. Tratado de neurologia do Merritt. 13.ed. Guanabara Koogan: Rio de Janeiro; 2018.
6. Sanders DB, Wolfe GI, Benatar M, Evoli A, Gilhus NE, Illa I, et al. International consensus guidance for management of myasthenia gravis: executive summary. Neurology. 2016;87:419.

CAPÍTULO **65**

Propedêutica neurológica na urgência

Tiago Gomes de Paula
Adrialdo José Santos

INTRODUÇÃO

Técnicas avançadas de avaliação para clínicas e diagnósticas estão cada vez mais disponíveis nos dias atuais, mas o diagnóstico de um paciente com doença neurológica depende de história e exame clínico adequados; ademais, não são raras as situações no ambiente de urgências em que os exames disponíveis no momento retornam normais ou inespecíficos e o diagnóstico reside na avaliação à beira do leito. Muitas vezes, a história clínica já é suficiente para sugerir a localização do problema, e detalhes como sensibilidade à água quente em membros diferentes, por exemplo, podem ser uma pista para comprometimento sensitivo térmico, assim como dificuldade em manipular objetos pode sugerir comprometimento de tato epicrítico. Não obstante, a adequada realização de um bom exame neurológico é necessária não só para elucidação e confirmação diagnóstica, como para acompanhamento clínico do paciente (Figura 1).

Não há consenso entre especialistas para uniformização da ordem em que se realizam as diferentes etapas de um exame neurológico. Recomenda-se que cada um, ou cada serviço, tenha a sua padronização para facilitar o acompanhamento. A sequência apresentada neste capítulo é de preferência do autor, que segue a aplicada na Unifesp.

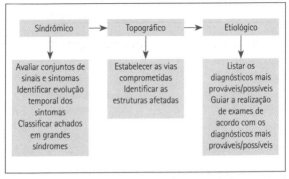

▷ **FIGURA 1** Princípios do raciocínio diagnóstico em neurologia.

Para avaliação no serviço de urgência, sugere-se um exame neurológico resumido que visa triar pacientes com queixas neurológicas. A avaliação de pacientes em estado de coma é fundamental e pode ser encontrada no capítulo "Abordagem do coma no pronto atendimento – morte encefálica".

1. Inspeção.
2. Estado mental.
3. Sistema visual.
4. Pares cranianos.
5. Força muscular e reflexos.
6. Sensibilidade.
7. Coordenação.
8. Marcha.

EXAME NEUROLÓGICO

Inspeção

Notar postura e comportamento do paciente diante do examinador e dos acompanhantes, humor, fácies, atitude ortostática e sentada. Observar a existência de automatismos e movimentos repetidos (tremor, coreia, distonia etc.) e indagar se são voluntários.

Estado mental

- Nível de consciência: vígil, sonolento, torporoso ou comatoso.
- Linguagem: comandos simples de complexidade crescente, sem dicas visuais, como levantar o braço direito, mostrar o polegar direito e tocá-lo na orelha esquerda. Seguir com nomeação de objetos e repetição. Os padrões de afasia derivados desses testes são descritos na Tabela 1.
- Orientação: nomear data e local; perguntas claras e uma por vez.
- Memória imediata e tardia: repetir o nome de três objetos a serem repetidos após 5 minutos. Pode-se valer de dicas para a recordação, porém, deve-se descrever em prontuário.
- Cálculo: cálculos simples de complexidade variada, como soma, subtração, multiplicação e divisão.
- Capacidade de abstração: interpretar ou completar um ditado popular.
- Outros testes: contar os dias da semana ou meses do ano em ordem direta ou inversa, teste do relógio, copiar desenhos de complexidades variadas, grafestesia, gnosia tátil, entre outros.

A descrição e a realização do exame de estado mental nem sempre é fácil, pois muitos pacientes são relutantes a um teste formal, e o examinador pode já interagir com o paciente ao longo da avaliação inicial e história clínica, notando os padrões de resposta e observando presença ou não de alterações. Sugere-se ainda a descrição das observações sobre uso de siglas, epônimos ou citações exclusivamente, visando a um mais adequado acompanhamento longitudinal.

728 GUIA DE MEDICINA DE URGÊNCIA

▷ **TABELA 1** Padrões de afasia

	Compreen-são	Nomeação e fluência	Repetição
Afasia motora (de Broca ou não fluente)	Preservada	Prejudicada	Prejudicada
Afasia sensitiva (de Wernicke ou fluente)	Prejudicada	Preservada	Prejudicada
Afasia transcortical motora	Preservada	Prejudicada	Preservada
Afasia transcortical sensitiva	Prejudicada	Preservada	Preservada
Afasia transcortical mista	Prejudicada	Prejudicada	Preservada
Afasia global	Prejudicada	Prejudicada	Prejudicada

Sistema visual

- Reflexo fotomotor direto e consensual: descrever reação à luz e assimetrias pupilares em centímetros.
- Fundo de olho: descrever o disco óptico e vasos; atenção a doenças retinianas, que podem trazer pistas de doenças sistêmicas.
- Campos visuais: permanecer a cerca de "dois braços" do paciente, avaliar um olho por vez. É importante avaliar os quatro quadrantes visuais, seja com movimento de mãos, contar dedos, ou seguimento de um objeto (preferencialmente vermelho). Pacientes confusos ou pouco colaborativos podem ter apenas avaliação de hemicampos direito e esquerdo, ou pedir que olhem com ambos os olhos a face do examinador e descrever se há diferenças, falhas, ou se notam alteração de um lado a outro.
- Acuidade visual: recomenda-se o uso de tabela de Rosenbaum*, adequada para avaliação de visão proximal e cabível no bolso. Testar um olho de cada vez a 30 cm do paciente.

Nervos cranianos

- Sistema oculomotor (III, IV e VI): notar e anotar os movimentos oculares em quatro direções: acima, abaixo, direita e esquerda.
- Trigêmio (V): avaliar sensibilidade facial e reflexo corneopalpebral.
- Facial (VII): avaliar simetria de movimentos faciais e reflexo corneopalpebral.
- Vestíbulo coclear (VIII): a avaliação objetiva da audição exige uma audiometria formal. Uma sugestão é esfregar os dedos do examinador ou fios de cabelo do paciente próximos ao conduto auditivo externo e pedir que compare uma orelha à outra. Testes de Rinne e Weber devem ser realizados se o paciente apresentar queixa.
- Glossofaríngeo (IX) e vago (X): avaliar elevação do palato e úvula, fonação e sensibilidade do palato e reflexo nauseoso.
- Acessório (XI): elevação dos ombros (músculo trapézio).
- Hipoglosso (XII): movimentação lingual.

Por exigir material específico e ser de pouca utilidade na urgência, a avaliação do sistema olfativo não será descrita.

Força muscular e membros e reflexos

Pedir que o paciente estenda os braços com as palmas da mão para cima e notar quedas; o paciente deitado pode realizar a manobra com braços a 60°. Manobra de Mingazzini para membros inferiores. O examinador experiente pode ainda avaliar de acordo com a ação de cada músculo ou inervação específica; ao examinador não habituado, recomenda-se testar abdução do ombro, flexão do braço, extensão do punho, extensão do braço, flexão do quadril, extensão da perna, dorsiflexão e flexão plantar. A quantificação deve ser feita de acordo com a escala do Medical Research Council (Tabela 2).

730 GUIA DE MEDICINA DE URGÊNCIA

▷ **TABELA 2** Escala do Medical Research Council para graduação de força muscular

Graduação	Descrição
0	Ausência de contração
1	Presença de contração muscular, mas incapaz de deslocar membro no plano
2	Capaz de movimentar o membro, mas não vence a gravidade
3	Capaz de vencer a gravidade e resistência leve
4	Capaz de vencer a gravidade e resistência moderada
5	Força muscular preservada

Fonte: Campbell, 2005.

> No ambiente de urgências, mais importante que descrever minuciosamente cada movimento e detalhes sobre a força, deve ser a comparação de um lado com o outro para identificação de hemiparesias ou dos membros superiores com os membros inferiores, para identificação de paraparesias.

Os principais reflexos osteotendíneos a serem testados são bicipital, estilo radial, tricipital, patelar e aquileu.

A avaliação do reflexo cutaneoplantar para observação de presença ou não do sinal de Babinski deve ser sempre realizada.

Sensibilidade

Deve ser sempre avaliada com o paciente deitado, despido ou semidespido, em ambiente calmo. Avaliar a sensibilidade tátil com um algodão ou gaze limpa, dolorosa com um objeto pontiagudo não perfurante (sugere-se um palito de dente ou uma espátula quebrada ao meio), vibratória com um diapasão de 128 Hz e cineticopostural. Avaliar uma região ou membro por vez, comparando-se um lado a outro. Assim como na avaliação de força, mais importante que detalhar nuances é notar assimetrias.

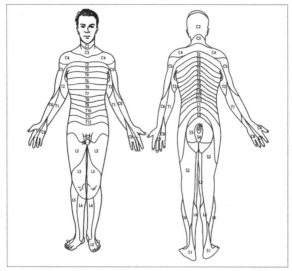

▷ **FIGURA 2** Plano de dermátomos.

Coordenação

Avaliar membros superiores com manobras index-nariz e index-index e membros inferiores com manobra calcanhar-joelho.

Marcha

Avaliar marcha espontânea, com apoio se necessário, e notar padrão (normal, parética, espástica, escarvante, talonante, atáxica, pequenos passos/bradicinética, magnética, padrão miopático). Caso o paciente consiga caminhar, pedir que o faça na ponta dos pés, nos calcanhares e em tandem (um pé à frente do outro, com o calcanhar tocando a ponta do outro pé). Apesar de a avaliação do sinal de Romberg refletir maior alteração proprioceptiva, sugere-se testar nesse momento, por questão de praticidade (paciente já em pé). Pacientes com quadros álgicos podem apresentar padrões específicos, assim como idosos.

CONSIDERAÇÕES FINAIS

Dependendo das anormalidades provocadas na história ou durante a parte inicial do exame, o clínico opta por examinar determinadas esferas com maior ou menor detalhe, a fim de "localizar" a lesão e desenvolver um diagnóstico diferencial.

O exame neurológico pode ser uma verdadeira arte, sendo capaz de identificar pequenas alterações com exatidão topográfica da via ou sistema comprometido. Uma abordagem tão completa torna-se impraticável no ambiente de urgências, ainda mais pelo não especialista.

Procurou-se destacar, neste capítulo, os itens mais importantes de um breve exame neurológico que possa ser realizado em menos de 5 minutos. Não foi citada nenhuma escala específica, pois elas não refletem de forma clara as informações necessárias para se realizar um raciocínio diagnóstico, como apresentado na Figura 1. Encoraja-se o examinador a descrever da forma mais clara possível seus achados, para que não se percam informações importantes entre avaliações periódicas por uma equipe sujeita a câmbios frequentes, como em turnos de pronto-socorro. Sempre que necessário, esse exame breve deve ser complementado por manobras específicas e/ou avaliação por um especialista.

BIBLIOGRAFIA

1. Alan H, Hopper Martin A. Samuels, Adams and Victors principles of neurology. 11.ed. New York: McGraw-Hill; 2019.
2. Campbell W. De Jong's The neurologic examination. 6.ed. Philadelphia: Lippincott Williams & Wilkins; 2019.
3. Gelb D. The detailed neurologic examination in adults. UpToDate. 2020. Disponível em: https://www.uptodate.com/contents/the-detailed-neurologic-examination-in adults?search=The%20detailed%20neurologic%20examination%20in%20adults&source=search_result&selectedTitle=1~150&usage_type=default&display_rank=1. Acessado em: 5 jun 2020.
4. Nitrini R, Bacheschi LA. A neurologia que todo médico deve saber. 3.ed. São Paulo: Atheneu; 2015.

CAPÍTULO **66**

Síndrome de Guillain-Barré no pronto atendimento

Natália Silva Fernandes

INTRODUÇÃO

A síndrome de Guillain-Barré (SGB) é uma polirradiculoneuropatia de início agudo ou subagudo, causada na maioria dos casos por uma infecção. É uma condição heterogênea com várias formas variantes, sendo a polineuropatia desmielinizante inflamatória aguda (AIDP) a mais comum. Desde a erradicação da poliomielite, a SGB tornou-se a causa mais frequente de fraqueza flácida aguda em todo mundo.

Neste capítulo, serão abordados a patogênese, a epidemiologia, as principais características clínicas, as ferramentas diagnósticas e os recursos terapêuticos da SGB.

PATOGÊNESE

Acredita-se que a SGB seja resultado de uma resposta imune a uma infecção anterior que reage de maneira cruzada com os componentes nervosos periféricos em razão do mimetismo molecular. A resposta imune pode ser direcionada à mielina ou ao axônio do nervo periférico, originando as formas desmielinizantes e axonais.

Em aproximadamente 70% dos pacientes é possível identificar infecção anterior. Entre as infecções associadas a SGB, destacam-se citomegalovírus, *Mycoplasma pneumoniae*, vírus Epstein-Barr, influenza A, *Haemophilus influenzae*, enterovírus, *Campylobacter*, vírus da imunodeficiência humana (HIV) e vírus do Zika. A infecção por *Campylobacter jejuni* é o precipitante mais comumente relacionado a SGB (anticorpos encontrados em 40% dos pacientes).

Uma pequena parcela dos pacientes desenvolve a SGB após outro evento desencadeante, como imunização, trauma, gravidez, cirurgia e transplante de medula óssea.

EPIDEMIOLOGIA

A SBG é uma doença global, sem sazonalidade, com incidência aproximada de 1 a 2 casos por 100.000 por ano. Todas as faixas etárias são afetadas, mas a incidência tende a aumentar progressivamente (20% a cada 10 anos além da primeira década de vida).

MANIFESTAÇÕES CLÍNICAS

A SBG é caracterizada clinicamente por fraqueza muscular progressiva e bastante simétrica, associada a reflexos tendíneos ausentes ou deprimidos.

A fraqueza pode variar de dificuldade leve para caminhar até paralisia quase completa de todos os músculos das extremidades, facial, respiratório e bulbar. Geralmente inicia em membros inferiores, mas pode começar em membros superiores e faciais em 10% dos pacientes. Diplegia facial é encontrada em mais de 50% dos pacientes, e outros nervos cranianos podem ser afetados no curso da doença, manifestando com dismotilidade ocular, alterações pupilares e ptose.

Reflexos tendíneos reduzidos ou ausentes estão presentes em 90% dos pacientes na apresentação e em todos os pacientes com a progressão da doença.

A gravidade do déficit sensitivo é variável. Em alguns casos, todas as modalidades sensitivas estão preservadas e, em outras, há redução importante de propriocepção, vibração, dor e temperatura com distribuição em meia e luva. Parestesias acompanham a fraqueza em aproximadamente 80% dos pacientes. A dor neuropática é encontrada em 66% dos pacientes e geralmente localizam na região lombar e nas coxas.

> O envolvimento autonômico é comum na SGB, acometendo 70% dos pacientes. As manifestações mais comuns incluem diarreia/constipação, taquicardia, bradicardia, variações nos níveis pressóricos e retenção urinária. Importante reconhecer a disfunção autonômica grave, pois ocasionalmente está relacionada a morte súbita.

Características incomuns do SGB incluem papiledema, mioquimia facial, perda auditiva, sinais meníngeos, paralisia das cordas vocais e alteração do nível de consciência.

O quadro clínico progride por um período de cerca de 2 semanas. A maioria dos pacientes atinge pico máximo dos sintomas em até 4 semanas do início do quadro. Progressão além desse período deve suscitar outros diagnósticos, principalmente polirradiculoneuropatia desmielinizante inflamatória crônica (CIDP).

VARIANTES

A SGB por muitos anos foi considerada um distúrbio único. Hoje sabe-se que é síndrome heterogênea com várias formas variantes, com características patológicas e clínicas distintas. A polirradiculoneuropatia desmielinizante inflamatória aguda (AIDP) é a forma mais comum, representando aproximadamente 85 a 90% dos casos. A síndrome de Miller-Fisher (MFS), caracterizada por oftalmoplegia, ataxia e arreflexia, ocorre em 10% dos pacientes na Europa e nos Estados Unidos e 20% dos pacientes na Ásia.

A neuropatia axonal motora aguda (AMAN) e a neuropatia axonal motora e sensitiva aguda (AMSAN) são as formas axonais primárias do SGB, frequentemente observadas na China, no Japão e no México.

AVALIAÇÃO DIAGNÓSTICA

O diagnóstico inicial da SGB é essencialmente clínico, baseado nas características cardinais da doença – fraqueza simétrica de caráter progressivo associada a reflexos tendíneos reduzidos ou abolidos.

O diagnóstico clínico é sustentado se o líquido cefalorraquidiano e os estudos eletrofisiológicos mostrarem anormalidades típicas.

- Critérios de diagnóstico: os critérios de diagnóstico para SGB têm papel importante na pesquisa e são amplamente utilizados na prática clínica, sendo aplicáveis a aproximadamente 80% dos pacientes.

▷ **TABELA 1**   Recursos na síndrome de Guillain-Barré (SBG)

Os recursos necessários incluem
- Fraqueza progressiva das pernas e braços (algumas vezes inicialmente apenas nas pernas)
- Arreflexia ou reflexos diminuídos dos membros afetados

Os recursos de suporte incluem
- Progressão dos sintomas dura de dias a semanas
- Simetria relativa
- Sintomas ou sinais sensoriais leves (ausentes na variante motora pura)
- Envolvimento do nervo craniano, especialmente fraqueza bilateral do nervo facial
- Recuperação iniciada 2 a 4 semanas após a parada da progressão
- Disfunção autonômica
- Dor
- Ausência de febre no início
- Proteína elevada no LCR com contagem de células $\leq 50/mm^3$ (geralmente < 5 células/mm^3)
- Anormalidades eletrodiagnósticas compatíveis com GBS

Os seguintes recursos tornam o diagnóstico de SGB duvidoso
- Nível sensorial
- Marcada assimetria persistente de fraqueza
- Disfunção intestinal e vesical no início do quadro ou persistente
- Disfunção pulmonar grave com pouca ou nenhuma fraqueza nos membros no início
- Sinais sensoriais graves com pouca ou nenhuma fraqueza no início
- Febre no início do quadro
- Pleocitose no LCR com contagem de células brancas > 50/mm^3

LCR: líquido cefalorraquidiano.

- Análise do líquido cefalorraquidiano: a punção lombar de pacientes com SGB tipicamente revela uma proteína elevada com uma contagem normal de células (dissociação albuminocitológica). No entanto, vale ressaltar que nas primeiras semanas esse achado laboratorial pode não estar presente e, portanto, não exclui o diagnóstico. Pleocitose (> 5 células/mm³) não é comum na SGB, mas 15% dos pacientes apresentam contagem de 10 a 50 células no líquor, o que requer avaliação para a etiologia infecciosa (HIV, citomegalovírus, Lyme) ou neoplásica coexistente.
- Estudos eletrodiagnósticos: os estudos de condução nervosa e eletromiografia por agulha são valiosos para confirmar o diagnóstico, classificar as principais variantes da SGB e fornecer dados para determinação prognóstica. Como as anormalidades da condução nervosa progridem ao longo do tempo, estudos eletrodiagnósticos em série são interessantes. Vale ressaltar que os achados são normais no início da doença e frequentemente mais pronunciados após duas semanas do início da fraqueza.
- Anticorpos: na prática clínica, o teste disponível para anticorpos séricos IgG para GQ1b auxilia no diagnóstico da síndrome de Miller-Fisher, com sensibilidade de 85-90%. Esses anticorpos também podem estar presentes na SGB com oftalmoparesia, encefalite de Bickerstaff e na variante braquial-faríngea-cervical. Os testes laboratoriais para outros anticorpos não são realizados rotineiramente em razão da limitada utilidade clínica.
- Ressonância magnética: nos últimos anos, a ressonância magnética (RM) tem sido realizada para avaliar o espessamento e o aprimoramento das raízes nervosas espinhais, além de descartar outras causas de quadriparesia (mielite transversa, mielopatia compressiva subaguda e doenças infiltrativas da coluna vertebral). A RM de crânio pode demonstrar um aprimoramento do nervo oculomotor, abducente e facial.

DIAGNÓSTICO DIFERENCIAL

O diagnóstico diferencial da SGB engloba outras polineuropatias agudas, polineuropatia desmielinizante inflamatória crônica, doenças da medula espinhal, junção neuromuscular e músculo.

▷ **TABELA 2** Diagnóstico diferencial da síndrome de Guillain-Barré (SGB)

Cerebral	Encefalomielite disseminada aguda (ADEM), sintomas psicogênicos
Cerebelar	Síndrome de ataxia cerebelar aguda, lesão estrutural da fossa posterior
Espinhal	Síndrome da artéria espinhal anterior, mielopatia compressiva, neuromielite óptica, poliomielite, mielite transversa
Sistema nervoso periférico	Neuropatia desmielinizante inflamatória crônica de início agudo (CIDP), polineuropatia por doença crítica, radiculite relacionada ao citomegalovírus e ao HIV, difteria, neoplasia leptomeníngea, doença de Lyme, distúrbios metabólicos e eletrolíticos, porfiria, deficiência de tiamina (beribéri), paralisia do carrapato, neuropatia tóxica, vasculite
Junção neuromuscular	Botulismo, miastenia *gravis*, agentes bloqueadores neuromusculares
Doença muscular	Miopatias inflamatórias agudas, miosite viral aguda, rabdomiólise aguda, miopatia por doença crítica, miopatias metabólicas e mitocondriais, paralisia periódica

TRATAMENTO

O tratamento abrangente da SGB exige atenção aos cuidados gerais e tratamento imunológico.

No início do quadro, os pacientes devem ser monitorados cuidadosamente quanto à insuficiência respiratória, arritmias cardíacas, disfagia e oscilação dos níveis pressóricos. Considerando a potencial gravidade, muitos pacientes devem ser encaminhados a unidade de terapia intensiva (UTI) para melhor acompanhamento. Pacientes com quadro clínico mais brando e que não estejam em fase de progressão podem ser tratados na enfermaria geral com monitoramento da pressão arterial e capacidade vital a cada 4 horas.

Profilaxia para trombose venosa profunda, cuidados com alterações vesicais e intestinais, manejo de dor (evitar opioides), terapia física e acompanhamento psicológico são essenciais.

O tratamento da SGB é apoiado na imunoterapia. As modalidades com benefício comprovado são trocas plasmáticas (plasmaférese) e a administração de imunoglobulina intravenosa, que se mostraram igualmente eficazes no tratamento, sendo a escolha baseada na disponibilidade local, preferência do paciente, fatores de risco e contraindicações. A terapêutica deve ser instituída de forma precoce, assim que o diagnóstico de SGB tenha sido considerado, dentro das primeiras 4 semanas do início dos sintomas. Paciente levemente afetados e já em recuperação não necessitam de imunoterapia.

▷ **TABELA 3** Tratamento da síndrome de Guillain-Barré

Plasmáferese	Dose: 200-250 mL/kg por 5 sessões Complicações: hipotensão, sepse e problemas com acesso intravenoso
Imunoglobulina intravenosa	Dose: 0,4 g/kg/dia por 5 dias Complicações: meningite asséptica, erupção cutânea, insuficiência renal aguda, hiperviscosidade sanguínea Importante: a deficiência de IgA pode levar anafilaxia

Corticoides orais e intravenosos não mostraram eficácia no tratamento da SGB, isolados ou em associação com a plasmaférese ou imunoglobulina intravenosa. Existem evidências fracas que os pacientes tratados com esteroides tiveram um desfecho pior.

PROGNÓSTICO

A maioria dos pacientes com SGB apresenta prognóstico favorável, com recuperação completa ou déficits sutis. Após um ano do início do tratamento, apenas 14% dos pacientes persistem com problemas motores graves. Aproximadamente 5-10% apresentam curso prolongado com recuperação tardia e 3-7% evoluem para óbito apesar dos cuidados intensivos.

O período de recuperação é reduzido em até 50% pela instituição de tratamento com plasmaférese e imunoglobulina intravenosa.

Alguns fatores são associados a uma evolução mais desfavorável, como:

- Idade avançada.
- Progressão rápida
- Fraqueza muscular grave na admissão.
- Necessidade de suporte ventilatório.
- Achados de degeneração axonal em estudos eletrodiagnósticos.
- Doença diarreica precedente.

Uma minoria dos pacientes (menos de 10%) apresenta deterioração secundária após o início do tratamento. Essas recaídas geralmente apresentam-se de maneira mais branda que o quadro inicial, e os pacientes devem seguir em observação, com tratamento individualizado. Não existem estudos randomizados que orientem o retratamento.

As recidivas são incomuns e ocorrem em 2% dos pacientes após a recuperação completa.

BIBLIOGRAFIA

1. Darweesh SK, Polinder S, Mulder JM, Baena CP, van Leeuwen N, Franco OH, et al. Health-related quality of life in Guillain-Barré syndrome patients: a systematic review. J Peripher Nerv Syst. 2014;19(1):24-35.
2. Donofrio PD. Guillain-Barré syndrome. Continuum (Minneap Minn). 2017;23(5):1295-309.
3. Esposito S, Longo MR. Guillain-Barré syndrome. Autoimmun Rev. 2017;16(1):96-101.
4. Hugher RA, Swan AV, van Doorn PA. Intravenous immunoglobulin for Guillain-Barré syndrome. Cochrane Database Syst Rev. 2014;(9):CD002063.
5. Rowland LP, Pedley TA. Tratado de neurologia do Merritt. 13.ed. Rio de Janeiro: Guanabara Koogan; 2018.
6. van den Berg B, Walgaard C, Drenthen J, Drenthen J, Fokke C, Jacobs BC, et al. Guillain-Barré syndrome: pathogenesis, diagnosis, treatment and prognosis. Nat Rev Neurol. 2014;10(8):469-82.
7. Willison HJ, Jacobs BC, van Doorn PA. Guillain-Barré syndrome. Lancet. 2016; 388(10045):717-27.
8. Yuki N, Hartung HP. A síndrome de Guillain-Barré. N Engl J Med. 2012;366:2294.

PARTE **X**

EMERGÊNCIAS ONCOLÓGICAS

coordenação: Davi Jing Jue Liu

CAPÍTULO 67

Compressão medular neoplásica

Gabriel Novaes de Rezende Batistella

INTRODUÇÃO

Compressão epidural da medula espinal consiste em uma apresentação comum do paciente oncológico e acarreta importante aumento da morbidade nestes pacientes, sendo assim, uma emergência neuro-oncológica clássica. O seu manejo e diagnóstico podem ser desafiadores, devendo o médico estar apto para levantar uma suspeita diagnóstica prontamente em caso de atendimento em unidade de pronto-socorro, a fim de reverter um dano neurológico irreversível.

EPIDEMIOLOGIA

Os estudos epidemiológicos para compressão maligna da medula espinal são escassos, principalmente pela dificuldade em coletar informações a seu respeito e realizar um estudo no nível populacional. A incidência anual nos Estados Unidos em um estudo avaliando internações por compressão medular em pacientes em fase terminal foi de 3,4%. As localizações mais comuns das metástases epidurais são: torácica (70%), lombar (20%) e cervical (10%), e os sítios primários mais comuns são mama, pulmão, próstata e linfoma (Tabela 1).

744 GUIA DE MEDICINA DE URGÊNCIA

▷ **TABELA 1** Principais sítios primários relacionados a metástase epidural espinal

1. Mama	2. Pulmão	3. Próstata	4. Linfoma	5. Sarcoma
6. Rim	7. Gastrointestinal	8. Melanoma	9. Mieloma	10. Desconhecido

Fonte: Radovanovic et al., 2009.

MANIFESTAÇÕES CLÍNICAS

As manifestações clínicas em quadros de metástases epidurais dependem, em sua maioria, da topografia lesional. A vasta maioria destes pacientes irá abrir o quadro com síndrome álgica, déficit motor, déficit sensitivo e alterações autonômicas.

Os quadros álgicos ocorrem tanto por envolvimento das fibras sensitivas dos tratos longos como também do quase inevitável envolvimento ósseo. Comumente esses pacientes se apresentarem com dor até 8 semanas antes do diagnóstico, essa dor costuma ser localizada e com aumento da intensidade ao longo do tempo, assim como piora na posição prona, por aumento da congestão venosa nos plexos lombares. Com o tempo a dor pode passar a apresentar um padrão mais radicular, especialmente quando localizada a lesão no espaço lombossacral. Cerca de 60 a 85% dos pacientes podem apresentar déficits motores, sendo um dos mais problemáticos sintomas, por acometer a deambulação e o estado funcional global do paciente. Compressões acima do cone medular se manifestam por síndrome do neurônio motor superior e costumam ser simétricas. O acometimento autonômico costuma se apresentar de forma mais tardia, tem relação com o grau de acometimento motor e acomete com maior frequência o esfíncter urinário e a função gastrointestinal.

DIAGNÓSTICO

A suspeita clínica de metástase epidural espinal deve ser, obrigatoriamente, confirmada por exame de imagem adequado. O objetivo da confirmação seria para definição diagnóstica, topografia, decisão cirúrgica, radioterápica ou quimioterápica e para tratar assuntos relacionados ao suporte clínico e paliação. Tanto a tomografia computadorizada (TC) como a ressonância magnética (RM) são úteis, porém, sabe-se que a RM é capaz de alterar a decisão terapêutica em até 40% dos doentes, sendo o método de escolha antes de se prosseguir com alguma conduta. Recomenda-se que toda a coluna vertebral seja rastreada, pois o acometimento em outras topografias é comum e impacta na decisão terapêutica. As metástases vertebrais são tipicamente hipointensas em T1, hiperintensas em T2 e costumam demonstrar captação de gadolínio. A captação de contraste ao longo da medula espinal pode denotar congestão venosa ou evento isquêmico medular. Mielografia por TC é uma alternativa aceitável para pacientes com contraindicação à realização de RM.

TRATAMENTO

No ambiente hospitalar, o principal objetivo, além da suspeita diagnóstica e confirmação por meio de adequado exame de imagem, é o controle álgico e a preservação e recuperação de função neurológica, melhorando o desempenho funcional do doente e reduzindo as chances de uma morbidade neurológica permanente. A seguir, espera-se um tratamento definitivo, seja este por meio de cirurgia, radioterapia, quimioterapia ou uma combinação destas modalidades.

1. Corticoterapia:
A. Usualmente utiliza-se a dexametasona, com o objetivo de controlar a dor pela redução de prostaglandinas, pela redução do edema e por outros fatores pró-inflamatórios para alívio compressivo local.
B. Habitualmente realiza-se *bolus* de 10 mg seguido de manutenção diária de aproximadamente 16 mg. A dose fracionada em 2 tomadas é suficiente, não sendo indicado a realização de posologia em 4 tomadas diárias, como comumente pregado
C. Doses consideravelmente maiores podem ser tentadas em pacientes que se apresentam com paraplegia. Existe evidência fra-

ca quanto à eficiência de doses muito elevadas de corticosteroides nesses casos.

2. Convocar equipe de neurocirurgia e/ou equipe de coluna:
A. Importante para programação terapêutica precoce.
B. A cirurgia precoce resulta em maior recuperação funcional e maior taxa de restauração das funções autonômicas esfincterianas.
C. Aumento do tempo de sobrevida global.
D. Pacientes não candidatos a cirurgia devem, em geral, receber radioterapia.

3. Anti-inflamatórios não esteroidais (AINE) e analgésicos opioides para alívio sintomático, caso necessário.

4. Radioterapia:
A. Redução do quadro álgico em aproximadamente 60%.
B. Restauração da deambulação e das alterações esfincterianas em 70-90% dos pacientes.
C. O estado do desempenho dos pacientes antes da radioterapia, aspecto do tumor quanto a sua radiossensibilidade e velocidade do surgimento dos déficits neurológicos são os melhores preditores de resposta a radioterapia.
D. Cursos breves de radioterapia (8 ou 16 Gy em duas sessões) têm a vantagem de serem rápidos, porém com menor taxa de controle local do crescimento tumoral. Pacientes com baixa expectativa de vida ou reduzido desempenho são bons candidatos ao curso breve. Para os demais, 30 Gy em 10 sessões costumam ser empregadas.
E. Radiocirurgia estereotáxica permite a entrega precisa de altas doses de radiação no leito tumoral e tecidos adjacentes invadidos. Aparentemente gera uma melhora do quadro de dor em 85-100% dos pacientes, assim como um controle radiográfico de aproximadamente 90% dos pacientes.
   – Pode ser realizada após estabilização vertebral e/ou ressecção tumoral, melhorando o controle local em 1 ano.
   – Técnica efetiva apesar do subtipo tumoral e sua conhecida resistência à radioterapia convencional.
   – Ainda necessita de maiores estudos.
   – Depende de centros com maquinário específico.

5. Quimioterapia:
A. Indicada para tumores sabidamente sensíveis, como linfoma e seminoma.
B. Aceita-se apenas em casos com déficits neurológicos mínimos ou ausentes.
C. Seu uso no aspecto emergencial ainda tem pouco suporte científico na literatura.

PROGNÓSTICO

Em geral o prognóstico irá depender de alguns fatores identificáveis previamente ao tratamento, por exemplo, o estado neurológico pré-tratamento, o tipo de tumor e a velocidade de instalação dos sintomas. A radioterapia, em geral, devolve a deambulação para cerca de 80-100% dos pacientes em diversos estudos nos quais os pacientes deambulavam de alguma forma antes do tratamento, e apenas 2-6% dos paraplégicos. Surgimento de sintomas incapacitantes em menos de 48 horas foi fator de pior prognóstico em alguns pacientes. Tumores com maior sensibilidade a radioterapia (linfoma, mieloma, mama, próstata, pulmão e pequenas células) respondem melhor que os resistentes (melanoma e carcinoma renal de células claras); cabe aqui lembrar que a radiocirurgia confere bons resultados mesmo em tumores resistentes a radioterapia convencional, possivelmente pela alta dose em uma única ou poucas sessões.

A sobrevida média varia entre 3 e 6 meses, podendo ser maior em alguns casos, como em pacientes que deambulavam anteriormente ao tratamento e que possuem metástase única. Cerca de 10% dos pacientes apresentam recorrência local, este risco aumenta para 50% em 2 anos e basicamente todos irão recorrer em 3 anos de sobrevida. Aproximadamente 50% dos pacientes irão estar deambulando após 1 ano.

CONCLUSÃO

A compressão medular epidural metastática é uma emergência neuro-oncológica ainda pouco diagnosticada e que deve ser prontamente identificada e conduzida. A maioria dos pacientes irá se beneficiar da terapia hospitalar e manter bom desempenho geral e neurológico, o que significa maior probabilidade de aderência ao tratamento oncológico sistêmico, com maior sobrevida global, progressão livre de doença e melhor desfecho como um todo.

BIBLIOGRAFIA

1. Jo JT, Schiff D. Management of neuro-oncologic emergencies. Handb Clin Neurol. 2017;141:715-41. Mak KS, Lee LK, Mak RH, Wang S, Pile-Spellman J, Abrahm JL, et al. Incidence and treatment patterns in hospitalizations for malignant spinal cord compression in the United States, 1998-2006. Int J Radiat Oncol Biol Phys. 2011;80(3):824-31.
2. Prang P. Spinal cord compression. Neurol Asp Spinal Cord Inj. 2017;161-93.
3. Radovanovic I, Zadeh G. Cancer neurology in clinical practice, neurological complications of cancer and its treatment. Br J Cancer. 2009;100(6):1020.
4. Viets-Upchurch JM. Malignant spinal cord compression. Oncol Emerg Med Princ Pract. 2016;6:161-7.

CAPÍTULO **68**

Neutropenia febril

Tiago Gomes de Paula

INTRODUÇÃO

O prognóstico de pacientes com neoplasias vem melhorando, no entanto, passou-se a conviver mais com a entidade neutropenia e sua relação direta com o risco iminente de infecção. Neste guia, serão abordados de forma prática e objetiva o tratamento e o manejo desses pacientes.

DEFINIÇÕES

Febre é definida como temperatura oral ou timpânica ≥ 38,3°C (ou temperatura axilar > 37,8).

Observação: a temperatura axilar se demonstrou pouco confiável e a retal tem aumento do risco de translocação bacteriana.

▷ TABELA 1   Tipos de neutropenia febril

Tipos	Contagem absoluta de neutrófilos (CAN)
Neutropenia	< 1.000/μL (equivalente a $1,0 \times 10^9$/μL)
Neutropenia grave	< 500/μL (equivalente a $0,5 \times 10^9$/μL)
Neutropenia profunda	< 100/μL (equivalente a $0,1 \times 10^9$/μL)

TRATAMENTO DA NEUTROPENIA FEBRIL

A avaliação do risco é de suma importância nos quadros de neutropenia febril, assim a determinação do risco é peça fundamental no manejo clínico, direcionando a terapêutica quanto ao uso de antibiótico oral ou parenteral e à necessidade de internação ou tratamento ambulatorial. Para avaliar o risco de complicações médicas, é usada a pontuação da Associação Multinacional para Cuidados de Suporte ao Câncer (MASCC) (Tabela 2).

▷ **TABELA 2** Associação Multinacional de Cuidados de Suporte no Câncer (MASCC)

Escore de risco MASCC em neutropenia febril	
Sintomas leves ou assintomáticos	5
Ausência de hipotensão	5
Ausência de doença pulmonar obstrutiva crônica	4
Portador de tumor sólido	4
Ausência de desidratação	3
Sintomas moderados	
Não hospitalizado ao aparecimento da febre	3
Idade < 60 anos	2

Pontuação: baixo risco ≥ 21; alto risco < 21.

Em decorrência da diminuição da resposta inflamatória que é gerada por neutrófilos e do quadro clínico inicial de modo geral, é frustro, marcado por febre e astenia. Primeiramente, na avaliação, deve-se dar atenção aos sinais de gravidade, logo, se o paciente preencher 2 ou mais critérios qSOFA (Tabela 3), deverá seguir o algoritmo de sepse, caso contrário é preciso avaliar os critérios para internação ou para tratamento ambulatorial.

TABELA 3 qSOFA

Alteração do estado mental GCS < 15	1
Frequência respiratória ≥ 22	1
Pressão arterial ≤ 100 mmHg	1

Dois ou mais critérios deverão seguir algoritmo de sepse.

MANEJO INTRA-HOSPITALAR DA NEUTROPENIA FEBRIL

Pacientes em que se opta por realizar tratamento intra-hospitalar são aqueles que apresentam maior gravidade e não preenchem os critérios de internação ambulatorial (ver manejo extra-hospitalar).

No exame físico de pacientes com neutropenia febril, deve-se procurar os sinais de infecção mais frequentes e acessíveis como pele, fundo de olho, cavidade oral, pulmão, períneo, local de inserção de cateter, região perianal. O toque retal não é recomendado em razão do risco de translocação bacteriana.

Sinais como dor e vermelhidão, mesmo que discretos, devem ser valorizados e ser considerados provável celulite, assim como meningites podem ocorrer sem pleocitose e infecção do trato urinário pode acontecer pouco ou de forma assintomática e sem piúria.

Os exames laboratoriais são ferramentas para ajudar na pesquisa de agentes etiológicos e na definição prognóstica. É sugerida uma bateria inicial com hemograma completo com diferencial e plaquetas, ácido lático, eletrólitos, função renal, enzimas hepáticas, culturas de sangue (coletadas de cada lúmen simultaneamente), cultura de qualquer outro sítio suspeito de estar envolvido na infecção, radiografia de tórax ou outros exames, conforme indicação clínica.

Os antibióticos devem ser administrados dentro de 2 horas, deve-se procurar resultados de cultura e sensibilidade recentes, avaliar se os pacientes têm história de infecção por organismo resistente a múltiplos medicamentos, ou se existe algo na história que direcione a uma suspeita do foco de infecção, deve-se checar se o paciente faz uso de profilaxia e verificar a presença de mucosite.

TERAPIA ANTIMICROBIANA

Sabe-se que a antibioticoterapia empírica beneficia pacientes com neutropenia febril, assim orientações de ordem prática devem ser seguidas para que se possa introduzir a antibioticoterapia precocemente. Caso o paciente apresente febre e esteja entre o 10º e o 20º dias após a administração da quimioterapia e não haja resultado de hemograma ou se a previsão para o resultado for maior que 30 minutos, o paciente deve ser considerado neutropênico e deve-se introduzir antibioticoterapia empírica. Sempre reavaliar a antibioticoterapia caso não seja encontrada neutropenia após checagem de exames.

Como primeira opção cefepima 2 g intravenoso (IV) a cada 8 horas, porém se apresentar mucosite grau $\geq$ 2, suspeita de infecção intra-abdominal ou outra indicação de cobertura anaeróbica, adiciona-se ao esquema metronidazol 500 mg IV a cada 8 horas (Tabela 4). No entanto, caso haja suspeita clínica de infecção bacteriana de pele, partes moles e/ou colonização de MRSA, adiciona-se vancomicina 20 mg/kg IV a cada 12 horas.

Ao ficar frente a um paciente com história de infecção por organismo resistente a múltiplos medicamentos, deve-se checar o perfil do antibiograma, mas, caso não haja acesso a essa informação, considerar meropenem 1 g IV a cada 8 horas, no lugar de cefepima/metronidazol.

Paciente que apresentem alergia documentada a betalactâmicos, optar por aztreonam 2 g IV a cada 8 horas (preferido) ou ciprofloxacino 400 mg IV a cada 8 horas se não houver profilaxia ou terapia com quinolona nos últimos 90 dias e deve-se associar a vancomicina 15 mg/kg IV a cada 12 horas. Caso a mucosite seja maior ou igual ao grau 2, suspeita de infecção intra-abdominal ou outra indicação para cobertura anaeróbica, deve-se adicionar metronidazol 500 mg IV a cada 8 horas (Tabela 4).

▷ TABELA 4 Tratamento medicamentoso para neutropenia febril

	Antibiótico	Posologia	Observação
Intra-hospitalar	Cefepima	2 g IV de 8/8 h	Primeira escolha
	Piperacilina + tazobactam	4,5 g IV de 6/6 ou 8/8 h	Primeira escolha
Alternativas	Meropenem	1 g IV de 8/8 h	Alternativa se infecção por organismo resistente a múltiplos medicamentos (ausência de perfil, antibiograma atual)
	Imipenem	500 mg de 6/6 h	
	Doripenem	500 mg de 8/8 h	
Adicionais	Metronidazol	500 mg IV de 8/8 h	Mucosite grau ≥ 2 e/ou suspeita de infecção intra-abdominal ou outra indicação de cobertura anaeróbica
	Vancomicina	15 mg/kg IV de 12/12 h	Instabilidade hemodinâmica, clínica de infecção bacteriana de pele, partes moles e/ou colonização de MRSA
	Linezolida	600 mg IV de 12/12 h	Alternativa à vancomicina
	Tobramicina	5,1 mg/kg 1 x/dia	Instabilidade hemodinâmica
Febre de 4-7 dias sem foco estabelecido	Caspofungina	70 mg IV 1ª dose e depois 50 mg IV 1 x/dia	Sem profilaxia para *candida*
	Micafungina	100 mg IV 1 x/dia	
	Anidulafungina	200 mg IV 1ª dose e depois 100 mg IV 1 x/dia	
	Voriconazol	6 mg/kg IV 1ª dose 12/12 h e depois 4 mg/kg IV de 12/12 h	Melhor que anfotericina nas infecções graves ou na aspergilose invasiva

(continua)

754 GUIA DE MEDICINA DE URGÊNCIA

▷ **TABELA 4** Tratamento medicamentoso para neutropenia febril (*continuação*)

	Antibiótico Posologia	Observação
Extra-hospi-talar	Ciprofloxacino 750 mg de 12/12 h + amoxicilina/ácido clavulânico 875 mg de 12/12 h por 7 dias	Primeira escolha
	Clindamicina 600 mg 3 x/dia e ciprofloxacina 750 mg de 12/12 h por 7 dias	Paciente alérgico a penicilina

No seguimento, se paciente afebril dentro de 72 horas e foco infeccioso identificado, deve-se guiar a antibioticoterapia conforme a natureza da infecção, mas se por ventura não foi encontrado o foco, deve-se continuar antibioticoterapia empírica por 2 dias após a contagem de neutrófilos ficar maior que 500 μL (equivalente a 0,5 $\times$ 10^9/μL) e essa contagem deve apresentar tendência de subida.

Se após 72 horas o paciente ainda estiver febril, deve-se reavaliar os antibióticos, repetir culturas, checar existência de imagens à procura de infecções latentes, avaliar exaustivamente as causas não infecciosas da febre (por exemplo, medicamentos, trombose, tumor, necrose). Caso apresente alteração do *status* mental, deve-se avaliar a necessidade de punção liquórica.

Caso continue a apresentar febre 4-7 dias sem uma etiologia identificada, deve-se suspeitar de infecções fúngicas, assim relacionamos galactomanana (aspergilose invasiva) e a beta-D-glucana (infecções fúngicas sistêmicas).

Nos sem profilaxia para cândida, deve-se considerar a adição de caspofungina 70 mg IV 1ª dose e depois 50 mg IV manutenção ou micafungina 100 mg IV ou anidulafungina 200 mg IV 1ª dose e depois 100 mg IV dose de manutenção.

Infecções fúngicas podem ocorrer durante o tratamento de determinadas neoplasias, como leucemias agudas, e se houver suspeita clínica e exames de imagem e/ou positividade da galactomanana ou beta-D-glucana, uma droga antifúngica deve ser prescrita. Voriconazol é melhor que anfotericina nas infecções graves ou na aspergilose invasiva.

MANEJO EXTRA-HOSPITALAR DA NEUTROPENIA FEBRIL

Pacientes de baixo risco são aqueles em que a contagem absoluta de neutrófilos seja < 500 células/µL por ≤ 7 dias e apresentam um escore MASCC ≥ 21, não apresentam comorbidades. Assim a antibioticoterapia oral ambulatorial pode ser realizada desde que seja garantido todos os seguintes critérios: o tumor deve ser sólido, o paciente deve ser capaz de tolerar fluidos e medicamentos orais, não usar tubo de alimentação como a principal rota de nutrição e medicamentos, ter temperatura ≥ 38,3ºC, CAN < 1.000/µL (equivalente a $1,0 \times 10^9$/L) nas últimas 24 horas, não apresentar foco confirmado de infecção, residir próximo do hospital ou checar no hospital dentro de 1 hora, ter um cuidador 24 horas, ter acesso ao transporte e telefone na residência, não estar recebendo antibióticos no momento, ter 18 anos de idade ou mais, não apresentar alergia às quinolonas para regimes orais, ser considerado paciente de baixo risco (ou seja, pontuação MASCC ≥ 21 e nenhum outro fator complicador presente) e sem colonização de organismos multirresistentes.

A 1ª dose de cada antibiótico deve ser recebida no serviço de saúde, e o paciente deve ser observado por 4 horas antes da alta, a seleção de antimicrobianos deve ser realizada após cuidadosa revisão quanto à alergia a antimicrobianos, exposição recente a antimicrobianos, infecções prévias. A terapêutica combinada é preferida, assim ciprofloxacino 750 mg 2 vezes/dia e amoxicilina/ácido clavulânico 875 mg 2 vezes/dia durante 7 dias.

Em pacientes alérgicos à penicilina, opta-se por clindamicina 600 mg 3 vezes/dia e ciprofloxacino 750 mg 2 vezes/dia durante 7 dias.

Sugere-se agendar visita ambulatorial para os dias 2, 3 e 7. No dia 2, sugere-se solicitar hemograma completo com diferencial, creatinina se a linha de base for > 1,2 mg/dL. No 3º e 7º dia, solicitar hemograma. Na impossibilidade de adesão ou se apresentar febre persistente, deve-se avaliar internação.

BIBLIOGRAFIA

1. Flowers CR, Seidenfeld J, Bow EJ, Karten C, Gleason C, Hawley DK, et al. Antimicrobial prophylaxis and outpatient management of fever and neutropenia in adults treated for malignancy: American Society of Clinical Oncology Clinical Practice Guideline. J Clin Oncol. 2013;31(6):794-810.

2. Klastersky J, Naurois J, Rolston K, Rapoport B, Maschmeyer G, Aapro M, et al. Management of febrile neutropaenia: ESMO Clinical Practice Guidelines. Ann Oncol. 2016;27(suppl 5):v111-v118. Klastersky J, Paesmans M, Rubenstein EB, Boyer M, Elting L, Feld R, et al. The multinational association for supportive care in cancer risk index: a multinational scoring system for identifying low-risk febrile neutropenic cancer patients. J Clin Oncol. 2000;18(16):3038-51.

3. National Comprehensive Cancer Network (NCCN) Clinical Practice Guidelines in Oncology. Prevention and treatment of cancer-related infections. Disponível em: http://www.nccn.org. Acesso em: 27 mar 2019.

4. Sanford guide web edition. Disponível em: http://webedition.sanfordguide.com; Antimicrobial Therapy, Inc. 2018.

CAPÍTULO **69**

Síndrome de lise tumoral

Bruno Nogueira César
Davi Jing Jue Liu

INTRODUÇÃO

A síndrome de lise tumoral (SLT) resulta da rápida liberação de eletrólitos e ácidos nucleicos provenientes da morte de células tumorais, usualmente por quimioterapia (QT), e de sua baixa depuração, tendo como fator central para o desenvolvimento da lesão renal aguda (LRA). Esta é frequentemente causada por nefropatia aguda do ácido úrico, que ocorre pela precipitação de cristais de ácido úrico nos túbulos renais, levando à obstrução, e também por efeitos hemodinâmicos e nefrotóxicos intrarrenais da uricosúria, como produção de fatores vasodilatadores e indução de produção de citocinas pró-inflamatórias locais. Além disso, a LRA também pode ser mediada por outros mecanismos, como a deposição de fosfato de cálcio em túbulos e parênquima renal.

É uma das emergências oncológicas mais comuns. Apesar de classicamente descrita no contexto de quimioterapia de malignidades hematológicas, seu reconhecimento tem sido aumentado secundário a tratamento também de tumores sólidos e até mesmo em casos de tumores sem qualquer terapêutica ainda instituída, a chamada síndrome de lise tumoral espontânea (SLTE).

Os fatores de risco para sua ocorrência envolvem os relacionados ao tumor de base, como tamanho/disseminação (presença de esplenomegalia ou metástases) e potencial de lise das células (relacionado à taxa de proliferação celular e resposta à quimioterapia, sendo a desidrogenase láctica sérica – DHL – uma das pistas) (Tabela 1); e

758 GUIA DE MEDICINA DE URGÊNCIA

as características do paciente, sendo as de maior risco: idoso, sexo masculino, doença renal prévia, hiperuricemia, desidratação, hipotensão, exposição a nefrotóxicos e pH urinário ácido. Em razão da grande associação entre SLT e alta mortalidade, o maior foco em sua abordagem deve ser principalmente a profilaxia antes do início do tratamento quimioterápico (Tabela 1).

▷ TABELA 1

Malignidade	Risco de incidência de SLT	Profilaxia
■ Linfoma linfoblástico* ■ Linfoma de Burkitt* ■ Leucemia linfoide aguda** ■ Risco intermediário + hiperfosfatemia ou uricemia ou calemia ou envolvimento renal	Alto (> 5%)	Monitorização Hidratação Rasburicase
■ Leucemia mieloide aguda***	Intermediário (1-5%)	Monitorização Hidratação Alopurinol
■ Leucemia linfoide crônica**** ■ Linfoma de Hodgkin§ ■ Linfoma não Hodgkin indolente ■ Leucemia mieloide crônica ■ Mieloma múltiplo ■ Tumores sólidos	Baixo (< 1%)	Monitorização Hidratação ± Alopurinol

* Se estágio < III e DHL < 2x LSN: risco intermediário.
** Se < 100.000 leucócitos/mm e DHL < 2x LSN: risco intermediário.
*** Se ≥ 100.000 leucócitos/mm^3: alto risco. Se < 25.000 e DHL < 2x LSN, baixo risco.
**** Se tratado com flunarabina, rituximabe ou leucócitos > 100.000/mm^3, fica como intermediário.
§ Se DHL ≥ 2x LSN: risco intermediário.
DHL: desidrogenase láctica sérica; LSN: limite superior da normalidade.
Adaptado de Cairo et al., 2010.

DIAGNÓSTICO

Tem como critério tradicional as definições de Cairo e Bishop (Tabela 2) e deve envolver a presença de pelo menos 2 alterações laboratoriais (hiperfosfatemia, hipercalcemia, hipocalcemia ou hiperuricemia) associadas a uma manifestação clínica: lesão renal aguda ou convulsão ou arritmia/morte súbita.

▷ **TABELA 2** Definições de Cairo Bishop de síndrome de lise tumoral (SLT)

Síndrome de lise tumoral laboratorial
Requer ≥ 2 dos seguintes nas mesmas 24 h, 3 dias antes ou 7 dias após o início da quimioterapia: ■ Fósforo ≥ 4,5 mg/dL ou aumento de 25% do basal ■ Potássio ≥ 6 mg/dL ou aumento de 25% do basal ■ Cálcio total basal ≤ 7 mg/dL ou cai ≤ 4,5 mg/dL (1,12 mmol/L) ou decréscimo de 25% do basal ■ Ácido úrico basal ≥ 8 mg/dL ou aumento de 25% do basal
Síndrome de lise tumoral clínica
SLT laboratorial + ≥ 2 dos seguintes: ■ Creatinina > 1,5 vez o limite superior da normalidade (ajustado para idade) ■ Convulsão ■ Arritmia cardíaca ou morte súbita

*Adaptado de Cairo et al., 2004; e Howard et al., 2011.

Na utilização desse sistema de critérios já consolidados, deve-se ter em mente algumas críticas: ele requer que o paciente tenha obrigatoriamente iniciado quimioterapia, excluindo assim casos de lise tumoral espontânea; define lesão renal aguda como 1,5 vez o limite superior de creatinina, assim pode incluir vários pacientes com doença renal crônica (DRC) na ausência de LRA; e a distinção entre SLT laboratorial e clínica tem maior finalidade acadêmica. Além disso, no estudo original, Cairo e Bishop criaram uma gradação da SLT (de 0 a V) que tem maior importância epidemiológica, tendo em vista que não implica mudanças práticas no tratamento.

TRATAMENTO

■ Expansão volêmica: é o alicerce para aumentar a excreção dos solutos gerados pela lise tumoral, diminuindo possível precipitação de cristais de ácido úrico/fosfato de cálcio, contanto que ainda não tenha ocorrido a perda completa da função renal. Cautela em pacientes cardiopatas.

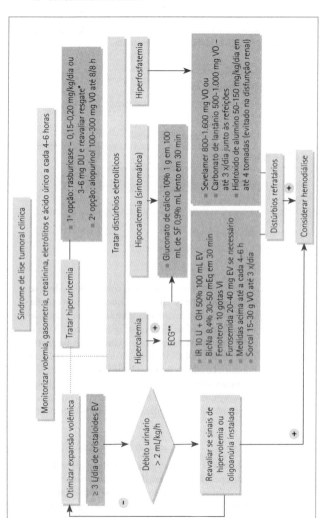

DU: dose única; EV: endovenoso; GH: glicose hipertônica; IR: insulina regular; SF: soro fisiológico; VO: via oral.

* Dose diária de rasburicase por 5-7 dias vem sendo comparada com a estratégia de dose única (DU) com reavaliação de resgate. Nesse sentido, a DU de 6 mg demonstrou sustentar a normalidade dos níveis de ácido úrico por dias sem necessidade de doses maiores.

** Eletrocardiograma (ECG) alterado para hipercalemia: achatamento de p, alargamento de QRS, T apiculada.

Observações sobre as medidas para potássio:

- Enquanto faz solução polarizante, monitorizar glicemias capilares de horário e corrigir se necessário.
- Enquanto administrar bicarbonato, monitorizar periodicamente níveis de HCO_3, Na e cálcio iônico. Lembrar que alcalinização com finalidade de diminuir precipitação de cristais de ácido úrico não é recomendada.
- Beta-agonistas: cuidado em pacientes com história de broncoespasmo (DPOC, asma) e cardiopatias/arritmia.
- Furosemida: uso com cautela, preferencialmente para hipercalemia ou se paciente congesto, uma vez que pode levar à depleção volêmica e não haver evidência para diminuir LRA por SLT.
- Poliestirenossulfato de cálcio está no arsenal, mas tem pouco uso práatico em razão da ação lenta no potássio sérico (de até vários dias) e frequentes intolerância gástrica/constipação.

▷ FIGURA 1

- Diurético: não recomendado, apesar de teoricamente aumentar o fluxo no túbulo renal, não há evidência de benefício, podendo inclusive piorar o estado hemodinâmico.
- Alcalinização urinária: não é mais recomendada para profilaxia e tratamento de SLT. A tentativa de alcalinizar a urina levando-a para pH $\geq$ 7 aumenta a solubilidade do ácido úrico, diminuindo sua precipitação. No entanto, não há evidência de benefício desta estratégia. Além disso, a alcalinização pode favorecer a precipitação de fosfato de cálcio em túbulos renais e outros tecidos e diminuir o cálcio iônico livre, piorando hipocalcemia já existente e levando à tetania e a arritmias.
- Alopurinol: inibidor da xantina-oxidase, diminui a formação de ácido úrico. A forma ativa da droga é excretada pelos rins, havendo preocupação com dose em pacientes renais. É associada a hipersensibilidade, que pode ser desde *rash* cutâneo à síndrome de hipersensibilidade – *rash*, hepatite aguda e eosinofilia. Esta última tem como fator de risco a presença de doença renal crônica (DRC), mas não a dose da droga. A interação entre alopurinol e azatioprina aumenta o risco de mielotoxicidade e deve ser evitada. O febuxostate também é inibidor da xantina oxidase, com a vantagem de não ter o mesmo perfil de hipersensibilidade, devendo ser considerado nos casos de DRC ou com conhecida hipersensibilidade ao alopurinol.
- Rasburicase: urato oxidase recombinante converte ácido úrico em alantoína (solúvel em urina). Contraindicada em pacientes com deficiência de G6PD (pode levar à metaemoglobinemia e anemia hemolítica). É claramente mais efetiva na redução de ácido úrico que o alopurinol, apesar de não ter sido provado ainda que leve à diminuição de incidência de SLT clínica em relação ao primeiro. Apesar disso, tem sido recomendada no tratamento da hiperuricemia em paciente com SLT e na profilaxia de tumores de alto risco. Alguns estudos vêm demonstrando que dose única fixa pode ter a mesma efetividade que a dose diária por kg usualmente realizada. Bem tolerada, com menor taxa de eventos adversos. Categoria C na gravidez.
- Reposição de cálcio: contraindicada na ausência de manifestações clínicas de hipocalcemia. Como a hipocalcemia é se-

cundária à hiperfosfatemia, a administração de cálcio aumenta o produto cálcio-fósforo e a taxa de deposição de fosfato de cálcio nos tecidos, o que pode piorar função renal. Se produto cálcio-fósforo ≥ 50-70 mg/dL, deve-se priorizar aumentar o *clearance* de fosfato (o que geralmente envolve diálise) antes da administração de cálcio a não ser que hipocalcemia sintomática.

- Hemodiálise (HD): deve seguir as indicações habituais. Consegue promover alcalinização ao mesmo tempo que retira fósforo, evitando maior precipitação de ácido úrico e fosfato de cálcio. O ideal seria HD intermitente pra hipercalemia grave e refratária seguida de modalidade contínua pra evitar o rebote de solutos como potássio e fósforo, o que certamente ocorrerá se permanecer na modalidade intermitente.

BIBLIOGRAFIA

1. Cairo MS, Bishop M. Tumour lysis syndrome: new therapeutic strategies and classification. Br J Haematol. 2004;127(1):3-11.
2. Cairo MS, Coiffier B, Reiter A, Younes A. TLS Expert Panel: Recommendations for the evaluation of risk and prophylaxis of tumour lysis syndrome (TLS) in adults and children with malignant diseases: an expert TLS panel consensus. Br J Haematol. 2010;149:578-86.
3. Cortes J, Moore JO, Maziarz RT, Wetzler M, Craig M, Matous J, et al. Control of plasma uric acid in adults at risk for tumor lysis syndrome: efficacy and safety of rasburicase alone and rasburicase followed by allopurinol compared with allopurinol alone – results of a multicenter Phase III study. J Clin Oncol. 2010;28(27):4207-13.
4. Howard KSC, Jones DP, Pui CH. The tumor lysis syndrome. N Engl J Med. 2011;364(19):1844-54.
5. McBride A, Lathon SC, Boehmer L, Augustin KM, Butler SK, Westervelt P. Comparative evaluation of single fixed dosing and weight-based dosing of rasburicase for tumor lysis syndrome. Pharmacotherapy. 2013;33:295-303.
6. Mirrakhimov AE, Voore P, Khan M, Ali AM. Tumor lysis syndrome: A clinical review. World J Crit Care Med. 2015;4(2):130-8.
7. Rosner MH, Perazella MA. Acute kidney injury in patients with cancer. N Engl J Med. 2017;376(18):1770-81.
8. Wilson FP, Berns JS. Tumor lysis syndrome: new challenges and recent advances. Adv Chronic Kidney Dis. 2014;21(1):18-26.

CAPÍTULO **70**

Síndrome de veia cava superior

Felipe Mateus Teixeira Bezerra
Davi Jing Jue Liu

INTRODUÇÃO

A síndrome da veia cava superior (SVCS) deve ser prontamente associada para fins de raciocínio diagnóstico na emergência como uma manifestação clínica da compressão tumoral e/ou linfonodal dessa veia ou invasão da veia pelo tumor, associada ou não à trombose, pois corresponde a 60-85% das causas de SVCS. Os principais tumores a serem lembrados como causa da síndrome são: câncer de pulmão não pequenas células, câncer de pulmão pequenas células e linfoma não Hodgkin. Vem crescendo a incidência da presença de dispositivos intravasculares nesse vaso (cateteres centrais e marca-passo), sendo responsáveis por até 40% dos casos da síndrome em alguns estudos. Em menor número, algumas infecções que cursem com mediastinite fibrosante, como a histoplasmose e tuberculose, e os bócios volumosos mergulhantes também podem evoluir com a síndrome. A mortalidade da SVCS pode chegar a 50% em 6 meses em alguns estudos.

Neste capitulo, será focada a etiologia oncológica para SVCS, sendo importante ressaltar ainda que a presença do câncer é fator trombogênico, podendo evoluir com TVP de membros superiores e complicar/precipitar a descompensação do fluxo venoso. Quando há um dispositivo intravascular, associado à presença do câncer, há então uma soma de fatores de peso para o desenvolvi-

> mento da SVCS. Um lembrete para a prática clínica é que sempre que um paciente apresentar TVP de MMSS e não possua dispositivo intravascular, deve-se buscar ativamente neoplasia intratorácica.

DIAGNÓSTICO

Os pacientes com SVCS têm com maior frequência a clínica de dispneia (50%), distensão das veias superficiais do pescoço (65%) e edema de face e pescoço (40%). Outros sintomas também podem estar presentes, porém em menor frequência, como pletora facial e cianose (10-15%), edema dos membros superiores (10%) ou até síndrome de Horner (3%). É interessante, desde então, classificar o paciente pela gravidade, conforme a apresentação clínica demonstrada na Tabela 1.

▷ TABELA 1   Classificação do paciente pela gravidade de acordo com a apresentação clínica

Grau	Achados clínicos	Tratamento
1	Assintomático – achado imaginológico	Tratar neoplasia
2	Sintomático – edema de cabeça e pescoço com repercussão funcional (disfagia, tosse, distúrbios visuais ou impedimento dos movimentos da cabeça)	Anticoagulação, radioterapia, quimioterapia
3	Sintomas graves – edema cerebral com cefaleia e tontura, edema laríngeo moderado e redução de retorno venoso com síncope à restrição do fluxo	Anticoagulação, radioterapia, quimioterapia e avaliar *stent*
4	Ameaçador à vida – edema cerebral importante com confusão mental, sonolência; estridor laríngeo por edema; comprometimento hemodinâmico com possível evolução para choque	Anticoagulação, radioterapia, quimioterapia e avaliar trombectomia ou trombólise
5	Fatal	–

Adaptada de Common Terminology Criteria for Adverse Events (CTCAE), Version 5.0, November 2017, National Institutes of Health, National Cancer Institute. Disponível em: https://ctep.cancer.gov/protocoldevelopment/electronic_applications/docs/CTCAE_v5_Quick_Reference_8.5x11.pdf. Acesso em: 25 mar 2019.

O cenário de como o paciente será tratado varia, então, com o estado clínico. Por exemplo, um paciente com sintomas leves pode ser melhor estudado com TC ou RM, antes de ser submetido à biópsia e à definição de tratamento radioquimioterápico ou intervencionista.

Em um passo inicial com o paciente estável, em que há apenas suspeita clínica pelos sinais e sintomas do paciente, em razão da disponibilidade ampla e rápida realização em geral, o primeiro exame a ser pedido é a radiografia de tórax, pois mais de 90% dos pacientes têm alargamento de mediastino, massa ou derrame pleural nesse método, sendo então de alto valor preditivo negativo. A Figura 1 mostra como prosseguir a investigação diagnóstica.

TRATAMENTO

Note na Figura 1 que há alguns tópicos a tratar no cuidado da SVCS.

- Suporte ao paciente instável: necessidade de equipe experiente em manejo de via aérea, visto que em razão do edema proporcionado pela SVCS, é provável deparar-se com uma via aérea difícil.
- *Stenting* da veia: opção padrão-ouro para resolução da síndrome, porém realizar esse procedimento implica anticogulação ou DAPT, a depender da etiologia. Caso haja apenas sintomas leves, é possível esperar para avaliar resposta ao tratamento com quimioterapia e radioterapia. Caso haja sintomas graves, torna-se importante realizar o *stenting* mais precocemente.
- Presença de trombo: considerar trombólise local para poder posicionar *stent* melhor ou em menor quantidade. Em caso de ausência de trombo e de cateter ou dispositivo intravascular, a anticoagulação não é obrigatória para todos os casos de SVCS.
- Quimioterapia: planejada de acordo com o subtipo do tumor, sendo terapia para alívio de sintomas do paciente.
- Radioterapia: a maioria dos tumores que causam SVCS é radiossensível, sendo esta modalidade a de escolha para alívio sintomático mais célere. Em casos de sintomas não ameaçadores à vida, é possível tentar irradiação da área antes mesmo do *stent*.

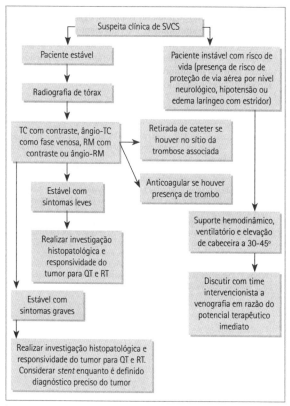

▷ **FIGURA 1** Fluxograma de atendimento da síndrome da veia cava superior (SVCS).

QT: quimioterapia; RM: ressonância magnética; RT: radioterapia, TC: tomografia computadorizada.

- Abordagem cirúrgica: pode ser realizado *bypass* vascular com PTFE para alívio sintomático. É o tratamento de escolha para timoma e carcinoma de timo, em razão da resistência dessas neoplasias à radioterapia e à quimioterapia. Massas residuais após a retirada de tumores de linhagem germinativa também são candidatas a esta abordagem.

BIBLIOGRAFIA

1. Friedman T, Quencer KB, Kishore SA, Winokur RS, Madoff DC. Malignant venous obstruction: superior vena cava syndrome and beyond. Semin Intervent Radiol. 2017;34(4):398-408.
2. Kalra M, Sen I, Gloviczki P. Endovenous and operative treatment of superior vena cava syndrome. Surg Clin North Am. 2018;98:321.
3. Kearon C, Akl EA, Ornelas J, Blaivas A, Jimenez D, Bounameaux H, et al. Antithrombotic therapy for VTE Disease: CHEST Guideline and Expert Panel Report. Chest. 2016;149:315.
4. Marcy PY, Magné N, Bentolila F, Drouillard J, Bruneton JN, Descamps B. Superior vena cava obstruction: is stenting necessary? Support Care Cancer. 2001;9(2):103-7.
5. Urruticoechea A, Mesía R, Domínguez J, Escalante E, Montes A, Sancho C, et al. Treatment of malignant superior vena cava syndrome by endovascular stent insertion. Experience on 52 patients with lung cancer. Lung Cancer. 2004;43(2):209-14.
6. Wilson LD, Detterbeck FC, Yahalom J. Clinical practice. Superior vena cava syndrome with malignant causes. N Engl J Med. 2007;356:1862.

PARTE **XI**

PNEUMOLOGIA

coordenação: Flávio Ferlin Arbex

CAPÍTULO **71**

Crise de asma

Ana Luisa Godoy Fernandes
Lilian Serrasqueiro Ballini Caetano

INTRODUÇÃO

Asma é uma doença inflamatória crônica, heterogênea, de múltiplas etiologias e fenótipos clínicos distintos, caracterizada por dispneia, tosse e chiado intermitentes. O quadro funcional se apresenta por obstrução variável ao fluxo aéreo, geralmente reversível. O processo inflamatório presente nas vias aéreas é a principal alteração da doença.

O tratamento deve visar ao controle dos sintomas e à redução do risco futuro de exacerbações, instabilidade da doença, perda de função pulmonar e efeitos adversos dos medicamentos.

A mortalidade relacionada à crise asmática vem diminuindo, tanto em virtude da melhora no tratamento ambulatorial com aquisição de novos fármacos como pelos métodos de controle da crise mais adequados. Mesmo assim, a exacerbação de asma ainda é uma das principais causas de internação hospitalar no Brasil. Portanto, reconhecimento e intervenção precoces são importantes para estabilizar com sucesso a asma.

Por definição, as exacerbações representam a piora aguda ou subaguda em relação aos sintomas e na função pulmonar do estado usual do paciente. Uma exacerbação em qualquer semana é indicativo de asma não controlada.

Exacerbação asmática grave

Deve incluir pelo menos um dos critérios a seguir:
1. Uso de corticoide sistêmico (comprimido, suspensão ou injetável) ou aumento da dose do CO de manutenção por pelo menos 3 dias (pulsos de corticoide separados por uma semana ou mais devem ser interpretados como eventos diferentes).
2. Hospitalização ou ida ao pronto-socorro (PS) em razão de asma, requerendo uso de corticoide sistêmico.

Exacerbação asmática moderada

Deve incluir pelo menos um dos critérios a seguir:
1. Piora dos sintomas respiratórios.
2. Piora da função pulmonar.
3. Aumento do uso de bombinha de alívio.

O quadro deve durar pelo menos 2 dias, mas sem gravidade suficiente para usar corticoide sistêmico. Ir ao PS e não receber corticoide sistêmico deve ser considerado exacerbação moderada.

CRISE DE ASMA

As crises de exacerbação são caracterizadas por dispneia, sensação de opressão torácica, tosse e sibilos. A história e o exame físico auxiliam na avaliação da gravidade do episódio de insuficiência respiratória obstrutiva associada à exacerbação dos sintomas, e é importante ressaltar que a diminuição da ausculta do murmúrio vesicular e a ausência de ruídos adventícios podem ser sinais indiretos de insuficiência respiratória na obstrução grave ao fluxo aéreo.

Asfixia ainda é a principal causa da morte por asma e decorre, provavelmente, do não reconhecimento da gravidade da crise por parte dos pacientes e dos médicos. No Brasil, 80% dos óbitos por asma ocorrem em pacientes internados, tratados em enfermaria.

DIAGNÓSTICO

O diagnóstico da crise de asma é clínico. A história e o exame físico devem ser rápidos, atentando-se aos sinais de gravidade da crise, e devem ser conduzidos concomitantemente ao início imediato da terapia.

Avaliação da gravidade

Alguns dados da história do paciente podem estar associados a maior risco de evolução quase fatal ou fatal de exacerbação de asma no adulto:

1. Crise grave prévia com necessidade de internação em unidade de terapia intensiva (UTI) ou ventilação mecânica (VM) – fatores de risco mais fortemente associados a crises fatais ou quase fatais.
2. Hospitalização ou visita à emergência por asma no último ano.
3. Uso frequente de corticosteroide sistêmico (marcador de gravidade).
4. Uso de dois ou mais frascos de aerossol dosimetrado de broncodilatador por mês.
5. Problemas psicossociais (p. ex., ansiedade, depressão, transtorno obsessivo-compulsivo, baixo nível socioeconômico, dificuldade de acesso à assistência, falta de adesão ao tratamento e tabagismo).
6. Uso irregular de corticoide inalatório.
7. Asma lábil, com marcadas variações de função pulmonar (> 30% do pico de fluxo expiratório – PFE – ou do volume expiratório forçado no primeiro segundo – VEF_1).
8. Alergia alimentar em paciente asmático.

Sendo assim, na história clínica do atendimento de emergência, é preciso revisar: data do diagnóstico da asma e provável causa da exacerbação atual, comorbidades, medicação de manutenção e dose, adesão ao tratamento, visitas ao PS no último ano, internações por asma, necessidade de entubação orotraqueal, uso de corticoide oral ou parenteral/ano e uso de broncodilatador de alívio no último mês.

Dados objetivos do exame físico auxiliam na classificação de gravidade, como apresentados na Tabela 1.

Mesmo usando critérios objetivos, é habitual que as crises asmáticas sejam subestimadas, o que resulta em atraso no tratamento e evolução desfavorável. O paciente também pode ter baixa percepção dos sintomas mesmo na crise grave e refratária, por isso medidas objetivas, como PFE, são fundamentais. O paciente deve ser monitorado continuamente durante o tratamento, de preferência com medidas seriadas de pico de fluxo expiratório.

EXAMES COMPLEMENTARES

Os exames complementares ficam reservados para classificar a gravidade e avaliar fatores precipitantes associados, bem como complicações:

- Saturação periférica de oxigênio (SpO_2): verificar em todos os pacientes. Nos pacientes adultos, a meta é manter a saturação de oxigênio no sangue arterial ≥ 92%, e, em gestantes, pacientes com doenças cardiovasculares e crianças, o objetivo é mantê-la ≥ 95%.
- Radiografia de tórax: solicitar quando a resposta ao tratamento inicial não for adequada, para afastar comorbidades que limitem a resposta ao tratamento. Portanto, está indicada se houver necessidade de internação, nos casos de melhora parcial ao tratamento e na possibilidade de pneumonia, derrame pleural ou pneumotórax, por exemplo.
- Gasometria arterial: colher em pacientes com desconforto respiratório importante ou hipoventilação, VEF_1 ou PFE < 30% do previsto.
- Hemograma: solicitar se houver suspeita de infecção (p. ex., febre ou tosse com expectoração purulenta).
- Eletrólitos: indicados nos pacientes com necessidade de internação, auxiliando no monitoramento de complicações do uso de beta-2-agonistas (hipocalemia), na coexistência de doenças cardiovasculares e no uso de diuréticos.

△ TABELA 1 Classificação de gravidade da crise de asma

	Leve	Moderada	Grave	PCR iminente
Geral	Normal	Agitado	Agitado	Confuso ou sonolento
Dispneia	Com atividade física	Falando	Em repouso	
Posição corporal	Consegue deitar	Prefere ficar sentado	Não consegue deitar	
Fala	Frases completas	Frases incompletas	Palavras	Não consegue falar
Frequência respiratória	Normal ou aumentada	Aumentada	> 30 irpm	
Musculatura acessória	Normalmente não utiliza	Geralmente não utiliza	Utiliza	Respiração paradoxal
Ausculta	Sibilos expiratórios moderados	Sibilos expiratórios difusos	Sibilos inspiratórios e expiratórios difusos	Sem sibilos
Frequência cardíaca	< 100 bpm	100-120 bpm	> 120 bpm	Bradicardia relativa
Pulso paradoxal	< 10 mmHg	10-25 mmHg	> 25 mmHg	
PaO_2	Normal	> 60 mmHg	< 60 mmHg	
$PaCO_2$	< 45 mmHg	< 45 mmHg	> 45 mmHg	
PFE (previsto)	> 70%	50-70%	≤ 50%	< 30%
SpO_2	> 95%	91-95%	< 90%	

PaO_2: pressão parcial de oxigênio no sangue arterial; $PaCO_2$: pressão parcial de dióxido de carbono no sangue arterial; PCR: parada cardiorrespiratória; PFE: pico do fluxo expiratório; SpO_2: oximetria de pulso; VEF_1: volume expiratório forçado no primeiro segundo.

776 GUIA DE MEDICINA DE URGÊNCIA

- Eletrocardiograma: pode ser solicitado nos casos de pacientes com idade superior a 50 anos, com doença cardíaca ou concomitância com doença pulmonar obstrutiva crônica.

O reconhecimento da gravidade de uma crise aguda de asma e a rápida instituição da melhor terapêutica, descrita nos tópicos a seguir, aceleram a recuperação e diminuem a necessidade de internação.

MANUSEIO DA ASMA DURANTE AS EXACERBAÇÕES

Broncodilatadores e corticosteroides são os fármacos mais utilizados como primeira linha no tratamento da crise asmática. Porém, casos não responsivos requerem técnicas de suporte ventilatório para evitar deterioração.

Após a avaliação clínica e funcional, deve-se iniciar a terapêutica por via inalatória com beta-2-agonistas de curta ação, 4 doses de salbutamol 100 mcg/dose, a cada 15 minutos, e observar a resposta.

A monitorização do PFE está indicada e deve objetivar atingir 70% do valor de PFE previsto para o paciente. Se o paciente estiver em exaustão ou com cianose e confuso, iniciar oxigenoterapia e cuidados intensivos.

A Tabela 2 apresenta o algoritmo de avaliação da crise de asma na emergência.

▷ **TABELA 2** Algoritmo de avaliação após o tratamento inicial

Boa: PFE > 70% Ausência de sinais gravidade	- Prednisona, VO, 40 mg no PS - Prednisona, VO, 40 mg, 5-10 dias - CI (budesonida 400 a 800 mcg/dia) + LABA ou beta-agonista de curta duração na dependência da gravidade do caso
Parcial: PFE 50-70% Redução da gravidade	- Manter observação no PS - Beta-2-agonista a cada 30-60 min até 4 h - Adicionar brometo de ipratrópio - Prednisona, VO, 40 mg

(continua)

CRISE DE ASMA 777

▷ **TABELA 2** Algoritmo de avaliação após o tratamento inicial (*continuação*)

Ausente ou pequena: PFE 35-50% Persistência do desconforto respiratório	▪ Avaliar IRPA/comorbidade ▪ Beta-2-agonista a cada 20-30 min até 4 h ▪ Adicionar brometo de ipratrópio ▪ Corticoterapia sistêmica ▪ Monitorização ▪ Nunca sedar ▪ Indicação de suporte ventilatório, se necessário
Piora: PFE < 35% ou não mensurável Piora da gravidade	▪ Cuidados intensivos ▪ Avaliar IRPA/comorbidade ▪ Monitorização da IRPA ▪ Bd e corticoide parenteral

Bd: broncodilatador; CI: corticoides inalados; IRPA: insuficiência respiratória aguda; LABA: *long acting beta agonist* (beta-2-agonista de longa duração); PFE: pico do fluxo expiratório; PS: pronto-socorro; VO: via oral.

Beta-2-agonistas de curta ação

São os medicamentos de escolha para alívio dos sintomas de broncoespasmo durante as exacerbações agudas, em virtude de seu rápido início de ação. Devem ser usados acoplados a um espaçador.

A via inalatória é a preferencial, visto que o uso parenteral está relacionado ao aumento dos efeitos colaterais, sem ganho terapêutico. O uso parenteral deve ficar restrito a situações de iminência de parada respiratória.

Os beta-2-agonistas mais disponíveis no Brasil são o fenoterol e o salbutamol, ambos disponíveis em aerossol de 100 mcg/dose para uso com espaçador, ou 10-20 gotas diluídas em 3-5 mL de SF 0,9% para nebulização. Recomendam-se três inalações utilizando fenoterol ou salbutamol na 1ª hora de admissão no PS, reavaliando, depois, o paciente e a frequência das inalações. Caso seja utilizado o aerossol com espaçador, recomendam-se 4-8 jatos a cada 20 minutos na 1ª hora. Os efeitos colaterais mais frequentes são: taquicardia, palpitação, tremores, ansiedade e hipocalemia.

A forma de administração com inalador dosimetrado com espaçador mostrou-se tão eficaz quanto a inalação, sendo mais econômica e com aplicação mais rápida da dose desejada. Além disso, o uso de nebulizadores pode disseminar os aerossóis e contribuir potencialmente para a disseminação de infecções respiratórias. O uso por via parenteral, disponível para terbutalino e salbutamol, é exceção e está indicado somente quando o paciente não consegue utilizar a via inalatória, o que é raro. A via sistêmica acarreta mais efeitos colaterais, sem melhora em parâmetros clínicos ou funcionais, sendo reservada para os casos de broncoespasmo grave e na ausência de resposta às medidas inalatórias (dose IM ou SC: 500 mcg/mL a 150 a 250 mcg).

Embora tenha sido demostrado que o formoterol, um beta-2-agonista de longa duração, também pode ser utilizado na crise asmática por seu efeito broncodilatador prolongado e início precoce, o papel dessa medicação na crise grave e refratária ainda não é bem estabelecido.

Anticolinérgicos inalatórios

A utilidade de anticolinérgicos na crise asmática ainda não está bem definida. Estudos divergem em relação ao benefício do ipratrópio associado aos beta-2-agonistas. Metanálises mostraram benefício em relação ao uso de ipratrópio na diminuição da taxa de internação no subgrupo dos pacientes com exacerbação grave de asma.

O brometo de ipratrópio pode ser usado no tratamento das exacerbações moderadas a graves de asma, associado ao beta-2-agonista de curta duração, resultando em menor número de hospitalizações e maior grau de melhora da função pulmonar ou em sua substituição, como no caso de arritmia cardíaca como efeito colateral (dose: 40 gotas). Os principais efeitos colaterais são secura da mucosa oral, glaucoma e retenção urinária.

Glicocorticoides sistêmicos

Estão indicados no tratamento das exacerbações que não apresentam boa resposta ao tratamento inicial com broncodilatadores. Promovem resolução mais rápida da obstrução ao fluxo aéreo e diminuem a taxa de recidiva. Devem ser administrados em pulso para pacientes em tratamento com corticoide inalatório durante a exacerbação, no momento da alta dos serviços de emergência e após exacerbação grave, em cursos de 5 a 14 dias (dose: 1-2 mg/kg/dia, máximo de 60 mg), sem necessidade de desmame. Os principais efeitos colaterais ocorrem após o uso prolongado e/ou doses elevadas, destacando-se: hipertensão arterial, osteoporose, alterações no metabolismo da glicose, retenção de líquidos, fácies cushingoide, ganho de peso e necrose asséptica da cabeça do fêmur. As doses de glicocorticoides sistêmicos são:

- Prednisona: 1-2 mg/kg/dia (40-60 mg) ou prednisolona.
- Metilprednisolona: na fase aguda, dose inicial de 40-60 mg; após esse período, passar para 8/8 h ou 6/6 h (evitar doses maiores que 180 mg/dia).
- Hidrocortisona: 200-300 mg, IV; após, 100-200 mg, 6/6 h (evitar doses maiores que 800 mg/dia).

Após a alta do PS, o corticoide inalatório deve ser prescrito em pacientes com asma persistente, associado ao corticoide oral. O paciente também deve ser orientado a procurar o tratamento regular ambulatorial o mais rápido possível (em uma semana), preferencialmente com especialista.

Sulfato de magnésio

Reduz a necessidade de internação nos casos mais graves (VEF_1 < 30%, falência em melhorar após a 1ª hora – VEF_1 > 60%). Não há efeitos colaterais significativos (dose: 1,2-2 g, IV – 20 mL a 10% diluído em 100 mL de salina em 30 minutos), com discreta melhora da função pulmonar. Nessa dose, é uma medicação segura que pode adicionar benefício ao tratamento de primeira linha.

Oxigênio

Deve ser utilizado nas crises moderadas e graves. Nos pacientes adultos, o objetivo é manter a saturação arterial de oxigênio ≥ 92%, e, em gestantes, pacientes com doenças cardiovasculares e crianças, a meta é mantê-la ≥ 95%.

Metilxantinas

Não há evidência atual de benefício do seu uso na terapêutica da crise aguda de asma. Atualmente, o uso de metilxantinas é considerado tratamento de segunda linha e não deve ser utilizado até que o tratamento inicial com broncodilatador inalatório e corticosteroide tenha sido instituído. Apresenta menor efeito broncodilatador e anti-inflamatório e maior potencial de efeitos adversos que a terapia-padrão. Caso seja necessário seu uso, uma dose de ataque de aminofilina, EV, de 6 mg/kg, deve ser aplicada em 30 minutos, seguida de manutenção de 0,5 mg/kg, naqueles pacientes que não fazem uso domiciliar de teofilina.

> É importante monitorar o nível sérico em pacientes que recebem infusão contínua por mais de 24 horas. Níveis maiores que 15 mg/mL estão associados a efeitos colaterais graves, como taquiarritmias e convulsões.

Sedativos

Seu uso deve ser criterioso quando não houver necessidade de entubação orotraqueal, já que podem levar o paciente à apneia.

Ventilação não invasiva e ventilação invasiva

O suporte ventilatório na asma aguda deve ser instituído com o objetivo de manter a troca gasosa adequada, enquanto é instituída a medicação de primeira linha, reduzindo a resistência e a inflamação nas vias aéreas. Suplementação de oxigênio, ventilação não invasiva (VNI) e invasiva (VI) são técnicas disponíveis nessa situação.

A suplementação de oxigênio deve ser realizada para manter a saturação arterial de oxigênio superior a 90%. Dessa forma, é assegurada a oferta adequada de oxigênio para os tecidos, incluindo a musculatura respiratória, prevenindo vasoconstrição hipóxica e hipóxia induzida por distúrbio na relação ventilação/perfusão presente nas crises graves. A melhor forma de ofertar oxigênio para o asmático em ventilação espontânea é por meio de cateter nasal de baixo fluxo (até 2 L/min) ou máscara com dispositivo de Venturi e FiO_2 controlada.

Pacientes admitidos com alteração do nível de consciência (agitação ou sonolência), bradicardia ou iminência de parada cardiorrespiratória devem ser submetidos imediatamente a suporte ventilatório com VNI ou entubação orotraqueal.

A VNI mostrou eficácia no controle do paciente com obstrução, mas, em muitos pacientes com crise asmática, a VNI não é tolerada, pois leva a altos picos de pressão nas vias aéreas, gerando desconforto ao paciente. Deve ser considerada em pacientes cooperativos e hemodinamicamente estáveis. O seu uso não deve postergar a indicação de entubação orotraqueal. São contraindicações à VNI o rebaixamento do nível de consciência, a instabilidade hemodinâmica e a hipoxemia refratária.

A VI deve ser indicada em pacientes com ausência de melhora, com sinais de fadiga muscular, pH < 7,25 ou $PaCO_2$ > 55 mmHg.

CONCLUSÃO

A crise de asma geralmente é reversível, mas podem ocorrer exacerbações graves, refratárias, que necessitam de suporte ventilatório, apesar das medidas já adotadas.

Para pacientes com um ou mais fatores de risco para exacerbações:

- Prescrever medicamentos diários regulares contendo corticoides inalados (ICS); fornecer um plano de ação para asma e organizar a revisão com mais frequência que em pacientes de baixo risco.
- Identificar e abordar fatores de risco modificáveis (p. ex., tabagismo ou função pulmonar baixa).
- Considerar estratégias e intervenções não farmacológicas para auxiliar no controle dos sintomas e na redução de riscos (p. ex.,

incentivo à cessação do tabagismo, orientação de exercícios respiratórios e estratégias de prevenção).

- Para todos os pacientes, usar o próprio julgamento profissional e sempre verificar os critérios locais de elegibilidade e pagamento.

BIBLIOGRAFIA

1. Chapman KR, Verbeek PR, White JG, Rebuck AS. Effect of a short course of prednisone in the prevention of early relapse after the emergency room treatment of acute asthma. N Engl J Med. 1991;324(12):788-94.
2. Deykin A, Wechsler ME, Boushey HA, Chinchilli VM, Kunselman SJ, Craig TJ, et al. Combination therapy with a long-acting beta-agonist and a leukotriene antagonist in moderate asthma. Am J Respir Crit Care Med. 2007;175(3):228-34.
3. Global Initiative for Asthma. Global Strategy for Asthma Management and Prevention, 2020.
4. Holgate ST. Pathogenesis of asthma. Clin Exp Allergy. 2008;38(6):872-97.
5. Humbert M, Beasley R, Ayres J, Slavin R, Hebert J, Bousquet J, et al. Benefits of omalizumab as add-on therapy in patients with severe persistent asthma who are inadequately controlled despite best available therapy (GINA 2002 step 4 treatment): INNOVATE. Allergy. 2005;60(3):309-16.
6. Medoff B. Invasive and noninvasive ventilation in patients with asthma. Repir Care. 2008;53(6):740-50.
7. Oliveira M, Muniz M, Santos L, Faresin SM, Fernandes AL. Custo efetividade de programa de educação para adultos asmáticos atendidos em hospital escola de instituição pública. J Pneumonol. 2002;21(2):71-6.
8. Pauwels RA, Lofdahl CG, Postma DS, Tattersfield AE, O'Byrne P, Barnes PJ, et al. Effect of inhaled formoterol and budesonide on exacerbations of asthma. Formoterol and Corticosteroids Establishing Therapy (FACET) International Study Group. N Engl J Med. 1997;337(20):1405-11.
9. Pereira C, Neder J. II Consenso Brasileiro sobre Espirometria. Jornal de Pneumologia. 2002;28(3):S2-S115.
10. Pizzichini MMM, Carvalho-Pinto RM, Cançado JED, Rubin AS, Cerci Neto A, Cardoso AP, et al. 2020 Brazilian Thoracic Association recommendations for the management of asthma. J Bras Pneumol. 2020;46(1):e20190307.
11. Reddel HK, Taylor DR, Bateman ED, Boulet LP, Boushey HA, Busse WW, et al. An official American Thoracic Society/European Respiratory Society statement: asthma control and exacerbations: standardizing endpoints for clinical asthma trials and clinical practice. Am J Respir Crit Care Med. 2009;180(1):59-99.
12. Rodrigo GJ. Predicting response to therapy in acute asthma. Curr Opin Pulm Med. 2009;15(1):35-8.
13. Rodrigo GJ, Castro-Rodriguez JA. Anticholinergics in the treatment of children and adults with acute asthma: a systematic review with meta-analysis. Thorax. 2005;60(9):740-6.

14. Santos LA, Oliveira MA, Faresin SM, Santoro IL, Fernandes AL. Direct costs of asthma in Brazil: a comparison between controlled and uncontrolled asthmatic patients. Braz J Med Biol Res. 2007;40(7):943-8.
15. Ulrik CS, Backer V. Nonreversible airflow obstruction in life-long nonsmokers with moderate to severe asthma. Eur Respir J. 1999;14(4):892-6.

CAPÍTULO **72**

Derrame pleural na emergência

Ilka Lopes Santoro
Sergio Jamnik

DEFINIÇÃO

O espaço pleural é definido como o espaço que é limitado pela pleura visceral e pela pleura parietal. Sob circunstâncias normais, existe uma pequena quantidade de líquido na cavidade pleural (camada de 2 a 10 mm) que permite o deslocamento entre as pleuras durante o ciclo respiratório. O líquido entra pelos capilares da pleura parietal 15 mL/dia/hemitórax que então é removido pelos linfáticos da própria pleura parietal (balanço da pressão hidrostática e oncótica e drenagem linfática).

O derrame pleural é o acúmulo anormal de líquido no espaço pleural decorrente de danos locais ou sistêmicos. Os possíveis mecanismos incluem aumento da pressão hidrostática ou diminuição da pressão oncótica intravascular, aumento da permeabilidade capilar, diminuição do *clearance* da drenagem da linfa do espaço pleural, infecção na pleura e sangramento no espaço pleural.

SINAIS E SINTOMAS

A maioria dos derrames pleurais é assintomática ou produz sintomas mínimos. O comprometimento da pleura parietal desencadeia o sintoma mais frequente que é a dor pleurítica. A dispneia e a tosse geralmente estão associadas a derrames pleurais de grandes volumes. Ao exame físico do hemitórax comprometido, observam-se a redução ou ausência do frêmito tóraco-vocal, a percussão com macicez ou submacicez, a redução ou abolição do murmúrio vesicular. Nas fases iniciais ou finais do processo pode haver presença de atrito pleural.

DIAGNÓSTICO

O exame inicial, na suspeita do derrame pleural, é a radiografia do tórax a qual é a ferramenta diagnóstica primária pela acuidade e baixo custo. A incidência posteroanterior (PA) detectará derrames maiores de 200 mL. Para aumentar a sensibilidade, pode-se solicitar radiografias em outras incidências como o exame em perfil em que se pode visualizar derrames pleurais a partir de 50 mL, com borramento dos seios costofrênicos posteriores. Outra incidência com maior sensibilidade é a radiografia em decúbito lateral com raios horizontais (posição Laurel), que pode detectar a presença de líquido a partir de 5 mL.

O ultrassom torácico é mais sensível que a radiografia de tórax e não só comprova a presença de líquido no espaço pleural como também pode quantificar o seu volume, identificar septações pleurais e detectar a presença de grumos de fibrina no líquido pleural. Médicos da unidade de emergência, se devidamente treinados, podem realizá-lo rapidamente à beira do leito e obter auxílio na localização do melhor local para realizar a toracocentese, o que garante maior segurança ao procedimento.

A indicação da tomografia computadorizada do tórax se restringe aos derrames pleurais exsudativos sem diagnóstico comprovado ou quando há suspeita de complicações.

Toracocentese

A toracocentese permite uma rápida amostragem do líquido para exame macroscópico, de bioquímica e celularidade. A toracocentese pode ter também uma finalidade terapêutica, para alívio da dispneia, nos casos de grandes derrames pleurais.

As complicações mais comuns desse procedimento são tosse seca, pneumotórax e infecção. Não é recomendado retirar mais que 1,5 L de líquido para evitar edema pulmonar de reexpansão.

Após o procedimento, deve-se realizar radiografia de tórax em PA e perfil para controle.

Contraindicações do procedimento são infecção local, diátese sanguínea, paciente não cooperativo.

Aspecto macroscópico

Pode ser muito útil como direcionamento inicial do diagnóstico diferencial (Tabela 1).

▷ **TABELA 1**   Aspecto macroscópico do derrame pleural quanto à cor

Água de rocha	Fístula liquórica ou cisto hidático
Amarelo pálido	Transudato (insuficiência cardíaca, renal ou hepática)
Avermelhado ou cor de "água de carne"	Maligno, asbesto, pós-injúria cardíaca na ausência de trauma torácico
Leitoso	Quilotórax
Marrom	Hemotórax de longa duração, drenagem por necessidade de ruptura de cisto hepático amebiano
Negro	Infecção por *Aspergillus niger*, metástase de melanoma, fístula pleuropancreática, entre outras
Amarelo-esverdeado	Doença reumatoide
Verde	Biliotórax
Pus	Empiema

Caracterização

O exame laboratorial é direcionado para primeiro determinar se o derrame pleural é um exsudato ou um transudato, isso é importante pois essas duas entidades correspondem a diferentes etiologias e, consequentemente, diferentes fisiopatologias. O exsudato sugere um processo local envolvendo a pleura, enquanto o transudato sugere processo sistêmico. O diferencial é feito por meio da dosagem da desidrogenase lática (DHL) e da proteína do líquido pleural e sérica.

O exsudato é definido pelos critérios de Light, que são estabelecidos por uma relação entre a proteína do líquido pleural e sérica superior a 0,5 e/ou relação de DHL do líquido pleural e sérico superior a 0,6 e/ou DHL no líquido pleural maior que 2/3 do limite superior no soro. As causas mais comuns dos exsudatos são empiema, malignidade, tuberculose, pancreatite, pneumonia e embolia pulmonar.

Quando todos os critérios de Light estão ausentes, o líquido pleural é considerado transudato. As causas mais comuns dos transudatos são insuficiência cardíaca, cirrose, doenças renais e hipoalbuminemia.

Uma limitação dos critérios de Light é a possibilidade de caracterizar alguns transudatos como exsudados, isso pode ocorrer, na maioria das vezes, em pacientes em uso crônico de diuréticos.

Os subsequentes testes objetivam ajudar na identificação da etiologia da doença de base e podem ser solicitados na dependência da suspeita diagnóstica:

- Glicose: valores reduzidos (< 60 mg/dL) estão associados com empiema, derrames para pneumônicos complicados, doença reumatoide, lúpus eritematoso sistêmico, tuberculose e malignidade.
- pH: a acidose (pH < 7,20) ocorre no empiema e derrames parapneumônicos. Indica a provável necessidade de drenagem do espaço pleural.
- Amilase: os achados de um derrame pleural rico em amilase são mais comuns em pancreatite crônica, ruptura do esôfago e malignidade.
- Adenosina deaminase: é tipicamente > 35 até 50 U/L na tuberculose e < 40 U/L em 94% nos derrames malignos.
- Citologia oncótica: a sensibilidade é variável (de 40 a 90%) e é observador dependente. Essa positividade pode aumentar com a confecção de bloco de parafina (*cell block*) e varia na dependência do tipo histológico: 78% em adenocarcinoma, 53% em carcinoma de células pequenas e 25% em carcinoma escamoso.
- Linfocitose: 85 a 95% de linfócitos sugerem tuberculose, linfoma, sarcoidose, artrite reumatoide, síndrome da unha amarela ou quilotórax.

- Eosinofilia: quando maior que 10% do total de células. Pode ocorrer pneumotórax, parasitose, doença fúngica, malignidade e tuberculose.
- Células mesoteliais: a tuberculose se caracteriza pela presença de poucas células mesoteliais.
- Gram e culturas: recomendadas nas suspeitas de doenças infecciosas.
- Hematócrito: acima de 50% do hematócrito do sangue suspeita-se de hemotórax.
- Dosagens imunológicas: na suspeita de doenças do colágeno – fator reumatoide, anticorpos antinucleares e pesquisa de células LE.

É importante ressaltar que derrame pleural em paciente com insuficiência cardíaca congestiva (ICC) deve ser puncionado se houver presença de febre, dor pleurítica, derrame pleural unilateral, hipoxemia desproporcional à apresentação clínica, ausência de cardiomegalia à radiografia de tórax e persistência do derrame pleural pós-tratamento do ICC. Assim pode-se estabelecer o diagnóstico diferencial de derrame pleural secundário a embolia pulmonar ou pneumonia em paciente com ICC.

A biópsia pleural percutâneo ou por toracoscopia é indicada na suspeita de tuberculose ou neoplasia.

TRATAMENTO

A terapia do derrame pleural depende especificamente de sua etiologia.

BIBLIOGRAFIA

1. Feber-Kopman D, Light R. Pleural disease. N Engl J Med. 2018;378(8):740-51.
2. Feller-Kopman DJ, Reddy CB, DeCamp MM, Diekemper RL, Gould MK, Henry T, et al. Management of Malignant Pleural Effusions an Official ATS/STS/STR Clinical Practice Guideline. Am J Respir Crit Care Med. 2018;198(7):839-49.
3. Juarez M, Nemer J. Thoracentesis. In: Emergency medicine procedures. 2.ed. Reichman EF (eds.). New York: McGraw-Hill; 2013.
4. Teixeira LT, Milinavicius R, Sales RKB. Doenças pleurais (v.14), em Atualização e Reciclagem em Pneumologia – SPPT. São Paulo: Atheneu; 2017.

CAPÍTULO **73**

Doença pulmonar obstrutiva crônica – exacerbação

Nayana Amália de Oliveira Souza
Luiza Helena Degani Costa
Flávio Ferlin Arbex
Luiz Eduardo Nery

INTRODUÇÃO

A Doença Pulmonar Obstrutiva Crônica (DPOC) é caracterizada por sintomas respiratórios persistentes e limitação ao fluxo aéreo, resultado de obstruções nas vias aéreas e destruição dos alvéolos causadas por exposições significativas a partículas e gases nocivos, principalmente o cigarro.

Pacientes com DPOC podem apresentar piora aguda dos sintomas respiratórios (dispneia, tosse, expectoração), cuja intensidade vai além das variações normais do dia a dia, fazendo-se necessária a terapia adicional; esse evento é definido como uma exacerbação da DPOC.

A exacerbação resulta em rápido declínio do estado de saúde, com alto risco de desfechos negativos, como a necessidade de intubação endotraqueal, internação em unidade de terapia intensiva (UTI) e até mesmo óbito. Além disso, tem impacto financeiro significativo na saúde pública e suplementar em razão dos altos custos da utilização dos serviços de saúde. Vale ressaltar que a cada nova exacerbação, há perda acentuada de função pulmonar e funcionalidade do paciente, que podem ou não retornar ao basal em um período de semanas a meses.

ETIOLOGIA

Embora a exacerbação da DPOC possa ser precipitada por diversos fatores, as infecções bacterianas e virais respondem por aproximadamente 70% dos casos. Nos outros 30%, as exacerbações estão relacionadas à poluição do ar, à exposição a alérgenos (exemplo: mofo), à mudança do clima e à não adesão ao tratamento ou ao uso inadequado dos dispositivos inalatórios, entre outras causas. O maior fator de risco para a ocorrência de uma nova exacerbação é o paciente ter apresentado uma exacerbação no ano anterior.

As bactérias mais associadas a exacerbação da DPOC são *Haemophilus influenzae* não encapsulado, *Streptococcus pneumoniae* e *Moraxella catarrhalis*. Até 60% das exacerbações infecciosas têm componente viral, muitas vezes apenas como iniciante seguida de infecção bacteriana. Os vírus mais identificados foram rinovírus, vírus sincicial respiratório influenza A e B, parainfluenza e metapneumovírus.

DIAGNÓSTICOS DIFERENCIAIS

Existem várias comorbidades que podem simular uma exacerbação da DPOC. As mais comuns são crise de asma, insuficiência cardíaca, síndrome coronariana aguda, arritmias e tromboembolismo pulmonar. Inclusive, em 16% das exacerbações da DPOC, a embolia pulmonar também está presente.

Pneumotórax, derrame pleural, atelectasias secundárias a tumores ou aspiração de corpo estranho, micobacterioses e obstrução de vias aéreas superiores também podem resultar em piora aguda da dispneia e eventualmente serem confundidas com simples exacerbações da doença de base.

DIAGNÓSTICO

O diagnóstico da exacerbação é clínico e baseia-se nos critérios de Anthonisen: aumento da dispneia, aumento da quantidade de secreção e aumento da purulência da secreção (pelo menos 2), cuja intensidade vai além das variações habituais do dia a dia. Outros sinais e sintomas podem também estar presentes, tais como aumento da tosse, aumento da sibilância, dor torácica tipo opressão. Muitas vezes, febre, leucocitose e alterações radiológicas novas (consolidações ou infiltrados) não estão presentes nesses indivíduos.

Os exames complementares são importantes para guiar terapia e na exclusão de diagnósticos diferenciais. Aqueles mais comumente solicitados são:

- Cultura de escarro com antibiograma. Deve ser solicitada sempre que possível em todas as exacerbações com necessidade de internação, principalmente se hipótese de bronquiectasia ou micobacteriose.
- Hemocultura com antibiograma, se pneumonia com necessidade de internação.
- *Swab* de nasofaringe para pesquisa de vírus respiratórios se o paciente apresentar síndrome gripal com necessidade de internação.
- Radiografia de tórax: pode mostrar sinais de hiperinsuflação como retificação das cúpulas diafragmáticas, aumento dos espaços intercostais, aprisionamento aéreo no espaço retroesternal e aumento do diâmetro anteroposterior do tórax. Útil também na avaliação de diagnósticos diferenciais, como insuficiência cardíaca, pneumonia, pneumotórax, derrame pleural. É recomendada em toda exacerbação.
- Tomografia computadorizada deve ser solicitada caso a radiografia de tórax não seja suficiente para confirmar ou excluir as hipóteses diagnósticas.
- Hemograma: pode revelar leucocitose, policitemia (hematócrito > 55%), sendo que esta sugere hipoxemia crônica. É necessário em toda exacerbação na qual haja necessidade de internação.
- Gasometria arterial: essencial para avaliação de hipoxemia, hipercapnia e estado acidobásico. Sugere insuficiência respiratória crônica se o $PaCO_2$ > 45 mmHg com bicarbonato elevado.
- Eletrocardiograma: auxilia o diagnóstico diferencial de arritmias, episódios isquêmicos ou até mesmo embolia pulmonar ou comorbidades.

GUIA DE MEDICINA DE URGÊNCIA

- Ecocardiograma: indicado nos pacientes com clínica de insuficiência cardíaca direita, hipertensão pulmonar e disfunção de ventrículo direito, além de ajudar no diagnóstico diferencial com doenças cardiovasculares.

A gravidade da exacerbação pode ser graduada em leve, moderada ou grave (Tabela 1).

▷ **TABELA 1** Gravidade da exacerbação da doença pulmonar obstrutiva crônica (DPOC)

Leve	Piora dos sintomas com necessidade de broncodilatador de resgate durante mais de 2 dias, mas sem necessidade de corticoide sistêmico ou antibiótico
Moderada	Necessita de tratamento com corticoide sistêmico e/ou antibiótico
Grave	Necessita tratamento individualizado em pronto atendimento e/ou internação hospitalar com duração superior a 24 horas

Embora a maior parte das exacerbações da DPOC (cerca de 80%) possa e deva ser manejada com sucesso no ambiente ambulatorial, exacerbações graves com graus variados de insuficiência respiratória (Tabela 2) necessitam de tratamento em enfermaria ou UTI.

▷ **TABELA 2** Graus de insuficiência respiratória

Quadro clínico	Sem insuficiência respiratória	Insuficiência respiratória aguda (sem risco de vida)	Insuficiência respiratória aguda (risco de vida)
Frequência respiratória (respirações/minutos)	20-30	> 30	> 30
Uso de músculos respiratórios acessórios	Não	Sim	Sim
Mudança no estado mental	Não	Não	Sim

(continua)

DOENÇA PULMONAR OBSTRUTIVA CRÔNICA – EXACERBAÇÃO   793

▷ **TABELA 2**   Graus de insuficiência respiratória (*continuação*)

Quadro clínico	Sem insuficiência respiratória	Insuficiência respiratória aguda (sem risco de vida)	Insuficiência respiratória aguda (risco de vida)
FiO_2% administrado via máscara de Venturi capaz de melhorar a hipoxemia	28-35	35-40	> 40 ou não melhorado
$PaCO_2$	Normal	Aumento (50-60 mmHg)	Aumento (> 60 mmHg)
pH	Normal	Normal	≤ 7,25

Fonte: modificado de Ernesto C et al., 2018.
FiO_2: fração inspirada de oxigênio; $PaCO_2$: pressão parcial de dióxido de carbono no sangue arterial.

TRATAMENTO

Beta-2-agonistas de curta duração

São broncodilatadores potentes e seguros que abrem os canais de potássio e aumentam o AMP cíclico na musculatura lisa das vias aéreas. São eficientes no alívio dos sintomas. Nas doses usuais, podem causar taquicardia, tremores e hipocalemia, entretanto, sem repercussão clínica significativa na maioria das vezes. Doses mais altas podem causar fadiga, náuseas, cefaleia, vômitos e mialgia.

A via preferencial é a inalatória, visto que possibilita o rápido início de ação da medicação e menos efeitos adversos. Podem ser administrados em aerossol dosimetrado (*spray*) ou nebulizador a fluxo contínuo de ar comprimido ou oxigênio. Uma metanálise canadense realizada em pacientes com DPOC com obstrução aguda ao fluxo aéreo não encontrou diferença no efeito da administração de broncodilatador por um inalador dosimetrado ou nebulizador úmido com base em medidas objetivas. A nebulização pode levar à maior incidência de efeitos adversos visto que tem maior absorção sistêmica, entretanto, é a forma de escolha em pacientes com baixa colaboração para realizar a manobra inspiratória do aerossol ou similar dosimetrado.

Nos casos graves, pode-se utilizar aumento progressivo de doses até chegar à dose máxima, apenas se for necessário. O salbutamol *spray* 100 mcg/dose, em uma exacerbação, pode ser usado de 4-10 doses a cada 20 minutos na 1ª hora, podendo ser repetido a cada hora até a melhora do paciente. O salbutamol solução para nebulização (5 mcg/mL) pode ser usado de 10 a 20 gotas a cada 20 minutos na 1ª hora e após a cada hora até melhora.

Já o fenoterol 5 mg/mL gotas solução para nebulização é mais frequentemente usado por nebulizador a fluxo contínuo. Nas exacerbações, a dose recomendada é de 2,5 a 5 mg (10 a 20 gotas) a cada 20 minutos na 1ª hora e repetir a cada hora até a melhora dos sintomas. Os efeitos colaterais do fenoterol como taquicardia e tremor são menos importantes no salbutamol, o que faz desse mais bem tolerado em idosos.

A via oral não é recomendada, visto que a absorção da substância é irregular e descontínua, o que requer doses mais elevadas para se alcançar os níveis terapêuticos. A via parenteral pode se fazer necessária em pacientes graves na impossibilidade do uso da medicação por via inalatória.

Beta-2-agonistas de longa duração

Possuem maior seletividade pelos beta-2-agonistas e alta afinidade lipofílica, o que prolonga o tempo de ação, podendo ser usados 1 ou 2 vezes ao dia.

Um estudo mostrou que grande parte dos pacientes em exacerbação da DPOC conseguiu usar, de forma eficiente, o beta-2-agonista de longa ação (LABA) por diferentes dispositivos, fluxo inspiratório adequado em mais de 80% mesmo com os diferentes dispositivos. Particularmente, o formoterol tem um início de ação muito rápido, tanto quanto o fenoterol, o que permite que o aumento de doses diárias de formoterol seja uma estratégia plausível em pacientes com exacerbação aguda leve a moderada.

Recomenda-se que suas medicações de manutenção não sejam retiradas durante o tratamento da exacerbação, exceto no caso do paciente não conseguir fazer uso daquele dispositivo específico.

Nesse caso, recomenda-se a troca para molécula equivalente em dispositivo que permita adequada administração da droga.

Anticolinérgicos

São bloqueadores competitivos dos receptores muscarínicos do tipo M3 nos músculos lisos dos brônquios. O tônus colinérgico é o maior componente reversível do estreitamento das vias aéreas nos pacientes com DPOC.

O brometo de ipratrópio é um anticolinérgico de curta duração e pode ser encontrado em solução para inalação 0,25 mg/mL *spray* com 0,02 mg/dose. A dose máxima recomendada em uma exacerbação é de 40 gotas a cada 20 minutos na 1ª hora e repetir a cada 2 horas até melhora ou, no caso do *spray*, de 4 a 8 doses a cada 20 minutos na 1ª hora e repetir a cada 2 horas até melhora. O brometo de tiotrópio chega a ter duração de 24 horas, e a dose recomendada é 5 mcg/dose a cada 24 horas.

Os anticolinérgicos têm início de ação mais lento quando comparado aos beta-2-agonistas, porém têm maior duração e maior atividade em regiões mais centrais da árvore traqueobrônquica. Essas diferenças fazem a associação dos anticolinérgicos aos beta-2-agonistas ser mais eficaz na broncodilatação.

Corticosteroides

Na exacerbação da DPOC o uso de corticosteroides sistêmicos já demonstrou melhora de desfechos como: tempo de internação, saturação de pulso da oximoglobina, VEF_1 (volume expiratório forçado no primeiro segundo), dispneia, risco de recaída e falha no tratamento.

Uma curta duração do tratamento é preferível a uma longa duração como demonstrou o estudo REDUCE, 2013. A dose ideal foi definida como prednisona 40 mg/dia e duração de 5 dias. Uma revisão da Cochrane, atualizada em 2018, sugere que em uma exacerbação aguda grave, a probabilidade de eventos adversos é menor com um menor tempo de tratamento.

Não há estudos que demonstrem superioridade da via endovenosa em relação à oral, no entanto, sabe-se que pacientes graves podem apresentar dificuldade na deglutição, inviabilizando a utilização da droga via oral. Os efeitos colaterais agudos mais comuns são irritabilidade, insônia, descontroles dos níveis glicêmicos e intolerância gástrica.

Antibióticos

As atuais diretrizes da GOLD (Global Initiative for Chronic Obstructive Lung Disease) recomendam uso de antibiótico caso o paciente apresente exacerbação com aumento de purulência do escarro e/ou insuficiência respiratória aguda com necessidade de suporte ventilatório (ventilação mecânica invasiva ou não invasiva). A antibioticoterapia reduz a mortalidade na exacerbação dos pacientes que exigem cuidados intensivos e reduz a falha do tratamento no ambiente hospitalar, com benefícios mais modestos no cenário ambulatorial.

Muita discussão existe sobre o uso da procalcitonina como biomarcador de infecção bacteriana na exacerbação da DPOC, podendo assim ajudar a identificar os pacientes que necessitam de terapia antibiótica. No entanto, a baixa evidência para essa estratégia impede que ela seja recomendada de forma indiscriminada. Uma recente metanálise mostrou que o uso da procalcitonina diminuiu a prescrição de antibióticos sem piorar desfechos como mortalidade ou tempo de internação hospitalar, mas o grau de evidência é baixo em razão da grande heterogeneidade dos estudos incluídos. Ademais, em estudo recente que incluiu apenas pacientes com exacerbação grave e insuficiência respiratória com necessidade de tratamento em UTI, a prescrição de antibióticos com base nos níveis de procalcitonina resultou em aumento de mortalidade nesse grupo. Sendo assim, por enquanto, a procalcitonina deve ser vista como um teste adjuvante ao raciocínio clínico no manejo de pacientes com exacerbação de DPOC, mas, principalmente entre pacientes em UTI, não deve ser definidora do início da terapia antibiótica.

Um antibiótico específico não é defendido, mas, sim, a seleção baseada em padrões locais de resistência e facilidade de administração, penetração no tecido pulmonar, posologia, interações medicamentosas, efeitos colaterais e custo. O tempo de tratamento é variável, geralmente de 5 a 7 dias, podendo ser estendido em função da resposta clínica ou da presença de bronquiectasias.

Os antibióticos mais usados nas exacerbações leves a moderadas de DPOC são os betalactâmicos associados a inibidores de betalactamase (amoxicilina com clavulanato) e quinolonas respiratórias (levofloxacino e moxifloxacino). Macrolídeos, como a azitromicina e claritromicina, apresentaram eficácia comparável em pacientes com DPOC leve em população com baixa prevalência de pneumococo resistente. Os pacientes mais graves devem ser internados e tratados com ceftriaxona + um macrolídeo (azitromicina ou claritromicina) ou mesmo quinolonas respiratórias. Pacientes com uso de antibióticos ou internações recentes ou com bronquiectasias têm maior chance de infecções por pseudomonas e outros germes resistentes. Nesses casos, o uso de ceftazidima, cefalosporinas quarta geração (cefepime) ou piperacilina-tazobactam associado a outra classe de antibiótico com ação antipseudomonas (fluoroquinolonas ou aminoglicosídeos) está indicado como primeira opção de tratamento empírico.

Metilxantina

Inibidores não seletivos da fosfodiesterase agem como estimulante respiratório e fraco efeito broncodilatador. Tem eficácia questionada. Seu efeito broncodilatador é inferior aos demais tratamentos e causa grande número de efeitos adversos, visto que tem janela terapêutica estreita e efeitos tóxicos potencialmente graves. Em tese, necessitam de monitoramento dos níveis plasmáticos durante o tratamento, mas esse monitoramento ainda não é rotina na maioria dos serviços. Consideradas atualmente drogas de segunda linha no tratamento do DPOC, não devem ser usadas rotineiramente.

Oxigenoterapia suplementar

A oxigenoterapia é indicada para prevenir a hipóxia tecidual, melhorar os sintomas de dispneia e corrigir a saturação da oxiemoglobina no sangue arterial. O oxigênio suplementar deve ser titulado para atingir uma saturação periférica de oxigênio de 88 a 92%.

> É importante evitar a hiperoxigenação para qualquer paciente, mas principalmente nos hipoxêmicos e hipercápnicos, pois ela pode gerar narcose e aumento da mortalidade. É importante também fazer controles gasométricos caso se observe alteração do nível de consciência.

Ventilação não invasiva (VNI)

Suporte ventilatório no qual não é necessário invadir o paciente para ofertar determinada fração inspirada de oxigênio (FiO_2) pressurizada. No caso de pacientes com exacerbação de DPOC, recomenda-se ventilação não invasiva em dois níveis de pressão (BIPAP® Respironics e VPAP® da ResMed). O aparelho leva a um delta de pressão formado entre a pressão expiratória final (menor) e a pressão inspiratória final (maior), proporcionando melhora da ventilação alveolar e menor trabalho ventilatório. As interfaces utilizadas são máscaras de diferentes formatos que garantam boa oclusão entre a face e a máscara.

A VNI com pressão positiva é recomendada como terapia de primeira linha em casos de insuficiência respiratória hipercápnica ($PCO_2 > 45$ mmHg e pH arterial $< 7,35$). Suas contraindicações incluem êmese, incapacidade de proteger as vias aéreas, como rebaixamento do nível de consciência, necessidade de intubação urgente ou falta de cooperação pelo paciente.

Quando usada corretamente, melhora a oxigenação, o pH e o trabalho respiratório. Nos pacientes com insuficiência respiratória, a VNI está associada a menor taxa de intubação orotraqueal, menor tempo de permanência hospitalar, menor taxa de complicações, como pneumonia e mortalidade.

Ventilação mecânica invasiva

É indicada quando os pacientes já tentaram a VNI sem melhora ou caso essa seja contraindicada por qualquer um dos motivos já descritos. Pacientes com DPOC que requerem intubação têm melhor sobrevida em UTI que pacientes com outras causas de insuficiência respiratória.

No entanto, a ventilação mecânica invasiva tem várias complicações, entre elas instabilidade hemodinâmica, maior frequência de infecções respiratórias, em razão da redução dos mecanismos de defesa locais, e lesão induzida pela ventilação mecânica. Tudo isso está relacionado à maior morbidade, gerando um aumento dos custos da internação hospitalar, assim como maior mortalidade desses pacientes.

Fisioterapia respiratória e reabilitação intra-hospitalar

A fisioterapia deve ser considerada o mais precocemente possível. Fazem parte dos exercícios respiratórios, exercícios de tosse, drenagem postural de todos os segmentos pulmonares, técnicas de percussão torácica associados à drenagem postural, prática de exercícios destinados a coordenar a atividade física com a respiração, movimentação ativa e passiva dos membros superiores e inferiores, inclusive em pacientes hospitalizados, associação com a terapêutica inalatória, ventilação invasiva e não invasiva.

Foi demonstrado que em pacientes com exacerbação grave da DPOC, um programa adicional de treinamento de resistência da musculatura periférica foi viável e seguro durante a hospitalização. Esses pacientes que receberam treinamento mostraram melhora na força do quadríceps, no equilíbrio, na capacidade de exercício, na qualidade da vida e na capacidade de andar na alta.

MORBIDADE E MORTALIDADE

Influenciam na morbidade e na mortalidade a gravidade da alteração funcional, a frequência das exacerbações e as comorbidades. A exacerbação está associada, em média, a 4 semanas de piora dos sintomas que se iniciam 2 semanas antes do pico de piora e demora mais 2 semanas para voltar ao basal do paciente.

Em geral, para uma exacerbação grave hospitalizada, a média ponderada da mortalidade intra-hospitalar é de 6,7% (IC95% 5,7 a 7,7), da mortalidade em 1 ano é de 33% (IC95% 25 a 40) e da mortalidade em 5 anos é de 51% (IC95% 38 a 63).

Variáveis relacionadas à idade, ao baixo índice de massa corporal, à insuficiência cardíaca, ao *diabetes mellitus*, à doença cardíaca isquêmica, à malignidade, ao VEF_1, à oxigenoterapia de longa duração e ao PaO_2 na admissão da exacerbação grave foram significativamente associadas com mortalidade a longo prazo durante um período de acompanhamento de 2 anos. A presença de asma coexistente também tem se mostrado associada à exacerbação grave.

Além disso, diversos estudos vêm demonstrando aumento da incidência de síndrome coronariana aguda e arritmias nas primeiras semanas após uma exacerbação da DPOC. Da mesma forma, há aumento de risco de acidente vascular encefálico e descompensação de insuficiência cardíaca.

PREVENÇÃO DE NOVAS EXACERBAÇÕES

Vacinação

Muito importante na pós-exacerbação e deve ser encorajada e lembrada no momento da exacerbação. Pacientes com DPOC devem ser vacinados anualmente contra influenza. Além disso, está indicada vacinação antipneumocócica 23 valente para todos os doentes, sendo que aqueles que a receberem antes dos 65 anos devem fazer uma dose de reforço em 5 anos. Para os pacientes com mais de 65 anos também está indicada uma dose única da vacina antipneumocócica 13 valente.

Cessação de tabagismo

A cessação do tabagismo tem grande capacidade de influenciar a história natural do DPOC e deve ser estimulada na exacerbação. Intervenções eficientes incluem farmacoterapias e terapia cognitivo-comportamental. A exacerbação é um período de oportunidade para orientar quanto à importância de cessar o tabagismo, visto que os pacientes estão mais sensíveis quanto à necessidade de mudança de comportamento.

Durante a exacerbação é frequente a abstinência à nicotina, fazendo-se importante o reconhecimento e a terapia de reposição de nicotina diminuindo até *delirium*.

Reabilitação pulmonar

A reabilitação pulmonar é uma abordagem multidimensional do doente, que visa a melhora da saúde e bem-estar por meio de estratégias que incluem exercícios físicos aeróbicos e resistidos, avaliação e tratamento nutricional, investigação e tratamento de distúrbios de humor e cessação de tabagismo. Geralmente é realizada em centros específicos com equipe multiprofissional, o que torna a reabilitação relativamente cara e pouco acessível à grande parte da população. No entanto, estudos de custo-efetividade mostram que o investimento em reabilitação é custo-efetivo, gerando ganho de qualidade de vida, melhora de sintomas, diminuição de exacerbações e de internações hospitalares, tendo resultados equivalentes ao do uso de broncodilatadores de longa ação.

CONCLUSÃO

A exacerbação aguda da DPOC é muito frequente nas unidades de emergência. Saber identificar a gravidade, indicar o tratamento correto e também otimizar a terapêutica durante a exacerbação é fundamental para evitar os desfechos negativos nesse momento e em momentos futuros.

BIBLIOGRAFIA

1. Carvalho CRR. Pneumonia associada à ventilação mecânica. J Bras Pneumol. 2006;32(4):20-2.
2. Ernesto C, Enric B, Antonella I. Management of severe acute exacerbations of COPD: an updated narrative review. Multidiscip Respir Med. 2018;13:36.
3. Faresin SM, Santoro IL, Llarges CM, Perfeito JAJ. Guia de pneumologia: Guias de Medicina Ambulatorial e Hospitalar EPM-UNIFESP. 2.ed. Barueri: Manole; 2014.
4. Global Initiative for Asthma. Global Strategy for Asthma Management and Prevention, 2017. Disponível em: http:// ginasthma.org/2018-gina-report-global-strategy--for-asthma-management-and-prevention/. Acesso em: 30 abr 2020.
5. Global Strategy for the Diagnosis, Management, and Prevention of Chronic Obstructive Pulmonary Disease. 2018 Report. Disponível em: https://goldcopd.org/. Acesso em: 29 out 2018.
6. Ko FW, Chan KP, Hui DS, Goddard JR, Shaw JG, Reid DW, et al. Acute exacerbation of COPD. Respirology. 2016;21(7):1152-65.
7. Mirza S, Clay RD, Koslow MA, Scanlon PD. COPD Guidelines: a review of the 2018 GOLD Report. Mayo Clin Proc. 2018;93(10):1488-502.
8. Teixeira PJP, Viana RA. Intervenção da fisioterapia na exacerbação da DPCO: uma revisão sistemática. Revista da Faculdade de Ciências da Saúde. 2010;7:452-64.
9. Turner MO, Patel A, Ginsburg S, Fitzgerald JM. Bronchodilator delivery in acute airflow obstruction: a meta-analysis. Arch Intern Med. 1997;157(15):1736-44.

CAPÍTULO **74**

Hemoptise

Anarégia de Pontes Ferreira
Danielle Silva de Almeida Philipp

INTRODUÇÃO

Hemoptise é definida como expectoração de sangue proveniente do trato respiratório, sendo o termo válido tanto para denotar escarro com raias de sangue até expectoração de grande quantidade de sangue vivo. Hemoptise maciça é a hemorragia com perigo de vida iminente, definida como a expectoração de mais de 100 a 600 mL de sangue em 24 horas.

ETIOLOGIA

Inicialmente, é importante determinar se o sangramento é realmente do trato respiratório inferior, uma vez que sangue originário da nasofaringe ou do trato gastrointestinal pode simular hemoptise. História de doença do trato gastrointestinal ou rinossinusite, sangue vermelho escuro e/ou com pH ácido são indicativos de outras fontes de sangramento.

O sangue pode ser proveniente das artérias pulmonares ou brônquicas. As artérias pulmonares são vasos de baixa pressão que recebem praticamente todo o débito cardíaco para ser oxigenado no leito capilar pulmonar. Apesar do menor volume, a maior parte dos sangramentos vem das artérias brônquicas, tanto por serem vasos de alta pressão como por suprirem as lesões pulmonares.

As causas mais comuns de hemoptise em países desenvolvidos são bronquite, bronquiectasia, neoplasia e pneumonia necrotizante. Em países subdesenvolvidos, a tuberculose ainda se mantém como a causa mais frequente, seja em sua forma ativa ou sequelar.

Em até 30% dos casos, não se obtém a etiologia da hemoptise identificada, mesmo após exaustiva investigação. Os pacientes são classificados como portadores de hemoptise criptogênica ou idiopática. Geralmente, ocorre resolução do sangramento com medidas não invasivas ou embolização de artéria brônquica com raros episódios de recorrência.

A Tabela 1 lista as principais causas de hemoptise divididas em cinco grupos.

▷ **TABELA 1**   Principais causas de hemoptise

Infecciosas	Vasculites
■ Tuberculose	■ Granulomatose de Wegener
■ Bronquite aguda e crônica exacerbada	■ Síndrome de Goodpasture
■ Bronquiectasias	■ Hemossiderose pulmonar idiopática
■ Pneumonia	■ Pneumonite lúpica
■ Aspergiloma (micetomas)	■ Poliangeíte microscópica
■ Micobacteriose	**Neoplásicas**
■ Abscesso pulmonar	■ Carcinoma broncogênico primário
■ Leptospirose	■ Metástases endobrônquicas
■ Parasitas pulmonares (ascaridíase, esquistossomose, paragonimíase)	■ Tumor carcinoide brônquico
	■ Sarcoma de Kaposi
Doenças cardiovasculares	**Miscelânea**
■ Tromboembolismo pulmonar	■ Corpo estranho
■ Malformações arteriovenosas pulmonares (Rendu-Osler-Weber)	■ Trauma de vias aéreas e contusão pulmonar
■ Aumento da pressão capilar pulmonar – estenose mitral ou insuficiência ventricular esquerda grave	■ Iatrogenia – biópsia transbrônquica, endobrônquica ou percutânea, erosão da artéria inominada por cânula de traqueostomia, cateter de artéria pulmonar
■ Endocardite em câmaras direitas	
■ Perfuração da artéria pulmonar por cateter de Swan-Ganz	■ Criptogênica
■ Fístulas entre vaso e árvore endobrônquica – associadas a aneurisma de aorta torácica	■ Defeitos genéticos no tecido conjuntivo – síndrome de Ehlers-Danlos
	■ Coagulopatias
■ Doença de Dieulafoy	■ Endometriose pulmonar
■ Doença pulmonar veno-oclusiva	■ Induzida por drogas (anticoagulantes, cocaína, penicilamina, bevacizumabe)
	■ Terrorismo (tularemia, T2 micotoxina)

AVALIAÇÃO DO PACIENTE

Anamnese e exame físico detalhados devem conduzir à identificação da etiologia da hemoptise. A quantificação do volume é fundamental na decisão de como o paciente será investigado. Ainda, é importante avaliar a presença de doenças pulmonares prévias, associação com doenças cardíacas, vasculites, colagenoses, neoplasias, distúrbios de coagulação e infecção.

Inicialmente, a radiografia de tórax pode trazer achados sugestivos de diversas causas, envolvendo tanto doenças primárias do pulmão, como lesões secundárias ou doenças sistêmicas.

Quando a radiografia é considerada normal, a investigação deve progredir caso os episódios de hemoptise sejam recorrentes, ocorram por mais de uma semana, tenham volume maior que 100 mL, acometam paciente tabagista ou exista suspeita de bronquiectasia. Considera-se avaliação para tromboembolismo pulmonar em pacientes com fatores de risco para trombose e/ou anormalidades nas trocas gasosas. Análise de sedimento urinário, função renal e pesquisa de anticorpos específicos (p-ANCA, c-ANCA, anti-DNA) na investigação da presença de vasculites e/ou colagenoses e ecocardiograma na detecção de cardiopatias. Pesquisa de BAAR e teste rápido molecular no escarro sempre que houver suspeita de tuberculose ativa.

A investigação com exames laboratoriais deve incluir também hemograma, coagulograma, oximetria de pulso e/ou gasometria arterial.

A tomografia do tórax permite melhor localização do sangramento e pode auxiliar a condução do diagnóstico com achados sugestivos de etiologias diversas, como a visualização de lesões escavadas, bronquiectasias ou lesões tumorais.

A broncoscopia pode ajudar na localização do sítio da hemoptise, permitindo visualização direta do sangramento e ser diagnóstica no caso de lesões endobrônquicas. Ainda, pode-se realizar coleta de lavado broncoalveolar e/ou biópsia nos pacientes sem hemoptise ativa para auxiliar na elucidação da causa. E, em casos de sangramento ativo, é possível tratamento por meio do exame endoscópico. Possui melhor rendimento na localização do sangramento quando realizada nas primeiras 48 horas do início do quadro. Nos casos de hemoptise maciça, deve ser feita com urgência.

É controversa a realização de broncoscopia em pacientes com tomografia de tórax normal. Na presença de fatores de risco como sexo masculino, maiores de 40 anos ou carga tabágica maior que 40 anos-maço, a broncoscopia pode ser considerada pela possibilidade de tumores endobrônquicos radiograficamente silenciosos.

MANEJO DA HEMOPTISE MACIÇA

A principal causa de morte nos episódios de hemoptise maciça é a asfixia pelo sangue e não a perda sanguínea, que geralmente não chega a causar instabilidade hemodinâmica. Possui elevada taxa de mortalidade, de 30 a 58% em algumas séries de casos. Os passos iniciais para estabilizar o paciente com hemoptise maciça estão resumidos na Figura 1.

Dispneia grave, troca gasosa inadequada, instabilidade hemodinâmica ou hemoptise volumosa persistente são indicações de entubação orotraqueal imediata (se possível com tubo de calibre maior que 8,0 mm para facilitar a realização de broncoscopia posteriormente). Posicionar o paciente de forma correta com decúbito sobre o pulmão doente pode proteger o pulmão saudável e melhorar as trocas gasosas.

Em situações extremas (choque hipovolêmico ou asfixia pela hemoptise sem melhora após medidas iniciais), a ventilação com tubo duplo-lúmen, passado por broncoscopia, está indicada e permite a ventilação dos dois pulmões com prevenção da aspiração de sangue de um pulmão para o outro. Entubação seletiva do pulmão saudável é uma alternativa mais simples que pode ser utilizada quando se sabe a localização do sangramento.

O esforço respiratório e a hipoxemia podem desencadear arritmias que, em geral, revertem com a estabilização do quadro. Ressuscitação volêmica com administração de cristaloides e componentes sanguíneos deve ser realizada em pacientes com choque hipovolêmico.

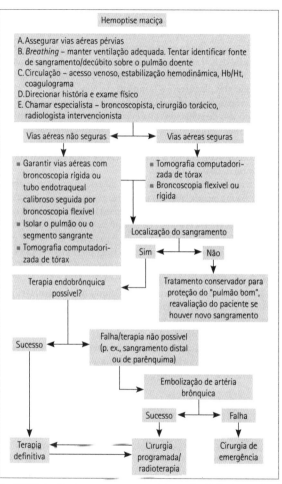

▷ **FIGURA 1** Algoritmo para tratamento de hemoptise. Hb/Ht: hemoglobina/hematócrito.
Fonte: modificada de Cardenas-Garcia e Feller-Kopman, 2018.

Controle do sangramento

Pode-se fazer a administração de plasma fresco congelado na suspeita de deficiências da coagulação. Concentrado de plaquetas deve ser utilizado nos pacientes plaquetopênicos ou em uso de antiagregantes plaquetários (aspirina, clopidogrel).

A broncoscopia pode ser utilizada para controlar o sangramento com o uso de solução salina gelada, agentes vasoconstritores (adrenalina), tamponamento com balão, eletrocauterização, *laser*, coagulação com argon plasma ou crioterapia. As técnicas são escolhidas de acordo com a experiência de cada especialista e a disponibilidade dos materiais.

A arteriografia com embolização de artéria brônquica geralmente é empregada quando o sangramento persiste depois de intervenção broncoscópica ou quando esta não é possível. A cateterização da artéria brônquica e das outras artérias depende muito da habilidade do radiologista, da experiência do serviço e da acessibilidade ao equipamento de arteriografia. Em serviços experientes, a cessação do sangramento é conseguida em até 85% dos casos e o índice de complicações é baixo.

Pacientes com sangramento unilateral não controlável por medidas clínica, broncoscópicas ou radiointervenção devem ser avaliados imediatamente quanto à possibilidade de cirurgia torácica emergencial. Contraindicações relativas para cirurgia incluem doença pulmonar grave ou difusa, tuberculose ativa e hemorragia alveolar difusa. A mortalidade é próxima a 20%, com morbidade entre 25 e 50%.

BIBLIOGRAFIA

1. Cardenas-Garcia J, Feller-Kopman D. Should all initial episodes of hemoptysis be evaluated by bronchoscopy? Yes. Chest. 2018;153(2):302.
2. Jean-Baptiste E. Clinical assessment and management of massive hemoptysis. Crit Care Med. 2000;28:1642.
3. Lundgren FLC, Costa AM, Figueiredo LC, Borba CB. Hemoptise em hospital de referência em pneumologia. J Bras Pneumol. 2010;36(3):320-4.
4. O'Neil KM, Lazarus AA. Hemoptysis. Indications for bronchoscopy. Arch Intern Med. 1991;151:71.

5. Savale L, Parrot A, Khalil A, Antoine M, Théodore J, Carette MF, et al. Cryptogenic hemoptysis: from a benign to a life-threatening pathologic vascular condition. Am J Respir Crit Care Med. 2007;175(11):1181-5.
6. Weinberger ES. Etiology and evaluation of hemoptysis in adults. UpToDate; 2018. Disponível em: http://www.uptodate.com.

CAPÍTULO 75

Insuficiência respiratória aguda

Thiago de Magalhães Lopes
Fernanda Ferreira Bigeli

INTRODUÇÃO

Comum na prática clínica diária, a insuficiência respiratória aguda (IRpA) é uma síndrome potencialmente grave, cujo sintoma mais frequente é a dispneia. A doença requer pronto reconhecimento e instalação de medidas de suporte inicial, constituindo uma das principais indicações de internação em unidade de terapia intensiva (UTI).

Essa síndrome ocorre quando há a incapacidade do organismo de manter a oferta de oxigênio (O_2) aos tecidos e de remover o gás carbônico (CO_2). A manutenção de níveis adequados de oxigênio no sangue arterial é fundamental para o bom funcionamento de todo o organismo, visto que o O_2 é essencial para a fosforilação oxidativa e a geração de energia sob a forma de ATP. Para que isso ocorra, é necessário a ação adequada e integrada de diferentes sistemas: o neurológico, o pulmonar, o cardiovascular, o musculoesquelético e o hematológico. A quebra no funcionamento dessa cadeia implicará o comprometimento da oferta de O_2 aos tecidos, com prejuízo no seu funcionamento. Esse mesmo sistema está envolvido na manutenção dos níveis adequados de CO_2 e, consequentemente, na regulação do pH sérico.

DEFINIÇÃO

A IRpA é definida como a incapacidade do sistema respiratório, desenvolvida agudamente, de promover a ventilação e as trocas gasosas pulmonares (ofertar oxigênio e eliminar gás carbônico). Do ponto de vista de parâmetros gasométricos, a IRpA é definida pela presença de:

- PaO_2 < 55-60 mmHg, com o paciente respirando ar ambiente (FiO_2:21%).

  Que pode estar ou não associada a:

- $PaCO_2$ > 50 mmHg, usualmente determinando acidose respiratória (pH < 7,35).

Caso o paciente já esteja recebendo suplementação de O_2, a definição gasométrica da IRpA passa a ser dada pela relação PaO_2/FiO_2, a qual deverá ser < 300 mmHg.

FISIOPATOLOGIA

A IRpA pode ocorrer por diferentes mecanismos fisiopatológicos:

- Hipoventilação: renovação ineficaz do ar alveolar por movimentação de quantidades inadequadas de ar atmosférico até os alvéolos. Como o sangue venoso continua chegando aos pulmões com baixas concentrações de O_2 (resultado do metabolismo celular), os níveis alveolares desses gases tornam-se progressivamente mais baixos para o O_2 e mais altos para o CO_2. Em algum momento na evolução dessa condição, o indivíduo apresentará hipoxemia e hipercapnia.
- Distúrbios de difusão: o espessamento da membrana alveolocapilar dificulta a difusão passiva de O_2 e CO_2. Como há grande reserva funcional na capacidade de difusão, comumente ela não é causa isolada de IRpA. Além disso, o CO_2 é muito mais difusível pela membrana alveolocapilar que o O_2, fazendo com que os distúrbios de difusão gerem hipoxemia sem hipercapnia, porém em fases avançadas pode-se ter retenção de CO_2.

- Distúrbios na relação ventilação/perfusão: são as causas mais comuns de IRpA, sobretudo baixa V/Q. Nesse caso, parte do sangue que chega aos pulmões passa por alvéolos pouco ou não ventilados o que ocasiona oxigenação insuficiente. A hiperventilação decorrente da hipoxemia e a maior capacidade de difusão do CO_2 farão com que não haja hipercapnia, exceto em fases avançadas. Convencionalmente, denominam-se *shunt* as situações em que o sangue passa por alvéolos não ventilados (V/Q = 0) e efeito *shunt* aquelas em que o sangue passa por alvéolos mal ventilados (V/Q baixa). A outra alteração V/Q ocorre no sentido inverso, com áreas alveolares ventiladas adequadamente, porém mal ou não perfundidas. Quando isso ocorre em grandes extensões, funciona como a hipoventilação, pois a ventilação alveolar está sendo "perdida" para áreas em que não há trocas gasosas, com consequentes hipoxemia e hipercapnia. Convencionalmente, denominam-se *espaço-morto* as situações em que a ventilação ocorre em alvéolos não perfundidos e *efeito espaço-morto* aquelas em que a ventilação ocorre em alvéolos mal perfundidos (V/Q alta).
- Inalação de gás com baixa concentração de oxigênio: como ocorre nas intoxicações por outros gases, como o monóxido de carbono (CO).

CLASSIFICAÇÃO

Com base no mecanismo fisiopatológico, a IRpA pode ser classificada em dois tipos: pulmonar ou extrapulmonar.

Na IRpA pulmonar (hipoxêmica ou tipo I), o comprometimento das trocas gasosas se deve a alterações na membrana alveolocapilar (difusão) ou na relação V/Q.

O limiar de PaO_2 de 60 mmHg (valores normais: entre 80 e 100 mmHg) é um valor arbitrário e reflete a forma da curva da dissociação da oxiemoglobina, marcando a PaO_2 arterial abaixo da qual a saturação da hemoglobina cai vertiginosamente na maioria das pessoas. No entanto, sabe-se que a PaO_2 diminui com o aumento de altitude e idade. Uma forma de correção é calcular a PaO_2 esperada pela fórmula: 96 – (idade $\times$ 0,4).

> É essencial determinar se a insuficiência respiratória hipoxêmica é aguda (duração de horas a dias) ou crônica (duração de semanas a meses), pois tem implicações para diagnóstico e tratamento, além de adaptações fisiológicas à hipoxemia que se desenvolvem ao longo do tempo. A definição de insuficiência respiratória hipoxêmica com base na PaO_2 arterial não abrange plenamente a oxigenação a nível dos tecidos. O transporte de O_2 para os tecidos é produto do débito cardíaco e do conteúdo arterial de O_2, sendo este último dependente da concentração de hemoglobina e de sua saturação de O_2, em outras palavras, no paciente anêmico ou com débito cardíaco baixo, a hipóxia tecidual pode existir apesar de uma PaO_2 aparentemente adequada.

Doenças que acometem os pulmões (p. ex., intersticiopatias, preenchimento ou compressão do parênquima e as da circulação pulmonar) estão entre as responsáveis pela IRpA pulmonar.

Na IRpA extrapulmonar (tipo II), a capacidade de troca gasosa entre os alvéolos e os capilares está mantida, mas alvéolos são hipoventilados, portanto não apresentam níveis adequados de O_2 e CO_2 para haver a troca gasosa eficaz.

Entre as causas, estão as doenças que comprometem a ventilação, como as neurológicas, as neuromusculares, as que limitam a expansão da caixa torácica e as obstrutivas das vias aéreas.

Apesar dessa classificação da IRpA, as duas formas podem coexistir. Um paciente pode se apresentar inicialmente com hipoxemia isolada e desenvolver hipercapnia após fadigar a musculatura respiratória. De forma análoga, a hipoventilação pode causar tanto hipercapnia como hipoxemia. É possível ainda haver doenças simultâneas que podem levar à IRpA por mecanismos diferentes, como a presença de acidente vascular encefálico (possível causa extrapulmonar) em conjunto com pneumonia ou atelectasia (possíveis causas pulmonares). Alguns autores classificam essas condições como IRpA mista.

ETIOLOGIA

As causas mais comuns de IRpA são insuficiência respiratória pós-operatória, pneumonia, insuficiência cardíaca descompensada, sepse, síndrome do desconforto respiratório agudo (SDRA), doença pulmonar obstrutiva crônica (DPOC) e trauma.

Causas de hipoventilação

- Lesões que acometem o centro respiratório: acidente vascular encefálico, neoplasia, infecção, drogas depressoras do sistema nervoso central (SNC).
- Lesões medulares: traumatismo raquimedular, poliomielite, Guillain-Barré, mielite transversa, esclerose lateral amiotrófica.
- Doenças neurológicas periféricas: doenças com liberação de neurotoxinas (tétano, botulismo, difteria), miastenia *gravis*, paralisia diafragmática bilateral, intoxicação por organofosforado, manifestações paraneoplásicas (Eaton-Lambert).
- Doenças neuromusculares: distrofias musculares, polimiosite, hipotireoidismo, distúrbios hidreletrolíticos (hipocalcemia, hipomagnesemia, hipopotassemia ou hipofosfatemia), fadiga da musculatura respiratória, menor eficácia da contração diafragmática por hiperinsuflação.
- Doenças da parede torácica: tórax instável, cifoescoliose, espondilite anquilosante, toracoplastia, obesidade.
- Doenças de vias aéreas superiores: epiglotite, aspiração de corpo estranho, edema de glote, tumores, paralisia bilateral de cordas vocais, estenose de traqueia, traqueomalácia.
- Doenças difusas de vias aéreas inferiores: DPOC, asma, fibrose cística.

Causas de comprometimento da difusão

Doenças que acometem o interstício e espessam a membrana alveolocapilar:
- Infecciosas: tuberculose miliar, pneumonias virais, pneumocistose, histoplasmose.
- Neoplasia: linfangite carcinomatosa.
- Doenças intersticiais: pneumoconioses, pneumonia de hipersensibilidade, sarcoidose, fibrose pulmonar idiopática.

Causas de baixa V/Q

- Doenças com preenchimento alveolar: pneumonia, edema agudo de pulmão (insuficiência cardíaca descompensada), SDRA, hemorragia alveolar, contusão pulmonar.
- Doenças com colapso alveolar: atelectasias, grandes derrames pleurais ou pneumotórax comprimindo o parênquima pulmonar.
- Doenças com obstrução completa ou colapso de pequenas vias aéreas: DPOC e asma.

Causas de alta V/Q

- Embolia pulmonar (a alta V/Q é encontrada na embolia pulmonar, mas nem sempre se expressa clinicamente, pois há simultaneamente áreas de baixa V/Q, em função de substâncias broncoconstritoras liberadas pelo êmbolo).
- Choque circulatório.
- Emprego de elevadas pressões inspiratórias e/ou expiratórias durante a ventilação mecânica.

APRESENTAÇÃO GASOMÉTRICA

A gasometria arterial é o principal instrumento de avaliação da IRpA, e o gradiente alveoloarterial de oxigênio $P(A\text{-}a)O_2$ deve sempre ser calculado (Tabela 1).

▷ **TABELA 1**   Comportamento da PaO_2, $PaCO_2$ e $P(A\text{-}a)O_2$ na IRpA

	PaO_2	$PaCO_2$	$P(A\text{-}a)O_2$
Pulmonar (tipo I)	↓	↓ ou ↔ ↑ nas formas graves/avançadas	↑
Extrapulmonar (tipo II)	↓	↑	↔
Mista	↓	↑	↑

IRpA: insuficiência respiratória aguda; PaO_2: pressão parcial de oxigênio no sangue arterial; $PaCO_2$: pressão parcial de gás carbônico no sangue arterial; $P(A\text{-}a)O_2$: diferença alveoloarterial de oxigênio; ↓: diminuído; ↑: aumentado; ↔: normal.

A diferença de pressão parcial entre o ar alveolar (PAO_2) e o sangue arterial (PaO_2) estima a eficácia da troca gasosa pela membrana alveolocapilar. Quando a diferença está aumentada (> 20 mmHg), ela indica comprometimento da difusão, redução da relação V/Q ou *shunt* pulmonar. Na presença de hipoxemia e gradiente normal, pode-se inferir que o distúrbio presente é a hipoventilação.

Valores do gradiente de até 20 mmHg com respiração em ar ambiente e entre 50 e 150 mmHg respirando O_2 a 100% são considerados normais.

Fórmula para cálculo do gradiente alveoloarterial de oxigênio:

$P(A-a)O_2 = PAO_2 - PaO_2$ (fornecida pela gasometria arterial)

$PAO_2 = [FiO_2 \times (Patm - pH - pH_2O)] - (PaCO_2/R)$

PAO_2: pressão alveolar de oxigênio

PaO_2: pressão arterial de oxigênio

Patm: pressão atmosférica, 740 no nível do mar

pH_2O: pressão parcial de água (47 mmHg a 37°C de temperatura corporal)

FiO_2: fração inspirada de oxigênio

R: coeficiente respiratório, que pode ser considerado 0,8

MANIFESTAÇÕES CLÍNICAS

Hipoxemia

- Ansiedade.
- Taquicardia.
- Taquipneia.
- Arritmias cardíacas.
- Cianose.
- Batimento de asa do nariz.
- Sudorese.

Hipercapnia

- Sonolência.

- Letargia.
- Coma.
- Tremor.
- Fala arrastada.
- Cefaleia.

Desconforto respiratório

Presença de um dos seguintes itens:
- Frequência respiratória > 25 ipm.
- SpO_2 < 95%.
- Batimento de asa do nariz.
- Uso de musculatura acessória.
- Retenção aguda de CO_2 (gasometria arterial).

EXAMES COMPLEMENTARES

- Gasometria arterial.
- Radiografia de tórax.
- Eletrocardiograma (ECG).
- Ecocardiograma transtorácico.
- Tomografia computadorizada/ultrassonografia de tórax.
- BNP (*brain natriuretic peptide*/peptídeo natriurético do tipo B).

TRATAMENTO

A IRpA é uma síndrome clínica que tem etiologias diversas, portanto, é necessário identificar a causa que a determinou para a resolução do quadro. Entretanto, até que ocorra sua identificação ou a compensação da doença causadora, algumas medidas são necessárias para a manutenção dos gases arteriais em níveis adequados.

A implementação da terapia ocorre simultaneamente com a avaliação diagnóstica, começando com a sequência "ABC" do ACLS: vias aéreas, respiração e circulação.

Corrigir a hipoxemia é o objetivo mais importante, por ser condição ameaçadora da vida. Deve-se obter um acesso venoso e monitorizar continuamente o paciente com ECG e oximetria de pulso (SpO_2).

O oxigênio suplementar pode ser ofertado por meio de sistemas de baixos, moderados e altos fluxos (Figura 1). É necessário atenção à oferta de O_2 aos tecidos, o que pode ser otimizado com a manutenção do débito cardíaco e de níveis adequados de hemoglobina.

- A – baixo fluxo (cateter nasal): fornece O_2 suplementar abaixo da ventilação por minuto, levando à diluição de oxigênio com o ar ambiente e diminuindo a concentração inspirada de oxigênio (FiO_2 inspiratória de 24 a 44% com fluxos de 1-6 L/min). Pode causar ressecamento das vias aéreas superiores e um dispositivo de umidificação é recomendado para fluxos > 4 L/min.
- B – moderado fluxo (máscara simples): pode fornecer FiO_2 de 40-60% com fluxos de 5-10 L/min. Um fluxo > 5 L/min deve

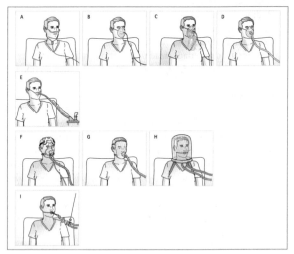

▷ **FIGURA 1** Modos de oferta de oxigênio suplementar.

ser garantido para a lavagem do gás exalado e evitar a retenção de CO_2.

- C – alto fluxo (máscara facial com reservatório sem reinalação): pode fornecer FiO_2 de 60-90% com fluxos > 10 a 15 L/min. Deve ser usado apenas por curtos períodos, pois a umidificação é difícil e também há risco de retenção de CO_2 se a bolsa do reservatório da máscara entrar em colapso com a inspiração. Outra desvantagem é que dificulta o paciente a conversar, a se alimentar e a ingerir líquidos.
- D – alto fluxo (máscara de Venturi): mistura oxigênio com ar ambiente (não é necessária a umidificação) e fornece FiO_2 precisa e constante, apesar das variações na frequência respiratória e no volume-corrente.
  Fluxo de 4-15 L/min – FiO_2 24-50%. É utilizada também quando surge preocupação com a retenção de CO_2.
- E – alto fluxo (cateter de alto fluxo de oxigênio): fornece FiO_2 exata (até 100%). O oxigênio nasal é administrado a uma taxa de até 60 L/min. O uso é fácil e fornece O_2 aquecido e umidificado, permitindo alto fluxo com boa tolerância e conforto para o paciente. O uso do cateter de alto fluxo melhora a oxigenação, diminui a frequência respiratória, o esforço inspiratório e o trabalho da respiração, além de também aumentar o volume pulmonar expiratório final e a complacência pulmonar dinâmica.
- F, G, H – suporte ventilatório não invasivo (CPAP ou BIPAP): fornece ventilação com pressão positiva usando máscara oronasal ou facial total (G) ou capacete (H).
- Em situações em que a hipoxemia não é corrigida pela oferta de O_2 pelos dispositivos descritos anteriormente ou paciente apresente rebaixamento do nível de consciência (Glasgow < 8), estão indicadas a entubação traqueal e a ventilação mecânica invasiva.

Gás carbônico

Em relação ao gás carbônico, sua normalização não é a prioridade, visto que a hipercapnia, até determinados níveis, é bem tolerada. Sendo assim, monitora-se a $PaCO_2$ em conjunto com pH sérico e com parâmetros clínicos, como a frequência respiratória, o esforço do paciente e a utilização de musculatura acessória. A elevação da $PaCO_2$ com acidose respiratória e/ou desconforto clínico indica a necessidade de suporte ventilatório, que poderá ser não invasivo (emprego de máscaras como interface entre o paciente e o ventilador) ou invasivo (entubação traqueal).

BIBLIOGRAFIA

1. Azoulay E, Mokart D, Kouatchet A, Demoule A, Lemiale V. Acute respiratory failure in immunocompromised adults. Lancet Respir Med. 2019;7(2):173-86.
2. Broaddus VC, Mason RJ, Ernst JD, King Jr TE, Lazarus SC, Murray JF, et al. Murray e Nadel: tratado de medicina respiratória. 6.ed. Philadelphia: Elsevier; 2017. p.1723-55.
3. Ceriana P, Nava S. Hypoxic and hypercapnic respiratory failure. Eur Respir Mon. 2006;36:1-15.
4. Del Sorbo L, Martin EL, Ranieri VM. Hypoxemic respiratory failure. In: Mason RJ, Broaddus VC. Murray and Nadal's textbook of respiratory medicine. 5.ed. Philadelphia: Saunders Elsevier; 2010. p.2130-7.
5. Faresin SM, Santoro II, Llarges CM, Perfeito JAJ. Guias de medicina ambulatorial e hopitalar da EPM-UNIFESP – Pneumologia. 2.ed. Barueri: Manole; 2014. p.847-59.
6. Ferreyro BL, Munshi L. Causes of acute respiratory failure in the immunocompromised host. Curr Opin Crit Care. 2019;25(1):21-8.
7. Pereira CAC, Holanda MA. Medicina respiratória. São Paulo: Atheneu; 2014. p.1521-5.
8. Pinheiro BV, Pinheiro GSM, Mendes MM. Entendendo melhor a insuficiência respiratória aguda. Pulmão. 2015;24(3):3-8.
9. West J. Ventilation perfusion relationships. How matching of gas and blood determines gas exchange. In: The respiratory physiology. The essentials. 9.ed. Baltimore: West J. Lippincott, Williams and Wilkins; 2012.
10. West J. Ventilation. How gas gets to the alveoli. In: The respiratory physiology. The essentials. 9.ed. Baltimore: West J. Lippincott, Williams and Wilkins; 2012.

CAPÍTULO 76

Pneumonia adquirida na comunidade

Clystenes Odyr Soares Silva
Rosali Teixeira da Rocha

INTRODUÇÃO

Pneumonia é definida como doença inflamatória aguda que acomete as vias aéreas terminais e o parênquima pulmonar. Pneumonia adquirida na comunidade (PAC) acomete o indivíduo fora do ambiente hospitalar ou se manifesta em até 48 horas da admissão. A incidência aumenta conforme a idade e os fatores de risco específicos. É uma das doenças infecciosas mais comuns, sendo considerada a maior causa de morbidade, mortalidade e custos elevados.

DIAGNÓSTICO CLÍNICO

- Sintomas respiratórios: tosse, produção de escarro, dispneia, febre, dor torácica, mialgia, calafrios. A apresentação da pneumonia no idoso pode ser com sintomas de confusão mental, delírios, quedas, alteração da capacidade funcional e piora de uma doença preexistente, como insuficiência cardíaca congestiva, diabetes e doença pulmonar obstrutiva crônica.
- Exame físico: taquipneia, estertores finos, roncos, sinais de consolidação e de derrame pleural. Sinais de sepse, achados extrapulmonares de infecção metastática (p. ex., artrite, endocardite, meningite, hepatite e pericardite).

DIAGNÓSTICO POR MÉTODOS DE IMAGEM

- Radiograma de tórax: a presença de opacidade no radiograma de tórax (PA e perfil) é considerada padrão-ouro para o diagnóstico de pneumonia. Além de estabelecer o diagnóstico, serve para diferenciar PAC de outras causas de tosse e febre, como traqueobronquite aguda, auxiliar na avaliação do prognóstico (comprometimento uni ou multilobar), diagnósticos alternativos (tuberculose, abscesso) e condições associadas (derrame pleural). Os achados radiográficos de PAC incluem consolidação lobar, infiltrados intersticiais e cavitações.
- Ultrassonografia de tórax: os principais achados são consolidações, padrão intersticial focal, lesões subpleurais. Útil em gestantes, pacientes restritos ao leito, detecção de complicações, como derrame pleural e loculações. Orientar punção para análise do derrame pleural.
- A tomografia computadorizada de tórax não é recomendada para uso rotineiro. É utilizada quando o quadro clínico é exuberante e sem opacidade evidente no radiograma de tórax e para outras definições anatômicas posteriores, como detectar cavitações, adenopatias, massas pulmonares, tromboembolia pulmonar e derrame pleural loculado.

EXAMES COMPLEMENTARES

- Saturação periférica de oxigênio: deve ser avaliada rotineiramente; se < 92%, indica gravidade e necessidade de coleta de gasometria arterial, internação hospitalar.
- Exames laboratoriais: não há indicação de coleta para pacientes que farão o tratamento ambulatorial. Pacientes idosos, com doenças associadas e sinais de gravidade pelo exame físico deverão ser submetidos à coleta de exames que serão necessários para avaliação de gravidade: hemograma – anemia, plaquetopenia, leucocitose ou leucopenia, critérios de Fine e para internação em unidade de terapia intensiva (UTI) –, função renal (ajuste de antibióticos, critérios de Fine, CURB-65), glicose e sódio (critérios de Fine e para internação em UTI).

PNEUMONIA ADQUIRIDA NA COMUNIDADE 823

- Biomarcadores: a proteína C-reativa (PCR) é uma proteína de fase aguda sintetizada pelo fígado em resposta à infecção ou inflamação tecidual, utilizada como marcadora de gravidade. A sua concentração sérica normal é menor que 3 mg/L; é um marcador independente de gravidade de PAC e pode ser usado para abordagem da resposta ao tratamento no 3° ou 4° dia. Procalcitonina é um precursor para o hormônio calcitonina. É um biomarcador de infecção bacteriana e liberado por células parenquimatosas em resposta a toxinas microbianas e a alguns marcadores pró-inflamatórios (IL-1B, TNFα, IL6).

DIAGNÓSTICO MICROBIOLÓGICO

Os agentes microbianos relacionados à pneumonia são bactérias, vírus, fungos e parasitas. Os patógenos mais comuns são distribuídos de acordo com a gravidade da pneumonia e o consequente local de tratamento (Tabela 1).

▷ **TABELA 1** Etiologias da pneumonia adquirida na comunidade de acordo com a gravidade

Local de tratamento	Etiologia
Ambulatorial	*Streptococcus pneumoniae*
	Mycoplasma pneumoniae
	Haemophilus influenzae
	Chlamydophila pneumoniae
	Vírus respiratórios*
Pacientes internados (enfermaria)	*S. pneumoniae*
	M. pneumoniae
	C. pneumoniae
	H. influenzae
	Legionella spp.
	Aspiração
	Vírus respiratórios

(continua)

GUIA DE MEDICINA DE URGÊNCIA

▷ **TABELA 1**   Etiologias da pneumonia adquirida na comunidade de acordo com a gravidade (*continuação*)

Local de tratamento	Etiologia
Pacientes internados (UTI)	*S. pneumoniae*
	Staphylococcus aureus
	Legionella spp.
	Bacilo Gram-negativo
	H. influenzae

* Influenza A e B, adenovírus vírus sincicial respiratório, parainfluenza. UTI: unidade de terapia intensiva.
Fonte: modificada da diretriz ATS/IDSA 2007.

PRINCIPAIS TESTES MICROBIOLÓGICOS PARA DIAGNÓSTICO ETIOLÓGICO EM PNEUMONIA ADQUIRIDA NA COMUNIDADE

A necessidade de testes para determinar o diagnóstico etiológico de PAC pode ser justificada por várias razões. A principal delas é aquela em que o resultado do teste mudará o manejo do antibiótico para um paciente individualmente. O espectro da terapia antibiótica pode ser ampliado, ajustado ou completamente alterado com base no teste diagnóstico. Além disso, ajustar o antibiótico auxilia a diminuir custos, efeitos colaterais e diminuir possibilidade de resistência. Há recomendação de testes para diagnóstico etiológico em PAC para os pacientes com as seguintes condições clínicas:

1. Pacientes em tratamento em UTI – coleta de hemoculturas, escarro para culturas, antígeno urinário para *Legionella* e pneumococo, aspirado endotraqueal se entubado ou lavado bronquioalveolar.
2. Falência de tratamento no paciente ambulatorial – coleta de escarro para bacterioscopia e cultura, antígeno urinário para *Legionella* e pneumococo.
3. Infiltrados cavitários – hemoculturas, cultura de escarro para fungos e tuberculose.
4. Leucopenia – hemoculturas, antígeno para pneumococo.

5. Abuso de álcool ativo – hemoculturas, escarro para bacterioscopia e cultura, antígeno urinário para *Legionella* e pneumococo.
6. Hepatopatia crônica grave – hemoculturas, antígeno para pneumococo.
7. Doença pulmonar obstrutiva grave/estrutural – escarro para bacterioscopia e cultura.
8. Asplenia (anatômica ou funcional) – hemoculturas, antígeno para pneumococo.
9. Derrame pleural – hemoculturas, escarro para bacterioscopia e cultura, antígeno urinário para *Legionella* e pneumococo, toracocentese e cultura do líquido pleural.
10. Viagens recentes (duas semanas) – sorologias, culturas para agentes suspeitos.

CRITÉRIOS DE GRAVIDADE

A abordagem da gravidade deve ser realizada em todo paciente com diagnóstico clínico e radiológico de PAC. De acordo com a gravidade, haverá orientação para o local de tratamento, estratégia diagnóstica com necessidade de investigação etiológica e tratamento antibiótico inicial. As Tabelas 2 e 3 apresentam os sistemas de escore mais utilizados: o *Pneumonia Severity Index* (PSI) e o CURB-65 (do inglês: *Confusion, Urea, Respiratory rate, Body pressure*, idade **65** anos). As limitações desses instrumentos para prognóstico incluem sua utilidade variável no idoso e sua falência para incluir certas doenças associadas e fatores sociais no seu cálculo.

Critérios de gravidade para admissão em hospital

Em PAC grave, há recomendação para utilizar escores de Ewig para admissão direta em UTI (1 critério maior ou 2 menores), critérios sugeridos pela Sociedade Torácica Americana 2007 simplificado (1 critério maior ou 3 ou mais critérios menores) ou critérios sugeridos pela Sociedade Brasileira de Pneumologia e Tisiologia 2018 SMART COP – pressão arterial sistólica < 90

△ **TABELA 2 · Escore de Fine (PSI)**

Fatores demográficos		Achados laboratoriais		Índice de gravidade da pneumonia			
	1 ponto/ano			Classe	Pontos	Mortalidade	Tratamento
Homens	Idade/ano	pH < 7,35	+30	I	–	0,1%	Ambulatório
Mulheres	Idade −10	Ureia > 65 mg/dL	+20	II	≤ 70	0,6%	Ambulatório
Institucionalizado	Idade +10	Sódio < 130 mEq/L	+20	III	71-90	2,8%	Ambulatório ou internação breve
		Glicose > 250 mg/dL	+10				
		Hematócrito < 30%	+10				
		pO_2 < 60 mmHg	+10				
		Derrame pleural	+10	IV	91-130	8,2%	Internação
				V	≥ 130	29,2 %	Internação

Comorbidades		Exame físico	
Neoplasia	+30	Alteração do estado mental	+20
Doença hepática	+10	FR > 30 ipm	+20
Insuficiência cardíaca	+10	PA sist. < 90 mmHg	+30
Doença cerebrovascular	+10	Temp. < 35 ou > 40	+15
Doença renal	+10	FC ≥ 125 bpm	+10

mmHg (2 pontos; envolvimento **m**ultilobar (1 ponto); **a**lbumina < 3,5 g/dL (1 ponto); frequência **r**espiratória f ≥ 25 ciclos/min (1 ponto); **t**aquicardia FC > 125 bpm (1 ponto); **c**onfusão mental (1 ponto); SpO_2- < 93% ou PaO_2 < 70 mmHg (2 pontos) e **p**H < 7,30 (2 pontos). Uma pontuação maior que 3 identificou 92% dos pacientes que necessitaram de ventilação mecânica invasiva ou drogas vasoativas na evolução de PAC.

▷ **TABELA 3**   CURB-65

	Pontos	Risco de mortalidade	Tratamento
Confusão mental	1	0-1 ponto = 1,5%	Ambulatorial
Ureia > 50 mg/dL	1		
Frequência respiratória > 30 ipm	1	2 pontos = 9,2%	Considerar internação
PA sist < 90 mmHg ou diást ≤ 60 mmHg	1	≥ 3 pontos = 22%	Tratamento hospitalar
Idade ≥ 65 anos	1	4 ou 5 pontos	Considerar UTI

UTI: unidade de terapia intensiva.

Critérios de gravidade para admissão em unidade de terapia intensiva

▷ **TABELA 4**   Escore de Ewig para pneumonia adquirida na comunidade grave

Critérios maiores	Critérios menores
▪ Choque séptico com necessidade de drogas vasoativas ▪ Insuficiência respiratória aguda com indicação de entubação orotraqueal	▪ Hipotensão arterial ▪ PaO_2/FiO_2 < 250 ▪ Infiltrado multilobar

PaO_2/FiO_2: pressão arterial de oxigênio/fração inspirada de oxigênio.

828 GUIA DE MEDICINA DE URGÊNCIA

▷ **TABELA 5** Critérios recomendados pela Sociedade Americana de Doenças Infecciosas e Sociedade Torácica Americana de 2007 para PAC grave simplificado

Critérios maiores	Critérios menores
■ Choque séptico ■ Necessidade de ventilação mecânica	■ Frequência respiratória ≥ 30 rpm ■ $PaO_2/FiO_2 \leq 250$ ■ Comprometimento multilobar ■ Confusão mental ■ Ureia ≥ 50 mg/dL ■ PAS < 90 mmHg

PaO_2/FiO_2: pressão arterial de oxigênio/fração inspirada de oxigênio; PAS: pressão arterial sistólica; rpm: respirações por minuto.

TRATAMENTO DA PNEUMONIA ADQUIRIDA NA COMUNIDADE

A terapia antimicrobiana é iniciada, na maioria das vezes, de forma empírica. É baseada em diversos fatores, que incluem: avaliar o patógeno mais provável baseado no local de tratamento; conhecer a eficácia dos antimicrobianos; levar em conta os fatores de risco para resistência antimicrobiana aos agentes que serão tratados; a presença de doenças e condições associadas aumentam o risco de um patógeno específico e podem ser um fator de risco para a falência terapêutica. As propriedades farmacocinéticas e farmacodinâmicas, o perfil de segurança e o custo dos medicamentos são outros fatores adicionais que podem afetar a escolha do antibiótico empírico.

O tempo para a primeira dose do antibiótico para PAC tem sido discutido, e não há nenhum período específico de horas a ser recomendado, mas há orientação para que seja administrada o mais rápido possível, que não seja protelada em função de coleta de exames ou transferência de pacientes. Dar preferência à aplicação, ainda na emergência, onde paciente foi atendido, antes de ser transferido para o local que fará o tratamento (enfermaria ou UTI) e, principalmente, se o paciente apresenta instabilidade hemodinâmica.

PNEUMONIA ADQUIRIDA NA COMUNIDADE 829

▷ **TABELA 6** Tratamento empírico em pneumonia adquirida na comunidade para adultos imunocompetentes

Local de tratamento	Recomendação terapêutica
Paciente ambulatorial previamente sadio sem terapia prévia	Macrolídeo: azitromicina 500 mg, VO, 1 vez/dia, por 5 dias; claritromicina 500 mg, VO, 12/12 horas, por 7 dias
Terapia antibiótico recente doenças associadas (DPOC, DM, ICC, neoplasia)	* Fluoroquinolona: levofloxacina 750 mg/dia, por 5 dias, moxifloxacino 400 mg/dia por 5-7 dias, gemifloxacino 320 mg, VO, por 5 dias
Impossibilidade do uso de fluoroquinolona/alergia à penicilina	Betalactâmico + macrolídeo/aztreonam
Paciente internado na enfermaria sem terapia prévia	Levofloxacino 750 mg/dia, IV, ou moxifloxacino 400 mg/dia, IV, ou ceftriaxona 1 g, IV, 2 x/dia + claritromicina 500 mg, VO ou IV, 2 x/dia, por 7 dias ou + azitromicina 500 mg/dia, IV ou VO, por 5 dias
Terapia com antibiótico recente	Semelhante, a depender da terapia prévia
Paciente internados em UTI	Ceftriaxona 1 g, IV, 2 x/dia + claritromicina 500 mg, IV, 2 x/dia por 7-10 dias ou + azitromicina 500 mg/dia, IV, 5 dias ou ceftriaxona 1 g, IV, 2 x/dia + levofloxacino 750 mg/dia, IV, ou moxifloxacino 400 mg/dia IV/dia
Considerar cobertura para *Pseudomonas* spp. (pacientes com bronquiectasias, DPOC grave, uso crônico de corticoide)	Ceftazidima 2 g, IV, 8/8 h ou cefepima 2 g, IV, 3 x/dia ou piperacilina-tazobactam 4,5 g, IV, 4 x/dia ou imipenem 500 mg, IV, 4 x/dia ou meropenem 1 g, IV, 3 x/dia + ciprofloxacino 400 mg, IV, 3 x/dia ou amicacina 500 mg, IV, 2 x/dia + fluoroquinolona ou macrolídeo: levofloxacino, moxifloxacino, claritromicina ou azitromicina – doses acima citadas
Risco de CA-MRSA	Vancomicina ou linezolida

*levofloxacino 500 mg, VO, por 7 dias sem diferença. DPOC: doença pulmonar obstrutiva crônica; DM: diabetes mellitus, ICC: insuficiência cardíaca congestiva; IV: intravenoso; UTI: unidade de terapia intensiva; VO: via oral.
Fonte: modificada de ATS/IDSA.

Duração do tratamento

Há recomendação para a diminuição da duração do tratamento em pacientes com PAC tratados ambulatorialmente, variando de 3-5 dias. A maioria dos pacientes torna-se clinicamente estável dentro de 3-7 dias. Pacientes com instabilidade clínica deverão ser readmitidos para o hospital e ter terapia prolongada.

PREVENÇÃO DE PNEUMONIA COM A VACINAÇÃO

Vacina anti-influenza

O vírus influenza é responsável pela ocorrência de quadros graves de pneumonia decorrentes da própria ação do vírus, bem como da associação entre vírus e bactérias, principalmente *S. pneumoniae* e *S. aureus*. A vacinação anti-influenza diminui o índice de internação e de hospitalização.

A composição de vacina é atualizada anualmente pela Organização Mundial da Saúde (OMS) porque os vírus sofrem mutações.

No Brasil, são disponibilizados dois tipos de vacina, constituídas por vírus inativos:

- Trivalentes (2 cepas de vírus A e 1 cepa de vírus B).
- Tetravalentes (2 cepas de vírus A e 2 cepas de vírus B) disponíveis em clínicas particulares.

A efetividade da vacinação ocorre em mais expressão quando as cepas dos vírus circulantes são similares às cepas contidas na vacina, levando à diminuição da incidência da gripe em cerca de 60%.

A vacina está indicada para crianças e para populações de maior risco, como adultos com mais de 60 anos, portadores de doenças crônicas, imunossuprimidos, gestantes, profissionais de saúde, população indígena, pneumopatas e a critério do médico. Não devem receber a vacina pessoas com história prévia de síndrome de Guillain-Barré, menores de 6 meses de idade e portadores de alergia a ovo de galinha.

Vacina antipneumocócica

No Brasil, encontram-se disponíveis dois tipos de vacina: a vacina polissacarídica 23-valente (VPP-23), que possui antígenos de 23 sorotipos de pneumococo, e a vacina conjugada (PCV). Nesta vacina, encontra-se um carreador proteico que aumenta a imunogenicidade, por estimular a memória imunológica das células T. A vacina conjugada 13-valente (PCV-13) é recomendada para indivíduos com mais de 50 anos ou pessoas que apresentam enfermidade crônica, imunossuprimidos, pneumopatas com DPOC ou asma e residentes em asilos de longa permanência.

A Sociedade Brasileira de Imunizações recomenda para indivíduos com mais de 60 anos um esquema sequencial da PCV-13 e VPP-23. Inicialmente, deve ser prescrita uma única dose da PCV-13 seguida de uma dose da VPP-23, em 6 a 12 meses após, e uma dose de reforço da VPP-23 após 5 anos.

A vacina polissacarídica diminui a ocorrência de doença invasiva decorrente do pneumococo, entretanto, apresenta menor efetividade na redução da PAC em imunocomprometidos. A vacina conjugada reduz em 45,6% os casos de PAC pelos sorotipos contidos na vacina, reduz em 45% os casos de pneumonias bacterianas e reduz em 75% a doença pneumocócica invasiva.

Portanto, o uso da vacinação anti-influenza e antipneumocócica representa procedimento eficaz na prevenção da PAC.

BIBLIOGRAFIA

1. Aliberti S, Mantero M, Mirsaeidi M, Blasi F. The role of vaccination in preventing pneumococcal disease in adults. Clin Microbiol Infect. 2017;20(Suppl 5):52-8.
2. Charles PG, Wolfe R, Whitby M, Fine MJ, Fuller AJ; Stirling R, et al. SMART-COP a tool for predicting the need for intensive respiratory or vasopressor support in community-acquired pneumonia. Clin Infect Dis. 2008;47(3):375-84.
3. Cillóniz C, Rodriguez-Hurtado D, Nicolini A, Torres A. Clinical approach to community-acquired pneumonia. J Thorac Imaging. 2018;33(5):273-81.

832 GUIA DE MEDICINA DE URGÊNCIA

4. Corrêa RA, Costa AN, Lundgren F, Michelin L, Figueiredo MR, et al. Recomendações para o manejo da pneumonia adquirida na comunidade. J Bras Pneumol. 2018;44(5):405-23.
5. Demicheli V, Jefferson T, Al-Ansary LA, Ferroni E, Rivetti A, Di Pietrantonj C. Vaccines for preventing influenza in healthy adults. Cochrane Database Syst Rev. 2014;(3):CD001269.
6. Jackson ML, Nelson JC, Weiss NS, Neuzil KM, Barlow W, Jackson LA. Influenza vaccination and risk of community-acquired pneumonia in immunocompetent elderly people: a population-based, nested case-control study. Lancet. 2017;372(9636):398-405.
7. Lim WS, Lewis S, Macfarlane JT. Severity prediction rules in community-acquired pneumonia: a validation study. Thorax. 2000;55(3):219-23.
8. Llamas-Alvarez AM, Tenza-Lozano EM, Latour-Pérez J. Accuracy of lung ultrassonography in the diagnosis of pneumonia in adults. Chest. 2017;151(2):374-82.
9. Lundgren F, Maranhão B, Martins R, Chatkin JM, Rabahi MF, Corrêa RA, et al. Vaccination in the prevention of infectious respiratory diseases in adults. Rev Assoc Med Bras. 2014;60(1):4-15.
10. Mandell LA, Wunderink RG, Anzueto A, Bartlett JG, Campbell GD, Dean NC, et al. Infectious Diseases Society of America/American Thoracic Society Consensus guidelines on the management of community-acquired pneumonia in adults. Clin Infect DIS. 2007;44(Sppl 2):S 27-72.
11. Rocha RT. Pneumonia adquirida na comunidade. In: Pereira CAC, Holanda MA (eds.). Medicina respiratória. v.2. São Paulo: Atheneu; 2014. p.887-99.
12. Tin Tin Htar M, Stuurman AL, Ferreira G, Alicino C, Bollaerts K, Paganino C, et al. Effectiveness of pneumococcal vaccines in preventing pneumonia in adults, a systematic review and metaanalyses of observational studies. PLoS One. 2017;12(5):e0177985.

CAPÍTULO 77

Pneumonia nosocomial

Keydson Agustine Sousa Santos
Fabiana Stanzani

INTRODUÇÃO

A pneumonia adquirida no hospital (PAH) ou pneumonia nosocomial é considerada a segunda infecção mais frequente nas unidades de terapia intensiva (UTI) americanas e a mais frequente nas UTI europeias. Respondem pela maior taxa de mortalidade das infecções nosocomiais nos doentes críticos, comprometendo cerca de 5-20 casos para cada mil admissões realizadas. Ocorrem principalmente em doentes cirúrgicos, imunocomprometidos e idosos, possivelmente por conta de maior risco de microaspirações dessa população. Acarreta também aumento da permanência e dos custos hospitalares.

Até pouco tempo atrás, era comum a confusão entre PAH e pneumonia associada à ventilação mecânica (PAVM). Atualmente, elas são estudadas de forma separada, uma vez que a ausência de entubação orotraqueal (EOT) e de ventilação mecânica (VM) prolongada preserva a flora orofaríngea da exposição a patógenos mais agressivos, poupando o doente de infecção mais grave. A mortalidade da PAH é, no geral, menor que a da PAVM e está principalmente associada à idade, à gravidade das comorbidades preexistentes e à presença de internações prévias. Apenas os doentes com PAH que precisam de VM têm mortalidade semelhante à da PAVM. Porém, ainda existem poucas pesquisas que se dedicaram exclusivamente ao estudo da PAH, e a maioria das diretrizes ainda aborda a PAH junto da PAVM.

DIAGNÓSTICO

A PAH pode definida de duas maneiras:

1. Pneumonia adquirida após 48 horas de internação hospitalar, portanto, seus sinais e sintomas não estavam presentes na admissão.
2. Forma de pneumonia na qual o doente internado adquire a infecção sem ter sido submetido à VM invasiva nas últimas 48 horas ou o foi, porém, por menos de 48 horas.

Essas definições ajudam a identificar a PAH na enfermaria ou na UTI. Cerca de 60% delas ocorrem nas enfermarias, mas metade desses doentes necessita de transferência para UTI, 10% evoluem para choque séptico e 20% precisam de VM. Já a PAH adquirida na UTI é causada por patógenos com maior resistência aos antibióticos (ATB) e, assim, representa uma infecção de maior risco e gravidade: 45% delas evoluem para choque séptico e 50% precisam de VM. A taxa de mortalidade observada em PAH adquirida na enfermaria gira em torno de 15%, enquanto a taxa da forma adquirida na UTI é de 47%.

A escolha empírica dos ATB para o tratamento das PAH adquiridas nas enfermarias é mais complicada em comparação com a adquirida na UTI. Atualmente, apenas 30% delas têm diagnóstico etiológico definido, enquanto na PAVM esse índice pode chegar a 65%, uma vez que a EOT facilita a coleta de material. Sabe-se que o predomínio de pneumoco é maior, mas patógenos Gram-negativos (PGN) e o estafilococo também estão presentes. Recentemente, considerável porcentagem de viroses, cerca de 20%, foi detectada nas enfermarias provocando PAH.

A dificuldade na identificação do patógeno de maneira pouco invasiva contribui, sem dúvida, para esse cenário. A coleta de adequadas amostras de escarro para cultura depende da capacidade do doente executar essa manobra corretamente. Isso impacta negativamente na construção do painel de patógenos presentes tanto nas enfermarias como nas UTI e até mesmo no descalonamento futuro dos ATB. Outros métodos não invasivos que podem ser empregados na investigação são as hemoculturas e a pesquisa de antígenos urinários para legionela e pneumococo. Apesar desse desafio, é muito importante que, na suspeita de PAH, seja solicitada a coleta de, pelo menos, duas amostras de escarro sequenciais para pesquisas de bactérias coradas ou não pelo Gram e de vírus, se possível, além da cultura para aeróbio.

Estudo recente analisou os patógenos mais frequentes nas PAH adquiridas na UTI: *P. aeruginosa* (33%), *S. aureus* (27% – um terço deles, meticilino resistente – MRSA) e enterobactérias (30%). O risco de PGN aumentou quando houve a utilização prévia de ATB, outra internação nos últimos 3 meses ou na presença de comorbidade grave.

Independentemente de onde ocorreu a PAH, a broncoscopia com coletas de lavado broncoalveolar e de tecido pulmonar para culturas fica reservada para doentes que não tiveram resposta clínica após 48-72 horas da antibioticoterapia empírica ou ainda para diagnóstico diferencial com outras doenças, como intersticiopatias não infecciosas e hemorragia alveolar difusa.

Cabe lembrar que o diagnóstico da PAH deve incluir o surgimento de novo infiltrado pulmonar associado à suspeita clínica de origem infecciosa e à presença de febre, expectoração purulenta, leucocitose e declínio da oxigenação. A presença de qualquer um desses critérios isoladamente não deve ser considerada suficiente para o diagnóstico de PAH.

RECOMENDAÇÕES PARA TRATAMENTO

Como mencionado anteriormente, nas últimas diretrizes publicadas pelas sociedades americanas e europeias de tórax e de infectologia, na falta de evidências consistentes para o manejo da PAH, ela deve ser abordada como a PAVM. Todas ressaltaram que a terapia empírica deve ser baseada na flora local e que é importante haver inquéritos epidemiológicos em todos os hospitais para a aquisição de evidências locais.

As sociedades sugeriram classificar o doente em uma dessas três categorias a seguir, para a escolha dos ATB:

1. Grupo 1 – sem fatores de risco: monoterapia com meronem, cefepima, piperacilina + tazobactam ou levofloxacina.

2. Grupo 2 – risco de MRSA: ATB endovenosos nos últimos 3 meses, colonização prévia por MRSA, tratamento prévio em unidade onde MRSA é frequente (isto é, onde MRSA ocorre em mais de 25% do total dos patógenos isolados) – tratar com os ATB do grupo 1 e acrescentar cobertura para MRSA.
3. Grupo 3: risco de patógeno multidroga resistente (PMDR): taxa local de PGN + MRSA > 25%, uso recente de ATB, mais de 5 dias de hospitalização ou colonização prévia por PMDR – tratar com 2 ATB para PGN/antipseudomonas + 1 ATB antiMRSA.

As sociedades europeias sugeriram que doentes sem risco para PMDR ou aqueles com apenas um fator de risco, porém sem choque séptico, poderiam receber monoterapia antipseudomonas (p. ex., cefotaxima, moxifloxacino e ertapenem). Já aqueles com dois ou mais fatores de risco para PMDR e/ou choque séptico deveriam ser tratados com dois ATB antipseudomonas. Essa associação terapêutica deve cobrir *Acinetobacter* e patógenos produtores de betalactamase (carbapenens). Caso os doentes estejam em UTI com incidência alta de MRSA, eles também devem receber linezolida ou vancomicina.

Ambas as sociedades recomendam que a duração do tratamento seja individualizada, mas nunca menor que 7 dias. Para PMDR, o intervalo de tempo pode se estender para 14 dias e, em casos selecionados, para 21 dias.

Recomenda-se ainda que, para doentes com risco alto de PMDR com choque séptico, a cobertura PGN seja feita com a associação de um betalactâmico a um aminoglicosídeo. A adição de uma quinolona (ciprofloxacino ou levofloxacino) não foi incentivada em decorrência da elevada taxa de resistência da pseudomonas a esses ATB.

Estudo recente revelou que a aderência ao consenso americano para as PAH adquiridas na UTI foi de apenas 20%. Apesar disso, houve adequada escolha da terapia empírica em 83% dos casos. Os autores tentaram estimar o que teria acontecido se a aplicação da diretriz tivesse sido de 100%. Concluíram que 60% dos doentes receberiam ATB de maior espectro que o necessário. Já o subtratamento seria de 3%. O uso desnecessário de ATB de largo espectro pode elevar os custos hospitalares e colaborar para a ocorrência de PMDR, enquanto o erro na escolha da terapia empírica aumenta a mortalidade.

Com base nessa publicação, outro pesquisador propôs uma abordagem específica para PAH baseada na última diretriz europeia. Considerou o local onde a PAH se instalou, quantos fatores de risco para PMDR estavam presentes, a necessidade de VM e a taxa de mortalidade esperada. Organizou suas recomendações no algoritmo apresentado na Figura 1. Até o momento, não há estudos validando essa proposta.

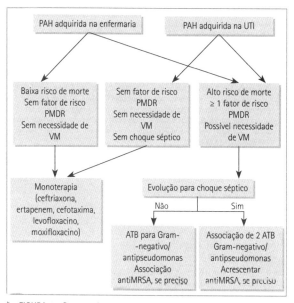

▷ **FIGURA 1** Proposta de tratamento para pneumonia nosocomial com base no local onde ela foi adquirida.

ATB: antibiótico; MRSA: *Staphylococcus aureus* resistente à meticilina; PAH: pneumonia adquirida no hospital; PMDR: patógenos multidroga resistente; UTI: unidade de terapia intensiva; VM: ventilação mecânica.

Em suma, existe uma tendência mundial em reduzir o espectro dos ATB usados no tratamento das PAH, principalmente quando ela ocorre em doentes sem choque séptico, sem necessidade de VM e sem fatores de risco para PMDR, mesmo tendo se instalado em ambiente de UTI.

BIBLIOGRAFIA

1. Di Pasquale M, Aliberti S, Mantero M, Bianchini S, Blasi F. Non-invasive care unit acquired pneumonia: a new clinical entity? Int J Mol Sci. 2016;17:287-301.
2. Ekren PK, Ranzani OT, Ceccato A, Bassi GL, Conejero EM, Ferrer M, et al. Evaluation of the 2016 Infectious Diseases Society of America/American Thoracic Society guideline criteria for risk of multi-drug resistant pathogens in hospital acquired- and ventilator associated pneumonia patients in intensive care unit. Am J Respir Crit Care Med. 2018;197:826-30.
3. Kalil AC, Metersky ML, Klompas M, Muscedere J, Sweeney DA, Palmer LB, et al. Management of adults of hospital acquired- and ventilator associated pneumonia: 2016 clinical practice guidelines by the Infectious Diseases Society of America and American Thoracic Society. Clin Infect Dis. 2016;63:e61-e111.
4. Niederman MS. Antibiotic treatment of hospital-acquired pneumonia: is it different from ventilator associated-pneumonia? Curr Opin Crit Care. 2018;24:353-60.
5. Torres A, Niederman MS, Chastre J, Ewig S, Fernandez-Vandellos P, Hanberger H, et al. International ERS/ESICM/ESCMID/ALAT guidelines for the management of hospital acquired pneumonia and ventilator-associated pneumonia. Eur Respir J. 2017;50(3):pii:1700582.

CAPÍTULO **78**

Pneumotórax espontâneo

André Miotto
Pedro Augusto Antunes Honda

INTRODUÇÃO

O acúmulo anormal de ar no espaço pleural é denominado pneumotórax, termo este descrito inicialmente por Itard em 1803. Pode ocorrer de maneira traumática ou espontaneamente. O pneumotórax traumático pode ser oriundo de impactos, desacelerações bruscas ou penetração de objetos perfurocortantes que violem o espaço pleural, incluindo armas e agulhas dos cateteres venosos centrais. Nas demais situações, o pneumotórax é chamado de espontâneo.

Em 1947, Miller introduziu o termo *bleb* para designar a presença de vesículas aéreas subpleurais que tem predileção pelos ápices, com predisposição à ruptura e formação de pneumotórax. Como as *blebs* não eram descritas até então, o pneumotórax nessa condição era designado primário e, quando havia pneumopatia subjacente como enfisema bolhoso e fibrose cística, era designado secundário. Como pacientes com *blebs* não costumam ter pneumopatia claramente identificável, e mesmo a tomografia computadorizada (TC) de tórax pode não as identificar, o termo pneumotórax espontâneo primário permanece consagrado.

Quando o pneumotórax espontâneo ocorre em virtude de pneumopatia aparente, é classificado como secundário. Porém, quando não há pneumopatia aparente, é classificado como primário. Apesar dessa denominação clássica, a experiência ao longo dos anos mostrou que, na verdade, o pneumotórax espontâneo primário geralmente decorre da presença de pequenas vesículas aéreas subpleurais, denominadas *blebs* pulmonares, que em algum momento sofrem ruptura (Figura 1).

A incidência de pneumotórax espontâneo primário é de 10 casos por 100 mil habitantes por ano. É mais frequente em homens, biotipo longilíneo, orientais, na faixa dos 20 aos 40 anos de idade. O tabagismo aumenta não apenas a incidência de pneumotórax espontâneo secundário ao induzir a doença pulmonar obstrutiva crônica (DPOC), como também a incidência da forma primária.

Já o pneumotórax espontâneo secundário pode ocorrer como consequência de diversas doenças, entre as quais se destacam a DPOC, que é causa comum de pneumotórax espontâneo em indivíduos idosos, a tuberculose, as neoplasias e a endometriose, que pode levar ao pneumotórax catamenial. Este último é uma forma recorrente da doença que ocorre em mulheres durante o período menstrual e pode estar associado a endometriose pleural ou perfurações diafragmáticas puntiformes pelas quais passaria material de origem uterina. O tabagismo de maconha também é descrito por alguns autores como fator de risco para pneumotórax secundário, por favorecer a formação de doença bolhosa pulmonar.

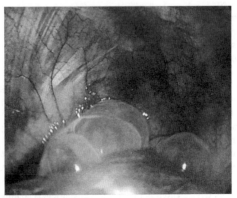

▷ **FIGURA 1** Videotoracoscopia mostrando *blebs* pleurais.

PNEUMOTÓRAX ESPONTÂNEO   841

▷ **TABELA 1**   Classificação do pneumotórax espontâneo

Primário	*Blebs* pleurais
Secundário	DPOC Tuberculose Neoplasias Fibrose cística Catamenial

DPOC: doença pulmonar obstrutiva crônica.

FISIOPATOLOGIA

A pressão do espaço pleural é sempre negativa, de modo a manter as pleuras visceral e parietal sempre apostas. Quando ocorre violação do espaço pleural, a diferença de pressão promove entrada de ar nesse espaço. A partir daí, podem ocorrer 3 situações:

1. O colapso pulmonar progride até que o ponto de extravasamento de ar se feche.
2. Entrada de ar no espaço pleural até equilibrar a pressão do espaço pleural e o espaço com o qual a comunicação foi criada.
3. Mecanismo de válvula – surge passagem de ar da via aérea para o espaço pleural em cada inspiração, porém sem que o ar retorne para ela, gerando um pneumotórax cada vez mais volumoso.

Em algumas situações, esse mecanismo se perpetua até que se torne hipertensivo, situação na qual a pressão pleural se torna tão positiva que não apenas colaba todo o pulmão como desloca o mediastino contralateralmente, pinçando os vasos da base e reduzindo sobremaneira o retorno venoso, com consequente redução abrupta do débito cardíaco, choque circulatório e óbito. No entanto, cabe lembrar que a apresentação hipertensiva é mais esperada em pacientes sob ventilação mecânica e rara na forma espontânea.

Mesmo sem configurar a apresentação hipertensiva, o pneumotórax restringe a ventilação não apenas reduzindo os volumes pulmonares ao colapsar o pulmão, como também como efeito *shunt* ao propiciar perfusão de áreas não ventiladas. Evidentemente, a hipoxemia e a repercussão clínica dependerão da condição pulmonar subjacente – em pneumopatas graves, pequenos pneumotórax podem ocasionar sintomas exuberantes.

DIAGNÓSTICO

Assim como ocorre na grande maioria das doenças respiratórias, o diagnóstico do pneumotórax espontâneo também é clínico, confirmado com exames de imagem complementares.

O quadro clínico pode ter poucos ou nenhum sintoma, por isso é importante que a hipótese diagnóstica seja aventada. Quando presentes, os sintomas são bastante característicos, com dor torácica aguda do lado acometido e dispneia súbita. A dispneia é proporcional ao volume do pneumotórax e à reserva do paciente acometido, mas a intensidade da dor pode não ter nenhuma relação com a magnitude ou com a gravidade da doença. Enfisemas subcutâneo e mediastinal são pouco frequentes, mas podem ocorrer.

No exame físico, classicamente, há descrição de aumento do volume do hemitórax acometido, menor amplitude de movimento na inspeção dinâmica, redução do frêmito toracovocal, timpanismo na percussão e redução do murmúrio vesicular ipsilateral.

Exames laboratoriais, como gasometria arterial, podem estar alterados em pacientes com pneumotórax, mas o diagnóstico pode ser confirmado por exames de imagem, como os descritos a seguir.

Radiografia de tórax

A radiografia de tórax em incidência posteroanterior (PA) é um exame barato, bastante disponível no sistema de saúde brasileiro e suficiente para realizar o diagnóstico em grande parte dos casos. O pneumotórax pode ser visto como uma faixa hipertransparente entre a parede torácica e o pulmão, com a linha pleural evidente (Figura 2).

A radiografia em incidência lateral pode trazer informações adicionais não visualizadas na forma PA. Para aumentar a sensibilidade do exame, é possível realizar a radiografia em expiração forçada, o que reduz o volume pulmonar e melhora a visualização do pneumotórax.

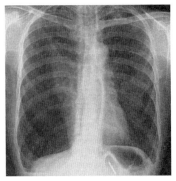

▷ **FIGURA 2**   Radiografia de tórax mostrando pneumotórax à direita da imagem.

Tomografia computadorizada de tórax

Atualmente, a TC é o exame mais sensível e específico para pneumotórax, por permitir clara e completa visualização de toda a cavidade pleural e seu conteúdo. É recomendada em casos de dúvida diagnóstica após a radiografia e para a avaliação mais detalhada da cavidade pleural quanto a aderências, derrame pleural concomitante ou outras doenças. Pode ainda oferecer uma avaliação bastante adequada do parênquima pulmonar quanto a bolhas, cavidades e *blebs*. A TC para a hipótese diagnóstica de pneumotórax não requer contraste.

> Um ponto importante a destacar é que o tamanho do pneumotórax nos exames de imagem nem sempre tem relação com a apresentação clínica do paciente, mas pode influenciar nas decisões de tratamento.

Ultrassonografia de tórax

A ultrassonografia (USG) de tórax tem ganhado espaço no diagnóstico de pneumotórax e derrames pleurais, sobretudo em pacientes politraumatizados e acamados, como aqueles em terapia intensiva. Seu uso no pneumotórax espontâneo, porém, não é rotineiro.

TRATAMENTO

O tratamento do pneumotórax pode ser feito de diversas formas, a depender da gravidade e das manifestações clínicas. É muito importante definir a classificação do pneumotórax, avaliar os antecedentes pessoais do paciente e, sobretudo, examinar o paciente adequadamente antes de qualquer conduta, pois as diferentes manifestações do pneumotórax requerem diferentes abordagens terapêuticas.

Pneumotórax hipertensivo

Trata-se da forma mais grave do pneumotórax, conforme anteriormente descrito. Nesses casos, o diagnóstico deve ser rápido, preciso e baseado no exame físico. Os sinais descritos classicamente são o murmúrio vesicular abolido do lado acometido, bem como a não expansão ao movimento respiratório, o timpanismo na percussão do hemitórax, a turgência jugular e a instabilidade hemodinâmica com hipotensão. Deve-se ter cuidado para não confundir com sinais de tamponamento cardíaco, por isso é importante ter em mente a tríade de Beck, que é caracterizada por hipotensão, abafamento de bulhas cardíacas e turgência jugular, para se perceber que tais sinais também podem estar presentes no pnemotórax hipertensivo. A diferença principal, porém, é que o murmúrio vesicular estará abolido no lado acometido e a traqueia deslocada contralateralmente, embora essa alteração seja mais difícil de ser notada no exame físico. Não se deve solicitar nenhum exame complementar em uma situação de pneumotórax hipertensivo, pois, mesmo ao esperar por uma simples radiografia, o paciente pode evoluir a óbito. Assim, uma vez identificado e diagnosticado como hipertensivo, deve ser realizada a punção pleural com cateter de punção venosa de grosso calibre para alívio do ar. Uma vez perfurada a pleura parietal, deve-se retirar a agulha e progredir o cateter plástico para evitar a perfuração do pulmão.

A descrição clássica é a realização da punção em 2º espaço intercostal, clavicular média. Tal localização pode levar ao risco de lesão da artéria torácica interna e até mesmo dos vasos subclávios, se realizada de forma inadequada com deslocamento medial. Desse modo, a mais recente versão do Advanced Trauma Life Support (ATLS) sugere que a punção seja feita no mesmo local da drenagem, ou seja, no 5º espaço intercostal em linha axilar média. Ambas as medidas são efetivas se bem realizadas e no momento oportuno. A punção deve sempre ser seguida pela drenagem pleural, após a estabilização inicial do paciente.

Tratamento conservador

Pode ser instituído o tratamento conservador para pacientes com pneumotórax espontâneo primário ou secundário que preencham as seguintes condições: pequeno volume, ausência de dispneia, ausência de ventilação mecânica e ausência de previsão de transporte por via aérea. Em pacientes jovens e sem DPOC, o tratamento conservador pode ser indicado quando o pneumotórax tem até 2 cm de espessura, enquanto no paciente com DPOC o tamanho admitido para tal tratamento é de até 1 cm. Em casos selecionados de pneumotórax espontâneo primário de maior volume em pacientes assintomáticos, pode ser feita a opção pelo tratamento conservador com monitorização intra-hospitalar adequada.

Pacientes em ventilação mecânica, incluindo aqueles que estão ou estarão sob anestesia geral, não são candidatos a tratamento conservador e precisam ser drenados, sob risco de a ventilação mecânica induzir o pneumotórax hipertensivo. Da mesma forma, pacientes com pneumotórax que serão transportados por via aérea precisam ter o hemitórax acometido drenado.

O tratamento conservador não significa alta imediata, mas, sim, internação hospitalar e observação por, pelos menos, 24 horas com controle radiológico. Caso o pneumotórax aumente ou o paciente apresente sintomas, o tratamento invasivo está indicado; caso diminua ou mantenha-se estável, a alta hospitalar com orientação de sinais de alarme pode ser considerada. Pacientes em tratamento conservador devem ser desaconselhados a dirigir, realizar viagens rodoviárias longas, aéreas ou marítimas, fazer esforços ou praticar mergulhos e trabalhos em profundidades.

Aspiração

Aspiração no pneumotórax espontâneo é tratamento pouco realizado no Brasil, mas em ascensão nos Estados Unidos e na Europa, com resultados animadores e menor dor que a causada pelo dreno pleural. Consiste em aspirar, guiado por USG ou TC, o pneumotórax de pequeno volume, principalmente no pneumotórax espontâneo primário. Uma vez aspirado, se houver remissão dos sintomas e redução do pneumotórax na radiografia, o paciente seguirá em acompanhamento hospitalar como descrito do tratamento conservador.

Drenagem pleural

A drenagem pleural é o principal tratamento para o pneumotórax espontâneo. Está indicada quando o paciente apresenta dispneia ou dor torácica causadas pelo pneumotórax e não for candidato à aspiração. Pode ser realizada de diversas maneiras, e as mais usuais são descritas a seguir.

A. Drenagem pleural tubular: consiste na introdução de um dreno calibroso e multifenestrado no espaço pleural, sob condições assépticas. Pode ser realizado apenas com anestesia local ou sedação, pois trata-se de procedimento muito doloroso no intra e pós-operatório, levando o paciente a fazer uso de analgésicos opioides de maneira contínua. Conectado a um mecanismo de selo d'água ou a uma válvula unidirecional (válvula de Heimlich), o dreno é importante ferramenta para retirar o ar do espaço pleural para recuperar a expansão pulmonar completa.

4. Drenagem com dreno de Wayne (ou *pigtail*): método mais utilizado para a drenagem pleural nos dias de hoje, embora ainda existam restrições financeiras do sistema público. Trata-se de um dispositivo composto por um cateter de 14Fr, ou menor, que é introduzido de forma percutânea e usualmente conectado a uma válvula unidirecional (válvula de Heimlich).

Após a introdução, a ponta do cateter enrola-se, dando o aspecto de um "rabo de porco", por isso é conhecido como *pigtail* (Figura 3). O sucesso desse método se deve à menor dor causada ao paciente durante e após o procedimento e também ao fato de que seu mecanismo é mais simpático ao uso domiciliar que o dreno tubular.

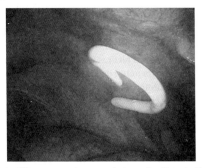

▷ **FIGURA 3** Videotoracoscopia mostrando dreno *pigtail* introduzido no espaço pleural.

Após a drenagem, deve ser realizada uma radiografia de tórax para avaliar a expansão pulmonar. Caso o pulmão tenha expansão adequada e condições socioeconômicas para tal, pode ter alta com dreno e retornar ambulatorialmente em até 7 dias. Quando a expansão ou a melhora dos sintomas não é completa, recomenda-se manter o paciente internado até sua melhora.

Um ponto de discussão entre autores é o local da drenagem: deve ser realizado no 2º ou no 5º espaço intercostal? Defendem a primeira opção aqueles que acreditam que a posição do dreno mais alta favorece a melhor expansão; enquanto os autores que defendem a drenagem no 5º espaço relatam maior conforto do paciente quanto à localização e que o dreno mais baixo é mais eficiente para drenar eventuais secreções pleurais ou restos hemáticos. Não há consenso ou evidências que favoreçam um método em detrimento do outro.

Após a drenagem pleural, busca-se a expansão pulmonar completa, que tem por finalidade restaurar a total capacidade respiratória do paciente e induzir à cicatrização de *blebs* ou bolhas rotas, para que o escape de ar cesse. Caso não ocorra a expansão pulmonar, medidas de fisioterapia respiratória são as melhores opções de tratamento, com exercícios e manobras de reexpansão e o uso de ventilação não invasiva (VNI) com pressão positiva de expiração. Apesar de insuflar ar na via aérea continuamente, a VNI é adequada, pois tal pressão não chega até a periferia pulmonar na qual as bolhas e *blebs* se encontram, ao mesmo tempo em que permitem a aposição das pleuras visceral e parietal e, assim, facilitam o fechamento do ponto de extravasamento aéreo.

A aspiração contínua no dreno de tórax é ponto de discussão. Apesar de sua eficiência para expandir o pulmão e forçar o contato entre as pleuras, seu uso pode levar à perpetuação da fístula aérea, quando o escape de ar é de grande volume.

Tratamento cirúrgico

Esgotadas todas as medidas clínicas, caso mantenha-se o escape de ar pelo dreno ou expansão incompleta do pulmão após 5-7 dias da drenagem, o tratamento cirúrgico pode ser indicado. Tal período de tempo não é fixo, e cada caso deve ser avaliado por um especialista separadamente para determinação da indicação de cirurgia. Além do escape de ar prolongado ou falha na reexpansão, as outras indicações de tratamento cirúrgico no pneumotórax espontâneo são:

- Segundo episódio de pneumotórax ipsilateral (após o 1º episódio, a chance de recidiva é de 30%; após o 2º episódio, ela chega a 70%).
- Primeiro episódio contralateral.
- Pneumotórax bilateral.
- Primeiro episódio em profissões de risco, cujo ambiente de trabalho exponha os pacientes a variações de pressão atmosférica (p. ex., mergulhadores, aviadores e astronautas).
- Hemotórax espontâneo (ruptura de vaso pleural levando ao hemotórax).

- Pneumotórax na gestação (sugere-se cirurgia após a recuperação puerperal para evitar novos episódios em possíveis futuras gestações).
- Pneumotórax em pacientes com pneumonectomia ou destruição pulmonar contralateral.

A cirurgia consiste em ressecar as *blebs* ou bolhas com escape de ar (bulectomia) e promover aderência entre o ápice pulmonar e a pleura apical (Figura 4). A bulectomia pode ser realizada por toracotomia, videotoracoscopia ou até cirurgia robótica. As opções menos invasivas são comprovadamente menos dolorosas e levam a menor tempo de internação. Entre elas, a videotoracoscopia é a mais popular e disponível no Brasil. Em comparação com a cirurgia robótica, não há resultados que comprovem vantagem de um método em relação ao outro até o momento. A ressecção é realizada com uso de grampeadores cirúrgicos nos dias atuais, que podem ser acompanhados de reforços de tecido biológico acelular para melhor desempenho e menor escape aéreo pós-operatório em pacientes com DPOC avançado e pulmões delicados. A adesão pleural, por sua vez, pode ser realizada por pleurectomia apical ou abrasão pleural, com pequena vantagem para a primeira em alguns

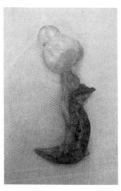

▷ **FIGURA 4** Produto de bulectomia. Notam-se claramente as *blebs* pleurais.

trabalhos. A pleurodese com talco é opção menos usada nesses casos por risco de infecção, resposta inflamatória exacerbada, risco de embolização e risco de induzir neoplasias a longo prazo, particularmente o mesotelioma pleural.

O pós-operatório é rápido na maioria dos casos, com retirada do dreno pleural após cessar o escape de ar por 24 horas. Antes ou depois da cirurgia, recomenda-se sempre a vigilância dos drenos e suas conexões para que não sejam obstruídos ou dobrados, impedindo assim o bom funcionamento da drenagem. Após a cirurgia, recomenda-se não dirigir ou realizar viagens longas por 1 mês ou viagens aéreas por 3 meses.

CONSIDERAÇÕES FINAIS

O pneumotórax é uma doença muito comum no Brasil e, se manejada adequadamente e com rapidez, tem resultados finais satisfatórios. A mensagem final para médicos generalistas deve reforçar a importância do raciocínio clínico, associado ao bom exame físico e à correta interpretação dos exames para encaminhar o paciente para o tratamento definitivo oportunamente.

BIBLIOGRAFIA

1. Advanced Trauma Life Support: Students book. 10.ed. American College of Surgeons; 2018.
2. Amin R, Noone PG, Ratjen F. Chemical pleurodesis versus surgical intervention for persistent and recurrent pneumothoraces in cystic fibrosis. Cochrane Database Syst Rev. 2012;12:CD007481.
3. Andrade Filho LO, Campos JRM, Haddad R. Pneumotórax. J Bras Pneumol. 2006;32(supl. 4):S212-6.
4. Ashby M, Haug G, Mulcahy P, Ogden KJ, Jensen O, Walters JAE. Conservative versus interventional management for primary spontaneous pneumothorax in adults. Cochrane Database Syst Rev. 2014;2014(12):CD010565.
5. Baumann MH, Strange C, Heffner JE, Light R, Kirby TJ, Klein J, et al.; AACP Pneumothorax Consensus Group. Management of spontaneous pneumothorax: an American College of Chest Physicians Delphi consensus statement. Chest. 2001;119(2):590-602.
6. Beshay M, Kaiser H, Niedhart D, Reymond MA, Schmid RA. Emphysema and secondary pneumothorax in young adults smoking cannabis. Eur J Cardiothorac Surg. 2007;32(6):834-8.

7. Carson Chahhoud KV, Wakai A, van Agteren JEM, Smith BJ, McCabe G, Brinn MP, et al. Simple aspiration versus intercostal tube drainage for primary spontaneous pneumothorax in adults. Cochrane Database Syst Rev. 2017;9:CD004479.
8. Light RW. Pneumothorax. In: Light RW. Pleural diseases. 3.ed. Baltimore: Williams & Wilkins; 1995. p.242-77.
9. Lyra RM. A etiologia do pneumotórax espontâneo primário. J Bras Pneumol. 2016;42(3):222-6.
10. MacDuff A, Arnold A, Harvey J Management of spontaneous pneumothorax: British Thoracic Society pleural disease guideline 2010. Thorax. 2010;65:ii18-ii31.
11. Noppen M, Alexander P, Driesen P, Slabbynck H, Verstraeten A. Manual aspiration versus chest tube drainage in first episodes of primary spontaneous pneumothorax: a multicenter, prospective, randomized pilot study. Am J Respir Crit Care Med. 2002;165(9):1240-4.
12. Saad Jr R, Carvalho WR, Netto MX, Forte V. Cirurgia torácica geral. 2.ed. São Paulo: Atheneu; 2005.
13. Waller DA. Video-assisted thoracoscopic surgery (VATS) in the management of spontaneous pneumothorax. Thorax. 1997;52(4):307-8.

CAPÍTULO **79**

Tromboembolia pulmonar aguda

Meliane de Oliveira Daud
Jaquelina Sonoe Ota Arakaki

INTRODUÇÃO

A tromboembolia pulmonar (TEP) aguda e a trombose venosa profunda (TVP) compõem o tromboembolismo venoso (TEV), condição clínica comum e potencialmente fatal. A TEP é a terceira causa mundial mais comum de doença cardiovascular aguda após o infarto agudo do miocárdio e o acidente vascular cerebral. Estima-se que a incidência anual global de TEV de 1-2 casos/1.000 habitantes, com estabilidade na taxa de casos de TVP, porém notado aumento do número de internações por TEP agudo nos Estados Unidos nas últimas décadas, provavelmente decorrente de exames de imagens mais sensíveis para o seu diagnóstico.

Diversos fatores estão envolvidos no risco de desenvolver TEV, que pode ser herdado ou adquirido. Os fatores genéticos mais comuns são: presença do fator V de Leiden e mutação no gene da protrombina, com prevalência respectivamente de 4-5 e 2-4%. Os fatores de risco adquiridos estão relacionados a estilo de vida, comorbidades e procedimentos médicos, podendo ser provocados ou não provocados. Os provocados são cirurgia, câncer em atividade, imobilização, gestação, início de tratamento hormonal e presença de cateter vascular. Os fatores comuns não provocados são idade avançada, insuficiência venosa, obesidade, doenças reumáticas autoimunes, síndrome antifosfolípide, cardiopatias, tabagismo e presença prévia de trombose.

APRESENTAÇÃO CLÍNICA

A presença de sinais e sintomas, como dispneia, taquipneia, dor torácica, hemoptise, síncope, taquicardia e hipotensão, aumenta a suspeita clínica de TEP aguda, sobretudo se associada a um fator de risco, porém são inespecíficos, implicando a continuidade da investigação. A utilização de algoritmos diagnósticos, incluindo a avaliação da probabilidade clínica e o D-dímero, auxilia na realização de exames de imagem de forma mais apropriada.

PROBABILIDADE CLÍNICA PRÉ-TESTE

As ferramentas de estratificação de risco clínico são indicadas a todos os pacientes com suspeita diagnóstica de TEP para evitar falha diagnóstica e exames desnecessários. O escore mais utilizado para avaliar probabilidade clínica pré-teste é o critério de Wells, que estratifica a probabilidade em três categorias: baixa, moderada ou alta, com prevalência de TEP respectivamente de 3,4, 27,8 e 78,4%; ou em duas categorias: provável e improvável. Outra opção é o escore de Genebra revisado, que, assim como o escore Wells, foi amplamente validado. Ambos os escores têm a forma simplificada (Tabela 1). Vale destacar que a radiografia de tórax e o eletrocardiograma (ECG) são incluídos na avaliação clínica inicial, principalmente para afastar os diagnósticos diferenciais.

▷ TABELA 1 Probabilidade clínica de TEP aguda. Critério de Wells e escore de Genebra revisado

Itens	Pontos para decisão clínica	
Critério de Wells	Versão original	Versão simplificada
TVP ou TEP prévios	1,5	1
FC ≥ 100 bpm	1,5	1
Cirurgia ou imobilização nas últimas 4 semanas	1,5	1
Hemoptise	1	1

(continua)

> **TABELA 1** Probabilidade clínica de TEP aguda. Critério de Wells e escore de Genebra revisado (*continuação*)

Itens	Pontos para decisão clínica	
Câncer ativo	1	1
Sinais clínicos de TVP	3	1
Diagnóstico alternativo menos provável que TEP	3	1
Probabilidade clínica		
Três níveis de pontuação		
Baixa	0-1	N/A
Intermediária	2-6	N/A
Alta	≥ 7	N/A
Dois níveis de pontuação		
TEP improvável	0-4	0-1
TEP provável	≥ 5	≥ 2
Critérios de Genebra revisado	Versão original	Versão simplificada
TVP ou TEP prévios	3	1
FC 74-94 bpm ≥ 95 bpm	 3 5	 1 2
Cirurgia ou fratura no último mês	2	1
Hemoptise	2	1
Câncer ativo	2	1
Dor em membro inferior unilateral	3	1
Dor no membro inferior em palpação de veia profunda e edema unilateral	4	1
Idade > 65 anos	1	1
Probabilidade clínica		
Três níveis de pontuação		
Baixo	0-3	0-1
Intermediário	4-10	2-4

(*continua*)

> **TABELA 1** Probabilidade clínica de TEP aguda. Critério de Wells e escore de Genebra revisado (*continuação*)

Itens	Pontos para decisão clínica	
Alto	≥ 11	≥ 5
Dois níveis de pontuação		
TEP improvável	0-5	0-2
TEP provável	≥ 6	≥ 3

Fonte: Kirsch et al., 2017.
bpm: batimentos por minuto; FC: frequência cardíaca; TEP: tromboembolia pulmonar; TVP: trombose venosa profunda.

Eletrocardiograma

As alterações do ECG podem estar presentes dependendo do grau de oclusão das artérias pulmonares ou da sobrecarga ventricular direita: desvio de eixo para a direita, bloqueio de ramo direito e alteração de seguimento ST. O padrão costumeiramente descrito S1Q3T3 está relacionado aos casos graves com sobrecarga ventricular direita. Alterações inespecíficas, como taquicardia sinusal, fibrilação atrial ou extrassístoles, também podem ser observadas.

Radiografia de tórax

A radiografia de tórax pode ser normal ou raramente conclusiva, porém colabora com diagnósticos diferenciais. As alterações mais encontradas são atelectasias laminares basais, elevação da cúpula diafragmática e derrame pleural pequeno. Áreas de oligoemia, opacidade periférica em formato de cunha e aumento das artérias pulmonares também podem ser observados.

Se o paciente for classificado como de baixa probabilidade, está indicada a aplicação do *Pulmonary Embolism Rule-Out Criteria* (PERC), com 8 critérios:

1. Idade ≥ 50 anos.
2. Frequência cardíaca ≤ 100.
3. Oximetria de pulso ≤ 95%.
4. Edema unilateral de membro inferior.

5. Hemoptise.
6. Trauma ou cirurgia recente.
7. TEP ou TVP prévia.
8. Utilização de estrógenos.

Se nenhum destes critérios estiver presente, o critério de PERC exclui TEP aguda com falso negativo de 1%, ressaltando que, em locais com baixa prevalência de TEP, se a probabilidade for baixa e PERC positivo, ou nas probabilidades intermediária ou alta, deve-se seguir o algoritmo diagnóstico (Figura 1).

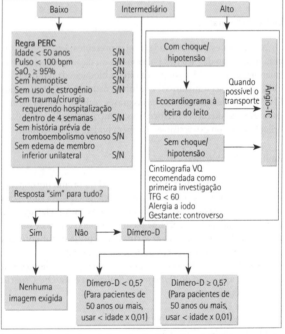

▷ **FIGURA 1** Algoritmo de investigação de tromboembolia pulmonar agudo.
(Fonte: adaptada de Buntine, et al. 2019.)

EXAMES PARA INVESTIGAÇÃO DIAGNÓSTICA

Dímero-D

É um produto da degradação da fibrina, que em níveis normais pode excluir TEP, isto é, tem alto valor preditivo negativo para indivíduos com baixa (qualquer método) e moderada (ELISA) probabilidade pré-teste. Porém não é específico para TEV e pode estar aumentado em diversas situações, como neoplasia, infecção, inflamação, cirurgia recente e gravidez. Em pacientes com mais de 50 anos, o valor usado como referência deve ser multiplicado por 10. Não deve ser solicitado para indivíduos com alta probabilidade pré-teste.

Ultrassonografia Doppler de membros inferiores

Sabendo que 90% dos êmbolos pulmonares se originam dos membros inferiores (veias profundas), em casos de sinais e sintomas de TVP, o exame deve ser solicitado. O achado de TVP proximal em pacientes com suspeita de TEP já é indicativo de tratamento. É boa opção para investigação de TEP em gestantes.

Angiografia pulmonar por tomografia computadorizada de tórax de multidetectores

Angiografia pulmonar por tomografia computadorizada de tórax de multidetectores (angioTCMD) é considerada o método de imagem de escolha em pacientes com suspeita de TEP agudo. Os sinais comumente encontrados são falha de enchimento em artérias pulmonares e seus ramos, aumento do ventrículo direito (VD), desvio de septo interventricular. Infarto pulmonar, atelectasias e derrame pleural também podem ser observados. É indicada para probabilidade baixa e intermediária somente se dímero-D positivo e para todos de alta probabilidade. A angioTCMD negativa exclui TEP nos pacientes com não alta probabilidade, porém o seu valor preditivo negativo na alta probabilidade é controverso. Por outro lado, o valor preditivo positivo da angioTCMD para baixa probabilidade clínica é baixo, principalmente quando as falhas forem limitadas aos segmentos ou subsegmentos arteriais. O seu uso é limitado em pacientes com alergia ao iodo ou com insuficiência renal.

Cintilografia inalação/perfusão

O exame é classificado como normal, inconclusivo ou de alta probabilidade. Na TEP aguda, observa-se ventilação preservada em segmentos hipoperfundidos. É considerado efetivo para confirmar TEP agudo na alta probabilidade e excluir esta possibilidade quando normal. Porém tem valor limitado na presença de doença pulmonar parenquimatosa, obstrutiva, ou mesmo na insuficiência cardíaca. É preferencialmente indicada em gestantes, pacientes com alergia a iodo e com insuficiência renal.

Arteriografia pulmonar convencional e ressonância magnética

A indicação da arteriografia pulmonar tem sido limitada a procedimentos terapêuticos, como trombólise local ou embolectomia. Da mesma forma, a angiografia por ressonância magnética é pouco utilizada na prática clínica, por sua baixa disponibilidade nos serviços de emergência, além de estudos iniciais terem demonstrado baixa sensibilidade, sobretudo pela alta variabilidade na qualidade das imagens.

Ecocardiograma transtorácico

Em pacientes com instabilidade hemodinâmica com suspeita de TEP, o ecocardiograma transtorácico (ECO TT) pode auxiliar no diagnóstico de disfunção aguda moderada a grave de VD ou de trombos cavitários. Tem papel principalmente na estratificação da gravidade.

Gestante

Devem-se evitar exames com radiação para gestantes. A ultrassonografia Doppler de membros inferiores é a primeira opção na investigação de TEP aguda na gestante. Quando necessária, a escolha entre angioTCMD e cintilografia pulmonar inalação/perfusão é controversa. O risco de radiação para o feto é semelhante entre os dois métodos, porém o risco materno é menor com a cintilografia. Se a cintilografia de perfusão for normal, a de inalação não deve ser realizada.

ESTRATIFICAÇÃO DE RISCO APÓS DIAGNÓSTICO

Após confirmação diagnóstica, é fundamental estratificar a gravidade para definição terapêutica. A mortalidade na TEP aguda está associada à disfunção ventricular direita e à presença de comorbidades. Pacientes com instabilidade hemodinâmica (choque ou hipotensão arterial sistêmica) devem ser identificados imediatamente como de alto risco e assim tratados, como será discutido adiante.

Na presença de estabilidade hemodinâmica, recomenda-se, inicialmente, a estratificação clínica de risco por meio do *Pulmonary Embolism Severity Index* original (PESI) ou simplificada (PESIs), conforme mostra na Tabela 2. PESI classe I e II ou PESIs zero identificam os pacientes com baixo risco de mortalidade em 30 dias. Quando PESI III ou IV ou PESIs ≥ 1, recomenda-se a associação de biomarcadores da função de VD, sejam de imagens ou bioquímicos (BNP e NT-pro BNP elevam-se na presença de sobrecarga ventricular direita e troponina I na presença de lesão miocárdica), conforme mostra na Tabela 3.

▷ **TABELA 2** Probabilidade de morte em 30 dias pelos escores PESI e PESIs

Variável	PESI	PESIs
Idade	Número de anos	1 (se < 80 anos)
Sexo masculino	10	-
Câncer	30	1
Insuficiência cardíaca	10	1
Pneumopatia	10	
Taquicardia FC > 110 bpm	20	1
PAS < 100 mmHg	30	1
Taquipneia > 30 ipm	20	-
Temperatura < 36°C	20	-
Confusão mental	60	-
SaO_2 < 90%	20	1
	Estratificação de risco – mortalidade 30 dias	
	Classe I ≤ 65 pontos muito baixo (0-1,6%) Classe II: 66-85 pontos Baixo (1,7-3,5%)	0 ponto: 1%
	Classe III: 86-105 pontos Risco moderado (3,2-7,1%) Classe IV: 106-125 pontos Alto risco (4,0-11,4%) Classe V: > 125 pontos Risco muito alto (10,0-24,5%)	≥ 1: 10,9%

FC: frequência cardíaca; PAS: pressão arterial sistêmica; PESI: *Pulmonary Embolism Severity Index*; PESIs: *Pulmonary Embolism Severity Index* simplificado.

TROMBOEMBOLIA PULMONAR AGUDA 861

▷ **TABELA 3** Estratificação de risco

Risco de mortalidade precoce		Critérios e parâmetros de risco			
		Choque ou hipoten-são	PESI III-V or PESIs ≥ I	Sinais de disfunção de VD em exames de imagem	Biomar-cadores cardía-cos
Alto		+	+	+	+
Interme-diário	Intermediá-rio alto	-	+	Ambos positivos	
	Intermediá-rio baixo	-	+	Qualquer um ou nenhum positivo	
Baixo		-	0	Avaliação opcional, se avaliado, dois negativos	

PESI: *Pulmonary Embolism Severity Index* original; PESIs: *Pulmonary Embolism Severity Index* simplificada; VD: ventrículo direito.
Fonte: adaptada de Konstantinides et al., 2014.

TRATAMENTO

O tratamento de fase aguda deve ser iniciado rapidamente na suspeita clínica intermediária e alta, visando a interromper o processo tromboembólico das primeiras horas, evitar a falência aguda de VD e reduzir a mortalidade. Além disso, tem como objetivo reduzir a recorrência, que é maior nos 3 primeiros meses após o evento agudo. Neste capítulo, aborda-se o tratamento da fase aguda, que compreende os primeiros 5-10 dias.

A base do tratamento farmacológico é composta por anticoagulantes e trombolíticos.

Os pacientes de alto risco (instabilidade hemodinâmica) são eleitos à trombólise, desde que não apresentem contraindicações (Tabela 4). Além disso, medidas de suporte hemodinâmico e respiratório podem ser necessárias. O manejo de volume e de drogas vasoativas é complexo e deve ser feito com cautela. Da mesma forma, a pressão positiva gerada pela ventilação mecânica pode reduzir o retorno venoso e, consequentemente, a função ventricular direita.

▷ TABELA 4   Doses recomendadas dos trombolíticos e contraindicações

Trombolíticos endovenosos	
Medicamentos	Dose
Tenecteplase	< 60 kg – 30 mg 60-70 – 35 mg 70-80 kg – 40 mg 80-90 kg – 45 mg > 90 kg – 50 mg
rtPA	100 mg em 2 horas ou 0,6 mg/kg em 15 min (no máximo, 50 mg)
Contraindicações à fibrinólise	
Absolutas	Relativas
AVE hemorrágico prévio	Idade > 75 anos
AVE isquêmico com < 3 meses	AVE isquêmico > 3 meses
Malformações de SNC	Gestação
Neoplasia de SNC	Reanimação cardiopulmonar > 10 minutos – traumática
TCE ou trauma de face recente	Sangramento interno nas últimas 4 semanas
Suspeita de dissecção de aorta	Cirurgia de grande porte nas últimas 3 semanas
Sangramento ativo (comum em TGI)	Hipertensão arterial não controlada (PAS > 180 mmHg)
	Plaquetopenia < 100 mil
	Punção de vaso não compressível

AVE: acidente vascular encefálico; PAS: pressão arterial sistêmica; SNC: sistema nervoso central; TCE: traumatismo cranioencefálico; TGI: trato grastrointestinal.

Para os pacientes elegíveis, a trombólise pode ser realizada em até 14 dias após o evento. As medicações utilizadas são listadas na

Tabela 4. Geralmente, recomenda-se a descontinuação da anticoagulação durante a infusão do trombolítico. Após o término, recomenda-se a introdução de heparina não fracionada (HNF), conforme mostra a Tabela 5. Na presença de contraindicação à trombólise sistêmica, existe a alternativa de infusão de doses menores de trombolítico por meio de cateteres na artéria pulmonar, porém indicado apenas em centros com experiência. Outra opção é a embolectomia cirúrgica, mas também é restrita a centros com experiência, em razão da sua alta mortalidade.

▷ **TABELA 5** Anticoagulantes parenterais e orais

Heparina não fracionada	
Dose de ataque	80 UI/kg, IV, em bolo
Dose inicial da infusão contínua	18 UI/kg, IV, a cada hora
Ajuste da infusão por TTPA de 6/6 h até estabilização	

Valor medido em TTPA	Ajuste
1,2-1,5 x controle	40 UI/kg, EV, em bolo + aumentar infusão em 2 UI/kg/h
> 1,5-2,3 x controle	Não modificar
> 2,3-3 x controle	Diminuir a infusão em 2 UI/kg/h
> 3 x controle	Parar a infusão por 1 h + diminuir infusão em 3 UI

(Sugestão de preparação da solução de HNF: soro glicosado 5% ou soro fisiológico 0,9% 99 mL e HNF 5.000 UI (1 mL). Concentração final: 50 UI/mL)

Medicação	Posologia	Ajustes
Enoxaparina	1 mg/kg de 12/12 h ou 1,5 mg/kg 1 x/dia	Não usar em *clearance* < 30 mL/min
Fondaparinux	5 mg – < 50 kg	50% dose se *clearance* entre 30-50
	7,5 mg – 50-100 kg	
	10 mg – > 100 kg	

(continua)

GUIA DE MEDICINA DE URGÊNCIA

▷ **TABELA 5** Anticoagulantes parenterais e orais (*continuação*)

Varfarina 5 mg	5 mg/dia	Confome RNI
Dabigatrana	150 mg, 2 x/dia	Sem ajuste se *clearance* > 30. Não usar se < 30
Rivaroxabana	15 mg de 12/12 h por 3 semanas, depois 20 mg 1 x/dia	Não recomendado se *clearance* < 15
Edoxabana	60 mg de 24/24 h	≤ 60 kg ou *clearance* entre 15-50: 30 mg 24/24 h
Apixabana	10 mg, 2 x/dia por 1 semana, depois 5 mg 2x/dia	Não recomendado se *clearance* < 15, evitar na insuficiência hepática

EV: endovenoso; HNF: heparina não fracionada; IV: intravenoso; RNI: Relação Normalizada Internacional; TTPA: tempo de tromboplastina parcial ativado.

O trombolítico não é rotineiramente indicado em pacientes com estabilidade hemodinâmica e disfunção de VD, porém deve ser mantido em vigilância, sendo a trombólise recomendada em qualquer sinal de descompensação clínica (Tabela 6). Dessa forma, no risco intermediário alto, as opções de tratamento inicial são heparina de baixo peso molecular (HBPM), fondaparinux (anti-Xa sintético com menor risco de indução de plaquetopenia) ou HNF (Tabela 5). Uma dose inicial de HNF intravenosa pode ser utilizada antes da primeira dose de HBPM por sua rápida ação, sendo a droga de escolha em doentes renais crônicos com Clcr < 30 mL/min e obesos graves. A introdução do anticoagulante oral deve ser definida após estabilidade clínica.

TROMBOEMBOLIA PULMONAR AGUDA 865

▷ **TABELA 6** Critérios de Hestia

Variável	Pontuação
Hemodinamicamente instável	1
Trombólise ou embolectomia necessária	1
Alto risco de sangramento	1
Oxigênio necessário para manter SaO$_2$ > 90% por > 24 h	1
EP diagnosticada durante tratamento anticoagulante	1
Medicação para dor intravenosa por > 24 h	1
Razão médica ou social para tratamento no hospital > 24 h	1
Clearance de creatinina < 30 mL/min	1
Insuficiência hepática grave	1
Gestação	1
História de trombocitopenia induzida por heparina	1

Se a pontuação for > 0, o paciente não pode ser tratado em casa.
Pontuação = 0 (baixo risco)
EP: embolia pulmonar; SaO$_2$: saturação arterial de oxigênio.

Os anticoagulantes orais diretos (DOACS) possuem vantagens em relação aos antagonistas de vitamina K (AVK) em razão de menor risco de sangramento, início de ação rápido, não ser necessário monitoramento laboratorial regular e menor interação medicamentosa e alimentar. Dessa forma, os DOACS são considerados atualmente a primeira escolha de ACO (Tabela 5). A apixabana e a rivaroxabana foram estudadas e aprovadas sem a administração prévia de heparina. Já a dabigatrana e a edoxabana devem ser introduzidas após pelo menos 5 dias de anticoagulação com heparina.

A segunda opção são os AVK, cujo ajuste da dose deve ser realizado pelo tempo de protrombina – a Relação Normalizada Internacional (RNI) deve ficar entre 2-3. A heparina deve ser mantida em combinação com o AVK por no mínimo 3-5 dias, podendo ser suspensa quando o RNI estiver adequado. Realiza-se novo controle após 48 horas para ajuste da sua dose. Inicialmente, o controle é semanal no 1º mês, depois quinzenal ou mensal.

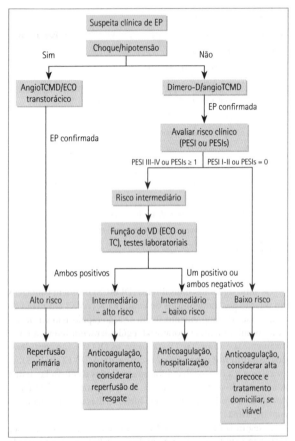

▷ **FIGURA 2** Estratégias de manejo na tromboembolia pulmonar aguda. angioTCMD: angiografia pulmonar por tomografia computadorizada de tórax de multidetectores; ECO: ecocardiograma; EP: embolia pulmonar; PESI: *Pulmonary Embolism Severity Index* original; PESIs: *Pulmonary Embolism Severity Index* simplificada; TC: tomografia computadorizada; VD: ventrículo direito. (Fonte: Konstantinides et al., 2014.)

Para pacientes de baixo risco (PESI < 85) e ausência dos critérios de HESTIA (Tabela 6), o tratamento pode ser realizado em ambiente domiciliar ou em regime hospitalar com alta precoce. É importante ressaltar que o tratamento domiciliar deve ser decidido após criteriosa avaliação, não restrita apenas às condições clínicas, mas também socioeconômicas.

Quando há contraindicação absoluta para anticoagulação, ineficiência do tratamento anticoagulante com diagnóstico de TVP aguda ou sangramento ativo, tem-se a opção de uso do filtro de veia cava inferior, porém deve ser medida transitória, porque não foi comprovada redução de mortalidade, além de haver várias complicações relacionadas ao seu uso, como trombose no sítio de inserção, migração ou erosão do filtro.

BIBLIOGRAFIA

1. Buntine P, Thien F, Stewart J, Woo YP, Koolstra M, Bridgford L, et al. Effect of a clinical flowchart incorporating Wells score, PERC rule and age-adjusted D-dimer on pulmonary embolism diagnosis, scan rates and diagnostic yield. EMA - Emerg Med Australas. 2018;31(2):216-24.
2. Giordano NJ, Jansson PS, Young MN, Hagan KA, Kabrhel C. Epidemiology, pathophysiology, stratification, and natural history of pulmonary embolism. Tech Vasc Interv Radiol. 2017;20(3):135-40.
3. Kearon C, Akl EA, Ornelas J, Blaivas A, Jimenez D, Bounameaux H, et al. Antithrombotic therapy for VTE disease: CHEST guideline and expert panel report. Chest. 2016;149(2):315-52.
4. Kirsch J, Brown RKJ, Henry TS, Javidan-Nejad C, Jokerst C, Julsrud PR, et al. ACR Appropriateness Criteria® Acute Chest Pain – Suspected Pulmonary Embolism. J Am Coll Radiol. 2017;14(5S):S2-S12.
5. Konstantinides SV, Torbicki A, Agnelli G, Danchin N, Fitzmaurice D, Galiè N, et al. 2014 ESC Guidelines on the diagnosis and management of acute pulmonary embolism. Eur Heart J. 2014;35(43):3033-80.
6. Meyer G, Vicaut E, Danays T, Agnelli G, Becattini C, Beyer-Westendorf J, et al. Fibrinolysis for patients with intermediate-risk pulmonary embolism. N Engl J Med. 2014;370(15):1402-11.
7. Raja AS, Greenberg JO, Qaseem A, Denberg TD, Fitterman N, Schuur JD. Evaluation of patients with suspected acute pulmonary embolism: best practice advice from the Clinical Guidelines Committee of the American College of Physicians. Ann Intern Med. 2015;163(9):701-11.
8. Smith SB, Geske JB, Kathuria P, Cuttica M, Schimmel DR, Courtney DM, et al. Analysis of national trends in admissions for pulmonary embolism. Chest. 2016;150(1):35-45.

868 GUIA DE MEDICINA DE URGÊNCIA

9. Stein PD, Matta F. Epidemiology and incidence: the scope of the problem and risk factors for development of venous thromboembolism. Clin Chest Med. 2010;31(4):611-28.

10. Weeda ER, Kohn CG, Peacock WF, Fermann GJ, Crivera C, Schein JR, et al. External validation of the Hestia criteria for identifying acute pulmonary embolism patients at low risk of early mortality. Clin Appl Thromb Hemost. 2017;23(7):769-74.

11. Wells PS, Tritschler T, Kraaijpoel N, Le Gal G. Venous thromboembolism: advances in diagnosis and treatment. JAMA. 2018;320(15):1583-94.

12. Wolf SJ, Silvers SM, Hahn SA, Nentwich LM, Brown MD, Raja AS. Clinical policy: critical issues in the evaluation and management of adult patients presenting to the emergency department with suspected acute venous thromboembolic disease. Ann Emerg Med. 2018;71(5):e59-e109.

PARTE **XII**

PSIQUIATRIA

*coordenação: Felipe Branco Arcadepani
e Thiago Marques Fidalgo*

CAPÍTULO **80**

Emergências psiquiátricas na prática clínica

Felipe Branco Arcadepani
Thiago Marques Fidalgo

INTRODUÇÃO

A ocorrência de emergências psiquiátricas no hospital geral é frequente e comum em qualquer setor de qualquer especialidade, como enfermarias, unidades de terapia intensiva (UTI), centros cirúrgicos, ambulatórios e hospitais-dia, e não apenas no pronto-socorro de psiquiatria. A agitação psicomotora é a melhor ilustração de uma emergência psiquiátrica passível de ocorrer em qualquer setor do hospital geral, sendo necessário que o médico não especialista em psiquiatria saiba conduzir o atendimento. Neste capítulo, serão abordados, de forma concisa, temas mais importantes e frequentes na prática da emergência psiquiátrica que possam ser úteis ao médico não especialista para um atendimento imediato até a abordagem multiprofissional ou do psiquiatra.

PRINCÍPIOS DIAGNÓSTICOS

O diagnóstico de alteração de comportamento é sindrômico e pode ser fácil quando os sinais e sintomas são graves e caracterizados por ansiedade, auto ou heteroagressividade, discurso desconexo, comportamento desorganizado, delírios, alucinações, ilusões, agitações ou inibições psicomotoras acentuadas, ideações suicidas ou homicidas. Tais situações são identificadas como emergências/urgências psiquiátricas. Os quadros mais leves podem ser de difícil diagnóstico.

Várias alterações não são psiquiátricas primárias na sua etiologia, sendo, assim, secundárias a ataques sistêmicos ou a doença cerebral local, incluindo-se compressões, sangramentos ou infecções. Uma vez excluída a organicidade, uma doença psiquiátrica primária, expressando-se pela primeira vez ou em reagudização, pode ser considerada.

As dúvidas, no entanto, vão além da etiologia básica e incluem:

1. Trata-se de uma descompensação clínica em um paciente com comorbidade psiquiátrica conhecida?
2. Trata-se de uma descompensação clínica secundária a um estresse psíquico (falecimentos, violência, desemprego, etc.)?
3. Trata-se de uma síndrome demencial não diagnosticada com *delirium* sobreposto, sem evidência de descompensação clínica?
4. Trata-se de intoxicação exógena ou de síndrome de abstinência com repercussões clínicas?

As respostas a tais perguntas orientam o tratamento e influenciam o prognóstico. Como em todo caso médico é necessário, portanto:

1. Anamnese com enfoque para a história médica pregressa e, sobretudo, atual. Devem ser incluídas informações como:
   – Quem solicitou o atendimento.
   – Quem trouxe o paciente.
   – Qual o motivo referido do atendimento.
   – Voluntariedade ou não do atendimento.
   – O paciente estava agitado, ameaçador ou agressivo.
   – Houve indícios de tentativa de suicídio.
   – Qual a natureza dos sintomas, sua cronologia e sua descrição detalhadas.
   – Associação com estressores agudos ou crônicos.
   – Existência de algum seguimento psiquiátrico em andamento.
   – Uso de substâncias ilícitas ou de psicotrópicos.
   – Internações psiquiátricas prévias, recorrentes ou em situações emergenciais.
   – Afecções cirúrgicas ou traumáticas associadas recentes.
   – Queixa sugestiva de alterações orgânicas (febre, dor etc.).
   – Dinâmica familiar e situação social.

2. Exame físico e neurológico completos, buscando sinais de organicidade ou comorbidades clínico-cirúrgicas descompensadas.
3. Exame psíquico completo, que avalie:
   - Apresentação.
   - Nível de consciência.
   - Orientação temporoespacial.
   - Orientação autopsíquica.
   - Atenção.
   - Memória.
   - Pensamento.
   - Sensopercepção.
   - Humor.
   - Afeto.
   - Psicomotricidade.
   - Volição.
   - Pragmatismo.
   - Crítica e noção de doença.
4. Exames subsidiários, que devem ser solicitados de acordo com os achados e a evolução do caso.

▷ **TABELA 1** Características que indicam alteração psiquiátrica secundária à doença clínica e necessidade de investigação complementar

■ Sintomas que flutuam (período de horas ou dias)
■ Primeiro episódio e ausência de diagnóstico psiquiátrico prévio
■ Idade avançada (> 40 anos)
■ Doença clínica preexistente ou doença/lesão orgânica atual
■ Uso ou abuso de substâncias psicoativas (drogas de abuso), psicotrópicos ou exposições ocupacionais
■ Alucinações não auditivas
■ Sinais e sintomas neurológicos
■ Sinais sugestivos de organicidade no exame do estado mental (redução no nível de consciência, alterações qualitativas na consciência, desorientação, comprometimento da memória e da atenção, discalculia, concretismo)
■ Outros sinais no exame do estado mental (alterações na fala, nos movimentos ou na marcha)

(continua)

874   GUIA DE MEDICINA DE URGÊNCIA

▷ **TABELA 1**   Características que indicam alteração psiquiátrica secundária à doença clínica e necessidade de investigação complementar (*continuação*)

- Apraxia construtiva (dificuldades para desenhar um relógio, um cubo, intersecção de pentágonos, desenho de Bender-Gestalt)
- Características catatônicas (mutismo, negativismo, combatividade, rigidez, posturas, flexibilidade cerácea, ecopraxia, ecolalia, caretas)
- Quadros psiquiátricos com apresentação atípica
- Ausência de história familiar da síndrome apresentada ou de problemas psiquiátricos
- História familiar de condições clínicas que cursem com sintomas psiquiátricos
- Resistência ou resposta não habitual ao tratamento
- História de trauma recente (principalmente traumatismo cranioencefálico – TCE)

QUADROS CLÍNICOS MAIS COMUNS

Algumas situações merecem discussão em separado e, na prática, tornam-se desafios clínicos em emergências psiquiátricas. São elas o paciente:
- Agitado.
- Suicida.
- Ansioso.
- Usuário de substâncias psicoativas.
- Em *delirium*.

O paciente agitado

A agitação psicomotora pode ser compreendida como a hiperatividade motora e cognitiva com a presença de comportamentos verbais e/ou motores exacerbados e em larga escala improdutivos. Tal quadro constitui uma emergência médica e, com frequência, ocorre no hospital geral.

Há risco aumentado de agitação psicomotora e comportamento violento em:

- Indivíduo jovem e do sexo masculino.
- Intoxicação por álcool.
- Comportamento violento prévio.
- Quadros psicóticos anteriores.
- História de automutilação.
- História de condutas delinquentes.
- Pertencer a grupos minoritários.

É importante que o atendimento seja em local seguro, com revista do paciente e de seus pertences, em busca de armas ou objetos potencialmente perigosos. A equipe de enfermagem deve ser treinada e, às vezes, é necessária a presença da equipe de segurança. Por vezes, o paciente não aceita abordagens verbais, tem atitude hostil, não colaborativa, podendo apresentar-se com importante irritabilidade, que pode ser decorrente de transtorno psiquiátrico primário do humor, com ou sem sintomas psicóticos associados, mas que também pode ser decorrente de quadros orgânicos, sobretudo se a irritabilidade aparece como sintoma isolado.

A presença de delírios ou alucinações indica psicose e pode aumentar as chances de comportamento violento. Esses sintomas não devem ser confrontados, pois há o risco de piorar a agitação com agressividade. Pacientes com transtornos de personalidade, sobretudo antissocial, *borderline* e histriônica podem apresentar importantes quadros de agitação.

As principais causas orgânicas de agitação psicomotora são:
- Intoxicação ou abstinência de substâncias psicoativas, inseticidas, medicamentos.
- Síndromes psicorgânicas: *delirium* e demência.
- Epilepsia.
- Distúrbios metabólicos (hipo ou hiperglicemia, infecções, uremia, hipertireoidismo, insuficiência hepática).

Tratamento da agitação psicomotora

O tratamento da agitação psicomotora visa a interromper a agitação, a tranquilizar rapidamente o paciente, diminuindo os riscos inerentes ao comportamento violento. Deve-se sempre buscar ambiente tranquilo, com o menor nível de estímulos auditivos e visuais possível. Contenções mecânicas devem sempre ser feitas por equipe treinada, a fim de evitar lesões iatrogênicas. A restrição mecânica deve ser assistida e durar o menor tempo possível, trazendo segurança para o paciente e terceiros. A possibilidade de complicações cardiorrespiratórias, inclusive broncoaspirações, inspira cuidados. Nesses casos, o suporte clínico deve ser mais intenso.

O tratamento medicamentoso é feito com antipsicóticos de alta potência e/ou com benzodiazepínicos isolados ou em associação. A escolha do haloperidol injetável se dá em razão da sua alta potência, associada ao menor risco cardiovascular e menor alteração do limiar convulsivo. Vale destacar o crescente uso de antipsicóticos de nova geração para uso intramuscular, como a olanzapina e a ziprasidona, com significativa diminuição do perfil de efeitos colaterais, sobretudo sintomas extrapiramidais.

Deve-se evitar a administração de midazolam em pacientes que apresentem agitação psicomotora secundária à intoxicação exógena ou *delirium*, por causa do risco aumentado de rebaixamento do nível de consciência e da necessidade de entubação orotraqueal.

▷ **TABELA 2** Opções terapêuticas em casos de agitação psicomotora

Haloperidol	5 mg/mL (1 ampola) IM
Midazolam	15 mg/mL (1 ampola) IM
Haloperidol + midazolam	5 mg/mL (1 ampola) + 15 mg/mL (1 ampola) IM
Olanzapina	10 mg/mL (1 ampola) IM
Ziprasidona	20 mg/mL (1 ampola) IM

Pode ser necessária a utilização de contenção mecânica durante o atendimento de um paciente em agitação psicomotora. Alguns aspectos devem ser levados em conta para que a contenção seja eficaz, segura e ética:

- A contenção mecânica deve ser realizada por uma equipe de cinco membros treinados. Apenas o médico assistente conversa com o paciente. Algumas vezes é necessária a colocação de uma faixa torácica após a imobilização dos membros.
- As faixas de contenção devem ser de material resistente.
- O diálogo com o paciente deve ser claro, e este deve ser informado do procedimento em curso.
- O paciente deve ser contido em decúbito dorsal com a cabeça levemente elevada. Deve-se assegurar que a posição dos membros superiores permita acesso venoso.
- O paciente deve sempre ser revistado em busca de armas ou drogas. Deve-se monitorar o nível de consciência e os parâmetros vitais.
- Após adequado controle comportamental, as faixas devem ser retiradas.
- Pode ser necessária rápida tranquilização farmacológica do paciente, mesmo após a contenção mecânica.

Principais objetivos no manejo do paciente com agitação psicomotora

- Reduzir o sofrimento do paciente: psicológico ou físico (p. ex., por autoagressão ou acidentes).
- Reduzir o risco de agressões a terceiros (incluindo o médico e a equipe de saúde) por meio da manutenção de um ambiente seguro.
- Ajudar o paciente a lidar com suas emoções e seu comportamento, bem como a readquirir controle sobre seu comportamento.
- Evitar danos ao paciente (prescrever medicamentos seguros e monitorar sinais vitais).

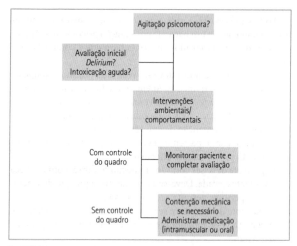

▷ **FIGURA 1** Tratamento do paciente com agitação psicomotora.

O paciente suicida

Suicídio deriva da palavra latina para "autoassassínio". O suicídio tem aspectos antropológicos que variam com o tempo e conforme a cultura do indivíduo. Questões relacionadas à sua definição e às dimensões entre pensamentos, planos e atos suicidas podem ser polêmicas e confusas na prática. O sofrimento do suicida é privado e inexprimível, deixando membros da família, amigos e colegas para lidar com um tipo de perda quase insondável, assim como com a culpa. Tentativas de suicídio são eventos graves que fazem parte da rotina hospitalar, principalmente em pronto-socorros.

Diante do paciente suicida, do ponto de vista prático, deve-se:
1. Realizar avaliação psiquiátrica completa.
2. Indagar especificamente sobre pensamentos, planos e comportamentos suicidas.
3. Estabelecer um diagnóstico.
4. Estimar o risco de suicídio.

EMERGÊNCIAS PSIQUIÁTRICAS NA PRÁTICA CLÍNICA   879

Fatores psiquiátricos altamente significativos no suicídio incluem: abuso de substâncias; transtornos de humor, como transtorno bipolar e depressão; esquizofrenia e outros transtornos mentais. Até 95% de todas as pessoas que cometem ou tentam suicídio têm um transtorno mental diagnosticado. Transtornos depressivos, tanto uni como bipolares, correspondem a 80% desse número, esquizofrenias a 10% e demência ou *delirium* a 5%. Pacientes com depressão delirante apresentam risco mais alto de suicídio. Uma alta proporção de pacientes que cometem suicídio tem transtornos de personalidade associados, tanto por haver uma predisposição a transtornos mentais maiores em pacientes com transtorno de personalidade, como por esses transtornos levarem a dificuldades nos relacionamentos e no ajustamento social. Estima-se que 5% dos pacientes com transtorno de personalidade antissocial cometam suicídio.

A maioria dos pacientes com comportamento suicida é ambivalente. Existe uma oscilação entre o desejo de viver e o de morrer. Essa ambivalência pode ser usada pelo médico para aumentar o desejo de viver.

▷ TABELA 3   Perguntas para identificar ideação suicida

- Tem obtido prazer nas coisas?
- Sente-se útil?
- Acha que estaria melhor se não vivesse mais?
- Sente que a vida perdeu o sentido?
- Tem esperança de que as coisas possam melhorar?
- Pensou que seria melhor morrer?
- Teve pensamento de por fim à própria vida?
- Chegou a pensar em como se matar?
- Já chegou a fazer algum preparativo?
- Tem conseguido reagir a esses pensamentos?
- É capaz de se proteger até a próxima consulta?
- Tem esperança de ser ajudado?

Deve-se lembrar que o paciente vivencia sofrimento intenso, podendo estar envolvido cronicamente com comportamentos autodestrutivos associados, como alcoolismo, uso de substâncias ilícitas, negligência de tratamentos médicos e determinados estilos de vida. Ideias relacionadas ao suicídio podem ser investigadas e discutidas, principalmente se isso for feito de forma franca, acolhedora e sem julgamentos morais, sendo um mito que tal fato induziria ao suicídio. Tal empatia pode melhorar o vínculo com o paciente, que se sente acolhido. Deve-se considerar que o paciente algumas vezes omite dados, tentando minimizar a gravidade do seu quadro, sendo necessária a anamnese objetiva com acompanhantes e conversas longas com o paciente que levem à maior coleta de dados.

Informações sobre o paciente ajudam a formar uma ideia sobre a personalidade do indivíduo, principalmente sobre a sua capacidade de adaptação a situações estressantes de vida, e a avaliar possíveis fatores de risco de suicídio

▷ **TABELA 4**   Fatores de risco para suicídio

▪ Sexo masculino
▪ Idade entre 14 e 40 anos e idosos
▪ Separados > solteiros > viúvos > casados
▪ Desempregados
▪ Moradores de áreas urbanas
▪ Ateus, protestantes > católicos, judeus
▪ Estratos econômicos mais ricos e mais pobres
▪ Isolamento social
▪ Perdas recentes
▪ Ficar órfão na infância
▪ Instabilidade familiar
▪ Datas importantes
▪ Traços e transtornos de personalidade, como impulsividade, agressividade, labilidade de humor

(continua)

▷ **TABELA 4**   Fatores de risco para suicídio *(continuação)*

- História familiar de doença afetiva, suicídio e alcoolismo
- Depressão, alcoolismo, drogadição, esquizofrenia, síndromes orgânico-cerebrais
- Tentativa anterior
- Doenças incapacitantes, dolorosas e terminais

Fatores associados com efeitos protetores para suicídio

A avaliação da intencionalidade suicida deve ser minuciosa e completa. Tal conceito consiste no desejo e na determinação do indivíduo de por fim a vida. O paciente pode apresentar-se em 5 estágios da intencionalidade suicida:

1. Ideia de morte: paciente vê a morte como uma saída, porém não pensa em tentar tirar a própria vida.
2. Ideação suicida: paciente pensa em tirar a própria vida, porém ainda não tem um plano para tal.
3. Planejamento suicida: paciente tem um plano para realizar o suicídio.
4. Ato suicida: paciente começou a tomar providências para realizar seu plano, por exemplo, comprou veneno, corda, arma de fogo.
5. Tentativa de suicídio.

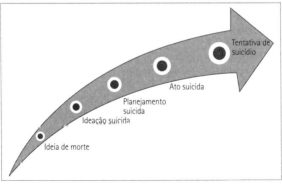

▷ **FIGURA 2**   Cinco estágios da intencionalidade suicida.

▷ **TABELA 5**   Fatores associados com efeitos protetores para suicídio

Filhos em casa[a]
Senso de responsabilidade para com a família[b]
Gravidez Religiosidade Satisfação de vida
Capacidade de testar a realidade[b]
Habilidades de manejo positivas[b]
Habilidade de resolução de problemas positvas[b]
Apoio social positivo
Relacionamento terapêutico positivo[b]

a) Exceto para mulheres com psicose ou transtorno do humor pós-parto.
b) A associação com risco de suicídio diminuído baseia-se mais na experiência clínica do que em evidência de pesquisa formal.

O tratamento do paciente com comportamento suicida inclui:
1. Diagnóstico da patologia de base, quando presente.
2. Estabelecimento e manutenção de aliança terapêutica.
3. Cuidados com a segurança do paciente, observando a vigilância, a retirada de objetos potencialmente perigosos, a contenção física e/ou medicamentosa, quando necessário.
4. Determinação do local de tratamento, decidindo entre internação e tratamento ambulatorial mediante avaliação detalhada, considerando-se o risco e o suporte social e familiar presentes.
5. Desenvolvimento de um plano de tratamento, fornecendo acompanhamento mais intensivo nos primeiros estágios do tratamento.

Nunca um paciente deve sair de alta sem avaliação psiquiátrica após uma tentativa de suicídio.

O paciente ansioso

A ansiedade é uma reação emocional normal, vivenciada por todos, que envolve habilidade adaptativa, podendo também ser traço da personalidade, ou, dependendo de sua intensidade, duração e repercussão negativa na vida do indivíduo, sintoma de um transtorno mental que necessita de tratamento específico.

▷ **TABELA 6**   Sinais e sintomas de ansiedade

Sinais e sintomas psíquicos	Sinais e sintomas somáticos
Tensão, nervosismo, apreensão, medo difuso	Autonômicos: taquicardia, vasoconstrição, sudorese, aumento do peristaltismo, náusea, midríase, piloereção
Desrealização	Musculares: dores, contraturas, tremores
Insegurança	Cinestésicos: parestesias, calafrios, ondas de calor, adormecimentos
Dificuldade de concentração	Respiratórios: sufocação, sensação de sufocamento, asfixia
Sensação de estranheza	
Despersonalização	

▷ **TABELA 7**   Diagnósticos diferenciais de ansiedade

Doenças cardiológicas: hipertensão, infarto agudo do miocárdio, prolapso de valva mitral, insuficiência cardíaca, angina, arritmias cardíacas
Doenças pulmonares: asma, embolia pulmonar, doenças obstrutivas crônicas
Doenças neurológicas: vasculopatias cerebrais, epilepsia, síndrome pós-concussiva, enxaqueca, vertigem, esclerose múltipla, ataque isquêmico transitório, tumores cerebrais, doenças de Huntington/Ménière/Wilson/Addison
Doenças endócrinas: síndromes carcinoide e de Cushing, hipertireoidismo, hipoglicemia, hiperparatireoidismo, feocromocitoma
Intoxicação por drogas: intoxicações por anfetaminas, anticolinérgicos, antidepressivos, anticonvulsivantes, corticosteroides, cocaína, alucinógenos, cafeína, nicotina, teofilina, abstinências de álcool, anti-hipertensivos, opioides e opiáceos, sedativos/hipnóticos
Abstinência de drogas
Transtornos psiquiátricos: depressão, início de surto psicótico, transtornos de personalidade

A linha que separa a ansiedade normal (sentimento) da ansiedade patológica (sintoma) pode ser tênue, e as repercussões físicas da ansiedade mal conduzida podem ser desastrosas para a saúde do paciente. A duração e a intensidade da ansiedade, assim como o seu impacto na saúde e na vida do paciente, são o "termômetro" para indicar tratamento específico. A expressão máxima da ansiedade, principalmente no hospital geral, é a crise aguda, sendo a "crise de pânico" a sua principal apresentação. Várias doenças psiquiátricas podem cursar com crises agudas de ansiedade, não apenas a "síndrome do pânico". Também existe a ansiedade aguda secundária a uma vivência real ansiogênica e que não deve ser medicada inicialmente.

▷ **TABELA 8**   Sintomatologia da crise aguda de ansiedade

Ápice dos sintomas em aproximadamente 10 minutos
Psíquicos: acontece de forma súbita, acompanhada de sensações de medo, perda do controle e morte iminente
Físicos: taquicardias, precordialgias, tontura, dispneia

Pacientes ansiosos, principalmente os que têm crises agudas, procuram várias vezes o pronto-socorro, acreditando que estão sofrendo de uma urgência clínica. Essas crises devem ser descartadas, e os casos graves devem ser encaminhados para avaliação psiquiátrica. Os casos mais leves podem ser conduzidos por não especialistas. Cabe aqui lembrar que a crise aguda de ansiedade de origem psiquiátrica primária pode instabilizar alguma doença clínica, por exemplo, insuficiência coronariana, em razão de taquicardia de origem ansiosa, levando a um possível infarto agudo do miocárdio. Outro exemplo seria uma crise hipertensiva "em decorrência da ansiedade", causando um acidente vascular cerebral (AVC).

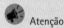

Atenção

Em pacientes ansiosos, o exame físico e a investigação com exames complementares (ECG e exames laboratoriais necessários) devem ser sempre realizados, mesmo na vigência de sinais e sintomas atípicos.

Os pacientes com doença ansiosa paroxística, quando não tratados ou quando mal conduzidos, podem desenvolver esquiva fóbica, ficando extremamente limitados, com medo de ter a crise em várias situações cotidianas, esquivando-se delas, por exemplo, ao sair de casa, ao utilizar transportes coletivos ou elevadores, ao frequentar o trabalho ou reuniões sociais e em situações com multidões. Tal condição avançada demanda tratamento farmacológico e psicoterápico.

A ansiedade pode apresentar-se com sintomas crônicos, trazendo repercussões negativas e insidiosas, sobretudo nos sistemas digestivo, cardiovascular, respiratório, nervoso, musculoesquelético, imune e reprodutor.

Tratamento

O arsenal terapêutico contra a ansiedade conta com uma série de intervenções psicossociais e medicamentosas que deve ser utilizada de forma integrada, visando à segurança, ao bem-estar e à qualidade de vida, tanto no atendimento emergencial como no seguimento longitudinal. No contexto hospitalar e em situações de emergência, é comum o uso de psicofármacos, sobretudo benzodiazepínicos, apenas como sintomáticos. Sempre devem ser prescritos via oral ou sublingual e em baixas doses.

▷ **TABELA 9** Psicofármacos na ansiedade: benzodiazepínicos

Medicamento	Dose média/dia (mg)	Meia-vida (h)	Metabólitos ativos
Diazepam	5-40	30-100	Sim
Clonazepam	0,5-2	18-50	Não
Lorazepam	2-6	10-20	Não
Alprazolam	0,5-2	6-20	Sim
Oxazolam	15 00	5-20	Não

Os benzodiazepínicos (BZD) são eficazes e seguros em situações emergenciais, sejam elas adaptativas, como as reações agudas ao estresse, os ataques de pânico, as fobias; seja qualquer ansiedade que cause um atendimento emergencial. Porém, o risco de abuso e dependência, principalmente com o uso crônico, merece atenção. Não devem ser administrados em pacientes com risco de depressão respiratória, como os alcoolizados. A escolha do BZD depende do seu perfil, como a presença ou não de metabólitos ativos, a meia-vida, a ação mais ou menos sedativa (o que pode mascarar rebaixamentos do nível de consciência). Deve haver cautela na administração em crianças e idosos, podendo a sedação inespecífica piorar os sintomas. Medicações de meia-vida mais curta têm maior risco de causar dependência.

Os antidepressivos inibidores da recaptação da serotonina (ISRS), os tricíclicos (ADT) e os novos antidepressivos podem ser considerados após a exclusão de organicidade do quadro, durante o tratamento ambulatorial. A maioria dos casos de ansiedade deve ser tratada em monoterapia com antidepressivo, com tendência à retirada gradual dos BZD, caso esses também tenham sido prescritos na emergência. O uso concomitante dos BZD e antidepressivos é seguro se monitorado por médico competente. A polifarmacoterapia deve ser evitada. Medicações como buspirona, propranolol e alguns agentes antipsicóticos também podem ser usados.

A psicoterapia, sobretudo a cognitivo-comportamental, também tem bom resultado e é necessária para o tratamento de casos mais graves, com comprometimento do pragmatismo e esquiva fóbica, em conjunto com a psicofarmacoterapia.

▷ **TABELA 10** Psicofármacos na ansiedade: antidepressivos inibidores da recaptação da serotonina (ISRS) usualmente prescritos

Medicamento	Dose média/dia (mg)	Meia-vida (h)	Metabólitos ativos
Fluoxetina	10-40	48-96	Sim
Paroxetina	20-30	20-30	Não
Sertralina	25-200	20-30	Sim
Citalopram	20-60	23-45	Sim
Escitalopram	10-20	27-32	Sim

EMERGÊNCIAS PSIQUIÁTRICAS NA PRÁTICA CLÍNICA 887

- Antidepressivos tricíclicos: clomipramina, imipramina, amitriptilina, nortriptilina.
- Outros antidepressivos: venlafaxina, desvenlafaxina, mirtazapina, duloxetina.
- Outras medicações: Tabela 11.

▷ TABELA 11 Outras medicações

Medicamento	Dose média/dia (mg)	Meia-vida (h)	Metabólitos ativos
Buspirona	15-60	2-3	Sim
Propranolol	60-240	2-3	Sim
Tioridazina	12,5-125	8-12	Sim
Olanzapina	5-10	24-36	Sim

O paciente usuário de substâncias psicoativas

A Organização Mundial de Saúde (OMS) define a dependência química como o "estado psíquico e algumas vezes físico resultante da interação entre um organismo vivo e uma substância, caracterizado por modificações de comportamento e outras reações que sempre incluem o impulso a utilizar a substância de modo contínuo ou periódico com a finalidade de experimentar seus efeitos psíquicos e, algumas vezes, de evitar o desconforto da privação".

Seguindo essa definição, o DSM-5 define a dependência como um padrão mal adaptativo do uso de substâncias, levando a prejuízo ou sofrimento clinicamente significativo, caracterizado pela presença de 2 ou mais dos critérios a seguir, por um período de 1 ano (Tabela 12).

▷ TABELA 12 Critérios de dependência segundo o DSM-5: caracteriza-do 2 ou mais dos critérios seguintes por 1 ano

- Tolerância (necessidade de quantidades maiores para obtenção do mesmo efeito ou menor intensidade do efeito com a dose habitual)

- Abstinência (síndrome com sinais e sintomas típicos de cada substância, que são aliviados pelo seu consumo)

(continua)

888　GUIA DE MEDICINA DE URGÊNCIA

▷ **TABELA 12**　Critérios de dependência segundo o DSM-5: caracteriza-do 2 ou mais dos critérios seguintes por 1 ano *(continuação)*

- Consumo por período de tempo mais prolongado e em quantidades maiores que o planejado

- Desejo persistente de uso e incapacidade para controlá-lo

- Muito tempo gasto em atividades para obtenção da substância

- Redução do círculo social em função do uso da substância

- Persistência do uso da substância apesar de prejuízos clínicos

- Fissura ou forte desejo ou necessidade de usar a substância

- Uso recorrente da substância, resultando no fracasso em desempenhar papéis importantes no trabalho, na escola ou em casa

- Uso continuado apesar de problemas sociais ou interpessoais persistentes ou recorrentes causados ou exacerbados por seus efeitos

- Importantes atividades sociais, profissionais ou recreacionais são abandonadas ou reduzidas em virtude do uso da substância

- Uso recorrente da substância em situações nas quais isso representa perigo para integridade física

Dependência leve: 2 ou 3 critérios; dependência moderada: 4 ou 5 critérios; dependência grave: 6 ou mais.

Segundo dados do II Levantamento Domiciliar sobre o Uso de Drogas Psicotrópicas no Brasil, realizado em 2005 pelo CEBRID, 22,8% da população brasileira já fizeram uso de alguma droga (exceto álcool e tabaco) na vida. Na Tabela 13, são apresentadas as drogas mais usadas.

▷ **TABELA 13**　Drogas mais usadas na dependência

Drogas	Uso na vida (% da população brasileira)	Dependência (% da população brasileira)
Álcool	74,6	12,3
Tabaco	44,0	10,1
Maconha	8,8	1,2
Solventes	6,1	0,2

(continua)

EMERGÊNCIAS PSIQUIÁTRICAS NA PRÁTICA CLÍNICA   889

▷ **TABELA 13**   Drogas mais usadas na dependência *(continuação)*

Drogas	Uso na vida (% da população brasileira)	Dependência (% da população brasileira)
Benzodiazepínicos	5,6	0,5
Estimulantes	3,2	0,2
Cocaína	2,9	–
Opiáceos	1,3	–
Alucinógenos	1,1	–
Crack	0,7	–
Heroína	0,09	–
Esteroides anabolizantes	0,9	–

Etiologia

A dependência é um fenômeno complexo, com diversas variáveis envolvidas. Dessa forma, não existe uma explicação etiológica simples e que consiga contemplar todas as facetas do problema.

A dependência pode ser representada como um tripé:

- Meio ambiente: é o cenário em que se desenrola o encontro do indivíduo com a droga, bem como o contexto em que ela é utilizada.
- Substância: deve-se considerar sua forma de apresentação, acessibilidade e custo, seu modo de uso, suas características químicas, como o potencial para gerar dependência, e seus efeitos fisiológicos. As substâncias podem se classificadas em 3 tipos, de acordo com os efeitos que causam: estimulantes do sistema nervoso central (SNC), depressores do SNC e perturbadoras do SNC.
- Indivíduo: certamente o mais complexo dos três elementos, que pode ou não se tornar um dependente, de acordo com a relação que estabelece com a droga. Tal relação será influenciada diretamente por diversos fatores genéticos, biológicos e psicodinâmicos.

Avaliação clínica

Frente a um paciente que faz uso de substâncias, é importante a caracterização detalhada do consumo, questionando, para todas as drogas consumidas as motivações do uso, a quantidade utilizada, o padrão de uso, assim como os aspectos circunstanciais do uso e os efeitos obtidos. Veja os padrões de consumo na Tabela 14.

▷ **TABELA 14** Padrões de consumo de substâncias

Uso experimental	Uma ou poucas vezes ao longo da vida, sem que se estabeleça uma frequência de consumo
Uso ocasional	Consumo frequente da substância, porém sem que se possa estabelecer qualquer tipo de prejuízo decorrente de seu consumo
Uso nocivo ou abusivo	Em decorrência de seu uso, o paciente apresenta algum prejuízo concreto de sua saúde física ou mental ou se expõe a riscos
Dependência	Os critérios propostos pelo DSM-5 (Tabela 12) devem ser preenchidos

Além disso, deve ser feita uma pesquisa ativa acerca da presença de comorbidades psiquiátricas, já que estão presentes em até 80% dos alcoolistas e até 70% dos dependentes de substâncias ilícitas. Depressão e transtornos ansiosos são as comorbidades mais comumente encontradas.

A importância dessa avaliação detalhada reside no fato de a presença de comorbidades influenciar diretamente o curso clínico, o prognóstico e o planejamento terapêutico do quadro. O exame do estado mental deve sempre ser feito com o paciente fora do estado de intoxicação.

Deve ser realizada, ainda, criteriosa avaliação clínica, com exame físico cuidadoso e avaliação com exames complementares completa, com ênfase na avaliação da função renal e hepática, assim como na presença de infecções, tais como hepatites B ou C, além do HIV. O ECG também é fundamental, uma vez que diversas substâncias, como os estimulantes, podem interferir com a perfusão e a eletrofisiologia cardíacas. Essa avaliação torna-se ainda mais imperiosa quando se considera que muitos pacientes usuários de substâncias vivem em situação marginal e sem acesso aos serviços de saúde, sendo o psiquiatra, muitas vezes, seu único contato com um profissional da área da saúde.

Tratamento

O tratamento da dependência deve compreender:
- Manejo dos episódios de intoxicação e abstinência.
- Promoção de psicoeducação, como forma de aumentar a aderência.
- Diagnóstico e tratamento de comorbidades.
- Avaliação de tratamentos específicos para a dependência.

O local de tratamento deve ser menos restritivo possível, que seja seguro e efetivo para o caso, e deve-se considerar a hospitalização se houver intoxicação grave; risco para desenvolvimento de síndromes de abstinência com *delirium*; comorbidades com transtornos psiquiátricos graves (por exemplo, depressão com planejamento suicida, psicose aguda); uso que leva a risco o paciente ou terceiros; falha do tratamento ambulatorial.

As medicações aprovadas pela Food and Drugs Administration (FDA) para o tratamento da dependência seguem na Tabela 15.

▷ **TABELA 15** Tratamento de manutenção para dependência de substâncias

Substância	Medicação aprovada pelo FDA
Álcool	Dissulfiram 125-500 mg/dia Naltrexona 25-100 mg/dia Acamprosato 666 mg, 3 vezes/dia Topiramato 25-150 mg, 2 vezes/dia (sem aprovação pela FDA, mas com eficácia largamente comprovada)
Estimulantes	Sem aprovação ou recomendação
Cannabis	Sem aprovação ou recomendação
Opioides	Metadona 30-140 mg/dia Buprenorfina 4-32 mg sublingual
Alucinógenos	Sem aprovação ou recomendação

O paciente com *delirium*

O *delirium* ou estado confusional agudo consiste em uma alteração psicopatológica da consciência secundária a uma etiologia orgânica (infecções, alterações hidroeletrolíticas, entre outras). O quadro de *delirium* pode mimetizar diversos transtornos neuropsiquiátricos, como depressão, esquizofrenia, mania.

O estado confusional agudo é caracterizado por estreitamento do campo da consciência, prejuízo na atenção, alterações cognitivas e na sensopercepção (alucinações). Além disso, tal síndrome apresenta um caráter flutuante de sintomas, com períodos de melhora e piora.

O conhecimento de suas características e a vigilância para seu diagnóstico são necessários, pois possui alta incidência e prevalência, principalmente em paciente internados em hospital geral. Vale lembrar ainda que a ocorrência de *delirium* é um fator de mau prognóstico.

Epidemiologia

A ocorrência de *delirium* está associada a maior mortalidade e morbidade, além de permanência por mais tempo na internação, declínio cognitivo e funcional. O *delirium* afeta cerca de 10 a 45% dos pacientes internados no hospital geral, acometendo principalmente idosos que sofrem de doenças graves, como câncer e/ou que são submetidos a procedimentos cirúrgicos.

▷ **TABELA 16** Fatores de risco para *delirium*

Idade avançada
Lesão cerebral prévia
Comprometimento cognitivo

Diagnóstico

O diagnóstico de *delirium* é clínico, não sendo necessárias alterações em exames laboratoriais ou de imagem para justificar as alterações psicopatológicas. Entretanto, todo paciente em *delirium* deve ser avaliado de forma minuciosa por exame físico e neurológico detalhado, além de exames complementares, os quais são guiados pela avaliação clínica inicial.

▷ **TABELA 17** Diagnóstico

Sintomas nucleares	Sintomas acessórios
■ Déficit de atenção	■ Alucinações
■ Desorientação	■ Ilusões
■ Perturbações do ciclo sono-vigília	■ Delírios
■ Comprometimento da memória	■ Alterações do humor
■ Anormalidades do pensamento	
■ Comprometimento visoespacial	
■ Alterações motoras	
■ Distúrbios da linguagem	

▷ **TABELA 18** Exames subsidiários sugeridos diante de um caso de *delirium*

- ■ Hemograma
- ■ Sódio, potássio, cálcio
- ■ Ureia, creatinina
- ■ TGO, TGP, fosfatase alcalina, gama GT
- ■ TSH, T4 livre
- ■ PCR, VHS
- ■ Vitamina B12, ácido fólico
- ■ Glicemia
- ■ Urina 1 e urocultura
- ■ Radiografia de tórax
- ■ Tomografia computadorizada de crânio
- ■ Eletrocardiograma

Tratamento

O processo de diagnóstico e início de tratamento da causa de base do *delirium* deve ser rápido. Além disso, o paciente deve receber tratamento específico para o estado confusional agudo, o qual pode ser medicamentoso ou não medicamentoso.

Dentro do tratamento não medicamentoso incluem-se manejo ambiental e orientação da equipe, do paciente e de seus familiares. Prover um ambiente calmo e confortável, fornecer subsídios para que o paciente se oriente, como calendários e relógios, promover a presença de um familiar, minimizar mudanças no ambiente e na equipe assistente, permitir que o paciente tenha períodos ininterruptos de descanso à noite, melhorando seu ciclo sono-vigília e, por fim, quadros confusionais agudos podem ser agravados por deficiências visual e auditiva, portanto, o paciente deve ficar com óculos e aparelho auditivo, quando possível.

O tratamento medicamentoso do *delirium* visa deixar o paciente calmo, impedindo que ele coloque a si ou outros em risco. Os antipsicóticos constituem a intervenção farmacológica de primeira linha. As principais opções são: haloperidol via oral ou intramusucular, quetiapina, olanzapina e risperidona via oral. Deve-se dar preferência pela administração das medicações via oral e utilizar a medicação injetável caso haja extrema necessidade.

O uso de benzodiazepínicos em quadros de *delirium* deve ser reservado, apenas, para os casos secundários à abstinência de álcool.

▷ **TABELA 19** Tratamento medicamentoso de *delirium*

Haloperidol	VO, 1 mg IM, 2,5 mg, até 3 x/dia
Quetiapina	VO, 12,5 até 150 mg/dia
Olanzapina	VO, 2,5 até 7,5 mg/dia
Risperidona	VO, 0,5 até 3 mg/dia

IM: intramuscular; VO: via oral.

Prevenção

O melhor tratamento para o *delirium* é a sua prevenção, identificar e reverter causas possíveis para seu surgimento. Sendo a profilaxia a estratégia mais eficaz para reduzir sua frequência e suas complicações.

A otimização do sono, a mobilização física, a hidratação, o uso de próteses auditivas e óculos são medidas que diminuem a incidência de *delirium*.

O uso profilático de medicamentos para prevenção de *delirium* ainda é controverso na literatura.

BIBLIOGRAFIA

1. Baldaçara L, Ismael F, Leite V, Pereira LA, dos Santos RM, Gomes Júnior VP, et al. Brazilian guidelines for the management of psychomotor agitation. Part 1. Non-pharmacological approach. Braz J Psychiatry. 2018;00:000-000. http://dx.doi.org/10.1590/1516-4446-2018-0163.
2. Baldaçara L, Sanches M, Cordeiro DC, Jackoswski AP. Rapid tranquilization for agitated patients in emergency psychiatric rooms: a randomized trial of olanzapine, ziprasidone, haloperidol plus pro- methazine, haloperidol plus midazolam and haloperidol alone. Rev Bras Psiquiatr. 2011;33:30-9.
3. Chuang L. Mental disorders secondary to general medical conditions [Internet]. New York: WebMD; 2012. Disponível em: http:// emedicine.medscape.com/article/294131-overview.
4. Fidalgo TM, Silveira DX. Manual de psiquiatria. Roca: São Paulo; 2011.
5. Fidalgo TM, Tarter R, Silveira ED, Kirisci L, Silveira DX. Validation of a short version of the Revised Drug Use Screening Inventory (DUSI-R) in a Brazilian sample of adolescents. Am J Addict. 2010;19(4):364-7.
6. Katzman MA, Bleau P, Blier P, Chokka P, Kjernisted K, Ameringen MV, et al. Canadian clinical practice guidelines for the management of anxiety, posttraumatic stress and obsessive-compulsive disorders. BMC Psychiatry. 2014;14(S1):S1.
7. Quevedo J, Carvalho AF. Emergências psiquiátricas. 2.ed. Porto Alegre: Artmed; 2014.
8. Richmond JS, Berlin JS, Fishkind AB, Holloman GH Jr, Zeller SL, Wilson MP, et al. Verbal De-escalation of the Agitated Patient: Consensus Statement of the American Association for Emergency Psychiatry Project BETA De-escalation Workgroup. West J Emerg Med. 2012;13:17-25.
9. San L, Marksteiner J, Zwanzger P, Figuero MA, Romero FT, Kyropoulos G, et al. State of Acute Agitation at Psychiatric Emergencies in Europe: The STAGE Study. Clin Pract Epidemiol Ment Health. 2016;12:75-86.
10. Stowell KR, Florence P, Harman HJ, Glick RL. Psychiatric evaluation of the agitated patient: consensus statement of the American association for emergency psychiatry project Beta psychiatric evaluation workgroup. West J Emerg Med. 2012;13:11-6.

PARTE **XIII**

REUMATOLOGIA

coordenação: Alexandre Wagner Silva de Souza

CAPÍTULO **81**

Exacerbações no lúpus eritematoso sistêmico

Edgard Torres dos Reis Neto
Emilia Inoue Sato

INTRODUÇÃO

O lúpus eritematoso sistêmico (LES) é uma doença inflamatória crônica, de etiologia multifatorial, com manifestações clínicas heterogêneas e pleomórficas, caracterizada por períodos de exacerbação e remissão e potencial de acometer diversos órgãos e sistemas. No Brasil, estudo na cidade de Natal encontrou incidência de 8,7 casos/100.000 habitantes ao ano. As mulheres são mais acometidas que os homens, na proporção de 7:1 até 15:1 na idade reprodutiva e de aproximadamente 3:1 no LES de início juvenil. A maioria dos casos (65%) tem início entre 16 e 55 anos de idade e costuma ser mais grave no gênero masculino e em crianças e adolescentes, sendo mais prevalente e grave em indivíduos afrodescendentes e população miscigenada da América Latina.

Quanto à etiologia, a interação entre fatores hormonais, ambientais e infecciosos em indivíduos com predisposição genética parece levar à perda da tolerância imunológica e ao desenvolvimento da doença. Agentes infecciosos como o vírus Epstein-Barr, alguns medicamentos (procainamida, hidralazina, hidrazida etc.), radiação ultravioleta (luz solar) e fatores hormonais (aumento da relação estrogênio/androgênio) são reconhecidos como possíveis fatores desencadeantes.

A Tabela 1 descreve as principais manifestações clínicas do LES.

900 GUIA DE MEDICINA DE URGÊNCIA

▷ **TABELA 1**   Principais manifestações do lúpus eritematoso sistêmico

Manifestações (%)	Descrição
Constitucionais (41-84%)	Adinamia, fadiga, mal-estar, perda de peso e febre são frequentes na fase ativa da doença. A fadiga, embora inespecífica, é comum e deve ser distinguida da fibromialgia
Cutâneo-mucoso (até 80%)	Podem ser divididas em lesões agudas (fotossensibilidade, eritema malar), subagudas (psoriasiforme, anular-policíclica) e crônicas (discoide, bolhoso, *profundus*, *tumidus*, hipertrófico e pérnio). A lesão em asa de borboleta é fotossensível, geralmente poupa o sulco nasolabial e deve ser diferenciada principalmente da rosácea e dermatite seborreica. Alopecia difusa ocorre em até 60% dos pacientes e úlceras orais ou nasofaríngeas, habitualmente indolores, em 15-20%
Musculoesqueléticas (61-93%)	O acometimento articular geralmente se inicia como poliartralgia inflamatória de pequenas, médias e grandes articulações, podendo evoluir com artrite, habitualmente não erosiva, que em menos de 15% dos casos torna-se crônica. O comprometimento de tendões e cápsulas pode causar deformidades articulares reversíveis (síndrome de Jaccoud). Osteonecrose pela doença ou associada ao uso de corticoide ou pela síndrome antifosfolípide afeta cerca de 10%. Mialgias são frequentes, embora miopatia inflamatória pela doença seja rara (3%)
Hematológicas (até 72%)	Anemia de doença crônica é frequente, anemia hemolítica autoimune é rara (<15%). A leucopenia e a linfopenia ocorrem em 50-60% em fase ativa da doença e a plaquetopenia grave (< 30.000/mm³) em menos de 10%. Plaquetopenia ao diagnóstico tem sido associada a pior prognóstico. Importante diferenciar se estas manifestações são da própria doença ou secundárias a drogas, infecções ou mesmo como manifestação de outras doenças hematológicas. Linfadenopatia ocorre em até 35% adultos e 70% das crianças

(continua)

EXACERBAÇÕES NO LÚPUS ERITEMATOSO SISTÊMICO   901

▷ **TABELA 1**   Principais manifestações do lúpus eritematoso sistêmico
(continuação)

Manifestações (%)	Descrição
Renais (até 60%)	Pode se manifestar como urina espumosa, síndrome edematosa ou nefrótica, hipertensão arterial, oligúria ou síndrome urêmica, associada ou não a sinais de atividade de doença em outros órgãos/sistemas. A nefrite lúpica é definida como proteinúria ≥ 0,5 g em 24 h ou relação proteína/creatinina (P/C) ≥ 0,5 em amostra isolada de urina, ou alteração do sedimento urinário, com leucocitúria, hematúria ou cilindrúria, na ausência de outros fatores que os justifiquem. A biópsia renal classifica a nefrite lúpica em classes I, II, III, IV, V ou VI. Outras formas incluem podocitopatia, nefrite túbulo-intersticial, doença vascular (microangiopatia trombótica, nefropatia da síndrome antifosfolípide, vasculite ou doença aterosclerótica) e esclerose glomerular colapsante. A biópsia geralmente mostra nefrite imunomediada, com padrão *full house* (depósito de IgG, IgM, IgA, C1q, C3 e C4)
Neuropsiquiátricas (24-59%)	Pode comprometer o sistema nervoso central e o periférico, incluindo: meningite asséptica, acidente vascular encefálico, síndromes desmielinizantes, cefaleia (geralmente refratária a opioides e com melhora com corticoides), distúrbios de movimentos, mielite transversa, convulsões, *delirium*, transtornos de humor/ansiedade, disfunção cognitiva e psicose, síndrome de Guillain-Barré, mono ou polineuropatia, neuropatia craniana, plexopatia, miastenia *gravis* e alterações autonômicas
Serosite (10-36%)	Pleurite (24-36%), pericardite (12-23%) ou peritonite (< 10%). Tamponamento pericárdico é raro (<1%)

(continua)

902 GUIA DE MEDICINA DE URGÊNCIA

▷ **TABELA 1** Principais manifestações do lúpus eritematoso sistêmico *(continuação)*

Manifestações (%)	Descrição
Pulmonares (7-14%)	Incluem pneumonite lúpica, hipertensão pulmonar, hemorragia alveolar, síndrome do pulmão encolhido e pneumopatia intersticial. Febre, dispneia e tosse, com ou sem cianose ou escarro hemoptoico, podem resultar de pneumonite lúpica. A hemorragia alveolar é complicação rara, porém, extremamente grave, com mortalidade superior a 50%, sendo mais frequente em pacientes com acometimento renal. Queda de hemoglobina/hematócrito pode ser sinal precoce da doença, e a ausência de hemoptise não exclui hemorragia alveolar. A hipertensão pulmonar ocorre em até 15% dos pacientes e pode ter etiologia multifatorial, com associação com anti-RNP, fenômeno de Raynaud e capilaroscopia periungueal padrão SD. A síndrome do pulmão encolhido é manifestação rara, descrita em 1-6% dos pacientes, manifestando-se com dispneia e dor pleurítica, cuja tomografia de tórax revela ausência de serosite e doença intersticial pulmonar, revelando elevação do diafragma e prova de função pulmonar (PFP) com diminuição dos volumes pulmonares e da capacidade de difusão do monóxido de carbono
Cardíacas (<10%)	Miocardite clínica é rara (10%). A endocardite de Libman-Sacks está associada a anticorpos antifosfolípides e compromete válvulas cardíacas, principalmente a mitral e a aórtica, raramente necessitando de intervenção cirúrgica
Sistema digestório (25-30%)	Dor abdominal, hepatomegalia (10-30%), pancreatite, vasculite abdominal, hepatite autoimune (2,4-20%) e colangite biliar primária (2,7-15%)
Vasculares (20-56%)	Vasculite palmar (56%), fenômeno de Raynaud (24-40%), úlceras digitais e livedo reticular. A vasculite costuma afetar vasos de pequeno calibre, principalmente da mucosa oral ou nasal e polpas digitais. Vasculite de artérias de médio calibre é rara e pode causar úlceras cutâneas e necroses digitais. Isquemias cutâneas ou viscerais também podem ser decorrentes de trombose em razão de anticorpos antifosfolípide
Oculares (2-10%)	Conjuntivite (10%), uveíte (2%) e vasculite retiniana (9%). Trombose de vasos da retina pode decorrer em associação com anticorpos antifosfolípides

Neste capítulo serão abordadas as principais manifestações do LES que podem levar o paciente ao serviço de urgência e emergência e discutidos somente os aspectos importantes ao diagnóstico e ao tratamento dessas manifestações por não especialistas.

NEFRITE LÚPICA

A nefrite lúpica (NL) é a principal causa de internação e um dos principais determinantes da morbidade e da mortalidade no LES. Clinicamente pode se manifestar como urina espumosa, síndrome edematosa ou nefrótica, hipertensão arterial, oligúria ou síndrome urêmica, associada ou não a sinais de atividade de doença em outros órgãos/sistemas. É definida como proteinúria $\geq 0,5$ g em 24 horas ou relação proteína/creatinina (P/C) $\geq 0,5$ em amostra isolada de urina, ou alteração do sedimento urinário, com leucocitúria, hematúria ou cilindrúria, na ausência de outros fatores que os justifiquem.

Embora o padrão-ouro para seu diagnóstico seja a biópsia renal, nem sempre é possível realizá-la na urgência, pela contraindicação ou pela dificuldade de acesso ao exame. É importante para o diagnóstico diferencial e avalia a classe histológica da NL (Tabela 2).

▷ TABELA 2   Classificação da nefrite lúpica segundo a International Society of Nephrology/Renal Pathology Society (ISN/RPS), 2003

Classe I	NL mesangial mínima
	Glomérulos normais à MO
	Depósitos imunes mesangiais à IF
Classe II	NL mesangial proliferativa
	Hipercelularidade mesangial pura em qualquer grau ou expansão da matriz mesangial pela MO com depósitos imunes no mesângio
Classe III	NL proliferativa focal
	GN focal ativa ou inativa, segmentar ou global, endo ou extracapilar, envolvendo < 50% de todos os glomérulos, tipicamente com depósitos imunes subendoteliais com ou sem alterações mesangiais
	É ainda classificada em: A, ativa; A/C, ativa/crônica, C, crônica inativa

(continua)

GUIA DE MEDICINA DE URGÊNCIA

▷ **TABELA 2** Classificação da nefrite lúpica segundo a International Society of Nephrology/Renal Pathology Society (ISN/RPS), 2003 *(continuação)*

Classe IV	**NL proliferativa difusa** GN difusa ativa ou inativa, segmentar ou global, endo ou extracapilar, envolvendo ≥ 50% de todos os glomérulos, tipicamente com depósitos imunes subendoteliais com ou sem alterações mesangiais. É dividida em difusa segmentar (IV-S) na qual ≥ 50% dos glomérulos envolvidos apresentam lesões segmentares (envolvendo menos da metade do tufo) e difusa global (IV-G) na qual ≥ 50% dos glomérulos envolvidos apresentam lesões globais (envolvendo mais que a metade do tufo). Essa classe inclui casos com depósitos difusos em alça de arame com pouca ou nenhuma proliferação glomerular. É ainda classificada em: A, ativa; A/C, ativa/crônica; C, crônica inativa
Classe V	**NL membranosa** Depósitos imunes subepiteliais globais ou segmentares ou suas sequelas morfológicas à MO e IF ou ME, com ou sem alterações mesangiais. Pode ocorrer em associação com as classes III ou IV
Classe VI	**Nefrite lúpica com esclerose avançada** Esclerose glomerular global em ≥ 90% sem atividade residual

GN: glomerulonefrite; IF: imunofluorescência; ME: microscopia eletrônica; MO: microscopia ótica; NL: nefrite lúpica.
Adaptado de Weening et al., 2004.

O tratamento pode ser dividido em duas fases: indução e manutenção. Nos pacientes com biópsia renal, o tratamento é baseado na classe histológica. Porém, na sua ausência, a presença de sinais de NL ativa (proteinúria > 0,5 g/24 h, ou cilindrúria ou hematúria dismórfica na urina) e insuficiência renal aguda, desde que afastadas causas secundárias, como uso de droga nefrotóxica, desidratação, alteração hemodinâmica e trombose, deve ser iniciado tratamento de indução inferindo tratar-se de NL forma proliferativa.

O tratamento de indução da classe proliferativa (classe III e IV associada ou não a outras classes) deve incluir pulsoterapia com metilprednisolona (MP) 0,5 a 1 g intravenosa (IV) por 3 dias, seguido de prednisona por via oral (VO) na dose de 0,5 a 1 mg/kg/dia, associado à ciclofosfamida (CF) endovenosa (EV) ou micofenolato (MF) VO. Na suspeita de glomerulonefrite rapidamente progressiva, com perda rápida de função renal, dá-se preferência à CF IV, associado a pulso de MP na dose de 1 g/IV/dia, seguido de prednisona VO 1 mg/kg/dia por 3-4 semanas com posterior redução gradual. Em outras situações, para escolha do imunossupressor, podem ser considerados a raça (CF é menos eficaz em afro-americanos e hispânicos); risco de infertilidade e menopausa precoce (maior com CF); risco de infecções; e adesão ao tratamento (VO ou EV) (Figura 1). Além disso, desde que não apresentem contraindicação, todos devem receber hidroxicloroquina (5 mg/kg/dia), manter a pressão arterial abaixo 130/80 mmHg e de LDL colesterol abaixo de 100 mg/dL. Os inibidores da enzima conversora de angiotensina (IECA) ou bloqueadores do receptor de angiotensina II (BRA) devem ser utilizados como antiproteinúricos adjuvantes. Pelo risco de estrongiloidíase disseminada, recomenda-se tratamento profilático com ivermectina (200 mcg/kg, dose única) ou nitazoxanida (500 mg, 2 vezes/dia por 3 dias) em todo paciente que irá receber pulsoterapia com MP.

Vale ressaltar que a microangiopatia trombótica é um diagnóstico diferencial importante em pacientes com LES e perda de função renal. O diagnóstico é confirmado pela biópsia renal, e o tratamento inclui anticoagulação, sendo indicada imunossupressão somente quando houver glomerulonefrite ativa concomitante ao quadro trombótico. Na classe V, o tratamento de indução também deve ser realizado com pulsoterapia com metilprednisolona 0,5 a 1 g por 3 dias, associados à CF IV ou MMF. Na ausência de resposta, pode ser tentado um inibidor de calcineurina ou rituximabe.

HEMORRAGIA ALVEOLAR

A hemorragia alveolar (HA) é uma complicação rara no LES, porém, extremamente grave, com mortalidade variando de 50 a 90%, sendo mais frequente em pacientes com NL. Infiltrado pulmonar difuso, associado à dispneia e à febre, é o achado clínico mais comum, e a hemoptise ocorre em torno de 50%. Pode levar à anemia, sendo a queda de hemoglobina/hematócrito um sinal precoce da doença. Assim, a ausência de hemoptise não exclui HA,

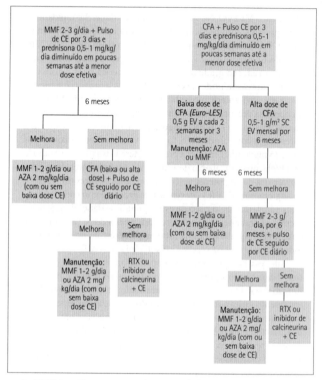

▷ **FIGURA 1** Tratamento das nefrites lúpicas (NL) proliferativas (classes III e IV).
AZA: azatioprina; CE: corticosteroide; CF: ciclofosfamida; MMF: micofenolato de mofetila (também pode ser utilizado o micofenolato de sódio); MP: metilprednisolona; Pred: prednisona; RTX: rituximabe; SC: superfície corpórea.
Adaptado de: Hahn et al., 2012.

particularmente nos pacientes com insuficiência respiratória aguda com novo infiltrado radiológico e queda dos níveis de hemoglobina. Em casos duvidosos, o diagnóstico pode ser confirmado por broncoscopia e lavado broncoalveolar, revelando hemossiderina nos macrófagos. Biópsia pulmonar pode mostrar capilarite pulmonar com depósito de imunocomplexos ou hemorragia no espaço alveolar sem inflamação ou destruição das estruturas alveolares. Ressonância nuclear magnética de pulmão também pode sugerir HA pelos efeitos paramagnéticos do ferro contido no sangue.

O diagnóstico diferencial inclui outras causas de HA: infecções, reações a drogas, bronquiectasias, neoplasias, má formação arteriovenosa, distúrbios da coagulação, estenose mitral, embolia pulmonar etc. Anamnese e exame clínico detalhados associados a provas de atividade inflamatória elevadas, consumo de complemento e anticorpos anti-dsDNA positivos auxiliam no diagnóstico de hemorragia alveolar secundária ao LES, embora nem todas essas alterações estejam sempre presentes.

O tratamento deve ser iniciado imediatamente, com MP 1 g IV por 3 dias associado a CF IV ($0,5$ a 1 g/m^2 de superfície corpórea), seguido de prednisona 1 mg/kg/dia VO. Em casos graves, principalmente nos que não responderem ao tratamento, pode ser associado plasmaférese, imunoglobulina intravenosa (IgIV) ou rituximabe. Porém, não há estudos controlados avaliando o melhor esquema terapêutico. Além da imunossupressão e do suporte da terapia intensiva (hemodinâmico e ventilatório), dada a alta prevalência de infecções (até 57%) concomitantes ao quadro de atividade de doença nesses casos, recomenda-se o uso de antibióticos de largo espectro precocemente de acordo com a epidemiologia e fatores de risco do paciente.

MIELITE TRANSVERSA

A mielite transversa acomete aproximadamente 2% dos pacientes com LES e pode ter etiologia inflamatória ou trombótica, principalmente nos casos associados a anticorpos antifosfolípide. Manifesta-se como fraqueza bilateral, parestesias ou dor de membros inferiores, associada ou não a lombalgia e disfunção de esfíncter vesical e/ou fecal a depender do nível medular atingido. Chama atenção o nível de alteração sensitiva.

Estudo com pacientes com LES e mielite observou que metade apresentou disfunção de substância cinzenta (flacidez e hiporreflexia), e a outra metade, alteração de substância branca (espasticidade e hiper-reflexia). Pacientes com acometimento de substância cinzenta apresentaram mais frequentemente paraplegia, febre, náuseas e vômitos, atividade sistêmica do LES e alterações no líquido cefalorraquidiano (LCR), enquanto aqueles com acometimento de substância branca apresentaram mais comumente anticoagulante lúpico positivo e associação com doenças do espectro de neuromielite óptica.

A ressonância nuclear magnética com contraste deve ser realizada e pode mostrar aumento da intensidade do sinal e atrofia medular. O LCR pode demonstrar pleocitose com predomínio de granulócitos, hiperproteinorraquia, baixos níveis de glicose, aumento de IgG, sendo importante para excluir infecções. O diagnóstico diferencial inclui hérnias discais, hematomas, fraturas, tumores, infecções, ruptura de má formação arteriovenosa, sarcoidose, síndrome paraneoplásica, lesão pós-radioterapia, esclerose múltipla, doenças do espectro de neuromielite óptica, síndrome de Sjögren e doença de Behçet. Pesquisas de anticardiolipina, anticoagulante lúpico e anti-β_2-glicoproteína-1 devem ser realizadas pela possibilidade de etiologia trombótica da mielite (SAF).

A terapia imunossupressora deve ser instituída precocemente, e, em casos duvidosos, podem ser associados antibióticos ou antivirais com posterior suspensão após exclusão de infecção concomitante. Pulsoterapia com MP 1 g por 3 a 5 dias, seguido de prednisona VO 1 a 2 mg/kg/dia associada à CF IV (0,5 a 1 g/m^2 de superfície corporal) ou VO (1 a 2 mg/kg/dia) ainda é considerado o melhor tratamento inicial. Para os casos refratários, podem ser realizados plasmaférese, rituximabe ou IgIV, embora não haja estudos controlados avaliando a eficácia desses tratamentos. Naqueles pacientes com anticorpos antifosfolípides, recomenda-se o uso de antiagregante plaquetário e/ou anticoagulante em associação ao corticoide e aos imunossupressores. Sondagem vesical nos períodos de retenção urinária é de suma importância, assim como a prevenção de escaras e a instituição de reabilitação precoce. Recuperação completa foi observada em 50%, recuperação parcial em 29% e falta de melhora ou piora progressiva em 21% dos pacientes.

PSICOSE E CONVULSÕES

Convulsão é descrita em 10 a 15%, e a psicose em 2,5 a 11% dos pacientes com LES. Uma vez que essas manifestações podem ser decorrentes tanto da atividade do LES como de outras etiologias (infecções, distúrbios hidroeletrolíticos, insuficiência renal, neoplasias, reações medicamentosas, uso de drogas ilícitas, acidente vascular cerebral etc.), o diagnóstico etiológico é de suma importância. Anticorpo anti-P-ribossomal tem sido associado à psicose lúpica e a crises convulsivas, entretanto, trabalhos mais recentes não confirmaram essa associação. Fatores de risco para crises convulsivas, que podem ser generalizadas ou parciais, simples ou complexas, são a presença de anticorpos antifosfolípide, anti-Sm, doença em atividade, outros sintomas neuropsiquiátricos concomitantes e acidente vascular cerebral. Para o diagnóstico diferencial, além de hemograma, glicemia, função renal e hepática, eletrólitos, vitamina B12, TSH e avaliação da saturação de O_2, devem ser realizados exame do LCR, ressonância magnética cerebral e eletroencefalograma (EEG), para convulsão ou suspeita de encefalite herpética. EEG com alterações típicas é encontrado em menos de metade dos pacientes com convulsão.

Caso as manifestações neuropsiquiátricas sejam atribuídas à atividade do LES ou tornem-se recorrentes, prednisona 1 mg/kg/dia ou pulsoterapia com MP 1 g IV por 3 dias devem ser prescritos. IMS como a CF IV, AZA ou MMF podem ser úteis em casos recidivantes, refratários ou para poupar CE. Terapia anticoagulante é indicada quando identificado evento trombótico associado à SAF, com rigoroso controle das crises convulsivas e dos níveis de anticoagulação, pelo risco de trauma craniano e sangramento.

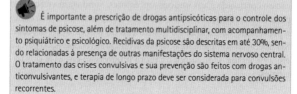

É importante a prescrição de drogas antipsicóticas para o controle dos sintomas de psicose, além de tratamento multidisciplinar, com acompanhamento psiquiátrico e psicológico. Recidivas da psicose são descritas em até 30%, sendo relacionadas à presença de outras manifestações do sistema nervoso central. O tratamento das crises convulsivas e sua prevenção são feitos com drogas anticonvulsivantes, e terapia de longo prazo deve ser considerada para convulsões recorrentes.

PLAQUETOPENIA

A plaquetopenia abaixo de 100.000/mm^3 é descrita em 8-22% dos pacientes e menor que 50.000/mm^3 em 5-10% dos casos. Pode-se apresentar de maneira isolada ou associada a outras manifestações da doença, sendo cinco vezes mais frequente em pacientes com anemia hemolítica autoimune (AHAI). Deve-se avaliar se é decorrente de atividade da doença, secundária à toxicidade a drogas, infecções ou doenças hematológicas (anemia megaloblástica, síndrome de ativação macrofágica, púrpura trombocitopênica trombótica etc.). Não há estudos controlados randomizados com avaliação do melhor tratamento da plaquetopenia em pacientes com LES, sendo as orientações de tratamento baseadas em séries de casos ou de estudos em PTI.

Habitualmente o tratamento só é indicado quando a contagem de plaquetas for inferior a 30.000/mm^3. Os glicocorticoides (GC) são a terapia de primeira linha, incluindo a prednisona (1 mg/kg/dia) ou, nos casos com risco de vida ou sangramento grave, pulsoterapia com MP IV 1 g 3 dias. Resposta completa ou parcial ocorre em até 80% dos pacientes, porém, com alta taxa de recidiva (até 78%), após diminuição da dose da medicação. Casos não responsivos ao GC têm indicação de terapia de segunda linha com azatioprina, micofenolato de sódio ou mofetila, danazol, ciclofosfamida, ciclosporina ou rituximabe (2 doses de 1 g com intervalo de 15 dias). Deve-se esperar o tempo de resposta de cada droga antes da sua substituição ou da associação. O uso da IgIV na dose de 2 g/kg dividida em 2 a 5 dias apresenta resposta transitória, e, em estudo controlado randomizado em pacientes com PTI, não demonstrou superioridade em relação ao GC isolado. Deve ser prescrita em casos de risco de vida, pré-operatórios ou contraindicação ao uso de drogas imunossupressoras. A esplenectomia apresenta resposta em até 65% dos casos, porém, com alta taxa de recidiva e necessidade de associação de outras drogas para manutenção dos níveis de plaquetas em até 90% dos casos. Há ainda relatos e séries de casos de melhora com o uso de agonistas dos receptores da trombopoetina (eltrombopague e romiplostim). A transfusão de plaquetas deve ser reservada somente para casos com sangramento ativo e risco de vida.

ANEMIA HEMOLÍTICA AUTOIMUNE

A anemia no LES pode ter etiologia multifatorial: medicações, doença crônica, insuficiência renal, carencial, doenças hematológicas ou imunomediada. A AHAI pode ser diagnosticada pelo aumento do DHL e da bilirrubina indireta, diminuição da haptoglobina, reticulocitose e COOMBS positivo. No LES, na maior parte das vezes, é mediada por anticorpos Ig "tipo quente" e, quando mediada por anticorpos IgM "tipo frio", costuma ter pior resposta ao tratamento.

A prednisona (1 mg/kg/dia) tem boa resposta em 80-90% dos pacientes em até 3 semanas. Caso não apresente resposta satisfatória ou tenha recidiva ao reduzir a prednisona, um poupador de corticoide deve ser introduzido, incluindo: azatioprina, micofenolato de sódio ou mofetila, danazol e ciclosporina. Em casos refratários, a ciclofosfamida (0,5-1,0 g/m²) ou o rituximabe (2 doses de 1 g com intervalo de 15 dias) podem ser utilizados. Quando há anemia grave (hemoglobina < 7 g/dL) pode ser realizada pulsoterapia com MP 1 g/dia por 3 dias ou IgIV na dose de 2 g/kg dividida em 2 a 5 dias. A transfusão de glóbulos vermelhos deve ser reservada somente para casos com sangramento ativo e risco de vida.

PLEURITE E PERICARDITE

A pleurite (24-36%) e a pericardite (12-23%) são as serosites mais comuns no LES. A pleurite pode se manifestar como dor torácica ventilatório-dependente, tosse e dispneia, enquanto a pericardite, como dor precordial ventilatório-dependente que melhora com a posição sentada ou inclinada para a frente (posição da prece maometana) e piora com o decúbito horizontal, acompanhada ou não de atrito pericárdico.

Para o diagnóstico da pleurite, devem ser realizadas radiografia de tórax PA e perfil e decúbito lateral com raios horizontais ou tomografia de tórax. O derrame pleural no LES deve ser puncionado sempre que possível e, quando for decorrente de atividade de doença, caracteriza-se como um exsudato. Para o diagnóstico da pericardite, devem ser realizados eletrocardiograma e ecocardiograma, sendo raro o tamponamento cardíaco. A pericardiocentese deve ser feita nos casos com risco de tamponamento ou na suspeita de outra etiologia para o derrame pericárdico, como infecção ou neoplasia. O líquido pericárdico tem celularidade aumentada com predomínio de neutrófilos e glicose normal ou mais baixa que a sérica.

O tratamento da serosite lúpica leve a moderada é realizado com anti-inflamatório não hormonal ou baixa dose de corticoide (até 0,5 mg/kg/dia de prednisona) e hidroxicloroquina. Nos raros casos de tamponamento cardíaco, pode ser utilizada dose de corticoide mais alta (prednisona 1 mg/kg/dia ou pulsoterapia com MP). Em casos refratários ou recidivantes com a diminuição da dose do GC, pode-se associar a colchicina (nos casos de pericardite) ou medicamentos imunossupressores.

BIBLIOGRAFIA

1. Al-Adhoubi NK, Bystrom J. Systemic lupus erythematosus and diffuse alveolar hemorrhage, etiology and novel treatment strategies. Lupus. 2020:961203320903798.
2. Fava A, Petri M. Systemic lupus erythematosus: Diagnosis and clinical management. J Autoimmun. 2019;96:1-13.
3. Fayyaz A, Igoe A, Kurien BT, Danda D, James JA, Stafford HA, et al. Haematological manifestations of lupus. Lupus Sci Med. 2015;2(1):e000078.
4. Hahn BH, McMahon MA, Wilkinson A, Wallace WD, Daikh DI, Fitzgerald JD, et al. American College of Rheumatology guidelines for screening, treatment, and management of lupus nephritis. Arthritis Care Res (Hoboken). 2012;64(6):797-808.
5. Klumb EM, Silva CA, Lanna CC, Sato EI, Borba EF, Brenol JC, et al. [Consensus of the Brazilian Society of Rheumatology for the diagnosis, management and treatment of lupus nephritis]. Rev Bras Reumatol. 2015;55(1):1-21.

6. Mittoo S, Fell CD. Pulmonary manifestations of systemic lupus erythematosus. Semin Respir Crit Care Med. 2014;35(2):249-54.
7. Pons-Estel GJ, Alarcon GS, Scofield L, Reinlib L, Cooper GS. Understanding the epidemiology and progression of systemic lupus erythematosus. Semin Arthritis Rheum. 2010;39(4):257-68.
8. Tay SH, Mak A. Diagnosing and attributing neuropsychiatric events to systemic lupus erythematosus: time to untie the Gordian knot? Rheumatology (Oxford). 2017;56(suppl 1):i14-i23.
9. Vilar MJ, Sato EI. Estimating the incidence of systemic lupus erythematosus in a tropical region (Natal, Brazil). Lupus. 2002;11(8):528-32.
10. Weening JJ, D'Agati VD, Schwartz MM, Seshan SV, Alpers CE, Appel GB, et al. The classification of glomerulonephritis in systemic lupus erythematosus revisited. J Am Soc Nephrol. 2004;15(2):241-50.

CAPÍTULO **82**

Monoartrite aguda

Anna Larissa Faria Janes Potratz
Alexandre Wagner Silva de Souza

INTRODUÇÃO

A monoartrite aguda é uma das principais urgências em reumatologia, pois o atraso no diagnóstico e no tratamento, particularmente na artrite séptica, pode resultar em complicações como: bacteremia e até septicemia, destruição articular com dor prolongada e limitação física, necessidade de cirurgia para implante de prótese articular ou até morte. As causas mais frequentes de monoartrite aguda são a gota e a artrite séptica, entre outras (Tabela 1). Inicialmente, no entanto, é necessário um cauteloso exame físico articular, para se confirmar a presença de artrite, com sinais flogísticos e redução da amplitude de movimento. Doença periarticular, como ocorre na tendinite e na celulite, é frequentemente confundida com artrite na prática clínica.

MANIFESTAÇÕES CLÍNICAS

A monoartrite com evolução de algumas horas ou 1 a 2 dias sugere artrite séptica bacteriana ou artrite gonocócica, que pode vir acompanhada de febre alta em 40% dos casos. Na artrite séptica bacteriana, a articulação se torna edemaciada, com hiperemia, e a dor se exacerba aos movimentos. Os fatores de risco para artrite séptica bacteriana são idade acima de 60 anos, prótese articular, cirurgia articular ou artrocentese prévia, comorbidades, infecção concomitante em outro sítio e uso de drogas ilícitas. Em até 20% dos casos, a artrite séptica bacteriana pode ser poliarticular. Considerar artrite gonocócica em pacientes jovens e com vida sexual ativa que apresentam monoartrite aguda, geralmente precedida por artralgias migratórias ou por tenossinovite, e associada a lesões cutâneas do tipo vesicopustulares sobre base eritematosa e pápulas hemorrágicas.

▷ TABELA 1 Diagnóstico diferencial de monoartrite aguda

Grupos	Causas de monoartrite
Doenças infecciosas	■ Artrite séptica bacteriana ■ Artrite tuberculosa ■ Artrite fúngica ■ Artrite gonocócica
Artropatias microcristalinas	■ Artrite gotosa aguda ■ Pseudogota
Doenças inflamatórias	■ Artrite reumatoide ■ Artrite reativa
Outras causas	■ Osteoartrite ■ Artrite pós-traumática ■ Condromatose sinovial ■ Necrose asséptica ■ Condromatose sinovial ■ Hemartrose espontânea

Fonte: Ma et al., 2016.

A gota também se manifesta por monoartrite aguda (85%), com início geralmente à noite ou na madrugada. Estruturas periarticulares também podem ser acometidas, simulando celulite. As articulações mais afetadas são a primeira metatarsofalangeana, o tarso, os tornozelos, os joelhos, os punhos e os cotovelos. A gota acomete habitualmente homens acima dos 40 anos de idade, embora a doença possa existir em mulheres no período após a menopausa. Episódios recorrentes de monoartrite com melhora espontânea, com ou sem tofos, sugerem gota. A pseudogota é a artrite semelhante à gota, porém causada pela deposição de cristais de pirofosfato de cálcio. A artrite reativa deve ser considerada no diagnóstico diferencial de monoartrite aguda em pacientes jovens com história de diarreia ou de uretrite nas últimas 4 semanas.

EXAMES COMPLEMENTARES

A punção articular para coleta do líquido sinovial é de fundamental importância e pode ser realizada às cegas ou guiada por meios de imagem. Devem-se realizar a análise do líquido sinovial, pesquisa direta pelo Gram, para fungos e BAAR, além de cultura para aeróbios. A avaliação do líquido sinovial inclui descrição da cor, aspecto, viscosidade e coágulo de fibrina, celularidade total e diferencial e pesquisa de cristais. Nos casos de suspeita de artrite gonocócica, enviar material especificamente para cultura em meios de Thayer-Martin e/ou ágar-chocolate. Culturas para micobactérias ou fungos são recomendadas em casos com evolução subaguda ou crônica. Nos casos de artrite séptica bacteriana, a contagem de leucócitos no líquido sinovial geralmente excede 50.000 células/mm^3 com $\geq 70\%$ de polimorfonucleares (PMN). Nos pacientes com artrite gotosa e em outras artropatias inflamatórias, o líquido sinovial tem características inflamatórias, a contagem de leucócitos pode variar de 2.000 a 50.000 células/mm^3 (Tabela 2).

A pesquisa de cristais pela microscopia de luz polarizada pode revelar a presença de cristais de urato de monossódio, em caso de gota, e de cristais de pirofosfato de cálcio, nos casos de pseudogota. Artrite gotosa e artrite séptica podem coexistir na mesma articulação, e, mesmo na presença de cristais, deve-se realizar a cultura de líquido sinovial.

▷ **TABELA 2** Análise do líquido sinovial baseada em aspectos clínicos e laboratoriais

Categoria	Normal	Não inflamatório	Inflamatório	Séptico	Hemorrágico
Cor	Clara	Amarelo	Amarelo	Esverdeado	Vermelho
Viscosidade	Alta	Alta	Baixa	Baixa	Variável
Leucócitos/mm^3	< 200	0-2.000	> 2.000	> 20.000	Variável
PMN%	< 25	< 25	≥ 50	≥ 75	50-75

Fonte: Mathews et al., 2007.

Outras avaliações laboratoriais de pacientes com monoartrite aguda incluem o hemograma que apresenta leucocitose e neutrofilia, além de provas inflamatórias como a VHS e a proteína C-reativa, que frequentemente encontram-se alteradas. Contudo, esses testes não têm especificidade diagnóstica. A dosagem sérica do ácido úrico tem pouca utilidade para o diagnóstico de artrite gotosa, pois se encontra comumente diminuído ou em níveis normais nas crises. Nos casos de suspeita de artrite séptica bacteriana, a hemocultura pode ser colhida já durante a avaliação inicial e sua positividade é de até 50%.

TRATAMENTO DA ARTRITE SÉPTICA

Na artrite séptica bacteriana, o tratamento consiste em remoção diária de líquido sinovial purulento e antibioticoterapia. Recomenda-se evitar carga sobre a articulação acometida; no entanto, não há necessidade de imobilização. A terapia antimicrobiana deve ter duração de 2 a 4 semanas, sendo por via parenteral nas primeiras 2 semanas. Na artrite séptica por cocos Gram-positivos, a terapia empírica pode incluir oxacilina intravenosa (IV) (500 mg IV a cada 4 a 6 horas) ou vancomicina (1 g IV a cada 12 horas), enquanto na presença de bacilos Gram-negativos, as cefalosporinas de 3ª geração devem ser empregadas empiricamente: ceftriaxona 2 g IV a cada 24 horas; cefotaxima 2 g IV a cada 8 horas e ceftazidima 1 a 2 g IV a cada 8 horas.

O tratamento cirúrgico deve ser considerado nas seguintes situações: envolvimento de articulação do quadril ou do ombro, dificuldade para se retirar a secreção purulenta do interior da articulação, infecção em prótese articular, corpo estranho intra-articular e osteomielite associada.

Em caso de artrite gonocócica, o tratamento inicial recomendado consiste em ceftriaxona endovenosa ou intramuscular. Outras cefalosporinas de terceira geração, como a cefotaxima, também podem ser empregadas. Sugere-se também a associação de azitromicina ou doxiciclina ao tratamento, tanto por reduzir a resistência bacteriana como por tratar uma possível coinfecção por clamídia.

TRATAMENTO DA ARTRITE GOTOSA

Embora seja autolimitada nos primeiros anos de doença, a crise de gota geralmente responde ao uso de colchicina 0,5 mg 3 vezes ao dia ou de anti-inflamatório não esteroidal (AINE). A colchicina é mais eficaz quando administrada nas primeiras 24 horas da crise e seu principal efeito colateral é a toxicidade do trato gastrointestinal (diarreia, náuseas e vômitos). Na insuficiência renal ou hepática, evitar o uso de colchicina ou de AINE. Nesses casos, utilizar corticosteroides como a prednisona 30-40 mg/dia por 5-7 dias. Infiltração com corticosteroide intra-articular também é uma alternativa, ao se descartar infecção. Em casos refratários e com contraindicação aos agentes tradicionais, a anakinra (antagonista do receptor da IL-1) pode ser utilizada. Os medicamentos que diminuem o nível sérico de ácido úrico não devem ser iniciados ou suspensos durante a crise de gota, pois podem exacerbá-la.

BIBLIOGRAFIA

1. Hochberg MC, Silman AJ, Smolen JS, Weinblatt ME, Weismann MH. Reumatologia. 6.ed. Amsterdam: Elsevier, 2016.
2. Ma L, Cranney A, Holroyd-Leduc JM. Acute monoarthritis: what is the cause of my patient's painful swollen joint? CMAJ. 2009;180(1):59-65.
3. Margaretten ME, Kohlwes J, Moore D, Bent S. Does this adult patient have septic arthritis? JAMA 2007;297:1478-88.
4. Mathews CJ, Kingsley G, Field M, Jones A, Weston VC, Phillips M, et al. Management of septic arthritis: a systematic review. Ann Rheum Dis. 2007;66(4):440-5.
5. Terkeltaub RA, Furst DE, Bennett K, Kook KA, Crockett RS, Davis MW. High versus low dosing of oral colchicine for early acute gout flare: twenty-four-hour outcome of the first multicenter, randomized, double-blind, placebo-controlled, parallel-group, dose-comparison colchicine study. Arthritis Rheum. 2010;62:1060-8.
6. Vasconcelos JTS. Livro da Sociedade Brasileira de Reumatologia. Barueri, Manole, 2019.
7. Zhang W, Doherty M, Bardin T, Pascual E, Barskova V, Conaghan P, et al. EULAR evidence based recommendations for gout. Part II: management. Report of a task force of the EULAR Standing Committee for International Clinical Studies Including Therapeutics (ESCISIT). Ann Rheum Dis. 2006;65(10):1312-24.

CAPÍTULO **83**

O paciente com vasculite na sala de emergência

Alexandre Wagner Silva de Souza
Mariana Freitas de Aguiar

INTRODUÇÃO

As vasculites são um grupo heterogêneo de doenças que se caracterizam por inflamação e necrose da parede dos vasos sanguíneos. Podem ser primárias ou secundárias a outra condição subjacente, como doenças autoimunes sistêmicas, doenças infecciosas, medicamentos, drogas ilícitas ou neoplasias.

Quando a vasculite acomete apenas um órgão, é denominada vasculite de órgão único e, quando envolve múltiplos órgãos e sistemas, é denominada vasculite sistêmica. São doenças complexas e com alto potencial de gerar incapacidade. Se não forem prontamente reconhecidas e tratadas, podem ser fatais. O quadro clínico de uma vasculite sistêmica é bastante variável, pois depende do tipo e do tamanho dos vasos acometidos (Tabela 1).

> Para o médico da sala de emergência, é importante reconhecer as principais manifestações clínicas dessas doenças, evitando atrasos no diagnóstico. Também é essencial identificar e tratar as situações consideradas ameaçadoras à vida, que já podem estar presentes na apresentação inicial da doença ou podem surgir ao longo da sua evolução. No paciente com diagnóstico de vasculite e sob terapia imunossupressora, a possibilidade de infecção e/ou de efeitos colaterais do tratamento deve sempre ser lembrada.

920 GUIA DE MEDICINA DE URGÊNCIA

▷ **TABELA 1** Manifestações clínicas das vasculites sistêmicas, de acordo com o tamanho do vaso acometido

Tamanho do vaso	Manifestações clínicas
Grande calibre	■ Claudicação intermitente ■ Redução ou assimetria de pulsos ■ Assimetria de pressão arterial ■ Hipertensão renovascular ■ Carotidínea ■ Dor torácica ■ Sopros cardíacos e vasculares
Médio calibre	■ Mononeurite múltipla ■ Angina mesentérica ■ Livedo reticular ■ Úlceras cutâneas ■ Gangrena de extremidades
Pequeno calibre	■ Glomerulonefrite ■ Hemorragia alveolar ■ Polineuropatia periférica ■ Púrpura palpável ■ Dor abdominal ■ Hematoquezia ■ Vasculite retiniana

A Conferência de Chapel Hill (1994, revisada em 2012) desenvolveu o sistema de nomenclatura e definições das vasculites mais aceito e utilizado atualmente (Tabela 2).

▷ **TABELA 2** Nomenclatura atualizada das vasculites, segundo a Conferência de Chapel Hill de 2012

A. Vasculites de grandes vasos
  – Arterite de Takayasu
  – Arterite de células gigantes

B. Vasculites de médios vasos
  – Poliarterite nodosa
  – Doença de Kawasaki

(continua)

O PACIENTE COM VASCULITE NA SALA DE EMERGÊNCIA   921

▷ **TABELA 2**   Nomenclatura atualizada das vasculites, segundo a
Conferência de Chapel Hill de 2012 *(continuação)*

C. Vasculites de pequenos vasos
■ Vasculites associadas ao ANCA
 – Poliangiíte microscópica
 – Granulomatose com poliangiíte
 – Granulomatose eosinofílica com poliangiíte
■ Vasculites por imunocomplexos
 – Doença do anticorpo antimembrana basal glomerular
 – Vasculite crioglobulinêmica
 – Vasculite por IgA
 – Vasculite urticariforme hipocomplementêmica

D. Vasculites de vasos variáveis
 – Doença de Behçet
 – Síndrome de Cogan

E. Vasculites de órgão único
 – Angiíte leucocitoclástica cutânea
 – Arterite cutânea
 – Vasculite primária do sistema nervoso central
 – Aortite isolada
 – Outras

F. Vasculites associadas com doenças sistêmicas
 – Vasculite do lúpus eritematoso sistêmico
 – Vasculite reumatoide
 – Vasculite da sarcoidose
 – Outras

G. Vasculites associadas a etiologia provável
 – Vasculite crioglobulinêmica associada ao vírus da hepatite C
 – Vasculite associada ao vírus da hepatite B
 – Aortite associada à sífilis
 – Vasculites por imunocomplexos associadas a drogas
 – Vasculite associada ao ANCA induzida por drogas
 – Vasculite associada ao câncer

ANCA: anticorpos anticitoplasma de neutrófilos.
Fonte: Hochberg et al., 2015.

MANIFESTAÇÕES AMEAÇADORAS À VIDA

Hemorragia alveolar

A capilarite pulmonar é descrita nas três vasculites associadas ao ANCA e pode surgir como uma manifestação leve ou como franca insuficiência respiratória aguda, com hemorragia alveolar maciça. Clinicamente, caracteriza-se por hemoptise, dispneia, queda de hematócrito, infiltrado pulmonar difuso e hipoxemia. São mais frequentes na granulomatose com poliangiíte (GPA) e na poliangiíte microscópica (PAM) em compação à granulomatose eosinofílica com poliangiíte (GEPA), podendo recorrer em 10-30% dos casos.

Nódulos pulmonares são uma manifestação bem descrita na GPA e podem ser confundidos com tumores malignos, micobacterioses ou infecções fúngicas. Geralmente são assintomáticos, mas quando cavitam, também podem ser causa de hemoptise importante.

Na investigação, a radiografia de tórax pode ser inespecífica em mais de 80% dos casos, mas o exame normal não descarta hemorragia alveolar. A tomografia computadorizada de tórax tem melhor sensibilidade, e os achados clássicos são opacidades em vidro fosco ou consolidativas, geralmente bilaterais e com distribuição predominantemente central. Broncoscopia e lavado broncoalveolar são outras ferramentas diagnósticas que podem confirmar o sangramento e auxiliar em possíveis diagnósticos diferenciais com infecção e/ou neoplasia.

Os pacientes com GPA e PAM são divididos em subgrupos clínicos, e a decisão terapêutica se baseia na extensão da doença e na presença de manifestação que ameace a vida ou cause disfunção orgânica. Os pacientes que evoluem com hemorragia alveolar têm doença generalizada ou grave, sendo indicada a combinação de ciclofosfamida (oral ou intravenosa) e glicocorticoides. Se disponível, a plasmaférese pode trazer benefícios (60 mL/kg/sessão, 7 sessões em dias alternados). Nos casos de doença localizada (p. ex., nódulos pulmonares sem cavitação), recomenda-se apenas a associação de metotrexato e glicocorticoide.

Glomerulonefrite rapidamente progressiva

O envolvimento renal é a principal causa de morbidade na GPA e na PAM. A apresentação clínica mais grave é a glomerulonefrite rapidamente progressiva (GNRP), que se manifesta com proteinúria subnefrótica, hematúria dismórfica, cilindros hemáticos e rápida perda de função renal. Na histopatologia, o achado típico é o de glomerulonefrite segmentar e focal, necrosante, pauci-imune, com formação de crescentes.

> Nos pacientes com vasculite associada ao ANCA e GNRP, também está indicada terapia de indução com ciclofosfamida e glicocorticoides em pulsoterapia. É importante corrigir a dose de ciclofosfamida de acordo com a função renal do paciente.

Na presença de hemorragia alveolar e glomerulonefrite, além das vasculites associadas ao ANCA, o lúpus eritematoso sistêmico, a vasculite crioglobulinêmica, a vasculite por IgA e a doença do anticorpo antimembrana basal glomerular são importantes diagnósticos diferenciais.

Vasculite intestinal

Dor abdominal é um sintoma precoce de vasculite mesentérica, que pode se manifestar também por diarreia, náuseas, vômitos, hematoquezia ou enterorragia. Complicações graves como infarto e perfuração intestinal também podem ocorrer. O acometimento gastrointestinal é comum na poliarterite nodosa (PAN), especialmente nos casos associados à infecção pelo vírus da hepatite B (HBV). Vasculite mesentérica também pode acontecer em 20 a 40% dos pacientes com GEPA e PAM. Na vasculite por IgA, doença tipicamente da criança, mas que também é observada em adultos, duodeno e íleo são comumente envolvidos.

A angiotomografia de abdome ou a angiografia convencional são exames de imagem utilizados para a investigação de isquemia mesentérica induzida por vasculite de vasos de médio calibre, enquanto o exame histopatológico e a enterotomografia computadorizada são utilizados para investigar acometimento intestinal em vasculites de pequenos vasos. Endoscopia digestiva alta e colonoscopia, se indicadas, devem ser realizadas com cautela, pelo alto risco de perfuração. As alterações endoscópicas costumam ser inespecíficas, e, na colonoscopia, os achados podem variar de leve edema de mucosa a áreas com erosões e hemorragia.

Na PAN associada ao HBV, os agentes antivirais devem ser iniciados em associação aos glicocorticoides, com a plasmaférese podendo ser realizada nos casos mais graves. Na PAN idiopática, a terapia com ciclofosfamida está indicada nos casos de acometimento intestinal. Pulsoterapia com metilprednisolona ou plasmaférese também podem ser utilizadas.

Manifestações neuro-oftalmológicas na arterite de células gigantes

A arterite de células gigantes (ACG) é uma vasculite granulomatosa, de grandes e médios vasos, que acomete indivíduos com mais de 50 anos e é considerada a vasculite sistêmica mais comum no idoso.

Cefaleia de início recente, claudicação de mandíbula e hipersensibilidade do couro cabeludo são manifestações clínicas típicas do fenótipo craniano da doença, que também pode acometer os grandes ramos da aorta. Sintomas sistêmicos como febre, perda de peso e anorexia são comuns, e a associação com polimialgia reumática (PMR) acontece em até 40-60% dos pacientes no momento do diagnóstico. A PMR se caracteriza por dor e rigidez das cinturas pélvicas e escapular, de evolução geralmente subaguda.

O acometimento mais temido da ACG é a neurite óptica isquêmica anterior, observada em 5 a 15% dos casos, gerando perda visual permanente. Costuma ter início súbito e indolor, podendo ser parcial ou completa, uni ou bilateral. Se não tratados, pacientes com perda visual unilateral apresentam um risco de 50% de cegueira do olho contralateral. Sintomas visuais premonitórios são descritos em metade dos casos e, por isso, a amaurose fugaz e a diplopia devem ser consideradas uma urgência.

O diagnóstico da ACG é confirmado pelo estudo histopatológico da artéria temporal superficial, em paciente com quadro clínico compatível e com aumento de reagentes de fase aguda. A biópsia da artéria temporal é o padrão-ouro para confirmação da doença. A ultrassonografia com Doppler pode evidenciar inflamação da artéria temporal, sendo o achado patognomônico o "sinal do halo" (anel hipoecoico gerado pelo edema secundário à inflamação da parede arterial). Angiorressonância, angiotomografia computadorizada e tomografia por emissão de pósitrons são úteis na avaliação da aorta e ramos principais, sendo capazes de identificar aortite, estenose vascular e dilatações.

Os glicocorticoides são a base do tratamento da ACG, e, nos casos de envolvimento oftálmico ou de sintomas isquêmicos cranianos, deve-se iniciar prednisona 60 mg/dia. A metilprednisolona em pulsoterapia é uma opção para manifestações cranianas isquêmicas.

O metotrexato e o tocilizumabe (anticorpo monoclonal humanizado contra o receptor de IL-6) não estão indicados rotineiramente para todos os pacientes com ACG, mas são opções terapêuticas para os casos recidivantes e para os pacientes com alta chance de evoluírem com efeitos colaterais secundários ao uso prolongado de corticoide. Apesar de ainda controverso, aspirina em baixas doses (81-100 mg/dia) pode ser associada ao esquema terapêutico, na ausência de contraindicações.

Neuro e vásculo-Behçet

A doença de Behçet (DB) é uma doença inflamatória sistêmica, classificada como vasculite de vasos variáveis. A DB se manifesta com sintomas mucocutâneos recorrentes, articulares, oculares, neurológicos, vasculares e gastrointestinais. O início dos sintomas costuma acontecer entre 18 e 40 anos.

O envolvimento neurológico pode acontecer em até 15% dos pacientes e, geralmente, é observado nos primeiros 5 anos de doença. As manifestações clínicas podem ser parenquimatosas (80%) ou não parenquimatosas (20%) e incluem meningoencefalite, especialmente em tronco encefálico, envolvimento cerebral difuso, mielite, aneurismas, meningite asséptica, trombose venosa cerebral, aneurismas intracranianos e pseudotumor cerebral. O neuro-Behçet é um importante diagnóstico diferencial com outras síndromes neurológicas agudas.

O envolvimento vascular na DB também traduz uma doença de fenótipo mais grave e causa impacto no prognóstico, especialmente, quando há envolvimento das artérias pulmonares. É mais comum em homens e pode acometer territórios arteriais e venosos com aneurismas arteriais, trombose de veia cava e de supra-hepáticas, trombose de seio dural, trombose venosa profunda em membros inferiores, além de tromboflebite superficial. O acometimento arterial é menos frequente que o venoso, podendo acometer as artérias carótidas, pulmonares, ilíacas, femorais e poplíteas.

O diagnóstico da DB é essencialmente clínico e os instrumentos atualmente utilizados para seu diagnóstico são os critérios do International Study Group (ISG) e o Critério Internacional de Classificação da DB (ICDB), que se baseiam na presença de úlceras genitais e orais, nos envolvimentos ocular e cutâneo, além do teste da patergia.

Em manifestações neurológicas parenquimatosas da DB, utilizam-se glicocorticoides em altas doses, metilprednisolona e azatioprina. Casos refratários são tratados com infliximabe (anticorpo quimérico anti-TNF-alfa) ou com interferona alfa. Nos pacientes com aneurisma de grandes vasos, metilprednisolona em pulsoterapia, associada à ciclofosfamida, é a primeira escolha de tratamento, que deve ser mantido por, pelo menos, 12 meses. A azatioprina (2,5 mg/kg) pode ser usada na fase de manutenção. Na trombose venosa profunda, o tratamento deve ser feito com azatioprina e prednisona, não havendo consenso na literatura sobre a necessidade de anticoagulação. Todavia, pode-se considerar o uso de varfarina na fase aguda, associada ao tratamento imunossupressor, nos quadros vasculares extensos.

BIBLIOGRAFIA

1. Dejaco C, Duftner C, Buttgereit F, Matteson EL, Dasgupta B. The spectrum of giant cell arteritis and polymyalgic rheumatic: revisiting the concept of the disease. Rheumatology. 2017;56:506-15.
2. Hatemi G, Silman A, Bang D, Bodaghi B, Chamberlain AM, Gul A et al. EULAR Expert Committee. EULAR recommendations for the management of Behçet disease. Ann Rheum Dis. 2008;67:1656-62.
3. International Team for the Revision of the International Criteria for Behçet's Disease (ITR-ICBD). The International Criteria for Behçet's Disease (ICBD): a collaborative study of 27 countries on the sensitivity and specificity of the new criteria. J Eur Acad Dermatol Venereol. 2014;28:338-47.
4. Lichtenberger JP, Digumarthy SR, Abbott GF, Shepard J-AO, Sharma A. Diffuse pulmonary hemorrhage: clues to the diagnosis. Curr Probl Diagn Radiol. 2014;43:128-39.
5. Martinez-Martinez MU, van Oostdam DAH, Mendoza CA. Diffuse alveolar hemorrhage in autoimmune diseases. Curr Rheumatol Rep. 2017;19(5):27.
6. Soowamber M, Weizman AV, Pagnoux C. Gastrointestinal aspects of vasculitides. Nat Rev Gastroenterol Hepatol. 2017;14:185.
7. Souza AWS, Rêgo J (eds.). Manual de vasculites. São Paulo: Segmento Farma; 2018.
8. Vasconcelos JTS, Marques Neto JF, Shinjo SK, Radominski SC (eds.). Livro da Sociedade Brasileira de Reumatologia. Barueri: Manole; 2019.

Índice remissivo

A

Abdome agudo 305
Abelhas e outros himenópteros 20
   tratamento 21
Acidemia 598
Acidente vascular cerebral 674
   avaliação clínica 675
   exame de imagem 677
   hemorrágico 682
   isquêmico 678
      tratamento específico 678
   quadro clínico 674
   subaracnoide 683
   terapia antiagregante plaquetária 682
   terapia anticoagulante 681
   tipos 674
   tratamento das complicações 680
Acidose 598
   metabólica 600
   respiratória 609
Afasia 728
Afogado 30
   consciente 30
   inconsciente 30
Afogamento 23
   abordagem hospitalar 41
   cadáver 24

cadeia de sobrevivência 25
classificação da gravidade 32
   cadáver 32
   grau 1 41
   grau 2 41
   grau 3 41
   grau 4 40
   grau 5 40
   grau 6 32
dados 24
definição 24
flutuação 28
indicações de internação 41
prevenção 25
reconhecimento 28
remoção 29
resgate 24
ressuscitação cardiopulmonar 37
submersão 28
suporte avançado de vida no local 38
suporte de vida ao hospital 30
terminologia 24
Agitação psicomotora 876
   manejo 877
   opções terapêuticas 876
   tratamento 876
Aids 574

930 GUIA DE MEDICINA DE URGÊNCIA

doenças definidoras 574
síndromes gastrointestinais 580
Alcalemia 598
Alcalose 599
metabólica 606
respiratória 610
Anafilaxia 44
causas e mecanismos 44
critérios diagnósticos 47
diagnósticos diferenciais 48
manejo inicial 48
manifestações clínicas 45
sinais e sintomas 46
tratamento 48
medicamentoso 49
Analgesia 100, 102
Anamnese 199
Anemia 467
abordagem inicial 468
abordagem morfológica 469
investigação 475
reposição de ácido fólico 474
reposição de ferro 473
reposição de vitamina B12 473
tratamento 472
valores de referência 467
volume corpuscular médio 472
Anemia falciforme 474
anticoagulantes e complicações
476
heparina de baixo peso molecular
478
heparina não fracionada (HNF)
478
novos anticoagulantes orais 479
tratamento 474
Anemia hemolítica autoimune 911
Angina instável 245
risco de morte ou infarto não
fatal 245
Animais peçonhentos 9
atendimento dos pacientes 12

orientação ao trabalhador 11
prevenção 10
proteção da população 11
proteção individual 10
Ansiedade 883
antidepressivos inibidores da
recaptação da serotnonina
(ISRS) 886
benzodiazepínicos 885
diagnósticos diferenciais 883
psicofármacos 885
sinais e sintomas 883
sintomatologia da crise aguda
884
tratamento 885
Antecedentes pessoais e familiares
202
Antibioticoterapia 522
infecção de pele e partes moles
543
infecção do trato urinário 530
infecções abdominais 523
colecistite 529
diarreia relacionada à Clostridioides 526
gastroenterite 523
peritonite bacteriana espontânea 526
peritonite bacteriana secundária 527
infecções de vias aéreas superiores 534
faringite bacteriana aguda 534
infecções odontogênicas 537
infecções pulmonares 539
otite média aguda 535
sinusite bacteriana aguda 536
osteomielite 532
Aparelhos de ventilação não invasiva
114
Aranhas 16
aranha-armadeira ou foneutra 17

ÍNDICE REMISSIVO   931

tratamento específico 18
tratamento geral 18
aranha-marrom ou Loxosceles 16
classificação 17
tratamento específico 17
tratamento geral 17
viúva-negra (Latrodectus) 18
tratamento específico 18
tratamento geral 18
Arritmias cardíacas 127
Arterite de células gigantes 924
Arterite de células gigantes
manifestações neuro-oftalmológicas 924
Artrite gotosa 918
tratamento 918
Artrite séptica 917
tratamento 917
Ascite 325
anamnese 325
diagnóstico 325
diagnóstico diferencial 328
exame físico 325
gradiente soro-ascite de albumina 329
graduação 326
infusão de albumina a longo prazo 333
paracentese diagnóstica 327
Ascite na cirrose hepática 329
dieta hipossódica 329
diuréticos 331
paracentese de grande volume 331
restrição hídrica 330
tratamento 329
Ascite refratária 332
Asma 771
exacerbação asmática grave 772
exacerbação asmática moderada 772
manuseio 776

Associação Multinacional de Cuidados de Suporte no Câncer 750

B
Bacteriúria assintomática 636
Baixo débito cardíaco sem congestão 187
BAV de 3º grau (total) 145
características clínicas e ECG 145
tratamento 146
Bilirrubina 315
metabolismo 315
doenças hereditárias 320
Biópsia renal 654
Blebs pulmonares 840
Bloqueio atrioventricular (BAV) de 1º grau 143
tratamento 143
Bloqueio de ramo direito (BRD) 211
Bloqueio de ramo esquerdo (BRE) 212
Botulismo 502
Bradiarritmias 141
tratamento na emergência 142
Bradicardia 5
sinusal 142
tratamento 143

C
Celulite 519
Cessação de tabagismo 800
Cetoacidose diabética 268
achados laboratoriais 274
bicarbonato 279
critérios de resolução 282
diagnóstico 272
fisiopatogênese 270
fosfato 279
insulina 277
potássio 278
quadro clínico 271
reposição volêmica 276

932 GUIA DE MEDICINA DE URGÊNCIA

tratamento 276
Choque 57, 70
cardiogênico 58
classificação 57
definição 57
diagnóstico 59
diagnóstico diferencial 70
hiperdinâmicos 59
hipodinâmicos 58
hipovolêmico 58
obstrutivo 58
tratamento 61
Choque séptico 558
Cirrose hepática 348
Cistite 639
antibioticoterapia 640
Cistite 634
Colite aguda grave 346
Coma 661
abordagem inicial 664
diagnóstico 670
etiologia 662
exame físico geral 664
exame neurológico 666
fisiopatologia 662
prognóstico 670
tratamento 670
Coma mixedematoso 259
diagnóstico 261
escore diagnóstico 263
exames complementares 264
fatores desencadeantes 260
manifestações clínicas 261
tratamento 264
Complicações hiperglicêmicas 268
bicarbonato 280
critérios de resolução 282
insulina 280
potássio 280
reposição volêmica 280
Compressão medular neoplásica
743

epidemiologia 743
Concentrações de sódio 588
*Confusion Assessment Method in
Intensive Care Unit* (CAM-ICU)
109
Controle da sedoanalgesia 101
estratégias não farmacológicas
101
Convulsões 909
Coronavírus 512
diagnóstico 515
exames de Imagem 514
exames laboratoriais 514
quadro clínico 513
tratamento 516
Crise convulsiva 698
Crise de asma 772
anticolinérgicos inalatórios 778
avaliação da gravidade 773
beta-2-agonistas de curta ação
777
diagnóstico 773
exames complementares 774
glicocorticoides sistêmicos 778
metilxantinas 780
oxigênio 779
sedativos 780
sulfato de magnésio 779
ventilação invasiva 780
ventilação não invasiva 780
Crise hipertensiva 149
princípios para o tratamento 150
Crises hiperglicêmicas 268
Crise tireotóxica 284, 287
alterações laboratoriais 287
bloqueio da liberação de hormônios tiroidianos 293
controle do tônus adrenérgico
291
diagnóstico 288
etiopatogenia 284
exames complementares 287

INDICE REMISSIVO 933

fatores desencadeantes 285
inibição da conversão periférica
de T4 em T3 293
inibição da síntese hormonal 292
manifestações clínicas 285
suporte clínico em UTI 290
tratamento 289
específico 290
Critério de Wells 853
Critérios de Hestia 865
Critérios de reperfusão pós-trombó-
lise 253
CURB-65 827

D

Delirium 100, 108, 663, 892
dedicações 111
diagnóstico 892, 893
epidemiologia 892
exames subsidiários 893
fatores de risco 109, 892
prevenção 894
tratamento 893
medicamentoso 894
Dengue 494
grupo A 497
grupo B 497
grupo C 498
grupo D 498
prova do laço 497
sinais de choque 499
Dependência química 887
avaliação clínica 889
etiologia 889
padrões de consumo de substâncias 890
tratamento 891
de manutenção 891
Derivações precordiais 207
Derrame pleural 784
diagnóstico 785

sinais e sintomas 784
tratamento 788
Desconforto respiratório 817
Desvio de eixo 207
Diabete insípido 585, 589
causas 585
tratamento 589
Diarreia aguda 335
agentes etiológicos 337
diagnóstico 335
tratamento 337
Diarreia aquosa leve 338
Diarreia aquosa moderada e severa
338
Disenteria 340
Dispneia 201
aos esforços 201
de início súbito 201
ortopneia 201
paroxística noturna 201
platipneia 201
Dissecção aórtica 225
tempo de evolução 225
Distúrbio ácido-base misto 599
Distúrbio ácido-base simples 599
Distúrbios do equilíbrio ácido-base
595
avaliação e interpretação rápida
de gasometria 600
avaliação laboratorial 597
conceitos básicos 595
Distúrbios do metabolismo do cálcio
616
Distúrbios do sódio 583
hipernatremia 583
Doença arterial coronariana 237
fatores de risco 237
Doença de Behçet 925
Doença de Crohn 342
caracterização das formas graves
343

934 GUIA DE MEDICINA DE URGÊNCIA

tratamento 347
Doença pulmonar obstrutiva crônica 789
Doenças cardiovasculares 202
ascite 204
atrito pericárdico 203
ausculta de terceira bulha (B3) 203
bulhas abafadas 203
desdobramento amplo de B2 203
estertores pulmonares 203
exame físico 202
fenótipo de síndrome de Marfan 204
frêmito precordial: 203
hepatomegalia 204
lesões dermatológicas/mucosas 204
pulsos arteriais 204
redução do murmúrio vesicular pulmonar 203
sibilos pulmonares 203
sopros cardíacos 203
sudorese 203
turgência jugular 203
Doenças inflamatórias intestinais 342
abordagem atual das situações de urgência 345
diagnóstico 342
Dor abdominal 305
antibióticos 312
avaliação inicial 307
característica 309
classificação 305
dor parietal ou somática 306
dor referida 306
dor visceral 305
classificação em síndromes 308
exames complementares 310
exames de imagem 310
exames laboratoriais 310

Dor torácica 199, 244
anamnese 199

E

ECG 130
Ecocardiograma 156
Ecografia na emergência 63
avaliação do ventrículo direito 66
avaliação subjetiva da função do ventrículo esquerdo 64
derrame pericárdico 67
janelas básicas 63
sinais de hipovolemia 68
tamponamento cardíaco 67
ultrassonografia pulmonar para o diagnóstico de pneumotórax 69
Eletrocardiograma 128, 199, 204
Eletrodos direitos 206
Eletrodos periféricos 205
Eletrodos precordiais 205
Emergências hipertensivas 152
drogas anti-hipertensivas 153
tratamento 152
Emergências psiquiátricas nna prática clínica 871
princípios diagnósticos 871
quadros clínicos mais comuns 874
Emergências valvares 168
Encefalopatia hepática 348
achados clínicos 349
aminoácidos de cadeia ramificada 356
antibióticos 355
avaliação diagnóstica comple-mentar 351
classificação de West-Haven 350
diagnóstico diferencial 350
fatores precipitantes 351
fisiopatologia 349
lactulose 354

INDICE REMISSIVO   935

L-ortnitina L- aspartato 356
medidas gerais 354
profilaxia secundária 356
suporte nutricional 354
transplante hepático 356
tratamento 353
Endocardite infecciosa 164
aguda 164
critérios de Duke modificados 166
critérios maiores e menores 169
ecocardiograma transtorácico 166
endocardite de prótese valvar 167
endocardite por Candida spp 167
exame físico 165
perfil epidemiológico 166
subaguda 164
terapia combinada 167
tomografia computadorizada 166
tratamento 167
cirúrgico 168
com antibióticos 167
Endocardite infecciosa 542
Epilepsia 697
avaliação 698
crise sintomática aguda 698
Erisipela 518
Escala de Burch-Wartofsky 288
Escala de coma de Glasgow 262
Escala de Fisher 685
Escala de Glasgow 666
Escala de Hunt e Hess 684
Escala de sedação RASS 106
Escala FOUR 666
Escala visual analógica de dor 103
Esclerose múltipla 704
apresentação clínica 706
epidemiologia 705
exacerbações agudas 707
manejo 707
prognóstico 709

patogênese 704
Escore de Ewig 827
Escore de Fine 826
Escore de Genebra revisado 853
Escore de Glasgow-Blatchford 361
Escore de risco TIMI para SCASSST 245
Escore de Rockall 362
Escores PESI e PESIs 860
Escorpiões 19
classificação 19
tratamento específico 20
tratamento geral 20
Espaço pleural 784, 839
Estabilidade hemodinâmica 131
Estado confusional agudo 663
Estado de consciência mínima 663
Estado de mal epiléptico 698
classificação 700
etiologia 701
evolução 700
fisiopatologia 700
tratamento 701
Estado hiperglicêmico hiperosmolar 268
achados laboratoriais 274
bicarbonato 279
critérios de resolução 282
diagnóstico 272
fisiopatogênese 270
insulina 277
potássio 278
quadro clínico 271
reposição volêmica 276
tratamento 276
Estado vegetativo persistente 663
Estenose aórtica 172
ecocardiograma transtorácico 173
eletrocardiograma 172
exame físico 172
radiografia de tórax 172

sintomas 172
tratamento 173
Estenose mitral 175
  ecocardiograma transtorácico 176
  eletrocardiograma 176
  exame físico 175
  radiografia de tórax 176
  sintoma 175
  tratamento 176
Exacerbação da DPOC 790
  antibióticos 796
  anticolinérgicos 795
  beta-2-agonistas de curta duração 793
  beta-2-agonistas de longa duração 794
  corticosteroides 795
  diagnóstico 790
  diagnósticos diferenciais 790
  etiologia 790
  fisioterapia respiratória 799
  graus de insuficiência respiratória 792
  gravidade 792
  metilxantina 797
  oxigenoterapia suplementar 798
  prevenção 800
  reabilitação intra-hospitalar 799
  tratamento 793
  ventilação mecânica invasiva 799
  ventilação não invasiva 798
Exacerbações no lúpus
  eritematoso sistêmico 899
Exame neurológico 726
  coordenação 731
  estado mental 727
  força muscular e membros e reflexos 729
  inspeção 726
  marcha 731

nervos cranianos 729
sensibilidade 730
sistema visual 728
Expansão volêmica 159
  responsividade 159
Extrassístoles ventriculares e supra-ventriculares 140

F
Febre amarela 489
  apresentação clínica/laboratorial 490
  contraindicações 493
  diagnóstico 490
  patogênese 489
  prevenção 492
  tratamento 490
Febres hemorrágicas 485
  dengue 494
  febre amarela 489
  leptospirose 485
Fibrilação atrial 131
  abordagem 134
  tratamento 133
    da FA com mais de 48 horas de duração 135
Fibrinolíticos 252
  infarto agudo do miocárdio 252
Flutter atrial 136
  tratamento 136
Força muscular 730
  escala do Medical Research Council 730
Frequência cardíaca 207

G
Glicocorticoide 297
  características biológicas e farmacológicas 297
Glomerulonefrite rapidamente progressiva 923

H

Hemoptise 803
  avaliação 805
  causas 804
  controle do sangramento 808
  etiologia 803
  tratamento 807
Hemoptise maciça 806
  manejo 806
Hemorragia alveolar 905, 922
Hemorragia digestiva alta não
  varicosa 358
  estratificação de risco 361
  etiologia 358
  exames complementares 359
  fatores prognósticos 361
  hemotransfusão 360
  intubação orotraqueal 360
  medidas iniciais 360
  quadro clínico 359
  ressangramento 365
  ressuscitação volêmica 360
  sonda nasogástrica 360
  tratamento de pacientes 366
  tratamento endoscópico 364
  tratamento medicamentoso
    pós-endoscopia digestiva alta
    365
Hemorragia digestiva alta varicosa
  368
  cirurgia 375
  falha do tratamento 374
  farmacoterapia e antibioticoprofi-
    laxia 370
  história natural 368
  princípios gerais do tratamento
    369
  ressuscitação hemodinâmica 370
  shunt transjugular intrahepático
    portossistêmico 374
  tratamento endoscópico 371
    balão esofágico 373

    escleroterapia 372
    ligadura elástica 371
    prótese metálica autoexpansí-
      vel 373
Hemorragia digestiva baixa 380
  abordagem cirúrgica 386
  abordagem endoscópica 383
  abordagem radiológica 384
  clínica 380
  conduta específica 381
  diagnóstico 380
  etiologia 381
  indicação de terapia intensiva
    383
  manejo inicial 380
  prognóstico 383
Hepatite aguda 387
  alterações laboratoriais 390
  etiologia e epidemiologia 387
  manejo 391
  quadro clínico 389
Hepatite alcoólica 410
  corticoterapia 415
  diagnóstico 411
  escores prognósticos 416
  exames de imagem 412
  fisiopatogenia 410
  histologia 412
  laboratório 412
  manejo 419
  N-acetilcisteína 417
  pentoxifilina 417
  perspectivas terapêuticas 418
  quadro clínico 411
  transplante hepático 418
  tratamento 413
    medidas específicas 415
    medidas gerais 413
Hiperbilirrubinemia 319
Hipercalcemia 618
  quadro clínico 619
  tratamento 619

938 GUIA DE MEDICINA DE URGÊNCIA

Hipercapnia 816
Hipernatremia 583
   cálculo da variação do sódio
      sérico 587
   quadro clínico 584
   tratamento 586
Hipertireoidismo descompensado
   287
   alterações laboratoriais 287
Hipocalcemia 616
   principais causas 617
   quadro clínico 617
   tratamento 617
Hipocalemia 277
   insulinoterapia 277
Hipofosfatemia 627
   avaliação 628
   principais causas 627
   sinais e sintomas 629
   tratamento 629
Hipomagnesemia 630
   considerações gerais 630
   principais causas 630
      gastrointestinal 631
      outras causas 631
      perdas renais 630
   quadro clínico 631
   tratamento 631
Hiponatremia 590
   classificação 592
   hipotônica 591
      causas 591
   princípios para correção 593
   quadro clínico 590
   tratamento 593
Hipoperfusão 58
   sinais clínicos 58
Hipoxemia 816
HIV/aids 572
   diagnóstico 572
   profilaxia pós-exposição (PEP)
      573

   profilaxia pré-exposição (PrEP)
      573
   profilaxias 573
   síndromes neurológicas 576
   síndromes pulmonares 579
   terapia antirretroviral de alta
      potência 572
   tratamento 573
   urgência e emergência 574

I

Icterícia 315
   achados clínicos 322
   causas 321
   classificação 316
   diagnóstico diferencial 321
   etiologia 316, 319
   hepática 316
   pós-hepática 318
   pré-hepática 316
   suspeição diagnóstica 322
Ideação suicida 879
Imunizações 500
Imunoglobulina antibotulínica 502
Imunoglobulina e vacina para
   hepatite B 504
Imunoglobulina e vacina pós-exposição contra varicela-zóster 503
Imunoglobulina para varicela-zóster
   (IGVZ) pós-exposição 503
Imunoprofilaxia pós-exposição 505
Índice de Harvey-Bradshaw 345
Infarto 243
   agudo do miocárdio 240, 254
      complicações 254
   classificação 243
   do miocárdio 238
      classificação clínica 238
Infecções bacterianas de pele e
   partes moles 518
Infecções bacterianas na cirrose 450
   diagnóstico 452

ÍNDICE REMISSIVO 939

fisiopatogenia 451
manejo das complicações 460
tratamento 454
Infecções do trato urinário 633
abordagem 637
quadro clínico e diagnóstico 634
tratamento 639
Infradesnivelamento do segmento
ST na isquemia miocárdica 214
Injúria renal aguda 644
avaliação laboratorial 652
causas 647
classificação 646
definição e classificação 646
diagnóstico diferencial 647
doença glomerular 651
doença pós-renal (uropatia
obstrutiva) 650
doença pré-renal 649
doença renal intrínseca 650
doença vascular 651
necrose tubular aguda 650
nefrite intersticial 652
prevenção 656
tratamento 654
Instabilidade hemodinâmica 131
Insuficiência aórtica aguda 169
ecocardiograma 171
eletrocardiograma 170
exame físico 170
radiografia de tórax 170
sintomas 170
tratamento 171
Insuficiência cardíaca 181
betabloqueadores 189
bloqueadores dos receptores da
angiotensina II 188
classificacao 181
congestiva 182
classificação funcional 182
descompensada 181

formas clínicas de apresentação 182
tratamento 185
diagnóstico 183
digitálicos 189
diuréticos 189
drogas vasoativas 191
estágios 181
inibidores da enzima conversora
da angiotensina 188
medidas gerais para tratamento
185
nitratos 190
outras medidas 192
tratamento farmacológico 188
vasodilatadores diretos 190
Insuficiência hepática aguda 387
características clínicas 393
complicações e suporte clínico
398
definição e classificação 391
dispositivos artificiais e bioartificiais de suporte hepático 406
drogas e toxinas 395
escores prognósticos 400
etiologia e investigação diagnóstica 394
hepatite autoimune 396
metabólicas 395
neoplasias 395
relacionadas à gravidez 395
terapia de suporte/medidas gerais
396
terapia para etiologias específicas
403
terminologias 393
transplante hepático 405
vasculares 395
vírus 394
Insuficiência hepática crônica
agudizada 422

940 GUIA DE MEDICINA DE URGÊNCIA

critérios diagnósticos 423
fatores precipitantes 427
medidas gerais e controle dos
fatores precipitantes 428
prevenção 429
prognóstico 429
transplante hepático 428
tratamento 428, 431
Insuficiência mitral aguda 173
eletrocardiograma 174
exame físico 174
radiografia de tórax 174
sintomas 174
tratamento 175
Insuficiência respiratória aguda 810
apresentação gasométrica 815
classificação 812
definição 811
etiologia 813
exames complementares 817
fisiopatologia 811
manifestações clínicas 816
tratamento 817
Insuficiência suprarrenal aguda 296
diagnóstico 298
fatores precipitantes 297
fisiopatologia 298
ocorrência 296
prevenção 300
primária 296
quadro clínico 298
secundária 296
terciária 296
tratamento 299
Intoxicação por benzodiazepínicos
88
antídoto 89
diagnóstico diferencial 89
manejo 89
Intoxicação por cianeto 96
Intoxicação por cocaína 79
manifestações clínicas 80

Intoxicação por etanol 75
Intoxicação por metanol 76
Intoxicação por neurolépticos
(antipsicóticos) 86
Intoxicação por organofosforados
85
fisiopalotogia e manifestações
clínicas 85
Intoxicação por organofosforados e
carbamatos 84
Intoxicação por tricíclicos 82
manifestações clínicas 83
Intoxicações exógenas 72
alcalinização da urina 75
características clínicas 75
carvão ativado 74
eletrocardiograma 73
estabilidade clínica 73
histórica clínica 72
lavagem gástrica 74
manejo específico 75
manejo inicial 72
sinais vitais 73

L
Leptospirose 485
diagnóstico 487
diferencial 488
epidemiologia 485
forma anictérica 486
forma ictérica 487
prevenção 489
quadro clínico 486
tratamento 488
Lesão inalatória 96
Lesão renal aguda na cirrose 433
abordagem 435, 436
definição e diagnóstico 433
definições 434
fenótipos 435
terapia renal substitutiva 439
Líquido ascítico 327

ÍNDICE REMISSIVO 941

análise 328
Líquido sinovial 916
Lúpus eritematoso sistêmico 899
    manifestações 900

M

Marcadores de necrose miocárdica
    242
    cinética 242
Marca-passo cardíaco transvenoso
    147
Marca-passo transcutâneo e transve-
    noso 146
Mecanismo de injúria vascular 150
Meningite bacteriana 711
    características do líquor 713
    complicações 712
    diagnóstico 712
    exame clínico 711
    quadro clínico 711
    quimioprofilaxia 714
    tratamento 713
Metástase epidural espinal 744
    diagnóstico 744
    manifestações clínicas 744
    prognóstico 747
    sítios primários 744
    tratamento 746
Miastenia *gravis* 716
    avaliação diagnóstica 718
    crise miastênica 722
    epidemiologia 717
    etiologia 716
    manifestações clínicas 717
    prognóstico 723
    tratamento 720
Mielite transversa 907
Mobitz tipo I (fenômeno de Wencke-
    bach) 144
    tratamento 144
Mobitz tipo II 144
    características clínicas e ECG 144

tratamento 145
Monoartrite aguda 914
    diagnóstico diferencial 915
    exames complementares 916
    manifestações clínicas 914
Morte encefálica 671
Múltiplas vítimas 52
    atendimento hospitalar 52, 53
    atendimento pré-hospitalar 52
    método START de triagem 54
Mutismo acinético 663

N

Nefrite lúpica 903
    classificação 903
Neurologia 726
    raciocínio diagnóstico 726
Neutropenia febril 749
    manejo extra-hospitalar 754
    manejo intra-hospitalar 751
    terapia antimicrobiana 752
    tipos 749
    tratamento 750
        medicamentoso 752
Níveis de consciência 661
    alerta 661
    coma 662
    obnubilado 661
    sonolento/letárgico 661
    torpor/estupor 661

O

Opioide 104

P

Paciente agitado 874
Paciente ansioso 883
Paciente com *delirium* 892
Paciente hipotenso 158
    avaliação 158
Paciente ictérico 315, 323
    abordagem sistemática 323

942 GUIA DE MEDICINA DE URGÊNCIA

Pacientes cirróticos com ascite 333
  medicamentos contraindicados
    333
Pacientes com congestão e sinais de
  baixo débito cardíaco 186
Pacientes com congestão sem sinais
  de baixo débito cardíaco 186
Paciente suicida 878
  tratamento 882
Paciente usuário de substâncias
  psicoativas 887
  drogas mais usadas 888
Palpitações 201
Pancreatite aguda 442
  classificação de gravidade 444
  diagnóstico 442
  escore clínico de HAPS 445
  tomografia computadorizada 443
  tratamento 446
Parada cardiorrespiratória 4
Parâmetros ventilatórios 121
  fluxo 122
  fração inspirada de oxigênio 123
  frequência respiratória 122
  pressão 121
    expiratória final 122
  relação inspiração:expiração 122
  tempo inspiratório 121
  volume corrente 121
  volume minuto 122
Pericardite 911
Pericardite aguda 193
  anamnese 193
  ecocardiograma 194
  eletrocardiograma 194
  exame físico 193
  exames complementares 194
  exames laboratoriais 194
  marcadores de necrose cardíaca
    194
  radiografia de tórax 194

ressonância magnética cardíaca
  194
tratamento 195
Peritonite bacteriana espontânea
  450, 460
Pielonefrite 635, 640
  antibioticoterapia 642
  antibioticoterapia endovenosa
    642
Plaquetopenia 910
Pleurite 911
Pneumonia 821
Pneumonia adquirida na comunidade 539, 821
  critérios de gravidade 825
  diagnóstico clínico 821
  diagnóstico microbiológico 823
  diagnóstico por métodos de
    imagem 822
  exames complementares 822
  prevenção 830
  principais testes microbiológicos
    para diagnóstico etiológico
    824
  tratamento 828
    empírico 829
Pneumonia adquirida no hospital
  833
  diagnóstico 834
  recomendações para tratamento
    835
Pneumonia nosocomial 833
Pneumotórax 839
Pneumotórax espontâneo 839
  classificação 841
  diagnóstico 842
  fisiopatologia 841
  tratamento 844
Pneumotórax hipertensivo 844
Pré-endoscopia digestiva alta 363
  tratamento medicamentoso 363

Prevenção de *delirium* 101
    estratégias não farmacológicas 101
Profilaxias 500
Profilaxias HIV 503
    imunoprofilaxia pós-exposição (PEP) 503
Propedêutica cardiológica 199
Propedêutica neurológica na urgência 725
Próteses valvares 177
    anemia hemolítica 177
    eletrocardiograma 178
    emergências 177
    endocardite infecciosa 179
    próteses biológicas 179
    tratamento 178
    trombose de prótese 178
Psicose 909
Púrpura trombocitopênica idiopática 480
    tratamento 481

Q

QSOFA 751
Queimaduras 91
    analgesia 98
    debridamento 97
    lesões de primeiro grau 98
    lesões de segundo ou terceiro grau 98
    outros tratamentos 99
    reposição volêmica 98
    resfriamento 97
    tratamento da área queimada 97
    tratamento hospitalar
        recepção de dados 96
        segurança 96
    tratamento hospitalar 96
        tratamento clínico 97
    tratamento pré-hospitalar 91

A B C D E 92
    cena e situação 92
    fogo 92
    segurança 91
    transmissão de dados 95
    transporte 95
    tratamento específico 94

R

Raiva humana 547
    acidentes graves 551
    acidentes leves 551
    complicações comuns 555
    diagnóstico 550
    diagnóstico diferencial 551
    epidemiologia no Brasil 547
    evolução clínica 549
    IGHAR 553
    imunoglobulina humana antirrábica 553
    manifestações clínicas 548
    medidas iniciais gerais no tratamento 555
    patogênese 547
    período de incubação 548
    profilaxia pós-exposição 551
    SAR 553
    soro antirrábico 553
    tratamento 554
    vacina antirrábica 552
Reabilitação pulmonar 801
Reinfarto 254
Retocolite ulcerativa 342
    caracterização das formas graves 343
    classificação de Truelove & Witts 344
    tratamento das formas graves 346
Ritmo idioventricular acelerado 140
Ritmo sinusal 207

S

SARS-Cov-2 512
Sedação 100, 105
Segmento ST 209
    alterações patológicas 209
Sepse 557
    disfunções orgânicas 559
    escore SOFA 560
    estratégias de identificação 559
    etiologia 557
    fisiopatologia 558
    intervenções complementares
        segundo as diretrizes da SSC
        563
    quick SOFA (qSOFA) 560
    *Sequential [Sepsis-Related] Organ
        Failure Assessment Score* 561
    sinais de resposta inflamatória
        sistêmica (SRIS) 559
    tempo zero 562
    tratamento 560
    triagem de pacientes 559
Serosite lúpica 912
Serpentes 12
    acidente por botrópico 13
        classificação 13
        complicações 14
        tratamento específico 14
    acidente por cascavel 14
        classificação 14
        complicações 15
        prognóstico 15
        tratamento específico 15
        tratamento geral 14
    acidente por coral 16
        tratamento específico 16
        tratamento geral 16
    acidente por surucucu ou suru-
        cucu-pico-de-jaca 15
        tratamento específico 15
        tratamento geral 15
Sinal de Brudzinski 712

Sinal de Kernig 712
Síncope 217
    anamnese 217
    classificação 217, 218
    estratificação de risco 220
    exame físico 219
    exames complementares 219
    fatores de risco 220
    tratamento 222
Síndrome aórtica aguda 223
    angiotomografia computadoriza-
        da 230
    classificação 225
    dissecção de aorta 223
    ecocardiograma 228
        transesofágico 229
        transtorácico 229
    eletrocardiograma 227
    exames complementares 227
    hematoma intramural 225
    localização 226
        DeBakey 226
        Stanford 226
    morfologia e patologia 223
    quadro clínico 226
    radiografia de tórax 228
    ressonância magnética 230
    tratamento 231
        específico 233
        farmacológico 231
        medidas gerais 231
        úlcera aterosclerótica pene-
        trante 225
Síndrome cardiorrenal 187
Síndrome coronariana aguda 236
    apresentação clínica e laboratorial
        236
    com supradesnivelamento do
        segmento ST (SCACSST) 250
        terapia de reperfusão corona-
        riana 251
    diagnósticos diferenciais 238

ÍNDICE REMISSIVO 945

eletrocardiograma 239
exame físico 237
história 236
manejo 243
marcadores de necrose miocárdica 240
sem supradesnivelamento do segmento ST 244
estratégia invasiva precoce 249
tratamento 246
Síndrome de Guillain-Barré 733
avaliação diagnóstica 736
diagnóstico diferencial 738
epidemiologia 734
manifestações clínicas 734
patogênese 733
prognóstico 739
recursos 736
tratamento 738
variantes 735
Síndrome de lise tumoral 757
definições de Cairo Bishop 759
diagnóstico 758
tratamento 759
Síndrome de realimentação 627
Síndrome de veia cava superior 764
classificação do paciente pela gravidade 765
diagnóstico 765
tratamento 766
Síndrome do cativeiro 664
Síndrome do despertar não responsivo 663
Síndrome hepatorrenal 433
critérios diagnósticos 437
critérios para diagnóstico 435
definição e diagnóstico 433
tratamento 438
Síndrome neuroléptica maligna 86
diagnósticos diferenciais 87

tratamento 88
Sobrecargas atriais e ventriculares 213
Solução de iodo 293
Soro antirrábico 501
Suicídio 878
fatores associados com efeitos protetores 881
fatores de risco 880
Supradesnivelamento do segmento ST 214

T

Tamponamento cardíaco 196
exame físico 196
exames complementares 197
sintomas 196
tratamento 197
Taquiarritmias 128
Taquicardia(s) 6
atrial 137
tratamento 137
paroxística supraventricular 130
ventricular monomórfica 137
tratamento 138
Tétano 506, 566
cefálica 568
condutas recomendadas 570
generalizado 567
importância epidemiológica 566
imunização para profissionais de saúde 506
localizado 568
manifestações clínicas e diagnóstico 567
mecanismo patológico 566
neonatal 567
profilaxia 569
tratamento 568
Torsades de pointes 139
tratamento 140

946 GUIA DE MEDICINA DE URGÊNCIA

Trombectomia mecânica 679
Tromboembolia pulmonar aguda 852
  apresentação clínica 853
  estratificação de risco 861
  estratificação de risco após diagnóstico 859
  exames para investigação diagnóstica 857
  gestante 859
  probabilidade clínica pré-teste 853
  probabilidade de morte 860
  tratamento 861
Tromboembolismo venoso 852
Trombolíticos 253
Trombose venosa profunda 852

U

Ultrassonografia cardíaca 158
  direcionada 156
  dor torácica 160
  parada cardíaca 161
  tamponamento cardíaco 160
  trauma 161
Urgências hipertensivas 151
  tratamento 151

V

Vacina anti-influenza 830
Vacina antipneumocócica 831
Vacinação 800
Vacina contra raiva 501
Varizes esofagogástricas 369
  fatores de risco para ressangramento 369
Varizes gástricas 376

Vasculite 919
  intestinal 923
  manifestações ameaçadoras à vida 922
  nomenclatura 920
  sistêmicas 920
    manifestações 920
Ventilação mecânica invasiva básica 118
  modo assisto-controlado 120
  modo ventilatório 119
  monitorização e cuidados 123
  parâmetros ventilatórios 121
Ventilação mecânica não invasiva 113
  adaptação 116
  contraindicações 115
  descontinuação 118
  indicações 115
    específicas 117
  início 116
  interfaces 115
  modos 113
  ventiladores 113
    específicos 114
Ventiladores específicos para ventilação não invasiva 114
  aparelhos de ventilação não invasiva 114
  bilevel 114
  pressão contínua na via aérea 114
Vírus da imunodeficiência humana (HIV) 572

W

Wolff-Parkinson-White 141
  tratamento 141